D1690955

Läsionen peripherer Nerven und radikuläre Syndrome

Herausgegeben von

Marco Mumenthaler
Hans Schliack
Manfred Stöhr

Mit Beiträgen von

H. Goerke,
H.-P. Ludin,
H. Millesi,
H. Müller-Vahl,
M. Mumenthaler,
H. Schliack,
M. Schröder,
M. Stöhr,
E. van der Zypen

7., völlig neu bearbeitete und erweiterte Auflage

259 Abbildungen in 366 Einzeldarstellungen
62 Tabellen

1998
Georg Thieme Verlag
Stuttgart · New York

Zeichnungen von R. Schneider, Bern,
und P. & M. Gusta, Stuttgart
Einbandgestaltung: Martina Berge,
Erbach-Ernsbach

1. Auflage 1965
2. Auflage 1973
1. spanische Auflage 1976 (vergriffen)
3. Auflage 1977
4. Auflage 1982
5. Auflage 1987
6. Auflage 1993
1. italienische Auflage 1983
1. englische Auflage 1991
1. polnische Auflage 1998

Die Deutsche Bibliothek – CIP-Einheitsaufnahme

Läsionen peripherer Nerven und radikuläre Syndrome ; hrsg. von Marco Mumenthaler ... Mit Beitr. von H. Goerke ... – 7., völlig neu bearb. und erw. Aufl. – Stuttgart ; New York : Thieme, 1998
   Früher u.d.T.: Läsionen peripherer Nerven

Geschützte Warennamen (Warenzeichen) werden **nicht** besonders kenntlich gemacht. Aus dem Fehlen eines solchen Hinweises kann also nicht geschlossen werden, daß es sich um einen freien Warennamen handele.

Das Werk, einschließlich aller seiner Teile, ist urheberrechtlich geschützt. Jede Verwertung außerhalb der engen Grenzen des Urheberrechtsgesetzes ist ohne Zustimmung des Verlages unzulässig und strafbar. Das gilt insbesondere für Vervielfältigungen, Übersetzungen, Mikroverfilmungen und die Einspeicherung und Verarbeitung in elektronischen Systemen.

Wichtiger Hinweis:
Wie jede Wissenschaft ist die Medizin ständigen Entwicklungen unterworfen. Forschung und klinische Erfahrungen erweitern unsere Kenntnisse, insbesondere was die Behandlung und medikamentöse Therapie anbelangt. Soweit in diesem Werk eine Dosierung oder eine Applikation erwähnt wird, darf der Leser zwar darauf vertrauen, daß Autoren, Herausgeber und Verlag große Sorgfalt darauf verwandt haben, daß diese Angabe **dem Wissensstand bei Fertigstellung des Werkes** entspricht.

Für die Angaben über Dosierungsanweisungen und Applikationsformen kann vom Verlag jedoch keine Gewähr übernommen werden. **Jeder Benutzer ist angehalten,** durch sorgfältige Prüfung der Beipackzettel der verwendeten Präparate und gegebenenfalls nach Konsultation eines Spezialisten festzustellen, ob die dort gegebene Empfehlung für Dosierungen oder die Beachtung von Kontraindikationen gegenüber der Angabe in diesem Buch abweicht. Eine solche Prüfung ist besonders wichtig bei selten verwendeten Präparaten oder solchen, die neu auf den Markt gebracht worden sind. **Jede Dosierung oder Applikation erfolgt auf eigene Gefahr des Benutzers.** Autoren und Verlag appellieren an jeden Benutzer, ihm etwa auffallende Ungenauigkeiten dem Verlag mitzuteilen.

© 1965, 1998 Georg Thieme Verlag,
Rüdigerstraße 14, D-70469 Stuttgart
Printed in Germany
Satz: Fotosatz Buck, D-84036 Kumhausen;
gesetzt auf Macintosh (QuarkXPress)
Druck: Gutmann & Co., D-74388 Talheim

ISBN 3-13-380207-0   1 2 3 4 5 6

R. D. M., R. S. und C.B.
in Dankbarkeit
diese
7. Auflage

Vorwort zur 7. Auflage

Im Laufe von 27 Jahren hat das Buch 6 Auflagen erlebt. 5 Jahre nach der 6. erscheint nun die hier vorliegende 7. Auflage.

Aus vielen Gründen war – mehr als 30 Jahre nach der 1. Auflage – eine weitgehende Neufassung des Werkes nötig. Dies nicht nur deshalb, weil das wiederholte Hinzufügen von Ergänzungen und Erweiterungen das Grundkonzept aufgeweicht hatten, sondern weil entscheidende Entwicklungen und Fortschritte in diagnostischen Techniken, aber auch besonders in der nervenchirurgischen Therapie hinzugekommen sind. Nur die Grundgliederung in einen allgemeinen und einen speziellen klinischen Teil blieben bestehen. Die einzelnen Abschnitte wurden z.T. vollständig neu gestaltet. Konsequent und einheitlich wurde jeder einzelne klinische Abschnitt gegliedert und gestaltet. Die Illustrationen wurden vermehrt, die anatomischen Zeichnungen wurden neu gestaltet, und die neueste Literatur wurde berücksichtigt.

Neue Mitarbeiter haben sich den früheren Autoren angeschlossen und diese z.T. ersetzt. Mitherausgeber und maßgeblicher Mitautor ist neu Prof. Manfred Stöhr aus Augsburg. Zwei Autoren früherer Auflagen, Prof. Aldimentas Narakas und Prof. Claus Meier, sind verstorben. Wir gedenken ihrer in Dankbarkeit. An ihrer Stelle haben Prof. Hanno Millesi aus Wien die immer wichtiger werdenden nervenchirurgischen Abschnitte und Prof. Michael Schröder aus Aachen die neuropathologischen Kapitel völlig neu redigiert. Prof. Eugen van der Zypen aus Bern hat die anatomischen Abschnitte überarbeitet, und Prof. Hermann Müller-Vahl aus Hannover hat zusätzlich die Läsionsursachen neu bearbeitet und zusammen mit Prof. Hans Schliack die Abschnitte über radikuläre Läsionen vollständig neu gefaßt. Oberarzt Dr. Robert Pfister aus Augsburg steuerte einen Abschnitt über Störungen der Miktion und Potenz bei und Dozent Edvin Turkof aus Wien einen Abschnitt über chirurgische Therapie der Lepra.

Wie schon in früheren Auflagen sind die Beiträge der einzelnen Autoren durch die Herausgeber harmonisiert und in den Gesamttext eingebaut worden. Zuständigkeit der einzelnen Autoren für die Beiträge ist aus der Autorenliste am Anfang des Buches ersichtlich.

Durch die Überarbeitung ist das Buch umfangreicher geworden und von 432 auf über 550 Seiten angewachsen. Die Abbildungen sind von 201 auf 259 vermehrt worden, wovon 100 neu sind. Die Tabellen wurden von 27 auf 62 vermehrt. Aus dem Literaturverzeichnis wurden nicht mehr aktuelle Werke gestrichen, dafür neuere hinzugefügt, so daß es immer noch 1345 im Text zitierte Publikationen umfaßt.

Dies alles war nur möglich dank dem kompetenten und disziplinierten Mitwirken bisheriger und neuer Mitautoren. Ihnen sei für ihren engagierten Einsatz gedankt. Anerkennung gebührt aber auch Herrn Universitätszeichner Peter R. Schneider von der Abteilung für Unterrichtsmedien der Medizinischen Fakultät Bern, der in gewohnter einfühlsamer Art die meisten Zeichnungen künstlerisch gestaltet hat. Herzlich verdankt seien auch die wertvollen Dienste von Dipl. zool. Karin Hänni bei der Vorbereitung des Gesamtmanuskriptes. Der Thieme-Verlag, allen voran Dr. Thomas Scherb und Herr Rolf-Dieter Zeller, haben mit viel Geduld und Kompetenz das Buch mitgestaltet. Ihnen allen sind Herausgeber und Autoren zu großem Dank verpflichtet.

Das Buch richtet sich wiederum in erster Linie an Neurologen, an Neurochirurgen, plastische und Handchirurgen sowie Unfallchirurgen. Aber auch andere Ärzte in der täglichen Praxis und in der Unfallstation werden immer wieder mit Wurzelläsionen und Läsionen peripherer Nerven konfrontiert. Ihnen möge auch diese 7. Auflage eine Hilfe sein. Vor allem aber möge sie dazu beitragen, daß den zahlreichen Patienten mit Läsionen peripherer Nerven geholfen werden kann.

Wie immer sind die Herausgeber jedem Leser dankbar, der ihnen Kritik und Anregungen mitteilt.

Zürich, Hannover und Augsburg, im Sommer 1998

Marco Mumenthaler
Hans Schliack
Manfred Stöhr

Vorwort zur 1. Auflage

Bei isolierten Ausfällen einzelner Teile des peripheren Nervensystems spielte bis vor etwa 20 Jahren die Vorstellung einer „Mononeuritis" als lokalisiertes entzündliches bzw. fokusbedingtes „rheumatisches" Geschehen eine Hauptrolle. Im Verlaufe der vergangenen zwei Jahrzehnte wurden aber gegenüber diesen ätiologischen Vorstellungen immer größere Bedenken geäußert. Die Bedeutung mechanischer Faktoren zeigte sich z.B. in der Erkennung einer bandscheibenbedingten Wurzelkompression als Ursache der allermeisten akuten Ischiassyndrome. Es ist die Überzeugung der Autoren, daß praktisch jede „Mononeuritis" Folge einer mechanischen Beeinträchtigung des betreffenden peripheren Nerven oder der betreffenden Nervenwurzel ist.

Diese Tatsache ist für die richtige Therapie von entscheidender Bedeutung. Aus diesem Grunde schien es den Herausgebern gerechtfertigt, unter diesem Gesichtspunkte ein neues Lehrbuch der Läsionen peripherer Nerven an die Seite der bisher erschienenen Werke zu stellen. Dies um so mehr, als die meisten einschlägigen Bücher entweder auf die Schilderung der Ausfallssymptomatik ohne Berücksichtigung der Klinik und der Ätiologie sich beschränkten oder in ihren ätiologischen Ausführungen ausschließlich die direkt traumatischen Läsionen berücksichtigten. Das Werk soll also vornehmlich einem praktisch-klinischen Zweck dienen.

Da im vorliegenden Buche sowohl die anatomischen, histologischen Grundlagen als auch die klinische Symptomatologie, die Untersuchungstechnik, die ätiologische Diagnostik und die Therapie berücksichtigt werden sollten, drängte sich eine Zusammenarbeit verschiedener Fachleute auf. Dadurch, daß die Einzelbeiträge der 9 Autoren redaktionell bearbeitet und verschmolzen wurden, sind dennoch eine gewisse Einheitlichkeit der Darstellung und eine Vermeidung von Wiederholungen und Lücken angestrebt worden. Die beschränkte Zahl von Literaturhinweisen stellt keinerlei Anspruch auf Vollständigkeit oder Wertselektion dar, sondern soll dem Leser lediglich den Zugang zum Studium eines speziellen Problems erleichtern. Es wurde auch immer wieder – ohne jedesmal im Text darauf besonders hinzuweisen – auf grundlegende Bücher über die Anatomie des peripheren Nervensystems und über periphere Nervenläsionen zurückgegriffen; sie sind im Literaturverzeichnis aufgeführt.

Auf die Darstellung der Hirnnervenläsionen haben wir verzichtet, weil sie ein vertieftes Eingehen auf zentral-nervöse Krankheitsprozesse notwendig gemacht hätte. Nur die peripheren, d.h. extrakraniellen Läsionen des N. accessorius wurden besprochen, weil diese in der Differentialdiagnose von Paresen im Schultergürtel eine wichtige Rolle spielen. Wir haben außerdem die Polyneuropathien unberücksichtigt gelassen und sie nur insoweit erwähnt, als sie differentialdiagnostisch im Einzelfall wichtig erschienen (z.B. als Bleivergiftung, Diabetes mellitus usw.). Die klinischen und ätiologischen Probleme bei den Polyneuropathien sind von denjenigen bei Läsionen einzelner peripherer Nerven so verschieden, daß eine gemeinsame Darstellung sich nicht aufdrängt. Allerdings ist es uns nicht gelungen, einen geeigneten Titel für das vorliegende Buch zu finden, aus welchem diese Beschränkung im Thema ersichtlich gewesen wäre.

Wir sind uns bewußt, daß diese Konzeption eines Lehrbuches der peripheren Nervenläsionen ihre Mängel hat und daß dieses Buch selber manche Lücke aufweisen wird. Wir sind jedem Leser für Kritik und Anregung dankbar.

Großen Dank schulden wir den Zeichnern des Georg Thieme Verlages, Stuttgart, Frau Ingrid Schaumburg, Hamburg, und Herrn Gerhard Spitzer, Frankfurt. Sie haben die zahlreichen Abbildungen mit viel Einfühlungsvermögen und Sachkenntnis gemäß den Intentionen der Autoren ausgeführt. Frau Elisabeth Stutz sei für die umfangreichen Sekretariatsarbeiten herzlich gedankt. Herrn Günther Hauff und seinen Mitarbeitern möchten wir besonders für die verständnisvolle, sorgfältige, tatkräftige und großzügige verlegerische Betreuung des Buches danken.

Bern und Berlin,   *Marco Mumenthaler*
im April 1965   *Hans Schliack*

Mitarbeiter der 7. Auflage

Die vorliegende 7. Auflage dieses Buches ist durch eine redaktionelle Bearbeitung und Verschmelzung der Beiträge von insgesamt 9 Autoren entstanden. Einzelne Beiträge wurden in ihrer ursprünglichen Form unverändert übernommen, in anderen Abschnitten aber wurden zur Vermeidung von Überschneidungen und Wiederholungen Teilbeiträge redaktionell zusammengefaßt. Im besonderen sind durch neu verpflichtete Autoren gewisse Beiträge früherer Mitarbeiter (s. unten) zum Teil stark verändert bzw. erweitert worden.

Die einzelnen Autoren haben folgende Themen bearbeitet:

Goerke, Heinz, Prof. Dr. med. Dr. h.c., emerit. Direktor des Institutes für Geschichte der Medizin der Ludwig-Maximilians-Universität, Privat: Strähuberstraße 11, D-81479 München (Solln)	Medizinhistorische Einführung
Ludin, Hans-Peter, Prof. Dr. med., Chefarzt der Klinik für Neurologie, Kantonsspital, CH-9000 St. Gallen	Physiologie der Erregungsleitung im peripheren Nerv und klinische Elektrophysiologie
Millesi, Hanno, Prof. Dr. med., emerit. Leiter der klin. Abt. f. Plastische u. Rekonstruktive Chirurg. der Univ. Wien, Ordination Langegasse 48/7A, A-1080 Wien	Prinzipien der Chirurgie peripherer Nerven. Chirurgische Therapie der Läsionen von Plexus und peripheren Nerven sowie rekonstruktive Eingriffe
Müller-Vahl, Hermann, Prof. Dr. med., Klinik und Poliklinik für Neurologie der Medizinischen Hochschule, Konstanty-Gutschow-Str. 8, D-30625 Hannover	Grundsätzliches zu den pathogenetischen Mechanismen und zur Ätiologie. Zusammen mit Herrn *Schliack* die Läsionen der Nervenwurzeln
Mumenthaler, Marco, Prof. Dr. med., emerit. Direktor der Neurologischen Universitätsklinik Bern, Witikonerstr. 326, CH-8053 Zürich	Die klinische Untersuchung bei Läsionen peripherer Nerven. Klinik der Läsionen einzelner peripherer Nerven. Übrige hier nicht speziell aufgeführten Aspekte
Schliack, Hans, Prof. Dr. med., emerit. Direktor der Neurologischen Klinik und Poliklinik der Medizinischen Hochschule Hannover, Am Ortfelde 95, D-30916 Isernhagen	Zusammen mit Herrn *Müller-Vahl* Läsionen der Spinalnervenwurzeln. Läsionen des vegetativen Nervensystems
Schröder, J. Michael, Prof. Dr. med., Direktor des Instituts für Neuropathologie, Pauwelstraße 30, D-52074 Aachen	Normale Histologie und Histopathologie der Läsionen des peripheren Nervensystems

Stöhr, Manfred, Prof. Dr. med.,
Direktor der Neurologischen Klinik des Zentralklinikums, Stenglinstr. 2, D-86156 Augsburg

Läsionen des Plexus brachialis und des Plexus lumbosacralis. Diverse Beiträge zu den iatrogenen Läsionen des peripheren Nervensystems und zu den pathogenen Mechanismen

van der Zypen, Eugen, Prof. Dr. med.,
Leiter der Abt. f. angewandte und topographische Anat., Anatomisches Institut, Bühlstrasse 26, CH-3012 Bern

Entwicklung und Organisationsprinzipien des peripheren Nervensystems. Anatomie der Plexus und der peripheren Nerven

Weitere Mitarbeiter der 1. bis 6. Auflage

Brügger, Alois, Dr. med.,
Spezialarzt F.M.H. für Neurologie und Psychiatrie, Rothfluhstrasse 19, CH-8702 Zollikon

Eichenberger, Marc, Dr. med.,
Lektor für Neurologie an der Universität Bern, Brunnadernstrasse 35, CH-3006 Bern

Meier, Claus (†), Prof. Dr. med. ,
ehem. Chefarzt der Neurologischen Rehabilitationsstation, St. Gallische Höhenklinik Walenstadtberg, CH-8881 Knoblisbühl

Mumenthaler, Andrea, Dr. med.
ehem. Chefarzt der orthopädisch-traumatologischen Abteilung des Regionalspitals Langenthal, Redingstr. 4, CH-9000 St. Gallen

Narakas, Algimentas (†), Professeur
associé à la Faculté de Médecine de Lausanne, Permanence de Longeraie,
Abenue de la Gare 9, CH-1000 Lausanne

Piscol, Kurt, Prof. Dr. med.,
Direktor der Neurochirurgischen Klinik Bremen, Zentralkrankenhaus, St.-Jürgen-Straße,
D-28205 Bremen

Schenk, Robert, Prof. Dr. med.,
emerit. Leiter der Abteilung für systematische Anatomie der Universität Bern, Hofenstr. 35, CH-3032 Hinterkappelen

Wiesendanger, Mario, Prof. Dr. med.,
ancien directeur du Service de Neurophysiologie, Institut de Physiologie de l'Université de Fribourg. Neurologische Universitätsklinik, Inselspital, CH-3010 Bern

Inhaltsverzeichnis

1. Allgemeine Grundlagen — 1

1.1 Kurze Geschichte der Entwicklung der Lehre von den peripheren Nerven — 1

- Nerven — 1
- Funktion der Nerven — 2
- Ursachen der Erkrankung peripherer Nerven — 2
  - Neuritis — 3
  - Ischias — 4

1.2 Entwicklung und Organisationsprinzipien des peripheren Nervensystems — 4

- Metamerie — 4
- Myotome — 5
- Auswachsen der Nervenfasern — 5
- Spinalnerven und Körpersegment — 6
- Segmentale vegetative Nervenfasern — 6

1.3 Normale Anatomie und Histologie des peripheren Nervs — 7

- Bauplan — 7
- Nervenfasern — 9
- Markfasern — 9
- Marklose Nervenfasern — 12
- Kaliberspektrum der Nervenfasern — 12
- Gefäßversorgung der Nerven — 13
- Innere Struktur der Nervenstämme — 13

1.4 Histopathologie der Läsionen und der Regenerationsvorgänge des peripheren Nervensystems — 15

- Histopathologische Charakteristika der Nervenläsionen — 15
  - Traumatische Einwirkungen — 15
  - Segmentaler Markscheidenzerfall — 15
- Waller-Degeneration — 17
- Regenerationsvorgänge nach Nervenläsionen — 18
- Neurombildung — 24

1.5 Klinische Einteilung traumatischer Nervenläsionen — 26

1.6 Tumoren peripherer Nerven — 29

1.7 Physiologie und Pathophysiologie der Funktion peripherer Nerven und der Muskeln — 31

- Ionentheorie der Erregung und Erregungsleitung — 31
  - Das Membran- und das Aktionspotential — 31
  - Die Fortleitung der Erregung — 32
- Die motorische Einheit — 33
- Die neuromuskuläre Überleitung — 34
- Die Muskelkontraktion und die elektromechanische Kopplung — 34
- Die peripheren Aspekte der Sensibilität — 37
  - Die sensiblen Rezeptoren in der Peripherie — 37
  - Die sensible Erregungsleitung im peripheren Nerven und in der Nervenwurzel — 38
- Die vegetative Innervation der Haut — 38

2. Die Untersuchung bei Läsionen peripherer Nerven — 39

2.1 Klinische Untersuchung — 39

Allgemeines und Prinzipien — 39
Grundsätzliches zur Unterscheidung radikulärer Läsionen von Läsionen eines peripheren Nervs — 41
Motorische Störungen — 41
    Verschiedene Ursachen motorischer Lähmungen — 41
    Die Motorik nach Fehlregenerierung und die Masseninnervation — 45
    Quantifizierung motorischer Ausfälle — 46
Reflexstörungen — 47
    Störung der Muskeleigenreflexe — 47
    Störungen der Fremdreflexe — 47
    Topische Zuordnung der wichtigsten Reflexe zu Segmenten (radikulär) und zu peripheren Nerven — 47
Sensibilitätsstörungen — 51
    Allgemeines — 51
    Bewertung der anamnestischen Angaben — 55
    Untersuchungsmethoden — 55
    Bewertungskriterien — 62
    Quantifizierung von Sensibilitätsstörungen — 63
Vegetative Ausfälle und Störungen der Trophik — 65
Verlauf, Reizerscheinungen und Schmerzen nach Läsionen und bei Regeneration peripherer Nerven — 66
    Abweichungen vom „normalen" Verlauf der Regeneration — 69
    Schmerz- und Irritationssyndrome — 72

2.2 Klinisch-elektrophysiologische Untersuchungen bei Läsionen des peripheren Nervensystems — 76

Aufgaben der Elektrodiagnostik — 76
Normalbefunde — 77
    Normalbefunde im Elektromyogramm — 77
    Normalbefunde im Elektroneurogramm — 79
Elektrodiagnostische Befunde bei Läsionen der peripheren Nerven — 85
    Elektromyographische Befunde — 85
    Elektroneurographische Befunde — 89

2.3 Weitere Hilfsuntersuchungen bei Läsionen des peripheren Nervensystems — 94

Untersuchung der Schweißsekretion — 94
Bildgebende Verfahren — 94

3. Grundsätzliches zu den pathogenetischen Mechanismen und zur Ätiologie peripherer Nervenläsionen — 99

3.1 Allgemeines — 99

3.2 Mechanische Einwirkungen — 99

Druckeinwirkung von außen — 99
Engpaßsyndrome — 100
Multiple Engpaßsyndrome/Double-Crush-Syndrom — 101
Zugwirkungen am peripheren Nerv — 102
Schußverletzungen — 102
Vibrationsschäden — 103
Andere Druckeinwirkungen — 103

3.3 Nervenschäden durch Punktion und Injektion **103**

Nervenschäden
durch das Nadeltrauma 103
Nervenkompression durch Hämatom
und Pseudoaneurysmen 105
Nervenschädigung durch die toxische
Wirkung der Injektionslösung 105

Schäden nach Leitungsanästhesien .. 105
Ischämische Fernschäden
peripherer Nerven nach intra-
arterieller Injektion 105
Verlauf von injektionsbedingten
Nervenschädigungen 106

3.4 Nervenschäden durch Ischämie **106**

Allgemeines 106
Kompartmentsyndrome 107

Chronisches Kompartmentsyndrom
(intermittierendes reversibles
Kompartmentsyndrom) 108

3.5 Entzündliche bzw. erregerbedingte Läsionen **108**

Allgemeines 108
Neuroborreliose 109
Lepra (Morbus Hansen) 109
    Pathomorphologie der Läsion 109
    Klinik 110
    Diagnose 110
    Hilfsuntersuchungen 111

Chirurgische Therapie lepröser
    peripherer Nerven 111
Herpesviren 113
Schäden peripherer Nerven
bei HIV-Infektion 113
Seltenere Formen 113

3.6 Immunologisch bedingte Schäden **114**

3.7 Thermische Schädigung **114**

3.8 Abkühlung/Frostschaden **114**

3.9 Elektrotrauma/Blitzschlag **115**

3.10 Elektromagnetische Wellen **116**

3.11 Ionisierende Strahlen **116**

Allgemeines 116
Pathogenese 116

Abhängigkeit radiogener Nervenläsionen von der Bestrahlungstechnik ... 117

3.12 Genetische Faktoren **118**

Hereditäre Neuropathie
mit Neigung zu Druckläsionen 118

4. Allgemeines zur Therapie peripherer Nervenläsionen — 119

4.1 Konservative Therapie — 119

Allgemeine Maßnahmen .... 119 | Elektrotherapie 119

4.2 Grundsätzliches zur operativen Behandlung peripherer Nervenläsionen 120

Indikationen und Darstellung der Läsion 120
   Suche nach einer Nervenverletzung 120
   Praktisches Vorgehen bei traumatischen Nervendurchtrennungen 121
   Die Darstellung peripherer Nerven 125
Prinzipielle Möglichkeiten der peripheren Nervenchirurgie 125

Operationsvorgehen bei Verlust der Kontinuität (Grad V) 125
   Möglichkeiten der Defektüberwindung 129
   Einteilung der Nerventransplantate 129
   Alternativen zur Nerventransplantation 131
Operationsvorgehen bei erhaltener Kontinuität 132

4.3 Vorgehen bei irreversibler Läsion peripherer Nerven 134

Grundsätzliches zu den Möglichkeiten 134
Prinzipien der Ersatzoperationen ... 135
Die Arthrodesen 135

Amputationen 135
Vorgehen bei sensiblen Ausfällen ... 135
Vorgehen bei Schmerzsyndromen ... 136

5. Klinik der Läsionen der Spinalnervenwurzeln — 141

5.1 Anatomie und Grundsätzliches — 141

Anatomie .... 141 | Metamerie 143

5.2 Allgemeine Charakteristika der Wurzelsyndrome — 147

5.3 Spezifische Charakteristika einzelner Wurzelsyndrome — 148

Zervikale Wurzeln 148
Mehrwurzelige Syndrome im Zervikalbereich 152
Thorakale Wurzeln 152

Lumbale und sakrale Wurzeln 153
Zwei- oder mehrwurzelige Syndrome im Lumbosakralbereich 157
Kaudaläsionen 157

5.4 Klinische Krankheitsbilder der Wurzelläsionen ... 161

Bandscheibenerkrankung/
Spondylose 161
    Allgemeines 161
        Epidemiologie 161
        Pathogenese 162
        Diagnostik 162
    Bandscheibenerkrankungen
    im Zervikalbereich 163
        Klinik 163
        Therapie und Verlauf 163
        Klinik 165
        Diagnostik 165
        Therapie und Verlauf 166
        Differentialdiagnostik 167
    Bandscheibenerkrankungen
    im Thorakalbereich 167
    Bandscheibenerkrankungen
    im Lumbalbereich 168
        Klinik 169
        Diagnostik 170
        Konservative Therapie 170
        Operation 172
        Differentialdiagnose 173
    Die lumbale Spinalstenose 173
        Klinik 173
        Diagnostik 174
        Therapie und Verlauf 175
    Spondylolisthesis und
    Spondylolyse 175
        Klinik 175
        Therapie 175
Trauma 176
    Trauma im Halsbereich 177
    Trauma im Brustwirbelsäulen-
    bereich 179
    Trauma im Lumbalbereich 179
    Sakrumfrakturen 180
Tumoren 180
    Allgemeines 180
    Zystische Raumforderungen 185
Infektionen 186
    Herpes zoster 186
    Klinik 186
    Diagnostik 187
    Therapie und Verlauf 188
    Borreliose 188
    Klinik 188
    Diagnostik 189
    Therapie und Verlauf 189
Vaskuläre Erkrankungen 190
Stoffwechselerkrankungen 191
Entzündliche rheumatologische
Erkrankungen 191
Sarkoidose 192
Arachnopathien – Arachnoiditis
constrictiva 192
Kongenitale Anomalien 192
    Kongenitale Anomalien
    der Halswirbelsäule 192
    Das Tethered-cord-Syndrom 193
    Conjoined nerve roots 194
Iatrogene Läsion von Nervenwurzeln 194
    Nervenwurzelläsionen durch
    Punktion und Injektion 194
    Operative Nervenwurzelläsionen . 195
    Radiogene Amyotrophie
    (Strahlenspätschädigung der
    Cauda equina) 196

5.5 Die pseudoradikulären Syndrome und andere, nicht radikuläre Schmerzsyndrome .. 197

6. Klinik der Läsionen peripherer Nerven — 203

6.1 Läsionen des Plexus cervico-brachialis — 203

Anatomie des Hals- und Armplexus — 203
    Anatomie — 204
    Variationen — 208
    Topographische Beziehungen — 209
    Blutversorgung — 210
Typen der Armplexusläsionen — 210
Klinisch-topische Diagnostik der Armplexusläsionen und der zervikalen Wurzelausrisse — 215
    Häufigkeit und Pathogenese — 216
    Lokalisation — 217
    Positive Zeichen eines Wurzelausrisses — 218
Elektrophysiologische Diagnostik — 220
Ätiologische Typen der Armplexusläsionen, Diagnostik und Therapie — 221
Traumatische Armplexusläsionen — 221
    Häufigkeit und Ursachen — 221
    Prognostische Hinweise — 224
    Therapie — 226
    Ergebnisse — 231
Geburtstraumatische Armplexusläsionen — 232
    Entstehungsbedingungen — 232
    Experimentelles — 232
    Klinische Lähmungsbilder — 232
    Therapie — 233
    Spontanverlauf — 237
Kompressionssyndrome im Schulterbereich — 237
Exogene Druckeinwirkungen — 239
Thoracic-outlet-Syndrom (TOS) — 240
    Klinik — 240
    Ursachen — 241
    Diagnostik — 241
    Differentialdiagnose — 243
    Therapie — 243
Kostoklavikuläres Syndrom — 244
Hyperabduktionssyndrom — 246
    Pathogenese — 246
    Therapie — 247
Tumoren des Armplexus — 247
Entzündlich-allergische Armplexusläsionen — 249
Neuralgische Schulteramyotrophie — 249
    Pathogenese — 249
    Klinik — 249
    Zusatzuntersuchungen — 250
    Verlauf — 250
    Therapie — 250
Radiogene Armplexusparese — 251
    Ursachen — 251
    Häufigkeit — 252
    Klinik — 252
    Diagnostik — 252
    Differentialdiagnose — 253
    Therapie — 253
Weitere Ursachen einer Armplexusparese — 254
Differentialdiagnose der Armplexusläsionen und der Schmerzsyndrome im Schulter-Arm-Bereich — 257

6.2 Läsionen einzelner Nerven im Schulter-Arm-Bereich — 261

N. accessorius — 261
    Anatomie — 261
    Befunde — 262
    Synopsis — 264
    Ursachen — 264
    Therapie — 266
N. phrenicus — 267
    Anatomie — 267
    Befunde — 268
    Synopsis — 268
    Ursachen — 268
    Therapie — 269
N. dorsalis scapulae (C3-C5) — 270
    Anatomie — 270
    Befunde — 270
    Synopsis — 271
    Ursachen — 271
    Therapie — 271
N. suprascapularis (C4-C6) — 272
    Anatomie — 272
    Befunde — 272
    Synopsis — 274
    Ursachen — 274
    Therapie — 275
    Differentialdiagnose — 276
N. subscapularis (C5-C6) — 276
    Anatomie — 276
    Befunde — 277
    Synopsis — 277
    Ursachen — 277

Therapie	277
N. thoracicus longus (C5–C7)	278
Anatomie	278
Befunde	278
Synopsis	279
Ursachen	279
Therapie	281
Differentialdiagnose	281
N. thoracodorsalis (C6–C8)	282
Anatomie	282
Befunde	283
Synopsis	284
Ursachen	284
Therapie	284
Nn. thoracales medialis et lateralis (C5–Th1)	284
Anatomie	284
Befunde	285
Synopsis	286
Ursachen	286
Therapie	286
Differentialdiagnose	287
N. axillaris (C5–C6)	287
Anatomie	287
Befunde	288
Synopsis	289
Ursachen	289
Therapie	290
Differentialdiagnose	291
N. musculocutaneus (C5–C7)	291
Anatomie	291
Befunde	293
Synopsis	294
Ursachen	294
Therapie	295
Differentialdiagnose	296
N. radialis (C5–Th1)	296
Anatomie	296
Befunde	299
Synopsis	302
Ursachen	302
Supinatorsyndrom	304
Läsion des sensiblen R. superficialis n. radialis	306
Läsion des N. interosseus posterior	307
Druckparese des sensiblen N. digitalis dorsalis	307
Radialisläsionen anderer Ursache	308
Beidseitige Radialisparesen	308
Therapie	308
Differentialdiagnose	310
N. medianus (C5–Th1)	311
Anatomie	311
Befunde	315
Synopsis	319
Ursachen	319
Interosseus-anterior-Syndrom (Kiloh-Nevin-Syndrom)	323
Karpaltunnelsyndrom	325
Therapie der Medianusläsionen	331
Differentialdiagnose	334
N. ulnaris (C8–Th1)	335
Anatomie	335
Befunde	339
Synopsis	343
Ursachen	343
Therapie	353
Differentialdiagnose	354
Übrige Nerven der oberen Extremitäten, insbesondere sensible Nerven	355
N. subclavius	355
Hautnerven des Schultergürtels und der oberen Extremitäten	355
Nn. intercostobrachiales	355
N. cutaneus brachii medialis	355
N. cutaneus brachii lateralis	355
N. cutaneus antebrachii medialis	358
N. cutaneus antebrachii lateralis	358
N. cutaneus antebrachii dorsalis	358
Kompressionssyndrome von Hautnerven	358
Reflektorische Haltungsanomalien	358
Therapie der Hautnervenläsionen	359
Kombinierte Läsion einzelner Armnerven	359
Synoptische Tabelle der Nervenläsionen an den oberen Extremitäten	359
Allgemeine Differentialdiagnostik der Nervenläsionen und der Schmerzsyndrome an den oberen Extremitäten	366
Die Abgrenzung gegenüber Wurzelläsionen	366
Differentialdiagnostisch zu erwägende Myopathien oder Vorderhornläsionen	366
Differentialdiagnostisch zu erwägende Sehnenveränderungen	366
Dupuytren-Kontraktur und Kamptodaktylie	367
Myostatische Kontrakturen	367
Ischämische Kontrakturen an den oberen Extremitäten	367
Übrige	368

6.3 Läsionen der Rumpfnerven ... 368

Anatomie ... 368
Beschwerden und Befunde ... 370
Ursachen ... 371
Besondere Krankheitsbilder ... 372
Differentialdiagnose ... 373

6.4 Läsionen des Plexus lumbosacralis ... 375

Anatomie ... 375
Typen der Beinplexusläsionen ... 378
Topische Diagnostik der Beinplexusläsionen ... 379
    Differentialdiagnose zwischen N.-femoralis- und Plexus-lumbalis-Läsionen ... 379
    Differentialdiagnose zwischen N.-ischiadicus- und Plexus-sacralis-Läsionen ... 379
    Differentialdiagnose zwischen Beinplexus- und lumbosakralen Nervenwurzel-Läsionen ... 379
Ursachen von Beinplexusläsionen ... 380
Traumen ... 380
Operative Eingriffe ... 382
Intrapelvine Prozesse ... 383
Strahlenspätsyndrome am Beinplexus ... 385
Entzündliche Prozesse ... 386
Diabetische Plexo-Radikulopathien ... 387
Seltenere Ursachen ... 388
Therapie der Beinplexusläsionen ... 391
Allgemeine Differentialdiagnostik der Beinplexusläsionen und der Schmerzsyndrome im Beinbereich ... 392

6.5 Läsionen einzelner Nerven im Beckenbereich und an den unteren Extremitäten ... 393

N. iliohypogastricus (Th12 und L1) ... 393
    Anatomie ... 393
    Befunde ... 393
    Synopsis ... 394
    Ursachen ... 394
    Therapie ... 394
    Differentialdiagnose ... 395
N. ilioinguinalis (L1) ... 395
    Anatomie ... 395
    Befunde ... 395
    Synopsis ... 395
    Ursachen ... 395
    Ilioinguinalissyndrom ... 396
    Therapie ... 396
    Differentialdiagnose ... 396
N. genitofemoralis (L1 und L2) ... 396
    Anatomie ... 396
    Befunde ... 397
    Synopsis ... 397
    Ursachen ... 397
    Therapie ... 397
    Differentialdiagnose ... 397
N. cutaneus femoris lateralis (L2 und L3) ... 397
    Anatomie ... 397
    Befunde ... 399
    Synopsis ... 399
    Ursachen ... 399
    Therapie ... 401
    Differentialdiagnose ... 402
N. femoralis (L1-L4) ... 402
    Anatomie ... 402
    Befunde ... 403
    Synopsis ... 406
    Ursachen ... 406
    Therapie ... 410
    Differentialdiagnose ... 410
Isolierte N.-saphenus-Läsionen ... 411
    Klinisch ... 411
    Ursachen und Therapie ... 411
N. obturatorius (L2-L4) ... 412
    Anatomie ... 412
    Befunde ... 414
    Synopsis ... 415
    Ursachen ... 415
    Therapie ... 416
    Differentialdiagnose ... 416
N. gluteus superior (L4-S1) ... 416
    Anatomie ... 416
    Befunde ... 416
    Synopsis ... 419
    Ursachen ... 419
    Therapie ... 419
    Differentialdiagnose ... 419
N. gluteus inferior (L5-S2) ... 420
    Anatomie ... 420

Befunde	420
Synopsis	421
Ursachen	421
Injektionslähmungen der Nn. glutaei	421
Therapie	422
Differentialdiagnose	422
N. ischiadicus (L4–S3)	422
Anatomie	422
Befunde	424
Synopsis	426
Ursachen	426
Therapie der Ischiadikusverletzungen	435
Differentialdiagnose	436
N. tibialis (L4–S3)	436
Anatomie	436
Befunde	438
Anatomie	438
Klinik	439
Pathogenese	440
Hilfsuntersuchungen	440
Therapie	440
Klinik	441
Besondere klinische Teste	442
Elektrophysiologische Befunde	442
Synopsis	443
Ursachen	443
Therapie bei Tibialisläsionen	443
Differentialdiagnose	444
N. fibularis (peroneus) communis (L4–S2)	444
Anatomie	444
Befunde	446
Synopsis	448
Ursachen	448
Therapie	451
Differentialdiagnose	452
Übrige Nerven des Plexus lumbosacralis	453
Anatomie	453
Ursachen	453
Synoptische Tabelle der Nervenläsionen an den unteren Extremitäten	456
Allgemeine Differentialdiagnostik der Nervenläsionen und der Schmerzsyndrome an den unteren Extremitäten	456
Lokalisierte Lähmungserscheinungen	457

7. Läsionen des peripheren vegetativen Nervensystems   465

7.1 Das vegetative Nervensystem **465**

   Anatomie 465

7.2 Funktionen des sympathischen Nervensystems und dessen neurologische Relevanz .. **468**

7.3 Testen der Funktionen des sympathischen Nervensystems **470**

Klinik	470	Weitere Techniken	471
Schweißtests	470		

7.4 Klinische Bilder gestörter peripherer Sympathikusfunktionen und deren topisch-diagnostische Bedeutung **472**

Generalisierte Krankheitsbilder	472	Schweißstörungen im unteren Quadranten	473
Horner-Syndrom, oberes Quadranten-Syndrom und Schweißsekretionsstörungen an den oberen Extremitäten	472	Schweißsekretionsstörungen als scheinbar selbständige Krankheitsbilder	474
Schweißstörungen im Thorakalbereich	473	Therapie der Hyperhidrose	475

7.5 Störungen der Blasen-Mastdarmfunkionen und der Sexualfunktionen
bei Läsionen des peripheren Nervensystems 476

Neuroanatomie der Beckenorgane und des Beckenbodens .	476	Blasenfunktionsstörungen	479
Physiologie der Blasenfüllung und -entleerung	478	Sexualfunktionsstörungen	479
		Anorektale Funktionsstörungen	479
		Ursachen	479
Physiologie der Sexualfunktionen	478	Läsionen des N. pudendus	480
		Isolierte Läsionen der sympathischen und parasympathischen Nervenversorgung der Beckenorgane	481
Physiologie der Stuhlkontinenz und Defäkation	478		
Läsionen des Conus medullaris, der Cauda equina und des Plexus sacralis mit Plexus pelvicus	479	Neurophysiologische Diagnostik	481
		Therapie	482

8. Invaliditätsgrade bei Läsionen peripherer Nerven und von Nervenwurzeln   485

8.1 Gutachterliche Einschätzungen 485

9. Literaturverzeichnis   489

10. Sachverzeichnis   527

1. Allgemeine Grundlagen

1.1 Kurze Geschichte der Entwicklung der Lehre von den peripheren Nerven

Wer sich mit der Entstehung der in diesem Buch zusammengefaßten neurologischen Krankheitsbilder befaßt, deren traumatische bzw. okkulttraumatische Genese keine neue, aber bis jetzt noch nicht ärztliches Allgemeingut gewordene Erkenntnis ist, muß feststellen, daß erst zögernd und nach Umwegen der Übergang vom symptomatischen zum richtigen ätiologischen Krankheitsbegriff gefunden werden konnte und daß die Überzeugung vom entzündlichen Ursprung der Krankheitserscheinungen nur schwer aufgegeben worden ist.

Auch wenn dieser kurze historische Überblick in erster Linie den Fortschritten und Erkenntnissen der klinischen Forschung gilt, so müssen doch einige Bemerkungen über die Entwicklung der anatomisch-physiologischen Grundlagen als Voraussetzung für die Darstellung der Pathologie der peripheren Nerven der letzten 100 Jahre vorausgeschickt werden.

Nerven

Eine klare Unterscheidung zwischen Nerven und Sehnen läßt sich in den Schriften der hippokratischen Ärzte (450–350 v. Chr.) noch nicht nachweisen, ebensowenig bei Aristoteles (382–322 v. Chr.). Im 3. vorchristlichen Jahrhundert wurde von alexandrinischen Ärzten (Erasistratos u.a.) nicht nur die Sonderstellung der peripheren Nerven erkannt, man lernte sehr wahrscheinlich auch schon, zwischen sensiblen und motorischen Nerven zu unterscheiden. Vermutlich von dort hat Galen (129–199) dieses Wissen übernommen (58, 980). Er spricht in seinen Schriften von harten (motorischen) und weichen (sensiblen) Nerven. Den funktionellen Zusammenhang von Gehirn, Rückenmark und peripheren Nerven hat er auch experimentell bestätigt. Im übrigen findet man bei ihm eine eindeutige Definition dessen, was als Nerv zu bezeichnen ist, nämlich das, „was aus dem Gehirn oder Rückenmark entspringt". Nach seiner Auffassung strömt der in den Gehirnventrikeln gebildete „Spiritus animalis" durch die innen als röhrenartig angesehenen Nerven bis in die feinsten Endfasern. Diese Theorie der Nervenfunktion blieb bis ins 17. Jahrhundert hinein gültig. Obwohl Andreas Vesal (1514–1564) keine Beweise für das Vorhandensein von Hohlräumen in den Nerven erbringen konnte, hat doch auch er nicht gegen die Spiritustheorie Stellung genommen. Selbst wenn im 17. Jahrhundert dieser „Spiritus" als ein in der Hirnrinde aus dem Blut abgesonderter „Nervensaft" angesehen wurde, so blieb auch diese Anschauung noch ganz humoralpathologisch bestimmt. Ungeachtet seiner Entdeckung der „Irritabilität" und der „Sensibilität" als Eigenschaften lebender Gewebe, hat Albrecht von Haller (1708–1777) im Hinblick auf den Vorgang der Nervenleitung jedoch keine neuen Erkenntnisse gewinnen können. Der Altonaer Arzt Johann August Unzer (1727–1799) hat 1771 zum erstenmal den Nerven eine spezifische Reizbarkeit zugesprochen und diese als „Nervenkraft" bezeichnet.

Eine neue Phase der Entwicklung wurde auf anatomischem Gebiet durch den von Felice Fontana (1730–1805) mit mikroskopischen Untersuchungen erbrachten Nachweis eingeleitet, daß es im Innern der Nerven keine Hohlräume gibt (1777). Wenn man auch bereits um die Mitte des 18. Jahrhunderts den elektrischen Strom zu physiologischen Experimenten benutzte, so gaben doch erst die berühmten Froschschenkelversuche (1791) des italienischen Arztes Luigi Galvani (1737–1798) – obwohl seine eigene Deutung schon bald widerlegt wurde – den Anstoß zur Erforschung bioelektrischer Phänomene. Mehrere Jahrzehnte später waren die meßtechnischen Voraussetzungen so weit entwickelt, daß Emil Du

Bois-Reymond (1818–1896) den Nervenaktionsstrom nachweisen konnte. Im Jahre 1850 gelang dann Hermann von Helmholtz (614) (1821–1894) die Messung der Leitgeschwindigkeit im Nerven. Der von Charles Bell (1774–1842) bereits 1811 angenommene Unterschied der Funktion der vorderen und hinteren Wurzeln konnte 1822 durch François Magendie (1783–1855) am Hund und 1831 durch Johannes Müller (1801–1858) am Frosch experimentell bewiesen werden. Den segmentalen Aufbau des Tieres hat Antoine Dugés (1797–1838) zuerst erkannt (1832) (376, 1307). Charles Scott Sherrington, Henry Head (605) und James Mackenzie haben sich im letzten Jahrzehnt des vorigen Jahrhunderts mit den zu den hinteren Wurzeln gehörigen Hautzonen, der sogenannten segmentalen Innervation, beschäftigt und ihre Zuordnung sowie die bei Organerkrankungen dort zu beobachtenden Sensibilitätsstörungen und deren diagnostische Bedeutung untersucht (670).

Funktion der Nerven

Schon Haller hatte nachgewiesen, daß ein Nerv durch Druck seine Leitfähigkeit verliert. Sehr sorgfältig studierten Mitglieder der französischen Physiologenschule in der ersten Hälfte des 19. Jahrhunderts die Folgen der Nervendurchtrennung beim Tier. Im Rahmen dieser Untersuchungen konnte Jean Pierre Flourens (1794–1867) – bekannt vor allem durch seine Entdeckung des Respirationszentrums („Point vital") – an Hühnern durchschnittene Nerven erfolgreich durch Naht vereinigen (1842). Bei seinen Experimenten mit Induktionsstrom fand Guillaume Benjamin Armand Duchenne (1806–1875) eine Aufhebung der Muskelerregbarkeit bei peripheren Lähmungen (1847), und Eduard Baierlacher (1825–1889) beschrieb 1858 die von ihm entdeckte Veränderung der Reaktion auf galvanischen Strom. An diese Untersuchungen hat u.a. Robert Remak (945) (1815–1865) angeknüpft, dem zusammen mit Hugo von Ziemssen (1829–1902) und Wilhelm Erb (321, 322) (1840–1921) der Ausbau der Elektrodiagnostik zu verdanken ist. Stellt man diesem kurzen Bericht die Ergebnisse klinisch-praktischer Beobachtungen gegenüber, so ergibt sich ganz folgerichtig, daß ein wirkliches Interesse der Ärzte an den Erkrankungen der peripheren Nerven erst um die Mitte des vorigen Jahrhunderts einsetzte (578, 600). Eine Ausnahme bildet lediglich das als Ischias (Ischialgie) bezeichnete Krankheitsbild (1063).

Ursachen der Erkrankung peripherer Nerven

Bereits im Jahre 1746 beschrieb William Smellie (1697–1763) eine Lähmung nach geburtshilflichen Manipulationen. Den ersten Sektionsbefund bei einer solchen traumatischen Lähmung teilte Antoine Constant Danyu (1803–1871) im Jahre 1851 mit. Es handelte sich um eine Plexuslähmung der linken oberen Extremität nach Zangengeburt, und bei der Obduktion des 8 Tage später gestorbenen Kindes konnte man in der Umgebung des linken Plexus brachialis einen Bluterguß nachweisen. Noch heute unterscheiden wir 2 Typen von Plexus-brachialis-Lähmung: eine obere (288a, 321) und eine untere (567) und bezeichnen sie nach ihren Erstbeschreibern.

Neben den bereits genannten Forschern waren es vor allem Moritz Heinrich Romberg (1795–1873) und Robert Remak, welche die physiologischen und pathologisch-anatomischen Tatsachen zur Deutung der klinischen Phänomene verwerteten und bestrebt waren, das bisher nur vereinzelt und mehr kasuistisch vorliegende Material in Krankheitsgruppen zu ordnen (945, 968). In diesem Zusammenhang sei erwähnt, daß Remak den Achsenzylinder des Nervs entdeckt und Romberg 1857 das nach ihm und John Howship (gest. 1841) benannte Syndrom beschrieben hat, den bei eingeklemmter Hernia obturatoria auftretenden Schmerz längs des N. obturatorius. Das von Romberg 1840–1846 in 1. Auflage herausgegebene „Lehrbuch der Nervenkrankheiten" ist mit Recht als klassisch und epochemachend bezeichnet worden (968). Das Erscheinungsjahr dieses Buches kennzeichnet relativ grob den Beginn eines neuen Abschnitts in der neuropathologischen Forschung, in dem das Bestreben vorherrscht, jedem klinischen Krankheitsbild eindeutige pathologisch-anatomische Befunde zuzuordnen.

Die traumatische Entstehung von Neuralgien und Lähmungen war zur Genüge bekannt, nicht zuletzt durch die Untersuchungen von Silas Weir Mitchell (1829–1914), der zusammen mit Morehouse und Keen die Erfahrungen in einem Speziallazarett für Nervenverletzungen zusammengestellt hatte (752), das 1863 während des amerikanischen Bürgerkrieges errichtet worden war. Mitchell hat dann 1872 in einer Arbeit über die „traumatische Neuritis" die Ergebnisse zusammengefaßt (751a). Vorher hatte man sich mit diesem Begriff in anderem Zusammenhang beschäftigt. Eine Reihe von Untersuchern (Lepelletier, Curling, Froriep, Rokitansky u. a.) hatten in den zwanziger und dreißiger Jahren des vorigen Jahrhunderts entzündliche Verdickungen an den Nervenstämmen der verwundeten Gliedmaßen bei Tetanuskranken gefunden, woraus gefolgert wurde, daß eine im Wundbereich entstandene aszendierende Neuritis das Krankheitsbild herbeiführt. Diese Deutung wird verständlich, wenn man daran denkt, daß die Entdeckung des Tetanusbakteriums und seines biologischen Verhaltens erst in den Jahren 1884–1889 erfolgt ist, auch wenn Theodor Billroth (1829–1894) bereits in den sechziger Jahren eine toxische Ursache vermutet hatte. Nach 1890 war von neuritischen Veränderungen bei Tetanus nicht mehr die Rede.

Die in den beiden Weltkriegen gesammelten Erfahrungen bei Schußverletzungen haben insbesondere die Kenntnis von der Doppelinnervation der Muskulatur der oberen Extremität erweitert. Die diesbezüglichen Beobachtungen bei Schußverletzungen der peripheren Nerven, die nach dem Ersten Weltkrieg erschienen sind (74, 353, 608, 849), fanden Beachtung. Auf deutscher Seite lag der Anteil der Verletzungen des peripheren Nervensystems bei bis zu 4 % der Gesamtzahl. Gut 50 % entfielen auf Nerven der oberen Extremität, 15 % auf den N. ischiadicus. Die aus dem Zweiten Weltkrieg vorliegenden, allerdings unvollständigen Angaben, bewegen sich in etwa gleichen Größenordnungen.

Neuritis

Robert Remak hat 1860 aufgrund klinischer Beobachtungen die moderne Neuritislehre begründet (945). Er deutet disseminierte schmerzhafte Anschwellungen an den Nervenstämmen als Ausdruck einer auf traumatischer und rheumatischer Basis entstandenen Entzündung (Neuritis nodosa migrans ascendens und descendens). Seit dieser Zeit datieren die Bemühungen, alle Erkrankungen der peripheren Nerven unter dem einheitlichen Gesichtspunkt der entzündlichen Genese zu betrachten. Dennoch blieben zahlreiche Autoren, vor allem auch im Ausland, bei manchen Krankheitsprozessen nach wie vor von der alleinigen traumatischen Entstehung überzeugt. So unterschied auch Erb noch 1876 diejenigen Erkrankungen der peripheren Nerven, bei denen „ausgesprochene Funktionsstörungen (Schmerz, Anästhesie, Krampf, Lähmungen usw.) vorhanden sind, bei welchen wir jedoch keine konstanten anatomischen Läsionen nachzuweisen vermögen" als funktionelle Erkrankungen oder Neurosen von denjenigen mit anatomischen Veränderungen (321). Zur ersten Gruppe gehörten die Neuralgien, die Krampi und die Lähmungen. Gleiches galt auch für die peripheren Gesichtslähmungen, und der von Oskar Minkowski (1858–1931) im Jahre 1891 vorgewiesene Befund einer reinen sogenannten „degenerativen" Neuritis wurde von vielen als Überraschung angesehen (748). Andere Autoren wieder haben in den Fällen, in denen das direkte oder indirekte Trauma als Ursache nicht zu übersehen war, sich für die Mitbeteiligung entzündlicher Vorgänge ausgesprochen. Dies betraf auch die reinen Neuralgien. Doch hat Hermann Oppenheim (1858–1919) im Jahre 1898 die auf dem Boden einer traumatischen, infektiösen oder toxischen Neuritis entstandene Brachialneuralgie und die auf einem „neuropathischen oder psychopathischen Allgemeinleiden" beruhende Brachialgie einander gegenübergestellt (850) und damit nicht nur der klinischen Erfahrung, sondern auch dem Fehlen neuritischer Befunde bei histologischen Untersuchungen Rechnung getragen.

Die Abtrennung der Polyneuritis erfolgte in den achtziger Jahren durch die Arbeiten von Ernst von Leyden (1832–1910) und seiner Schüler. Bis dahin waren diese Fälle unter den Begriff Poliomyelitis (Duchenne 1872) eingereiht worden. Die Bedeutung des chronischen Alkoholismus für die Ätiologie der Polyneuritis hat Karl Moeli (1840–1910) 1884 erkannt, nachdem bereits 2 Jahre vorher Erwin Baelz (1849–1913) und Heinrich Botho Scheube (1853–1923) (1017) die Beriberi als eine endemische Form der Polyneuritis beschrieben hatten.

Beim Studium der neurologischen Literatur seit der Mitte des vorigen Jahrhunderts (80a, 81, 624, 763, 850, 943, 944, 1213, 1246, 1247) hat man den Eindruck, daß man es sich oft mit der histologischen Bestätigung des Vorliegens einer «Neuritis» recht leicht gemacht hat. Die erwähnte Wortbildung „degenerative Neuritis" wirkte schon damals wie ein Eingeständnis unzulänglichen Wissens, und die Heranziehung von verschiedenen ursächlichen Faktoren führte zu manchmal kaum entwirrbaren Begriffsverflechtungen. Daß aber chronische Traumen als alleinige Ursache für das

Auftreten von Neuralgien und Lähmungen doch noch recht lange anerkannt wurden und von dieser „Neuritisierung" verschont blieben, zeigen die Beschreibungen der Beschäftigungsneuralgien und -lähmungen, wobei vor allem auf die Darstellung von Ernst Remak, dem Sohn von Robert Remak, im 3. Band der 3. Auflage der Eulenburg-Realenzyklopädie (1894) hingewiesen sei (942). Erst in unserem Jahrhundert ist der Begriff der „professionellen Neuritis" aus funktioneller und mechanischer neben der aus exogen-toxischer Ursache entstanden (588).

Durch den Ausbau einer ausreichenden röntgenologischen Technik zur Darstellung der Skelettverhältnisse am Lebenden wurde der Blick auf vorher wenig beachtete Kausalzusammenhänge gelenkt. Die Erkenntnis, daß durch chronische Gewalteinwirkungen Veränderungen am Skelett-Band-Apparat auftreten können, die dann sekundär zur mechanischen Schädigung eines Nervenplexus oder auch einzelner Nervenwurzeln führen können, beruht auf Forschungsergebnissen der letzten 4 Jahrzehnte, auf die im einzelnen hier nicht eingegangen werden kann.

Vermerkt sei lediglich, daß durch die Einführung der Computertomographie (CT) und der Kernspintomographie (NMR/MR) in den 70er Jahren eine ganz erheblich differenziertere Erkennung von Skelettveränderungen und damit deren Beziehung zu peripheren Nervenverläufen möglich geworden ist.

Ischias

Werfen wir abschließend einen Blick auf die Entwicklung des Krankheitsbildes der Ischias, so lassen sich daraus die allgemeingültigen Gesichtspunkte auch für die Ausbildung der Lehre von den Erkrankungen anderer peripherer Nerven recht gut ablesen. Bis zur Mitte des 18. Jahrhunderts verstand man unter Ischias („Hüftweh") alle Schmerz verursachenden Prozesse in der Hüftgegend, einschließlich der Gelenksaffektionen. Erst durch den Italiener Domenico Cotugno (1736–1822) wurde eine Differenzierung vorgenommen (1764) und die Unterscheidung der Ischialgia postica und antica eingeführt (220). Aber noch in der ersten Hälfte des 19. Jahrhunderts wurden die Gelenkprozesse des Hüftgelenks als eine der Ischiasursachen, die Ischias nervosa als Sonderform, angesehen (942). Daß als häufige Ursache für diese auch „das Aufheben schwerer Lasten" bezeichnet wird, überrascht nicht. Cotugno (220) hatte die seiner Zeit gemäße Ansicht vertreten, daß sich bei der Ischias Flüssigkeitsansammlungen in der Nervenscheide des N. ischiadicus bilden würden. Romberg (968) hat dies in der 3. Auflage seines Lehrbuches angefochten. Seitdem sind mehr oder weniger ausgeprägte neuritische Befunde bei Ischiadikusneuralgien beschrieben worden. Nachdem 1936 W.J. Mixter u. J.B. Ayer nachweisen konnten (753), daß Prolapse der Lendenwirbelbandscheiben in den Wirbelkanal auch einseitige Ischialgien verursachen können, und J.G. Love u. M.N. Walsh (644) aufgrund der ersten 100 an der Mayo-Klinik operierten Fälle dies 1938 bestätigten, erhielt das gesamte Ischiasproblem eine neue Kausalbeziehung (584). In den Jahren 1941–1942 hat dann W.E. Dandy die Auffassung begründet, daß in Fällen von Kreuz- und Ischiadikusschmerzen eine lumbale Bandscheibenhernie vorliegt.

1.2 Entwicklung und Organisationsprinzipien des peripheren Nervensystems

Metamerie

Die für den Bauplan des Wirbeltierrumpfes so charakteristische Metamerie zeichnet sich bereits in frühen embryonalen Entwicklungsstadien ab. Nach der Ausbildung der 3 Keimblätter beginnt in der Phase der *primären Organogenese*, bei der die Ausbildung des Zentralnervensystems zunächst im Vordergrund steht. Beim Menschen beginnt die Neurulation in der 3. Embryonalwoche mit der Aussonderung der primären Organanlagen. Dabei gliedert sich das äußere Keimblatt (Ektoblast) in Neuralplatte, Neuralleiste und Epidermis. Das mittlere Keimblatt (Mesoblast) liefert die Ursegmente (Somiten), die Seitenplatten, die über das nicht gegliederte intermediäre Mesoderm verbunden sind. Sogenannte Somitenstiele existieren nicht. Das innere Keimblatt (Entoblast) beginnt sich zum Darmrohr zu formen. Entwicklungsphysiologische Experimente zeigen, daß dem Mesoblasten während dieser grundlegenden Entwicklungsphase eine führende Rolle zukommt. Er verfügt nicht nur über die Fähigkeit zur Selbstdifferenzierung, sondern induziert im Ektoblast die Entwicklung von Neuralplatte und Neuralleiste. An der Neuralplatte lässt sich bereits frühzeitig ein rostral breiter Bezirk als Hirnanlage gegenüber dem schmäleren Rückenmarksanteil abgrenzen. Mit dem Auftreten der Somiten übernimmt der Mesoblast schließlich die Führung bei der segmentalen Gliederung des Rumpfes.

Wie alle primären Organanlagen sind die Somiten anfänglich epithelial gebaut. Für die Epithelialisierung ist eine Zell-Matrix-Interaktion notwendig, die offenbar an die Anwesenheit von Fibronectin gebunden ist. Werden die Fibronectinrezeptoren durch synthetische Peptide blockiert, bleiben Epithelialisierung und segmentale Gliederung aus (489). Im Laufe der weiteren Differenzierung bleibt der epitheliale Verband lediglich im Bereich des als *Myotom* bezeichneten, dem Neuralrohr benachbarten Abschnittes erhalten. Das *Sklerotom* und das *Dermatom* lockern sich auf zu einem Mesenchym, das sich in der Richtung auf die Chorda dorsalis (Notachorda) und entlang der Innenfläche der Epidermis ausbreitet. Während die dem Sklerotom entstammenden Zellen in Form der Wirbel- und Bandscheibenanlagen erneut in segmental gegliederte Bauelemente zusammengefaßt werden, verstreichen die Segmentgrenzen in der den Dermatomen entstammenden mesenchymalen Unterlagerung der Epidermis immer mehr. Es wird schließlich unmöglich, unter den für die Hautinnervation so charakteristischen Dermatombezirken eine segmentale Gliederung im subepidermalen Gewebe morphologisch zu erkennen.

Myotome

Zunächst bleiben nur die Myotome in Übereinstimmung mit den Somiten streng segmental gegliedert. Ihre weitere Entwicklung ist gekennzeichnet durch das Auftreten einer von lateral einspringenden Längsfurche, die einen dorsalen von einem ventralen Abschnitt abgrenzt. Die dorsalen Teile bilden das Ausgangsmaterial für die Entwicklung der *genuinen Rückenmuskulatur* und werden von den dorsalen Ästen der auswachsenden Spinalnerven versorgt. Die ventralen, von den vorderen Spinalnervenästen versorgten Myotomabschnitte wachsen als sogenannte Bauchfortsätze in die seitliche und vordere Bauchwand aus. Die „offenbare" segmentale Gliederung (1244) bleibt nur in den kurzen genuinen Rückenmuskeln und in den *Interkostalmuskeln* des Rumpfes erhalten. Den überwiegenden Teil der Rumpfmuskulatur bilden lange oder breitflächige, durch die Verschmelzung vieler Myotome entstandene Muskelgruppen, deren segmentale Herkunft später lediglich aus der Nervenversorgung rekonstruiert werden kann.

Die Zuordnung der *Extremitätenmuskeln* zu bestimmten Körpersegmenten ist ebenfalls ausschließlich aufgrund der Innervation möglich („larvierte Metamerie" [1244]). Histologisch durchlaufen sie im Extremitätenblastem ein rein mesenchymales Stadium. Die Zellen des Extremitätenblastems stammen teils aus den Bauchfortsätzen der Myotome, zur Hauptsache wandern sie aber aus der Somatopleura der seitlichen Rumpfwand ein. In diesem Blastem sind auch Zellen aus den Dermatomen und Sklerotomen der am Aufbau der Extremitäten beteiligten Segmente enthalten. Die Kiemenbogen-(Brachial-)muskulatur entsteht aus dem nichtsegmentierten Mesoderm (Splanchnopleura) und erfährt daher auch eine andere Innervation als die sich aus den Myotomen entwickelnde Skelettmuskulatur.

Auswachsen der Nervenfasern

Angesichts der Schwierigkeiten der morphologischen Untersuchung überrascht es nicht, daß die Frage, wie die auswachsenden Nervenfasern ihre peripheren Innervationsgebiete mit so auffallender Konstanz erreichen, nicht einheitlich beantwortet werden kann. Nachdem für die Existenz chemotaktischer und galvanotroper Einflüsse keine schlüssigen experimentellen Beweise vorliegen, wird heute das ultramikroskopische Gefüge des zu durchwachsenden Substrates als wichtigste Leitstruktur angesehen und für die Orientierung der auswachsenden Nervenfasern verantwortlich gemacht.

Neurone und Dendriten werden in 2- bis 3fachem Überschuß gebildet. Sie bleiben nur erhalten, wenn sie synaptische Kontakte ausbilden können. Die Kontaktbildung ist der entscheide, hochspezifische Vorgang. Erstaunlicherweise sind die somatomotorischen Fasern schon vor Erreichen der Muskelanlage für die Kontaktaufnahme mit ganz bestimmten Muskelgruppen geprägt.

Während die *efferenten Nervenfasern* von Neuroblasten in der Wandung des Neuralrohrs auswachsen, stammen die zeitlich sich später entwickelnden *afferenten Neurone* aus dem Bildungsmaterial der Neuralleiste. Als Spinalganglien ordnen sie sich schon frühzeitig streng segmental zu beiden Seiten des Neuralrohrs an. Die zentralen Fortsätze der anfänglich bipolaren Zellen treten ins Neuralrohr ein, die peripheren vereinigen sich mit den auswachsenden Nervenfasern der ventralen Wurzeln zu den Spinalnerven. Undifferenzierte Neuralleistenzellen wandern als Sympathikoblasten entlang der Spinalnerven aus und siedeln sich seitlich von der Aorta an. Sie bilden das Anlagematerial für den *sympathischen Grenzstrang* und bleiben über die Rr. communicantes grisei in Verbindung mit den Spinalnerven und dem Rückenmark. Von den im Thorakalmark gelegenen sympathischen Zellgruppen wachsen umgekehrt präganglionäre Fasern über die Rr. communicantes albi in den sympathischen Grenzstrang ein. Aus der Grenzstranganlage wandern weitere Sympathikoblasten aus, um die prävertebralen sympathischen Ganglien zu bilden (vgl. Abb. 5.1).

Spinalnerven und Körpersegment

Die embryonalen Verhältnisse sind nicht nur für das Verständnis der Metamerie aufschlußreich, sondern erleichtern auch den Überblick über die Innervationsgebiete eines Spinalnerven im zugeordneten Körpersegment. Das dem Somiten, also dem Myotom, Dermatom und Sklerotom, entstammende Baumaterial wird von Nervenfasern der *somatomotorischen* und der *somatosensiblen* Innervationskategorie versorgt.

Sie erreichen sowohl die Körperwandung wie auch die Extremitäten. Durch die Ausbildung der Leibeshöhle (Zöloma) ist die Körperwand im Rumpfbereich von den Eingeweiden, insbesondere vom Darmrohr und seinen Derivaten, getrennt. Rezeptoren und Effektoren im Bereich des Eingeweidetraktus werden durch *viszerosensible* und *viszeromotorische* Nervenfasern über vegetative Ganglien mit dem Zentralnervensystem verbunden. Für die Zuordnung einzelner Abschnitte des Eingeweidetraktus zu den einzelnen Körpersegmenten liefert der Bau dieser Organe keinerlei Anhaltspunkte. Die zahlreichen Synapsen in den vegetativen Ganglien und die verwickelte Netzform der markarmen und marklosen Nervenfasern machen auch die Feststellung der Segmentzugehörigkeit aufgrund der Nervenanatomie unmöglich. Den einzigen Hinweis auf die Existenz einer segmentalen Eingeweideinnervation verdanken wir der auf einer sorgfältigen klinischen Beobachtung beruhenden Abgrenzung der Head-Zonen (vgl. Abb. 5.1). Über die Rr. communicantes grisei treten viszeromotorische Nervenfasern in die Spinalnerven über, um in den zugeordneten Segmenten der Körperwandung und der Extremitäten, ferner die glatten Muskel der Gefäßwand und der Kutis sowie die Hautdrüsen – insbesondere die Schweißdrüsen – zu innervieren. Durch den gemeinsamen Verlauf mit den somatosensiblen und somatomotorischen Fasern wird dieses Versorgungsgebiet vegetativer Fasern wieder segmental gegliedert.

Segmentale vegetative Nervenfasern

Der mesenzephal-rhombenzephale und der sakrale Parasympathikus versorgen die Kopfeingeweide sowie die Eingeweide der Brust-, Bauch- und Beckenhöhle, aber nicht die Rumpfwand. Andererseits sind die segmentalen vegetativen Nervenfasern in ihrem Verlauf und in bezug auf die Lage ihres 2. efferenten Neurons in Grenzstrangganglien weitgehend in die Organisation des Sympathikus integriert.

Die segmentalen vegetativen Nervenfasern sind Neuriten von Perikarya, die in allen Rückenmarkssegmenten im Bereich der Basis des Seitenhorns liegen. Die Neuriten treten in der vorderen Wurzel als präganglionäre, cholinerge Efferenzen aus, und werden in den Grenzstrangganglien (aber auch in den präaortalen Ganglien) auf das zweite Neuron umgeschaltet. Vom Grenzstrang aus verlaufen die postganglionären, größtenteils noradrenergen Neuriten über den R. communicans griseus mit den Spinalnerven zu Rumpfwand und Extremitäten.

1.3 Normale Anatomie und Histologie des peripheren Nervs

Bauplan

Periphere Nerven bestehen aus einem kabelartigen Strang von Faszikeln unterschiedlicher Größe, die in ihrem Längsverlauf plexusartig miteinander in Verbindung stehen und von einer gemeinsamen, bindegewebigen Hülle, dem *Epineurium*, umgeben sind (Abb. 1.**1**). Der N. suralis als der bestuntersuchte Nerv des Menschen beispielsweise umfaßt an der Grenze zwischen dem mittleren und distalen Drittel des Unterschenkels in der Regel 9–16 Faszikel, im N. ischiadicus sind es mehr als 80. Das Epineurium ist keine geschlossene Hülle, sondern ein lockeres, fettreiches, durch quer- und längsorientierte Kollagenfasern verstärktes Bindegewebe. Es enthält außer den Nervenfaszikeln die *Vasa nervorum*. Das Epineurium hat den Charakter eines adventitiellen Bindegewebes und vermittelt die strukturelle Beziehung zu den Nachbargeweben. In Muskellogen oder in Gelenksnähe übernimmt es mit seinen besonders lockeren peripheren Anteilen die Funktion eines Gleitlagers. Nur an wenigen Stellen sind die Nervenstämme durch umliegendes Bindegewebe fixiert und damit in besonderem Maße mechanischen Läsionen ausgesetzt. Größere Nervenstämme liegen häufig zusammen mit Arterien und Venen in sogenannten Gefäß-Nerv-Bündeln innerhalb einer gemeinsamen Bindegewebsscheide. Sie sind somit als Ganzes gegen ihre Umgebung verschieblich und abgrenzbar. Man unterscheidet ein *äußeres Epineurium,* das den ganzen Nervenstrang umhüllt, und ein *inneres oder epifaszikuläres Epineurium*, welches die Räume zwischen den Faserbündeln ausfüllt.

Die einzelnen Nervenfaszikel sind vom *Perineurium* umhüllt. Es handelt sich hierbei um ein mehrschichtiges, zirkulär orientiertes Gewebe abgeflachter Zellen, wahrscheinlich neuroektodermaler Herkunft, die beidseitig von einer Basalmembran bedeckt und durch dichte Verbindungen (zonulae occludentes, „tight junctions") miteinander verbunden sind. Typischerweise weisen die Perineuralzellen zahlreiche Pinozytosebläschen auf. Das Perineurium ist verstärkt durch elastische Fasern und Kollagenfaserbündel, die längs und zirkulär orientiert zwischen den Perineuralzellschichten liegen. Diese strukturellen Merkmale weisen auf eine besondere Bedeutung des Perineuriums hin. Es handelt sich im mechanischen Sinne um die eigentliche Nervenhülle. Darüber hinaus besitzt es die Funktion einer Diffusionsbarriere zwischen Faszikelinnerem und Faszikeläußerem. Durch diese Eigenschaft stellt das Perineurium ein besonderes endoneurales Milieu her, welches für die morphologische und funktionelle Integrität der Nervenfasern von entscheidender Bedeutung ist (561). Die intraduralen, vom Liquor umspülten Nervenwurzeln besitzen in diesem funktionellen Sinne kein Perineurium, sondern lediglich eine einschichtige Hülle abgeflachter Zellen, die in ihren proximalen Anteilen permeabel und nicht von einer Basalmembran umgeben sind (881).

Das Innere der vom Perineurium begrenzten Nervenfaszikel bezeichnet man als Endoneuralraum oder *Endoneurium*. Die Bedeutung des Begriffes Endoneurium hat sich in der letzten Zeit gewandelt. Bezeichnete man früher als Endoneurium ausschließlich das Bindegewebe im Inneren des Faszikels, so ist dieser Begriff in der neueren Literatur vermehrt auch zur Bezeichnung des gesamten Endoneuralraumes einschließlich der Nervenfasern gebräuchlich. Dieser Raum ist nicht ein geschlossenes Kompartiment, sondern im Bereich der proximalen Wurzelabschnitte zum Subarachnoidalraum und im Bereich der distalen Nervenstrecke nahe den Endorganen zum Interstitium hin geöffnet. Das Endoneurium enthält neben den bemarkten und unbemarkten Nervenfasern einige Fibroblasten und selten, aber regelmäßig Mastzellen. Pro Faszikelquerschnitt finden sich je nach Faszikelgröße etwa 2–6 Kapillaren, die parallel zum Faszikel verlaufen. Gelegentlich sind Arteriolen an der Durchtrittstelle durch das Perineurium anzutreffen (59). Im endoneuralen Interstitium befinden sich zahlreiche, in der Regel längs verlaufende Kollagenfibrillen, dazwischen, in unregelmäßiger Verteilung eingestreut, Mikrofilamente von elastischen Fasern, während komplette elastische Fasern mit (amorpher) Elaunin- und (mikrofibrillärer) Oxytalan-Komponente nur im Epineurium anzutreffen sind. Die Kollagenfibrillen sind um die Nervenfasern herum gewöhnlich dichter angeordnet. Aus diesem Grunde wurden sie früher als besondere Nervenfaserscheiden bezeichnet. Da ihnen eine funktionelle Bedeutung in dieser Hinsicht jedoch nicht zukommt, gelten die alten Begriffe Plenk-Laid-

1. Allgemeine Grundlagen

law-Scheide und Key-Retzius-Scheide heute als obsolet. Die früher als Gitterfaserhülle bezeichnete Nervenfaserhülle ist mit der Basallamina der Schwann-Zellen, auch als Neurilemm bezeichnet, identisch. Der Endoneuralraum ist an Stellen beginnender oder endender interfaszikulärer Anastomosen durch vom Perineurium ausgehende Septen unvollständig unterteilt. Zwischen den zellulären Anteilen des Endoneuriums und den Kollagenfibrillen befindet sich eine eiweißarme Flüssigkeit, die sich langsam in proximodistaler Richtung bewegt. Die Homöostase dieser Flüssig-

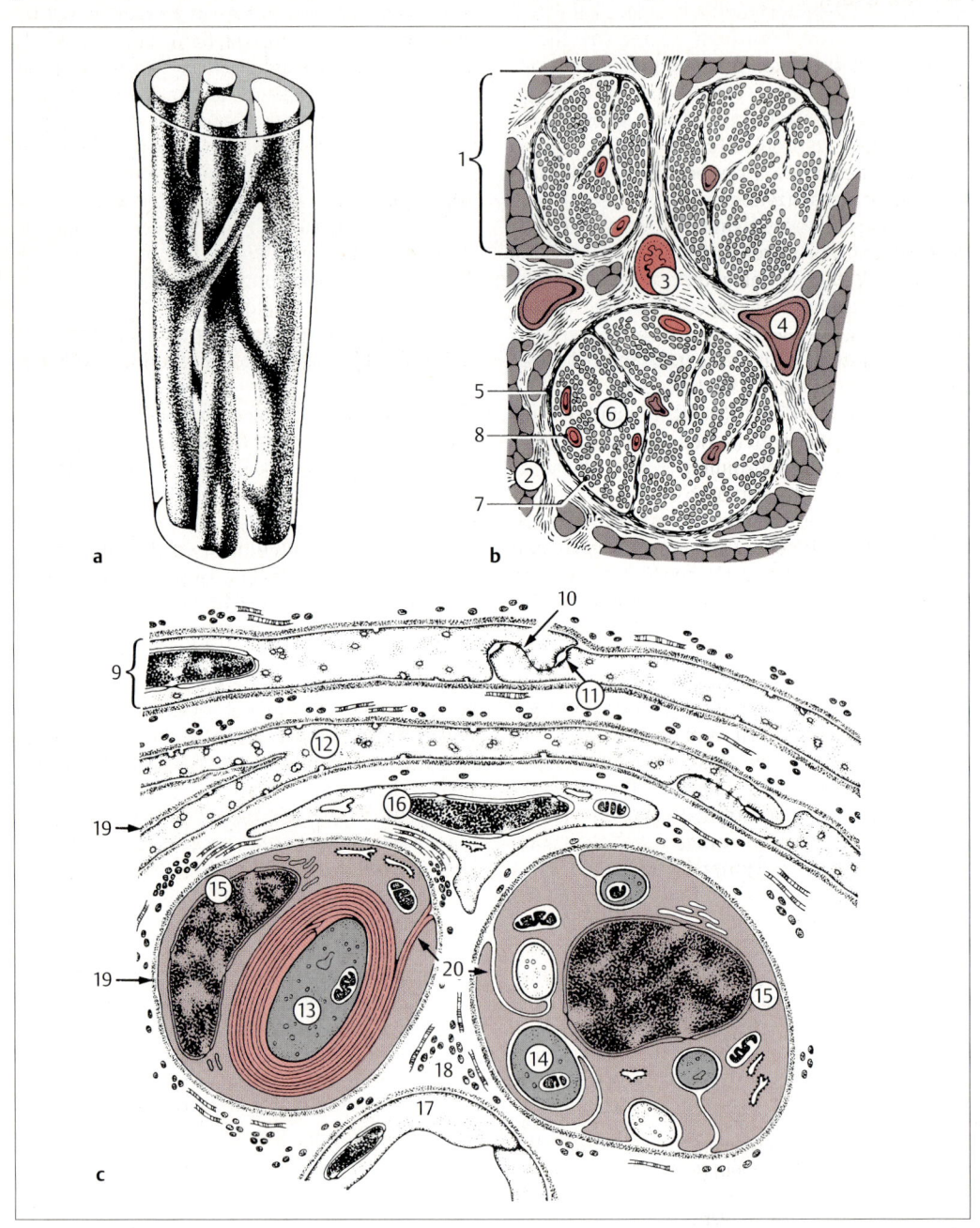

Abb. 1.**1a–c** (Legende siehe Seite 9)

keit wird einerseits durch die Blutnervenschranke, andererseits durch die perineurale Diffusionsbarriere aufrechterhalten.

Nervenfasern

Den Komplex von Axon und den dieses über seinen gesamten Verlauf umhüllenden Schwann-Zellen mitsamt dem Neurilemm bezeichnet man als *Nervenfaser*. Das eigentliche funktionelle Substrat im Sinne des Impulsleiters ist das *Axon*, auch Neurit oder Achsenzylinder genannt. Die Axone im peripheren Nerven sind bis zu 1 m lange Fortsätze von Nervenzellen, deren Perikaryon im Rückenmark (motorische und präganglionäre viszeromotorische Axone), respektive in den Spinalganglien (sensible Axone, pseudounipolare Ganglienzelle mit zentralem Fortsatz zum Goll- oder Burdach-Kern in der Medulla oblongata) oder sympathischen Ganglien (postganglionäre sympathische Axone) liegen (s. Abb. 7.1a). Ohne jede Unterbrechung der Kontinuität erstreckt sich das Axon von seinem Perikaryon bis hin zu den Endorganen, wobei es sich in seinen distalen Abschnitten in zahlreiche Kollateralen aufzweigen kann. Von den alphamotorischen Axonen wissen wir, daß sie sich bei ihrem Eintritt in den Muskel bis zu mehrhundertfach, jeweils dichotom, aufzweigen. Kollaterale Aufzweigungen der Axone in den proximalen Nervenabschnitten kommen ebenfalls vor, sind jedoch weitaus seltener. Betamotorische Nervenfasern versorgen sowohl extrafusale (außerhalb der Muskelspindeln gelegene) als auch intrafusale Muskelfasern, gammamotorische Fasern nur intrafusale Muskelfasern.

Das vom Axolemm umgebene Axoplasma enthält zahlreiche längsorientierte intermediäre Filamente (Neurofilamente) und Mikrotubuli. Die Neurofilamente (Durchmesser ca. 10 nm) dienen als Strukturproteine des Zytoskeletts, während den Mikrotubuli (Durchmesser ca. 25 nm) eine Funktion beim axonalen Transport zukommt. Zudem finden sich im Axoplasma zahlreiche Mitochondrien und Vesikel des glatten endoplasmatischen Retikulums, seltener dichte Körper („dense bodies") und Glykogenpartikel, hingegen keine freien Ribosomen oder Zisternen des rauhen endoplasmatischen Retikulums (1201). Wir unterscheiden aufgrund klarer morphologischer und physiologischer Kriterien zwischen markhaltigen Nervenfasern mit myelinisierten Axonen (Markfasern) und marklosen Nervenfasern mit unmyelinisierten Axonen (Remak-Fasern).

Markfasern

Betrachtet man eine Markfaser im Querschnitt, dann lassen sich 3 Strukturelemente unterscheiden: das Axon, dieses umhüllt von der Markscheide, und beides eingebettet in den Zelleib der Schwann-Zelle. Die *Markscheide* ist ein Produkt der Schwann-Zelle. Sie entsteht durch spiralige Aufwicklung der Plasmamembran der Schwann-Zelle um den zentralen Achsenzylinder während eines Prozesses, der als *Myelinisierung* bezeichnet wird und bei Menschen von der 15. Gestationswoche bis in die Adoleszenz andauert (1042). Durch den Prozeß der spiraligen Aufwicklung des vollkommen in das Schwann-Zell-Zytoplasma eingehüllten Axons entsteht ein äußeres und ein inneres Mesaxon. Die zunächst locker um das Axon gewickelte Plasmamembran der Schwann-Zellen verklebt bereits in den frühen Stadien der Myelinisierung unter Auspressung des darin be-

◁ **Abb. 1.1** Peripherer Nerv (schematische Darstellung).
a Lupenvergrößerung: Beachte den plexusartigen Aufbau der Nervenstränge.
b Lichtmikroskopische Vergrößerung: Nebst den Nervenfaszikeln (1), die in einem gemeinsamen fett- und bindegewebsreichen Epineurium (2) liegen, sind die Vasa nervorum (3 = Arterien; 4 = Venen) sichtbar. Vom Perineurium (5) ausgehende Septen unterteilen die Faszikel. Im Endoneurium (6) sind Markfasern (7) und Kapillaren (8) erkennbar.
c Elektronenmikroskopische Vergrößerung: Die Abbildung zeigt einen nahe des Perineuriums gelegenen Faszikelausschnitt. Die abgeflachten Perineuralzellen (9) sind durch Zonae occludentes (10 = „tight junctions") und Desmosomen (11) dicht untereinander verbunden. Das Zytoplasma der Perineuralzellen enthält zahlreiche Pinozytosebläschen (12). Im Endoneurium sind bemarkte (13) und unbemarkte Axone (14), Schwann-Zellen (15), ein Fibrozyt (16) und eine Kapillare (17 = Endothelzelle) erkennbar. Das endoneurale Interstitium enthält zahlreiche Kollagenfibrillen (18). Perineural-, Endothel- und Schwann-Zellen sind von einer Basalmembran (19) bedeckt (20 = Mesaxon).

findlichen Zytoplasmas, und es kommt zur Myelinbildung mit der typischen kompakten und konzentrischen Lamellenbildung (1275). Verbleibende Zytoplasmainseln zwischen den kompakten Markscheidenlamellen werden als *Schmidt-Lantermann-Einkerbungen (Inzisuren)* bezeichnet. Es handelt sich hierbei um vitale Strukturen der normalen Markscheide und nicht, wie früher angenommen, um pathologische Veränderungen oder Fixationsartefakte (731, 1201). Sie werden mit der Nutrition des Axons in Zusammenhang gesehen.

Im Längsschnitt betrachtet, erkennt man, daß die Markscheide keine kontinuierliche Struktur darstellt, sondern in Segmente von 0,25–1,5 mm Länge unterteilt ist. Jedes dieser *Markscheidensegmente* wird von jeweils einer Schwann-Zelle gebildet und unterhalten. Wo 2 Markscheidensegmente aneinander grenzen, befindet sich eine besondere Struktur, der sogenannte *Ranvier-Schnürring* (Abb. 1.**2**). Auf dessen Ultrastruktur (Abb. 1.**3**) und dessen spezielle Bedeutung wird weiter unten noch eingegangen werden. Die Faktoren, welche die Myelinisierung einleiten und steuern, sind im einzelnen noch nicht bekannt, doch wissen wir, daß eine positive Beziehung zwischen Axonkaliber und dem Grad der Myelinisierung wie auch der Internodallänge

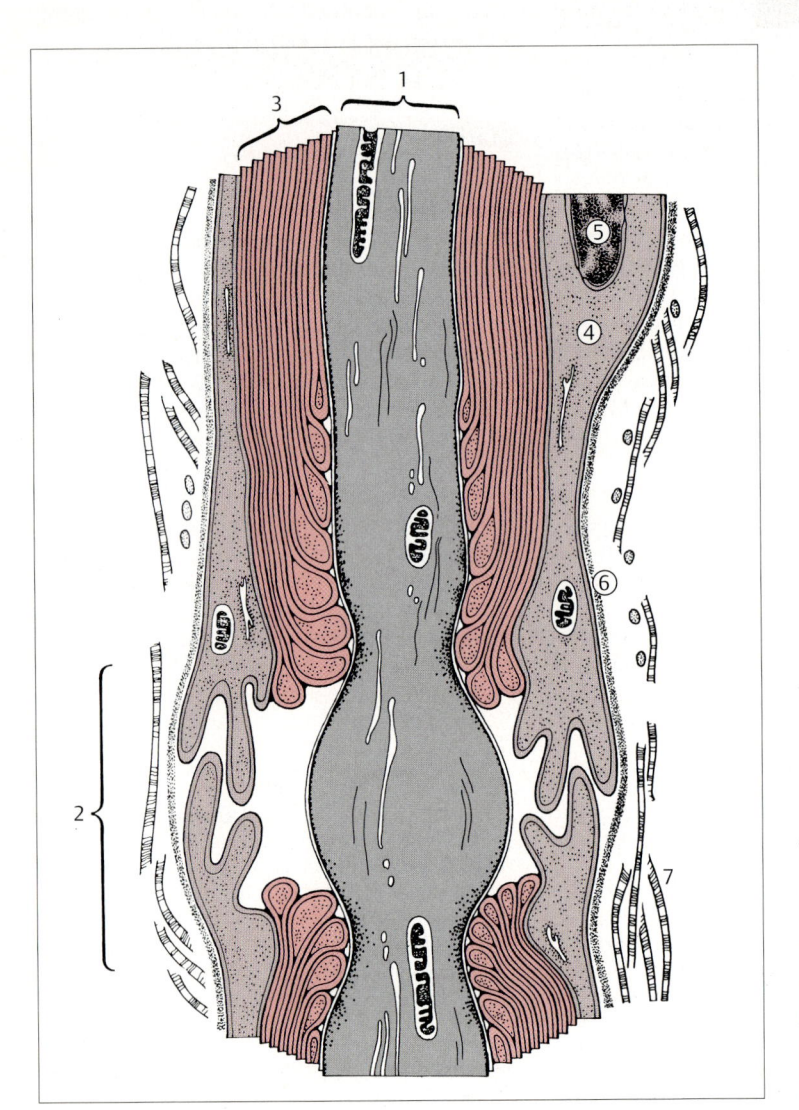

Abb. 1.**2** Struktur einer Markfaser, schematisch.
1 Achsenzylinder
2 Ranvier-Knoten
3 Markscheide
4 Schwann-Zellzytoplasma
5 Schwann-Zellkern
6 Neurilemma (durchgehende Basalmembran der Schwann-Zellen)
7 Kollagenfibrillen

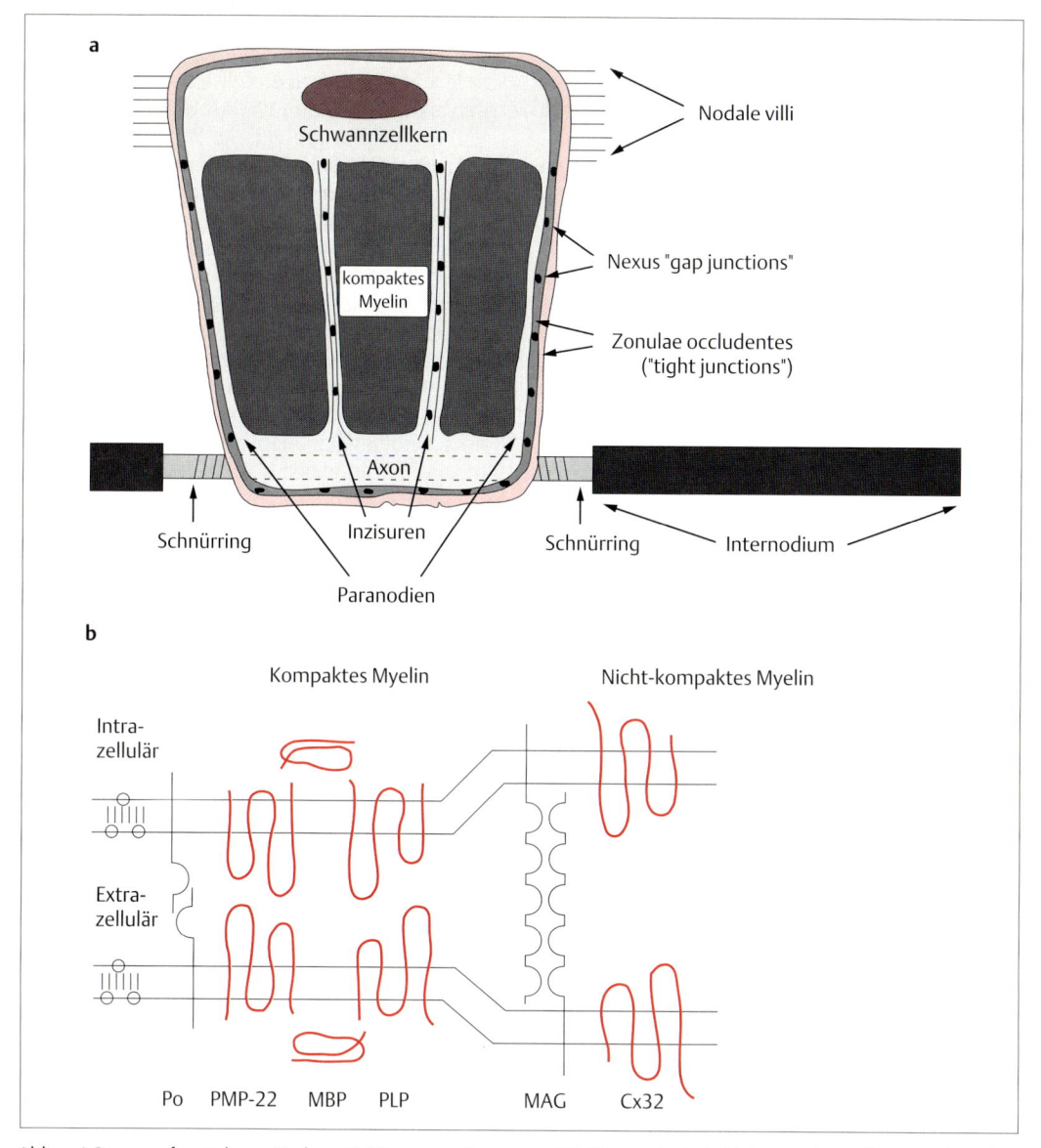

1.3 Normale Anatomie und Histologie des peripheren Nervs

Abb. 1.3a u. b Schematische Zeichnung einer Schwann-Zelle mit Markscheide (**a**) und die wichtigsten Proteine der peripheren Markscheiden (**b**) (aus Scherer, S.S.: Molecular Specializations at Nodes and Paranodes in Peripheral Nerve. Microscopy Research and Technique 34: 452–461 [1996]).

a Die Markscheidenlamelle einer Schwann-Zelle ist entspiralisiert gedacht, um die Anteile mit kompaktem Myelin, in den Schmidt-Lanterman-Inzisuren sowie den paranodalen sowie adaxonalen Zytoplasmaeinschüben in die Doppellamelle der Markscheide zu illustrieren. Die Nexus („gap junctions") und Zonulae occludentes („tight junctions"), paranodalen Schwann-Zell-Fortsätze (Villi), angrenzenden Internodien und Schnürringe sind jeweils gekennzeichnet. Die Nexus sind als kleine ovale Punkte zwischen den Reihen der Zonulae occludentes eingezeichnet.

b Die Anordnung der im Myelin enthaltenen Proteine ist im Bereich zweier aneinander grenzender Membranen eines kompakten und eines nichtkompakten Markscheidenabschnittes wiedergegeben. Im peripheren Nervensystem enthält die kompakte Markscheide P0, PMP-22 und MBP (während im ZNS PLP und MBP enthalten ist). Im nichtkompakten Markscheidenanteil der Paranodien und Inzisuren ist MAG und Cx32 enthalten. P0 und MAG haben extrazelluläre Immunglobulinähnliche Domänen (Halbkreise); PMP-22, PLP und Cx32 haben jeweils 4 transmembranöse Domänen.

besteht (363, 1042). Das bedeutet, daß kleinkalibrige Axone dünnbemarkt und großkalibrige Axone dickbemarkt sind, wobei die Anzahl der Myelinlamellen zwischen weniger als 10 und mehr als 120 schwanken kann. Mit dem Axonkaliber vergrößert sich auch die Internodallänge. In der Ontogenese beginnt die Myelinisierung erst, wenn die Axone einen Durchmesser von 1–2 µm erreicht haben (1275). Daß es sich hierbei um eine kritische Größe handelt, erkennt man im adulten Nerv, der normalerweise kaum Markfasern enthält, deren Axone dünner als 1 µm sind, und andererseits wenige unbemarkte Fasern aufweist, die dicker als 2 µm sind.

Die bemarkten Axone sind nicht auf ihrer gesamten Länge von Myelin umscheidet. Zwischen 2 Markscheidensegmenten – im Bereich des bereits erwähnten *Ranvier-Schnürringes* – finden sich ca. 1,0–4,2 µm dünne, „nackte" Axonabschnitte, die auch von den fingerförmigen Fortsätzen der beiden angrenzenden Schwann-Zellen nur unvollständig bedeckt werden; die freiliegenden Axonabschnitte sind 0,7–2,1 µm lang (85). Im Bereich des Ranvier-Knotens ist das Neurilemm, die wie ein Schlauch die gesamte Nervenfaser umschließende Basallamina der Schwann-Zellen, die einzige strukturelle Barriere, welche den „nackten" nodalen Axonabschnitt vom endoneuralen Interstitium abgrenzt (1201). In der nodalen Basallamina sind neurale Zelladhäsionsmoleküle (N-CAM), L1/NgCAM und Tenascin/Cytotactin angereichert; im nodalen Spaltraum sind es zusätzlich dazu Hyaluronsäure, Versican/Hyaluronectin und das Gangliosid GM1; im paranodalen Anteil der Schwann-Zelle sind es das Myelin-assoziierte Glycoprotein (MAG), das Oligodendrozyten-Myelin-Glycoprotein (OMGP), Connexin32, E-CADHERIN, Actin, das Gangliosid GQ1b und GD1b, der Kalium-Kanal KV1,5 und die alkalische Phosphatase; im paranodalen Axolemm sind es der spannungsabhängige Natrium-Kanal sowie die Zytoskelettproteine Spectrin und Ankyrin (1016). Demgegenüber ist im kompakten, internodalen Anteil der Markscheiden hauptsächlich P_0, peripheres Myelin-Protein mit dem Molukargewicht 22 kD (PMP-22) und Myelin-basisches Protein (MBP) enthalten.

Dem Ranvier-Knoten kommt eine besondere funktionelle Bedeutung zu. Da die isolierend wirkende Markscheide die elektrische Kapazität der Axonmembran vermindert und ihren Widerstand gleichzeitig erhöht, kann das Aktionspotential die Internodien fast verzögerungsfrei überspringen und somit von Knoten zu Knoten mit stark erhöhter Geschwindigkeit fortgeleitet werden. Man bezeichnet dies als *saltatorische Erregungsleitung* (S. 1, 6.1.1).

Weitere morphologische Parameter, welche die Erregungsleitungsgeschwindigkeit in positiver Relation beeinflussen, sind Axondicke und Grad der Myelinisierung.

Im sogenannten *Paranodium*, dem paranodalen Abschnitt beiderseits des Ranvier-Schnürringes, setzen die Markscheidenlamellen in ungleichmäßiger Folge an, wobei um so mehr Lamellen ohne Kontakt zum Axon bleiben, je dicker die Markscheide ist. Dadurch bleibt die Länge des Paranodiums trotz unterschiedlicher Markscheidendicke auch während der Entwicklung annähernd gleich (ca. 2,5–5 µm im N. suralis des Menschen; 85).

Marklose Nervenfasern

Anders als myelinisierte Axone, die jeweils allein (im Verhältnis 1:1) im Zytoplasma einer Schwann-Zellen liegen, werden *marklose Axone* gewöhnlich zu mehreren vom Zytoplasma einer gemeinsamen Schwann-Zelle (im Verhältnis 1:1–18) umhüllt. An der Stelle, an der das Axon in das Zytoplasma der Schwann-Zelle eingestülpt ist, befindet sich ein kurzes Mesaxon. Das Kaliber der unbemarkten Axone beträgt 0,3 bis ca. 2,5 µm und liegt damit, leicht überlappend, an der unteren Grenze des Faserspektrums der myelinisierten Axone, respektive darunter. Die axoplasmatischen Strukturmerkmale bemarkter und unbemarkter Axone unterscheiden sich prinzipiell nicht voneinander; doch enthalten die marklosen Axone relativ mehr Mikrotubuli als die dickeren markhaltigen. Vermehrte Kaliberschwankungen (sogenannte Varikositäten) sind für vegetative Nerven charakteristisch (1201).

Kaliberspektrum der Nervenfasern

Je nach der Funktion eines Nervs ist sein Anteil an Markfasern verschiedener Kaliber und an unbemarkten Axonen unterschiedlich. Mittels einer Frequenzverteilungskurve (Histogramm) läßt sich das Kaliberspektrum der Nervenfasern nach quantitativer Analyse graphisch darstellen. Hierbei zeigt sich bei den unbemarkten Axonen ein eingipfliges Spektrum mit einem Maximum bei einem Durchmesser von 1,5 µm. Die Markfasern hingegen lassen im normalen Nerven bei einem Verteilungsspektrum zwischen 3 µm und 16 µm Durchmesser eine zweigipflige (bimodale) Verteilungskurve erkennen, wobei der 1. Gipfel bei 5 µm und der 2. Gipfel bei 10 µm liegt. Die Axone verschiedener Kaliber und Bemarkung entsprechen Faserklassen unterschiedlicher Funktion und Leitgeschwindigkeit. Mittels Analyse der verschiedenen Komponenten läßt sich eine gute Korrelation zwischen morphologischen, physiologischen und klinischen Parametern herstellen.

Gefäßversorgung der Nerven

Die Gefäßversorgung der Nerven ist im Hinblick z.B. auf Nerventransplantate von großem praktischem Interesse. Sie ist charakterisiert durch 2 Haupteigenschaften:

1. die große Variabilität der zuführenden Aa. nutritiae und
2. dem Reichtum der anastomotischen Verbindungen und Kollateralen der epi- und endoneuralen Netzwerke (59, 653).

Die Aa. nutritiae kommen in der Regel direkt aus den größeren Arterien. Nur selten handelt es sich um Äste muskulärer oder subkutaner Arterien. Sobald eine A. nutritia den Nerven erreicht, folgt sie dessen Verlauf in distaler Richtung und gibt eine Reihe von Zweigen ab, welche in Form eines arteriellen Netzwerkes frei im Epineurium miteinander kommunizieren. Im N. suralis des Menschen sind normalerweise 34–76 epineurale Kapillaren, Arterien und Venen mit einer größeren Arterie zu zählen (1047). Von diesem arteriellen Plexus im Epineurium dringen zahlreiche Arteriolen und Kapillaren durch die perineurale Hülle (59) und gelangen in das Innere der Nervenfaszikel, wo sie ein reichlich anastomosierendes kapilläres Netzwerk bilden. Sowohl im Epineurium wie im Endoneurium verlaufen die meisten Gefäße parallel zur Längsrichtung des Nervs. Über kurze, schräg verlaufende Querverbindungen stehen sie in maschenartiger Verbindung miteinander. Durch diese *plexiforme Anordnung* des Gefäßsystems ist die Blutversorgung des Nervs bei Läsionen zuführender perineuraler Arterien über lange Strecken gewährleistet. Dies gestattet dem Chirurgen, einzelne Nerven über längere Verlaufsstrecken aus ihrem Bindegewebslager zu lösen, ohne eine ischämische Schädigung befürchten zu müssen. Die typische Gefäßversorgung bestimmter Nerven erlaubt es auch, solche Nerven am Gefäßstiel als Insellappen, oder als freier Lappen mit nachfolgender mikrovaskulärer Anastomose zu verpflanzen. Bei der Durchführung interfaszikulärer Neurolysen sind die Gefäße zu schonen, um Reaktionen durch eine Minderdurchblutung zu vermeiden (653). Sehr kleine Nervenfaszikel haben keine Kapillaren und werden offenbar durch Diffusion ernährt. Die aus den Kapillarnetzen hervorgehenden Venen im Epineurium werden in der Regel nicht zu größeren Stämmen zusammengefaßt, sondern treten nach kurzem Verlauf mit Venen der umgebenden Organe in Verbindung. Das Endothel der intrafaszikulären Kapillaren bildet eine *„Blut-Nerven-Schranke"*, die gemeinsam mit dem Perineurium (s. oben) die Homöostase des endoneuralen Milieus aufrechterhält. Diese Barriere kann allerdings durch toxische, ischämische und mechanische Läsionen aufgehoben werden. Die Vasa nervorum werden von marklosen adrenergen Nervenfasern innerviert (60).

Innere Struktur der Nervenstämme

Der kabelartige Aufbau der Nervenstämme ist, wie bereits oben erwähnt, charakterisiert durch *plexusartige Verbindungen* der einzelnen Nervenfaszikel (Abb. 1.4; s.a. Abb. 1.1a). Hierdurch können einzelne Faserbündel ihre Position im Inneren des Nervenstammes ändern, um schlußendlich, obschon unterschiedlicher Herkunft, ein gemeinsames Innervationsgebiet zu erreichen. Größere oder kleinere Fasergruppen wechseln von einem Faszikel in einen anderen hinüber, kehren teilweise auf einem anderen Niveau wieder in ihr altes Bündel zurück oder bauen neue Bündel auf, ohne daß der Sinn dieses ständigen Faserwechsels immer zu erkennen wäre. Diese Umorganisation ist die Erklärung für den fortwährenden Wechsel des Faszikelmusters im Verlauf des Nervs. Ein bestimmtes Querschnittsbild läßt sich nach Foerster (1928) höchstens über eine Strecke von 0,6–6 mm verfolgen. Diese innere Plexusbildung ist jedoch weder seitenkongruent noch für den gleichen Nerv bei verschiedenen Individuen konstant. Von einer „gesetzmäßigen inneren Topographie" der

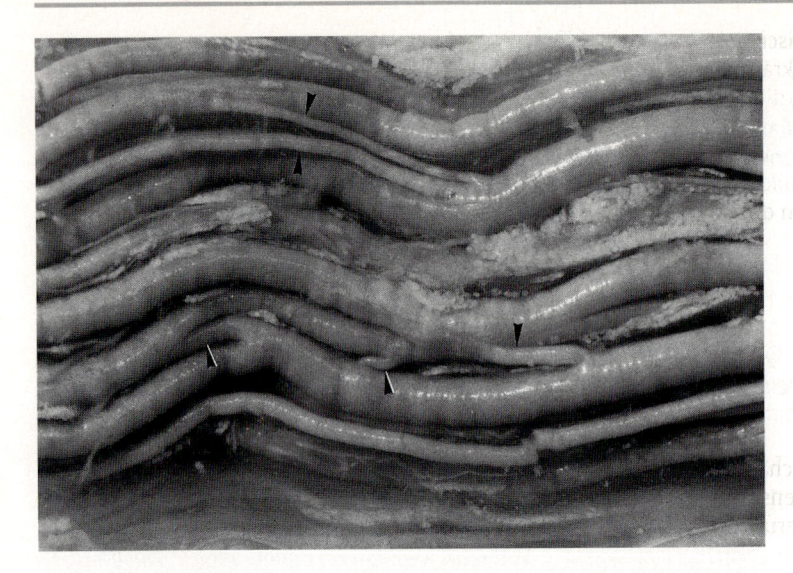

Abb. 1.4 In einem gemischten Nerven (N. ischiadicus) eines Minipig kommt es vielfach zu einem Austausch von Axonbündeln zwischen den einzelnen Nervenfaserbündeln (Pfeilköpfe). Die Brückenbildungen sind von unterschiedlichem Kaliber und unterschiedlicher Länge; die Verlaufsrichtung ist uneinheitlich. Durch Verschmelzung von Aufzweigungen können auch neue Nervenstränge entstehen. Biomikroskopische Aufnahme, 4fache Vergrößerung.

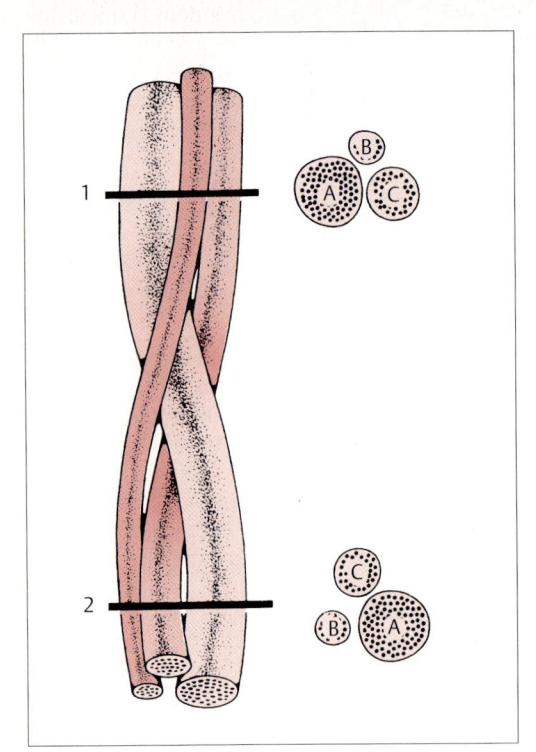

Abb. 1.5 Änderung in der topographischen Beziehung einzelner Faserbündel zueinander, die einen Nervenfaseraustausch vortäuschen könnten.

Nervenstämme kann deshalb nicht gesprochen werden. Nervenfasern, welche gemeinsam als Seitenast den Stamm verlassen, formieren sich erst kurz vorher endgültig zu einem eigenen Bündel, der sogenannten Astbahn.

Die *innere Topographie der Nerven* kann auf in Stufen angelegten Querschnitten studiert werden. Hierbei besteht allerdings die Gefahr eines Trugschlusses, indem eine durch gewundenen Verlauf der einzelnen Nervenfaserbündel entstandene Lageänderung der Faszikel zueinander als Ausdruck einer Wandlung des Inhaltes der einzelnen Faserbündel selber und somit eines Faseraustausches interpretiert wird (Abb. 1.**5**). Stellt man beispielsweise den N. medianus in der distalen Hälfte des Vorderarmes mit Hilfe des Operationsmikroskopes dar und analysiert die einzelnen Faszikel, dann läßt sich nachweisen, daß über eine Länge von 10–14 cm nur selten dünne Abzweigungen von Faszikel zu Faszikel erfolgen (522). Das gleiche läßt sich auch in gewissen Abschnitten des Plexus brachialis nachweisen (801). Gerade für den Armplexus wurde aber andererseits nachgewiesen, daß man nur sehr bedingt den einzelnen Faserbündeln eine ganz präzise Funktion zuteilen kann, obwohl man die ventralen von den dorsalen klar unterscheiden kann (111). Demnach behalten die Faszikelbündel bzw. Faszikel selbst für zentimeterlange Abschnitte ihre Individualität bei. Nach dem Stand unseres heutigen Wissens treten innere Plexus in der Nähe der Gelenke auf. Dies hat den Vorteil, daß sich der Nerv mit einer Aufsplitterung in mehrere Faszikel besser mechanischen Dehnungs-, Biegungs- und Kompressionskräften anpassen kann. In paradoxer Weise allerdings folgen gewisse Nerven diesem Gesetz nicht: Zum Beispiel wird der N. ulnaris am Ellenbogen nur von sehr wenigen Faszikelbündeln gebildet. Dies mag ein Grund dafür sein, daß er in diesem Bereiche mechanischen Kräften gegenüber besonders empfindlich ist.

Anastomosen zwischen verschiedenen peripheren Nerven bestehen nur selten. Von praktisch klinischer Bedeutung ist die Martin-Gruber-Anastomose zwischen dem N. medianus und dem N. ulnaris am Vorderarm.

1.4 Histopathologie der Läsionen und der Regenerationsvorgänge des peripheren Nervensystems

Periphere Nerven sind mechanischen Einwirkungen gegenüber bemerkenswert widerstandsfähig. Diese Eigenschaft beruht auf dem differenzierten Aufbau der Hüllgewebe, in welche die empfindlichen Nervenfasern eingebettet sind. Bei den engen topographischen Beziehungen der Nerven zum Bewegungsapparat und zur Körperoberfläche wäre schon unter den alltäglichen Belastungen eine ungestörte Funktion der Fasern ohne diesen Schutz undenkbar. Wenn aber die Intensität der einwirkenden mechanischen Faktoren die Widerstandsfähigkeit dieser Hüllen überschreitet, so wird es mit oder ohne Schädigung der Hüllgewebe auch zu Veränderungen der Nervenfasern selbst und damit zu Funktionsausfällen kommen. Die histopathologischen Veränderungen des peripheren Nervs nach Läsionen verschiedener Genese zeigen ein wenig variables Muster, welches nicht immer den Rückschluß auf die primär wirksame ätiologische Komponente zuläßt. Dieses Dilemma konnte auch durch die Elektronenmikroskopie, welche die klare Differenzierung der pathologischen Grundmuster erst ermöglicht hat, nicht entscheidend gewendet werden. Nur in Teilbereichen gibt die ultrastrukturelle Analyse eindeutige Hinweise auf eine Ätiologie des zugrundeliegenden pathologischen Geschehens. Im folgenden sollen die Grundmuster histopathologischer Veränderungen nach Läsionen peripherer Nerven und die sich daran anschließenden Regenerations- und Reparationsvorgänge geschildert werden (Tab. 1.1).

Histopathologische Charakteristika der Nervenläsionen

Traumatische Einwirkungen

Diese können den Nervenstamm und die Nervenfasern unmittelbar oder mittelbar treffen. Entscheidend ist die Energie, die Art und die Dauer der Einwirkung. Als Prototyp einer unmittelbaren traumatischen Läsion der Nervenfaser kann die akute Kontinuitätsunterbrechung bei glatter Durchschneidung des Nervs gelten („Neurotmesis"). Bei stumpfen Traumen, ob akut oder chronisch, die nicht zu einer Kontinuitätsunterbrechung des Nervs führen, spielen mechanische Faktoren (Druck oder Zug) zwar auch eine Rolle, die mittelbare Schädigung der Nervenfasern durch Störungen der Durchblutung oder Veränderungen der Schrankenfunktion (Blut-Nerven-Schranke, perineurale Diffusionsbarriere) steht bei diesem Läsionstyp aber wahrscheinlich im Vordergrund.

Die Reaktionen der Nervenfasern auf diese Noxen erfolgen gesetzmäßig und relativ einförmig (Tab. 1.1). Bei erhaltener Kontinuität der Axone beobachtet man einen *paranodalen* oder *segmentalen Markscheidenzerfall* im Bereich der Läsion mit oder ohne sekundäre axonale Veränderungen („Neurapraxie"). Kommt es jedoch zur Axondurchtrennung („Axotmesis"), dann resultiert die sekundäre oder *Waller-Degeneration* der Nervenfaser distal der Läsionsstelle.

Segmentaler Markscheidenzerfall

Läsionen, die nicht zu einer Axonunterbrechung führen, wie das besonders bei leichteren akuten stumpfen Traumen oder chronischen Kompressi-

Tabelle 1.1 Traumatische Nervenläsionen

Form der Schädigung der Nervenfaser	Folgen und Komplikation der Restitution
A. Veränderungen der Markscheide	Remyelinisation beginnt nach 3 Wochen
I. Paranodale Demyelinisation	Interkalierte Segmente
II. Segmentale Demyelinisation a) Einfach („Neurapraxie")	1. Verkürzung der Internodien nach Remyelinisation auf höchstens 300 µm 2. Reduktion der Markscheidendicke
b) Rezidivierend	1. Zwiebelschalenformationen 2. „Hypertrophie" des Nervs 3. Sekundäre axonale Degeneration 4. Reaktive endoneurale Bindegewebsvermehrung
B. Axonale Veränderungen	
I. Kompression	Distal: Atrophie Proximal: Auftreibung

II. Unterbrechung nur der Axone („Axonotmesis")	1. Waller-Degeneration des distalen Nervenabschnittes mit Ausbildung Büngner-Bänder (proliferierte Schwann-Zellen)
	2. Folgen bei verhinderter oder frustraner Regeneration:
	  a) Retrograde Atrophie mit Synapsenverlust am Motoneuron
	  b) Retrograde Degeneration (Neuronenverlust)
	3. Folgen bei optimal ausgerichteter Regeneration:
	  a) Regeneration ca. 1 mm pro Tag
	  b) Überschußbildung von Axonen
	  c) Verkürzung der neugebildeten Internodien
	  d) Reduktion der Markscheidendicke

III. Unterbrechung der Kontinuität des gesamten Nervenquerschnittes („Neurotmesis")	1. Regeneration ungeordnet mit Neurombildung und Minifaszikel 2. Aberrierende Regeneration 3. Fehlinnervation motorisch und sensorisch Kausalgien Phantomschmerzen und -empfindungen Mitbewegungen fehlinnervierter Muskeln

onssyndromen peripherer Nerven der Fall ist, zeigen als einzigen morphologisch faßbaren Befund eine Markscheidenschädigung im Bereich der Läsion. Der Mechanismus kompressionsbedingter Läsionen wurde von Ochoa et al. (833) tierexperimentell untersucht. Diese Autoren fanden als initiale Veränderungen eine Verschiebung des Markmantels im Bereich der Druckstelle, eine Intussuszeption des paranodalen Myelins, die anschließend zu paranodaler und schließlich segmentaler Demyelinisierung führten. Eine derartige Schädigung kann eine Demyelinisierung mehrerer Markscheidensegmente bewirken und dadurch zu einer Verzögerung der Leitgeschwindigkeit, bei akuter Läsion auch zu einem Leitungsblock im Bereich der Läsionsstellen führen, während die morphologische und elektrophysiologische Untersuchung proximaler und distaler Nervenabschnitte völlig normale Ergebnisse zeigt. In der Heilungsphase werden die entmarkten Axonabschnitte wieder remyelinisiert. Dies erfolgt nach Zerfall der alten Markscheide, Proliferation der Schwann-Zellen und Ausbildung neuer Internodien in Form kurzer und nur relativ dünn remyelinisierter Segmente. Nach einer nur paranodalen Demyelinisation entstehen sogenannte „interkalierte Segmente". Bei chronischen Kompressionssyndromen (z.B. Karpaltunnelsyndrom) kommt es zu wiederholten Phasen einer De- und Remyelinisierung. Derartige Nervenabschnitte zeigen dann eine sogenannte Zwiebelschalenbildung durch eine konzentrische Vermehrung und Anordnung von Schwann-Zellen und eine kollagenfaserreiche Verbreiterung des endoneuralen Interstitiums, ähnlich den Veränderungen, die wir bei den hereditären hypertrophischen Neuropathien (vom Typ der Charcot-Marie-Tooth-Krankheit) kennen, denen ebenfalls vor allem eine chronische De- und Remyelinisierung zugrunde liegt (1033, 293).

Eine segmentale Demyelinisierung folgt auch nach einer isolierten Läsion des Perineuriums, wie dies von Spencer et al. (1109) experimentell nachgewiesen werden konnte. In dieser Studie wurden als initiale Veränderungen Auftreibungen der Axone beobachtet, in deren Folge es zur segmentalen Demyelinisierung kam.

Die zitierten experimentellen Untersuchungen weisen auf eine multifaktorielle Genese der segmentalen Demyelinisierung bei Druckläsionen und Kompressionssyndromen des peripheren Nervs hin. Neben direkten mechanischen Einwirkungen auf die Markscheiden spielen wahrscheinlich besonders bei chronischen Läsionen auch Durchblutungsstörungen und Veränderungen des endoneuralen Milieus durch gestörte Schrankenfunktionen eine wesentliche Rolle.

Waller-Degeneration

Führt eine Läsion zu einer Durchtrennung der Nervenfasern, dann kommt es gesetzmäßig zur anterograden Degeneration des distalen Axonsabschnittes (Abb. 1.**6a** u. **b**). Dieses Prinzip wurde bereits im Jahre 1850 von dem Physiologen Augustus Waller nach Durchschneidung des N. facialis an der Katze erkannt und wird dem Erstbeschreiber zu Ehren als Waller-Degeneration bezeichnet. Der Ablauf der degenerativen Veränderungen des distalen Axonabschnittes zeigt charakteristische morphologische Merkmale, deren zeitlicher Ablauf jedoch je nach Faserart, Spezies, Alter des Individuums, Temperatur und Entfernung von der Läsionsstelle variiert. Genauere Untersuchungen dieser Phänomene wurden von Lubinska (648) am N. phrenicus der Ratte vorgenommen. Danach beginnt die Fragmentation der Axone am Ort der Faserdurchtrennung und verläuft distalwärts mit einer Geschwindigkeit, die der Dicke und der Internodallänge der betroffenen Faser umgekehrt proportional ist. Auch die Latenz bis zum Beginn der Waller-Degeneration ist je nach Fasertyp unterschiedlich. Sie beträgt für dünne Markfasern 25 Stunden und für dicke Markfasern 45 Stunden. Die Geschwindigkeit des distalwärts gerichteten Fortschreitens wurde für dünne Axone mit 250 mm pro Tag und für dicke Fasern mit 46 mm pro Tag ermittelt.

Mit der Auflösung der Axone kommt es auch zum Zerfall und zur Auflösung der Markscheide, deren grobe Einzelfragmente zunächst in Form sogenannter Myelinovoide in Erscheinung treten. Die ersten Ovoide treten in der Mitte der Internodien auf, die nodalen Markscheidenabschnitte bleiben am längsten erhalten. Der weitere Abbau der Markscheiden erfolgt durch Schwann-Zellen, in zunehmendem Maße aber durch einwandernde und proliferierende Makrophagen monozytärer Herkunft (1185, 141). Letztere bauen die Markscheiden zu Neutralfetten ab und werden in diesem Stadium auch als Fettkörnchenzellen bezeichnet. Die Makrophagen erscheinen 24–96 Stunden nach einer Nervendurchtrennung und sind noch nach 6–10 Wochen und später nachweisbar.

Parallel zum Axon- und Markscheidenzerfall proliferieren die Schwann-Zellen. Die ersten Schwann-Zellen-Mitosen sind bereits 2–4 Tage nach Faserdurchtrennung erkennbar. Je nach Faserart vermehrt sich die Zahl der Schwann-Zellen in diesem Prozeß, der um den 20.–30. Tag nach Axondurchtrennung sein Maximum erreicht, um etwa das 8fache (1066). Die auf diese Weise neu entstandenen Schwann-Zellen verbleiben innerhalb des Neurilemms der zerfallenen Nervenfaser und bilden dort längsorientierte Zellsäulen, die sogenannten (Hanken)-Büngner-Bänder. Diese Zellformationen spielen eine besondere Rolle bei der Regeneration, bleiben jedoch bei fehlender Regeneration, wenn auch in zunehmend atrophischer Form, bestehen.

Mit diesen Umwandlungen der Nervenfasern gehen Veränderungen des endoneuralen Interstitiums und der Nervenhüllen einher. Das anfangs ödematös geschwollene Endoneurium beginnt nach Abbau der Axon- und Markscheidenzerfallsprodukte wieder zu schrumpfen. Bei fehlender Regeneration schreitet dieser Prozeß langsam fort. Nach einem Jahr kann sich der Faszikeldurchmesser um 50 % oder mehr verringern. Der relative Kollagengehalt des Bindegewebes steigt in dieser Zeit an, während die Schwann-Zellen der Büngner-Bänder atrophieren (963, 1093). Auch treten Veränderungen an den perineuralen Hüllen auf, deren Zellagen sich auflockern.

Gleichzeitig mit der anterograd gerichteten Waller-Degeneration im distalen Stumpf treten degenerative Veränderungen der Axone proximal der Läsionsstelle, die als *retrograde Degeneration* bezeichnet werden, auf (Abb.1.**6**). Diese degenerativen Veränderungen erstrecken sich jedoch in der Regel nur über wenige Segmente. Die Abbauvorgänge am demarkierten, absterbenden Faserabschnitt entsprechen denen im distalen Stumpf. Auch hier proliferieren die Schwann-Zellen, wobei sie eine Tendenz zum Auswachsen in distaler Richtung erkennen lassen. Weiter proximal atrophieren die Axone im Verlauf von Monaten, wenn es nicht zu einer Reinnervation im distalen Bereich kommt (Abb. 1.**4/5b**); erst nach Jahren degenerieren schließlich auch die atrophierten Nervenfasern z.B. proximal eines Amputationsneuroms (Abb. 1.**6c**) (1039).

Regenerationsvorgänge nach Nervenläsionen

Durch die Unterbrechung der Nervenfasern entstehen 2 ungleichwertige Abschnitte. Während der distale Stumpf im Prozeß der Waller-Degeneration atrophiert, bleibt der proximale Abschnitt, dessen Kontinuität mit dem neuralen Perikaryon bestehen bleibt, erhalten. Die Regeneration geht aus von den intakt gebliebenen Axonen im proximalen Stumpf. Nach Demarkierung seiner, der retrograden Degeneration anheimfallenden, distalen Abschnitte bildet sich am proximalen Axonstumpf innerhalb von wenigen Tagen eine Verdickung, die als Wachstumskolben bezeichnet wird, aus dem in der Regel mehrere kollaterale Axonsprossen auswachsen (s. Abb.1.**6c**). Dies geschieht meistens im Bereich einer ehemaligen Schnürringregion. Für den Erfolg der Regenerati-

Abb. 1.**6a–e** Phasen der Degeneration und Regeneration einer Markfaser im peripheren Nerv.
a 1–4 Tage nach der Durchtrennung: Der distale Stumpf zerfällt entsprechend dem Gesetz der Waller-Degeneration. Dieser Zerfall beginnt proximal, während die distalen Anteile noch erhalten sind. Diese Markscheidenzerfallsprodukte liegen in Form von „Markballen" in den Schwann-Zellen, die sich bereits durch mitotische Teilung vermehren. Am proximalen Stumpf erstreckt sich die retrograde Degeneration auf ein Markscheidensegment. Am neuronalen Perikaryon setzt eine zentrale Chromatolyse ein.
b 10–21 Tage nach dem Durchtrennen: Die Waller-Degeneration erstreckt sich bis zum Endorgan (hier motorische Endplatte). Die Muskelfaser zeigt eine beginnende Denervierungsatrophie. Durch Proliferation der Schwann-Zellen entsteht das Büngner-Band, in dem sich noch einige Axon- und Myelinabbauprodukte befinden. Makrophagen beteiligen sich an der Verdauung der Abbauprodukte. Aus dem Wachstumskolben, der sich an der Demarkationsstelle des proximalen Stumpfes gebildet hat, sind bereits multiple Axonsprosse ausgewachsen. Ausgeprägte chromatolytische Reaktion im Perikaryon.
c Mehrere Monate nach Durchtrennen: Fortgeschrittene Regenerationsphase mit unterschiedlich schnell wachsenden Axonsprossen, die zum Teil wieder in die Büngner-Bänder vorgewachsen sind, ihr Zielgebiet jedoch nicht erreicht haben. Ausgeprägte Denervierungsatrophie der Muskelfaser. Rückbildung der chromatolytischen Reaktion im neuronalen Perikaryon.
d Reinnervation des Endorgans: Der am schnellsten wachsende Axonsproß hat das Endorgan, die motorische Endplatte, erreicht und die zugehörige Muskelfa-

ser reinnerviert. Die kollateralen Axonsprossen, die kein Endorgan erreicht haben, haben sich zurückgebildet. Der regenerierte Achsenzylinder ist von neu gebildeten, dünnen Markscheiden umgeben, die eine deutlich kürzere Segmentlänge aufweisen. Im Perikaryon ist die Nissl-Substanz wiederhergestellt. Die reinnervierte Muskelfaser hat wieder annähernd die normale Dicke angenommen.
e Neurombildung: Sofern die aussprossenden Axone ihr Zielgebiet nicht erreichen können, wie dies bei Narbenbildung zwischen proximalem und distalem Stumpf der Fall ist, kommt es am proximalen Stumpf durch aberrierende Nervenfaserregeneration, Schwann-Zell- und Fibroblastenwucherung zur Ausbildung eines sogenannten Amputationsneuroms. Das distale Büngner-Band wird nicht neurotisiert, bleibt jedoch über Jahre erhalten. Atrophische Muskelfasern, die mehr als 2 Jahre denerviert blieben, verlieren ihre strukturellen Merkmale und degenerieren schließlich.

1 Perikaryon
2 Axon, Axonsprossen
3 Schwann-Zelle
4 Basalmembran der Schwann-Zellen (Neurilemm)
5 Schwann-Zell-Mitose
6 Markscheide
7 Markscheidenabbauprodukte
8 Makrophagen
9 Büngner-Bänder aus proliferierten Schwann-Zellen
10 Muskelfaser
11 Bindegewebsnarbe
12 Amputationsneurom

1.4 Histopathologie der Läsionen und der Regenerationsvorgänge des peripheren Nervensystems

on ist es von entscheidender Bedeutung, ob die *auswachsenden Axone* den distalen Stumpf erreichen. Dies wird dadurch erleichtert, daß proliferierende Schwann-Zellen vom distalen Stumpf pilzförmig auswachsen, und damit den aus dem proximalen Stumpf aussprossenden Axonen gewissermaßen entgegenkommen. Sobald die Axonsprossen den distalen Stumpf erreicht haben, dringen sie in die *Büngner-Bänder* ein, die ihnen dann auf dem Weg der weiteren Regeneration als *Leitschiene* dienen. Sofern die auswachsenden Axone ihre originalen Schwann-Zell-Säulen in den Büngner-Bändern antreffen, ist eine Regeneration mit zielgerichteter Reinnervation gesichert. Dies ist jedoch keineswegs immer der Fall. Die geschilderten Vorgänge während der initialen Regenerationsstadien werden begleitet von reaktiven Veränderungen in den neuronalen Perikarien, die im klassisch histologischen Bild als *Chromatolyse* oder nach Nissl als „primäre Reizung" bezeichnet werden. Die Zellreaktion ist der morphologische Ausdruck einer Umstellung des neuronalen Metabolismus auf eine erhöhte Syntheserate. Aufgrund histochemischer und autoradiographischer Untersuchungen ist bekannt, daß diese Umstellung ein Maximum zwischen dem 12. und 20. Tag nach Axotomie erreicht. Elektronenmikroskopisch zeigt sich eine Prominenz des Nukleolus als Ausdruck einer erhöhten Produktion von Proteinen. Der als Chromatolyse bezeichneten Aufhellung des Zytoplasmas entspricht eine Auflösung der Nissl-Substanz, das heißt der ribosomreichen Stapel des rauhen endoplasmatischen Retikulum, bei gleichzeitiger Vermehrung

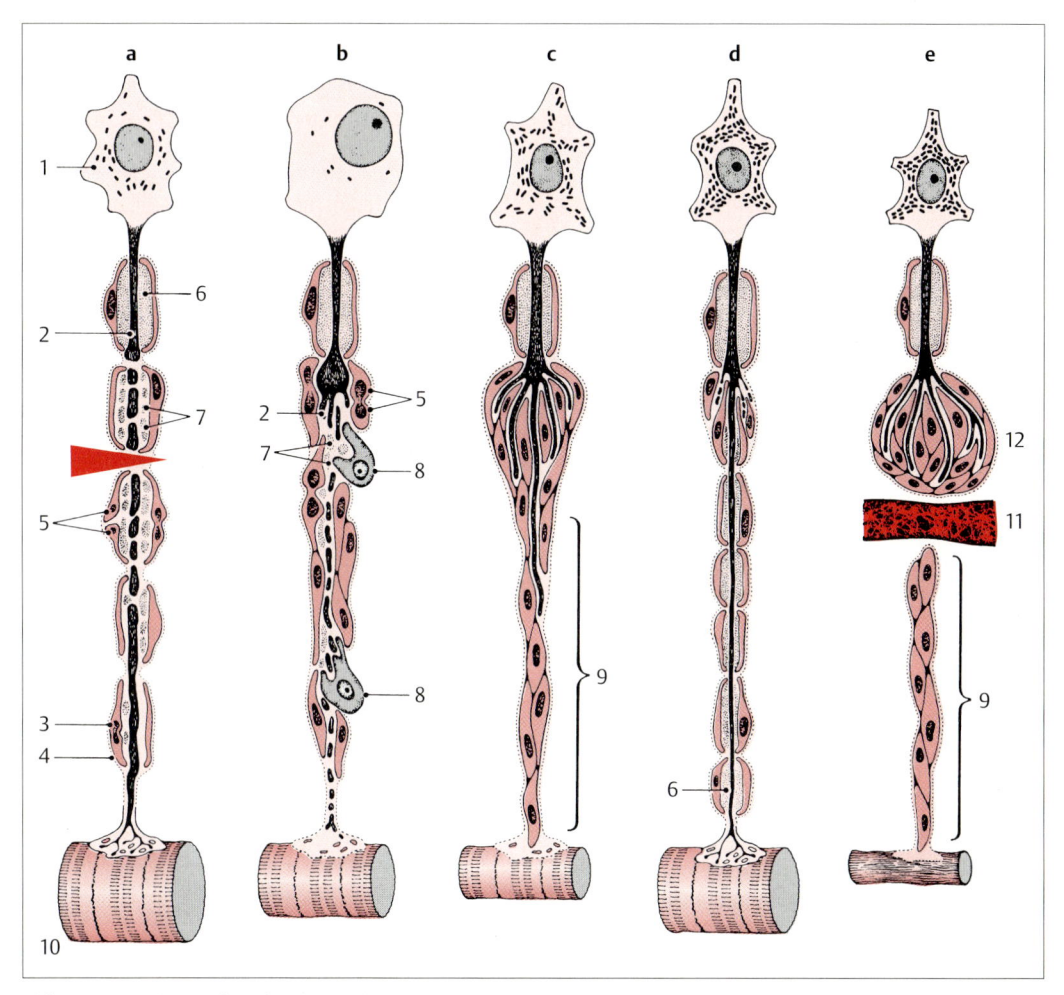

Abb. 1.**6a–e**   (Legende siehe Seite 18)

freier Ribosomen und der Neurofilamente. Einige Neurone, denen diese Umstellung nach Axotomie nicht gelingt, gehen zugrunde und mit ihnen ihre im proximalen Stumpf gelegenen Axonanteile. Dies ist um so häufiger der Fall, je proximaler die Faserdurchtrennung erfolgt. Experimentelle Untersuchungen der Regeneration nach Durchtrennen von spinalen Nervenwurzeln haben jedoch gezeigt, daß auch nach derartig proximalen Läsionen nur eine Minderheit der zugehörigen Neurone zugrunde geht (708).

Die Geschwindigkeit der axonalen Regeneration schwankt nach Angaben verschiedener Autoren und Beobachtungen an verschiedenen Nerven zwischen 1 und 5 mm pro Tag, wobei diese Angaben gut mit experimentell ermittelten Werten korrelieren (1170). Schnelle Regenerationsgeschwindigkeiten werden durchweg in proximalen Nervenabschnitten festgestellt. Diese werden jedoch progressiv langsamer mit zunehmender Distanz vom neuronalen Zellkörper, so daß für die am schnellsten regenerierenden Axone eine durchschnittliche Regenerationsgeschwindigkeit von 1–2 mm pro Tag angenommen werden darf. Die Regenerationsgeschwindigkeit wird auch von anderen Faktoren, nämlich Größe und Typ der Nervenfaser, Nervenstamm (1093) oder Alter des Individuums beeinflußt (1184). In Korneatransplantaten, einem bradytrophen Gewebe ohne Blutgefäße, erfolgt die Regeneration besonders langsam.

Wichtig ist, daß die Neurone nach der Durchschneidung des Axons nicht retrograd degenerieren, sondern erhalten bleiben. Dabei haben im Experiment offenbar verschiedene Faktoren zumindest vorübergehend neurotrophe Funktionen, die bisher noch unvollständig geklärt sind; dazu gehören CNTF (Ciliary neurotrophic factor), BDNF (Brain-derived neurotrophic factor), NT-3 (Neurotrophin-3), NT-4/5 (Neurotrophin-4/5), IGF (Insulin-like growth factor) und TGF (Transforming growth factor b_1). Ähnliches gilt von Glutamatrezeptorblockern und Deprenyl (Lit. s. 1297, 521). So ist z.B. in frühen Stadien der Reinnervation, d.h. nach 14 Tagen, ein Effekt von TGF-β nachweisbar, nicht aber mehr nach 6 Wochen (521), in einer Phase, während

1. der Hauptteil der Axone auswächst,
2. die Größenzunahme der Axone erfolgt und
3. die Myelinisation fortschreitet (1280).

Außer den lokalen mechanischen Bedingungen und Wachstumsfaktoren dürften vor allem lokale Durchblutungsbedingungen (Versorgung mit Sauerstoff, Glucose, Elektrolyten, Vitaminen und essentiellen anderen Nährstoffen), Neurotransmitter (die weder den Zytokinen noch den Wachstumsfaktoren zugerechnet werden) sowie langfristige direkte funktionelle (elektrophysiologische) Wechselwirkungen („cross talk") zwischen regenerierten Nervenfasern, ihrer Umgebung und ihren peripheren und zentralen Verbindungen eine entscheidende Rolle spielen. Nur so kommt es zur Ausdifferenzierung der Nervenfasern und nicht zur Atrophie oder Degeneration.

Der Regenerationserfolg ist morphometrisch und neurophysiologisch meßbar. Für die Beurteilung des Regenerationserfolges ist letztlich jedoch nur das Ausmaß der Reinnervation und die hieraus resultierende Funktionswiederkehr entscheidend. Im Falle von Nerventransplantaten wird dieser Erfolg maßgeblich durch die Art und die Länge des Nerventransplantates beeinflußt (1045, 523, 730). Homologe und heterologe Nerventransplantate sind ab einer kritischen Länge von mehr als 3 cm mit wenigen Ausnahmen ineffizient; die häufig in Experimenten verwendeten Transplantate von weniger als 3 cm sind ohne Beweiskraft für die Qualität eines Materials (z.B. Silikonröhrchen und vieles andere; Lit. s. 1279, 1280), da etwa diese Länge im Experiment noch spontan überbrückt werden kann. Beim Menschen haben wir bei neurochirurgischer Revision eine spontane (unbeabsichtigte) Regeneration über eine Lücke von mindestens 1 cm in Rr. dorsales von Zervikalnerven 22 Monate nach der Exzision eines 1 cm langen Nervenabschnittes zur operativen Behandlung des Torticollis spamodicus beobachtet (Abb. 1.**7b**) (131). Morphologisch wird der Regenerationserfolg durch die Anzahl und das Kaliber der regenerierten Axone und den Grad der Myelinisierung (Abb. 1.**6d, f, g**; s. auch Abb.1.**6b**), aber auch durch die zunehmende Sklerosierung des Endoneuriums mit Ersatz der Schwann-Zellen durch Bündel dünner Kollagenfibrillen (Expression von Integrin b1 und mRNA für Kollagen-Typ I und III: 1262, 1093) sowie Hindernisse bei der Reinnervation der Endorgane bestimmt (Skelettmuskeln: 596; Muskelspindeln: 275; Vater-Pacini-Körper: 1335). Die Anzahl der regenerierten Axone erscheint anfänglich paradoxerweise distal der Läsionsstelle höher als im proximalen Nervenabschnitt. Dieser Befund erklärt sich aus der oben erwähnten Aussprossung mehrerer Kollateralen aus einem durchtrennten Axon, die dann in der

1.4 Histopathologie der Läsionen und der Regenerationsvorgänge des peripheren Nervensystems

Regel gemeinsam in einem Büngner-Band vorwachsen (Abb. 1.6g).

Man bezeichnet diesen Zustand auch als Hyperneurotisation (1033). Auch in späteren Stadien sind die aus der bündelförmigen Sprossung entstandenen sogenannten „Regenerationsgruppen" als dicht beieinanderliegende Axone von überwiegend dünnem Kaliber als Ausdruck einer noch unvollständigen Regeneration erkennbar. Es ist anzunehmen, daß diejenigen Fasern, die zuerst das Endorgan erreichen, schneller an Umfang zunehmen, während sich die Kollateralen, die keine adäquate Funktion aufnehmen können, nicht in gleicher Weise entwickeln, also klein bleiben, weiter atrophieren (Abb. 1.6e) und schließlich degenerieren (Abb. 1.6b). Nach erfolgter Reinnervation erreicht ein Teil der Axone wieder eine annähernd normale Dicke, während die Markscheiden der größeren (nicht der kleinen) Nervenfasern in Relation zum Axonkaliber relativ dünn bleiben (1034); dabei bleibt die Relation zwischen der Länge der entspiralisiert gedachten Markscheidenlamelle und der verkürzten Internodallänge annähernd erhalten (1042). Dieser Befund erklärt die Tatsache, daß die Nervenleitgeschwindigkeit in regenerierten Nerven die Normwerte nicht wieder erreicht (39). Der klinische Effekt einer scheinbar guten Regeneration kann durch Fehlinnervation gemindert werden. Dieses auch als Masseninnervation bezeichnete Phänomen erklärt sich dadurch, daß regenerierende Axone in eine falsche „Leitschiene" gelan-

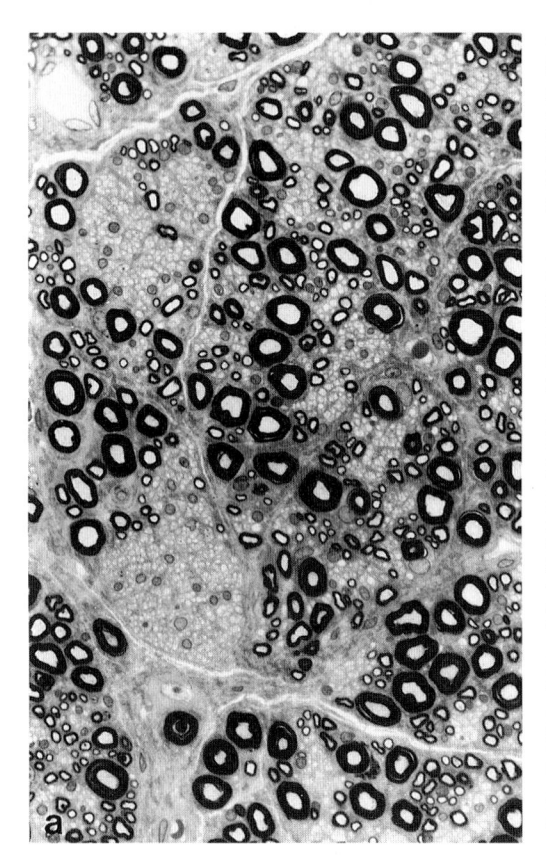

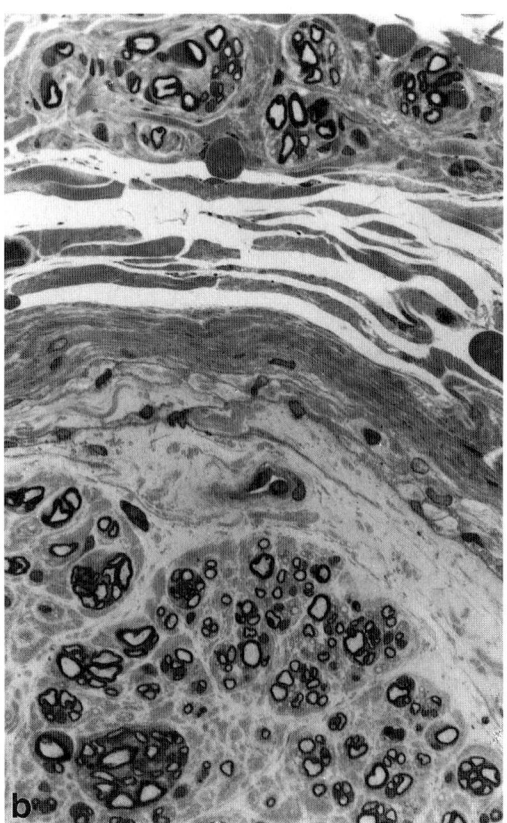

Abb. 1.7a–c Histologie bei Regeneration einer spinalen Wurzel.
a R. dorsalis des 2. Zervikalnerven bei der Erstoperation (Exzision eines etwa 1 cm langen Nervenabschnittes zur Behandlung des Torticollis spasmodicus).
b Der gleiche Nerv 22 Monate später bei der operativen Revision wegen erneutem Torticollis: Hier sind im Endoneurium reichlich Bündel kleiner, großenteils markhaltiger, spontan regenerierter Nervenfasern zu sehen; im Epineurium werden diese als Minifaszikel jeweils von einem eigenen Perineurium umgeben (Pfeilköpfe). a × 480, b × 490.

Abb. 1.7c ▷

gen. Auf diese Weise erreichen die Nervenfasern ein falsches Zielgebiet, und es entstehen paradoxe Innervationsmuster, im Extremfall die simultane Innervation von Agonisten und Antagonisten. Die Gefahr der Masseninnervation ist besonders dann gegeben, wenn es bei der chirurgischen Versorgung nach kompletter Nervendurchtrennung nicht gelingt, einander entsprechende Faszikelabschnitte miteinander zu vereinigen (Abb. 1.8).

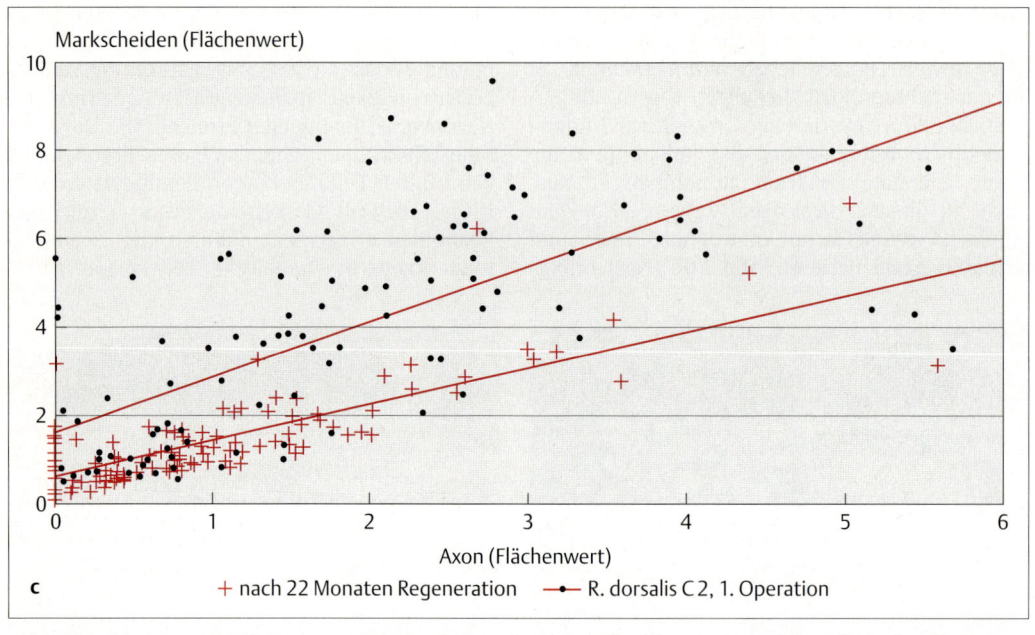

Abb. 1.7c Morphometrisches Auswertungsergebnis zu dem normalen (**a**) und reinnervierten (**b**) R. dorsalis des o.g. Zervikalnerven: Die spontan regenerierten Nervenfasern im reinnervierten Nervenabschnitt sind trotz des 22monatigen Intervalls noch bemerkenswert dünn.

Abb. 1.8a–i Regeneration des N. ischiadicus.
a Normaler und **b** retrograd veränderter N. ischiadicus vom Hund, 6 Monate nach der Implantation eines homologen, ineffektiven, ca. 10 cm langen Nerventransplantats distal von b. Die Axone in b sind größtenteils geschrumpft, die Markscheiden mehr oder weniger stark kollabiert, ohne daß es schon zur Degeneration gekommen wäre. × 380.
c Retrograde Nervenfaserausfälle im N. ischiadicus eines 46jährigen Mannes, der bereits im Alter von 4 Jahren beinamputiert worden war. Fast alle großen markhaltigen Nervenfasern sind retrograd degeneriert. Übriggeblieben sind überwiegend kleine regenerierte markhaltige Nervenfasern. × 96.
d 2,5 cm langes frisches allogenes Nerventransplantat 1 Jahr nach der Implantation. Zahlreiche regenerierte Nervenfasern scheinen mitten im Bindegewebe zu liegen; nur rechts unten ist noch ein größerer Faszikel getroffen. × 220.
e Proximal von (**f**), einem 3,2 cm langen tiefgekühlten homologen Nerventransplantat, erscheinen die Nervenfasern und die Architektur des Endoneuriums (in diesem Ausschnitt) völlig normal. In (**f**) liegen mehrere z.T. sehr kleine Faszikel („Minifaszikel") eng nebeneinander. Die regenerierten Nervenfasern sind darin wesentlich dünner als proximal.
g Distal eines 3,1 cm langen Cialit-konservierten Nerventransplantates 1/2 Jahr nach der Implantation. Die reichlich regenerierten, unterschiedlich großen, überwiegend dünn myelinisierten, z.T. atrophischen Nervenfasern haben teilweise zu einer Hyperneurotisation der Büngner-Bänder geführt (Pfeile). e–g × 770.
h Kompressions-Neuropathie; sogenannte Metatarsalgie (Morton) bei einer 51jährigen Patientin: Das Perineurium ist stark verbreitet (P). Die Zahl der markhaltigen Nervenfasern ist reduziert, und es finden sich nur noch dünne, vermutlich überwiegend regenerierte Nervenfasern. Die Pfeilköpfe weisen auf Renaut-Körper in unterschiedlichen Stadien der Entwicklung hin. × 156.
i Perineuriom im N. radialis eines 5jährigen Jungen. Unverhältnismäßig dünn myelinisierte, demyelinisierte oder degenerierte Nervenfasern werden komplett von einzelnen oder mehreren Schichten von Perineuralzellen umhüllt. × 450 (modifiziert nach Schröder 1995).

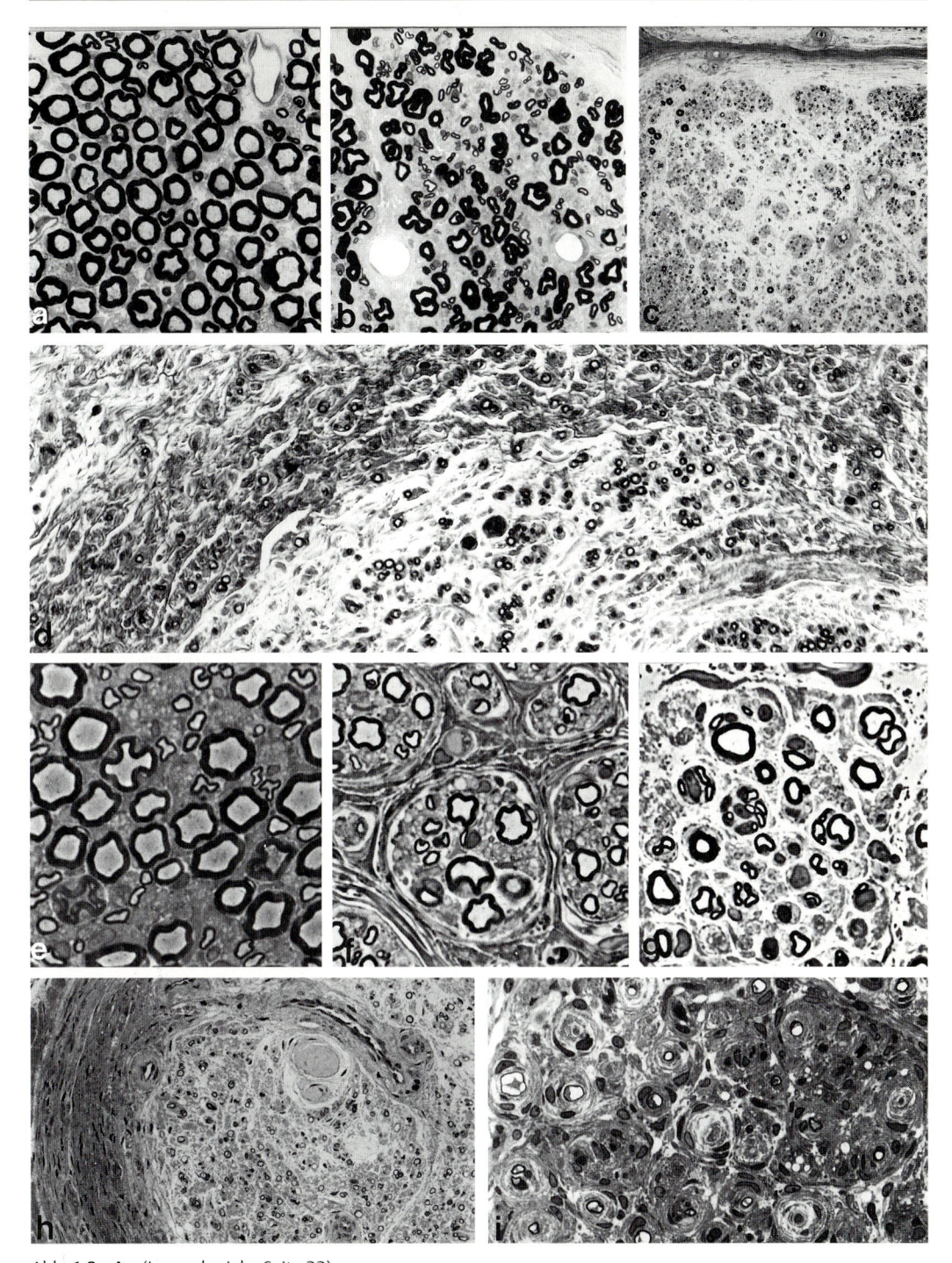

1.4 Histopathologie der Läsionen und der Regenerationsvorgänge des peripheren Nervensystems 23

Abb. 1.8a–i (Legende siehe Seite 22)

Faktoren, welche die Regeneration beeinflussen sind teils mechanisch-topographischer (z.B. Büngner-Bänder als Leitschienen), teils chemischer Natur. Experimentelle Untersuchungen mit Regenerationskammern haben gezeigt, daß die „Leitschienenfunktion" des distalen Stumpfes nicht allein im Sinne einer mechanischen Wegleitung für die auswachsenden Axone zu verstehen ist. Vielmehr spielen chemische Faktoren eine Rolle (625, 654, 1297, 1298, 499), die von den verschiedenen zellulären Kompartimenten im distalen Stumpf abgesondert werden (Chemotaxis). Unter den chemisch wirksamen Substanzen sind Zytokine (z.B. 18 verschiedene Interleukine, Tumor necrosis factor [TNF] α, 2 Lymphotoxine, 3 „Colony stimulating factors" [CSF], 4 verschiedene Interferone, 3 „Transforming growth factors" [TGF]) mit eher lokaler (autokriner oder parakriner) Wirkung von Wachstumsfaktoren (z.B. Ciliary neurotrophic factor [CNTF], Epidermal growth factor [EGF], Platelet-derived growth factor [PDGF], Transforming growth factor [TGFa], Nerve growth factor [NGF], Vascular endothelial growth factor [VEGF] u.a.) mit Fernwirkung analog den endokrin wirksamen Polypeptid-Hormonen (z.B. Insulin, Wachstumshormon oder Prolaktin) zu unterscheiden, wenn auch Lokal- und Fernwirkungen gemeinsam vorkommen können, so daß die begriffliche Unterscheidung problematisch wird. Unter diesen chemischen Faktoren konnten Stoffe isoliert werden, die neuronotroph, d.h. auf die Erhaltung des amputierten Nervenzellkörpers wirken, andere, die primär die Aussprossung von Neuriten aus dem proximalen Stumpf bewirken (Zytokine; Adhäsionsmoleküle: N-CAMs, AxCAMs, z.B. L1, G4, F11 und Neurofascin, SacCAMs u.a.) (1275). Wiederum andere Faktoren beeinflussen die Motilität und Proliferation der Schwann-Zellen und Fibroblasten oder die Aussprossung von Kapillaren. Beim Aussprossen der Axone ist auch die extrazelluläre Matrix von wesentlicher Bedeutung (z.B. Kollagen, Laminin und Fibronectin mit seinen neuronalen Rezeptoren) (1275). Für den Erfolg der Regeneration ist das zeitlich gestaffelte Auftreten der verschiedenen Faktoren nach der Nervendurchtrennung von besonderer Bedeutung; doch sind die Zusammenhänge im einzelnen noch nicht geklärt.

Neben den am Ort der Nervenläsion produzierten Faktoren haben auch andere, exogen zugeführte Substanzen oder körpereigene Stoffe, deren Produktionsorte keine topographische Beziehung zum peripheren Nervensystem aufweisen, im Experiment Einfluß auf die Regeneration peripherer Nervenfasern. Hierzu gehören auch experimentell zugeführte Hormone wie das Trijodthyronin (T_3) und adrenokortikotrope Hormon (ACTH) (205). Leider haben die eindrucksvollen Ergebnisse der experimentellen Forschung bislang noch zu keinen sicher reproduzierbaren klinischen Behandlungserfolgen geführt.

Neurombildung

Vollständiges Durchtrennen des Nervs. Werden ein Nerv bzw. seine Faszikel im Sinne einer Neurotmesis vollständig durchtrennt, dann führt dies in der Regel wegen der längselastischen Eigenschaften des Epineuriums und Perineuriums zu einer beträchtlichen Dehiszenz der Stümpfe. Bleibt eine operative Adaption der Nervenenden aus, dann gelingt es den proximal ausgewachsenen Axonen in der Regel beim Menschen nicht, den distalen Stumpf zu erreichen, wenn auch Ausnahmen dokumentiert sind (s. Abb. 1.**4.1/2b**) (131). Nach Austritt aus dem ödematös geschwollenen proximalen Stumpf verlieren die regenerierenden Axone bei Fehlen einer „Leitschienenstruktur" ihre proximodistale Ausrichtung. Sie verirren sich im Narbengewebe, wachsen knäuelartig durcheinander, z.T. auch retrograd um den proximalen Stumpf. Hierdurch bildet sich zusammen mit dem Narbenbindegewebe ein kleiner derber Tumor, das *Narbenneurom*.

Das Neurom ist *histologisch* gekennzeichnet durch zahlreiche in verschiedene Richtungen wachsende „Minifaszikel" (1044), die jeweils nur einige Nervenfasern, oft lediglich eine kleine Gruppe von marklosen Axonsprossen, enthalten und von einer 1- bis 3schichtigen perineuralen Hülle umgeben sind. Die kleinen, ungerichtet verlaufenden Nervenfaszikel liegen in einem anfangs lockeren, später derben, kollagenfaserreichen, unterschiedlich stark vaskularisierten Bindegewebe (Abb.1.**9**), (s. auch Abb. 1.**9c**). Die Tendenz zur Neurombildung ist individuell unterschiedlich. Neurome können besonders nach Amputationen zu unangenehmen Beschwerden (Kausalgien; Phantomschmerzen) Anlaß geben, die spontan, oft aber erst nach mechanischer Irritation an exponierten Stellen auftreten. Die erhöhte Berührungsempfindlichkeit von Neuromen geht mit einer Anreicherung von 2 Neuropeptiden, nämlich CGRP (Calcitonin-related

1.4 Histopathologie der Läsionen und der Regenerationsvorgänge des peripheren Nervensystems

Abb. 1.9 Neurombildung. Bei Lupenvergrößerung (oben) sind die von links aus den Faszikeln in das Neurom auswachsenden Axone erkennbar. Sobald die Axone das Perineurium ihrer Faszikel verlassen, nehmen sie einen ungerichteten Verlauf im Neuromknaoten. Nur wenige Axone erreichen den mit dem Neurom verwachsenen distalen Stumpf. Es handelt sich um ein sogenanntes Kontinuitätsneurom (Silberfärbung nach Glees, Vergrößerung × 70). Das untere Bild zeigt einen Querschnitt im proximalen Neurombereich. Das Interstitium des in das Neurom einmündenden Faszikels (links) ist ödematös erweitert. Neben dem Faszikelstumpf liegen im dichten Bindegewebe zahlreiche Miniaturfaszikel, die kleine Gruppen der Markfasern enthalten (Methylenblaufärbung, Vergrößerung 805mal).

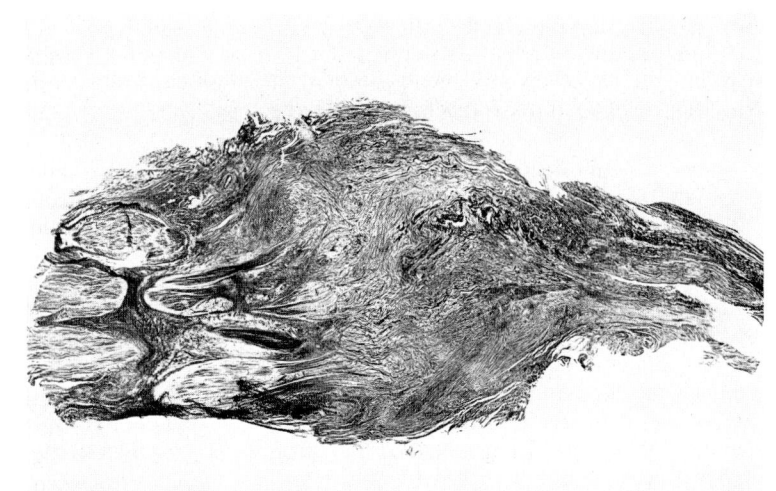

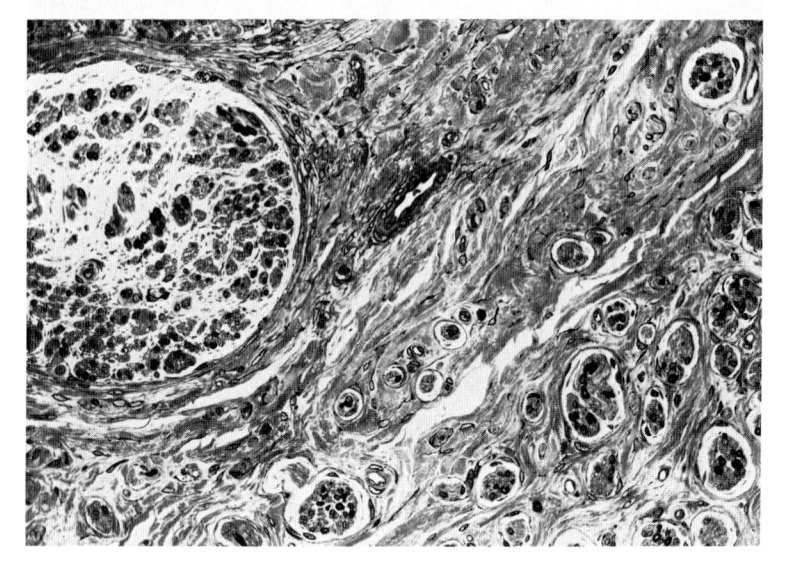

peptide) und Substanz P in disorganisierten Axonen innerhalb eines Neuroms einher (1340). Demgegenüber fehlt die Tyrosin-Hydroxylase, ein Marker für sympathische Axone. Serotoninhaltige Mastzellen sind ebenfalls vermehrt.

Eine befriedigende Therapie gelingt meistens nicht durch einfache Resektion, da sich danach ein neues Neurom bilden kann. Man hat deshalb versucht, den Nervenstumpf in Muskelgewebe oder Knochen (1193) oder Fettgewebe, das eine hemmende Wirkung auf aussprossende Nervenfasern ausübt (1279, 1280) einzupflanzen.

Unvollständiges Durchtrennen des Nervs. Dies entspricht typischerweise den Grad-IV-Läsionen nach Sunderland (1170). Hierbei entstehen sogenannte *Kontinuitätsneurome*. Nach Resektion muß die Lücke durch ein Interponat geschlossen werden, oder es muß nach Nervenverletzung die Neuromentstehung primär durch eine End-zu-End-Naht oder durch die Überbrückung mittels Autotransplantat verhindert werden (s. Abb. 1.4.1/3d-g).

Auch im distalen Stumpf bildet sich nach Nervendurchschneidung ein kleines Knötchen, welches ebenfalls aus pilzartig auswachsenden

Schwann-Zellen, Kapillarendothelien, Fibroblasten und Perineuralzellen besteht. Derartige Schwann-Zell-Knötchen erreichen jedoch nicht die Dicke eines Neuroms und verursachen keine Beschwerden. Sie bilden sich bei ausbleibender Regeneration weitgehend zurück (zur Klinik der Narbenneurome s. S. 72 ff.).

1.5 Klinische Einteilung traumatischer Nervenläsionen

Je nach der Schwere des Traumas und den allgemeinen Umständen ergeben sich abgestufte Schäden, die wiederum jeweils einer verschiedenen Behandlung bedürfen. Dementsprechend wünscht man sich eine Einteilung der Nervenläsionen, die dem zugrundeliegenden Schaden, aber auch den daraus sich ergebenden therapeutischen Konsequenzen gerecht wird. Solche Einteilungen wurden von Seddon (1057) und von Sunderland (1171) entwickelt. Das Einteilungsschema nach Sunderland wurde von Millesi (740) durch Aufnahme von Kriterien, die die Reaktion des Nervengewebes auf das Trauma berücksichtigen, ergänzt.

Ein peripherer Nerv verliert dann seine Funktion, wenn die Fähigkeit, Reize zu übertragen, verloren gegangen ist. Ein solcher Verlust der Leitfähigkeit kann ohne weitere makroskopisch oder lichtmikroskopisch feststellbare Veränderungen auftreten, er kann mit einer Schädigung des Trägers der Reizübertragung, des Axons, verbunden sein, oder es können weitere Schäden an anderen Strukturen des Nerven vorhanden sein.

Dementsprechend unterscheidet **Seddon 3 Grade der Schädigung**:

- Neurapraxie,
- Axonotmesis,
- Neurotmesis.

Die Einteilung nach **Sunderland** übernimmt die „Neurapraxie" und die „Axonotmesis" unter der Bezeichnung „Schaden vom Grad I, bzw. vom Grad II", unterteilt aber die „Neurotmesis" in 3 weitere Grade, nämlich den „Schaden vom Grad III, vom Grad IV und vom Grad V". Diese 3 Grade werden durch den Kontinuitätsverlust einzelner Gewebe, nämlich des Endoneuriums, des Perineuriums und des Epineuriums definiert, und sie stellen gewissermaßen eine Momentaufnahme nach dem Trauma dar. Das Trauma löst aber eine Reaktion des Bindegewebeanteils eines peripheren Nervs aus, die sich in Form einer Fibrose auswirkt. Vom proximalen Stumpf wachsen Axonsprossen, Schwann-Zellen, Fibroblasten und Kapillaren in Form von Minifaszikeln in Richtung Peripherie aus, die, bei erhaltener Kontinuität den peripheren Stumpf erreichen können. Die Fibrose führt häufig zu einer Schrumpfung, die wiederum, je nach der Lokalisation, Auswirkungen auf die Nervenregeneration hat. Millesi (740) unterscheidet dementsprechend eine

- Fibrose vom Typ A, wenn vorwiegend das epifaszikuläre Epineurium betroffen ist;
- Fibrose vom Typ B, wenn auch das interfaszikuläre Epineurium einbezogen ist; und
- Fibrose vom Typ C, wenn das Endoneurium betroffen ist.

Mit „S" wird ein Zustand bezeichnet, bei dem die Verbindung zwischen den beiden Stümpfen nur durch Binde- bzw. Narbengewebe aufrecht erhalten wird, während ein „N" dafür steht, daß ein Neurom vom proximalen Stumpf aus die verbliebene bindegewebige Verbindung durchsetzt hat.

■ Erwägungen für die Praxis

Neurapraxie bzw. Schaden vom Grad I nach Sunderland

Es besteht eine Blockade der Nervenleitung an der Stelle der Läsion, ohne daß es zu einer Durchtrennung der Axone mit daraus sich ergebender Waller-Degeneration kommt. Prototyp einer derartigen Degeneration ist die Schlaf-Druck-Parese. Sofern bei diesen Läsionen überhaupt ein morphologisch faßbarer Schaden entsteht, handelt es sich um eine paranodale oder segmentale Demyelinisierung. Es kann auch an eine vorübergehende, traumatisch bedingte Störung der Schrankenfunktionen mit Veränderungen des endoneuralen Milieus bzw. eine Störung der Ionenpumpen gedacht werden. Die Diagnose einer Neurapraxie bzw. eines Schadens vom Grad I stützt sich auf den Nachweis des Leitungsblockes im Bereich der Läsion, bei erhaltener elektrischer Erregbarkeit des distalen Nervenabschnittes.

Derartige Schäden haben eine günstige Prognose und es kommt in der Regel innerhalb von

Stunden bis Wochen zu einer Restitutio ad integrum. Diese, in der Mehrzahl der Fälle zu erwartende Funktionsrückkehr kann aber ausbleiben, wenn die Nervenfasern unter äußerem Druck stehen. Dies kann durch eine Fibrose des epifaszikulären Epineuriums (Schaden I-A), oder des interfaszikulären Epineuriums (Schaden I-B) bedingt sein. In diesen Fällen besteht auch bei vorliegender Neurapraxie eine Operationsindikation, die sich aus dem Ausbleiben der erwarteten Regeneration ergibt. Die operative Behandlung soll zu einer Druckentlastung durch eine vom Kliniker (H.M.) Paraneuriotomie, Epineuriotomie, oder Epineuriektomie genannte Intervention führen. In diese Gruppen gehören Fälle, bei denen schon Stunden oder Tage nach der Neurolyse Zeichen der Funktionsrückkehr festgestellt werden können.

Axonotmesis, bzw. Schaden vom Grad II nach Sunderland

In diesen Fällen führt das Trauma zu einer Unterbrechung der Axone mit Waller-Degeneration des peripheren Abschnittes ohne weitere Verletzung des bindegewebigen Anteiles des Nervenstammes. Gegenüber der Neurapraxie kann diese Form dadurch abgegrenzt werden, daß nicht nur ein Leitungsblock entstanden ist, sondern die Leitfähigkeit auch peripher der Läsion verloren gegangen ist. Die Erhaltung der endoneuralen Strukturen bedingt das Aussprossen der Axone aus den proximalen Axonstümpfen in die richtige Richtung und verhindert eine Aberration. Dementsprechend kommt es auch bei dieser Form des Schadens zu einer weitgehenden Besserung. Die hierfür benötigte Zeit ist allerdings wesentlich länger als bei der Neurapraxie. Dementsprechend besteht bei einem Schaden des Grades II keine Operationsindikation. Ausgenommen davon sind wieder Fälle, bei denen durch eine Fibrose des epifaszikulären Epineuriums (Schaden II-A) oder des interfaszikulären Epineuriums (Schaden II-B) eine Beeinträchtigung der Regenerationsfähigkeit durch Druck gegeben ist. In diesen Fällen ist die Durchführung einer Neurolyse im Sinne einer Para- bzw. Epineuriotomie (Schaden II-A) bzw. einer Paraneuriektomie bzw. Epineuriektomie angezeigt (Schaden II-B).

Schaden vom Grad III nach Sunderland

Bei dieser Form der Schädigung ist es zu einer Läsion der endoneuralen Strukturen gekommen. Das Perineurium der Faszikel, und damit die Faszikelstruktur, sowie das Epineurium sind intakt geblieben. Es kommt auch hier zur Bildung von Axonsprossen proximal der Läsion. Durch die Schädigung der endoneuralen Strukturen an der Läsionsstelle ist jedoch nicht gesichert, daß die Axone in jedem Fall das richtige Erfolgsorgan erreichen. Gröbere Abweichungen werden allerdings durch das Perineurium verhindert. Dementsprechend besteht grundsätzlich auch bei diesem Grad der Läsion die Aussicht auf Funktionsrückkehr, allerdings nicht vollständig. Auch in diesen Fällen kann die zu erwartende Regeneration durch eine Fibrose des epifaszikulären Epineuriums (Schaden III-A) oder des interfaszikulären Epineuriums (Schaden III-B) behindert werden, woraus sich die Indikation zur Neurolyse im Sinne einer Para- bzw. Epineuriotomie (Schaden III-A), bzw. Epineuriektomie (Schaden III-B) ergibt. Wenn jedoch der Schaden im Bereich des Epineuriums besonders stark ausgefallen ist, oder zwischen Trauma und Wiederherstellung eine zu lange Zeit vergangen ist, kommt es zu einer Kollagenisierung innerhalb des Faszikels, woraus sich ein Schaden vom Grad III-C ergibt. Definitionsgemäß kann sich ein Schaden vom Grad C nur im Rahmen einer Läsion vom Grad III nach Sunderland entwickeln. In dieser Situation ist eine Regeneration auch bei Druckentlastung nicht zu erwarten, es besteht vielmehr die Indikation, so veränderte Faszikel zu resezieren und die dadurch entstandenen Defekte durch Nerventransplantate zu überbrücken.

Schaden vom Grad IV nach Sunderland

In diesen Fällen hat das Trauma auch zu einer Kontinuitätsunterbrechung des Perineuriums geführt, so daß im Bereich der Läsionsstelle auch die Faszikelstruktur verloren gegangen ist. Die Kontinuität wird nur mehr durch das inter- und epifaszikuläre Epineurium aufrecht erhalten, das selbst durch das Trauma im Sinne einer Fibrose verändert wurde. Diese Situation wäre nach dem kombinierten Schema mit Grad IV-S (S für „scar") zu bezeichnen. Eine spontane Regeneration kann nur dann erfolgen, wenn Axonsprossen durch Vorwachsen im Sinne eines Neuroms (neuromatöse Neurotisation nach 1044) das Narbengewebe zwischen den Nervenstümpfen durchsetzen und den distalen Stumpf erreichen (Schaden vom Grad IV-N) (N für „Neurom"). Dadurch kann es sogar zu einem Wiederauftreten einer Leitfähigkeit über die Läsionsstelle hinaus kommen, mit entsprechendem positivem Ergebnis der elektrophysiologischen Untersuchung. Die klinische Erfahrung hat aber gezeigt, daß es unter diesen Umständen nur außerordentlich selten zu einer nützlichen Funktionsrückkehr kommt. Es besteht daher in diesen Fällen die Indikation, das veränderte Gewebsstück zu resezieren und den dadurch entstandenen Defekt mit Hilfe von Nerventransplantaten zu überbrücken. Dies gilt natürlich auch für die Fälle, bei denen das aussprossende Neurom den distalen Stumpf nicht erreicht und somit ein Segment mit einem Schaden von IV-S zwischen den Stümpfen verbleibt, da dadurch eine spontane Regeneration überhaupt unmöglich ist.

Schaden vom Grad V nach Sunderland

Der Schaden vom Grad V ist durch einen Verlust der Kontinuität definiert. Der Verlust der Kontinuität kann durch ein glattes Durchtrennen mit Hilfe eines scharfen Instruments entstanden sein, dann ist die Schädigung der Stümpfe proximal und distal der Läsionsstelle minimal und bedarf nur einer marginalen Resektion, und die Kontinuität kann durch eine Neurorrhaphie (End-zu-End-Koaptation) wiederhergestellt werden.

Wurde die Kontinuitätsunterbrechung durch ein stumpfes Trauma mit Zerstörung von Nervengewebe, oder durch einen Traktionsschaden mit Ruptur an der Läsionsstelle verursacht, ergibt sich eine über die Unterbrechungsstelle hinausgreifende abgestufte Schädigung des proximalen und des distalen Stumpfes. Eine Untersuchung des proximalen Stumpfes ergibt dann häufig peripher das Vorliegen eines Schadens vom Typ IV-S, weiter proximal einen Schaden von IV-N, noch weiter proximal einen Schaden von III-A oder III-B usw., so daß das kombinierte Klassifizierungsschema in abgewandelter Form auch zur Charakterisierung der Stümpfe herangezogen werden kann. Hierbei werden Grad III, IV und V zusammengefaßt, und damit auch in *einer* Kategorie Fälle vereinigt, bei denen eine Neurolyse oder aber eine Kontinuitätswiederherstellung angezeigt ist. Daraus ergibt sich die Schwäche des Seddon-Schemas.

■ Kombinierte Läsionen

Da dasselbe Trauma verschieden starke Auswirkungen auf verschiedene Teile eines peripheren Nervs haben kann, kommen die geschilderten Grade auch kombiniert vor. Insbesondere die Läsionen vom Grad I und II sind häufig kombiniert, ebenso die Läsionen vom Typ III und IV. Während die erste Kombination keine großen diagnostischen Schwierigkeiten bereitet, bleibt es bei einer Übergangsläsion vom Schaden vom Grad III zum Schaden vom Grad IV der Erfahrung des Operateurs überlassen, ob er sich mit einer Neurolyse begnügt, oder eine Resektion mit Kontinuitätswiederherstellung ausführt. Ich persönlich (H.M.) würde mich im Zweifelsfall eher für die Resektion entscheiden.

Eine beschreibende Einteilung sollte natürlich auch die Höhe der Läsionsstelle berücksichtigen, da naturgemäß die Erfolgsaussicht um so schlechter wird, je weiter proximal die Läsion lokalisiert ist. Die in dieser Höhe noch diffuse Verteilung der Nervenfasern verschiedener Funktion über den Nervenquerschnitt begünstigt die Möglichkeit der fehlgesteuerten Regeneration mit Co-Kontraktionen antagonistischer Muskeln bzw. das Auftreten von Masseninnervationen. Die Länge der Regenerationsstrecke bedingt auch längere Regenerationszeiten und erhöht damit das Risiko sekundärer Veränderungen am distalen Nervenstumpf (Schrumpfung und Kollagenisierung) und am Erfolgsorgan. Eine zeitliche Verzögerung bedingt aber auch das Auftreten, vorwiegend bindegewebiger Barrieren, die die Reinnervation erschweren (414). Die sekundären Veränderungen am langfristig denervierten distalen Nervenstumpf, der bekanntlich schrumpft, sind im Vergleich zu den durch ein längeres Zeitintervall bedingten Muskelveränderungen von untergeordneter Bedeutung (948). Eine exakte Regel, nach welcher Zeit eine erfolgreiche Reinnervation der denervierten Muskulatur nicht mehr möglich ist, ergibt sich aus meinem Material nicht, da breite individuelle Schwankungen bestehen. Dies gilt besonders für Läsionen mit erhaltener Kontinuität, da bei diesen Läsionen auch bei fehlender Funktionsrückkehr eine trophische Funktion wiedergekehrt sein kann.

1.6 Tumoren peripherer Nerven

Terminologie. Eine weitläufig akzeptierte Terminologie der häufigsten Tumoren peripherer Nervenscheiden ist von einer WHO-Arbeitsgruppe vorgeschlagen worden (Tab. 1.2) (559). Ausführlichere Darstellungen finden sich bei Burger und Scheithauer (154), Kleihues et al. (559), Krücke (590, 590a), Lantos et al. (610), Russell und Rubinstein (987a), Scheithauer et al. (1015a) sowie Ulrich (1235).

Nervenscheidentumoren. Aus histologischen und therapeutisch-praktischen Erwägungen sind bei den Tumoren der Nervenscheiden *Neurinome* (Schwannome) von den *Neurofibromen* zu unterscheiden. Solitäre Neurinome, histologisch charakterisiert durch Palisadenstellung der Kerne und Reichtum an Kollagenfasern, kommen nach Krücke (590a) in 54 % am N. acusticus, in 29 % an Spinalwurzeln und nur in 14 % an peripheren Nerven vor. Hierunter figurieren auch jene im Armplexus und im N. ischiadicus. Da sie die peripheren Nerven nicht diffus durchwachsen, können sie mit Hilfe des Operationsmikroskops in toto bei geringer Rezidivgefahr exstirpiert werden, wobei nichtbefallene Faszikel geschont werden können. *Plexiforme Neurofibrome* hingegen, die sich histologisch durch eine faszikuläre Ausbreitung und eventuell myxomatöse Struktur sowie den besonderen Reichtum an kollagenem Bindegewebe auszeichnen, durchwachsen die Faszikel diffus, so daß eine Resektion unter Schonung des Nerven in der Regel nicht möglich ist (283). Seltene Beobachtungen solitärer Tumoren, die eindeutig von Perineuralzellen (*Perineuriome*) (Abb. 1.8i) ausgehen, sind histopathologisch und immunhistochemisch von den Neurofibromen und Neurinomen abgrenzbar (1216). Ein multiples Auftreten von Neurofibromen und Neurinomen ist pathognomisch für die dominant erbliche von-Recklinghausen-Erkrankung. Während eine maligne Entartung der Neurinome als selten gilt, werden „sarkomatöse" Entartungen von Neurofibromen in ca. 4–29 % der NF1-Kranken beobachtet (1090).

Zysten und Ganglien. Bei den an den Nervenwurzeln vorkommenden *Zysten* handelt es sich um abgeschlossene zystische Tumoren, die von

Tabelle 1.2 Tumoren der peripheren Nervenscheiden (ergänzt nach Kleihues et al 1993)

	WHO-Grad	ICD-O-Code
A. Schwannome (Neurilemmome, Neurinome) Varianten: 1. zelluläre 2. plexiforme 3. melanotische	I (oder II)	9560/0
B. Neurofibrome 1. herdförmige (solitäre) 2. plexiforme	I	9540/0 9540/0 9550/0
C. Maligne Tumoren der peripheren Nervenscheide (MPNST) (neurogenes Sarkom, anaplastisches Neurofibrom, „malignes Schwannom") Varianten: 1. epitheloid 2. MPNST mit verschiedenartiger mesenchymaler und/oder epithelialer Differenzierung 3. melanotisch	III oder IV	9540/3
D. Andere, seltene: Perineurinome, Myxome (Neurothekome), Granularzelltumoren, Tritontumoren, Hämangiome und Lipome		

der Synovia der Gelenkkapseln der Wirbelgelenke ausgehen und von den Wurzeltaschen bzw. Arachnoidaltaschen abzugrenzen sind (986). Sie können je nach Lage zur Kompression des Rückenmarks oder der Nervenwurzeln Anlaß geben. Relativ häufig sind derartige sogenannten „Ganglien" peripherer Nerven, die besonders am N. peroneus im Bereich des Fibulaköpfchens und am N. medianus im Karpalbereich vorkommen und diese Nerven oft schmerzhaft komprimieren. Sie enthalten eine myxomatöse Flüssigkeit, häufig auch sogenannte Schaumzellen, und stehen mit Synovialzysten der Gelenke in Beziehung. Sie liegen meistens im Epineuralgewebe und dringen gelegentlich in die perineuralen Schichten vor. Ohne sorgfältige Exzision sämtlicher Komponenten kommt es zu lästigen Rezidiven, ohne daß es sich um einen malignen Tumor handelt (Krücke 1974).

Metastatische Infiltrationen. Diese sind eine nicht seltene Manifestation an peripheren Nerven bei *malignen Lymphomen* einschließlich Morbus Hodgkin. Insbesondere *lymphatische Leukämien* neigen zu Infiltrationen der Nervenwurzeln, ebenso Karzinom-Metastasen in den Meningen *(Meningeosis carcinomatosa)*.

Weitere Tumoren der Neuralleiste. *Neuroblastome, Ganglioneuroblastome, Ganglioneurome, Paragangliome* und *Phäochromozytome* sind Tumoren, die sich von den autonomen Zellen der Neuralleisten ableiten (599, 1051). Sie kommen nicht selten in Kombination mit der *Neurofibromatose* von Recklinghausen vor. Diese tritt in 2 Formen auf: *Typ 1 (NF1),* der klassischen Form, die auf Mutationen des Gens auf dem Chromosom 17q11.2 zurückzuführen ist; dieses Gen kodiert eine großes Protein mit der Bezeichnung *Neurofibromin*; und *Typ 2 (NF2),* einer genetisch gegenüber dem Typ 1 abgrenzbaren Form, die 10mal seltener vorkommt und auf Mutationen im Chromosom 22q12 basiert; das entsprechende Genprodukt wird als *Merlin* (ein **M**oesin-, **E**zrin- and **R**adixin-ähnliches Protein) oder als *Schwannomin* bezeichnet (1254, 643, 899). Nach einer „Consensus Development Conference" der National Institutes of Health (USA) über die Neurofibromatose vom Typ 1 (NF1) (Arch. Neurol. 445:575–578, 1988) reichen 2 der folgenden Kriterien für die Diagnose aus:

- 6 oder mehr Café-au-lait-Flecken mit einem maximalen Durchmesser von >5 mm bei präpubertalen Patienten und >1 mm bei postpubertalen
- 2 oder mehr Neurofibrome irgendeines Typs oder ein plexiformes Neurofibrom
- Sommersprossen in der Axilla oder Inguinalregion
- Optikusgliom
- 2 oder mehr Lisch-Knötchen (Iris-Hamartome)
- Eine charakteristische Knochenveränderung wie Sphenoidflügeldysplasie oder Verschmälerung der kortikalen Schicht der langen Röhrenknochen mit oder ohne Pseudoarthrose
- Ein Verwandter 1. Grades (z.B. Eltern, Geschwister oder Kind) mit einer NF1, welcher die genannten Kriterien erfüllt.

Laut den Konsensus-Kriterien für die NF2 läßt sich die Diagnose stellen, wenn eines der folgenden Kriterien zutrifft:

- Bilaterale Tumoren des 8. Hirnnervs, dokumentiert durch MRI oder CT
- Ein Verwandter 1. Grades mit NF2 und entweder einseitigem Akustikustumor oder 2 der folgenden Kriterien:
  – A. Neurofibrom
  – B. Meningeom
  – C. Gliom
  – D. Neurilemmom
  – E. Juvenile posteriore subkapsuläre Katarakt.

Ausnahmsweise ist es zu einer Vererbung einer NF1 zusammen mit einer NF2 gekommen (998).

Übrige Tumoren. Selten können sich *Hämangiome* (1031), *Leiomyome, Lipome* (146) und *Melanome* in peripheren Nerven manifestieren. Verdickungen von Nervenstämmen und Wurzeln bei der *hypertrophischen Neuropathie* können tumorartige Ausmaße annehmen und an Engpässen komprimierend wirken. Nach Röntgenbestrahlung wurden atypische maligne Tumoren der Nervenhülle beobachtet (357). Die von Langhans als endoneurale Wucherungen und jetzt mit dem Eponym Renaut-Körper bezeichneten endoneuralen Strukturen sind auf chronische Druckwirkungen, z.B. bei der Morton-Metatarsalgie (s. Abb. 6.**147**), zurückzuführen (1281).

In der präoperativen bzw. präbioptischen Diagnose der Malignität peripherer Nerventumoren nimmt die Angiographie, eventuell supraselektiv, eine zentrale Stellung ein (958).

1.7 Physiologie und Pathophysiologie der Funktion peripherer Nerven und der Muskeln

Ionentheorie der Erregung und Erregungsleitung

Das Membran- und das Aktionspotential

Die Nerven und Muskelfasern sind von einer Membran umgeben, an der sich die meisten Vorgänge, die im folgenden geschildert werden sollen, abspielen. In der extrazellulären Flüssigkeit finden sich bedeutend mehr Natrium und Chloridionen als im Faserinnern. Dieses dagegen ist reich an Kaliumionen, daneben enthält es noch verschiedene große Anionen. Zwischen dem Faserinneren und der Außenlösung besteht eine Potentialdifferenz von 60–90 mV, wobei das Innere negativ gegenüber außen ist. Diese Potentialdifferenz wird als *Ruhepotential* bezeichnet. Nach der Nernst-Formel kann das Gleichgewichtspotential für die verschiedenen Ionen berechnet werden. Die Gleichgewichtspotentiale, welche nach dieser Formel berechnet wurden, zeigen eine weitgehende Übereinstimmung des K-Gleichgewichtspotentials mit den gemessenen Potentialen, während sie weit vom Na-Gleichgewichtspotential entfernt liegen. Die ruhende Membran ist für K-Ionen gut permeabel, für Na-Ionen dagegen ist sie weitgehend undurchlässig.

Vor der Schilderung der Erregung der Membran soll noch kurz auf die *elektrischen Eigenschaften* der Membran eingegangen werden. Die extrazelluläre Flüssigkeit und auch das Axo- bzw. Myoplasma stellen einen recht guten elektrischen Leiter dar. Die Membran dagegen bildet einen zwar recht unvollkommenen Isolator. Es ist demnach zu erwarten, daß die Membran eine elektrische Kapazität aufweist. Die Membran ist aber ein recht unvollkommener Isolator, da sie ja für geladene Teilchen durchlässig ist. Wie in Abb. 1.10 dargestellt ist, nehmen wir einen Ausschnitt aus der Membran als Kapazität (c_m = Membrankapazität), die parallel zu einem Widerstand (r_m = Membranwiderstand) geschaltet ist, an. Da der Faserdurchmesser im Verhältnis zur Länge klein ist, kann auch der Innenwiderstand (r_i) nicht vernachlässigt werden. Wenn man durch die Membran einen hyperpolarisierenden oder einen unterschwelligen depolarisierenden, rechteckförmigen Strom fließen läßt, kommt es als Folge dieser Membraneigenschaften zu einer Änderung des Membranpotentials, das exponentiell ansteigt und abfällt. Skelettmuskelfasern haben eine viel größere Membrankapazität als Nervenfasern; bei diesen ist deshalb der Anstieg und der Abfall des Membranpotentials viel rascher als in den Muskelfasern.

Wenn an der Membran ein auswärtsgerichteter Strom fließt, so kommt es vorerst zu einer lokalen Depolarisationen mit exponentiellem Anstieg und Abfall. Wird die Membran aber bis auf Werte, die zwischen 50 und 60 mV liegen, depolarisiert, tritt ein neues Phänomen auf. Nach Beendigung des Stromflusses kehrt das Potential nicht sofort zum Ausgangswert zurück, es tritt eine sogenannte *lokale Antwort* auf. Manchmal geht das Membranpotential nach kurzer Zeit wieder auf den Ausgangswert zurück, häufig tritt aber auch ein *Aktionspotential* auf. Es kommt dabei zu einer raschen Depolarisation und zu einer Umpolarisierung der Membran auf +20 bis +50 mV, das Innere wird also positiv gegenüber dem Äußeren. Nach kurzer Zeit kehrt das Potential aber wieder auf den Ruhewert zurück; das Aktionspotential dauert ohne Nachpotentiale nur 1–3 ms. Vom Ort der Auslösung aus wird das Aktionspotential in beiden Richtungen über die ganze Faser fortgeleitet, ohne daß es zu einer Verminderung seiner Amplitude kommt. Abb. 1.11 zeigt ein fortgeleitetes Aktionspotential. Die Spitze des Aktionspotentials liegt nahe beim Na-Gleichgewichtspotential, das nach der Nernst-Formel berechnet werden kann.

Wenn ein Aktionspotential ausgelöst wird, kommt es zu einer selektiven starken Erhöhung der Na-Permeabilität, die zu einem Na-Einstrom durch die Membran führt. Dadurch kommt es zu der geschilderten Umkehrung des Membranpotentials bis in die Nähe des Na-Gleichgewichtspotentials. Nach wenigen Millisekunden schon kehrt die Na-Permeabilität wieder auf ihren ursprünglichen Wert zurück (Abb. 1.12). In der Membran finden sich Kanäle, die für Na- oder K-Ionen durchlässig sind, wenn sie geöffnet sind. Eine Depolarisation der Membran bewirkt die Öffnung von Na-Kanälen und somit einen Na-Einstrom in die Faser. Mit einer leichten Verzögerung kommt es zu einem langsameren Anstieg der K-Permeabilität, die ihr Maximum erreicht,

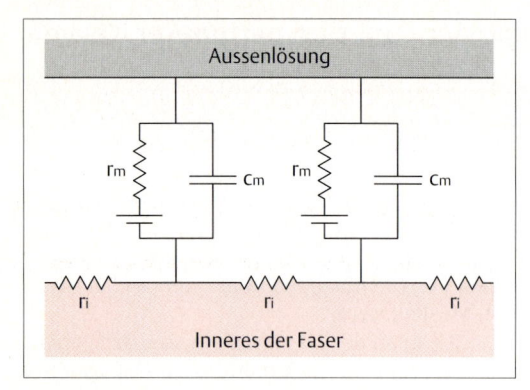

Abb. 1.10 Schematische Darstellung der elektrischen Membraneigenschaften (nach Katz).

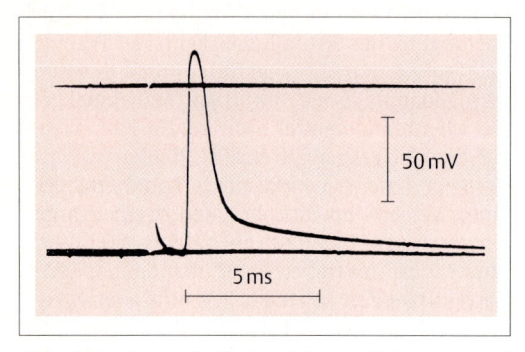

Abb. 1.11 Intrazellulär abgeleitetes Aktionspotential einer menschlichen Muskelfaser (Interkostalmuskel) *in vitro* bei 37 °C.

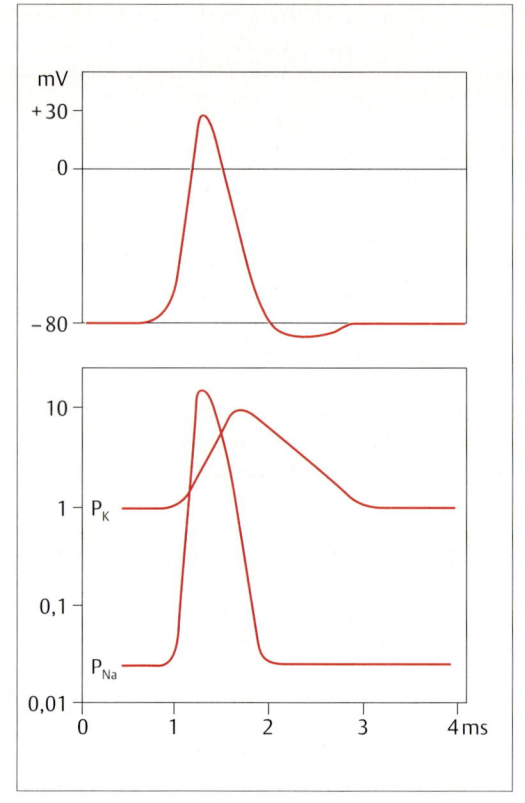

Abb. 1.12 Schematische Darstellung der Kalium- und Natriumleitfähigkeiten (P_K und P_{Na}) während eines Aktionspotentials. Die relativen Einheiten sind logarithmisch aufgetragen.

wenn die Na-Permeabilität schon wieder auf ihren Ruhewert zurückgekehrt ist. Es kommt dadurch zu einem verstärkten K-Ausstrom, der den vorhergehenden Na-Einstrom kompensiert und zur Repolarisation der Membran führt. Am Ende des Aktionspotentials ist die Faser deshalb etwas reicher an Na- und etwas ärmer an K-Ionen. Die Ionenströme, die während des Aktionspotentials fließen, betragen aber nur wenige pmol/cm^2, so daß sie praktisch keine Veränderungen der Ionenkonzentrationen im Faserinnern und in der extrazellulären Flüssigkeit zur Folge haben. Die kleinen Konzentrationsänderungen werden nach Ablauf des Aktionspotentials langsam durch die *Na-Pumpe* wieder korrigiert.

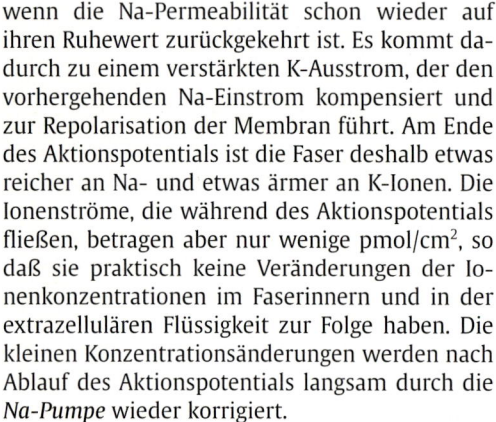

Während und kurze Zeit nach Ablauf eines Aktionspotentials ist die Faser anfänglich überhaupt nicht, später nur schwer durch einen erneuten Reiz erregbar *(absolute und relative Refraktärperiode)*. Man stellt sich vor, daß die Na-Kanäle vorübergehend blockiert sind und daß die Membran durch die noch erhöhte K-Permeabilität gewissermaßen stabilisiert wird. Eine Verminderung der Erregbarkeit tritt auch bei einem langdauernden Stromfluß ein. Diese sogenannte *Akkommodation* erklärt, daß leicht überschwellige Gleichstromreize nur bei Schließung des Stromkreises ein Aktionspotential auslösen. Eine Akkommodation erfolgt auch bei langsam ansteigendem Stromfluß. Dadurch ist es möglich, sich mit einer Stromstärke „einzuschleichen", die über der Gleichstromschwelle liegt, ohne daß eine Erregung erfolgt.

Die Fortleitung der Erregung

Die Muskel- und Nervenfasern stellen eine ziemlich schlechtes Kabel dar. Bei rein elektrotonischer Fortleitung wäre von einem Aktionspotential innerhalb weniger Millimeter nur noch ein kleiner Bruchteil seiner ursprünglichen Amplitude vorhanden. Man kann aber sehr leicht zeigen, daß ein Aktionspotential mit unverminderter Amplitude über die ganze Länge einer Faser fortgeleitet wird. Diese Fortleitung wird durch die sogenannte *Strömchentheorie* erklärt (Abb. 1.13). Von einem erregten Abschnitt der Faser fließen lokale Ströme in den noch nicht erregten nächsten Anteil der Faser wegen der Potentialdifferenz zwischen erregten und ruhenden Faserabschnitten. Diese auswärts gerichteten Ströme bewirken eine teilweise Entladung der Membrankapazität im unerregten Faseranteil. Als unmittelbare Folge tritt eine Reduktion des Membranpotentials ein, wodurch die Na-Permeabilität erhöht wird, was wiederum einen Na-Einstrom und eine weitere Depolarisation bewirkt. Sobald die Reizschwelle überschritten wird, tritt hier wieder ein Aktionspotential auf. Je größer die Membrankapazität und der Innenwiderstand der Faser sind, desto mehr Zeit erfordern die lokalen Ströme für die Depolarisation der benachbarten Stelle, und um so langsamer ist damit die Fortleitung des Aktionspotentials. Der Innenwiderstand ist abhängig vom Faserdurchmesser. Je dicker eine Nerven oder Muskelfaser ist, desto größer ist ihre Erregungsleitungsgeschwindigkeit. Die markhaltigen Nervenfasern werden nur an den etwa 1–2 mm auseinanderliegenden Ranvier-Schnürringen, wo die Fasermembran in direktem Kontakt mit der Außenflüssigkeit steht, erregt. Die dazwischenliegende Markscheide wirkt als Isolator und läßt dort keine größeren Ionenströme durch die Membran zu. Da außerdem die Dichte der Na-Kanäle in der internodalen Membran (im Gegensatz zum Ranvier-Schnürring) sehr klein ist, erfolgt die Fortleitung der Impulse in diesen Fasern also *saltatorisch* von einem Schnürring zum anderen und ist dadurch bedeutend rascher als in den marklosen Fasern. Gleichzeitig kommt es in diesen Fasern auch zu einer beträchtlichen Energieeinsparung, da ja nur relativ wenige Punkte der Faser erregt werden.

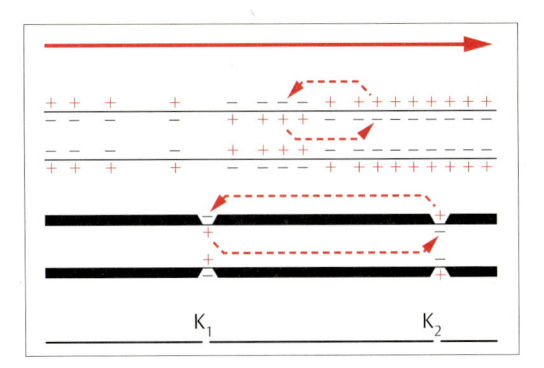

Abb. 1.13 Darstellung der „Strömchen" bei der Erregungsfortleitung in der marklosen (oben) und der markhaltigen (Mitte) Nervenfaser. Der Pfeil gibt die Richtung der Erregungsleitung an. Bei der markhaltigen Faser ist die Länge des Internodiums im Verhältnis zum Faserdurchmesser zu kurz gezeichnet. Unten ist deshalb noch eine Faser in den richtigen Proportionen bezüglich Internodienlänge und Durchmesser dargestellt (K = Ranvier-Knoten) (nach von Muralt u. Hodgkin).

Die motorische Einheit

Die motorische Einheit umfaßt die Vorderhornzelle mit ihrem Dendriten sowie alle Muskelfasern, die von ihrem Axon versorgt werden. Die Bestimmung der Muskelfaserzahl pro Einheit *(Innervationsrate)* wird dadurch erschwert, daß etwa 40 % aller Nervenfasern eines Muskelastes sensibel sind und daß die Gruppe der dünnen Motoneurone nicht Arbeitsmuskelfasern, sondern Spindelfasern versorgen. Unter Berücksichtigung dieser Daten wurde die Anzahl der motorischen Einheiten und die Innervationsrate in verschiedenen Skelettmuskeln bestimmt. Es fanden sich dabei in den kleinen Handmuskeln um 100, im M. tibialis anterior 445 und im Platysma 1096 motorische Einheiten. Die Innervationsrate der Skelettmuskeln variiert von etwa 1:100 für kleine Handmuskeln bis 1:2000 für den M. gastrocnemius. Man fand in den äußeren Augenmuskeln gar eine Innervationsrate von 1:5 bis 1:7. Daraus geht hervor, daß die Gruppen von 10–50 atrophischen Muskelfasern in Biopsien von neurogenen Atrophien nicht eine ganze motorische Einheit darstellen können. Intravitale Methylenblaufärbungen zeigten, daß sich die terminalen Verzweigungen von verschiedenen Motoneuronen überlappen. Mit Hilfe von Multielektroden konnte die Ausdehnung und die Gliederung der motorischen Einheiten auf elektrophysiologischem Weg bestimmt werden. Die Fasern einzelner Einheiten sind je nach Muskel über meist kreisförmige Territorien von durchschnittlich 5–11 mm verteilt. In einem solchen Querschnitt sind Fasern von 20–30 verschiedenen Einheiten vermischt.

Die Muskelfasern innerhalb einer einzelnen Einheit gehören alle dem *histochemisch gleichen*

Fasertyp an. Die verschiedenen Fasertypen zeigen ein unterschiedliches mechanisches Verhalten. Im normalen Muskel sind die Muskelfasern einzelner Einheiten im erwähnten Territorium von 5–11 mm regellos verteilt. Bei neurogenen Affektionen werden die zur Einheit einer untergegangenen Ganglienzelle gehörenden Muskelfasern durch aussprossende Kollateralen noch gesunder Axone übernommen, wodurch größere motorische Einheiten, aber auch eine Gruppierung der gemeinsam innervierten Muskelfasern entstehen. Geht nunmehr eine dieser Ganglienzellen auch noch zugrunde, dann entsteht histologisch das Bild einer „gruppierten Atrophie" benachbarter Muskelfasern. Bei Myopathien sind Muskelfasern der verschiedenen motorischen Einheiten betroffen. Im histologischen Bild entsprechend regellos ist die Verteilung der Veränderungen. Die Abb. 1.**14** zeigt schematisch 3 motorische Einheiten und deren Veränderungen bei einem neurogenen bzw. einem myopathischen Prozeß.

Die neuromuskuläre Überleitung

Die motorische Endplatte (Abb. 1.**15**) ist eine typisch chemische Synapse. In der präsynaptischen Endigung finden sich die sogenannten synaptischen Bläschen oder Vesikel, die einen Durchmesser von ca. 50 nm haben und die Übertragersubstanz Azetylcholin (ACh) enthalten. Der Inhalt eines Vesikels wird als Quant bezeichnet. Für die Ausschüttung von ACh bei der Ankunft eines Aktionspotentials ist das Vorhandensein von Ca-Ionen erforderlich.

Auch in Ruhe werden dauernd einzelne ACh-Quanten in den synaptischen Spalt ausgeschüttet. An der postsynaptischen Membran führt ACh zu einer Erhöhung der Permeabilität für kleine Kationen, insbesondere K und Na. Die Erhöhung der Na-Permeabilität führt zu einem Na-Einstrom und zu einer Depolarisation der postsynaptischen Membran. Diese Depolarisationen bleiben aber unterschwellig und sie lösen kein fortgeleitetes Aktionspotential aus. Mit Mikroelektroden können sie als Miniaturendplattenpotentiale, bei der elektromyographischen Untersuchung als Endplattenrauschen (s. S. 2.2.3.1) abgeleitet werden.

Ein Aktionspotential in einer motorischen Nervenfaser führt in der präsynaptischen Endigung zu einem Einstrom von Ca-Ionen, die ihrerseits die Ausschüttung von etwa 100 ACh-Quanten in den synaptischen Spalt bewirken. Dies führt zu einer größeren Depolarisierung der postsynaptischen Membran (Endplattenpotential). Beim Überschreiten der Reizschwelle wird ein fortgeleitetes Aktionspotential ausgelöst.

Das ACh wird sehr rasch durch die Cholinesterase in Cholin und Essigsäure, die keine Wirkung mehr auf die postsynaptische Membran mehr haben, gespalten. Die Wirkung des ACh hält lediglich 1ms an. Durch Cholinesterasehemmer kann der Abbau von ACh verlangsamt und seine Wirkung damit verlängert werden. Curare bewirkt eine kompetitive Hemmung von ACh an den Rezeptoren der postsynaptischen Membran und verhindert dadurch die Erregungsübertragung. Auch Dekamethonium und Succinylcholin führen zu einer Blockierung der Übertragung, wie ACh bewirken sie eine Depolaisierung der postsynaptischen Membran. Durch Botulintoxin wird die Ausschüttung von ACh aus der präsynaptischen Endigung verhindert.

Die Muskelkontraktion und die elektromechanische Kopplung

Die Anordnung der Myofilamente in den Sarkomeren ist aus Abb. 1.**15** ersichtlich. Die Aktin- und Myosinfilamente überlappen sich teilweise. Querschnitte durch die Überlappungszone zeigen eine hexagonate Anordnung der Filamente, wobei jedes dicke Myosinfilament von 6 dünnen Aktinfilamenten umgeben ist. Nach der *Sliding-filament-Theorie* gleiten die Filamente bei der Kontraktion aneinander vorbei, ohne ihre eigene Länge zu verändern. Dabei werden die I-Banden kürzer, bis sie fast ganz verschwinden. Beim Ineinandergleiten entstehen Bindungen zwischen entsprechenden Punkten an den Myosin- und Aktinfilamenten, die jeweils aber nur für kurze Zeit bestehen und dann von neuen Bindungen an anderen Stellen abgelöst werden. Da dieser Prozeß gerichtet verläuft, schieben sich die Filamente dabei ineinander. Im ruhenden Muskel wird durch das Vorhandensein von ATP die Reaktion zwischen Aktin und Myosin verhin*dert (Weichmacherwirkung*) des ATP). Zur Auslösung der Kontraktion wird das ATP durch eine Aktomyosin-ATPase gespalten. Diese wird durch Ca-Ionen aktiviert; zur vollen Aktivierung sind 1–2 Ca-Ionen pro Myosinmolekül erforderlich. Bei der Erschlaf-

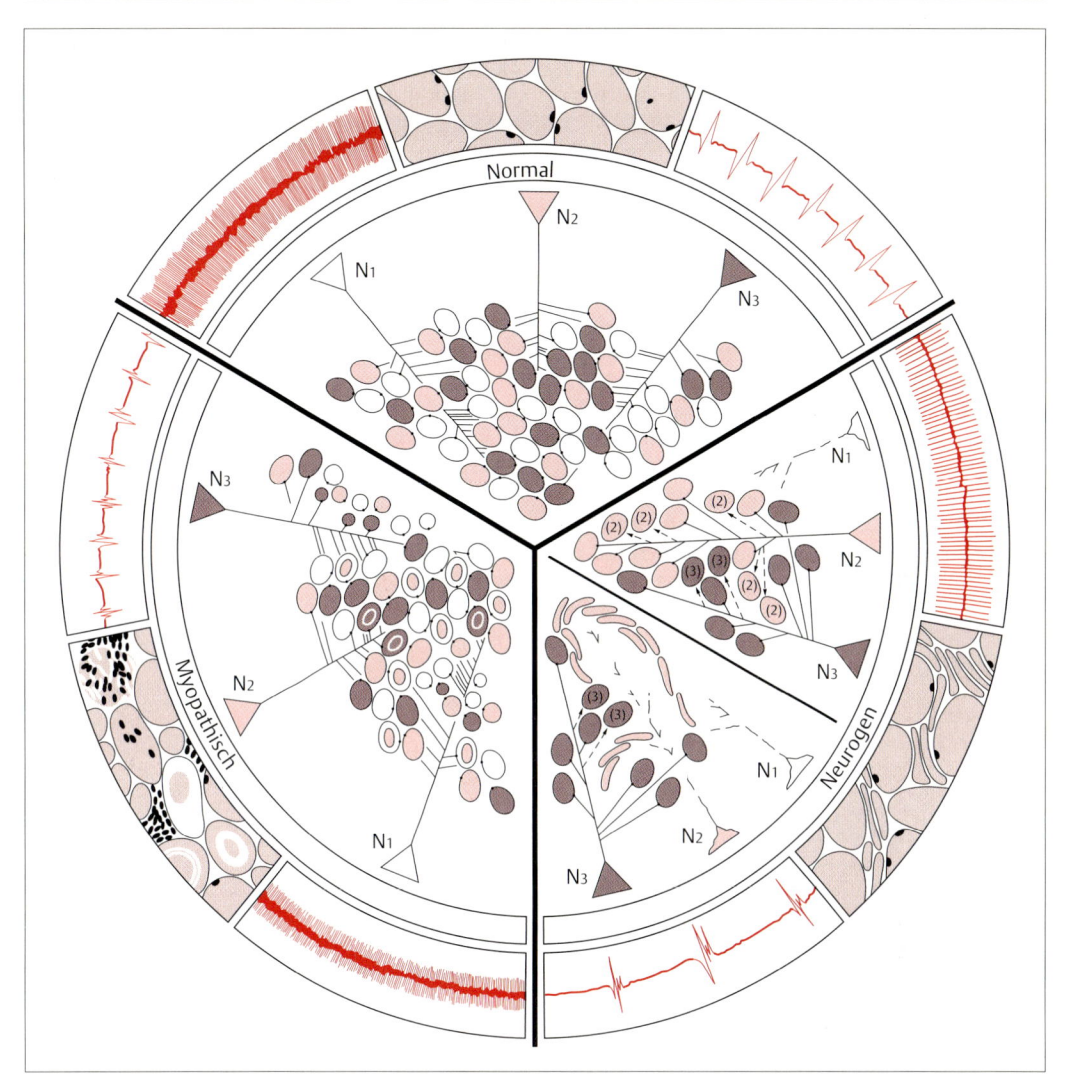

Abb. 1.14 Die zu 3 verschiedenen motorischen Einheiten gehörenden Muskelfasern sind im **normalen** Muskel innerhalb eines bestimmten Territoriums regellos verteilt und vermischt. Im Elektromyogramm normale bi- und triphasische Aktionspotentiale und volles Interferenzmuster bei maximaler Willkürinnervation. Bei **neurogenen** Affektionen werden die zur Einheit einer untergegangenen Ganglienzelle gehörenden Muskelfasern durch aussprossende Kollateralen noch gesunder Axone übernommen, wodurch größere motorische Einheiten, aber auch eine gewisse Gruppierung der gemeinsam innervierten Muskelfasern entstehen. Geht nunmehr eine dieser Ganglienzellen auch noch zugrunde, dann entsteht histologisch das Bild einer „gruppierten Atrophie" benachbarter Muskelfasern. Im Elektromyogramm große, zum Teil polyphasische Potentiale und gelichtetes Interferenzbild. Bei **Myopathien** sind Muskelfasern der verschiedenen motorischen Einheiten betroffen. Im histologischen Bild entsprechende regellose Verteilung der Veränderungen. Die dadurch erzeugte Verkleinerung der einzelnen – zahlenmäßig zunächst nicht reduzierten – motorischen Einheiten zeigt sich im Elektromyogramm in niedrigen, zum Teil aufgesplitterten Einzelpotentialen, die aber auch schon bei geringer Kraftentwicklung durchaus noch zu einem vollen Interferenzbild (niedriger Potentiale) verschmelzen können.

fung hingegen wird die ATPase durch die Abnahme der Ca-Konzentration wieder inaktiviert, es wird wieder ATP gebildet, das seine Weichmacherwirkung ausüben kann.

Die Kontraktion im Skelettmuskel wird durch das fortgeleitete Aktionspotential ausgelöst. Das Aktionspotential (Dauer 1–3 ms) ist viel kürzer als die Einzelzuckung, die ungefähr 100 ms dauert. Die maximale Kontraktionshöhe wird dabei erst lange nach Beendigung des Aktionspotentials erreicht. Das Aktionspotential löst im Skelettmuskel die Kontraktion aus, es hat aber praktisch keinen Einfluß auf die Dauer und Amplitude der Einzelzuckung. Durch diesen großen Unterschied in der Dauer des Aktionspotentials und der Einzelzuckung erhält der Skelettmuskel die Möglichkeit zur Summation zweier oder mehrerer Zuckungen. Bei hohen Frequenzen des Aktionspotentials kann so ein glatter *Tetanus* erreicht werden, dessen maximale Kontraktionshöhe diejenige der Einzelzuckung um ein Mehrfaches übersteigt.

Damit der Muskel seine maximale kontraktile Leistung erreichen kann, ist es nötig, daß alle Sarkomere sich gleichzeitig kontrahieren. Wenn dies nicht der Fall ist, können inaktive Sarkomere gedehnt werden, wodurch die Verkürzung des Muskels kleiner wird. Durch die im Verhältnis zur Kontraktionsdauer relativ rasche Fortleitung der Erregung wird diese Forderung bei der Einzelzuckung einigermaßen erfüllt. Noch günstiger sind die Verhältnisse aber beim Tetanus, wo sämtliche Sarkomere dauernd verkürzt bleiben.

Das Wesen der *elektromechanischen Kopplung* ist noch nicht in allen Einzelheiten bekannt. Das Aktionspotential wirkt nicht einfach als Auslösemechanismus für die Kontraktion, es ist auch nicht der Strom, der während der Erregung durch das Zellinnere fließt, der das kontraktile System aktiviert. Die zur Verfügung stehende Zeit ist

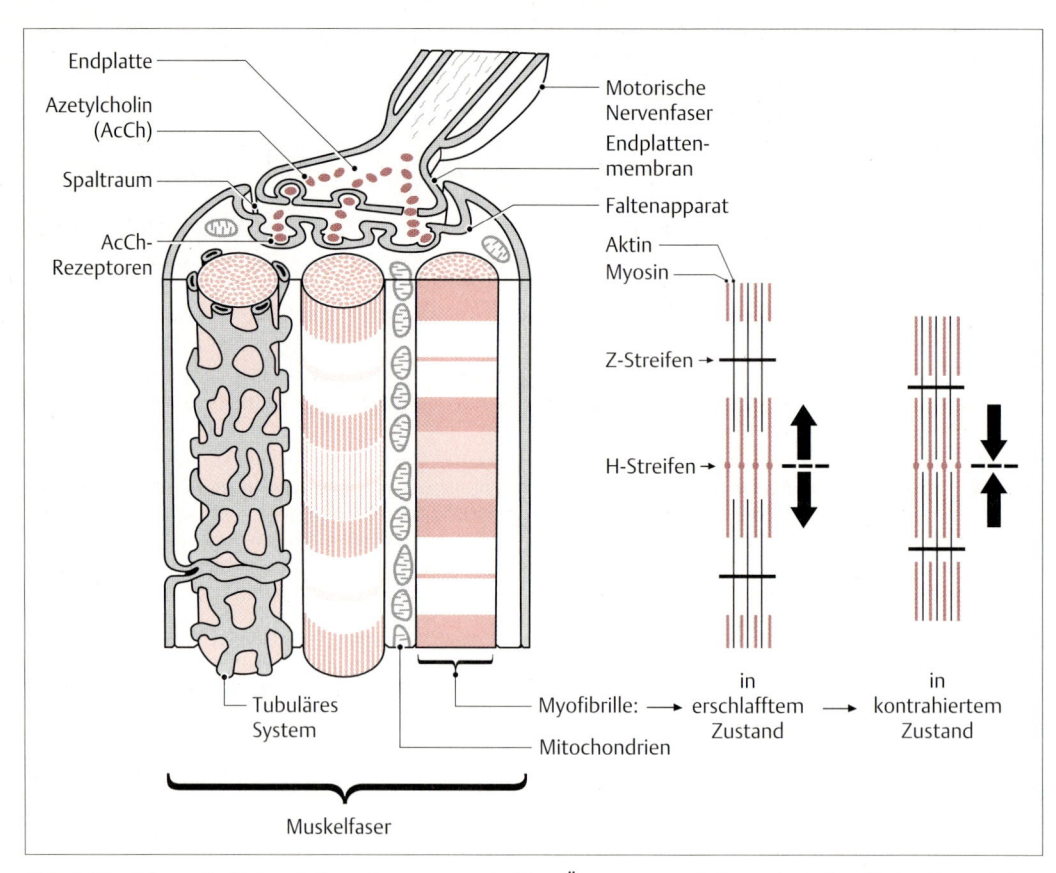

Abb. 1.15   Schematische Darstellung des neuromuskulären Überganges mit der motorischen Endplatte und einer die Myofibrillen sowie das tubuläre System enthaltenden Muskelfaser.

aber bei der Skelettmuskelfaser auch zu kurz, als daß eine aktivierende Substanz von der Zelloberfläche ins Innere einer Faser mit einem Durchmesser von rund 50 μm diffundieren könnte. Lokale Depolarisationen, die mittels stromführender Mikroelektroden erzeugt werden, können nur lokale Kontraktionen bei Applikation an bestimmten Stellen der Muskelfasern hervorrufen. In den untersuchten Froschmuskeln sind diese Stellen immer auf Höhe der Z-Linie lokalisiert. Wenn die Elektrode in diesem Bereiche um die Faser herumgeführt wird, finden sich in Abständen von ca. 5 mm sogenannte „sensible Stellen". Diese Befunde werden mit den T-Kanälen, die in diesem Bereich lokalisiert sind, in Zusammenhang gebracht. Während früher eine elektrotonische Fortleitung der Erregung in das Faserinnere angenommen wurde, sprechen neuere Befunde dafür, daß es auch in den T-Kanälen bei der Depolarisierung zu einem Na-Einstrom kommt.

Zum besseren Verständnis der weiteren Vorgänge bei der elektromechanischen Kopplung muß vorerst der Aufbau des *sarkoplasmatischen Retikulums* kurz geschildert werden (s. auch Abb. 1.**15**). Es besteht aus 2 voneinander unabhängigen Teilen, dem transversalen und dem longitudinalen System. Das transversale System besteht aus Kanälen, die senkrecht zur Verlaufsrichtung der Muskelfaser laufen und um die einzelnen Myofibrillen herumfahren. Die Kanäle, die an der Oberfläche offen enden, stellen praktisch Einstülpungen der Oberflächenmembran dar. An diese T-Kanäle schließt sich das longitudinale System mit den sogenannten Terminalzisternen an. Ein transversaler Kanal mit den beidseits anschließenden Terrninalzisternen wird als Triade bezeichnet, Die Zisternen sind dabei durch einen Zwischenraum von 15 nm deutlich vom transversalen System getrennt. In den Terminalzisternen finden sich Granula, die einen Durchmesser von 5–10 nm haben. An die Terminalzisternen schließen sich die wahrscheinlich leeren Zwischenzisternen und nachher die longitudinalen Kanäle an. In den erwähnten Granula sind Ca-Ionen gespeichert- Angereicherte Teile des sarkoplasmatischen Retikulums (sogenannte Grana) sind *in vitro* in der Lage, die Ca-Konzentration in der Suspensionslösung unter den Schwellenwert für die Aktivierung der Aktomyosin-ATPase zu senken. Es wird deshalb angenommen, daß die Grana durch eine aktive Ca-Pumpe in der Lage sind, Ca-Ionen aufzunehmen.

Vereinfacht kann man sich den *Ablauf der elektromechanischen Kopplung* folgendermaßen vorstellen: Die in die T-Kanäle fortgeleitete Erregung führt zu einer Ausschüttung von Ca-Ionen aus den Terminalzisternen, wo sie gespeichert sind, ins Sarkoplasma. Hier wird durch die erhöhte Ca-Konzentration die Aktomyosin-ATPase aktiviert, was eine Spaltung von ATP zur Folge hat. Nun können das Aktin und das Myosin miteinander reagieren, wobei die entsprechenden Filamente aneinander vorbeigeleiten. Zur Erschlaffung werden die Ca-Ionen wieder durch die Ca-Pumpe in die Terminalzisternen zurücktransportiert. Als Folge der verminderten Ca-Konzentration wird die Aktomyosin-ATPase inaktiviert und es wird wieder ATP aufgebaut, das seine Weichmacherwirkung ausüben kann.

Die peripheren Aspekte der Sensibilität

Die sensiblen Rezeptoren in der Peripherie

Im Hinblick auf die neueren Ergebnisse der Rezeptorphysiologie wird man die klassischen Gesetze der Sinnesphysiologie, in denen die spezifischen Beziehungen zwischen Reiz, Rezeptor und Perzeption auf empirischer Grundlage festgestellt wurden, neu überprüfen müssen. Eine *Spezifität* im Sinne von Frey besteht tatsächlich auch nach den neueren Untersuchungen für eine Gruppe von Mechanorezeptoren der Haut. Hier sind Druck- und Berührungsempfindungen korreliert mit Hautreizungen an Punkten, an welchen bestimmte korpuskuläre Rezeptoren (Meissner-Körperchen, Haarfollikel) liegen, und Entladungen können nur bei Reizung mit der spezifischen Energieform abgeleitet werden. Diese spezifischen Rezeptoren haben beta-Fasern (beim Menschen wahrscheinlich auch alpha-Fasern), deren proximale Axone zusammen mit den proprioceptiven Afferenzen der Muskeln im Hinterstrang verlaufen. Die Rezeptoren haben eine genaue *topographische Repräsentation* im sensorischen Kortex, das heißt jeder Berührungsreiz liefert auch eine lokalisatorische Information (Topognosie) liefert. Gleichzeitige Reizung von Berührungspunkten, die wenige Millimeter auseinander liegen, können als Empfindung räumlich getrennt werden (2-Punkt-Diskrimination). An den spezifischen Spindelafferenzen beim Frosch hat man nachweisen können, daß die Impulsfrequenz in einem gewissen Bereich proportional zum Logarithmus der Muskeldehnung ist. Dieser Befund deutet darauf hin, daß das Weber-Gesetz, welches allerdings nur für mittlere Reizintensitäten Gültigkeit hat, für gewisse Sinnesqualitäten bereits im Rezeptor begründet ist. Auf der anderen Seite gibt es eine Reihe von *unspezifischen Rezeptoren* der Haut mit freien Endigungen und Nervenfasern aus der delta-Gruppe oder C-Fasern. Sie sprechen auf verschiedene Energieformen an und informieren nur ungenau über die Lokalisation des Reizes. Diese Rezeptoren können Berührungs-, Druck-, Kälte-, Wärme- und Schmerzempfindungen auslösen. Die Perzeption im Zentralnervensystem wird durch das „activity pattern" bestimmt, das heißt durch das räumliche und zeitliche Zusammenspiel der eintreffenden Erregungen, und nicht durch einen spezifischen Leitungsweg.

Pathophysiologische Probleme der Hautsensibilität werden auf S. 51 erörtert.

Die sensible Erregungsleitung im peripheren Nerven und in der Nervenwurzel

Die Prüfung der Hautsensibilität ist eine der wichtigsten Untersuchungen bei peripheren Nervenläsionen. Die sensible Funktionsprüfung beim Menschen stützt sich weitgehend auf die subjektiven Angaben des Patienten: Er „übersetzt" den Reizeffekt auf das Zentralnervensystem in psychologische Begriffe. Die *sensorische Einheit* umfaßt die Ganglienzelle mit ihren proximalen und distalen Neuriten sowie die von diesen ausgehenden feinsten Verzweigungen zu den Rezeptoren, die sich über das sogenannte *rezeptive Feld* verteilen. Die *Hautrezeptoren* sind korpuskuläre „fokale" Elemente und freie „diffuse" Nervenendigungen. Zu den ersten gehören die Endigungen der Haarfollikel, die Meissner-, Merkel-, Pacini- und Krause-Körperchen sowie verschiedene Zwischenformen. Die rezeptiven Felder, variabel in ihrer Ausdehnung je nach Hautstelle, überlappen sich mit denjenigen anderer Einheiten. Die bisher elektrophysiologisch untersuchten sensiblen Neurone haben einige gemeinsame Merkmale, trotz der Verschiedenheit ihrer Endigungsweise und ihrer Faserdurchmesser. Die Intensität des Reizes äußert sich in der Frequenz der Rezeptorenentladung. Neben dieser *zeitlichen Summation* erfolgt bei zunehmender Reizintensität auch eine *räumliche Summation*, indem immer mehr Rezeptoren aktiviert werden. Als weiteres Merkmal der Rezeptoren nimmt bei langdauerndem, konstantem Reiz die Frequenz wieder ab und sinkt sogar rasch auf Null. Diese sogenannte *Adaptation* erfolgt langsam bei gewissen Spindelrezeptoren der Muskeln (tonisches Verhalten), sie erfolgt jedoch schnell für Tastrezeptoren der Haut (phasisches Verhalten). Die Transformation der verschiedenen Energieformen in Rezeptorenentladungen ist nur teilweise erforscht worden. Man nimmt an, daß der Reiz am Rezeptor zunächst ein von der Reizintensität abhängiges, das heißt graduelles und nicht fortgeleitetes Potential erzeugt (Rezeptorpotential), das seinerseits ein Aktionspotential am ersten Ranvier-Schnürring des terminalen Axons hervorruft. Bei der Froschmuskelspindel wurde auch festgestellt, daß die Amplitude des Rezeptorpotentials die Entladungsfrequenz im Neuron bestimmt. Die Frage, ob auch chemische Überträgerstoffe bei der Reiztransformation eine Rolle spielen, ist noch nicht endgültig geklärt. Sicher ist allerdings, daß die Rezeptoren durch viele natürliche Substanzen erregt werden können. Die Adaptation ist wahrscheinlich direkt abhängig vom Ablauf des Rezeptorpotentials.

Die vegetative Innervation der Haut

Aus Gründen der Übersichtlichkeit sind die Kapitel zur vegetativen Innervation der Haut im Abschnitt über die Sympathikussyndrome auf S. 7.1 dargelegt. Hier sei nur daran erinnert, daß die sympathischen Efferenzen die Schweißdrüsen in der Haut zusammen mit den sensiblen Fasern erreichen.

2. Die Untersuchung bei Läsionen peripherer Nerven

2.1 Klinische Untersuchung

Allgemeines und Prinzipien

Wie immer bei der neurologischen Untersuchung wird man sich zunächst fragen, ob objektivierbare Ausfälle vorliegen. Darunter versteht man wiederholt erhebbare, von der Mitarbeit des Patienten und seinen subjektiven Angaben unabhängige, konstante Befunde. Hierzu gehören im Besonderen Reflexanomalien, dann aber auch signifikante trophische Störungen, konstantes motorisches Defizit (s. 2.1.3) und angemessen geprüfte und konstant angegebene sensible Ausfälle (s. 2.1.5). Ist damit ein objektiver Ausfall nachgewiesen, dann wird man zunächst zentralnervöse von peripheren Nervenläsionen unterscheiden müssen.

Die organisch bedingten Bewegungsstörungen haben je nach Ort der Läsion eine unterschiedliche Symptomatologie. Dies wird in Abb. 2.1 und in Tab. 2.1 synoptisch zusammengefaßt und soll im folgenden noch kurz beschrieben werden.

Die Diagnose einer Läsion peripherer Nervenabschnitte setzt den Nachweis objektiv faßbarer Ausfälle innerhalb des motorischen oder/und sensiblen Innervationsbereich der betreffenden Wurzel(n) oder des betreffenden peripheren Nervs voraus. Man darf sich nicht mit den Angaben des Patienten über irgendwelche Schmerzen begnügen, es sei denn, die Schmerzen werden ganz konstant innerhalb eines typischen Areals eines peripheren Nervs oder einer Spinalwurzel geschildert. Auch hier wird man aber gezielt nach objektiven Ausfällen suchen: motorischen Paresen, unter Umständen mit Muskelatrophien, Reflexausfällen, Sensibilitätsstörungen oder Defekten der vegetativ gesteuerten Funktionen, wie Schweißabsonderung, Piloarrektion und Vasomotorik. Elektromyographisch bestehen Hinweise auf eine partielle oder komplette Denervierung; neurographisch zeigt sich eine Erniedrigung der motorischen und/oder sensiblen Antwortpotentiale (bis hin zum Potentialverlust), bei chronischen Kompressionssyndromen außerdem eine Herabsetzung der Nervenleitgeschwindigkeit.

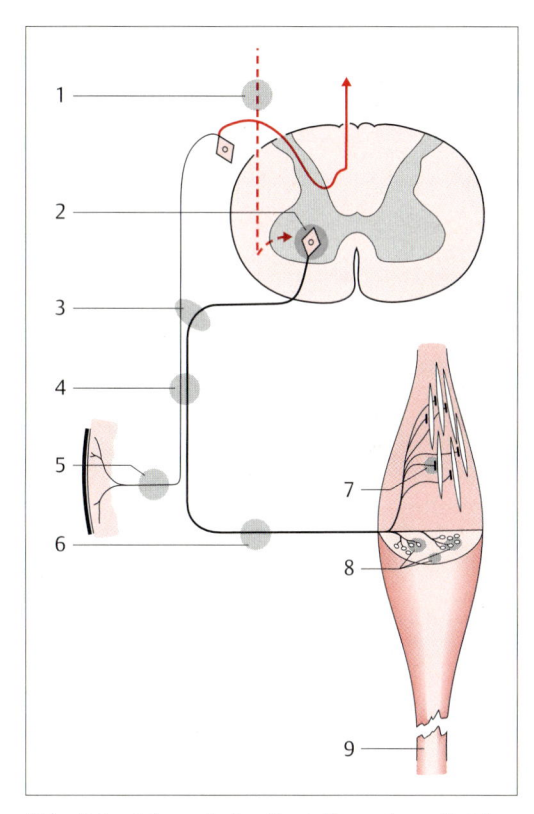

Abb. 2.1 Schematische Darstellung der möglichen Läsionsorte am Nervensystem. Die Zahlen 1–9 in der Abbildung beziehen sich auf Tab. 2.1, in welcher die der Läsionsstelle zugeordneten klinischen Symptome wiedergegeben sind.

Tabelle 2.1 Übersicht über die Befunde bei Läsionen des Nervensystems, bezogen auf den Ort der Schädigung (die Tabelle bezieht sich auf Abb. 2.1)

Ort der Läsion (die Zahlen entsprechen der Abb. 2.1)	Motorische Parese	Sensibilität	Atrophien	Tonus	Faszikulationen	Elektromyographie	Serumenzyme	Muskelbiopsie
Zentral (1)	+	evtl. ↙	Ø	↗	Ø	verminderte Innervation	o.B.	o.B.
Vorderhorn (2)	+	o.B.	+	↙	+	Faszikulationen, Fibrillationen, Rieseneinheiten, Ausfall motorischer Einheiten	o.B.	pathologisch; Gruppen atrophischer Fasern
Wurzeln (3)	+	evtl. ↙	+	↙	Ø (+)	Fibrillationen (Rieseneinheiten), Ausfall motorischer Einheiten	o.B.	evtl. pathologisch; Gruppen atrophischer Fasern (selten myopathisch)
Peripherer gemischter Nerv (4)	+	± ↙	+	↙	Ø (+)	Fibrillationen (Rieseneinheiten), Ausfall motorischer Einheiten, verlangsamte Erregungsleitung	o.B.	evtl. pathologisch, neurogen, selten myogen und neurogen gemischt
Peripherer sensibler Nerv (5)	Ø	↙	Ø	o.B.	Ø	verzögerte oder aufgehobene sensible Reizleitung	o.B.	o.B.
Peripherer motorischer Nerv (6)	+	o.B.	+	↙	Ø	Fibrillationen (Rieseneinheiten), Ausfall motorischer Einheiten, verlangsamte Erregungsleitung	o.B.	Gruppen atrophischer Fasern oder globale Atrophie
Endplatten (z.B. Myasthenie) (7)	wechselnd	o.B.	Ø	o.B.	Ø	Erschöpfung bei repetitiver Reizung u.a.	o.B.	meist o.B., evtl. Lymphorrhagien
Primäre Myopathien (8)	+	o.B.	+	o.B. evtl. ↙	Ø	verkürzte oder verkleinerte Potentiale; zunächst volles Interferenzbild	vielfach pathologisch	pathologisch, vor allem Strukturveränderungen einzelner Fasern
Sehnenruptur (9)	+	o.B.	+	o.B.	Ø	o.B., aber dennoch fehlender Bewegungseffekt	o.B.	o.B.

Grundsätzliches zur Unterscheidung radikulärer Läsionen von Läsionen eines peripheren Nervs

Im Grundsatz ist die Unterscheidung zwischen einer peripher neurogenen Läsion und der einer einzelnen Nervenwurzel anatomisch klar. Man wird bei exakter Analyse der vorhandenen Ausfälle die Zuordnung vornehmen können. Man achtet im besonderen klinisch darauf, ob die Verteilung der sensiblen Ausfälle einem radikulären oder einem peripher-neurogenen kutanen Innervationsgebiet entspricht. Man analysiert aufgrund der motorischen Paresen, ob die betroffenen Muskeln eine gemeinsame radkuläre oder periphere Innervation haben. Man kann auch auf den allfälligen Mitbefall paraspinaler Rückenmuskeln – eventuell im Elektromyogramm – bei radikulären Läsionen achten, allenfalls am Rücken sensible Ausfälle im Versorgungsbereich dorsaler Hautäste.

Erfahrungsgemäß ist allerdings im Einzelfall die Unterscheidung nicht immer leicht. So wird eine Läsion der Wurzel C8 gelegentlich gegenüber einer unteren Armplexusläsion oder einer N.-ulnaris-Läsion schwer abzugrenzen sein. Ähnliches gilt auch für die Läsion der Wurzeln L4 und L5 gegenüber einer N.-fibularis-Läsion. Diese schwierigen Differenzierungen sind im Text in den jeweiligen Kapiteln speziell hervorgehoben.

Motorische Störungen

Verschiedene Ursachen motorischer Lähmungen

Die *topische Diagnostik* peripher neurologischer Ausfälle erfordert vor allem eine exakte „Bestandsaufnahme" der paretischen und der intakt gebliebenen Muskeln. Nur auf diese Weise ist eine genaue topische Diagnose möglich. Erst nach präziser Ortung der Läsion sind Diskussionen über mögliche ätiologische Ursachen erlaubt. Ist zum Beispiel der Gesamtverband aller von einem bestimmten Nervenstamm abhängigen Muskeln betroffen und nur dieser allein, so darf man die Läsion proximal im Hauptstamm dieses Nervs suchen. Ist dagegen ein Teil dieses Verbandes verschont, so liegt die Läsion weiter distal im Verzweigungsgebiet des Nervs. Bei zusätzlichen Ausfällen, die nicht innerhalb des verdächtigen Nervenverbandes unterzubringen sind, muß die Läsionsstelle weiter proximal im Plexus oder in den Wurzeln gesucht werden.

Auch eine *schmerzbedingte Bewegungshemmung* kann den aktiven Einsatz von Muskeln verhindern und damit eine Parese vortäuschen.

Die Verwechslung einer Periarthropathia humero scapularis mit einer Axillarislähmung ist ein typisches Beispiel. Selbst eindrucksvolle *Atrophien* im Schulterbereich sind nicht unbedingt beweisend für Schädigungen am peripheren motorischen Neuron. Wochenlange Ruhigstellung kann zu deutlichen Muskelatrophien führen. Sehr ausgeprägte Atrophien des Oberschenkels können bei Hüft- und Kniegelenksaffektionen als sogenannte arthrogene Atrophie auftreten.

Die Charakteristika *psychogener (funktioneller) Lähmungen* werden auf S. 44 dargelegt.

■ Zentrale spastische Lähmungen
(Abb. 2.**1**, 1)

Sie spielen in der Differentialdiagnose gegenüber isolierten peripheren Nervenläsionen relativ selten eine Rolle, denn sie sind mit Schädigungen einzelner peripherer Nerven kaum zu verwechseln. Die Parese überschreitet das Innervationsgebiet eines einzelnen peripheren Nerven. Der erhöhte Muskeltonus, die Steigerung der Muskeldehnungsreflexe, zentrale Pyramidenbahnzeichen und eventuell zentrale Koordinationsstörungen bilden eindeutige Hinweise. Gelegentlich kann allerdings eine Fußlähmung bei einseitiger Läsion der Mantelkante bzw. im Interhemisphärenspalt zur Verwechslung mit einer Peroneus- bzw. einer Ischiadikuslähmung oder einer Läsion der Wurzel L5 und S1 führen. Eine sorgfältige Suche nach sensiblen Ausfällen und die Berücksichtigung der Reflexe erlauben aber in der Regel eine klare topische Zuordnung der Läsion (s. S. 52).

■ Nukleäre Lähmungen
(Abb. 2.**1**, 2)

Läsionen der *Ganglienzellen im Vorderhorn* des Rückenmarks und in den motorischen Hirnnervenkernen (zusammengefaßt als nukleäre Läsionen) verursachen Lähmungen vom „peripheren" Typ mit *Muskelatrophien,* die jedoch die Areale der einzelnen peripheren Nerven nicht respektieren. Diese Lähmungen können zu Beginn auch asymmetrisch auftreten. Früher oder später sind sie aber bei der spinalen progressiven Muskelatrophie stets generalisiert. Elektromyographische Untersuchungen zeigen den generalisierten Prozeß auch in den klinisch scheinbar noch gesunden Muskeln schon frühzeitig an. Wenn die Erkrankung isoliert die Vorderhornganglienzellen betrifft, wie zum Beispiel die spinale Muskelatrophie oder die Poliomyelitis anterior acuta, dann ist die Sensibilität intakt, und es sind keine Ausfälle von seiten der langen Bahnen des Rückenmarks nachweisbar. Bei anderen Affektionen allerdings kommen Pyramidenbahnsymptome (z.B. bei der myatrophischen Lateralsklerose), dissoziierte Sensibilitätsstörungen (z.B. bei der Syringomyelie) oder ein mehr oder weniger deutliches Querschnittssyndrom (z.B. bei vaskulären Rückenmarksschädigungen) vor.

Unwillkürliche, wiederholte Kontraktionen mehrerer Muskelfaserbündel, die subkutan sichtbar sind jedoch keinen Bewegungseffekt haben, werden *Faszikulationen* genannt. Sie gelten als typischer Hinweis für eine Erkrankung der Vorderhornzellen des Rückenmarks (S. 85). Bei ausgeprägtem Faszikulieren in weiten Körperabschnitten ist diese Annahme im allgemeinen auch berechtigt. Wir finden solche Faszikulationen jedoch auch nicht so selten örtlich begrenzt auf die entsprechenden Innervationszonen bei radikulären oder peripheren Läsionen, ja sogar bei arteriellen Durchblutungsstörungen oder statischen Überlastungsschäden. Auch *Myokymien*, wurmförmige, langsame, unwillkürliche Kontraktionen großer Muskelfaserbündel, werden nach peripheren Nervenverletzungen beobachtet (707). Erwähnt seien hier auch die gutartigen Faszikulationen, wie sie bei Gesunden, besonders in der Wade und periokulär vorkommen, sowie das generalisierte Schmerz-Faszikulations-Syndrom (812). Bei Vorderhornbefall zeigt die *Elektromyographie* Denervationspotentiale neben normalen motorischen Einheiten, Rieseneinheiten und Faszikulationen. Die *Muskelbiopsie* ergibt den sehr charakteristischen felderförmigen Untergang von Muskelfasern, weil sekundär umgebaute motorische Einheiten ausfallen und nicht nur einzelne Muskelfasern (hierzu vgl. auch S. 35).

■ Radikuläre Lähmungen
(Abb. 2.**1**, 3)

Die Spinalnervenwurzeln enthalten – von gelegentlichen Anomalien abgesehen – konstant gebündelt eine bestimmte Zahl efferenter und afferenter Nervenfasern. Da die Mehrzahl aller Muskeln gleichzeitig Fasern aus 2–3 Wurzeln bezieht, kommt es bei monoradikulären Läsionen in der Regel nicht zu grob faßbaren und klinisch evidenten motorischen Ausfällen. Nur wenige Muskeln sind praktisch auf eine einzelne Spinalnervenwurzel angewiesen. Diese Muskeln zeigen deshalb bei Läsion ihrer Bezugswurzel schwere Funktionsausfälle und Atrophien. Da ihre isolierten Ausfälle besonders charakteristisch für bestimmte Spinalnervenwurzeln sind, wurden derartige Muskeln als *Kennmuskeln* oder *Segmentkennmuskeln* bezeichnet (450).

Zur Unterscheidung radikulärer Ausfälle von solchen bei Läsionen peripherer Nerven s. S. 41.

Die Störungen der *vegetativen Innervation* sind von denen, die im Gefolge peripherer Nervenläsionen auftreten, grundsätzlich verschieden, da die efferenten vegetativen Bahnen erst weiter distal im Grenzstrangganglion auf ihr letztes Neuron umgeschaltet werden (S. 465). Außerdem findet über den Grenzstrang zwischen seinen einzelnen Ganglien eine weitgehende Kompensation von den Nachbarganglien her statt, so daß Ausfallserscheinungen vegetativer Efferenzen bei monoradikulären Läsionen nicht vorkommen. Näheres hierzu s. S. 62.

Die *elektrophysiologische Untersuchung* der betroffenen Muskeln (Kennmuskeln) zeigt die Charakteristika der neurogenen Störung mit einem Ausfall motorischer Einheiten und mit pathologischer Spontanaktivität (Fibrillationspotentiale und positive scharfe Wellen). Auch bei einem vollständigen Ausfall einer einzelnen Wurzel finden sich in den untersuchten Muskeln meist trotzdem noch einzelne motorische Einheiten, da so gut wie kein Muskel streng monoradikulär versorgt wird.

■ Lähmungen bei Läsionen der Plexus und der peripheren Nerven
(Abb. 2.**1**, 4–6)

Einen Schritt weiter in der Peripherie findet man gänzlich veränderte Verhältnisse. Die Nervenfasern gruppieren sich zu definitiven Strängen, die, wenn auch zunächst noch in den Plexus in enger Nachbarschaft und in verwirrender Verflechtung mit anderen Verbänden verlaufend, nach distal zu mehr und mehr die endgültigen Verteilungsmuster erkennen lassen.

■ Plexusläsionen

Hier atrophieren die jeweils abhängigen Muskeln einheitlich als Ganzes. Die exakte Analyse der betroffenen bzw. der erhaltenen Muskeln gibt Aufschluß über die Lokalisation. Die Läsion ist distal vom Abgang des untersten erhaltenen und proximal vom Abgang des obersten betroffenen Muskelnervenastes zu suchen. Gleichzeitig sind die lokalisatorisch entsprechenden Sensibilitätsausfälle und Reflexstörungen zu fordern, schließlich Defekte der vegetativen Innervation. Die lokalisatorische Diagnose wird im einzelnen auf S. 215 geschildert (s. Abb. 6.**2** u. 6.**111**). Die Sensibilität ist bei Plexusläsionen immer gestört.

■ Periphere Nervenläsionen

Da hierbei alle motorischen Einheiten gleichmäßig betroffen sind, findet man bei der elektromyographischen Untersuchung dieser Muskeln eine ausgeprägte Denervationsaktivität, sofern eine Waller-Degeneration motorischer Axone stattgefunden hat und nicht nur ein Leitungsblock (Neurapraxie) vorliegt (S. 33). Bei Läsionen der peripheren Nervenstämme können wir von der Prüfung der Leitungsgeschwindigkeit unter Umständen sehr wichtige lokalisatorische Hinweise erwarten. Die Sensibilität ist bei den meisten Schädigungen peripherer Nervenstämme gestört. Einige Ausnahmen, so zum Beispiel die Läsion des rein motorischen R. profundus n. radialis im Supinatorkanal oder des R. profundus n. ulnaris an der Handwurzel, werden später noch im einzelnen besprochen werden.

Es gibt einige wenige Muskeln, bei deren Innervation mehrere periphere Nerven konkurrieren. So finden sich z.B. im Daumenballen Variationen im Innervationsbereich der Nn. ulnaris und medianus, gelegentlich auch Doppelinnervation von einzelnen Muskeln.

■ Polyneuropathien

Hier gelten grundsätzlich ähnliche Kriterien. Das periphere Nervensystem ist allerdings in seiner Gesamtheit betroffen, die Lähmungen sind diffus, meist symmetrisch, an den unteren Extremitäten besonders deutlich, je nach Ätiologie aber mit unterschiedlichen Schwerpunkten und unterschiedlichem Verteilungsmuster. Lediglich bei der Mononeuritis vom Multiplextyp – wie sie bei Kollagenosen und Immunvaskulitiden vorkommt – ist öfters initial nur ein einzelner Nerv betroffen.

■ Läsionen am neuromuskulären Übergang (myasthenische Lähmungen)
(Abb. 2.**1**, 7)

Die Störungen im Bereich der motorischen Endplatte (s. Abb. 1.**15**) spielen differentialdiagnostisch bei Läsionen peripherer Nerven nur eine untergeordnete Rolle. Isolierte Lähmungsbilder dieser Ätiologie kennen wir eigentlich nur bei den Augen- und Schlundmuskeln. Im Bereich der Kopf- und Extremitätenmuskulatur sind diese Lähmungen meist diffus verteilt. Typisch ist der starke Wechsel der Lähmungsintensität in Abhängigkeit von der Beanspruchung der Muskeln und meist allgemein im Laufe des Tages zunehmend. Durch repetitive Reizung läßt sich die abnorme Ermüdbarkeit elektromyographisch nachweisen. Hierbei sowie auch klinisch ist der Effekt kurzzeitig wirksamer Cholinesterasehemmer, wie Edrophoniumchlorid (Tensilon R), diagnostisch entscheidend. Eine Atrophie findet sich in der Regel nicht, und die Sensibilität ist immer intakt.

■ Myogene Lähmungen (Myopathien)
(Abb. 2.**1**, 8)

Auf einen *primären Muskelprozeß* zurückgehende Lähmungsfälle sind rein motorisch und früher oder später immer diffus verteilt. Sie weisen einen charakteristischen Befund bei der elektromyographischen Untersuchung auf und dürften kaum je ernstlich als peripher-neurogene Lähmungen verkannt werden. Eine Ausnahme machen einzig die isolierten und dauerhaft streng lokalisierten ischämischen Muskelerkrankungen, so z.B. das Tibialis-anterior-Syndrom, das tatsächlich oft als periphere Peroneuslähmung verkannt wird (S. 458), sowie die Volkmann-Kontraktur der Beugergruppe am Vorderarm (S. 367).

■ Sehnenrupturen, Frakturen, Luxationen und Arthrosen
(Abb. 2.**1**, 9)

Sehnenrupturen können einen Funktionsausfall einzelner Muskeln verursachen. Die Kontraktion des Muskels wird nicht auf den zu bewegenden Gliedabschnitt übertragen. Ausfallsymptome dieser Art werden erfahrungsgemäß meistens als neurogene Störungen diagnostiziert, zumal den motorischen Störungen manchmal für die Dauer von Stunden, Tagen oder Wochen ein heftiger lokaler Schmerz vorausgeht, der meistens mit Auftreten der Lähmung – das heißt im Augenblick der Sehnenruptur – schlagartig verschwindet.

Solche Rupturen entstehen durch chronische Beanspruchung (Reiben über Arthrosen oder frakturbedingten Knochenrauhigkeiten), im Gefolge akuter Traumen, bei Polyarthritis und selten auch einmal bei der Gicht. Auch chronische Überbeanspruchungen führen zu solchen Rupturen. Bekannt ist zum Beispiel der schmerzhafte Abriß des Ansatzes des M. rectus abdominis an der Symphyse bei chronischem Husten. Nicht selten sind die Rupturen der langen Bizepssehne und der Sehne des M. extensor pollicis longus (Trommlerlähmung) (S. 310), seltener auch des M. flexor pollicis longus, der Streckaponeurose der Finger, der Patellar- und der Achillessehne.

Oft kann man nach Sehnenabrissen bei willkürlicher Erregung oder elektrischer Reizung des betroffenen Muskels auffällige Muskelwulstungen erkennen, weil sich der nicht mehr fixierte Muskel abnorm stark kontrahiert. Dennoch bleibt der erwartete Bewegungseffekt aus. Ein einfacher Test kann die Diagnose einer Sehnenruptur erleichtern: Man sticht in den betroffenen Muskel durch die Haut eine sterile Nadel ein. Bewegt man nun passiv den abhängigen Gliedabschnitt, so bewegt sich die Nadel nur dann, wenn die Ansatzsehne intakt ist. Sie bleibt jedoch unbeweglich, wenn diese Verbindung unterbrochen, das heißt, wenn die Ansatzsehne rupturiert ist. Voraussetzung für das Gelingen des Testes ist allerdings, daß man den Muskel mit der Nadel zuverlässig getroffen hat, was nicht immer ganz einfach ist.

Bei chronisch-polyarthritischen Veränderungen der Fingergrundgelenke wird oft der *Halteapparat der Streckersehnen* zerstört, so daß die Sehnen über den Gelenken seitlich abrutschen. Ähnliches findet sich bei abnormer Laxität, d.h. Überdehnbarkeit der Kapseln und des Bandapparates („Schlangenmenschen"). Dadurch wird die Streckung im Grundgelenk erschwert oder unmöglich gemacht. Beim Streckversuch werden dann die Finger in einer Flexionshaltung wie dyston fixiert. Dadurch kann eine neurogene Lähmung vorgetäuscht werden.

Daß ein *Knochenbruch* Bewegungsstörungen verursachen kann, ist selbstverständlich. Immer wieder erlebt man es aber, daß eine Oberschenkelhalsfraktur als Schlaganfall, also als zentral-spastische Lähmung, verkannt wird oder daß eine Schulterverrenkung oder eine Humeruskopffraktur als akutes Schulter-Arm-Syndrom bzw. als zervikales Wurzelirritationssyndrom einer falschen Behandlung zugeführt werden. Mit der bloßen Erwähnung soll an diese Irrtumsmöglichkeiten erinnert werden. Viel häufiger werden *Arthrosen*, z.B. Koxarthrosen oder auch Fälle von Iliosakraltuberkulosen als „Ischialgien" in die neurologische Sprechstunde überwiesen. Niemals darf man deshalb bei entsprechenden Schmerzzuständen die sorgfältige Untersuchung der Gelenke unterlassen.

■ Funktionelle Lähmungen

Definitionsgemäß subsumieren wir unter diesen Begriff alle jene Fälle, bei welchen die objektiv normale Funktionstüchtigkeit des neuromuskulären Apparates mit einer fehlenden oder einer ungenügenden aktiven Innervation kontrastiert. Nicht selten lag zunächst einmal bei derartigen Patienten eine Läsion vor, die eine vorübergehende Nervenfunktionsstörung zur Folge hatte oder durch lokale Verletzung die Motilität behinderte. Der Patient hat dann den Weg zurück zur normalen aktiven Innervation nicht wieder gefunden.

Klinisch ist in solchen Fällen das Fehlen von *Muskelatrophien* hervorzuheben. Bei der *elektromyographischen Untersuchung* werden die Patienten zunächst nicht aktiv innervieren. Eine Spontanaktivität wie bei echter Denervation fehlt. In der Regel wird es gelingen, durch gewisse Tricks – z.B. das Ausführenlassen komplexer Bewegungen mit Beteiligung der angeblich paretischen Muskeln oder durch gleichzeitige Innervation der homologen Muskeln der Gegenseite – elektromyographisch Innervationsstöße in der angeblich völlig paretischen Muskulatur nachzuweisen. Diese Patienten machen auch immer eine Parese geltend, die das *Gebiet eines einzelnen peripheren Nervs überschreitet*. Bei psychogenen Pseudoparesen des ganzen Armes, die eine Armplexuslähmung vortäuschen können, wird oft bei raschem Drehen des Patienten um die eigene Achse der paretische Arm nicht entsprechend der Fliehkraft hochgehen, sondern wird aktiv reglos an den Rumpf gepreßt gehalten. Am liegenden Patienten wird der passiv vom Untersucher hochgehaltene und hinter den Drehpunkt des Schultergelenkes gebrachte Arm nicht durch die Schwerkraft neben den Kopf sinken, sondern neben den Rumpf fallen. Die *Sensibilitätsstörun-*

gen sind handschuh- bis ärmelförmig verteilt und meist ringförmig gegen die normalen proximalen Hautpartien abgesetzt, was weder einem peripheren noch einem radikulären Ausfall entsprechen kann. Vielfach gelingt es, die nichtorganische Natur der Sensibilitätsstörung bei wenig intelligenten Patienten auch sonst nachzuweisen. Erstaunlich oft geben die Patienten – die angeblich in einer gewissen Zone weder kräftige Berührungen noch Schmerz empfinden – bei der Prüfung der Warm-Kalt-Unterscheidung mit geschlossenen Augen prompt und treuherzig die Berührung durch das Teströhrchen an, wenn auch angeblich ohne Unterscheidung der Temperaturqualität. Ähnliches kann man bei geschicktem Vorgehen bei Prüfung der Spitz-Stumpf-Unterscheidung feststellen. Manche Patienten geben eine schwere Störung der Berührungsempfindlichkeit an den Fingerkuppen an, so daß bei Prüfung mit dem Tastzirkel überhaupt keine Diskrimination zweier isolierter Berührungspunkte an einer Fingerkuppe möglich zu sein scheint. Im Widerspruch hierzu öffnen die Patienten mühelos kleine Knöpfe oder betasten eine Münze sorgfältig und ohne sie aus den Fingern zu verlieren, unabhängig davon, ob sie sie nachher erkennen oder angeblich nicht benennen können. Gewisse *trophische Störungen* der Haut, wie Zyanose, abnorm trockene oder feuchte Haut usw., schließen eine funktionelle Lähmung keineswegs aus. Obwohl in der Regel bei einer funktionellen Lähmung die *Muskeleigenreflexe* normal sind, haben wir vereinzelte Fälle gesehen, bei welchen eine langdauernde funktionelle Parese einer ganzen Extremität, insbesondere der unteren Extremitäten, mit einer eindeutigen Abschwächung der Eigenreflexe einherging.

Die Motorik nach Fehlregenerierung und die Masseninnervation

Nach Läsionen peripherer Nerven suchen sich die neu auswachsenden Axone entlang dem von der Läsionsstelle aus in die Peripherie verlaufenden Anteile des Nervenstammes ihren Weg zu den Muskeln (bzw. zu den sensiblen Endorganen). Manche der neu aussprossenden Axone werden nicht die ihnen ursprünglich zugehörigen Muskeln, sondern andere, dem gleichen peripheren Nerv zugeordnete Muskeln erreichen. Wir bezeichnen dies als *Fehlsprossung*. Die Ganglienzellen des Rückenmarkvorderhornes bleiben aber zunächst muskelspezifisch. Die entsprechenden Entladungen der Vorderhornganglienzellen erreichen somit über das falsch ausgesprosste Axon einen ihnen ursprünglich nicht zugedachten Muskel. Dadurch kommt es zu einer obligaten *Mitinnervation* von Muskeln, deren Aktivierung nicht beabsichtigt war. Dies bewirkt dann eine sogenannte *Masseninnervation*, wodurch es zu *pathologischen Mitbewegungen* kommt. Das oben geschilderte Prinzip ist in der Abb. **2.2** dargestellt.

Tatsächlich ist die Wiederherstellung der motorischen Funktion kaum je völlig defektfrei möglich, insbesondere nicht nach Totalunterbre-

Abb. 2.**2** Nach Verletzung eines peripheren Nervs sprossen Axone, deren Ganglienzellen einem Muskel b zugehören, fehlgeleitet in einen Muskel a aus. Ein normalerweise zur Kontraktion des ganzen Muskels b führender Impuls erregt nunmehr auch Fasergruppen des Muskels a. Dies führt zu nicht unterdrückbaren pathologischen Mitbewegungen, zu einer „innervation en masse" bzw. Synkinesien (aus M. Mumenthaler: Z. Unfallmed. Berufskr. 4 [1968] 235–255).

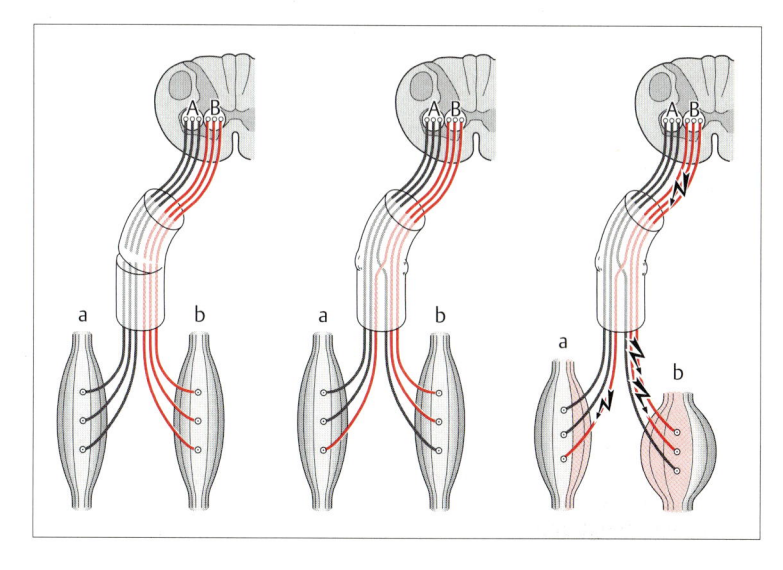

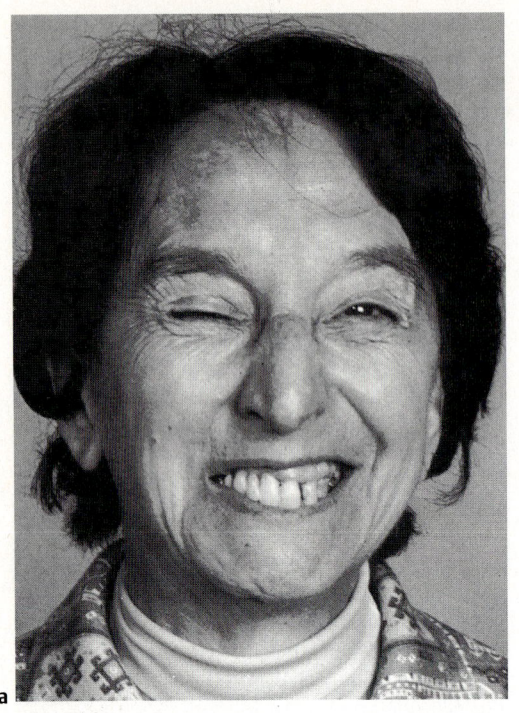

Abb. 2.3a u. b Masseninnervation nach peripherer Nervenläsion. Masseninnervation der Gesichtsmuskulatur nach Fazialisläsion. 58jährige Frau, die vor einigen Jahren eine periphere Fazialisparese rechts durchgemacht hat. In Ruhe praktisch unauffällig. Beim Zähnezeigen Augenschluß (**a**). Beim Pfeifen Mitinnervation der periokularen Muskulatur (**b**) (aus M. Mumenthaler: Didaktischer Atlas der klinischen Neurologie. 2. Aufl. Springer, Heidelberg 1986).

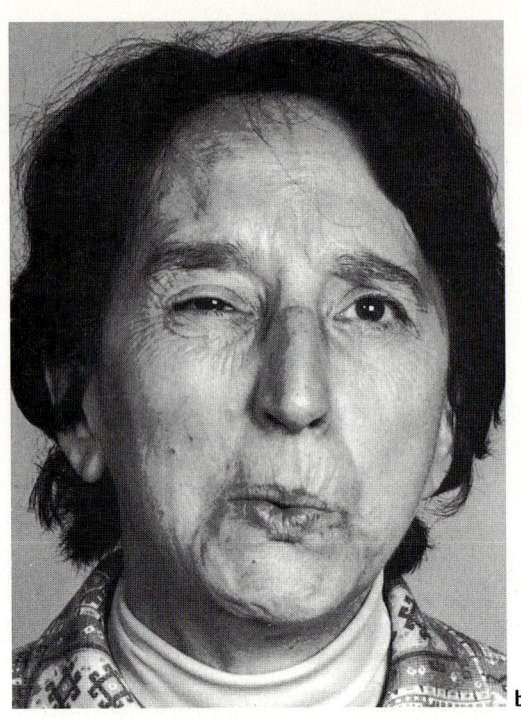

chungen großer Nervenstämme. Diese leiten oft antagonistisch wirkende Funktionen. Als Beispiel sei der Fasciculus posterior des Plexus brachialis erwähnt, in welchem Fasern für den M. deltoideus (der den Humerus im Skapulohumeralgelenk abduziert) enthalten sind, jedoch oft auch Fasern für die Mm. subscapularis, teres major und latissimus dorsi, die als Innenrotatoren und Adduktoren des Armes wirken. Bei Zerrungsläsionen in Kontinuität (Axonotmesis oder Neurotmesis) des oberen Primärstranges des Plexus brachialis kommt es beinahe immer zu *Synkinesien* zwischen Armhebern und Außenrotatoren einerseits und Adduktoren und Innenrotatoren andererseits. Diese letzteren sind nach Regeneration dominant, da ihre Bahnen meist weniger verletzt sind. Nach geburtstraumatischen Läsionen mit Regeneration der aus den Wurzeln C5 und C6 stammenden Fasern sieht man das, was die Franzosen „le signe de la trompette" nennen: Beim Abduzieren des Oberarmes wird zugleich der Ellenbogen gebeugt und die Hand dorsalextendiert mit schwacher Fingerbeugung: Dies ist die Haltung des Trompetenspielers. Auch im günstigsten Falle wird man infolge von Fehleinsprossungen mit pathologischen Mitbewegungen rechnen müssen, wie wir sie besonders von defekt geheilten Fazialislähmungen her kennen.

An einem besonders eindrücklichen Beispiel sei die Masseninnervation nach Läsion des peripheren N. facialis in Abb. 2.**3** illustriert. Eine solche Fehlsprossung kann sich besonders auch im Bereich der differenziert miteinander interagierenden kleinen Handmuskeln nach Durchtrennen und Naht des Ulnarisstammes sehr störend auswirken.

Quantifizierung motorischer Ausfälle

Für die schriftliche Fixierung des Ergebnisses der klinischen Funktionsprüfung einzelner Muskeln hat sich die folgende, vom British Medical Research Council empfohlene Skala bewährt:

- M 0 = keine Muskelaktivität,
- M 1 = sichtbare Kontraktion ohne Bewegungseffekt,
- M 2 = Bewegungsmöglichkeit unter Ausschaltung der Schwerkraft des abhängigen Gliedabschnittes,
- M 3 = Bewegungsmöglichkeit gegen die Schwerkraft,
- M 4 = Bewegungsmöglichkeit gegen mäßigen Widerstand,
- M 5 = normale Kraft

Für die Registrierung eignet sich z.B. die Tab. 2.**2**. Eine exakte Quantifizierung des Schweregrades einer peripheren Nervenschädigung (in ihrer Auswirkung auf die Motorik) wurde von Clemens vorgeschlagen (201, 202). Hierbei werden die für einen bestimmten Nerven wichtigsten motorischen Funktionen (1 bis 4) je einzeln in Stufen unterteilt. Die diese Stufen bezeichnenden Ziffern werden addiert und die Summe durch die Anzahl der Hauptfunktionen dividiert. Der so errechnete Funktionsindex gibt den Schweregrad der (motorischen) Nervenschädigung an.

Um die globale *Kraft der Hand* in Zahlen festhalten zu können, wurden verschiedene Typen von mechanischen Dynamometern hergestellt. Mit diesen Instrumenten kann die Kraftentfaltung beim Faustschluß einigermaßen objektiviert werden. Die üblichen Instrumente haben eine einheitliche Form und gestatten nur eine grobe Übersicht über die Kraft der Hand. Das Ergebnis der Messung wird aber oft durch Anwendung von Trickbewegungen und durch die Konzentration des Patienten mit beeinflußt. In neuester Zeit wurden deshalb sehr empfindliche Manometer gebaut, die den Druck eines Gummiballons messen, der mit der Hand zusammengedrückt wird. Dadurch, daß Ballone verschiedener Größe zur Verfügung stehen, finden sich immer solche, die zur Größe der Hand des Patienten passen. Durch Verwendung ganz kleiner Bälle kann auch der Druck zwischen dem Daumen und den anderen 4 Fingern gemessen werden, womit man die einzelnen Beuger gesondert beurteilen kann. Die Werte werden in kg/cm^2 angegeben.

Reflexstörungen

Störung der Muskeleigenreflexe

Der Reflexbogen des einfachen monosynaptischen Muskeldehnungsreflexes (Muskeleigenreflex) kann aus verschiedenen Gründen beeinträchtigt sein (Abb. 2.**4**):

- durch *Unterbrechung der Afferenz* (sensibler Schenkel des Reflexbogens) innerhalb der peripheren sensiblen Neuriten, im Spinalganglion (z.B. beim Zoster) oder im proximalen Ast des sensiblen Neuriten, also an der hinteren Wurzel;
- durch *Unterbrechung der Efferenz* bei einer Erkrankung der Vorderhornganglienzellen (z.B. Poliomyelitis) oder bei Läsionen des motorischen Neuriten innerhalb der vorderen Wurzeln oder innerhalb seiner distaleren Verlaufsstrecke;
- durch *Unterbrechung der intramedullären Synapsen* bei zentralen Rückenmarkserkrankungen z.B. bei der Syringomyelie;
- durch Erkrankung des Muskels selbst;
- durch Unterbrechung der Reizübertragung an der motorischen Endplatte;
- durch Ausfall gewisser zentraler Impulse, so z.B. in der Schockphase nach einer akuten Querschnittsläsion.

Störungen der Fremdreflexe (Abb. 2.**5**)

Eine Herabsetzung der praktisch wichtigsten plurisynaptischen Fremdreflexe, der Bauchhaut- und Kremasterreflexe, fassen wir meist – insbesondere, wenn gleichzeitig die Bauchmuskelreflexe gesteigert sind – als Ausdruck einer zentralnervösen Läsion auf, da die Reflexbogen in diesem Fall im Gegensatz zu denjenigen der Muskeldehnungsreflexe nicht sogleich innerhalb des Eintrittssegmentes geschlossen werden. Selbstverständlich fallen sie aber auch aus bei Läsionen der peripheren Efferenzen und/oder Afferenzen. Reflexausfälle dieser Art erleichtern gelegentlich die Höhendiagnose radikulärer Schäden.

Topische Zuordnung der wichtigsten Reflexe zu Segmenten (radikulär) und zu peripheren Nerven

Die Abschwächung oder das Fehlen einzelner Reflexe ist oft ein wichtiger (Teil-) Befund, der meist

Tabelle 2.2 Schema zur Eintragung der Ergebnisse der Muskelprüfung

Name:		Jg.:				Untersucher:		
R Datum	Muskel							L Datum
	Temporalis			V				
	Masseter			V				
	Pterygoidei			V				
	Stirn			VII				
	Orbicularis oculi			VII				
	Mund			VII				
	Platysma			VII				
	Weicher Gaumen			IX, X				
	Pharynx			IX, X				
	Sternokleidomastoideus			XI				
	Trapezius			XI				
	Zunge			XII				
	Zwerchfell	C3	4	(5)				
	Levator scapulae	C3	4					
	Rhomboidei		4	5				
	Serratus anterior			5	6	7		
	Supraspinatus		4	5	6			
	Infraspinatus		4	5	6			
	Pectoralis major			5	6	7		
	Subskapularis			5	6	7		
	Latissimus dorsi				6	7	8	
	Teres major			5	6	7		
	Deltoideus			5	6			
	Bizeps und Brachialis			5	6			
	N. radialis							
	Trizeps				C6	7	8	
	Brachioradialis			5	6			
	Ext. carpi rad. longus				6	7	(8)	
	Ext. carpi rad. brevis				6	7	(8)	
	Supinator			5	6	7		
	Ext. digitorum comm.				6	7	8	
	Ext. digiti minimi					7	8	
	Ext. carpi ulnaris					7	8	
	Abd. pollicis longus					7	8	
	Ext. pollicis longus					7	8	
	Ext. pollicis brevis					7	8	
	Ext. indicis					7	8	
	N. medianus							
	Pronator teres				C6	7		
	Flexor carpi radialis				6	7		
	Palmaris longus					7	8	Th1
	Flexor dig. superficialis					7	8	
	Flex. dig. prof. II, III					7	8	
	Flex. pollicis longus					7	8	
	Pronator quadratus					7	8	
	Abductor pollicis brevis					7	8	
	Opponens pollicis					7	8	
	Flex. poll. brevis (Caput superfic.)						8	(Th1)

→

Fortsetzung Tabelle 2.2

R Datum		Muskel							L Datum	
		N. ulnaris								
		Flexor carpi ulnaris				C7	8	Th1		
		Flex. dig. prof. IV, V				7	8	1		
		Hypothenar			C8	Th1				
		Palmaris brevis				8	1			
		Interossei				8	1			
		Adductor pollicis				8	1			
		Flex. poll. brevis (Caput prof.)				8	1			
		Rücken								
		Abdomen					Th6–12			
		Iliopsoas			L1	2	3	4		
		Adduktoren				2	3	4		
		Abduktoren (Glut. med.)					4	5	S1	
		Innenrotation Oberschenkel					4	5	1	
		Außenrotation Oberschenkel					4	5	1	2
		Glutaeus maximus						5	1	2
		Quadriceps femoris				2	3	4		
		Kniebeuger, innere					4	5	1	2
		Biceps femoris (äußere Kniebeuger)						5	1	2
		N. peronaeus								
		Tibialis anterior				L 4	5			
		Ext. digitorum longus				L(4)	5	S1		
		Ext. hallucis longus				(4)	5		(1)	
		Peronaei				(4)	5	1		
		Ext. digitorum brevis				(4)		1		
		N. tibialis								
		Gastroknemius, Soleus					5	S1	2	
		Tibialis posterior					5	1		
		Zehenflexoren					5	1	2	

0 = keine Aktivität, 1 = sichtbare Kontraktion ohne motorischen Effekt, 2 = Bewegungen unter Ausschaltung der Schwerkraft, 3 = Bewegungen gegen die Schwerkraft, 4 = Bewegungen gegen Widerstand, 5 = normal

	Datum			
Kopf von Kissen abheben				
Kopf vorwärtsneigen				
Kopf rückwärtsneigen				
Arm seitwärts hoch re/li				
Arm vorwärts hoch re/li				
Hand in den Nacken re/li				
Aufrichten aus Rückenlage				
Aufstehen vom Stuhl				
Hinaufsteigen auf Stuhl re				
li				
Aufstehen aus Hocke				
Trendelenburg				
Fußspitzengang re/li				
Hackengang re/li				

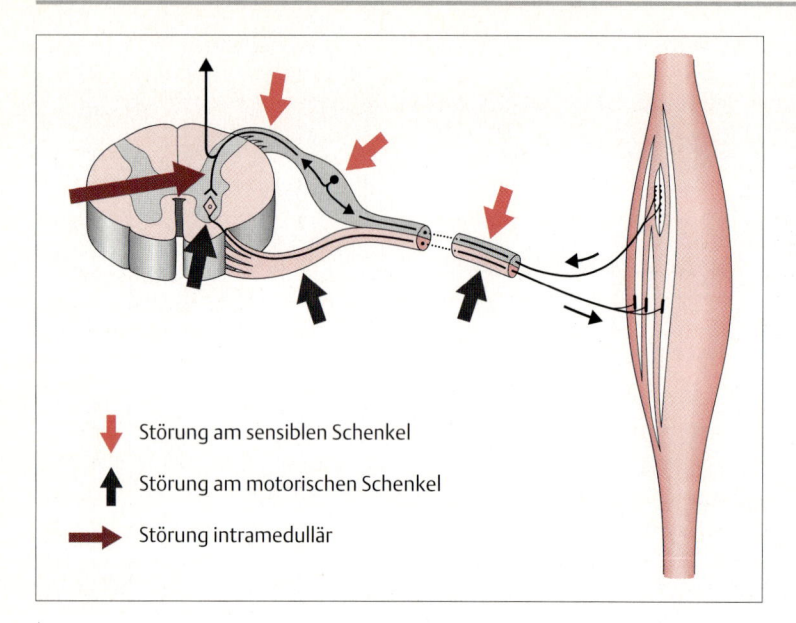

Abb. 2.4 Die verschiedenen Möglichkeiten einer Störung des Muskeldehnungsreflexes (Eigenreflex). Nicht dargestellt sind die Störungen bei Läsionen kortikospinaler Bahnen und bei primären Myopathien.

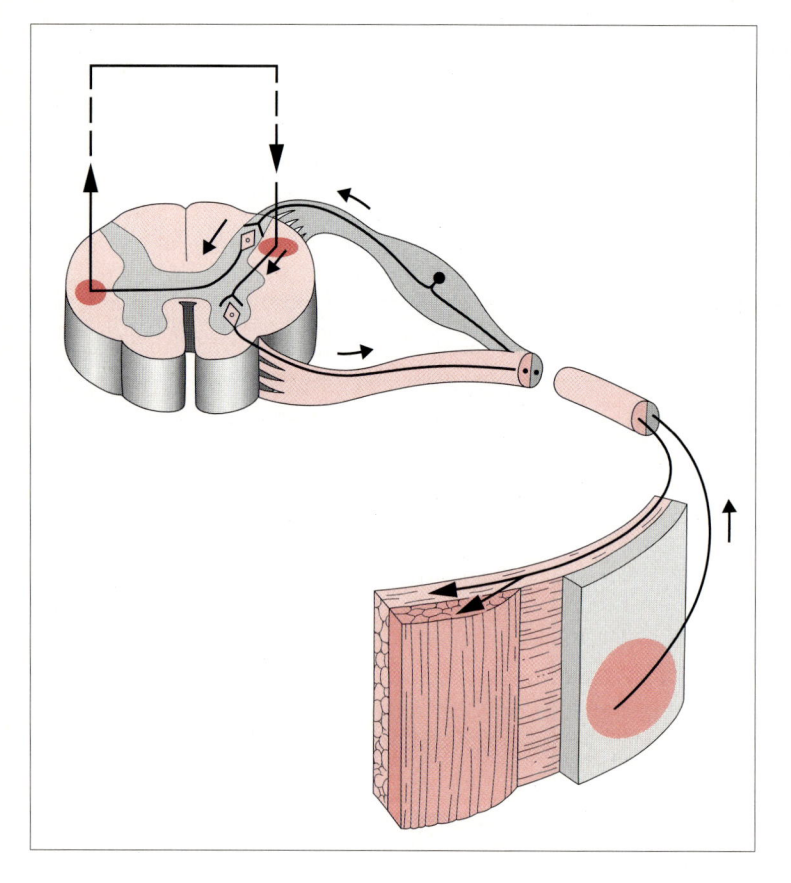

- ↓ Störung am sensiblen Schenkel
- ↑ Störung am motorischen Schenkel
- → Störung intramedullär

Abb. 2.5 Bauchhautreflex (Fremdreflex). Der Reflexbogen wird nicht im zugehörigen Rückenmarkssegment geschlossen, sondern weiter kranial davon. Das segmententsprechende Myotom liegt etwas weiter kranial als das ihm entsprechende Dermatom.

zusammen mit anderen (motorischen und/oder sensiblen) Ausfällen einen Rückschluss auf die betroffene Wurzel oder den betroffenen peripheren Nerv erlaubt. Die Kenntnis dieser Zuordnung ist diagnostisch von großer Wichtigkeit. Tab. 2.**3** gibt einen Überblick über die Muskeleigenreflexe und die Fremdreflexe mit Hinweisen auf den Auslösungsmodus sowie auf die für den einzelnen Reflex relevanten Segmente und peripheren Nerven.

Bei peripheren Nervenläsionen ergibt sich die lokalisatorische Bedeutung von fehlenden Reflexen oder Reflexabschwächungen zwanglos aus der Zugehörigkeit der betroffenen Muskeln zu bestimmten peripheren Nerven.

Bei schweren peripheren Lähmungen bestimmter Muskelgruppen können die Muskeldehnungsreflexe der Antagonisten gegenüber den Reflexen der Gegenseite gesteigert erscheinen. So kommt z.B. eine Steigerung des Tricepsbrachii-Reflexes bei Läsion des N. musculocutaneus oder eine Steigerung des Quadriceps-femoris-Reflexes (PSR) bei totalen proximalen Ischiadikusläsionen vor.

Auch bei Wurzelläsionen können sowohl Muskeleigenreflexe wie auch Fremdreflexe fehlen. So sind z.B. die Wurzeln Th7 bis Th12 im Reflexbogen der Bauchhautreflexe einbezogen, und die Wurzeln L2 bis L3 sind für das Funktionieren des Kremasterreflexes verantwortlich. Der Analreflex funktioniert über die 4. und 5. Sakralwurzel. Aufgrund einer eigenen Beobachtung von intaktem Analreflex nach beidseitiger Resektion der Wurzeln S4 und S5 müssen allerdings auch Ausnahmen von dieser Regel vermutet werden.

Sensibilitätsstörungen

Allgemeines

■ **Bedeutung der Sensibilität**

Diese kann für das Funktionieren des Gesamtorganismus nicht überschätzt werden. Für das normale Funktionieren sind 3 Ebenen von Bedeutung:
1. Die Reizaufnahme durch die taktilen Endorgane, bzw. durch freie Nervenendigungen.
2. Die Reizübertragung durch die Dendriten der in den Ganglien des Spinalnervs situierten Neurone und die Weiterleitung in Richtung zentrales Nervensystem.
3. Die Auswertung der einlangenden Reize.

Wenn z.B. durch eine Hautnekrose mit anschließender Narbenbildung die sensiblen Nervenendigungen und Endorgane zugrunde gegangen sind, gibt es auch keine sensiblen Impulse. Bis zu welchem Grad hier eine Regeneration erfolgen kann, ist eine offene Frage. Wenn periphere Nerven unterbrochen sind, können die Impulse nicht weitergeleitet werden. Wenn die Auswertung der einlangenden Reize durch eine Störung im Zentralnervensystem behindert ist, muß es ebenfalls Probleme geben. Solche Probleme entstehen aber auch dann, wenn die Zahl der eintreffenden Impulse für die Auswertung nicht ausreicht. Die einzelnen Körperregionen sind qualitativ verschieden stark nervös versorgt, was auch in der Größe der Fläche, die für bestimmte sensible Funktionen in der hinteren Zentralwindung vorgesehen ist, zum Ausdruck kommt. Zeichnet man die für die einzelnen Körperregionen bestimmten Flächen in die Zentralwindung ein, sieht man, daß das Gesicht (Lippen und Zunge), der Penis und vor allem die beiden Hände und Füße überrepräsentiert sind. In diesen Regionen dienen sensible Reize nicht nur der Schutzfunktion, sondern haben eine weit darüber hinausgehende funktionelle Bedeutung.

Die Oberflächensensibilität leitet durch Berührung der Hautoberfläche entstandene Reize (taktile Ästhesie), Schmerzreize und Temperaturreize. Die Oberflächensensibilität ist damit für den Schutz des Körpers nach außen verantwortlich. Ihr Fehlen hat schwerwiegende Folgen. Ein Patient mit fehlender Sensibilität an den Fingern erleidet häufig Verbrennungen, er verletzt sich sehr leicht. Daraus entstehen Ulzera und es kann zu Mutilierungen kommen. Dasselbe gilt für die Fußsohle, wo bei fehlender Schutzsensibilität ein Druck durch Fremdkörper im Schuh nicht wahrgenommen wird, was zu Exulzerationen und schlecht heilenden Wunden und damit zu Nekrosen führt, wie bei Lepra.

Bestimmte Körperregionen, und zwar vor allem die Haut der Palmarseite der Finger und der Hand sowie die Haut der Plantarseite der Zehen und die Haut der Genitalregion, sind so reich mit sensiblen Endorganen bestückt, daß die dort ausgelösten Impulse über die Schutzfunktion hinaus die Form des betasteten Gegenstandes erfassen lassen. Die Auswertung dieser Daten do-

Tabelle 2.3 Spinale Reflexe. Beziehung zu peripheren Nerven und Segmenten (nach Bronisch, Mumenthaler sowie Veraguth und Brändli)

Reflex	Auslösung	Ergebnis	Muskel(n)	Peripherer Nerv	Segment(e)
Skapulohumeralreflex	Schlag auf medialen Rand der unteren Skapulahälfte	Adduktion und Außenrotation des herabhängenden Armes	Infraspinatus und Teres minor	Supraskapularis und Axillaris	C4–C6
Bizepsreflex	Schlag auf Bizepssehne bei gebeugtem Ellenbogen	Beugung im Ellenbogen	Biceps brachii	Muskulokutaneus	C5–C6
Brachioradialisreflex („Supinatorreflex"; „Radius-Periost-Reflex")	Schlag auf distales Radiusende bei leicht gebeugtem Ellenbogen und proniertem Vorderarm	Flexion im Ellenbogen	Brachioradialis (+ Biceps brachii und Brachialis)	Radialis (Muskulokutaneus)	C5–C6
Trizepsreflex	Schlag auf Trizepssehne bei gebeugtem Ellenbogen	Extension im Ellenbogen	Triceps brachii	Radialis	C7–C8
Daumenreflex	Schlag auf Sehne des Flexor pollicis longus am distalen Drittel des Vorderarmes	Flexion der Daumenendphalanx	Flexor pollicis longus	Medianus	C6–C8
Handgelenksreflex	Schlag auf Dorsum des Handgelenkes, proximal vom Radiokarpalgelenk	Extension von Hand und Fingern (inkonstant)	Hand- und lange Fingerextensoren	Radialis	C6–C8
Mayerscher Fingergrundgelenkreflex (Fremdreflex)	Forcierte passive Beugung des Grundgelenkes von Mittel- und Ringfinger	Adduktion und Oppositionsbewegung des ersten Metakarpale	Adduktor und Opponens pollicis	Ulnaris und Medianus	C6–Th1
Fingerflexorenreflex	Schlag auf den Daumen des Untersuchers, welcher in die Handvola des Patienten gelegt wird. Oder: Schlag auf die Beugersehnen volar am Handgelenk	Beugung der Langfinger (Flexion Handgelenk)	Flexor digitorum superficialis (Flexores carpi)	Medianus (Ulnaris)	C7–C8 (Th1)
Trömner-Reflex	herunterhängende Patientenhand am Mittelfinger gehalten. Schlag von volar gegen Mittelfingerendglied	Flexion der Fingerendglieder (einschließlich Daumen)	Flexores digitorum (profundi)	Medianus (Ulnaris)	C7–C8 (Th1)

→

Fortsetzung Tabelle 2.**3**

Reflex	Auslösung	Ergebnis	Muskel(n)	Peripherer Nerv	Segment(e)
Epigastrischer Reflex (Fremdreflex)	rascher Nadelstrich von Mamilla abwärts	Einziehen des Epigastriums	Oberste Fasern des Transversus abdominis	Interkostalnerven	Th5–Th6
Bauchhautreflexe (Fremdreflexe)	rasches Bestreichen der Bauchhaut von lateral gegen die Mittellinie	Verschiebung der Bauchhaut und des Nabels zur gereizten Seite hin	Abdominalmuskulatur	Interkostalnerven, Hypogastrikus und Ilioinguinalis	Th6–Th12
Kremasterreflex (Fremdreflex)	Bestreichen der Haut an oberer Innenseite des Oberschenkels (Kneifen, proximale Adduktoren)	Hochsteigen der Testes	Kremaster	R. genitalis des Genitofemoralis	L1–L2
Adduktorenreflex	Schlag auf medialen Kondylus des Femurs	Adduktion des Beines	Adduktoren	Obturatorius	L2–L4
Quadriceps-femoris-Reflex („Patellarsehnenreflex")	Schlag auf Quadrizepssehne unterhalb Patella, leicht flektiertes Knie	Extension im Knie	Quadriceps femoris	Femoralis	(L2) L3–L4
Glutäalreflex (Fremdreflex)	Bestreichen der Haut über Glutaeus maximus	Kontraktion des Glutaeus maximus (inkonstant)	Glutaeus medius und maximus	Glutaeus superior und inferior	L4–S1
Tibialis-posterior-Reflex	Schlag auf Sehne des Tibialis posterior hinter dem Malleolus medialis	Supination des Fußes (inkonstant)	Tibialis posterior	Tibialis	L5
Tibialis-anterior-Reflex	Schlag auf Sehne des Muskels am Fußrücken	Dorsalextension des Fußes	M. tibialis anterior	N. peronaeus	L5
Peronäusmuskelnreflex (Fußextensorenreflex)	Fuß leicht flektiert und supiniert. Finger des Untersuchers über distale Metatarsalia. Schlag darauf, besonders Metatarsalia 1–2	Dorsalextension und Pronation des Fußes	lange Fuß- und Zehenextensoren, Peronäi	Peronaeus	L5–S1
Ischiokruralismuskelnreflex	Pat. in Bauchlage, Schlag (auf Finger des Unters.) unterhalb des Tuber ossis ischii	Flexion des Unterschenkels	M. semitendinosus, semimembranosus und Biceps femoris	N. ischiadicus	L5

siert wiederum die Motorik und macht so einen gezielten Greifakt möglich, der auch ohne Kontrolle des Auges ablaufen kann (taktile Gnosis, Stereognosis). Nur aufgrund dieses komplexen Vorganges gelingt es z.B. Schuhbänder zu knüpfen oder Hemdenknöpfe zu öffnen. Es braucht nicht besonders betont zu werden, daß diese Funktion für bestimmte Berufe (Feinmechaniker etc.) für die Berufsausübung von großer Bedeutung ist. Ohne stereognostische Sensibilität kann die Hand ihre Aufgabe als Greiforgan nicht, oder nur unzureichend erfüllen. Man spricht auch von einer „blinden" Hand.

Die Tiefensensibilität vermittelt eine Orientierung über die Lage der einzelnen Körperteile und ermöglicht auf diese Weise einen rationellen, geordneten und gezielten Krafteinsatz.

Die Bedeutung der Sensibilität kommt zum Ausdruck, wenn man die Funktion der Hand mit der Funktion von Handprothesen vergleicht, die vom motorischen Standpunkt aus gesehen Wundern der Mechanik gleichen, aber keine oder nur unzureichende sensible Rückkoppelung besitzen. Es ist außerordentlich schwierig und bedarf einer langen Lernkurve, mit einer Handprothese ein Ei zu ergreifen und aufzuheben, ohne es zu zerbrechen, weil der notwendige Krafteinsatz ohne sensible Rückkoppelung nur schwer abgeschätzt werden kann.

Die klinische Sensibilitätsprüfung hat an Bedeutung trotz „objektiver" Schweißteste nichts eingebüßt. Die letzteren vermögen entgegen einer weitverbreiteten Ansicht aus verschiedenen Gründen die Sensibilitätsprüfung nicht zu ersetzen. Ein Sistieren der Schweißsekretion ist nur bei mehr oder weniger totalen Unterbrechungen peripherer sensibler Nervenäste zu erwarten. Bei den vielfältigen partiellen Druckschädigungen läßt uns diese Methode im Stich. Die Schweißsekretion kann bei Partialläsionen sogar vermehrt sein. Außerdem bleibt die Schweißsekretion bei Unterbrechungen der sensiblen Leitung im Bereich der Spinalnervenwurzeln intakt (S. 468). Die intakte Schweißsekretion beweist also keineswegs zuverlässig, daß die Angaben des Patienten über eine gestörte Sensibilität falsch sind.

■ Sensibilitätsqualitäten

Wie für alle Nervenimpulse, gibt es auch für sensible Reize eine Reizschwelle, die individuell verschieden hoch sein kann, aber auch beim selben Individuum eine verschiedene Höhe annehmen kann. Die Reizantwort kann sich innerhalb „normaler" Grenzen bewegen (Normästhesie). Derselbe Reiz kann zu einer verstärkten (Hyperästhesie), oder zu einer verminderten (Hypästhesie) Antwort führen. Parästhesien (Ameisenlaufen, Kribbeln) und Dysästhesien (Schmerzempfindungen) können durch Irritation eines peripheren Nervs im entsprechenden Versorgungsgebiet ausgelöst werden, z.B. in reversibler Form durch Druck mit Einschlafen der Füße oder durch einen mechanischen Reiz (Beklopfen des N. ulnaris im Sulcus nervi ulnaris) (Musikantenknochen), wodurch ein elektrisierender Schmerz ausgelöst wird. Solche Parästhesien können aber eine quälende Form annehmen, z.B. an der Fußsohle, und zur Krankheitsdominante werden.

Im peripheren Nerv verlaufen neben efferenten motorischen Fasern des vegetativen Systems (Schweißdrüsensekretion, Gefäßnerven, glatte Muskeln) eine große Zahl afferenter Nervenfasern, die aus der Haut kommen und Reize von der Oberfläche übertragen (Oberflächensensibilität), oder von tiefer gelegenen Organen, wie Muskeln (Muskelspindeln), Sehnen und Gelenken kommen (s. Abb. 7.1a). Diese Fasern übertragen unter anderem Impulse, die über die Lage der einzelnen Körperteile und den Spannungszustand der Muskulatur Aufschluß geben (Tiefensensibilität). Daneben finden sich in großer Zahl Nervenfasern, die Schmerzreize übertragen.

Von der Körperoberfläche kommen Schmerzreize (nicht myelinisierte C-Fasern und myelinisierte A-Deltafasern), durch Temperatur ausgelöste Reize (A-Deltafasern) und durch Berührung ausgelöste Reize (A-Betafasern). Unter den Fasern, die Berührungsreize übertragen, wurden 2 Fasertypen festgestellt (770), nämlich rasch adaptierende Fasern, die bei Berührung, ohne Rücksicht auf die Stärke der Berührung, Reize übertragen, die die Reizübertragung aber rasch einstellen und erst wieder eine Reizübertragung zeigen, wenn die Berührung aufhört. Es ist einleuchtend, daß diese Fasern auf Bewegung ansprechen. Es gibt gute Gründe zu glauben, daß die rasch adaptierenden Fasern von den Vater-Pacini-Körperchen, bzw. von den Meißner-Körperchen ausgehen. Im Unterschied dazu übertragen die langsam adaptierenden Fasern Reize vom Beginn der Berührung an, bis zu deren Ende, und zwar in einer Intensität, die abhängig von der Stärke der Berührung ist. Das Endorgan für diese Reize ist im Merkel-Zell-Neurit-Komplex zu suchen.

Abgesehen von den freien Nervenendigungen, die Schmerz- und Temperaturreize übertragen, wurden keine weiteren Endorgane nachgewiesen (1299). Diese Angaben beziehen sich auf die unbehaarte Haut.

In der behaarten Haut sind die Endorgane weniger dicht, neben freien Endigungen findet man sogenannte Pilo-Ruffini-Komplexe, Haarscheiben und Haarfollikel (438), und in den Gelenken wurden, neben freien Endigungen, Vater-Pacini-Körperchen und Ruffini-Körperchen nachgewiesen (437).

Für die funktionelle Auswertung dieser Impulse durch das Zentralorgan ist naturgemäß die Innervationsdichte von entscheidender Bedeutung.

Bewertung der anamnestischen Angaben

Anamnestisch geben die Patienten Gefühllosigkeit oder aber Schmerz oder Parästhesien (Kribbeln, Ameisenlaufen, Eingeschlafensein) an. Parästhesien werden zu Unrecht sehr häufig als unmittelbare Folge von Durchblutungsstörungen angesehen. Sie sind indessen stets neurogen. Treten sie symmetrisch auf, sind sie auf spinal-medulläre oder auch polyneuropathische Erkrankungen zu beziehen. Flüchtige oder permanente halbseitig angeordnete Parästhesien sprechen für eine zerebrale Ursache. Ihre häufigste Form, die flüchtigen oder andauernden Parästhesien einzelner Gliedabschnitte, sind fast immer auf Affektionen peripherer Nervenbahnen (Abb. 2.**6**) zu beziehen (mit Ausnahme der ebenfalls ganze Gliedmaßenabschnitte asymmetrisch befallenden Parästhesien bei gewissen medullären Affektionen, wie z.B. einer multiplen Sklerose): nächtliches Einschlafen der Hände, Einschlafen eines Beines bei längerem Sitzen mit übereinandergeschlagenen Beinen, schließlich als Initialsymptom von Läsionen fast aller sensible Fasern führenden Nerven (z.B. bei Polyneuropathie). Je akuter und intensiver die mechanische Schädigung gesetzt wird, desto eher werden Schmerzen ausgelöst. Nur im extremen Fall, z.B. bei Schnittverletzung eines peripheren Nervs oder selten Zerquetschen einer Wurzel durch einen akuten Bandscheibenprolaps, kann das abhängige Areal ohne vorangehende Schmerzen anästhetisch und analgetisch werden.

Lokalisation. Den Untersucher interessieren im weiteren der Ort, an welchem Sensationen auftreten und ihre Provozierbarkeit durch Druck, statische Belastung oder durch bestimmte Bewegungen. Die Lokalisation der Parästhesien oder Schmerzen entspricht im allgemeinen dem abhängigen Innervationsfeld. Aus ihrer Begrenzung kann man oft schon auf den Ort der Läsion schließen. Nicht selten strahlen die Mißempfindungen aber auch nach proximal aus und verwirren so das Bild: Schmerzen, die z.B. von einem Karpaltunnelsyndrom ausgehen, können über den ganzen Vorderarm, ja sogar über den Oberarm aufsteigen. Bei der Tabes dorsalis können lanzinierende Schmerzen mit konstanter Lokalisation Ausdruck einer zusätzlichen radikulären Reizung sein, wobei die Tabes den Schmerzcharakter modifiziert.

Untersuchungsmethoden

Der apparative und zeitliche Aufwand soll in einem vernünftigen Verhältnis zu dem zu erwartenden praktischen Untersuchungsergebnis stehen. Die Prüfungen der sensiblen Oberflächenqualitäten können mit einfachsten Mitteln durchgeführt werden, erfordern aber von seiten des Untersuchers Sorgfalt und Geduld und setzen ein gewisses Minimum an Mitarbeit seitens des Patienten voraus.

Generell sollten folgende Richtlinien bei der Untersuchung der Sensibilität berücksichtigt werden: Man testet mit den beabsichtigten Reizen zunächst ein Gebiet, in welchem wahrscheinlich keine Störungen der Oberflächensensibilität vorliegen, um dem Patienten Gelegenheit zu geben, die Normalempfindung zu erleben. Dann setzt man die Reize im Zentrum des wahrscheinlich gestörten Bezirkes, um den Unterschied zur Normalempfindung deutlich zu machen. Von diesen Extremunterschieden ausgehend, arbeitet man sich nun allmählich nach allen Seiten hin an die Grenzen des gestörten Bezirkes heran, und zwar sowohl vom Normalbezirk her als auch von der gestörten Zone ausgehend. Es sind dabei nicht nur quantitative Unterschiede in der Empfindung wichtig. Auch Mißempfindungen, wie „Elektrisieren" und Nachempfindung von Reizen, sind zu beachten. Angaben über ein „Andersempfinden" können uns Hinweise geben, wenn sie anatomisch typische Areale umfassen. Die Befunde sind stets sorgfältig auf der Haut aufzuzeichnen. Sie sollten wiederholt kontrolliert werden. Erst aus der mehrfach festgestellten konstanten Begrenzung einer

2. Die Untersuchung bei Läsionen peripherer Nerven

Sensibilitätsstörung ergibt sich ein in gewissem Maße objektiver Befund.

Man kann grundsätzlich 3 Untersuchungsmethoden unterscheiden:

- Reizschwellenuntersuchungen.
- Funktionelle Untersuchungen.
- Objektive Untersuchungsverfahren.

■ Reizschwellenuntersuchungen

Dabei geht es grundsätzlich darum, ob ein Reiz überhaupt wahrgenommen wird (qualitative Untersuchung), bzw. in bestimmten Fällen gilt es zu bestimmen, wie hoch die Reizschwelle ist (quantitative Untersuchung).

Schmerz und Berührung. Durch Untersuchung mit einer Stecknadel (wobei einmal das spitze, einmal das stumpfe Ende mit der Haut in Berührung gebracht wird) kann man feststellen, ob der Patient grundsätzlich eine leichte Berührung empfindet, und ob er in der Lage ist, die Berührung mit dem spitzen Ende als Schmerz zu empfinden. Nach Setzen einer Lokalanästhesie kann man feststellen, daß der Patient mit Wirk-

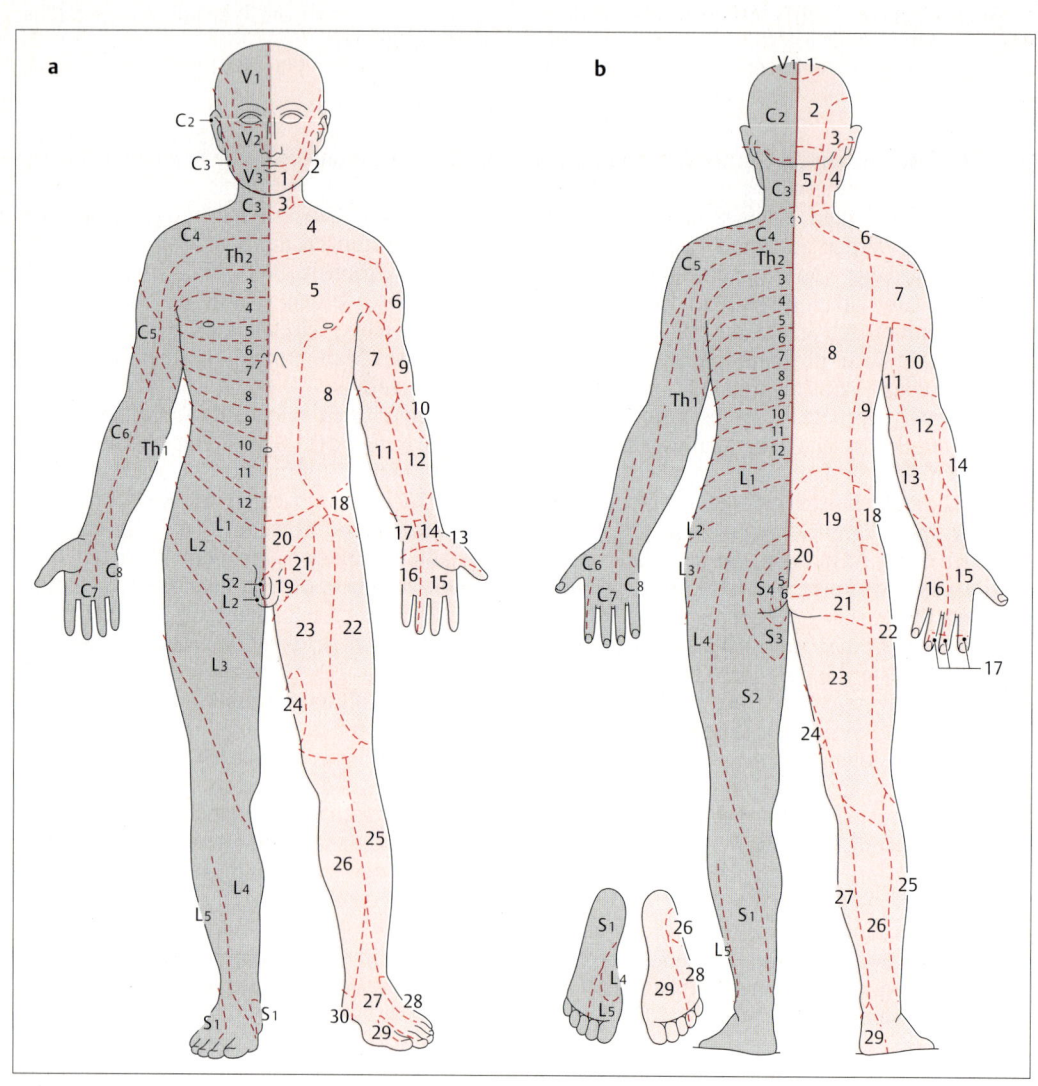

Abb. 2.**6a–b** (Legende siehe Seite 57)

samwerden der Lokalanästhesie wohl noch die Berührung empfindet/A-Betafasern), aber nicht mehr den Schmerz (C-Fasern und A-Deltafasern).

Die Berührungsempfindung kann auch mit Watte oder durch Berührung mit der Fingerkuppe getestet werden, wobei man hier bereits zwischen einer statischen und einer bewegten Berührung unterscheiden kann. Die Schmerzempfindung kann auch durch Kneifen einer Hautfalte zwischen zwei Fingernägeln des Untersuchers getestet werden. Fehlt die Berührungsempfindlichkeit, besteht eine *Anästhesie*, fehlt die Schmerzempfindung, besteht eine *Analgesie*.

Temperaturempfindung. Das Vorhandensein einer Thermästhesie wird getestet durch Berührung mit je einer Eprouvette (aus Glas oder Metall), die kaltes Wasser, bzw. warmes Wasser enthält, oder mit einem Thermästhesiometer, bei dem eine Berührungsfläche elektrisch aufgeheizt wird. Bei dieser Untersuchung kommt es darauf an, ob der Patient den Temperaturunterschied empfindet, und ob er ihn rasch oder erst verzögert wahrnimmt.

Berührungsempfindung. Deren Messung wurde von Frey im Jahr 1896 mittels des Haartestes quantifiziert (1255). Haare verschiedener Dicke wurden so auf die Haut aufgebracht, daß sie sich durchbogen. Die Quantifizierung ergab sich daraus, ob der Patient sehr feine Kinderhaare oder erst relativ dicke Haare wahrnehmen konnte. Bei der Verwendung von Borsten trat auch Schmerz auf, so daß hier nicht nur der Druck, sondern auch die Schmerzempfindung gemessen wurde.

◁ Abb. 2.**6** Die Hautsensibilität. Radikuläre und periphere sensible Innervation.
a Ansicht von vorn. Rechte Körperseite: radikuläre, linke Körperseite: periphere Innervation.
b Ansicht von hinten. Rechte Körperseite: periphere, linke Körperseite: radikuläre Innervation.
1 N. trigeminus
2 N. auricularis magnus
3 N. transversus colli
4 Nn. supraclaviculares
5 Rr. cutanei anteriores nn. intercostalium
6 N. cutaneus brachii lateralis superior (N. axillaris)
7 N. cutaneus brachii medialis
8 Rr. mammarii laterales nn. intercostalium
9 N. cutaneus brachii posterior (N. radialis)
10 N. cutaneus antebrachii posterior
11 N. cutaneus antebrachii medialis
12 N. cutaneus antebrachii lateralis
13 R. superficialis n. radialis
14 R. palmaris n. mediani
15 N. medianus
16 Nn. digitales palmares communes
17 R. palmaris n. ulnaris
18 N. iliohypogastricus (R. cut lat.)
19 N. ilioinguinalis (Nn. scrotales anteriores)
20 N. iliohypogastricus (R. cutaneus anterior)
21 N. genitofemoralis (R. femoralis)
22 N. cutaneus femoris lateralis
23 N. femoralis (Rr. cutanei anteriores)
24 N. obturatorius (R. cut.)
25 N. cutaneus surae lateralis
26 N. saphenus
27 N. peronaeus superficialis
28 N. suralis
29 N. peronaeus profundus
30 N. tibialis (Rr. calcanei)

Abb. 2.**6b**
1 N. frontalis (V$_1$)
2 N. occipitalis major
3 N. occipitalis minor
4 N. auricularis magnus
5 Rr. dorsales nn. cervicalium
6 Nn. supraclaviculares
7 N. cutaneus brachii lateralis superior (N. axillaris)
8 Rr. dors. nn. spin. cervic., thorac., lumb.
9 Rr. cutanei laterales nn. intercostalium
10 N. cutaneus brachii posterior
11 N. cutaneus brachii medialis
12 N. cutaneus antebrachii posterior
13 N. cutaneus antebrachii medialis
14 N. cutaneus antebrachii lateralis
15 R. superficialis n. radialis
16 R. dorsalis n. ulnaris
17 N. medianus
18 N. iliohypogastricus (R. cut. lat.)
19 Nn. clunium superiores
20 Nn. clunium medii
21 Nn. clunium inferiores
22 N. cutaneus femoris lateralis
23 N. cutaneus femoris posterior
24 N. obturatorius (R. cut.)
25 N. cutaneus surae lateralis
26 N. suralis
27 N. saphenus
28 N. plantaris lateralis
29 N. plantaris medialis

→

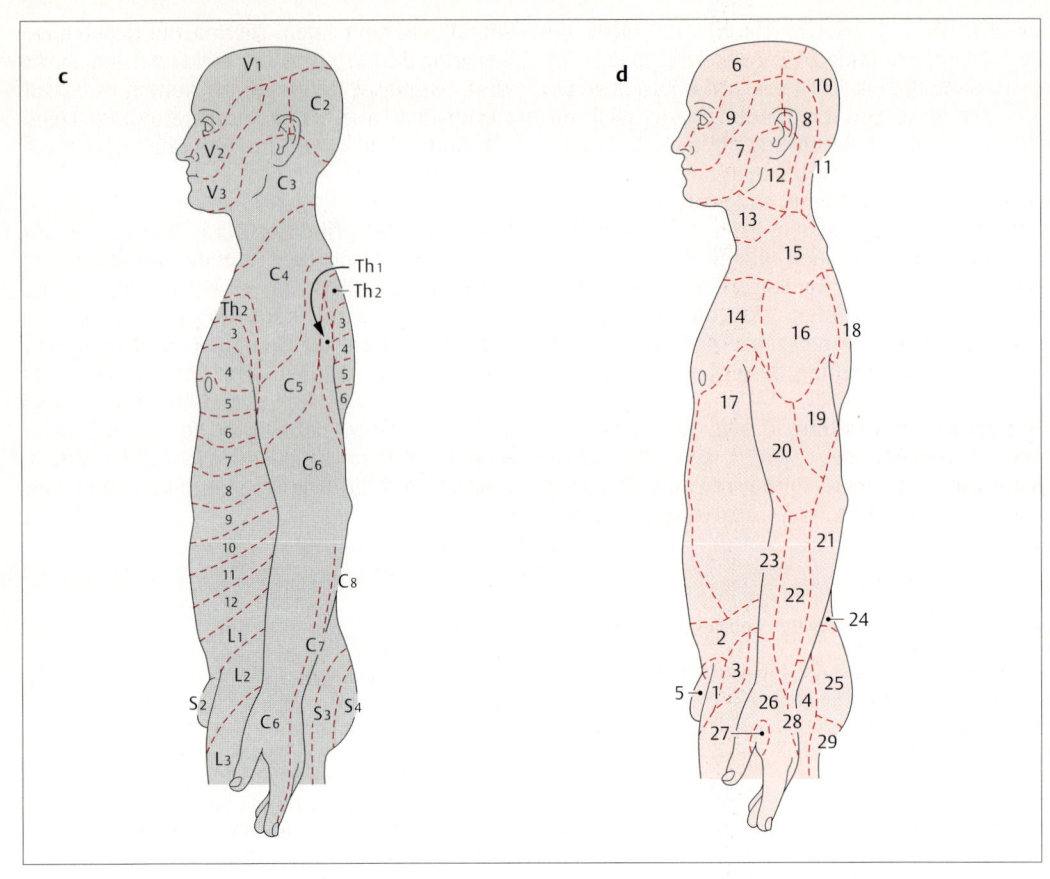

Abb. 2.**6c** Seitenansicht. Radikuläre Innervation.

Abb. 2.**6d** Seitenansicht. Periphere Innervation.
 1 N. ilioinguinalis
 2 N. iliohypogastricus
 3 N. genitofemoralis (R. femoralis)
 4 N. cutaneus femoris lateralis
 5 N. dorsalis penis (n. pudendus)
 6 N. trigeminus/1
 7 N. trigeminus/3
 8 N. occipitalis minor
 9 N. trigeminus/2
10 N. occipitalis major
11 Rr. dorsales nn. cervicalium
12 N. auricularis magnus
13 N. transversus colli
14 Rr. cutanei ant. nn. intercostalium
15 Nn. supraclaviculares
16 N. cutaneus brachii lateralis superior (N. axillaris)
17 Nn. intercostobrachiales (nn. intercostalium)
18 Rr. dorsales nn. thoracicorum
19 N. cutaneus brachii posterior
20 N. cutaneus brachii lateralis
21 N. cutaneus antebrachii posterior (n. radialis)
22 N. cutaneus antebrachii lateralis
23 N. cutaneus antebrachii medialis
24 R. cutaneus lateralis n. iliohypogastrici
25 Nn. clunium superiores
26 R. superficialis n. radialis
27 Autonomes Gebiet des R. superficialis n. radialis
28 R. dorsalis n. ulnaris
29 Nn. clunium inferiores
30 N. digitalis palmaris communis n. mediani

→

2.1 Klinische Untersuchung

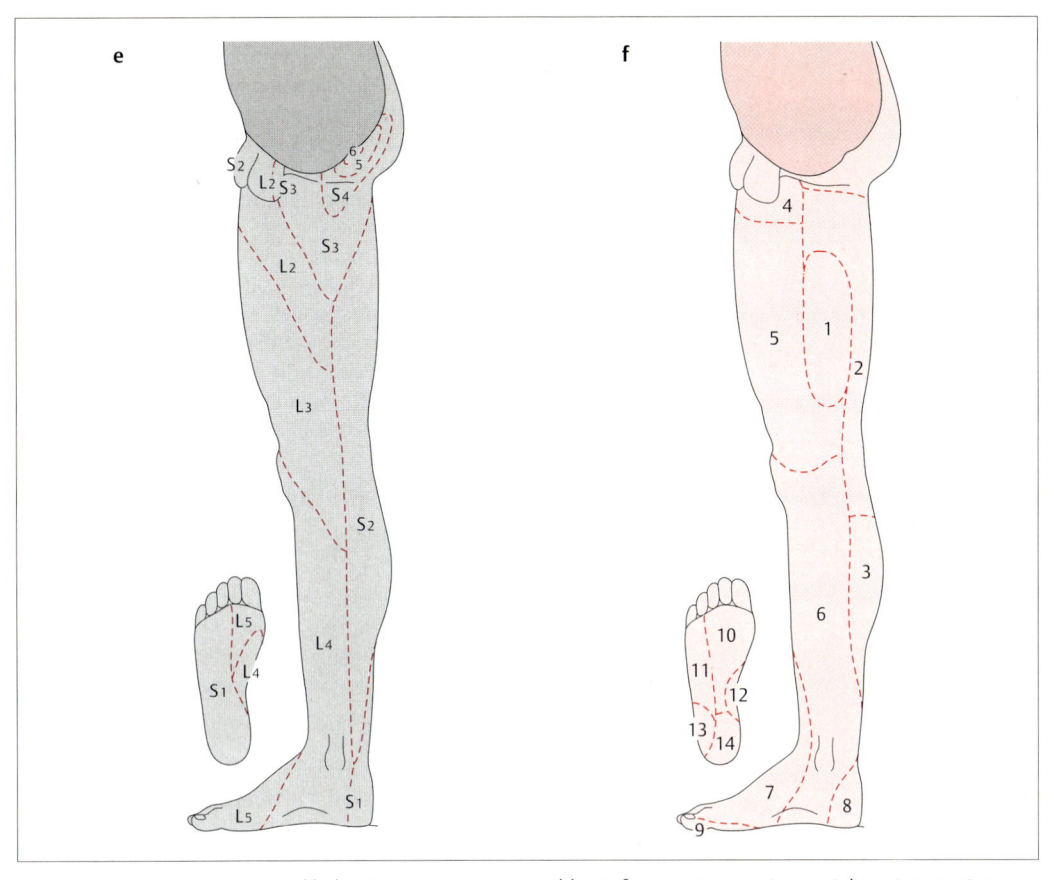

Abb. 2.**6e** Bein, Innenseite: radikuläre Innervation.

Abb. 2.**6f** Bein, Innenseite: periphere Innervation.
1 R. cutaneus n. obturatorius
2 N. cutaneus femoris posterior
3 N. cutaneus surae lateralis
4 N. ilioinguinalis und R. genitalis n. genitofemoralis
5 Rr. cutanei anteriores n. femoralis
6 Rr. cutanei cruris mediales n. sapheni
7 N. cutaneus dorsalis medialis (n. peronaeus superficialis)
8 Rr. calcanei mediales
9 N. plantaris medialis
10 N. plantaris medialis
11 N. plantaris lateralis
12 Rr. cutanei cruris mediales n. sapheni
13 N. suralis
14 Rr. calcanei mediales

→

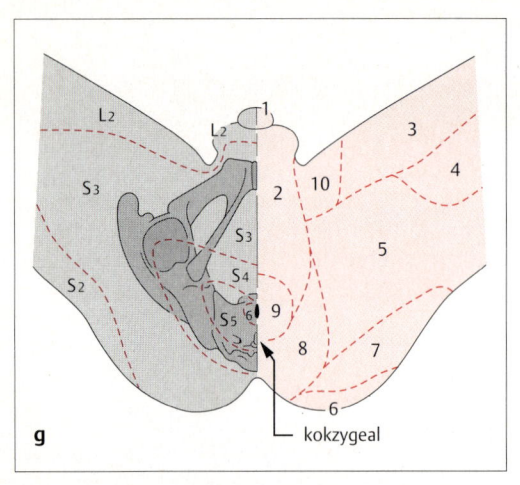

Abb. 2.6g Damm, rechte Körperseite: radikuläre, linke: periphere Innervation.
1 N. dorsalis penis (clitoridis) (n. pudendus)
2 Nn. scrotales (labiales) posteriores (Nn. perineales des N. pudendus)
3 Rr. cutanei anteriores n. femoralis
4 N. obturatorius
5 N. cutaneus femoris posterior
6 Nn. clunium superiores
7 Nn. clunium inferiores
8 Nn. clunium medii
9 Nn. anococcygei
10 N. ilioinguinalis und R. genitalis n. genitofemoralis

Semmes und Weinstein (1069) haben die Haare durch Nylonmonofilamente verschiedenen Durchmessers ersetzt. Wieder werden die Nylonmonofilamente senkrecht auf die Haut aufgebracht, und zwar mit einem Druck bis eine Biegung auftrat. Dann hängt nämlich die Kraft nicht mehr von dem vom Untersucher ausgeübten Druck, sondern nurmehr vom Durchmesser des Monofilaments ab. Die Untersuchungsmethode wurde von Bell-Krotoski (62, 63) vereinfacht und auf 5 Testwerte reduziert (1,65–6,25). Die Zahlenangaben sind Zehnerlogarithmen der aufgewendeten Kraft in Milligramm.

Vibrationsempfindung (Pallästhesie). Treitel (1211) beobachtete bereits 1897, daß eine Untersuchung mit einer Stimmgabel von 128 Hertz nicht immer Übereinstimmung mit der Berührungsempfindlichkeit zeigte, und daß bei Syphilis und alkoholischer Neuritis eine Vibration noch empfunden werden konnte, wenn die Berührungsempfindlichkeit bereits verloren war.

Dellon sieht hingegen eher Parallelen mit der bewegten Berührungsempfindung, und er kommt zu dem Schluß, daß die rasch adaptierenden Fasern über die oberflächlich gelegenen Meißner-Tastkörperchen durch Stimmgabeln von 30 Hertz erregt werden, während andere rasch adaptierende Fasern durch Stimulierung der unter der Dermis gelegenen Vater-Pacini-Körperchen auf 256 Hertz ansprechen (Dellon 81). Nach Dellon kann man durch Berührung mit einer Stimmgabel der entsprechenden Frequenz entweder die Meißner- oder die Vater-Pacini-Körperchen stimulieren. Allerdings dürfte das Ergebnis der Reizung mit der Stimmgabel nicht so spezifisch sein, wie ursprünglich angenommen (64).

■ Funktionelle Untersuchungen

Schutzsensibilität. Wenn bei der klinischen Untersuchung Zeichen des Gebrauches an der Hand festgestellt werden und trotzdem keine Zeichen einer Verbrennung bzw. schlecht heilender Wunden vorliegen, kann man annehmen, daß die Funktion der Schutzsensibilität ausreichend ist.

Taktile Gnosie. Hierfür ist die Innervationsdichte von entscheidender Bedeutung. Sie spiegelt sich im geringsten Abstand zweier Punkte wieder, die der Patient noch als getrennte Berührung unterscheiden kann.

Statische 2-Punkte-Diskrimination. Diese wurde bereits 1835 von Weber beschrieben (1271), der zur Bestimmung einen Tastzirkel benützte. Moberg, der auf die 2-Punkte-Diskriminierung besonderen Wert legte, hat sich eine Büroklammer entsprechend zurecht gebogen und damit die Untersuchung ausgeführt (756). Bei jeweils 10 Versuchen mußte der Patient 7mal richtige Angaben machen. In den letzten Jahren wurden sogenannte „Diskriminator-Scheiben" entwickelt, die sternförmig standardisierte Fortsätze mit zunehmendem Abstand aufweisen und die druckfrei auf die zu prüfende Hautstelle aufgelegt werden. Die Scheiben haben ein Gewicht von 5 Gramm, so daß dadurch der beim Test verwendete Druck standardisiert ist. Dies ist wichtig, weil bei höherem Druck auch benachbarte Hautpunkte stimuliert werden, so daß ein falscher Wert angegeben wird (128). Die statische 2-Punkte-Diskrimination spricht die Merkel-Zellneuriten-Komplexe an.

Dynamische 2-Punkte-Diskrimination. Die „Moving two point discrimination" nach Dellon prüft den geringsten Abstand zweier Punkte, die noch getrennt wahrgenommen werden können, wenn der Untersuchungsgegenstand über die Haut bewegt wird (257). Dabei werden mehr Endorgane angesprochen, und es werden über die Meißner-Tastkörperchen die oberflächlich gelegenen rasch adaptierenden Fasern bei niederer Frequenz (30 Hz) stimuliert, und über die unter der Dermis gelegenen auf höher frequente Reize ansprechenden Vater-Pacini-Körperchen, die rasch adaptierenden Fasern bei höherer Frequenz (256 Hz) stimuliert. Während bei der statischen 2-Punkte-Diskrimination 6–8 mm als Normalwert angesehen werden, liegt der Wert bei der dynamischen 2-Punkte-Diskrimination mit 2 mm wesentlich darunter.

Da es im wesentlichen darauf ankommt, was der Patient mit der vorhandenen Innervationsdichte erkennen kann, wurden zusätzliche funktionelle Tests eingeführt.

Münzentest nach Seddon. Dabei muß der Patient unterscheiden können, ob eine Münze einen glatten oder einen gerillten Rand hat. Dies gelingt bei einer statischen 2-Punkte-Diskriminierung von 8–12 mm (952).

Buchstabentest nach Porter (901). Der Patient muß die vorspringend angebrachten Buchstaben H, O, U, V und Y unterscheiden können. Dies gelingt, wenn eine statische 2-Punkte-Diskrimination zwischen 4 und 8 mm vorhanden ist, wobei bei der 2-Punkte-Diskriminierung von 4–5 mm alle 5 Buchstaben und bei zunehmendem Schlechterwerden der 2-Punkte-Diskrimination nurmehr ein Buchstabe richtig erkannt wird.

Alle diese Untersuchungen können an verschiedenen Körperstellen ausgeführt werden, obwohl sie naturgemäß besonders für die Palmarseite der Hand und insbesondere für die Fingerbeere entwickelt wurden. Die Ergebnisse der Untersuchungen werden in ein Handschema angetragen (157).

Prince und Butler haben einen entsprechenden Raster für die Palmarfläche der Hand ausgearbeitet (1259). Dies ermöglicht es, Ausfälle einzelner Nervengebiete rasch zu erkennen, und bei wiederholter Untersuchung das Fortschreiten einer allfälligen Regeneration für die einzelnen Qualitäten verfolgen zu können,

Auflesetest nach Moberg (756). Man testet die integrative Funktion, bei der neben der taktilen Gnosis auch die motorische Funktion eine Rolle spielt. Eine Reihe standardisierter Gegenstände, wie Schrauben, Schraubenmuttern, Münzen und dergleichen werden vor dem Patienten ausgebreitet. Er hat zuerst Gelegenheit, die einzelnen Gegenstände kennenzulernen. Dann werden ihm die Augen verbunden und, allein auf sein Tastgefühl angewiesen, muß der Patient die Gegenstände erkennen, aufnehmen und in einen vorgesehenen Behälter geben. Die Zeit, die er hierfür braucht, wird bestimmt und mit der Zeit verglichen, die er zur Durchführung der selben Aufgabe mit der gesunden Hand gebraucht hat. Bei diesem Vergleich muß allerdings die Rechts- bzw. Linkshändigkeit in Rechnung gestellt werden. Bei Beeinträchtigung der motorischen Funktion ist der Test als reiner Sensibilitätstest nicht verwendbar.

Vibrationsempfindung. Abgesehen von der Testung mit der Stimmgabel, wurden Vibrometer entwickelt, die es erlauben, die Reizschwelle für verschiedene Frequenzen an verschiedenen Stellen exakt zu bestimmen (662).

Zehn Test. Bei diesem Test wird der Patient angehalten, die Sensibilität in einer Skala von 0 (keine Berührungsempfindung) bis 10 (normale Sensibilität) einzustufen (1150).

■ Objektive Untersuchungsverfahren

Bei allen bisher angeführten Tests ist der Untersucher auf die Mitarbeit des Patienten angewiesen. Naturgemäß kann man Schwindelversuche relativ rasch erkennen. Trotzdem waren objektive Tests wünschenswert.

Ein solcher Test ist der **Hautfaltentest nach O'Rain** (851). Es konnte nachgewiesen werden, daß nach einem Bad in kaltem Wasser die Finger mit normaler Sensibilität vorübergehend Hautfalten entwickeln, die bei Fingern mit fehlender Sensibilität nicht zustande kommen.

Durch die **Bestimmung der sensiblen Leitfähigkeit** kann ein Befund objektiviert werden. Ein Patient mit normaler sensibler Leitfähigkeit muß eine gewisse Sensibilität haben, wobei allerdings die elektrophysiologische Untersuchung über die Qualität nichts aussagt. Umgekehrt kann bei fehlender elektrischer Leitfähigkeit eine Sensibilität vorhanden sein.

Der **Ninhydrin-Test** nach Moberg gibt Aufschluß, ob die efferenten Fasern, die die Sekretion der Schweißdrüsen stimulieren und die in den peripheren Nerven verlaufen, durch die Nervenverletzung unterbrochen wurden bzw. inwieweit sie nach einer Nervenwiederherstellung regeneriert sind (Moberg 58). Diese Funktion geht keineswegs immer mit sensiblen Funktionen parallel. Der Ninhydrin-Test ist daher kein objektiver Sensibilitätstest.

Bewertungskriterien

Topik. Für die praktische Diagnostik peripherer Nervenläsionen sind die Befunde der Algesie und der taktilen Ästhesie von ausschlaggebender Bedeutung. Die Felderung von peripher bedingten Sensibilitätsstörungen wird durch 2 voneinander unabhängige Ordnungsprinzipien bestimmt: von der segmentalen, radikulären Gliederung (Dermatome) einerseits (S. 4) und von dem Verteilungsmuster der peripheren Nervenverästelungen andererseits. Radikuläre oder periphere Sensibilitätsstörungen unterscheiden sich vor allem durch die Topik des Ausfalles. Das Dermatomschema in Abb. 2.**6** zeigt einige Abweichungen gegenüber den gebräuchlichen Karten, die an anderem Ort ausführlich begründet wurden (450). In einigen Fällen entstehen erfahrungsgemäß immer wieder differentialdiagnostische Schwierigkeiten, so bei der Unterscheidung einer C7-Läsion von einer distalen Medianusläsion (S. 150), einer C8-Läsion von einem Ulnarisschaden (S. 151) und einem L5-Ausfall von einer Peroneusverletzung (S. 154).

Unterscheidung von radikulären und peripheren Nervenläsionen. Die Beachtung folgender Merkmale erleichtert diese Unterscheidung:

Die Grenzen der radikulär bedingten Sensibilitätsstörungen sind „weicher", weniger exakt als bei peripheren Nervenläsionen.

- Bei den radikulären Läsionen sind die Ausfälle der Algesie breiter als die der taktilen Ästhesie. Bei den peripheren Nervenausfällen dagegen ist bei totaler Läsion der analgetische Bezirk in der Regel kleiner als der der gestörten taktilen Ästhesie.
- Bei monoradikulären Defekten z.B. findet man in der Regel ausschließlich einen engbegrenzten hyp- bis analgetischen Streifen (Abb. 2.**7**). Erst bei Unterbrechung mindestens zweier benachbarter Spinalnervenwurzeln entsteht ein schmaler anästhetischer Streifen, der beiderseits von einem breiteren analgetischen Saum eingerahmt wird. Bei der Suche nach radikulär begrenzten Sensibilitätsstörungen, z.B. beim lumbalen Bandscheibenvorfall, muß man sich auf die Prüfung der Algesie konzentrieren.
- Faßbare Defekte der vegetativen Innervation, z.B. anhidrotische Bezirke oder Funktionsstörungen der Piloarrektoren, sind nur bei peripheren Nervenläsionen, und zwar nur bei totalen oder subtotalen Unterbrechungen, zu erwarten.

Dissoziierte Empfindungsstörung. Diese ist charakterisiert durch Störung der Temperatur- und Schmerzempfindung bei erhaltener taktiler Ästhesie im gleichen Hautbezirk. Sie ist ein Symptom zentral gelegener Herde. Die Fasern, welche die Schmerz- und Thermästhesie leiten, kreuzen vor dem Zentralkanal des Rückenmarks in der Commissura anterior zur Gegenseite hinüber und können daher an dieser Stelle isoliert, also ohne Beteiligung der Fasern der taktilen Ästhesie, lädiert werden. Auch kann besonders durch einen vaskulären Prozeß eine Schädigung des Tractus spinothalamicus in den Seitensträngen des Rückenmarks erfolgen, während die Hinterstränge intakt bleiben. Dies ist z.B. beim A.-spinalis-anterior-Syndrom der Fall. Extrem selten beobachtet man dissoziierte Empfindungsstörungen auch bei peripheren Nervenläsionen. Am bekanntesten sind sie als ein Symptom der leprösen Polyneuritis (S. 110). Meistens wird die durch Rückenmarksläsionen bedingte dissozierte Empfindungsstörung von zentralen, das heißt präganglionären Defekten der vegetativen Innervation begleitet. Die thermoregulatorische Schweißsekretion ist dann gestört, die pharmakologisch provozierte Sekretion dagegen bleibt lange Zeit erhalten.

Defekte der vegetativen Innervation. Derartige Störungen, z.B. anhidrotische Bezirke oder die Funktionsstörungen der Piloerektoren sind nur bei peripheren Nervenläsionen, und zwar nur bei totalen oder subtotalen Unterbrechungen, zu erwarten.

Abb. 2.7a u. b Die Zonen radikulärer Berührungs- und Schmerzempfindung. Die durch eine einzige Wurzel versorgte Zone für die Oberflächensensibilität (Schrägstriche) ist breiter als jene für die Schmerzempfindung (grau). Letztere überlappen sich deshalb gegenseitig nicht oder höchstens unvollständig, während die Zone für Berührungsempfindlichkeit einer einzelnen Wurzel von denjenigen der Nachbarwurzeln vollständig überdeckt wird (**a**). Dementsprechend erzeugen monoradikuläre Läsionen (**b**) eine hyp- oder analgetische Zone bei intakter oder minimal gestörter Berührungsempfindung. Erst beim Ausfall zweier Wurzeln wird auch eine anästhetische Zone vorhanden sein.

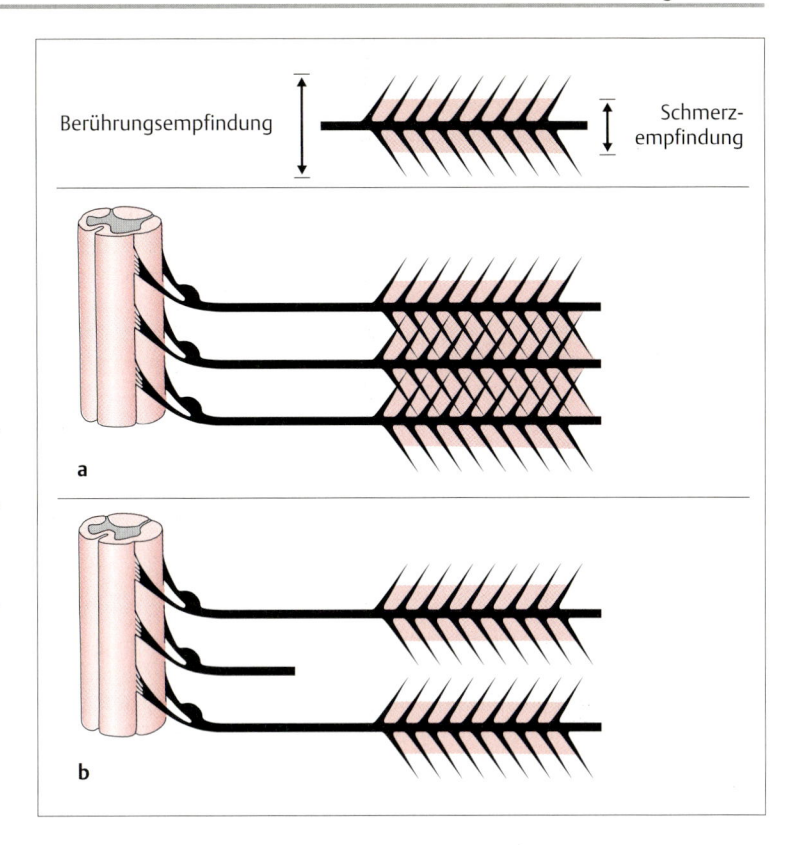

Quantifizierung von Sensibilitätsstörungen

Eine Quantifizierung ist nötig, um den entstandenen funktionellen Nachteil zu erkennen und zu bewerten. Eine solche Bewertung dient auch als Ausgangspunkt für die Beobachtung einer allfälligen Nervenregeneration und schließlich zur Erfassung eines Endzustandes mit Bewertung des bleibenden Funktionsverlustes.

Zur schriftlichen Fixierung wird z.B. von Seddon (1060) folgende *Skala* empfohlen:

- S 0 = keinerlei Sensibilität,
- S 1 = tiefe kutane Sensibilität (Schmerzempfindung) in der autonomen Zone,
- S 2 = eine gewisse oberflächliche kutane Schmerzempfindung und taktile Sensibilität in der autonomen Zone,
- S 3 = oberflächliche kutane Schmerzempfindung sowie Berührungsempfindung in der ganzen autonomen Zone, Verschwinden der beim Regenerationsvorgang vorher vorhandenen Überempfindlichkeit,
- S 3+ = wie S3, dazu auch eine gewisse 2-Punkte-Diskrimination in der automen Zone,
- S 4 = normale Sensibilität

Eine etwas andere Einteilung schlägt Kretschmer (585) vor:

- S 0 = keinerlei Sensibilität,
- S 1 = Schmerzempfindung in autonomer Zone,
- S 2 = etwas Oberflächensensibilität vorhanden,
- S 2+ = wie 2. dazu persistierende Überempfindlichkeit,
- S 3 = vorhandene Oberflächensensibilität und Tiefensensibilität ohne Überempfindlichkeit,
- S 3+ = nachweisbare 2-Punkt-Diskrimination,
- S 4 = normale Sensibilität

An bestimmten Körperstellen, wie z.B. den Fingerbeeren, an denen die Qualität der Sensibilität eine besondere Rolle spielt, genügen die ungefähren Angaben der oben genannten Skalen nicht. Zur Beurteilung des Gebrauchswertes einer Fingerbeere benötigt man eine Aussage darüber, ob eine entsprechende protektive Sensibilität vorhanden ist, das heißt, ob Berührungsschmerz und Temperatur so empfunden werden können, daß es nicht zu Verletzungen aufgrund des Fehlens der Schutzsensibilität kommt. Im weiteren ist es entscheidend, ob der Patient eine echte stereognostische Sensibilität hat.

Für die Handfunktion von grundlegender Bedeutung ist – wie gesagt – das Vorhandensein einer Schutzsensibilität. Unter diesen Umständen kann der Patient die Hand unter der Kontrolle des Auges verwenden, er kann allerdings bestimmte, feine Arbeiten nicht oder nur unvollkommen ausführen. Man hat versucht, Ergebnisse der Semmes-Weinstein-Untersuchung (1069) mit Monofilamenten je nach der vorhandenen Schutzsensibilität abzustufen, wobei die 4/5-Werte genügen (128). Ein Wert von 2,83 bedeutet normale Verhältnisse, ein Wert von 3,62 zeigt eine leichte Einschränkung der Berührungsempfindlichkeit, Werte von 4,31 bzw. 4,56 bedeuten eine herabgeminderte protektive Sensibilität, während man bei einem Wert von 6,65 von einem Verlust der protektiven Sensibilität sprechen kann. Für die Beurteilung des funktionellen Wertes einer vorhandenen diskriminatorischen Sensibilität wird in erster Linie die Fähigkeit zur statischen 2-Punkte-Diskrimination herangezogen. Werte von 6 mm und darunter können als normal angesprochen werden (382, 745). Werte von 6–10 mm können als faires Ergebnis, 11–15 mm als mangelhaftes Ergebnis hinsichtlich der taktilen Gnosis angesehen werden. Patienten mit der Fähigkeit zur 2-Punkte-Diskrimination von 30–40 mm haben immerhin in der Regel noch eine protektive Sensibilität und können einen Grobgriff gut ausführen. Wenn die gemessenen Werte darüber liegen, kann auch ein Grobgriff nicht mehr richtig durchgeführt werden (756). Ein positiver Münzentest entspricht etwa einem Wert einer 2-Punkte-Diskrimination von 8–12 mm, ein positiver Buchstabentest nach Porter (901) einem Wert von 6–10 mm, und ein positiver Pickup-Test entsprechen einer 2-Punkte-Diskrimination von 12 mm.

Um vergleichende Untersuchungen hinsichtlich der **Ergebnisse von Nervenwiederherstellungen** durchführen zu können, benötigt man Klassifizierungen.

Ein solches **Einteilungsschema** wurde von W. B. Highet entworfen und von Zachary publiziert (1325). Er unterschied 5 Stadien S0–S4, wie sie oben schon beschrieben wurden.

Dieses Schema wurde von Seddon für die Beurteilung von Medianus- und Ulnarisläsionen modifiziert (818). Die Stadien S0, S1 und S2 bleiben gleich. Danach wird ein Grad S2+ eingeführt, der das Vorhandensein einer Überempfindlichkeit andeuten soll. Bei S3 ist diese Überempfindlichkeit wieder verschwunden. Bei S3+ läßt sich eine 2-Punkte-Diskriminierung nachweisen, allerdings ohne daß ein Wert angegeben wird. S4 bedeutet normale Sensibilität. Auch durch zahlreiche Modifikationen konnte dieses Schema nicht verbessert werden. Es ist in der Praxis kaum verwendbar. Normale Sensibilität wird nach Nervenläsionen praktisch nie erreicht. Eine gewisse 2-Punkte-Diskrimination erreicht man dagegen nicht so selten. Allerdings fehlt die Abstufung, ob die 2-Punkte-Diskrimination 8 mm, 12, 15 oder 20 mm ausmacht.

Das **Punktesystem nach Millesi** (739) hat als Basis die anatomischen Bewegungsfunktionen, wobei die normale Funktion des Daumens mit 400 Punkten, die des Zeige- und des Mittelfingers mit je 200, und die des Ring- und Kleinfingers mit je 100 Punkten bewertet wird. Die normale Funktion des Handgelenkes bringt 250 Punkte, so daß der Patient bei normaler anatomischer Handfunktion 1.250 Punkte zugeordnet erhält. Die **Sensibilität** fließt als Faktor ein, mit dem der Wert des jeweiligen Fingers multipliziert wird. Bei völliger Anästhesie ist der Faktor 1, beim anästhetischen Daumen wird der Punktewert 400 mit 1 multipliziert und bleibt daher 400. Ein Daumen mit Schutzsensibilität und 2-Punkte-Diskriminierung von 6 mm und darunter erhält den Faktor 2. Sein Wert erhöht sich von 400 auf 800 Punkte. Zwischen den Extremen 1,0 und 2,0 gibt es 4 Abstufungen. Das Vorhandensein von Berührungs- und Schmerzempfindung wird mit 1,2 multipliziert, das Vorhandensein einer ausreichenden Schutzempfindlichkeit erhöht den anatomischen Wert durch Multiplikation mit 1,4. Bei einer 2-Punkte-Diskriminierung von mehr als 12 mm wird ein Faktor von 1,6 herangezogen, bei einer 2-Punkte-Diskriminierung von 12–7 mm wird ein Faktor 1,8, und bei einer 2-Punkte-Diskrimination von 6 mm und darunter ein Faktor 2,0 zur Multiplikation herangezogen. Es wird ein Auflesetest durchgeführt. Die aufgewendete Zeit wird als Prozentsatz des Wertes der gesunden Seite berechnet. Wenn dieser Prozentsatz z.B. 60 % ausmacht, wird der Punktewert von 250 Punkten für das Hangelenk mit 1,6 multipliziert. Bei diesem Evaluierungsschema kann der Auflesetest auch bei gestörter motorischer Funktion angewendet werden. Er wird dann zu einem Test, der nicht nur die vorhandene taktile Gnosis, sondern auch die Geschicklichkeit bzw. die motorische Funktion widerspiegelt.

Vegetative Ausfälle und Störungen der Trophik

Motorische Fasern. Zur Pathophysiologie trophischer Funktionen peripherer Nerven nimmt man an, daß der Muskel vom Neuron her mit einem – direkt oder indirekt – trophisch wirkenden Stoff beliefert wird. Während das Azetylcholin jeweils im neuralen Anteil der motorischen Endplatte gebildet wird, scheint das zu seiner Resynthese notwendige Enzym Cholinacetylase durch die Nervenzelle gebildet und dann in die Peripherie transportiert zu werden. Auch ohne Muskelkontraktion werden dauernd Azetylcholinquanten aus den Vesikeln der Axonendigung freigesetzt und spielen für die Trophik eine Rolle. All diese Momente sprechen dafür, daß Azetylcholin die Substanz ist, welche für die trophischen Funktionen zumindest der motorischen Nerven eine entscheidende Rolle spielt,

Sensible Fasern. Daß auch sensible Nervenanteile trophische Einflüsse vermitteln, geht aus den sichtbaren Veränderungen von Haut und Hautanhangsgebilden nach Nervenläsionen hervor (s.u.). Die sudorisekretorischen Fasern verlaufen mit den sensiblen Nervenfasern zur Peripherie. Ein Durchtrennen dieser Fasern hat wegen der fehlenden adrenergen Impulse einen Ausfall der Schweißsekretion zur Folge. Der elektrische Hautwiderstand nimmt ab. Dies verändert die Biologie der Hautoberfläche. Die gelegentlichen Angaben über vermehrte Schweißsekretion sind in ihrer Bedeutung umstritten. Eine Rolle spielt auch die durch konkomitierende Vasomotorenlähmung bedingte Störung der peripheren Gefäßregulation. Sympathische Fasern verlaufen ja mit den peripheren Nerven und das Durchtrennen des Sympathikus hat im Experiment ein übermäßiges Ansprechen der Arteriolen auf zirkulierendes Adrenalin und dadurch eine Vasokonstriktion zur Folge. Beim Menschen allerdings ist dieses Phänomen nicht sehr eindrücklich.

Muskelatrophie. Jede länger dauernde Blockierung einer peripheren motorischen Nervenfaser führt zu einer Atrophie der ihr zugehörigen motorischen Einheit (S. 33). Wenn eine genügend große Zahl von Axonen betroffen ist, bewirkt dies eine makroskopisch sichtbare Muskelatrophie, die z.B. bei einer traumatischen Läsion in der Regel 3 Wochen nach der Verletzung des Nervs sichtbar wird.

Muskelhypertrophie. Bei chronischer Reizung motorischer Nervenwurzeln finden sich isolierte Hypertrophien einzelner Muskeln, die zum Innervationsgebiet die betroffenen Wurzeln gehören. Dies ist besonders nach lumbalen Wurzelläsionen im Rahmen von Diskopathien für die Wade (864, Ricker et al 81, 1076) und den M. tibialis anterior (701) beschrieben worden. Aber auch andere Muskeln werden bei Läsionen der zuführenden Nerven betroffen, so z.B. der M. trapezius bei Akzessoriusläsionen (701) oder Handmuskeln bei chronisch rezidivierenden entzündlichen Polyneuropathien (864). Das Vorhandensein dauernder spontaner Entladungen im EMG (701, 1076) spricht dafür, daß die dauernde Muskelfaseraktivität für die Hypertrophie der Muskelfasern verantwortlich ist.

Haut. Wenn Haut und Unterhautgewebe sensibel denerviert und von ihren vegetativen Versorgungszentren abgeschnitten werden, so erleiden sie – ähnlich wie die Muskulatur bei Läsionen im zweiten motorischen Neuron – schwere trophische Veränderungen.

Derartige Störungen sind besonders ausgeprägt bei Läsionen der peripheren Nervenstämme und wirken sich an den Akren der Extremitäten am stärksten aus. Die Atrophie ist am eindrucksvollsten an den *Fingerspitzen*. Die Wölbung der Fingerbeeren geht verloren und die Finger erscheinen zugespitzt, gleichsam „abgelutscht". Die Epidermis selbst läßt Zeichen der Atrophie erkennen. Die Papillarleisten der Fingerbeeren und der Palma bzw. Planta sind weniger prominent, die Haut wird dünn, glatt („glossy skin") und läßt sich bei seitlicher Kompression zigarettenpapierähnlich fälteln. Nicht selten sieht man im Bereich der peripheren Innervationsstörungen auch Hpyerkeratosen bis zu borkigen, von Rissen durchzogenen Hautauflagerungen. Stets ist die derart veränderte Haut sehr vulnerabel gegenüber mechanischen und thermischen Schädigungen. Alle Wunden zeigen in solchen Hautbezirken eine sehr schlechte Heilungstendenz.

Nägel. Diese zeigen eine stärkere Querwölbung als die der vergleichbaren normal innervierten Finger. Sehr charakteristisch ist das sogenannte *Nagelbettzeichen von Alföldi* (Abb. 2.**6**), bei welchem die unmittelbar unter dem Nagelende befindliche Haut leistenartig verdickt und nach vorn gezogen erscheint. Oft finden sich auch andere trophische Wachstumsstörungen an den Nägeln, die entweder in Form von Querwülsten in Erscheinung treten oder aber als weißliche, sogenannte *Mees-Nagelbänder*. Aus dem Abstand der Streifen von der Lunula kann man ungefähr den Zeitpunkt der Läsion ablesen. Die Fingernägel wachsen innerhalb von 10 Tagen etwa 1 mm. Am Ende des 3. Monats liegen die Streifen also etwa in der Mitte des Nagels.

Haare. In innervationsgestörten Hautarealen beobachtet man oft Anomalien der Behaarung, in Spätstadien vor allem Hypertrichosen.

Vasomotorik. In den denervierten Gliedabschnitten findet man Störungen der Vasomotorik. Diese können sich über die ganze Extremität erstrecken wie beim Sudeck-Syndrom, sie können sich aber auch auf das betroffene Nervenareal beschränken. Im Beginn besteht eine Hyperämie mit Rötung und erhöhter Hauttemperatur. Später entsteht in zunehmendem Maße eine venöse Stase und als Folge davon eine tiefe Zyanose mit verminderter Hauttemperatur. Als Hinweis für die Stase gilt das sogenannte *Irisblendenphänomen*. Wenn man durch Druck mit der Fingerkuppe auf einem Hautbezirk einen blassen anämischen Hof erzeugt, so wird diese Anämie normalerweise sehr rasch durch arterielle Zuflüsse aus der Tiefe heraus ausgeglichen. Im Falle der venösen Stase innervationsgestörter Bezirke bleibt der Hof länger bestehen und verschwindet erst allmählich durch venöse Rückflüsse von den Seiten her. Dadurch verkleinert sich der Hof langsam wie eine Irisblende.

Verlauf, Reizerscheinungen und Schmerzen nach Läsionen und bei Regeneration peripherer Nerven

Die regelrechte Regeneration nach Läsion eines peripheren Nervs

Ist eine umschriebene Nervenverletzung erwiesen oder wurde eine Primärnaht eines Nervs vorgenommen, so stellt sich früher oder später die Frage, ob eine ungestörte Regeneration des Nervs stattfindet oder ob das Ausbleiben der Regeneration eine operative Revision erforderlich macht. Die Entscheidung ergibt sich aus einer kontinuierlichen Verlaufsbeobachtung in Abständen von 3–5 Wochen. Der Status unmittelbar nach der Verletzung oder in den ersten daran anschließenden Wochen dagegen läßt eine sichere prognostische Beurteilung nicht zu, abgesehen von den leichten Fällen von Neurapraxie ohne Kontinuitätsunterbrechung der Axone mit einer raschen Restitution innerhalb von wenigen Tagen. Auf die grundsätzliche Einteilung der Nervenläsionen nach ihrem Schweregrad wurde schon oben auf S. 47 eingegangen.

■ Regenerationstempo

Im proximalen Stumpf soll das Auswachsen des Axons mit einer Geschwindigkeit von 60 µm pro Stunde erfolgen. Im Verletzungsbereich werden dagegen nur 0,25 mm pro Tag von den Fasern überwunden. Im distalen Stumpf beträgt die Regenerationsrate dann 3–4 mm täglich. Man kann 3 Stadien unterscheiden:

- Das Überbrücken der Verletzungsstelle, welches nach einer Latenz von etwa 7 Tagen 3 oder mehr Wochen in Anspruch nimmt,
- das Durchwachsen des distalen Teils mit einer Geschwindigkeit von 3–4 mm pro Tag und
- die Zeitspanne, die bis zur endgültigen Funktionsrückkehr verstreicht.

Nach experimentellen und klinischen Erfahrungen ergibt sich hieraus, daß die Anzahl der Tage, die von einer Nervenläsion oder Nervennaht bis zur Funktionsrückkehr vergehen, der Länge des zu regenerierenden Nerventeils in Millimetern entspricht.

■ Regenerationszeichen

An welchen Symptomen können wir nach Kontinuitätsunterbrechung der Axone eine in Gang kommende Regeneration erkennen? Die Wiederherstellung der Sensibilität, der Motorik und der vegetativen Funktionen wird um so später eintreten, je länger die aufzubauende Nervenstrecke ist. Deshalb sind jene Zeichen von besonderer Wichtigkeit, die am Nervenstamm selbst erkennbar sind, noch bevor die aussprossenden Axone ihr Erfolgsorgan erreicht haben.

Hoffmann-Tinel-Zeichen. 1915 beschreiben unabhängig voneinander Hoffmann (490) und Tinel (Tinel 1915) ein solches Zeichen: Nach Hoffmanns Methode beklopft man den Verlauf des betroffenen Nervenstammes mit dem gestreckten Mittelfinger. Es entstehen primär nur beim Beklopfen der Verletzungsstelle, später aber auch weiter distal, je nach Länge der bereits ausgewachsenen Axone, Parästhesien, die in das periphere Areal des Nervs einstrahlen (490). Tinel (Tinel 1915) schlug ursprünglich vor, in ähnlicher Weise auf den Nerv einen Druck auszuüben. Das kurze Beklopfen nach Hoffmanns Vorschlag erwies sich bei Nachuntersuchungen als zweckmäßiger. Dieses Zeichen ist seither unter der Bezeichnung *„Hoffmann-Tinel-Klopfzeichen"* bekannt. Der distalste Punkt, von welchem aus durch Beklopfen noch Parästhesien im peripheren Ausbreitungsgebiet des Nervs ausgelöst werden können, wird als der Ort betrachtet, bis zu welchem die rascher auswachsenden Axone gelangt sind (distaler Tinel). Auch proximal davon läßt sich das Tinel-Zeichen auslösen bis hinauf zu jenem Punkt, bis zu welchem die langsamer aussprossende Axone ausgewachsen sind (proximaler Tinel). Dazwischen gibt es oft ein Punctum maximum, was der Masse der aussprossenden Axone entspricht. Man stellt sich hierbei vor, daß die auswachsenden, noch ungenügend markhaltigen Fasern auf mechanische Reize besonders empfindlich reagieren. Nach Bunnell (153) bleibt das Tinel-Zeichen 1–2 Jahre bestehen, bis die ausgewachsenen Axone ihre Markscheide erhalten haben.

Wenn das Tinel-Hoffmann-Zeichen an der Stelle der Neurorrhaphie über längere Zeit positiv bleibt, spricht dies dafür, daß nur ein Teil der Axonsprossen in den distalen Stumpf gelangt ist, die anderen aber an der Nahtstelle festgehalten werden und sich nicht an der Regeneration beteiligen können. Das Tinel-Hoffmann-Zeichen hält sich überall dort längere Zeit auf, wo ein Regenerationshindernis besteht, z.B. am proximalen bzw. distalen Ende eines Nerventransplantates, oder an vorgegebenen anatomischen Engstellen, wie entlang des Kanals des N. peroneus unterhalb des Fibulaköpfchens, im Bereich der Kniekehle, im Karpalkanal für den N. medianus, am Übergang im Bereich des Septum intermusculare laterale von dorsal nach ventral am Oberarm für den N. radialis usw. Wird das Hindernis überwunden, setzt das Tinel-Hoffmann-Zeichen die Bewegung nach distal fort. Wenn an der Nahtstelle durch Schrumpfungsvorgänge Axone zugrunde gehen, kann das Tinel-Hoffmann-Zeichen auch rückläufig sich bewegen, bis es wieder am proximalen Stumpf nachweisbar wird, als Ausdruck dafür, daß die Regeneration gescheitert ist. Das Tinel-Hoffmann-Zeichen ist demnach ein wertvolles diagnostisches Zeichen, es gibt einen Hinweis auf die Höhe der Läsion, auf das Ingangkommen und Fortschreiten der Regeneration, und auf das Auftreten von Hindernissen. Es ist aber kein Hinweis auf eine zu erwartende Qualität der Funktionsrückkehr, da eher das Stehenbleiben und Zurückgehen, als das Fortschreiten ausgewertet werden können.

Das Tinel-Hoffmann-Zeichen kann aber auch ohne Trauma an Stellen entstehen, wo Axone zugrunde gegangen sind und neue aussprossen, z.B. beim Karpaltunnelsyndrom, beim Syndrom des N. ulnaris im Ellenbogenbereich usw. Es entwickelt sich auch dort, wo eine Fibrose zum Zugrundegehen von Nervenfasern geführt hat. Die Regenerationsgeschwindigkeit hängt davon ab, wie schnell die Axonsprossen die Koaptationsstelle durch Vorwachsen im proximalen Stumpf erreichen. Wenn dies sehr rasch ist, können die ersten Axonsprossen bereits am 3. Tag die Koaptationsstelle passieren. Wenn die Koaptationsstelle bereits in der Heilung weiter fortgeschritten ist, besteht ein größeres Hindernis, und die Zeit zur Überbrückung dauert länger. Ramony Cajal hat festgestellt, daß Axonsprossen die Koaptationsstelle entweder am 3. Tag, oder aber viel später passieren (924). Dies ist ein weiterer Hinweis auf die Notwendigkeit der ausreichenden Anfrischung. Im distalen Stumpf wachsen die Axone 1–4 mm pro Tag vor. Man darf sich aber dieses Vorwachsen nicht als „eine geschlossen maschierende Kolonne" vorstellen, sondern es gibt „Spitzenreiter", die sehr schnell vorwachsen, es gibt andere Axonsprossen, die wegen eines Hindernisses sich mehrfach teilen müssen, und andere, die sogar durch Kompression weiter proximal zugrunde gehen. Die Zahl der Axonsprossen im peripheren Stumpf ist daher kein Hinweis auf die Qualität der zu erwartenden Regeneration, sondern im Gegenteil, viele Axonsprossen im distalen Stumpf sprechen für ein Regenerationshindernis.

In einer eigenen (H.M.) Serie von untersuchten Fällen war das Tinel-Zeichen bei ausreichender taktiler Gnosie oder bei guter Schutzsensibilität negativ, während es bei allen „schlechten Fällen" noch nach 3 Jahren nachweisbar war.

Es hat sich allerdings bei Nachuntersuchungen herausgestellt, daß dieses Zeichen nicht immer ganz zuverlässig ist. So fand man es auch positiv in Fällen, in denen rein zeitlich eine so weitgehende Regeneration noch gar nicht erwartet werden konnte, und vor allem auch in solchen Fällen, bei denen spätere Verlaufsbeobachtungen keinerlei motorische Regenerationen erkennen ließen. Trotz dieser Einschränkungen hat dieses Zeichen seinen diagnostischen Wert, wie unter anderem anhand von 350 Nervenschußverletzungen belegt wurde. An der Stelle der Nervenläsion findet Ruf (985) immer eine Klopfempfindlichkeit (mit ausstrahlenden Parästhesien), wodurch sich der Ort der Schädigung festlegen läßt. Bei den meisten peripheren Schädigungen ist das Hoffmann-Klopfzeichen auch dann positiv, wenn später keine motorische Nervenfunktion wiederkehrt. Daher kann aus dem Vorhandensein dieses Zeichens, das sich nur auf die sensiblen Fasern bezieht, nicht auf die Wiederkehr der motorischen Funktion geschlossen werden. Wenn das Hoffmann-Klopfzeichen 3 Monate nach der Verletzung distal von der Verletzungsstelle noch nicht auslösbar ist, so kann bei gleichzeitiger Anästhesie eine weitgehende Leitungsunterbrechung des Nervs angenommen werden. Es bestehen dann keine Aussichten mehr auf eine spontane Reinnervation.

Das Tinel-Zeichen wurde systematisch bei 4137 operierten Verletzungen der peripheren Nerven in der amerikanischen Armee gesucht (1116). Wo das Zeichen mit einer klinischen Reinnervation übereinstimmte, wuchsen die Fasern mit einer Geschwindigkeit von durchschnittlich etwa 1 mm pro Tag aus. Wenn 4–6 Wochen nach einer gelungenen Nervennaht gemäß dem Vorschlag von Tinel (1208a) 2,5–5 cm distal von der Verletzungsstelle ein sanfter Druck auf den Nervenstamm ausgeübt wurde, konnten in der Regel Parästhesien im peripheren Ausbreitungsgebiet des Nervs ausgelöst werden. Einige Wochen später wurde dann dieser Druckpunkt wieder unempfindlich, während nunmehr die empfindliche Stelle weiter nach distal wanderte. Obwohl diese Beobachtungen für eine in Gang befindliche Regeneration charakteristisch waren, sagten sie gar nichts über deren Ausmaß und somit nichts über das zu erwartende funktionelle Ergebnis aus.

Zusammenfassend kann man sagen, daß der Wert des Tinel-Hoffmann-Zeichens zur Verlaufsbeobachtung eher im Negativen liegt. Wenn das Tinel-Hoffmann-Zeichen nicht in die Peripherie vorwandert, oder wenn es stehen bleibt, muß man mit einer Störung des Regenerationsprozesses rechnen und eventuell reintervenieren. Dies gilt vor allem dann, wenn das Tinel-Hoffmann-Zeichen entsprechend dem distalen Ende eines Nerventransplantates stoppt. Es besteht dann nämlich die Möglichkeit, daß durch Narbenbildung an der Koaptationsstelle zwischen distalen Transplantat-Enden und distalem Stumpf ein Regenerationshindernis besteht, das von den Axonsprossen nicht überwunden werden kann. Auch in diesem Fall ist eine Exploration angezeigt.

Wiederkehr der Empfindungsqualitäten. Diese erfolgt für die *einzelnen Sinnesqualitäten* nicht einheitlich. Nach Durchschneidung und Naht des N. cutaneus antebrachii lateralis im Selbstversuch beschrieb Head (469) als erstes das Wiederauftreten der Schmerzempfindung (43 Tage post operationem), dann der Kälteempfindung (112 Tage post operationem), der Wärmeempfindung (161 Tage post operationem) und diffuser Berührungsempfindung erst nach 366 Tagen. Andere Untersucher beobachteten das fast gleichzeitige Wiederauftreten von Schmerz- und Berührungsempfindungen, während nur die Regeneration des Drucksinnes verzögert war. Etwa gleichzeitig mit der Schmerzempfindung kehrt die Funktion der Schweißdrüsen zurück, oft lange Zeit überschießend. Dieses Wiederauftreten der Schweißsekretion nach Totalunterbrechung und Naht beweist zuverlässig, daß eine gute Regeneration im Gange ist. Es beweist auch, daß sich die Sensibilität wiederhergestellt hat, zumindest die Schmerzempfindlichkeit. Hierin liegt unter anderem der Wert des Ninhydrin-Testes (S. 470). Wenn also bei guter Schweißsekretion nach Nervennaht noch eine totale Anästhesie und Analgesie angegeben wird, so darf man folgern, daß die Angaben des Untersuchten falsch sind. Das gleiche gilt für das Wiederauftreten des Piloarrektorenreflexes.

Wiederkehr der Motorik. Wie die Sensibilität, kehrt auch die motorische Funktion selbstverständlich immer zuerst in den proximal gelegenen Muskeln zurück. Elektromyographische Untersuchungen der Willküraktivität in den Muskeln und der Aktivität nach elektrischer Reizung des Nervs können bei klinisch noch fraglicher Reinnervation des Muskels eine beginnende Regeneration beweisen. Näheres hierüber vgl. S. 87 und Abb. 2.**14**.

Abweichungen vom „normalen" Verlauf der Regeneration

■ Einleitung

Gesunde periphere Nerven sind gegen Druck oder Schlag durch die Faszikelstruktur, durch die Einbettung in das Epineurium und in das Paraneurium sowie durch die Fähigkeit, zu gleiten, relativ gut geschützt. Trotzdem kann bei andauerndem Druck auch ein normaler Nerv Parästhesien und Dysästhesien entwickeln, die zu einer Anästhesie und zu einer Paralyse führen, wenn dieser Druck entsprechend lange anhält. Jedermann kann dies an sich selbst erfahren, wenn eine Extremität „einschläft". Es handelt sich dabei um eine Neurapraxie, die rasch reversibel ist. Auch ein einfacher Schlag gegen einen Nerv, sofern dieser dem Schlag nicht ausweichen kann und auf einem harten Untergrund liegt, wie beispielsweise der N. ulnaris im Sulcus, kann zu entsprechenden Sensationen führen (Musikantenknochen).

Ein in Regeneration befindlicher Nerv ist naturgemäß wesentlich empfindlicher.

Wenn ein Nerv durchtrennt wurde und sein Versorgungsgebiet denerviert ist, bedeutet dies einen Stimulus für benachbarte Axone, Axonsprossen auszusenden, die in das denervierte Territorium einwachsen. Dies ist sehr positiv bei teilgelähmten Muskeln, wie beispielsweise beim M. pectoralis major bei Ausfall des einen oder des anderen Astes. Durch Sprossung aus benachbarten Sektoren kann die Funktion völlig wiederhergestellt werden.

Auch anästhetische Bezirke sensibler Nerven führen zur Sprossung aus benachbarten Gebieten, dadurch wird die anästhetische Zone kleiner. Dieses Einsprossen aus der Nachbarschaft ist aber mit Parästhesien und Dysästhesien verbunden. Diese Beschwerden können aber bei langem Persistieren und bei Patienten mit erniedrigter Reizschwelle zu einem Problem werden.

Vom proximalen Stumpf wachsen Schwann-Zellen aus, und zwar bei starker Schädigung des proximalen Stumpfes relativ weit proximal. Sie müssen dann ein entsprechend langes Stück des proximalen Stumpfes entlang wachsen, bis sie die Koaptationsstelle bei einer Kontinuitätswiederherstellung erreichen. Dementsprechend ist es wünschenswert, geschädigte Stümpfe anzufrischen, so daß der Ursprung der Axonsprossen relativ nahe der Koaptationsstelle liegt. Erreichen die Axonsprossen das Ende des Stumpfes, können sie, unter Mitnahme von proliferierenden Schwann-Zellen und Fibroblasten sowie von Kapillaren, weiter vorwachsen. Treffen die vorwachsenden Axone nicht auf andere Schwann-Zellen eines peripheren Stumpfes, entstehen Minifaszikel, die entweder völlig wirr proliferieren, oder, wenn sie auf eine Leitstruktur treffen, dieser folgen. Ein aus vorwachsenden Axonsprossen in Form von Minifaszikeln bestehendes Gewebe nennt man **Regenerationsneurom**. Treffen die Minifaszikel nicht auf eine periphere Struktur die irgendwo Schwann-Zellen enthält, wird dieses Vorwachsen früher oder später eingestellt. Man weiß aus Experimenten, daß bei Einbringen des proximalen Stumpfes in eine Vene, dieses neuromartige Vorwachsen, die neuromatöse Neurotisation nach Schröder und Seiffert (1044) etwa 3 cm fortschreiten kann. Die irreguläre Anordnung der Minifaszikel entwickelt sich zwar, wenn keine periphere Struktur angetroffen wird, man kann dann von einem **Amputationsneurom** sprechen, sie ist aber nicht charakteristisch für ein Neurom.

Treffen die Axonsprossen, nachdem sie den proximalen Stumpf verlassen haben, auf die Schwann-Zellen eines peripheren Stumpfes, in dem alle Nervenstrukturen mit Ausnahme der Axone vorhanden sind, bleibt die Ausbildung von Minifaszikeln aus, und die Axonsprossen folgen den im distalen Stumpf in Form von Büngner-Bändern angeordneten Schwann-Zellen des distalen Stumpfes.

■ Unzureichende sensible Regeneration

Eine vollständige ideale Wiederherstellung aller Empfindungsqualitäten wird bei Läsionen größerer Nervenstämme praktisch nie erreicht. *Fehlprojektionen* und Ausstrahlungen sensibler Reize, Nachempfindungen, gleichzeitige taktile Empfindung an einer anderen als der berührten Stelle (*Synästhesien*), Störungen der 2-Punkte-Diskrimination und der Stereognose bleiben zurück. Im Bereich der Hand kann dies dann zur Folge haben, daß zwar die Sensibilität wieder vorhanden ist, die Hand aber dennoch für feinere Funktionen taktil „blind" bleibt. Auch im Bereich von Hauttransplantaten kommt es wohl zu einer Wiederherstellung der Schweißsekretion und zur Ausbildung einer genügenden Schutzsensibilität, nicht aber zu einer genügenden taktilen Gnosie.

Bei der Nachuntersuchung von 455 Verletzungen sensibler Fingernerven (1341) wurden auch 26 Verletzte gesehen, bei denen aus irgendwelchen Gründen keine Nervennaht ausgeführt worden war. In keinem Fall war eine Spontanheilung aufgetreten, und in keinem Fall war eine sensible Ersatzinnervation durch die Nachbarschaft nachweisbar. Die sensiblen Ausfälle entsprachen in jedem Fall genau der Ausdehnung des primären Ausfalles. Moberg (756) berichtete, daß es ihm bei der Naht eines Fingernervs noch nie gelungen sei, eine Stereognose, also eine „sehende Hand" wiederherzustellen. In einer größeren Serie wird nur in rund 9 % der Fälle über eine vollständige Wiederherstellung der taktilen Gnosie berichtet, wobei es sich aber immer um Kinder bis zu 10 Jahren gehandelt hatte. Man konnte beim Erwachsenen nie die Normalität wiederherstellen. Aus diesen besonders funktionell beurteilten Ergebnissen müssen wir praktische Folgerungen ziehen. So darf bei einer partiellen Nervenverletzung nur der erkrankte Teil reseziert werden, während alle intakten Axone sorgfältig geschont werden müssen. Die Überbrückung von Teildefekten hat durch Schleifenbildung oder durch Inlaygraft zu erfolgen. Bei schweren Handverletzungen mit Zerfetzung funktionell entscheidender Hautzonen muß jedes Hautstückchen, das eine normale Sensibilität aufweist, erhalten werden.

Die Atrophie der Haut und der Fingerkuppen bleibt bestehen (Alföldi-Zeichen), die sensiblen Endorgane gehen in zunehmendem Maß zugrunde (Abb. 2.**8**). Sie werden nicht mehr neu gebildet, was naturgemäß zu einem schlechteren Ergebnis führen muß, wenn die Denervierung lange dauert. Die Regeneration von Endkörperchen ist durch Biopsie nachgewiesen (256). Da sie von mehreren Nervenfasern versorgt werden, haben die Merkel-Neurit-Zellkomplexe statistisch eine bessere Chance reinnerviert zu werden, als die Meißner- bzw. die Vater-Pacini-Körperchen. Eine Störung kann durch fehlerhaftes Aussprossen entstehen. Sensible A-Betafasern können in die periphere Bahn anderer A-Betafasern gelangen, was zu einer fehlerhaften Lokalisation bei Berührungsreizen führt. Dies kann teilweise durch die Plastizität im Zentrum ausgeglichen werden. Wenn z.B. ein Interkostalnerventransfer auf den N. medianus ausgeführt wird, lokalisieren die Patienten zumindest anfangs die Berührung an der Hand in die vordere Thoraxwand. Wenn A-Deltafasern in die periphere Bahn von A-Betafasern einsprossen, werden Berührungsreize als Schmerz empfunden *(Allodynie)*.

■ Unzureichende motorische Reinnervation

Die Wiederherstellung der motorischen Funktion ist kaum je völlig defektfrei möglich, insbesondere nicht nach Totalunterbrechungen großer Nervenstämme. Diese leiten oft antagonistisch wirkende Funktionen. Als Beispiel sei der Fasciculus posterior des Plexus brachialis erwähnt, in welchem Fasern für den M. deltoideus (der den Humerus im Skapulohumeralgelenk abduziert) enthalten sind, jedoch oft auch Fasern für die Mm. subscapularis, teres major und latissimus dorsi, die als Innenrotatoren und Adduktoren des Armes wirken. Bei Zerrungsläsionen in Kontinuität (Axonotmesis oder Neurotmesis) des oberen Primärstranges des Plexus brachialis kommt es beinahe immer zu *Synkinesien* zwischen Armhebern und Außenrotatoren einerseits und Adduktoren und Innenrotatoren andererseits. Diese sind nach Regeneration dominant, da ihre Bahnen meist weniger verletzt sind. Nach geburtstraumatischen Läsionen mit Regeneration der

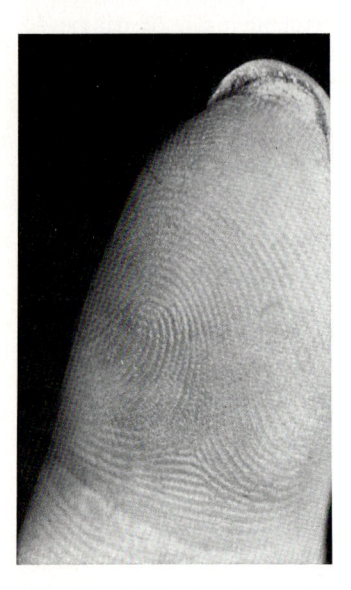

Abb. 2.**8** Alföldi-Nagelbettzeichen bei Ulnarisparese (aus M. Mumenthaler: Die Ulnarisparesen. Thieme, Stuttgart 1961).

aus den Wurzeln C5 und C6 stammenden Fasern sieht man das, was die Franzosen „le signe de la trompette" nennen: Beim Abduzieren des Oberarmes wird zugleich der Ellenbogen gebeugt und die Hand dorsal extendiert mit schwacher Fingerbeugung: Dies ist die Haltung des Trompetenspielers. Auch im günstigsten Falle wird man infolge von Fehleinsprossungen mit pathologischen Mitbewegungen rechnen müssen, wie wir sie besonders von defekt geheilten Fazialislähmungen her kennen. Das Prinzip dieser Vorgänge ist in Abb. **2.2** dargestellt. Dies kann sich besonders im Bereich der kleinen Handmuskeln nach Durchtrennen und Naht des Ulnarisstammes sehr störend auswirken.

■ **Störungen im Bereich vegetativer Fasern**

Wenn es zu einem fehlerhaften Aussprossen von Fasern des vegetativen Systems in C-Fasern (Schmerz) oder umgekehrt kommt, entstehen Schmerzreize, die Ausgangspunkt für Schmerzsyndrome darstellen.

Die Unterbrechung der sekretorischen Fasern für die Schweißsekretion führt zum Sistieren der Schweißsekretion, was wegen der Austrocknung der Haut der Fingerkuppen einen funktionellen Nachteil beim Greifakt darstellt. Bei Regeneration kommt es manchmal zu einer überschießenden Schweißsekretion mit ungleicher Verteilung über das Versorgungsgebiet. Ausfälle im Bereich der Gefäßnerven führen zu einer mangelhaften Adaptation des Gefäßsystems des betroffenen Gliedes im Hinblick auf Lageveränderungen und Temperatur. Es entsteht eine Kälteempfindlichkeit und bei Herabhängen eine Zyanose des betreffenden Gliedes, die erst nach einiger Zeit wieder vergeht. Die Anpassung des vasomotorischen Systems an Lageänderungen und trophische Anforderung erfolgt nicht oder verzögert. Dies kann auch zu Ödembildung führen.

Man muß annehmen, daß alle diese Vorgänge in kleinem Ausmaß bei jeder Nervenregeneration auftreten, normalerweise aber ausgeglichen und überwunden werden, so daß keine Spätfolgen entstehen.

■ **Unerklärliche Befunde nach Nervenverletzungen**

Es kommt gelegentlich vor, daß die sensiblen (und motorischen) Ausfälle nach vollständiger Durchtrennen eines peripheren Nervs nicht den typischen Bildern entsprechen oder daß die Restitution nach Nervennaht sehr viel rascher als erwartet eintritt. Derartige *atypische Ausfallerscheinungen nach peripherer Nervenverletzung* sind auf verschiedene Ursachen zurückzuführen. Zunächst können *anatomische Varianten* der sensiblen Innervation vorliegen. Man hat im weiteren experimentell nachweisen können, daß sensible Nervenfasern aus benachbarten Zonen in ein denerviertes Hautgebiet einwachsen können. Schließlich kann der Ausfall einzelner peripherer Rezeptoren zu einer Modifikation der Erregbarkeit kortikaler sensibler Ganglienzellen führen, so daß Meldungen aus Nachbarbezirken der denervierten Hautzone zunächst nicht registriert werden, später aber durch *Readaptation der zentralen Neurone* wiederum realisiert werden und dadurch eine Reinnervation vortäuschen. Auch scheint die *Verzweigung sensibler Axone* in diesem Zusammenhang eine wichtige Rolle zu spielen. Es ist möglich, daß die zu einer bestimmten Ganglienzelle gehörenden Verzweigungen eines Axons nicht nur mit einem peripheren Nervenast, sondern mit verschiedenen in die Peripherie gelangen. Wird bei Durchtrennen eines einzelnen peripheren Nervenastes somit ein Teil dieser Axonverzweigungen unterbrochen, dann kann es in einer ersten Phase zu einer Funktionseinstellung der entsprechenden Ganglienzelle kommen. Erholt sich die Zelle, dann ist sie wieder für die Impulse empfänglich, welche durch andere Verzweigungen desselben Axons – welche einem anderen und unverletzt gebliebenen Nervenast gefolgt waren – geleitet werden. Eine sehr störende, dystone Kontraktionsneigung einzelner proximaler Armmuskeln sahen wir nach einer Verletzung sensibler Vorderarmnerven mit schmerzhaften Fehlprojektionen und Synästhesien. Wir erklärten dies mit einer durch die häufigen „Falschmeldungen" aus der Peripherie verursachten Umprogrammierung der zentralen motorischen Schablone. Durch Operateure wurde die sofortige Rückkehr der Sensibilität nach einer Neurolyse beschrieben, was mit einer guten Durchblutung des Nervs nach Lösen der Blutleere einherging. Es wurde vermutet, daß eine lokale Ischämie für die reversible Funktionsstörung sensibler Fasern verantwortlich war. Wahrscheinlicher ist dagegen die Deutung, daß in diesen Fällen ein relativ hoher Anteil von Nervenfasern vom Typ I-A bzw. I-B geschädigt waren.

Nach Erkrankungen peripherer Nerven, sowohl bei Polyneuropathien wie auch bei Mononeuropathien, wurde das „triple cold syndrome" beschrieben: eine Kältehyperalgesie zugleich mit einer Kältehypästhesie und lokal kühler Haut (835). Es wurde neurophysiologisch gedeutet.

Schmerz- und Irritationssyndrome

■ Einleitung

Im Folgenden sollen Schmerzsyndrome geschildert werden, wie sie nach Läsionen peripherer Nerven auftreten können. Wie im vorausgegangenen Kapitel ausgeführt, gibt es zahlreiche Mechanismen, die im Rahmen des Ablaufes einer Nervenregeneration zu Beschwerden führen können, und es ist eigentlich ein Wunder, daß solche Störungen nicht häufiger auftreten. Offenbar ist die Steuerung des Regenerationsvorganges durch neurotrope und neurotrophe Faktoren so gut, daß Störungen mit schwerwiegenden Folgen eher selten vorkommen. Zum Zustandekommen von solchen Folgen trägt zweifellos eine im Bereich des geschädigten Nervs auftretende Fibrose bei. Eine solche Fibrose behindert das reguläre Vorwachsen der Axonsprossen und zwingt sie zu Teilungen, wodurch die Gefahr der Fehlsprossung erhöht wird. Man kann davon ausgehen, daß Schmerzsyndrome eine Ursache haben, die unter Umständen beseitigt werden kann. Sie unterliegen jedoch einer Chronifizierung (390 ,1257, 1315).

■ Terminologie

Auch wenn wir uns in diesem Buch nicht in jeder Hinsicht an die Terminologie der Task force on Taxonomy (726) betreffend die Klassifizierung chronischer Schmerzen halten, so sollen deren wichtigsten Definitionen in der Tab. 2.**4** wiedergegeben werden.

■ Das schmerzhafte Neurom

In Kapitel 1, S. 18 wurden die Vorgänge im proximalen Stumpf nach Nervendurchtrennung geschildert, die immer zur Ausbildung eines Regenerationsneuroms führen. Solche Regenerationsneurome führen aber in der Regel nicht zu einem schmerzhaften Neurom. Wenn ein Regenerationsneurom an einer exponierten Stelle liegt und ständigen mechanischen Reizen ausgesetzt ist, verursacht es Beschwerden. Dies ist vor allem bei Amputationsstümpfen der Fall. Die Nervenendigungen müssen daher an eine Stelle verlagert werden, die keinen Irritationen ausgesetzt ist. Normalerweise verschwinden damit auch die Beschwerden. Unabhängig davon gibt es aber Fälle, bei denen auch ohne mechanische Irritation ein Neurom zu einem Schmerzsyndrom führen kann. Warum in einem Fall ein Regenerationsneurom praktisch schmerzfrei bleibt, und in einem anderen Fall ein Schmerzsyndrom entwickelt, ist unklar. Der Befund, daß in den Axonmembranen schmerzhafte Neurome nicht nur in der paranodalen Region myelinisierter Axone, sondern auch in den Axonspitzen, aber auch entlang internodaler Segmente präterminaler myelinisierter Axone vorkommen und Anlaß zur ektopischer Erregbarkeit geben könnten, bedarf noch der Bestätigung (452).

Grundsätzlich können alle Nerven betroffen sein. Am häufigsten entwickeln sich allerdings schmerzhafte Neurome in subkutan verlaufenden sensiblen Nerven, allen voran dem R. superficialis nervi radialis, N. cutaneus antebrachii lateralis, dem R. infrapatellaris des N. saphenus, dem N. saphenus nach Varizenoperationen und dem N. suralis nach Operationen im Bereiche des Fußskelettes. Auch nach der Entnahme eines Nerventransplantates aus einem Hautnerv (N. suralis, N. cutaneus antebrachii medialis, N. cutaneus femoris lateralis usw.) kann sich ein schmerzhaftes Neurom entwickeln. In unserem großen Krankengut an Nerventransplantationen (H.M.) kam es in keinem Fall zu einem Schmerzsyndrom an der Entnahmestelle. Wir haben allerdings immer darauf geachtet, das Durchtrennen des Spendernervs weit proximal im subfaszialen Raum durchzuführen, auch wenn nur ein relativ kurzes Transplantat gebraucht wurde. Diese Beobachtung spricht dafür, daß innerhalb der Subkutis auf dem proximalen Stumpf eines durchtrennten Hautnervs Reize ausgeübt werden, die die Bildung eines schmerzhaften Neuroms fördern. Schwer zu behandelnde Schmerzsyndrome entwickeln sich an Fingernerven nach Fingeramputationen, im Bereich von Nn. digitales nach Fußoperationen, z.B. wegen Morton-Metatarsalgie, im Bereich des N. tibialis und seiner Äste (N. plantaris medialis und plantaris lateralis) und im N. medianus.

Tabelle 2.4 Glossar der Begriffe bei Schmerzanalyse und Schmerzsyndromen (nach der Task-Force on Taxonomy [Merskey et al. 94])

Begriff	Definition
Schmerz	**Unangenehme Empfindung und emotionale Regung, die mit aktueller oder potentieller Gewebsschädigung assoziiert ist**
Allodynie	Schmerz, der durch einen Reiz verursacht wird, der üblicherweise keinen Schmerz verursacht.
Analgesie	Fehlen von Schmerzempfindung bei einem Stimulus, der üblicherweise Schmerzen verursacht.
Anästhesie	Fehlen jeglicher Berührungsempfindung.
Anaesthesia dolorosa	Schmerzen in einer Region, die anästhetisch ist.
Dysästhesie	Abnorme unangenehme Sensation, spontan oder provoziert.
Hyperalgesie	Übermäßige Reaktion auf einen Reiz, der üblicherweise schmerzhaft ist.
Hyperästhesie	Übertriebene Empfindlichkeit auf einen Reiz (unter Ausschluß der Sinnesorgane).
Hyperpathie	Abnorme schmerzhafte Reaktion auf einen Reiz (besonders ein wiederholter Reiz).
Hypalgesie	Verminderte Schmerzempfindung auf einen üblicherweise schmerzhaften Reiz.
Hypästhesie	Verminderte Empfindlichkeit auf einen Reiz (unter Ausschluß der Sinnesorgane).
Kausalgie	Langdauernde brennende Schmerzsensation, Allodynie und Hyperpathie nach einer traumatischen Nervenläsion.
Neuralgie	Schmerz im Ausbreitungsgebiet eines oder mehrerer peripherer Nerven.
Neuritis	Entzündung eines oder mehrerer peripherer Nerven.
Neuropathie	Funktionsstörung oder pathologisches Geschehen eines oder mehrerer peripherer Nerven.
Parästhesien	Abnorme Sensationen, spontan oder provoziert.
Schmerz, neurogener	Schmerz, der durch eine primäre Schädigung oder Funktionsstörung des peripheren oder zentralen Nervensystems verursacht wird.
Schmerz, neuropathischer	Schmerz, der durch eine primäre Schädigung oder Funktionsstörung des Nervensystems verursacht wird.
Schmerz, zentraler	Schmerz, der durch eine primäre Schädigung oder Funktionsstörung des zentralen Nervensystems verursacht wird.
Schmerzschwelle	Niedrigster Schmerzreiz, der vom Individuum als Schmerz wahrgenommen wird.
Schmerztoleranz	Höchste schmerzhafte Reizschwelle, die ein Individuum aushalten kann.

Die allgemein übliche **Behandlung eines schmerzhaften Neuroms** ist die Resektion des Neuroms, die langstreckige Verschorfung des Stumpfes mit Diathermie (416) und die Verlagerung des Nervenendes an eine weitab der ursprünglichen Lokalisation gelegene Stelle, die keiner mechanischen Belastung ausgesetzt ist. Weiters wurde empfohlen, nach Resektion des Neuroms Nervenstümpfe in die Muskulatur oder durch ein Bohrloch in die Markhöhle eines Knochens zu verlagern. Verschiedene Möglichkeiten, den Neuromstumpf mit einer Kappe zu versehen (mit Millipore, Silikon etc.), die das Aussprossen von Axonen verhindern soll, wurden beschrieben. Samii (1006) entwickelte eine Technik, bei der die Faszikel des Stumpfes mit anderen Faszikeln des Stumpfes koaptiert werden, um so ein Aussprossen in proximaler Richtung zu ermöglichen. Weiter proximal werden die Faszikel durchtrennt, und es wird ein zweites Mal eine Koaptation ausgeführt, um das weitere Vorwachsen zu verlangsamen. Alle diese Methoden führen in einem gewissen Prozentsatz zum Erfolg, sind aber mit relativ hohen Rezidivquoten belastet. Die beste Methode der Behandlung eines schmerzhaften Neuroms ist die Wiederherstellung der Kontinuität durch Nerventransplantation, da man auf diese Weise dem Trend der Axonsprossen entgegenkommt und ihnen eine Richtung, in der sie vorwachsen können, gibt. Da man nicht immer einen Nerv als Transplantatspender opfern will, wurden für diesen Zweck auch Venentransplantate mit Erfolg herangezogen. Da innerhalb solcher Venentransplantate die neuromatöse Neurotisation nur bis zu 3 cm fortschreitet und dann sistiert (1149), wurden lange Venentransplantate mit Erfolg auch zur Behandlung von schmerzhaften Neuromen herangezogen, indem man dem Vorwachsen des Neuroms eine bestimmte Richtung in ein mechanisch nicht irritiertes Gebiet gibt und erwartet, daß das Vorwachsen allmählich zum Stillstand kommt (1149).

■ Das irrititative Schmerzsyndrom

Diesen Ausdruck hat Seddon (1060) für das im Folgenden zu beschreibende Schmerzsyndrom vorgeschlagen. Foerster benützte den Ausdruck *Hyperpathie* (354). Sofern eine chirurgisch behebbare Ursache vermutet wird, kann man auch von einem chirurgischen Schmerzsyndrom sprechen. Auch der Ausdruck *Neuralgie* ist gebräuchlich (676). Der Begriff Neuralgie wird hier rein deskriptiv für einen Ruhe- oder evozierbaren Schmerz verwendet, der überwiegend im Innervationsgebiet eines Nervs wahrgenommen wird. Schmerzqualität oder neurologische Begleitsymptome sind für die Diagnose nicht wesentlich. Nur selten greifen die Symptome z.B. vom N. medianus auf das palmare Versorgungsgebiet des N. ulnaris über, der R. dorsalis des N. ulnaris wird allerdings nie betroffen. Der Schmerz kann als tiefer oder oberflächlicher (Hyperpathie) Schmerz empfunden werden. Er wird als brennend, elektrisierend oder ziehend beschrieben. Der Schmerz kann als Dauerschmerz bestehen oder durch Berührung, Bewegung oder Lageveränderung ausgelöst werden, wobei die Berührung selbst nicht als Schmerz empfunden wird. Im Gegensatz dazu kann eine *Allodynie* vorliegen, bei der eine an sich nicht schmerzhafte Berührung Schmerzempfindung auslöst.

Parästhesien und Dysästhesien bestehen häufig. Die Haut ist in der Regel trocken und kühl. Hyperthermie und verstärkte Schweißsekretion fehlen. Man wird in diesen Fällen nach einer chirurgisch faßbaren Ursache für das Schmerzsyndrom suchen, die in einer äußeren Fibrose, in einer inneren Fibrose des Nervs in Adhäsion und in extremen Fällen in einer Integumentstenose bestehen kann. Ist eine kausale Therapie nicht möglich bzw. blieb sie erfolglos, wird eine entsprechende Basistherapie durchgeführt. Je nach Art der Schmerzen werden trizyklische Antidepressiva oder Antikonvulsiva, im besonderen eine Einstellung mit Carbamazepin empfohlen. Auch die transkutane elektrische Nervenstimulation und – bei Allodynie und Hyperalgesie – ergotherapeutische Dekonditionierungsverfahren haben sich bewährt.

■ Schmerzsyndrome – unterhalten durch das sympathische Nervensystem

In diese Gruppe gehören die *sympathische Reflexdystrophie* (SRD oder Morbus Sudeck, Sudeck-Atrophie, Algodystrophie) und die *Kausalgie*. Beide Krankheitsbilder werden unter dem Begriff „komplexes regionales Schmerzsyndrom", **complex regional pain syndrome, CRPS** nach Bennett zusammengefaßt (71, 46). Diese Krankheitsbilder treten am häufigsten nach Frakturen der oberen und unteren Extremität, nach Nervenoperationen wie beim Karpaltunnelsyndrom, oder nach Operationen wegen Dupuytren-Kontraktur auf. Sie kommen aber auch nach Bagatelltraumen vor. In seltenen Fällen entwickeln sich solche Syndrome nach entzündlich-rheumatischen Erkrankungen, nach Erkrankungen des zentralen Nervensystems und in einzelnen Fällen auch nach kardialen Erkrankungen. In 5–10 % ist keine Ursache bekannt. Das Auftreten eines derartigen Schmerzsyndroms hat nichts mit einer eventuell fehlerhaft durchgeführten Operation oder Behandlung zu tun.

In 90 % der Fälle besteht bei der SRD ein Ruheschmerz, der, im Gegensatz zu irritativen Schmerzsyndromen, nicht auf das Versorgungsgebiet eines Nervs beschränkt ist. Die Schmerzen werden als ziehend und brennend beschrieben. Es kann eine Allodynie bestehen. Die Schmerzen nehmen bei orthostatischer Belastung zu und reagieren positiv auf Hochlagerung.

In 80 % der Fälle bestehen Störungen des vegetativen Nervensystems im Sinne einer Überwärmung bzw. Unterkühlung. Es ist die Adaptionsfähigkeit gegenüber Temperaturveränderungen gestört. Es besteht eine Hyperhydrose, und es entwickelt sich ein lageabhängiges Ödem. Die Hautdurchblutung ist gestört. Rötung und Zyanose wechseln ab. Die Gelenksbewegung ist eingeschränkt, und es besteht eine Tendenz zur Versteifung. Im Röntgen sieht man in späten Stadien herdförmige Entkalkungen.

Nach der Theorie von Bennett (71) kann beim komplexen regionalen Schmerzsyndrom (CRPS) ein *vom Sympathikus unterhaltener Schmerz* (sympathic maintained pain, SMP) von einem *sympathikusunabhängigen Schmerz* (sympathetic independent pain, SIP) unterschieden werden. Für den sympathikusunterhaltenden Schmerz gilt das bisher Gesagte. Beim sympathikusunabhängigen Schmerz wäre nach einer den Schmerz unterhaltenden Ursache außerhalb des sympathischen Nervensystems zu suchen. Der sympathikusunterhaltende Schmerz kann dadurch erkannt werden, daß er trotz Stellatumblockade und Phentolamineblock weiter besteht (Abwesenheit von alpha-adrenergisch stimuliertem Schmerz). Breidenbach und Gill konnten in 15 Patienten das Vorliegen eines sympathikusunabhängigen Schmerzes nachweisen, 9 davon wurden operiert und bei 6 eine wesentliche Besserung bzw. Schmerzfreiheit erzielt. (137). Für die sympathische Reflexdystrophie ist das gleichzeitige Auftreten von Störungen des motorischen, sensiblen und autonomen Nervensystems charakteristisch, ferner die Tendenz zur Generalisierung der Symptome, die die gesamte distale Extremität betreffen und sich auf den betroffenen Körperquadranten bzw. selten sogar auf die kontralaterale Extremität ausbreiten können (Spiegelphänomen). Charakteristisch sind ferner die schmerzhaften Bewegungseinschränkungen der Gelenke und die Tendenz zur Versteifung.

Das erste Ziel der **Behandlung** ist es, Schmerzfreiheit und den Rückgang der Ödeme zu erreichen. Dies gelingt durch Immobilisation, Hochlagerung, Kühlung und Gabe von Analgetika. Führt diese Behandlung rasch zum Ziel, kann mit einer aktiven Krankengymnastik und Ergotherapie begonnen werden. Andernfalls besteht die Indikation zur Durchführung von Sympathikusblockaden bzw. Opioidinjektionen an den Grenzstrang (GLOA = ganglionäre lokale Opioidanalgesie). Schließlich kommt auch eine chirurgische Sympathektomie in Frage.

Während des amerikanischen Sezessionskrieges beschrieb S. W. Mitchell (752) ein nach Schußverletzung auftretendes Schmerzsyndrom, das als **Kausalgie** bezeichnet wurde. Die Krankheit tritt häufig schon Stunden nach der Verletzung auf und wird durch heftige Schmerzwellen von brennendem Charakter bestimmt, die den distalen Extremitätenabschnitt betreffen und durch äußere Reize ausgelöst werden. Dies können taktile, aber auch akustische oder emotionelle Reize sein. Die Kranken sind dadurch äußerst gequält, sie bemühen sich, das betroffene Extremitätenende durch kühle, feuchte Umschläge zu schützen und vermeiden alle Reize, die nach ihren Erfahrungen die Schmerzattacken auslösen. Die Schmerzen erreichen nach einigen Wochen ihren Höhepunkt, der dann wochen- oder monatelang unverändert anhalten kann. Es kommt aber allmählich zu einem spontanen Abklingen. Es bestehen regelmäßig schwere Störungen des sympathischen Nervensystems, weshalb das Krankheitsbild als Sonderform des CRPS angesehen wird. Droupe und Mitarb. haben als Ursache für die Kausalgie einen Kurzschluß zwischen sympathischen und sensiblen Nervenfasern angenommen (286). Es können Erregungen aus sympathischen Fasern ephaptisch, das heißt durch abnorme Kontakt- bzw. Synapsenbildung, an der Läsionsstelle auf Schmerzfasern der C-Gruppe überspringen.

■ Andere periphere Schmerzsyndrome

Es treten Schmerzen in einem Nervenabschnitt auf, obwohl alle sensiblen Fasern aus dem Versorgungsgebiet unterbrochen sind. Es sind besonders die distalen Extremitätenabschnitte sowie der Gesichtsbereich betroffen, das heißt Regionen die im Gyrus praecentralis besonders stark repräsentiert sind. Die Schmerzen sind zumindest in den ersten Monaten auf das Versorgungsbiet des betroffenen Nervs bzw. der Nervenwurzel beschränkt.

Deafferenzierungsschmerz. Sie treten häufig nach iatrogener Nervenschädigung (Exhärese, Thermo- oder Alkoholneurolyse, Spritzenschaden) auf und entwickeln sich auch nach Verlust einer Extremität.

Phantomsensationen. Häufig haben Patienten nach Amputation Phantomsensationen, das heißt sie spüren das nicht mehr vorhandene Glied (361). Solche Sensationen kommen auch bei Patienten nach kompletten Plexusläsionen vor, wobei die durch Phantomsensationen empfundene Lage des Gliedes nicht mit der tatsächlichen übereinstimmt. Das Phantomglied kann kleiner werden (Teleskopeffekt).

Phantomschmerz. Im Gegensatz zu Phantomsensationen wird der Phantomschmerz eher als umschrieben empfunden und entspricht häufig Schmerzen, die bereits vor der Amputation vorhanden waren, wie z.B. Ischämieschmerz (Schmerzgedächtnis). Dem Phantomschmerz liegt pathophysiologisch wahrscheinlich eine Kortikale Reorganisation im sensiblen Repräsentationsgebiet der entsprechenden Gliedmasse aufgrund abnormer Impulse zugrunde (350).

Sekundärer Phantomschmerz. Hierbei handelt es sich um Schmerzempfindungen im amputierten Glied, die das Nervensystem des nicht mehr vorhandenen Gliedes betreffen (ausstrahlender Schmerz in den amputierten linken Arm nach Herzinfarkt bzw. radikuläre Schmerzen im amputierten Glied bei entsprechender Wurzelsymptomatik).

Stumpfschmerz. In Amputationsstümpfen können lokal bedingte Schmerzen, sei es durch eine Gefäßerkrankung, eine Osteomyelitis oder Osteitis auftreten, die chronifizieren.

Schmerzen bei Läsionen des Plexus brachialis. Bei Läsionen des Plexus brachialis, insbesondere bei mehrfachen Wurzelaustritten, treten schwere Schmerzsyndrome auf, die die Charakteristika aller hier beschriebenen Schmerzsyndrome aufweisen können. Eher seltener handelt es sich um eine typische Kausalgie (nach Narakas in 8 von 34 Fällen) (803). Ein Teil der Schmerzsyndrome kann man als irritative Schmerzsyndrome einstufen (S. 74). Diese werden durch die operative Behandlung gebessert (802). In der Mehrzahl der Fälle handelt es sich um einen Deafferenzierungsschmerz. Darüber hinaus muß man in Erwägung ziehen, daß Plexusläsionen sehr proximal lokalisiert sind und bei Wurzelausrissen auch das Rückenmark mitgeschädigt sein kann. Die Schmerzen sind für den Patienten oft quälend. In der Mehrzahl der Fälle kommt es aber im Lauf von Jahren zu einer Besserung insofern, als der Schmerz zunehmend weiter peripher in der Extremität lokalisiert wird, bis er schließlich die Hand und die Fingerspitzen erreicht und sistiert. Auch vom Gefühl schmerzhafter Muskelspasmen und Fingerzuckungen begleitete Schmerzen wurden bei schweren Armplexusläsionen beschrieben und sprachen auf eine Koagulation der Hinterwurzeleintrittszone an (858). Bei besonders schweren Fällen ist eine zentrale Schmerzausschaltung in Erwägung zu ziehen.

2.2 Klinisch-elektrophysiologische Untersuchungen bei Läsionen des peripheren Nervensystems

Aufgaben der Elektrodiagnostik

Die Aufgaben der Elektrodiagnostik lassen sich wie folgt umschreiben:

- *Nachweis einer peripher-neurogenen Parese* und Abgrenzung derselben gegenüber supranukleären bzw. funktionellen Paresen sowie gegenüber myogenen Lähmungen.
- *Differenzierung zwischen Läsionen der Vorderhornzellen und weiter peripher gelegenen Affektionen.* Bestimmung der betroffenen Muskeln, was einen Rückschluß darauf erlaubt, ob eine Affektion eines Nervenstammes, eines Hauptstammes des Plexus, eine Wurzelläsion oder aber eine Polyneuropathie vorliegt.
- Bestimmung des Grades eines Funktionsausfalles.
- Nachweis einer Denervation des Muskels und somit Abgrenzung gegen reversiblen Leitungsblock (Neurapraxie), der ohne Denervation einhergeht.
- *Nachweis einer Reinnervation* als Beweis eines in Gang befindlichen Auswachsens von Axonen sowie Verfolgung des Fortgangs der Reinnervation.
- *Objektivierung von Fehlregeneration* nach Läsionen peripherer Nerven.
- *Nachweis einer diffusen oder lokalisierten Störung der Erregungsleitung in peripheren Nerven, Plexus oder Wurzeln.*
- *Nachweis einer Störung der Impulsübertragung an der motorischen Endplatte* bei Myasthe-

nia gravis und bei myasthenischen Syndromen.

Alle Methoden der sogenannten konventionellen Elektrodiagnostik, die zwar mit elektrischer Reizung von Nerv und Muskel arbeiten, die Reizantwort aber rein qualitativ von Auge beobachten und beurteilen, sind heute obsolet. Heute werden neben den elektromyographischen und elektroneurographischen Ableitungen auch die Untersuchung der motorischen und sensiblen evozierten Potentiale eingesetzt.

Normalbefunde

Normalbefunde im Elektromyogramm

Die Muskelpotentiale werden mit konzentrischen Nadelelektroden, die quer zur Faserrichtung eingeführt werden, abgeleitet. Um sich ein repräsentatives Bild über die Funktion des Muskels zu machen, ist es notwendig, in verschiedenen Tiefen und von verschiedenen Einstichstellen aus abzuleiten.

Spontanaktivität. Beim Einstechen und Verschieben der Nadelelektrode im Muskel kommt es zu einer kurzen Entladungssalve, welche die Bewegung der Nadel nur um einen Bruchteil einer Sekunde überdauert und als *Einstichaktivität* bezeichnet wird. Die Frequenz kann bis 200/s betragen, die Dauer der Potentiale ist schwer meßbar: Neben kurzen Potentialen in der Größenordnung von Fibrillationspotentialen finden sich häufig komplexere Formen, die auf eine Summation hindeuten. Gesteigerte Einstichaktivität, die mehrere Sekunden oder Minuten andauert, gilt als Zeichen einer Übererregbarkeit der Muskelfasern. Es ist jedoch ein unspezifisches und schlecht quantifizierbares Zeichen, denn es findet sich sowohl bei Denervation als auch bei myogenen Atrophien und gelegentlich auch in offensichtlich gesunden Muskeln. Die Insertionsaktivität verschwindet, wenn die Muskelfasern ihre Erregbarkeit verloren haben, sei es infolge von extremer Atrophie, Nekrose oder Fibrosierung, beispielsweise beim Tibialis-anterior-Syndrom, oder bei einer hypokaliämischen Lähmung.

Die *Spontanaktivität in der Endplattenzone* (S. 1.6.3) besteht aus unregelmäßigen Entladungen von negativ-positiven oder monophasischen negativen Spitzenpotentialen von kurzer Dauer. Die Grundlinie zeigt oft das charakteristische „Endplattenrauschen" (Abb. 2.**9**). Es ist wichtig, daß diese Aktivität von Fibrillationspotentialen unterschieden wird, sie hat an sich sonst keine diagnostische Bedeutung.

Willküraktivität. Bei *maximaler Willkürinnervation* entsteht eine Interferenzkurve (Abb. 2.**10**). Die Amplitude derselben beträgt im Mittel etwa 3–4 mV. Als pathologisch können nur Werte angesehen werden, die um mehr als die Hälfte von dieser Norm abweichen. Für eine quantitative Analyse von *Form, Dauer und Amplitude der Potentiale motorischer Einheiten* müssen pro Muskel mindestens 20 verschiedene Potentiale registriert werden (Abb. 2.**11**). Für die Auswertung ist es notwendig, eine Interferenz von Potentialen verschiedener motorischer Einheiten zu vermeiden, was nur bei sehr schwacher Willkürinnervation möglich ist. Das beobachtete Potential muß mehrmals registriert werden, um eine Summation von 2 oder mehreren Potentialen auszuschließen. Die meisten Potentiale sind di- oder triphasisch mit einem glatten oder etwas unregelmäßigen Ablauf.

In der Endplattenzone beginnen die Potentiale mit einer negativen Phase. Bei der Untersuchung einer großen Anzahl normaler Muskeln findet man 3 % polyphasische Potentiale, die die

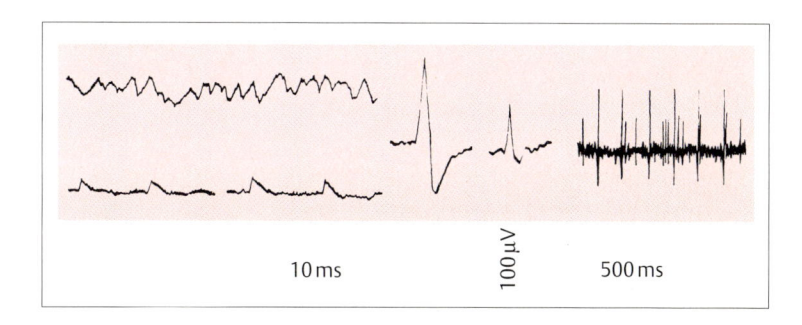

Abb. 2.**9** Elektrische Aktivität in der normalen Endplattenzone (konzentrische Nadelelektrode).

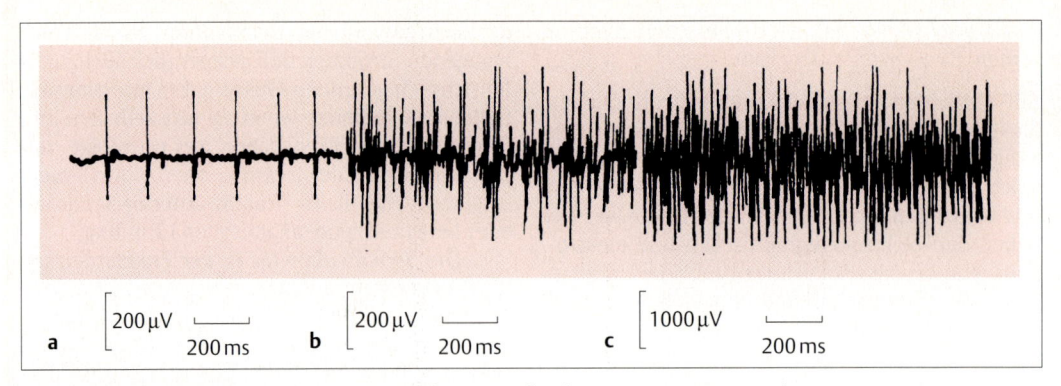

2. Die Untersuchung bei Läsionen peripherer Nerven

Abb. 2.10a–c Verschiedene Innervationsgrade im EMG (bei langsamer Registrierung).
a Einzeloszillationen.
b Übergangskurve, wobei die Grundlinie als solche zeitweise noch erkennbar ist.
c Volles Interferenzmuster mit vollständigem Verschmelzen der Einzelpotentiale, so daß die Grundlinie nicht mehr erkennbar ist.

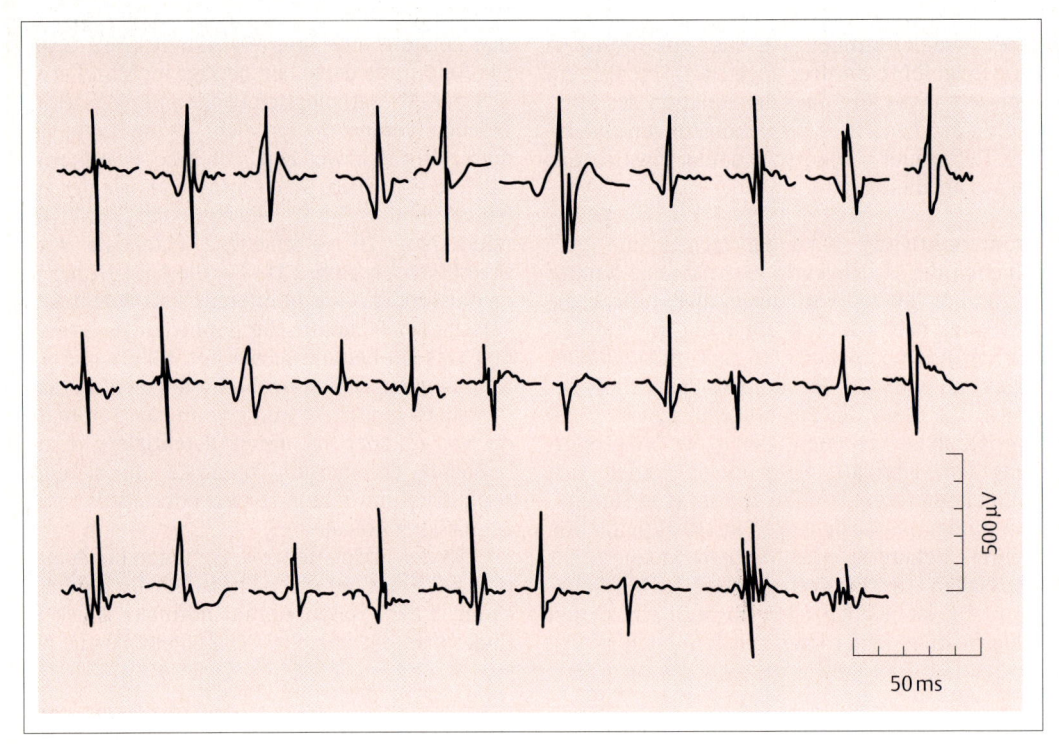

Abb. 2.11 Verschiedene Potentiale motorischer Einheiten im Elektromyogramm. Ableitung mit konzentrischer Nadelelektrode.

Grundlinie mehr als 4mal überqueren. Bei der Auswertung von 20–30 Potentialen aus einem einzelnen Muskel können aber auch beim Gesunden bis zu 12 % polyphasische Potentiale gefunden werden. Die Potentialdauer ist altersabhängig und variiert von Muskel zu Muskel. In jedem Muskel kommen kurzdauernde und langdauernde Potentiale vor, wobei aber lediglich ihre mittlere Dauer interessiert. In Tab. 2.**5** sind Normalwerte für verschiedene Muskeln bei einer Ver-

Tabelle 2.5 Mittlere Dauer in ms der Potentiale motorischer Einheiten in verschiedenen Muskeln, registriert mit konzentrischen Nadelelektroden (Verstärkung 100 µV/cm, Kipp 10 ms/cm). Die aufgeführten Werte stammen von verschiedenen Personen, die keine Zeichen einer neuromuskulären Erkrankung aufwiesen. Dabei sind Abweichungen bis zu 20 % als innerhalb der Norm liegend anzusehen, wenn eigene Messungen mit denen dieser Tabelle verglichen werden. Normalwerte der mittleren Potentialdauer weiterer Muskeln finden sich bei Ludin (651)

Alter in Jahren	M. deltoideus	M. biceps brachii	M. triceps brachii	M. extensor digitorum communis	M. abductor digiti minimi	M. biceps femoris; M. quadriceps	M. gastrocnemius	M. tibialis anterior	M. peroneus longus	M. extensor digitorum brevis	M. orbicularis oris (Oberlippe), M. depressor anguli oris, Venter frontalis, M. occipitofrontalis
0	8,8	7,1	8,1	6,6	5,8	8,0	7,1	8,9	6,5	7,0	4,2
3	9,0	7,3	8,3	6,8	6,3	8,2	7,3	9,2	6,7	7,2	4,3
5	9,2	7,5	8,5	6,9	7,0	8,4	7,5	9,4	6,8	7,4	4,4
8	9,4	7,7	8,6	7,1	7,5	8,6	7,7	9,6	6,9	7,6	4,5
10	9,6	7,8	8,7	7,2	7,9	8,7	7,8	9,7	7,0	7,7	4,6
13	9,9	8,0	9,0	7,4	8,5	9,0	8,0	10,0	7,2	7,9	4,7
15	10,1	8,2	9,2	7,5	9,4	9,2	8,2	10,2	7,4	8,1	4,8
18	10,4	8,5	9,6	7,8	9,4	9,5	8,5	10,5	7,6	8,4	5,0
20	10,7	8,7	9,9	8,1	9,4	9,8	8,7	10,8	7,8	8,6	5,1
25	11,4	9,2	10,4	8,5	9,4	10,3	9,2	11,5	8,3	9,1	5,4
30	12,2	9,9	11,2	9,2	9,4	11,1	9,9	12,3	8,9	9,8	5,8
35	13,0	10,6	12,0	9,8	9,4	11,8	10,6	13,2	9,5	10,5	6,2
40	13,4	10,9	12,4	10,1	9,4	12,2	10,9	13,6	9,8	10,8	6,4
45	13,8	11,2	12,7	10,3	9,4	12,5	11,2	13,9	10,1	11,1	6,6
50	14,3	11,6	13,2	10,7	9,5	13,0	11,6	14,4	10,5	11,5	6,8
55	14,8	12,0	13,6	11,1	9,5	13,4	12,0	14,9	10,8	11,9	7,0
60	15,1	12,3	13,9	11,3	9,5	13,7	12,3	15,2	11,0	12,2	7,1
65	15,3	12,5	14,1	11,5	9,5	14,0	12,5	15,5	11,2	12,4	7,3
70	15,5	12,6	14,3	11,6	9,5	14,1	12,6	15,7	11,4	12,5	7,4
75	15,7	12,8	14,4	11,8	9,5	13,3	12,8	15,9	11,5	12,7	7,5

stärkung von 100 µV/cm angeführt. Die Amplitude der Aktionspotentiale ist ein bedeutend weniger verläßlicher Parameter, weil die Streubreite sehr groß ist. Im Einzelfall gelten nur mittlere Abweichungen um mehr als 40 % von den Normalwerten als pathologisch. Für ausführliche Erläuterungen über das normale Elektromyogramm und die Methodik der Untersuchung sei auf die Übersichten von Ludin (651) sowie Stoehr u. Bluthardt (1139) verwiesen. Von den zahlreichen Methoden, die zur *automatischen Analyse* des Elektromyogramms beschrieben worden sind, hat nur die von Willison entwickelte (1294) breitere klinische Anwendung gefunden. Dabei wird das Aktivitätsmuster bei definierten isometrischen Kontraktionen analysiert.

Normalbefunde im Elektroneurogramm

■ Motorische Erregungsleitung

Der Nervenstamm wird an mindestens 2 Stellen mit Oberflächen- oder Nadelelektroden supramaximal, das heißt mit 2- bis 3fachem Schwellenwert gereizt. Die Summenpotentiale werden von einem von diesen Nerven innervierten Muskel mit Oberflächen oder Nadelelektroden abgeleitet, wobei die differente Elektrode über der Endplattenzone, die indifferente über dem Muskelansatz liegt (Abb. 2.**12**). Verschiedene Autoren verwenden auch konzentrische Nadelelektroden, was bei Ableitung aus stark atrophischen Muskeln vorteilhaft ist. Die Leitungsgeschwindigkeit (v) der schnellsten motorischen Fasern ergibt sich aus der Differenz der Latenzzeiten (t_1-t_2) und der Distanz zwischen den verschiedenen Reizorten (s) nach der Formel

$$v = \frac{s}{t_1 - t_2}$$

Die Latenzzeiten werden vom Beginn des Reizartefaktes bis zum (möglichst steilen) Abgang des Potentials von der Grundlinie gemessen. In Tab. 2.**6** sind Normalwerte für einige Nerven im Erwachsenenalter angegeben. Es ist dabei zu beachten, daß die Leitgeschwindigkeit mit zunehmendem Alter langsamer wird. Beim Neugeborenen ist die Leitgeschwindigkeit noch bedeutend langsamer als beim Erwachsenen. In den ersten Monaten und Jahren nimmt die Leitgeschwindigkeit zuerst rasch, später langsamer zu. Werte wie im Erwachsenenalter werden zwischen 10 und 15 Jahren erreicht. (Normalwerte s. Lit. 651). Die Leitgeschwindigkeit zwischen dem distalen Reizort und der Ableitelektrode läßt sich nicht bestimmen, da die langsame Erregungsleitung in den distalsten, markarmen Nervenendigungen und die neuromuskuläre Überleitung zu einer Verfälschung der Werte führen würde. Man gibt deshalb nur die *distale Latenzzeit* bis zum Abgang des Muskelaktionspotentials als Maß für die Leitung im distalen Abschnitt des Nervs an (Tab. 2.**6**). Um die Streubreite der Normwerte zu verkleinern, sind die gemessenen Werte im N. medianus, im N. ulnaris, im N. peroneus und im N. tibialis auf bestimmte feste Distanzen korrigiert worden. In verschiedenen Nerven kann aus anatomischen Gründen keine Leitgeschwin-

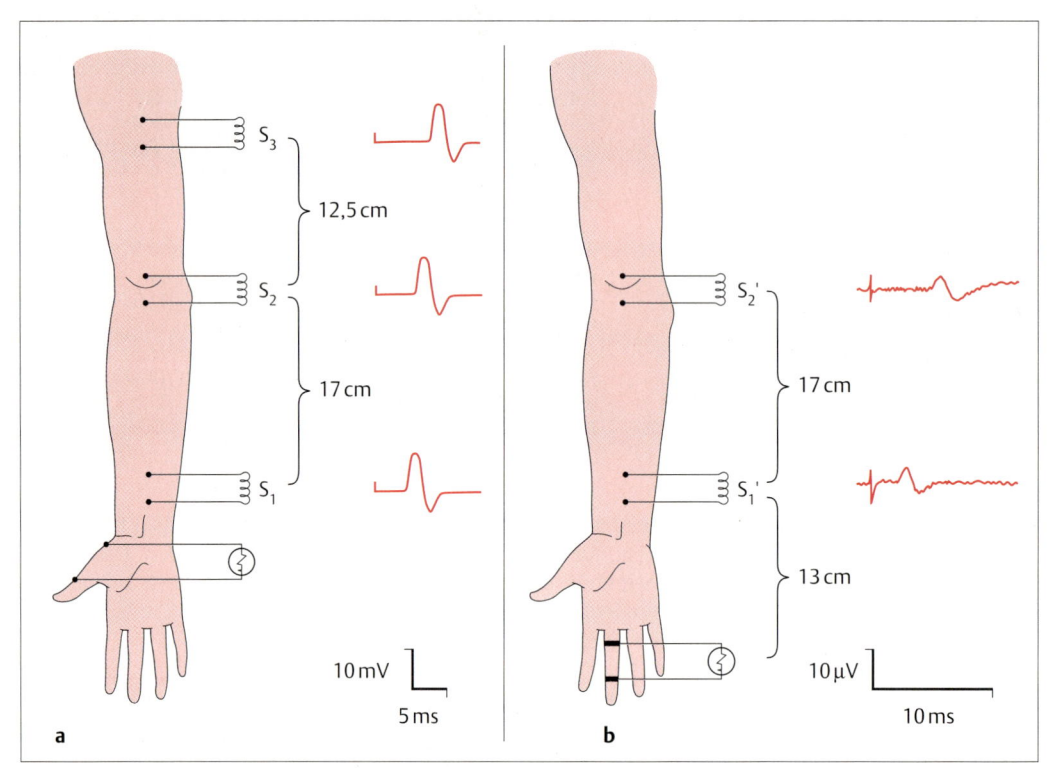

Abb. 2.12a u. b Messung der motorischen (**a**) und der sensiblen (**b**) Erregungsleitungsgeschwindigkeit im N. medianus. Zur Registrierung der antidromen sensiblen Nervenaktionspotentiale wurden 200 Reizantworten elektronisch gemittelt.

Tabelle 2.6
a) Normalwerte der maximalen motorischen Leitungsgeschwindigkeit

Nerv	Leitungsgeschwindigkeit (m/s)	SD (m/s)	Hauttemperatur	Autor
N. medianus				
Oberarm – Ellenbogen	69,27–0,23 × Alter	5,73	mind. 33 °C	*Ludin*
Ellenbogen – Handgelenk	64,48–0,23 × Alter	3,34		
N. ulnaris				
Oberarm – proximal Sulcus n. ulnaris	64,39–0,1 × Alter	7,66	mind. 33 °C	*Ludin*
proximal Sulcus – distal Sulcus	55,63–0,03 × Alter	7,54		
distal Sulcus – Handgelenk	61,78–0,06 × Alter	7,58		
N. radialis				
Oberarm – Ellenbogen	69	5,0	nicht kontrolliert	*Trojaborg u. Sindrup*
Ellenbogen – Unterarm	62	5,1		
N. ischiadicus				
Glutealfalte – Fossa poplitea	51	7,0	nicht kontrolliert	*Gassel u. Trojaborg*
N. peroneus				
Capitulum fibulae – Fußgelenk	55,94–0,16 × Alter	4,06	mind. 33 °C	*Ludin*
N. tibialis				
Fossa poplitea – Malleolus internus	53,7–0,17 × Alter	3,37	mind. 33 °C	*Ludin*

Tabelle 2.6
b) Normalwerte der maximalen sensiblen Leitungsgeschwindigkeit (orthodrom)

Nerv	Leitungsgeschwindigkeit (m/s)	SD (m/s)	Hauttemperatur	Autor
N. medianus				
Finger II – Handgelenk	63,80–0,19 × Alter	6,45	nicht kontrolliert	*Ludin*
Handgelenk – Ellenbeuge	69,37–0,21 × Alter	4,46		
N. ulnaris				
Finger V – Handgelenk	49,27–0,01 × Alter	4,15	mind. 33 °C	*Ludin*
Handgelenk – distal Sulcus n. ulnaris	68,69–0,13 × Alter	5,02		
distal Sulcus – proximal Sulcus	58,12–0,08 × Alter	6,17		
N. radialis				
Daumen – Handgelenk	55,7–0 × Alter	4,8	35–36 °C	*Buchthal*
Handgelenk – Ellenbeuge	68,8–0,12 × Alter	4,4		
N. peroneus				
Fußgelenk – Capitulum fibulae	57,6–0,08 × Alter	3,7	35–36 °C	*Buchthal*
N. tibialis				
Großzehe – Malleolus internus	47,2–0,07 × Alter	3,4	35–36 °C	*Buchthal*
Malleolus internus – Fossa poplitea	57,6–0,06 × Alter	3,3		
N. suralis				
Fußrücken – Malleolus lateralis	51,8–0,06 × Alter	4,6	35–36 °C	*Buchthal*
Malleolus lateralis – Wade	57,4–0,05 × Alter	3,7		

Tabelle 2.6
c) Normalwerte der maximalen motorischen Latenzzeiten

Nerv	Latenzzeit (ms)	SD (ms)	Distanz	Haut temperatur	Autor
N. medianus M. abductor pollicis brevis	2,994 + 0,004 × Alter	0,39	korr. auf 6,5 cm	mind. 33 °C	*Ludin*
N. ulnaris M. abductor digiti minimi	2,12 + 0,01 × Alter	0,34	korr. auf 7 cm	mind. 33 °C	*Ludin*
N. radialis M. extensor indicis	2,4	0,5	6 cm (nicht korr.)	nicht kontrolliert	*Trojaborg* u. *Sindrup*
N. peroneus M. extensor digitorum brevis	3,519 + 0,0013 × Alter	0,55	korr. auf 7,5 cm	mind. 33 °C	*Ludin*
N. tibialis M. abductor hallucis	4,021 + 0,004 × Alter	0,74	korr. auf 10 cm	mind. 33 °C	*Ludin*

digkeit bestimmt werden. Auch hier kann man sich manchmal mit der Bestimmung einer Latenzzeit behelfen.

Die Leitgeschwindigkeit zeigt auch eine starke Abhängigkeit von der *Temperatur*. Die Leitgeschwindigkeit nimmt pro Grad Temperaturabnahme um 1,2–2,4 m/s ab. Wegen dieser starken Temperaturabhängigkeit sollte für die Messung der Leitgeschwindigkeit die Temperatur immer kontrolliert werden. Wenn die Hauttemperatur unter 34°C liegt, muß mit einem Wasserbad oder mit einem Infrarotstrahler geheizt werden.

Zur Bestimmung der Streubreite der Leitungsgeschwindigkeiten verschiedener motorischer Nervenfasern in einzelnen Nerven ist die von Hopf (497) beschriebene Kollisionstechnik am bekanntesten. Die erforderliche Schätzung der Dauer der absoluten Refraktärperiode macht die Resultate aber besonders bei pathologischen Fällen etwas fragwürdig.

■ Sensible Leitungsgeschwindigkeit

Bestimmung anhand des Nervenaktionspotentials. Das Summenpotential des Nervs kann nur mit sehr hoher Verstärkung erkannt werden. Die Amplitude nimmt infolge zeitlicher Dispersion ab, je weiter proximal abgeleitet wird. Während es ohne besondere Schwierigkeiten gelingt, am Handgelenk ein Potential von etwa 40 mV Amplitude zu registrieren, ragt das am Ellenbogen abgeleitete Potential kaum aus dem Rauschpegel heraus. Zur besseren Erkennung der sehr kleinen Nervenaktionspotentiale werden heute immer elektronische Rechner eingesetzt, die durch Mittelung einer größeren Anzahl von Potentialen eine entscheidende Verbesserung des Verhältnisses zwischen dem Signal und dem Rauschpegel erzielen. Mit besonders empfindlichen und rauscharmen Verstärkern können damit Potentiale von 0,03–0,01 mV Amplitude abgeleitet und sicher vom Rauschen unterschieden werden. Zur Ableitung benützen wir bis auf die Spitze isolierte Nadelelektroden, wobei eine Elektrode möglichst nahe an den Nerv herangebracht wird, während die indifferente Elektrode in einem Abstand von etwa 3 cm quer zum Verlauf des Nervs subkutan angebracht wird. Es ist aber auch möglich, mit Oberflächenelektroden, die über dem Nerv angebracht werden, abzuleiten. Normalwerte in Abhängigkeit vom Alter für verschiedene Nerven sind in Tab. 2.**6** zusammengestellt.

Durch antidrome Erregungsleitung kann ein rein sensibles Nervenaktionspotential auch an den Fingern abgeleitet werden, wenn der Nervenstamm am Handgelenk oder weiter proximal gereizt wird. Bei Ableitung am Handgelenk ist die Amplitude des Nervenaktionspotentials mit dieser Methode meist größer als bei orthodromer

Reizung. Das volumengeleitete Muskelaktionspotential erscheint nach einem Intervall von 1–3 ms. Ein Nachteil dieser Methode ist, daß bei sensiblen Störungen eine Dissoziation der sensiblen und motorischen Leitgeschwindigkeit die Erkennung des sensiblen Nervenpotentials unmöglich machen kann, weil es in den Bereich des volumengeleiteten Muskelaktionspotentials fällt. Um sicher zu sein, daß wir wirklich die Leitgeschwindigkeit der sensiblen Fasern bestimmen, verwerten wir nur antidrome Nervenaktionspotentiale, die bei Reizstärken, welche unter der motorischen Reizschwelle liegen, auftreten oder die eine eindeutig kürzere Latenzzeit als die motorischen Summenpotentiale haben. Wir leiten deshalb auch immer auf einem zweiten Kanal von einem Handmuskel ab. Die Erregungsleitungsgeschwindigkeit bei antidromer und orthodromer Leitung ist praktisch gleich. Die Bestimmung der antidromen Leitungsgeschwindigkeit ergibt zwar eine etwas größere Streuung der Werte. Auch können leichtere Störungen, die zu keiner signifikanten Verlangsamung der Erregungsleitung in den schnellsten Fasern führen, so nicht erfaßt werden. Für den Patienten ist die antidrome Methode aber bedeutend weniger belastend. Man muß sich aber bewußt sein, daß ein fehlendes antidromes Nervenaktionspotential bzw. ein Nervenaktionspotential, das sich nicht vom volumengeleiteten Muskelaktionspotential unterscheiden läßt, keine diagnostische Bedeutung hat. Verschiedentlich konnten wir in solchen Fällen normale orthodrome sensible Aktionspotentiale ableiten.

Bestimmung anhand des Reflexpotentials. Bei Reizung eines Nervs kann häufig in den dazugehörigen Muskeln nach der Antwort, die als Folge der orthodromen Reizung der motorischen Fasern auftritt *(M-Potential),* noch ein späteres Aktionspotential registriert werden. Typisch für diese sogenannten Reflexpotentiale ist unter anderem eine Abnahme der Latenzzeit, wenn der Reizpunkt gegen proximal verschoben wird. Man kann ein Reflexpotential zur Bestimmung der Erregungsleitung der propriozeptiven Nervenfasern benutzen. Man findet einen Wert von 60–66m/s für das im M. gastrocnemius abgeleitete Reflexpotential bei Reizung des N. tibialis in der Kniekehle und am Oberschenkel.

Die sekundäre Muskelantwort bei Reizung der Nn. ulnaris, medianus und peroneus wird als *F-Welle* bezeichnet. Die F-Welle ist kein Reflexpotential ist, sondern eine antidrom erzeugte rückläufige Erregung in den Motoneuronen („recurrent discharge"). Zur Bestimmung der Leitungsgeschwindigkeit in den afferenten Fasern sollte die F-Welle deshalb nicht mehr gebraucht werden. Im N. medianus, im N. ulnaris und im N. peroneus kann die Latenzzeit der F-Welle aber auch als Maß für die motorische Leitgeschwindigkeit verwendet werden. Die Methode eignet sich besonders zum Nachweis von proximalen Leitungsstörungen (Plexus, Wurzeln), die üblicherweise nicht erfaßt werden können.

Beim *H-Potential* handelt es sich dagegen um eine echte, vorwiegend monosynaptische Reflexantwort. Beim gesunden Erwachsenen kann diese Reflexantwort am besten in der Wadenmuskulatur bei Reizung des N. tibialis ausgelöst werden. Typischerweise ist der H-Reflex maximal, wenn die M-Antwort noch deutlich submaximal ist. Mit zunehmender Amplitude des M-Potentials wird die Reflexantwort wieder kleiner. Bei Reizung des Nervs an 2 verschiedenen Punkten kann der H-Reflex zur Messung der Erregungsleitungsgeschwindigkeit in den Spindelafferenzen verwendet werden. Man fand bei peripheren Neuropathien eine verlangsamte Leitungsgeschwindigkeit mit dieser Methode. Man berichtet auch über eine gute Korrelation zwischen mechanisch ausgelöstem Achillessehnenreflex und dem H-Reflex. Wenn kein Achillessehnenreflex auslösbar war, konnte bei Affektionen des peripheren Nervensystems auch kein H-Reflex beobachtet werden. Im Gegensatz dazu kann er bei Areflexien infolge von primären Muskelerkrankungen weiterhin ausgelöst werden.

Bestimmung mit evozierten zerebralen und spinalen Potentialen. Bei Reizung eines peripheren Nervs oder eines Dermatoms können kontralateral von der Schädeloberfläche evozierte Potentiale abgeleitet werden, die ihre höchste Amplitude im Bereich der postzentralen Region haben. Zur Ableitung werden die in der Elektroenzephalographie gebräuchlichen Oberflächen- und Nadelelektroden gebraucht. Um diese Potentiale (Abb. 2.**13**) aus der übrigen elektrischen Aktivität herauszumitteln, ist unbedingt ein Averager erforderlich. Bei Reizung des Nervenstamms an 2 verschiedenen Punkten kann aus der Differenz der Latenzzeiten, die zum Beginn des evozierten Potentials gemessen werden, die Leitungsgeschwindigkeit der schnellsten sensiblen Fasern zwischen den beiden Reizpunkten berechnet werden. Weitere Einzelheiten zur Untersuchungstechnik und zur Auswertung anderer Potentialparameter finden sich bei Stöhr u. Mitarb. (1142).

Für die Bestimmung der sensiblen Leitgeschwindigkeit ist diese Methode der ortho- oder antidromen Ableitung von Nervenaktionspotentialen in der Regel unterlegen, sie kann für diesen Zweck deshalb auch nicht als Routinemethode empfohlen werden. Da meist gemischte Nervenstämme gereizt werden, kann ohnehin nicht mit Sicherheit gesagt werden, daß tatsächlich die Geschwindigkeit der sensiblen Fasern bestimmt wird. Die Methode kann aber zur Untersuchung von zentral bedingten Sensibilitätsstörungen und von proximalen peripheren Läsionen (Wurzeln, Plexus) wertvoll sein. Zum Nachweis von proximalen Leitungsstörungen, insbesondere auch von Radikulopathien, ist die Ableitung der spinalen (zervikalen bzw. lumbosakralen) und der kortikalen evozierten Potentiale nach Nerven- oder Dermatomstimulation nützlich.

Stimulation der motorischen Nervenwurzeln und der Plexus. Seit der Einführung von Hochspannungs- und Magnetstimulatoren ist es möglich geworden, zervikale und lumbale motorische Wurzeln und die großen Plexus direkt zu reizen. Diese Stimulatoren sind ursprünglich für die transkranielle kortikale Reizung entwickelt worden. Für die Wurzelreizung ziehen wir die Hochspannungsreizung vor, obwohl sie für den Patienten etwas unangenehmer ist als die Magnetstimulation. Mit dieser sind bei zervikaler Reizung die Amplituden in den distalen Muskeln meist sehr niedrig, und bei lumbaler Reizung können

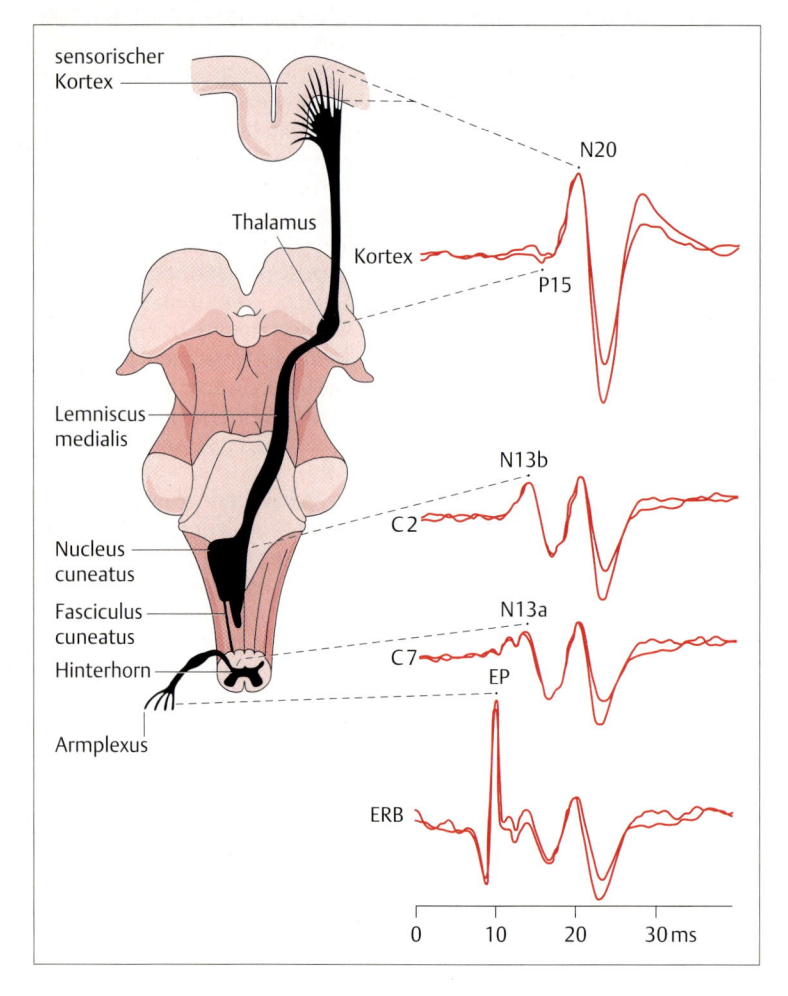

Abb. 2.**13** Medianus-SEP. Nach Stimulation des N. medianus am Handgelenk läßt sich über dem Erb-Punkt das „EP-Potential" ableiten, bei dem es sich um ein gemischtes Nervenaktionspotential handelt. Über der unteren Nackenpartie wird die im Hinterhorn der zugehörigen Segmente generierte Komponente N13a, über der oberen Nackenpartie die im Bereich des Nucleus cuneatus entspringende Komponente N13b registriert. Die kortikale Reizantwort N20 entspringt in der primären sensiblen Rinde (aus: M. Stöhr, B. Riffel, K. Pfadenhauer: Neurophysiologische Untersuchungsmethoden in der Intensivmedizin. Springer Verlag, Berlin, Heidelberg 1991).

weniger zuverlässig Muskelsummenpotentiale abgeleitet werden. Da der Reizort vermutlich außerhalb des Foramen intervertebrale liegt, muß die Eignung der Methode zum Nachweis von sehr proximalen Läsionen, wie z.B. bei einer Diskushernie, angezweifelt werden.

Elektrodiagnostische Befunde bei Läsionen der peripheren Nerven

Elektromyographische Befunde

Spontanaktivität in Form von *Fibrillationspotentialen* und *positiven scharfen Wellen* findet man häufig in denervierten Muskeln, und zwar sowohl bei Affektionen der peripheren Neuriten als auch bei Vorderhornprozessen. Sie sind häufiger in stärker atrophischen als in weniger betroffenen Muskeln. Die Spontanaktivität verschwindet im unterkühlten Muskel. Bei sehr chronisch verlaufenden spinalen Muskelatrophien ist solche Spontanaktivität relativ selten zu registrieren. Bei Nervenverletzungen tritt sie 2–3 Wochen nach Durchtrennen der Axone und zuerst in den proximalen Muskeln auf. Die Spontanaktivität verschwindet wieder, wenn die Muskelfasern reinnerviert werden oder wenn sie in Bindegewebe umgebaut worden sind. Fibrillationspotentiale und positive scharfe Wellen können häufig noch mehrere Jahre nach Beginn der Lähmung registriert werden. Sie dürfen nicht als Hinweis auf eine Progredienz oder Aktivität der Erkrankung gewertet werden. Im Laufe einer Reinnervation erfolgt eine Abnahme der Spontanaktivität. Definitionsgemäß ist eine Neurapraxie eine peripherneurogene Parese, die ohne Waller-Degeneration der Axone einhergeht. Dementsprechend wird man bei einer reinen Neurapraxie keine Spontanaktivität finden. Bei typischen Polyneuropathien, aber auch bei nicht traumatischen Mononeuritiden findet sich in klinisch nicht betroffenen Muskeln in 95 % der Fälle Spontanaktivität. Bei Prozessen, die lediglich zu einer Läsion der Markscheiden und zu keinem Untergang von Axonen führen, sind keine Fibrillationen zu erwarten. Wie oft sie gefunden werden, hängt naturgemäß stark davon ab, von wie vielen Punkten im Muskel abgeleitet wird. Gelegentlich können auch in gesunden Muskeln vereinzelte Fibrillationspotentiale abgeleitet werden, wobei es sich wahrscheinlich um fortgeleitete Endplattenpotentiale handelt. Auch bei verschiedenen Myopathien kann man immer wieder Fibrillationspotentiale registrieren.

Noch vor dem Auftreten von Fibrillationspotentialen kommt es im neurogen geschädigten Muskel zu einer *Zunahme der Einstichaktivität*. Im Einzelfall kommt dieser Beobachtung nur geringe Bedeutung zu, da eine sichere Abgrenzung von der Norm meist nicht möglich ist. Wichtiger ist das Fehlen von Einstichaktivität und anderer spontaner oder willkürlicher elektrischer Aktivität im Muskel als Hinweis auf eine Nekrose oder Fibrosierung.

Faszikulationen sind spontane Entladungen motorischer Einheiten. Sie treten besonders häufig bei Vorderhornaffektionen auf, sind aber auch bei Wurzelkompression (Diskushernien) nicht selten. Beim Vorliegen einer Wurzelläsion können die Faszikulationen lokalisatorisch verwertet werden. Daneben treten in gesunden Muskeln hin und wieder sogenannte *benigne Faszikulationen* auf, die keine diagnostische Bedeutung haben. Bei benignen Faszikulationen haben die Potentiale durchschnittlich eine kürzere Dauer und eine kleinere Amplitude, und das Territorium der motorischen Einheiten ist kleiner als bei malignen Faszikulationen. Bei diesen ist die Entladungsfrequenz der Potentiale außerdem kleiner als bei benignen Faszikulationen. Die Faszikulationen bei sicheren Vorderhornprozessen sind in der Regel weit verbreitet und nicht nur in umschriebenen Muskelgruppen nachweisbar sind.

Außer den Faszikulationen werden bei peripheren Nervenläsionen, besonders, aber keineswegs ausschließlich, nach Strahlenschädigungen, *Extremitätenmyokymien* abgeleitet. Diese in Form von z.T. komplexen Einzelpotentialen oder häufiger in Salven von Potentialen auftretende Spontanaktivität hat manchmal einen regelmäßigen Entladungsrhythmus, in anderen Fällen treten die Salven aber auch recht unregelmäßig auf. Eine willkürliche Beeinflussung dieser Entladungen ist nicht möglich. Ihr genauer Ursprungsort im peripheren Nerven ist nicht bekannt, wahrscheinlich liegt er gelegentlich sogar im Muskel selbst.

Aktivitätsmuster bei maximaler Willkürinnervation. Dieses ist bei neurogenen Läsionen durch eine zahlenmäßige Verminderung der sich rekrutierenden motorischen Einheiten gekennzeichnet. Bei schweren Paresen entladen sich auch bei maximaler Innervation nur eine oder wenige nadelnahe motorische Einheiten (Einzeloszillationen), bei weniger schweren Paresen erkennt man eine partielle Interferenz der Potentiale, aus denen einzelne Spitzenpotentiale herausragen. Dieser Befund wird als *Übergangskurve, gemischtes Muster* oder *unvollständiges Interferenzbild* bezeichnet (s. Abb. 2.**10**). Wichtig kann auch der Befund eines vollständigen Fehlens motorischer Einheiten sein, der bei einer totalen Denervierung des untersuchten Muskels auftritt. Da dem paretischen Muskel für die Kraftgraduierung weniger motorische Einheiten zur Verfügung stehen als dem normalen, setzt er die noch vorhandenen Einheiten vorzeitig mit größerer Frequenz ein. Dadurch ist die für eine entsprechende Kraftzunahme notwendige Frequenzzunahme bei einem peripher-neurogen paretischen Muskel höher als beim normalen Muskel.

Bei supranukleären Innervationsstörungen organischer oder funktioneller Genese kann die Willküraktivität ebenfalls vermindert sein. Bei der Spastik kann ein Interferenzbild häufig reflektorisch als Beuge- oder als Streckreflex erzeugt werden. Auch bei Kindern kann man häufig die maximale Aktivierbarkeit motorischer Einheiten mit Hilfe des Beugereflexes, z.B. beim Bestreichen der Fußsohle beim Ableiten aus dem M. tibialis anterior, beurteilen. Schwierig ist jedoch die Beurteilung der psychogenen Lähmungen. Gelegentlich gelingt es, Aktivität durch Mitinnervation zu erzeugen, so z.B. bei Aufforderung, die Antagonisten zu betätigen (beispielsweise Faustschluß bei nicht organisch verursachter Fallhand). In solchen Fällen kann auch ein normales Summenpotential bei Reizung des entsprechenden Nervs einen wertvollen Hinweis auf eine supranukleäre oder psychogene Störung geben. Die Amplitude der Kurve bei maximaler Innervation kann vermindert sein, je nachdem wie viele motorische Einheiten ausgefallen sind. Hierbei sind aber nur Variationen um mehr als die Hälfte des Normalwertes als pathologisch zu werten. Bei Vorderhornerkrankungen ist die Amplitude der verbleibenden motorischen Einheiten gewöhnlich so hoch, daß die Kurve bei maximaler Innervation trotz des Ausfallens von motorischen Einheiten eine erhöhte Amplitude aufweist.

Form, Dauer und Amplitude der Potentiale motorischer Einheiten. Polyphasische Potentiale, die normalerweise 3 % aller Potentiale ausmachen, sind bei peripher-neurogenen Paresen häufig zahlreicher zu registrieren. Bei Vorderhornerkrankungen sind „gruppierte" polyphasische Potentiale von langer Dauer charakteristisch. Sie sind häufiger als normal in allen leicht paretischen Muskeln (23 % aller Potentiale) und in 60 % der schwer paretischen Muskeln (16 % aller Potentiale). Eine Zunahme von polyphasischen Potentialen findet sich häufig bei Polyneuropathien. Eine Zunahme findet sich auch regelmäßig im Reinnervationsstadium traumatischer Paresen. Allerdings ist eine vermehrte Polyphasie auch als typisches Zeichen bei Myopathien zu sehen.

Für die Dispersion des Gesamtpotentials in mehrere Spike-Komponenten gibt es verschiedene Ursachen:

- zeitliche Dispersion der Erregungsleitung innerhalb der nadelnahen Muskelfasern infolge Verzögerung der Erregungsankunft in einem Teil der Endplatten bei distal regenerierenden, langsam leitenden Kollateralen,
- verlängerte Überleitungszeit in neugebildeten Endplatten,
- zeitliche Dispersion infolge teilweise verlangsamter Erregungsleitung in den Muskelfasern und
- Ausfall einzelner Muskelfasern innerhalb der untersuchten Einheit.

Bei Vorderhornerkrankungen findet sich eine Zunahme der mittleren Potentialdauer von etwa 80 % der Muskeln. Die Zunahme ist um so größer, je schwerer die Atrophie ist. Bei den Affektionen des peripheren Neuriten zeigt ungefähr die Hälfte der betroffenen Muskeln eine Zunahme der mittleren Potentialdauer, die unabhängig ist vom Schweregrad der Atrophie. Eine regelmäßige Zunahme um 30–50 % wird bei mindestens 8 Monate alten partiellen Nervenverletzungen gefunden, während nur bei 30 % von 27 Patienten mit Polyneuropathie die Dauer um mehr als 20 % verlängert ist. Bei klinisch geheilten Paresen nach peripherer Nervenläsion oder nach Poliomyelitis ist die verlängerte mittlere Potentialdauer häufig der einzige pathologische elektromyographische Befund, der sich noch nach Jahren nachweisen läßt.

Bei Vorderhornerkrankungen haben rund 70 % der Muskeln eine über 50 % erhöhte mittlere Amplitude. Es besteht kein Zusammenhang mit dem Schweregrad der Parese. Bei einem unausgewählten Material von Affektionen des peripheren Neuriten (traumatische und nicht traumatische Fälle) ist die mittlere Amplitude im Normbereich. Bei traumatischen Paresen, die innerhalb von 3 Monaten nach der Verletzung untersucht wurden, ist die mittlere Amplitude aber um rund 30 % reduziert. Die Amplitude wird von der Zahl der nadelnahen Muskelfasern und deren Abstand von der Elektrode bestimmt.

Einzelfaserelektromyographie. Diese ergibt bei peripher-neurogenen Läsionen einen vergrößerten Jitter, häufige Blockierungen und insbesondere eine vergrößerte Faserdichte. Diese Befunde sind aber alle nicht pathognomonisch und sollten nur zusammen mit konventionellen elektromyographischen Befunden diagnostisch verwertet werden.

Reinnervation nach totaler peripherer Nervenverletzung. Diese kann mit der elektromyographischen Untersuchung festgestellt und damit die klinische Restitution vorausgesagt werden. Gewöhnlich läßt die Spontanaktivität nach, doch ist dies kein absolut zuverlässiges Zeichen. Wichtig ist die Suche nach *willkürlich aktivierbaren motorischen Einheiten,* die beim Versuch, den paretischen Muskel zu bewegen, auftreten. Zu Beginn der Reinnervation haben diese Potentiale eine niedrige Amplitude, sie sind von kurzer Dauer, ähnlich wie Fibrillationspotentiale, und können anfänglich nur für wenige Sekunden willkürlich aktiviert werden. Nach wenigen Wochen werden die Potentiale länger, polyphasisch, und es können mehr Einheiten willkürlich aktiviert werden. Etwa 4–8 Wochen nach dem ersten elektromyographischen Zeichen einer Reinnervation werden klinisch auch die ersten Willkürbewegungen möglich. Die willkürlich aktivierbaren Potentiale motorischer Einheiten werden zunehmend länger (bis etwa 20 ms) und zeigen eine ausgeprägte Polyphasie (Abb. 2.**14**). Nicht selten haben die Potentiale auch späte Komponenten *(Satellitenpotentiale),* die bis mehr als 50 ms nach der Hauptkomponente auftreten und die vielfach nicht bei jeder Entladung der motorischen Einheit abgeleitet werden können. Im Falle einer unkomplizierten Reinnervation rekrutieren sich nach einigen Monaten wieder so viele motorische Einheiten, daß bei maximaler Innervation eine Interferenzkurve entsteht. Bei unvollständiger Reinnervation wird man häufig noch nach Jahren vermehrt polyphasische Potentiale finden, und die mittlere Potentialdauer bleibt in den meisten Fällen dauernd verlängert. Bei partiellen Paresen wachsen auch von intakt gebliebenen Axonen Kollateralen in denervierte Muskelfasern und führen zu einer Vergrößerung des Territoriums der motorischen Einheit und einer Zunahme der maximalen Amplitude. Veränderungen der Einheitspotentiale können also auch entstehen, ohne daß es zum Wiederauswachsen von untergegangenen Axonen kommt. Derartige elektromyographische Befunde beweisen deshalb nicht, daß eine Reinnervation stattgefunden hat. Ähnlich wie bei der Fazialisparese können auch im Bereich der Extremitätenmuskeln fehlgeleitete regenerierte Axone zu *Mitbewegungen* führen. So findet man in Fällen von regenerierten Ulnarisparesen, daß es den Patienten nicht gelingt, den M. abductor digiti minimi und den M. adductor pollicis auf der betroffenen Seite isoliert zu innervieren, wohl aber auf der normalen Seite. Dieses Phänomen kann vom Kliniker als „Gewohnheitslähmung" falsch interpretiert werden. Derartige *Fehlinnervationen* können z.B. auch nach Plexusparesen zu einer sehr störenden Aktivierung von Antagonisten („innervation en masse") führen (s. Abb. 2.2), die gewisse Bewegungsabläufe erschwert oder ganz unmöglich macht. Schließlich muß auch noch erwähnt werden, daß bei noch nicht weit fortgeschrittener Reinnervation die motorischen Einheiten manchmal noch nicht willkürlich, wohl aber durch elektrische Reizung des Nervs aktiviert werden können.

Lokalisation einer Nervenschädigung. Oft gelingt es anhand des Verteilungsmusters der elektromyographischen Schädigungen, eine Läsion zu *lokalisieren,* wenn die Ausfälle beispielsweise einem bestimmten Nerv, einem Nervenast oder einer Wurzel zugeordnet werden können. In anderen Fällen, wenn klinisch scheinbar eine Mononeuropathie vorliegt, können eventuell Schädigungen in anderen Muskelgruppen als Zeichen einer subklinischen Polyneuropathie gefunden werden. Besonders auch zur Höhenlokalisation von lumbalen Diskushernien wird die Elektromyographie als recht wertvolles Hilfsmittel empfohlen. Bei der Untersuchung zahlreicher Extremitätenmuskeln findet man eine segmentale Verteilung der neurogenen Veränderungen. Ein wichtiger Hinweis auf die radikuläre Schädigung ist dabei auch der Nachweis von Fibrillationspotentialen in der paraspinalen lumbalen Muskulatur. Es sei aber nicht verschwiegen, daß die Beurteilung der Ableitungen aus paraspinalen Muskeln nicht leicht ist, da viele Patienten diese Muskeln nur schlecht entspannen können und deshalb die Aktivität kleiner motorischer Einheiten

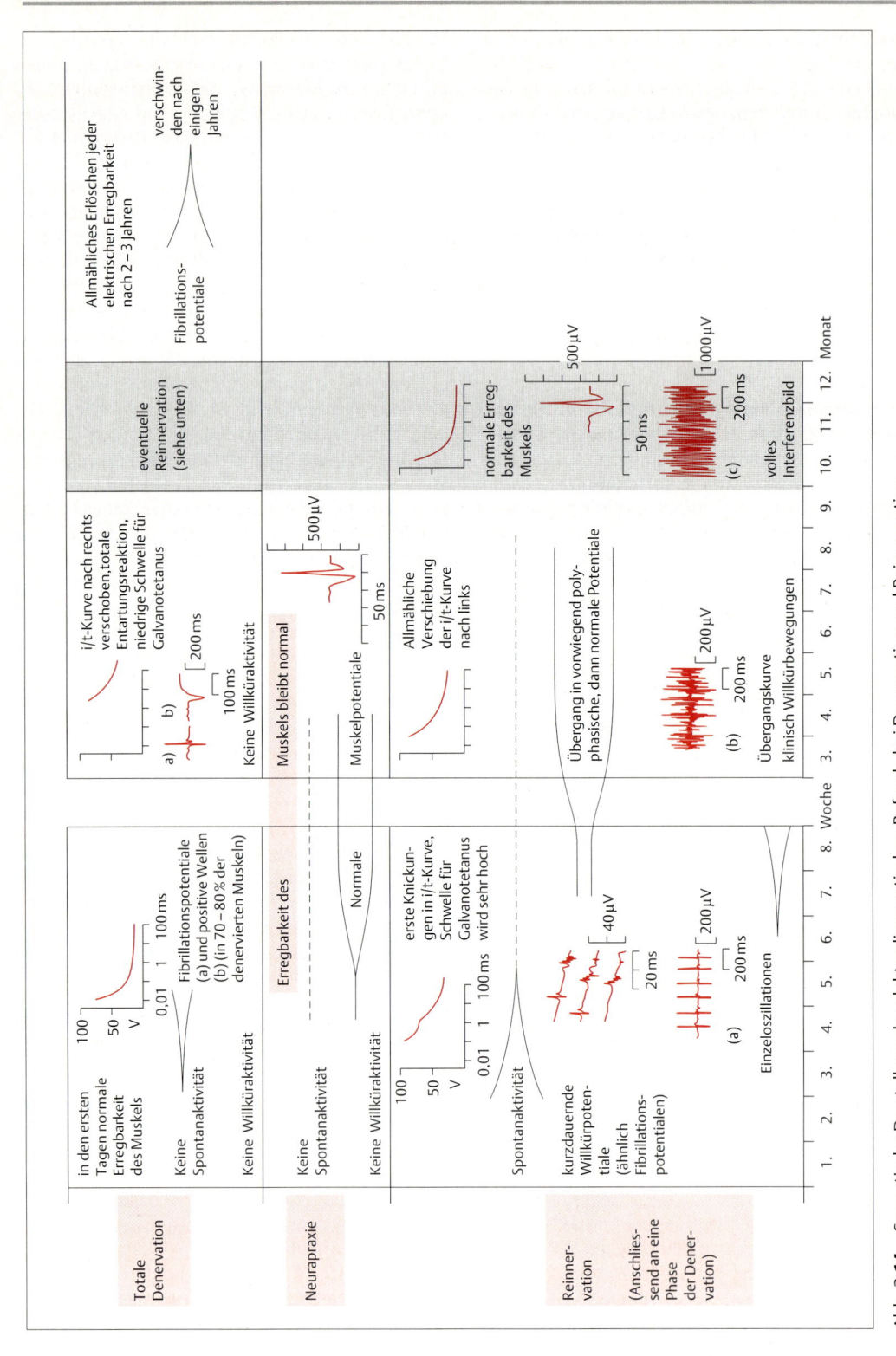

Abb. 2.14 Synoptische Darstellung der elektrodiagnostischen Befunde bei Denervation und Reinnervation.

leicht mit Fibrillationspotentialen verwechselt werden kann.

Differenzierung neurogen-myogen. Die elektromyographische Untersuchung ist oft bei der Differenzierung zwischen peripher-neurogenen Paresen und myogenen Lähmungen wichtig. Trotz mittelschwerer bis schwerer Paresen findet man im myopathischen Muskel schon bei relativ geringer Innervation und Kraftentwicklung ein volles Interferenzbild. Nur beim Vorliegen extremer Atrophien registriert man gelegentlich auch bei maximaler Willkürinnervation ein gelichtetes Aktivitätsmuster. Die Analyse der einzelnen Potentiale motorischer Einheiten ergibt häufig eine verminderte durchschnittliche Potentialdauer. Die Verkürzung erfolgt vor allem auf Kosten der langsamen Vor- und Nachschwankungen. Polyphasische Potentiale sind viel häufiger als im gesunden Muskel. Spontanaktivität in Form von Fibrillationspotentialen und komplexen kurzdauernden Potentialen sind nicht beweisend für eine Denervierung; sie finden sich häufig auch bei Myositiden. Aber auch bei degenerativen Myopathien kann man immer wieder Spontanaktivität ableiten. Im Einzelfall brauchen für die Diagnose einer Myopathie nicht alle erwähnten elektromyographischen Kriterien erfüllt zu sein. So sind z.B. die Amplitude bei maximaler Willkürinnervation und die mittlere Potentialdauer in vielen Fällen noch im Bereich der Norm.

Elektroneurographische Befunde

Eine diffuse oder umschriebene Verlangsamung der Leitungsgeschwindigkeit ist bei Affektionen des peripheren Nervensystems häufig, doch schließt eine normale Leitungsgeschwindigkeit niemals eine peripher-neurogene Parese aus. Man beobachtet dies immer wieder bei einem Untergang der Axone ohne vorhergehende lokalisierte oder diffuse Schädigung der Markscheiden. Andererseits kann bei einer Läsion der Markscheiden ohne Blockierung der Erregungsleitung und ohne axonalen Untergang die verlangsamte Leitungsgeschwindigkeit der einzige elektrophysiologische Hinweis auf eine Nervenläsion sein. Im allgemeinen ist die Bestimmung der sensiblen Leitungsgeschwindigkeit empfindlicher als die der motorischen. Zur Ausschöpfung aller bekannten diagnostischen Möglichkeiten wird aber ein recht aufwendiger technischer Apparat benötigt. Wenn man auch in vielen Fällen mit einfacheren Mitteln zum Ziel kommen kann, so muß doch festgehalten werden, daß das Fehlen eines antidromen sensiblen Nervenaktionspotentials nicht mehr, wie früher üblich, als sicherer Beweis für eine Schädigung der sensiblen Fasern gelten kann (S. 83). Zum Nachweis von proximalen Leitungsstörungen werden die F-Wellen-Latenzzeit, spinale bzw. kortikale evozierte Potentiale und in neuerer Zeit auch die direkte Reizung der Nervenwurzeln und -plexus mittels Hochvolt- und Magnetstimulatoren herangezogen. Erfahrungsgemäß schließen aber normale Befunde, die mit diesen Methoden erhoben werden, eine Läsion der Wurzeln oder der Plexus nicht aus.

Primäre Vorderhornprozesse. Hier ist eine Verlangsamung der motorischen Leitungsgeschwindigkeit nicht die Regel. Meist, besonders in leichteren Fällen, sind die eine Werte im Normbereich. Statistische Auswertungen an einem größeren Material ergeben jedoch deutliche Verlangsamung, die um so ausgeprägter ist, je mehr Motoneurone ausgefallen sind. Man nimmt an, daß eine Verzögerung der Leitungsgeschwindigkeit auf einem selektiven Ausfall der schnelleitenden dickfaserigen Motoneurone beruht. Die sensible Leitungsgeschwindigkeit und die sensiblen Nervenaktionspotentiale sind bei Vorderhornzellaffektionen in der Regel normal. Man teilt die Patienten mit neuraler Muskelatrophie Charcot-Marie-Tooth in eine Gruppe mit der hypertrophischen (HMSN I) und eine andere Gruppe mit der neuronalen Form (HMSN II) ein. Bei der neuronalen Form sind die Leitungsgeschwindigkeiten normal oder nur leicht verlangsamt, während sie bei der hypertrophischen Form immer deutlich verlangsamt sind. Elektromyographisch findet man häufig Befunde, wie man sie bei chronischen Vorderhornprozessen sieht. Bei der HMSN I sind extrem langsame Leitungsgeschwindigkeiten nicht selten. Es besteht keine enge Beziehung zwischen Leitungsgeschwindigkeit und Amplitude des ausgelösten Potentials, jedoch ist diese statistisch gesehen in der Gruppe mit verminderter Leitungsgeschwindigkeit niedriger als normal. Interessant ist die Beobachtung, daß die motorische Leitungsgeschwindigkeit in aufeinanderfolgenden befallenen Generationen durchschnittlich immer langsamer wird.

Polyradikuloneuritis Guillain-Barré. In solchen Fällen zeigen die Resultate der Messung der motorischen und sensiblen Leitungsgeschwindigkeit eindeutig, daß sich der Prozeß nicht nur im Wurzelbereich, sondern oft entlang der ganzen Nervenstrecke abspielt. Auch hier kommen extrem langsame Leitungsgeschwindigkeiten vor, besonders bei Kindern. Schon in der ersten Woche der Erkrankung kommen Werte um 10 m/s vor. Andererseits kann aber die in distalen Abschnitten gemessene Leitungsgeschwindigkeit immer normal bleiben. Man kann in solchen Fällen eine verlangsamte Erregungsleitung zu proximalen Muskeln nachweisen. Auch mit Hilfe der F-Wellen-Latenz oder durch Ableitung von zerebralen bzw. spinalen evozierten Potentialen kann manchmal eine proximale Leitungsstörung nachgewiesen werden. Das Muskelpotential zeigt meistens eine auffällige zeitliche Dispersion. Schwerste Paresen mit massiver Verlangsamung der Leitungsgeschwindigkeit können sich wieder zurückbilden, ohne daß sich Atrophien eingestellt haben und ohne daß elektrodiagnostische Zeichen einer Denervation entdeckt wurden. Auch eine starke Abnahme der Summenpotentialamplitude bei Reizung der peripheren Nerven bis hin zu deren Unerregbarkeit ist kein sicherer Hinweis auf einen axonalen Untergang, da auch humorale Faktoren die Leitung im peripheren Nerven zeitweilig blockieren können.

Chronische Polyneuropathien. Hierbei sind herabgesetzte Leitungsgeschwindigkeiten etwas Häufiges. Die Untersuchung der sensiblen Leitungsgeschwindigkeit und der sensiblen Nervenaktionspotentiale fällt häufiger pathologisch aus als die der motorischen Leitungsgeschwindigkeit. Von den verschiedenen Formen ist die diabetische Polyneuropathie am besten untersucht. Die Bestimmung der sensiblen Nervenaktionspotentiale und der Leitungsgeschwindigkeit ist zwar auch hier die empfindlichste elektrophysiologische Methode, die motorische Leitungsgeschwindigkeit im N. peroneus korreliert aber am besten mit der Schwere der Neuropathie. Die statistische Auswertung eines größeren Materials zeigt, daß durchschnittlich langsamere motorische Leitungsgeschwindigkeiten auch bei Diabetikern ohne klinisch manifeste Polyneuropathie vorkommen.

Unmittelbar traumatische Parese. Beim Vorliegen einer Waller-Degeneration sinkt die Erregbarkeit der distalen Axone in wenigen Tagen auf Null ab. In den ersten Tagen nach der Schädigung kann elektrophysiologisch eine axonale Läsion nicht von der Neurapraxie unterschieden werden. In beiden Fällen findet sich im gelähmten Muskel weder Willkür- noch Spontanaktivität. Diese tritt erst 2–3 Wochen nach der axonalen Läsion auf. In beiden Fällen kann bei Reizung proximal der Läsionsstelle keine Aktivität aus den Muskeln bzw. aus den Nerven distal davon abgeleitet werden. Im Gegensatz zur axonalen Schädigung bleibt die distale Erregbarkeit bei der Neurapraxie aber normal. Solange bei der axonalen Läsion noch überhaupt eine Erregbarkeit vorhanden ist, ist die Leitungsgeschwindigkeit nur unwesentlich herabgesetzt. Die Leitungsgeschwindigkeit kann auch im Abschnitt proximal von der Läsion etwas absinken. Bei partiellen Läsionen der peripheren Nerven ist die Leitgeschwindigkeit im Bereich der Norm, das heißt die noch erhaltenen Axone leiten normal. Wieder ausgewachsene Axone zeigen jedoch häufig eine verlangsamte Leitungsgeschwindigkeit. Häufig ist eine ausgeprägte Verlängerung der distalen Latenzzeit bei nur wenig gestörter motorischer Leitungsgeschwindigkeit zwischen dem alten Läsionsort und dem distalen Reizpunkt.

Wichtig kann die Registrierung von sensiblen Nervenaktionspotentialen zur Differenzierung zwischen Wurzelausrissen und weiter peripher gelegenen Affektionen sein. Während beim Wurzelausriß trotz Ausfalls der Sensibilität ein normales Nervenaktionspotential abgeleitet werden kann, da die Läsion proximal vom Spinalganglion liegt, ist dies bei weiter peripher gelegenen Schädigungen nicht möglich.

Chronische lokalisierte Druckparesen. Hier ist die Messung der Leitungsgeschwindigkeit besonders wertvoll für die Lokalisierung der Druckschädigung, beispielsweise des N. ulnaris am Ellenbogen oder des N. medianus oder ulnaris am Handgelenk. Typisch für die distalen Schädigungen sind abnorm lange distale Latenzzeiten und verzögerte sensible Leitungsgeschwindigkeiten im distalen Segment, so beim kann Karpaltunnelsyndrom oder bei distalen Ulnarisparesen. Besonders in schweren Fällen kann auch die motorische Leitungsgeschwindigkeit zwischen Ellenbogen und Handgelenk verzögert sein, in der Regel ist sie aber im Normbereich. Beim Karpaltunnelsyndrom findet man in etwa 60 % der Fälle eine verlängerte motorische distale Latenzzeit. Die sensible Leitungsgeschwindigkeit und die sensiblen Nervenaktionspotentiale sind in 85 % der Fälle pathologisch. Als besonders zuverlässig ist die Messung der orthodromen sensiblen Leitungsgeschwindigkeit im Bereich des Retinaculum flexorum (Lig. carpi transversum), wobei die Nervenaktionspotentiale distal und proximal des Retinakulums abgeleitet werden. Innerhalb von wenigen Monaten nach der Dekompression des Nervs kann meist eine Normalisierung der Befunde beobachtet werden. Bei Ulnarisdruckschädigungen am Ellenbogen wird eine Verzögerung der motorischen und sensiblen Leitungsgeschwindigkeit im Bereich der Läsion beobachtet, hin und wieder ist die Erregungsleitung aber auch zwischen Ellenbogen und Handgelenk oder sogar zwischen Handgelenk und den kleinen Handmuskeln gestört. Mehrere Monate nach Volarverlagerung des N. ulnaris findet man zwar meist eine Besserung, aber keine Normalisierung der motorischen und sensiblen Leitungsgeschwindigkeiten und der sensiblen Nervenaktionspotentiale. Erstaunlicherweise sind die elektroneurographischen Befunde nicht bei allen chronischen Druckläsionen gleich zuverlässig. Bei Läsionen des N. interosseus anterior (Kiloh-Nevin-Syndrom) beispielsweise sind die Leitungsgeschwindigkeiten im betroffenen Segment häufig normal, während elektromyographisch Fibrillationspotentiale und ein gelichtetes Aktivitätsmuster in den entsprechenden Muskeln, insbesondere im M. pronator quadratus, bei normalen Befunden im M. abductor pollicis brevis abgeleitet werden. Auch beim Tarsaltunnelsyndrom sind die motorischen Latenzzeiten zu den kleinen Fußmuskeln meist normal, und elektromyographisch kann Spontanaktivität abgeleitet werden. In Tab. 2.7 sind die Ergebnisse der verschiedenen elektrischen Untersuchungsmethoden bei neurogenen Paresen nochmals synoptisch zusammengefaßt.

Tabelle 2.7 Übersicht über die Befunde der elektrophysiologischen Untersuchung in verschiedenen Stadien peripherer Nervenläsionen

Methode	Neurapraxie (oft kombiniert mit partieller Denervation) vollständige (selten)	partielle	Denervation totale	partielle	Reinnervation I. Phase vor Willkürinnervation	II. Phase erste Willkürbewegung	III. Phase Spätresultate
Spontane und willkürliche Aktivität des Muskels im Elektromyogramm	keine Fibrillationspotentiale, keine Willküraktivität, normale Insertionsaktivität	keine Fibrillationspotentiale, Ausfall an motorischen Einheiten	Fibrillationspotentiale und positive scharfe Wellen 2–3 Wochen nach Durchtrennung der Nervenfasern zuerst in den proximalen Muskeln; Verminderung durch Abkühlung; Verschwinden, wenn Muskelfasern umgebaut; keine Willküraktivität	Fibrillationspotentiale wie bei vollständiger Denervation; Ausmaß abhängig vom Grad der Denervation; bei Willkürinnervation Ausfall an motorischen Einheiten (Einzeloszillationen oder Übergangsbild); mittlere Potentialdauer kann verlängert sein, wenn Parese mehrere Monate alt	Fibrillationspotentiale. Eine oder wenige Einheiten mit Potentialen niedriger Amplitude, 1–2 Spike-Komponenten erscheinen in kurzen Entladungsserien	beim Versuch einer Willkürbewegung mehrere motorische Einheiten; durchschnittliche Amplitude 500 μV, Polyphasie, mittlere Dauer oft verlängert; Entladungsfrequenz kann besser aufrechterhalten werden; evtl. falsche Mitbewegungen; Abnahme der Fibrillationspotentiale	keine oder selten Fibrillationspotentiale; je nach Grad und Restitution Interferenzbild oder noch Ausfall an motorischen Einheiten; oft vermehrte Polyphasie der Potentiale; bei Restparesen ist mittlere Potentialdauer verlängert, Territorium der motorischen Einheiten vergrößert
Elektrische Reizung des Nervenstammes mit Ableitung des Muskelpotentials	Reizung proximal der Läsion: kein auslösbares Muskelsummationspotential. Reizung distal der Läsion: normales Muskelsummationspotential	Reizung proximal der Läsion: Summationspotential mit verminderter Amplitude und evtl. zeitlicher Dispersion. Reizung distal der Läsion: normales Summationspotential	nach Durchtrennung des Nervs sinkt die Amplitude des Summenpotentials bei Reizung distal der Läsion in etwa 6–10 Tagen auf Null ab	Summenpotential mit verminderter Amplitude; evtl. verlängerte Latenzzeit und zeitliche Dispersion (Druckparesen)	verlängerte Latenzzeit, niedrige Amplitude, zeitliche Dispersion	etwas höhere Amplitude; zeitliche Dispersion und stark polyphasischer Ablauf des Summationspotentials; Latenzzeit verlängert	oft noch zeitliche Dispersion und verlängerte Latenzzeit; je nach Grad der Dispersion und Anzahl der leitfähigen Axone verminderte Amplitude des Summationspotentials

→

2.2 Klinisch-elektrophysiologische Untersuchungen bei Läsionen des peripheren Nervensystems

Fortsetzung Tabelle 2.7

Methode	Neurapraxie (oft kombiniert mit partieller Denervation)		Denervation		Reinnervation		
	vollständige (selten)	partielle	totale	partielle	I. Phase vor Willkürinnervation	II. Phase erste Willkürbewegung	III. Phase Spätresultate
Maximale motorische Leitungsgeschwindigkeit	normale Leitungsgeschwindigkeit im Segment distal der Läsion	bei Druckparesen oft massive Verlangsamung im Segment mit der Läsion	normale Leitgeschwindigkeit im Segment distal der Läsion während 6–10 Tagen, nachher sind keine Summenpotentiale mehr auslösbar	Kann normal sein, jedoch meist Verlangsamung bei Druckparesen oder Vernarbung	verlangsamt (Durchmesser der regenerierten Axone)	verlangsamt	evtl. noch verlangsamt, meist distale Latenzzeit verlängert
Ableitung des Nervenaktionspotentials bei Stimulation des Nervenstammes oder der sensiblen Fasern der Fingerhautnerven	normales Nervenaktionspotential bei Reizung und Ableitung im Segment distal der Läsion	normales Nervenaktionspotential bei Reizung und Ableitung im Segment distal der Läsion: im Bereiche der Läsion verminderte Amplitude und zeitliche Dispersion	normale Leitgeschwindigkeit im Segment distal der Läsion während 6–10 Tagen, nachher sind keine Summenpotentiale mehr auslösbar (sensibles Nervenaktionspotential erhalten bei Wurzelausrissen, da Läsion der sensiblen Fasern proximal des Ganglion spinale)	Nervenaktionspotential mit verminderter Amplitude und evtl. zeitlicher Dispersion. Leitungsgeschwindigkeit evtl. verlangsamt	meist kein sensibles, höchstens sehr kleines und stark aufgesplittertes Nervenaktionspotential auslösbar	Nervenaktionspotential mit verlängerter Latenzzeit auslösbar	Nervenaktionspotentiale klein mit zeitlicher Dispersion, Leitungsgeschwindigkeit meist verlangsamt

2.3 Weitere Hilfsuntersuchungen bei Läsionen des peripheren Nervensystems

Untersuchung der Schweißsekretion

Um Wiederholungen zu vermeiden, sei auf die Ausführungen von S. 470 verwiesen, wo die Technik der Untersuchung der Schweißsekretion und die 3 wichtigsten Schweißtests aufgeführt werden.

Bildgebende Verfahren

Bildgebende Verfahren sind dann indiziert, wenn mittels Klinik und Neurophysiologie eine Nerven- oder Nervenwurzelläsion festgestellt und lokalisiert wurde, jedoch die Schädigungsursache unklar bleibt. In solch einem Fall muß an der betreffenden Stelle gezielt nach Veränderungen am Nerv und seiner unmittelbaren Umgebung gefahndet werden. Allerdings gibt es eine große Zahl mechanischer, entzündlicher, toxischer oder metabolischer Nervenläsionen, bei denen bildgebende Verfahren nicht weiterhelfen. Deren Domäne sind klar faßbare Veränderungen in unmittelbarer Umgebung von Nerven wie z.B. Tumoren, Blutungen, degenerative oder traumatische Knochen- und Wirbelsäulenprozesse. Zahlreiche solcher Veränderungen sind in den Kapiteln über Arm- und Beinnerven sowie über Plexusläsionen dargestellt, so daß an dieser Stelle nur die wichtigsten bildgebenden Verfahren und deren Indikationen unter allgemeinen Gesichtspunkten behandelt werden.

■ Sonographie

Die Sonographie mit hochauflösenden Geräten ist eine rasche und kostengünstige Möglichkeit bestimmte Nervenabschnitte und deren Umgebung darzustellen. So gelingt hiermit die Erkennung von Hämatomen und Abszessen (z.B. in der Psoasloge oder in der Axilla), die zur Kompression benachbarter Nervenanteile führen. Sowohl im Bereich der Gliedmaßen als auch im Beckenbereich lassen sich primäre und metastatische Tumoren sowie Ganglien nachweisen (419; 358; 603, 619). Schwieriger ist hiermit die Darstellung anatomischer Veränderungen an physiologischen Engpässen wie dem Karpaltunnel oder z.B. von Neuromen im Rahmen der Morton-Metatarsalgie (Abb. 2.**15**).

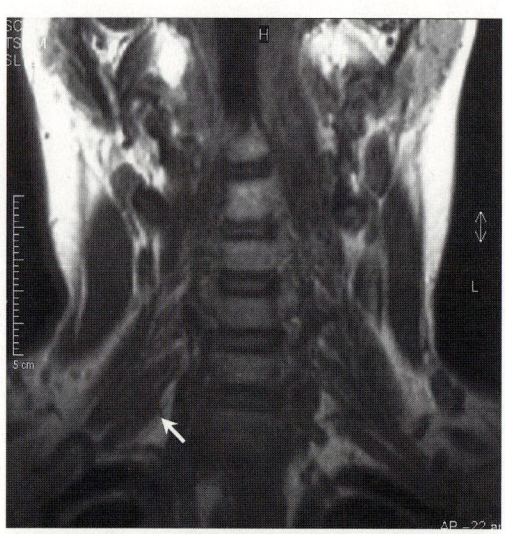

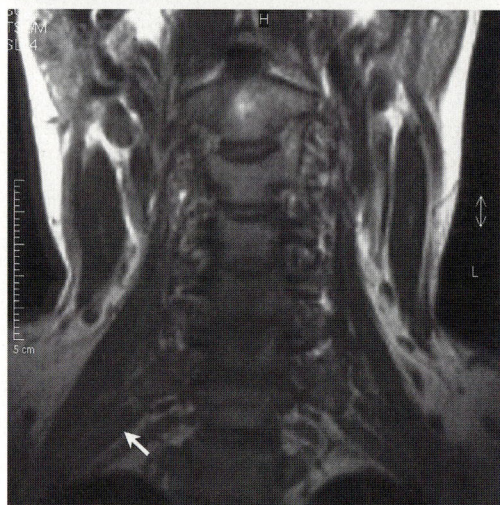

Abb. 2.**15** Kompression des unteren Primärstranges des rechten Plexus brachialis durch eine Halsrippe. Oben: Verlauf des Plexus brachialis und der A. subclavia. Unten: Halsrippe (Pfeil). Darstellung im T_1-gewichteten MRT. (Abb. 2.**15**–2.**18** wurden freundlicherweise von Prof. Kretzschmar und OA Roesler, Neuroradiologische Abt. ZK Augsburg zur Verfügung gestellt.)

Computertomographie (CT)

Eine Domäne der Computertomographie sind Nervenläsionen im Zusammenhang mit knöchernen Veränderungen, wobei an den Extremitäten sowie im Schulter- und Beckengürtel traumatische und posttraumatische Veränderungen die wichtigste Rolle spielen. Im Bereich der Wirbelsäule lassen sich Nervenwurzelkompressionen durch prolabiertes Bandscheibengewebe, knöcherne Veränderungen oder Wirbelmetastasen nachweisen (s. Abb. 5.**24** und 5.**28**). Bei unbefriedigender Nativdiagnostik kann man die diagnostische Aussage durch vorherige Kontrastmitteleingabe in den Liquorraum verbessern („Myelo-CT"). Dasselbe gilt für die radiologische Abklärung traumatischer „Armplexus-"Läsionen: Nach Untersuchungen von Carvalho u. Mitarb. (169) beträgt die Zuverlässigkeit dieses Verfahrens beim Nachweis zervikaler Wurzelausrisse 85 %, während kernspintomographisch – beim Vergleich mit den intraoperativ erhobenen Be-

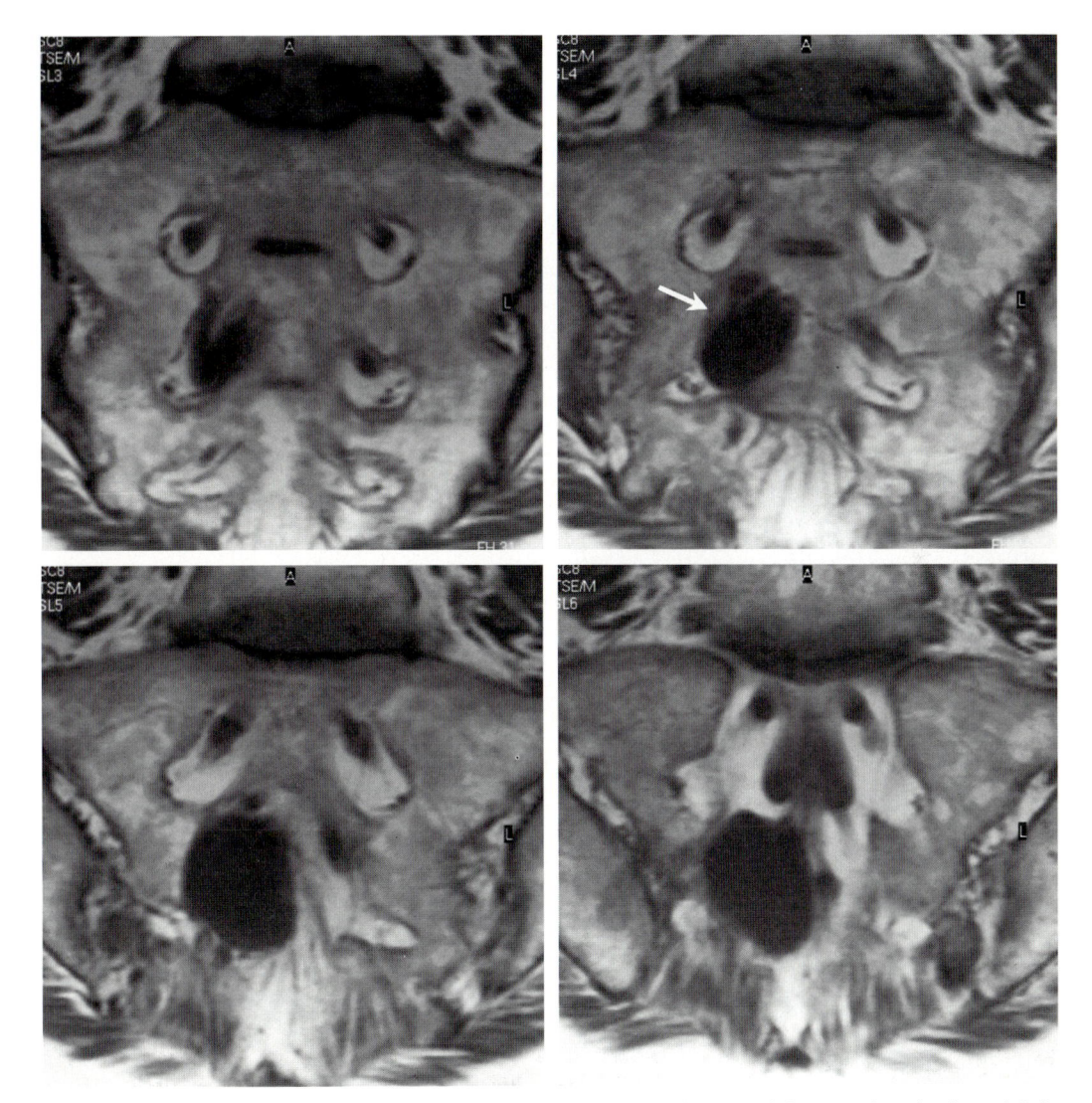

Abb. 2.**16** Darstellung einer sakralen Arachnoidalzyste in deren rostralem Anteil die Wurzel S3 durchtritt (Pfeil). T_1-gewichtetes MRT.

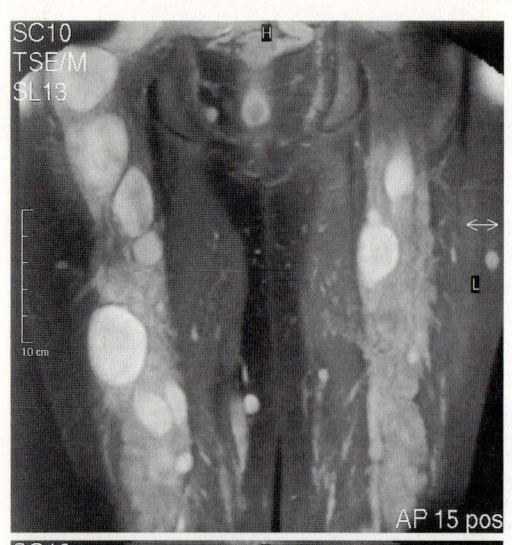

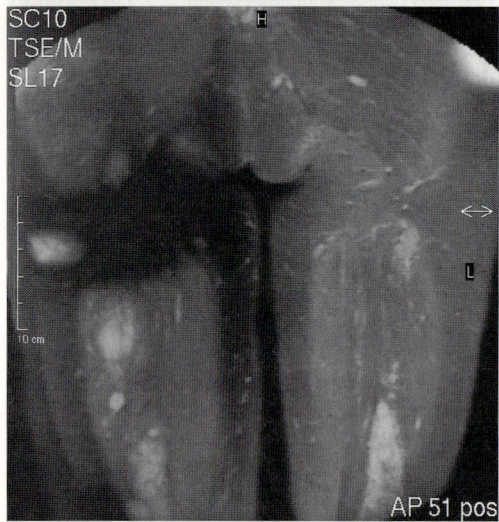

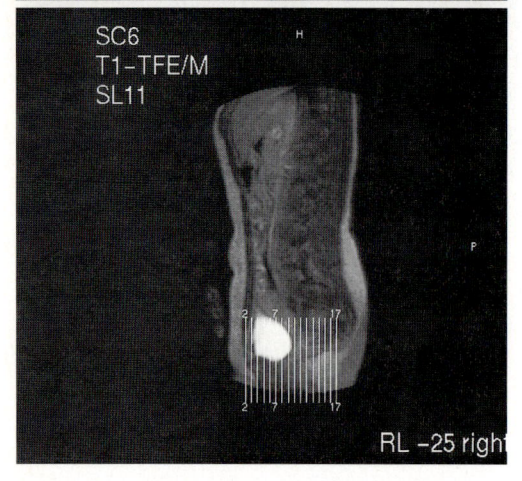

Abb. 2.**17** Multiple Neurofibrome im Bereiche des Beckens und des Oberschenkels bei Morbus Recklinghausen. Magnetresonanzuntersuchung.

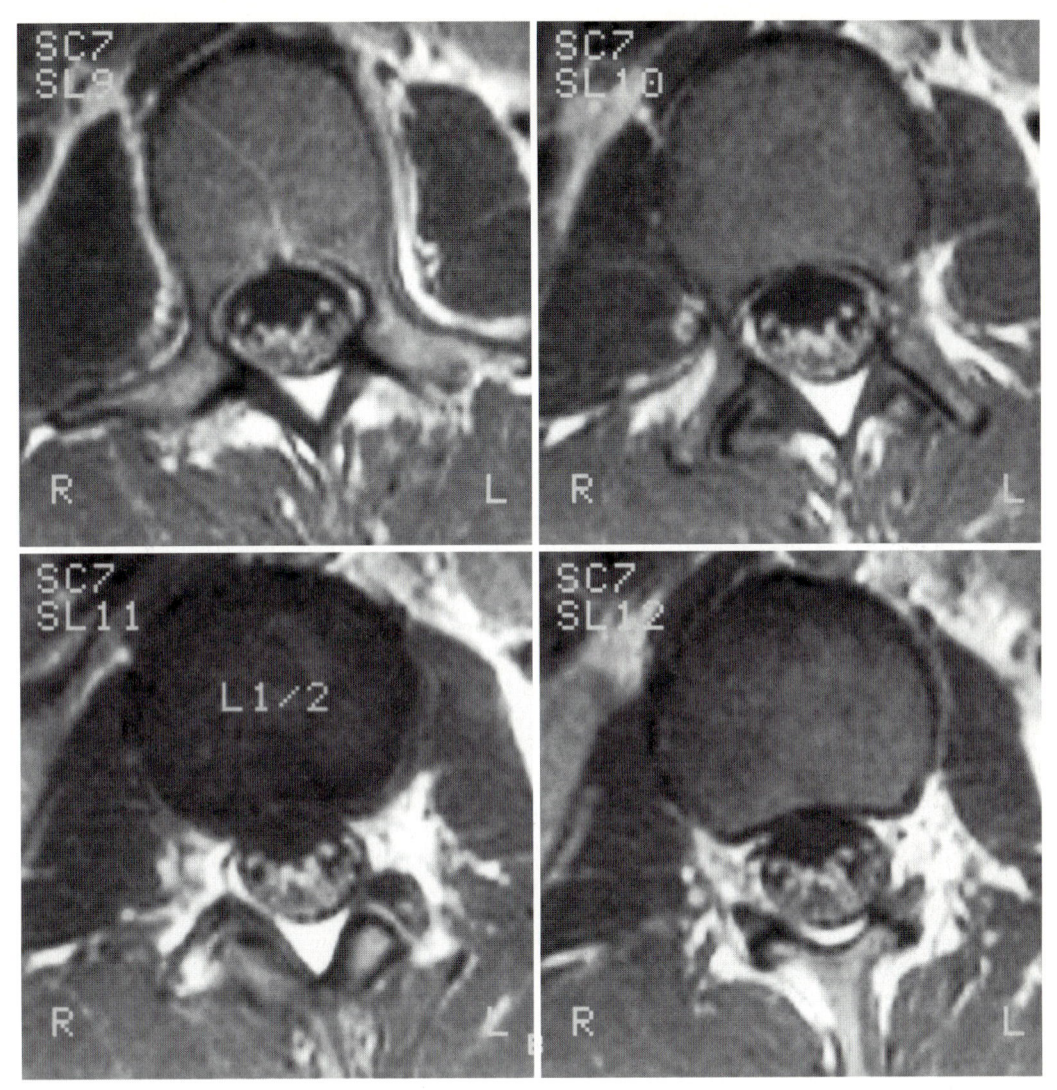

Abb. 2.18 Transversalschnitt durch die Cauda equina in Höhe L2/3 mit Darstellung multipler Kontrastmittel anreichender Nervenwurzeln. HIV-assoziierte Polyradikulitis. T_1-gewichtetes MRT nach Kontrastmittelgabe.

funden – nur in 52 % eine korrekte Diagnose erfolgte. Allerdings sind enge Schichtführungen (1–3 mm) eine Voraussetzung um auch partielle Ausrisse zu erfassen.

Sehr zuverlässig ist die Computertomographie außerdem bei der Erkennung intrapelviner Prozesse wie Einblutungen (z.B. Psoas- und Iliakushämatome, s. Abb. 6.**129**), Abszessen, primären und metastatischen soliden Tumoren sowie Veränderungen an den großen Gefäßen (330). Eine neuere Technik erlaubt die dreidimensionale Rekonstruktion von Knochenbildern, die eine sehr bildhafte plastische Darstellung knöcherner Strukturen ermöglicht (s. Abb. 5.**27**).

■ **Magnetresonanztomographie (MRT)**

Die MRT ist den o.g. Verfahren überlegen wenn es um die Darstellung nervaler Strukturen und feinerer perineuraler Veränderungen geht. Beispiele sind Kompressionen peripherer Nerven durch umgebende Strukturen (Abb. 2.**15** u. 2.**16**), auch

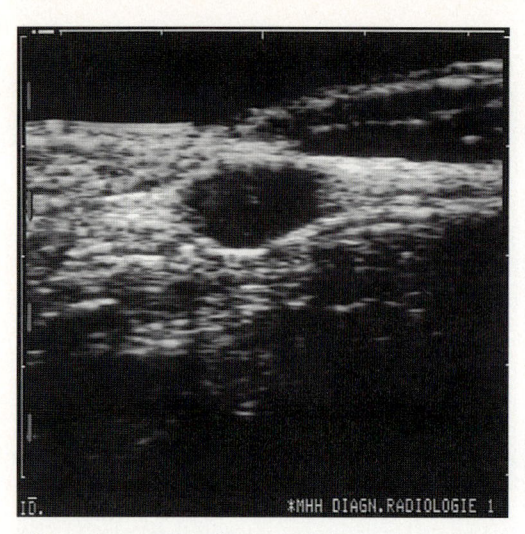

Abb. 2.**19** Sonographischer Nachweis eines Neurinoms des N. peronaeus in der Kniekehle.

beim Karpaltunnelsyndrom (1080) darstellbar. Es lassen sich auch kleinere Nervenscheidentumoren (Abb. 2.**17**), Zysten (1204) und eher infiltrativ wachsende Neoplasmen wie z.B. die Endometriose (96) darstellen. Bei der schwierigen Differentialdiagnose zwischen tumoröser Plexusinfiltration und Strahlenspätschaden ist allerdings auch mittels MRT oft keine sichere Unterscheidung zwischen Tumor- und fibrotischem Narbengewebe möglich (1207). Aufgrund der Darstellungsmöglichkeit in verschiedenen Ebenen empfiehlt sich eine MR-Diagnostik weiterhin bei der Suche nach multifokalen Veränderungen; so lassen sich beispielsweise Neurofibrome beim Morbus Recklinghausen in der ganzen Längsausdehnung eines Nervs darstellen (Abb. 2.**18**). Bei der differentialdiagnostisch gegenüber einer peripheren Nervenläsion manchmal zu erwägenden multifokalen motorischen Neuropathie können bei T_2-Wichtung herdförmige hyperintense Nervenabschnitte gefunden werden (1243), wobei die diagnostische Brauchbarkeit und Zuverlässigkeit eines solchen Befundes noch offen ist. Bei Radikulitiden finden sich Kontrastmittel anreichernde Abschnitte (Crino et al 93), die besonders bei transversaler Schichtführung sichtbar werden (Abb. 2.**19**).

Trotz der Überlegenheit der Magnetresonanztomographie über die Computertomographie bei der Darstellung nervaler Strukturen, ist die Unterscheidung von Nervengewebe und umgebenden Strukturen bislang mangelhaft (319). Aus diesem Grund ist neuerdings eine bessere Sichtbarmachung nervaler Strukturen durch Verwendung spezieller Spulen und Techniken (z.B. T_2-gewichtete, Fett-supprimierte „fast spin-echo"-Sequenzen) als „MR-Neurographie" in die Diagnostik peripherer Nervenläsionen eingeführt worden (345, 346). Hiermit besteht die Möglichkeit einer exakteren Darstellung primärer und metastatischer Nerventumoren, intraneuraler Ganglien und Zysten. Darüber hinaus lassen sich bei traumatischen Nervenläsionen teilweise Aussagen über die Nervenkontinuität und über eine etwaige Neurombildung treffen. Als relativ unspezifisches Phänomen bei umschriebenen Druck- und Dehnungsschäden besteht eine Hyperintensität der betroffenen Nervenabschnitte (346).

3. Grundsätzliches zu den pathogenetischen Mechanismen und zur Ätiologie peripherer Nervenläsionen

3.1 Allgemeines

Schäden peripherer Nerven an umschriebenem Ort können durch unterschiedliche Einwirkungen verursacht werden (Tab. 3.**1**). Die große Mehrheit wird durch mechanische Noxen hervorgerufen, die entweder von außen oder von umgebenden Strukturen auf die Nerven einwirken. Obwohl Nerven auf verschiedenartige Noxen recht gleichförmig reagieren, unterscheiden sich die Mononeuropathien verschiedener Ätiologie in wichtigen Punkten hinsichtlich der Pathophysiologie, der klinischen Symptomatik, des Verlaufs und auch der erforderlichen Therapie. Ein Verständnis dieser Vorgänge ist deswegen von wesentlicher klinischer Bedeutung. Wenn auch der größte Teil isolierter peripherer Nervenläsionen pathogenetisch geklärt werden kann, so verbleiben dennoch einige wenige, die trotz eingehender Untersuchung (vorerst noch) als „idiopathisch" bezeichnet werden (317).

Tabelle 3.**1**   Pathogenese von Mononeuropathien

Mechanische Einwirkung
Ischämie
Toxische Einwirkung
Entzündung/Infektion
Immunologisch bedingte Nervenläsion
Thermische Einwirkung
Abkühlung
Elektrotrauma/elektromagnetische Wellen
Strahlentherapie

3.2 Mechanische Einwirkungen

Druckeinwirkung von außen

Periphere Nerven können akuten oder chronischen Druckeinwirkungen ausgesetzt sein. Das Ausmaß des Schadens wird von der Höhe des Drucks wie von der Wirkdauer bestimmt. Klinisch wichtige Beispiele sind anhaltende Druckeinwirkung infolge einer Bewußtlosigkeit oder Intoxikation, durch beengende Verbände wie auch Druckschädigung durch Operationsinstrumente.

Bei Druckbelastung werden die Nervenfasern entweder direkt mechanisch oder mittelbar durch Minderdurchblutung geschädigt. Je akuter und je schärfer die Druckläsion ist, desto ausgeprägter macht sich der mechanische Einfluß geltend, wie es das extreme Beispiel zeigt, die Nervenfaserdurchschneidung. Chronische stumpfe Druckläsionen wirken in erster Linie mittelbar auf die Nervenfasern ein, indem die Kompressionswirkung zunächst eine Durchblutungsstörung verursacht. Sunderland (1171) hat einen derartigen pathogenetischen Ablauf an einem Modell verdeutlicht (Abb. 3.1).

Manche Nerven sind durch ihre anatomische Lage für Druckschäden disponiert, weil sie oberflächlich auf einer unnachgiebigen Unterlage verlaufen, wie der N. ulnaris im Sulkusbereich. Nerven mit großen Faszikeln und spärlichem Epineuralgewebe sind empfindlicher als Nerven mit kleineren Faszikeln, die in reichliches Epineuralgewebe eingebettet sind (Abb. 3.2). Die an der Oberfläche der Faszikel liegenden Nervenfasern sind stärker gefährdet als im Zentrum gelegene (908). Stark markhaltige Nervenfasern sind empfänglicher gegen Druckeinwirkung als marklose (667). Nervenwurzeln fehlt ein Perineurium, und sie verfügen nur über ein sehr spärliches epineurales Bindegewebe (844). Dies begründet ihre be-

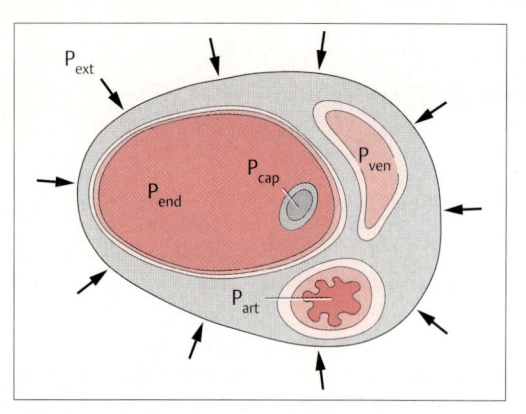

Abb. 3.1 Pathogenetisches Modell der Kompressionswirkung am peripheren Nerv (nach Sunderland). Der Nerv ist vereinfacht als ein einziger Faszikel dargestellt, dessen endoneuraler Druck als P_{end} bezeichnet wird. P_{cap} ist der Druck der endoneuralen Kapillaren, P_{ven} der der drainierenden Vene, P_{art} der der zuführenden epineuralen Arterie und P_{ext} der Außendruck, der auf das gesamte Kompartiment einwirkt. Damit die Versorgung der Nervenfasern durch eine adäquate Blutzirkulation gesichert ist, muß folgender Druckgradient durch dieses System vorliegen: $P_{art} > P_{cap} > P_{end} > P_{ven} > P_{ext}$. Ein Anstieg des Außendruckes P_{ext} über den Venendruck P_{ven} hat eine venöse Stauung zur Folge, die im Bereich der Druckbelastung zunächst zu funktionellen, dann auch zu strukturellen Veränderungen an Nervenfasern bis hin zur axonalen Degeneration führen kann.

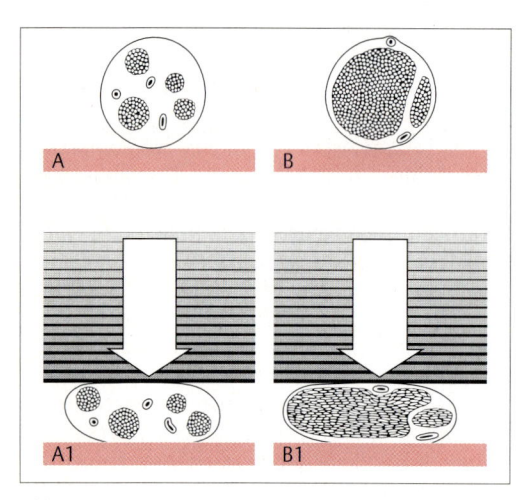

Abb. 3.2 Schematische Darstellung von 2 Nervenquerschnitten unterschiedlicher Struktur.
A: Nerv mit dünnen Faszikeln und reichlich epineuralem Füllgewebe. B: Nerv mit großen Faszikeln und spärlichem Epineuralgewebe. Bei Kompression verändert sich in der Situation A nur die Lage der Faszikel innerhalb des deformierten Querschnitts, in der Situation B dagegen auch die Form der Faszikel selbst mit Auswirkung auf die Nervenfasern und die Gefäße.

sondere Vulnerabilität gegenüber mechanischen Einwirkungen.

Diffusen Druckeinwirkungen gegenüber – etwa beim Tiefseetauchen – sind periphere Nerven recht widerstandsfähig (228). Sie sind hingegen sehr vulnerabel gegenüber lokaler Druckeinwirkung, welche zu einem Druckgradienten und damit zu Scherkräften führt, die eine mechanische Deformierung der Nervenfasern wie auch der intraneuralen Gefäße vorwiegend in den Randbereichen der Kompression hervorrufen. Tierexperimentell führt bereits ein Druck von 20–30 mmHg zu einer Verlangsamung des Blutflusses in den Venolen, aber auch zu einer erheblichen Beeinträchtigung des anterograden und retrograden axonalen Transports (236, 990). Schon nach Einwirkung niedrigen Drucks entwickelt sich infolge einer Schädigung des Gefäßendothels ein Ödem, und der Gewebsdruck im Endoneuralraum steigt an. Da das Endoneurium nicht über Lymphgefäße drainiert wird, führt dies zu einer anhaltenden Durchblutungsstörung im Endoneuralraum („Miniatur-Compartment-Syndrom", 661). Nach Einwirkungen eines höheren Drucks entstehen durch die Scherkräfte am Rande der Kompression charakteristische ausgeprägte Markscheidendeformierungen. Das Myelin im Bereich der Ranvier-Knoten wird auf einer Seite gestreckt, auf der anderen Seite eingestülpt. Es kommt zu einer paranodalen Demyelinisierung (833). Den Markscheidenveränderungen geht möglicherweise eine Nekrose der Schwann-Zelle voran (908). Starke und anhaltende Kompression ruft eine schwere Schädigung der Axone mit Waller-Degeneration hervor. Da die Leitstrukturen der Nervenfasern im allgemeinen nicht geschädigt werden, ist die Prognose auch in solchen Fällen günstig.

Etwas besonderes stellen die **Vibrationsschäden** dar. Bei Arbeitern, die Preßluftgeräte bedienen, stellen sich nächtliche Brachialgien und am Tage Parästhesien sowie Raynaud-Phänomene an den Fingern ein (1189). Hierzu s. S. 103.

Engpaßsyndrome

An Orten, an denen periphere Nerven anatomische Engen passieren, die von rigiden Strukturen begrenzt werden, kann es zur Kompression der Nerven kommen, die biomechanisch einer chronischen Druckläsion entspricht. An solchen Stellen können weitere pathogenetische Faktoren hinzukommen: Hormonelle, metabolische oder traumatische Ursachen können ödematöse Auftreibungen der bindegewebigen Wandstrukturen bewirken, die schließlich den ohnehin begrenzten Raum weiter einengen und damit den Nerv komprimieren. Ähnlich wirken Einlagerungen pathologischer Substanzen wie Mukopolysacharide oder Amyloid. Schließlich führen Bewegungen eines benachbarten Gelenks oder von anderen Strukturen (etwa Beugesehnen im Karpaltunnel) zu zusätzlichen mechanischen Alterationen.

Makroskopisch ist der Nerv am Ort der Kompression verdünnt. Proximal und (weniger deutlich) distal besteht eine Schwellung (sogenanntes Pseudoneurom), welche auf einem Stau des axonalen Transports sowie einer entzündlichen Reaktion mit Steigerung der Gefäßpermeabilität und Ödem beruht (667).

Mikroskopisch ist in den Anfangsstadien eine charakteristische Deformierung zahlreicher Markscheidensegmente erkennbar (834). Das Myelin ist auf der der Kompression zugewandten Seite verdünnt, auf der Gegenseite geschwollen. Bei fortbestehender Kompression kommt es zu einer paranodalen Demyelinisierung und nach Einwanderung von Fibroblasten zu einer Fibrosierung zunächst im Epineurium, später auch im Endoneurium, zu einer Verdickung des Perineuriums und schließlich zu einem Untergang von Axonen mit Waller-Degeneration.

Mechanische Läsionen der Nervenfasern sind bei chronischen Durckläsionen vor allem in den Randgebieten der komprimierten Nervensegmente und hier vor allem am proximalen Rand zu erwarten, wie dies die **Tourniquet**-Experimente von Ochoa u. Mitarb. (832, 833) gezeigt haben. Als Endresultat chronischer Kompression mäßigen Grades findet sich eine erhebliche Kaliberreduktion der Nervenfasern, welche zum Teil durch die vermehrte Vulnerabilität der großkalibrigen Axone, zum Teil durch Regenerationsphänomene nach Axonotmesis bedingt ist. Aus klinischer Erfahrung hat das Anbringen eines Tourniquets mit kontrolliertem Druck eine Reihe von Auswirkungen. An 20 Freiwilligen konnte gezeigt werden, daß ein Tourniquet am Vorderarm ohne Sedation im Durchschnitt 13 Minuten länger (= 45 %) als ein solcher am Oberarm ertragen wurde (515). Als erstes wurden Parästhesien im Ulnarisgebiet angegeben, jedoch trat die vollständige Gefühllosigkeit zuerst im Medianusgebiet in Erscheinung. Den Anästhesisten ist auch die systemische Auswirkung des Tourniquets, z.B. auf den Blutdruck und andere Körperfunktionen bekannt (328).

Bei Patienten mit einem Karpaltunnelsyndrom (und in ähnlicher Weise bei anderen Tunnelsyndromen) ist der Gewebsdruck innerhalb des Tunnels bereits in Neutralstellung des Gelenks erheblich erhöht (etwa 30 mmHg, verglichen mit 2,5 mmHg bei gesunden Kontrollpersonen (383, 650)). Bei Streck- und Beugestellung des Handgelenkes steigt der Druck auf etwa 100 mmHg an. Experimentelle Untersuchungen an Freiwilligen zeigten, daß die sensible wie auch die motorische Nervenleitung innerhalb etwa einer halben Stunde sistieren, wenn der Druck auf einen Wert von 45 mmHg unterhalb des arteriellen Mitteldrucks angehoben wurde (383, 660). Bei diesem Druck kommt es zu einer Verlegung der intraneuralen Blutgefäße.

Klinische Beobachtungen sprechen für eine vermehrte Disposition von Diabeteskranken gegenüber Druckeinwirkungen. Dahlin u. Mitarb. (226) wiesen nach, daß bei Diabetes die Beeinträchtigung des axonalen Transports unter Druckbelastung verstärkt ist. Zudem ist bei solchen Polyneuropathien der intraneurale Druck bereits im subklinischen Stadium generalisiert erhöht (654). Eine besondere Disposition liegt auch bei der hereditären Neuropathie mit Neigung zu Druckläsionen vor, s. S. 118.

Multiple Engpaßsyndrome/Double-Crush-Syndrom

Gelegentlich kommen bei einzelnen Patienten mehrere Engpaßsyndrome gleichzeitig vor. Hierfür gibt es mehrere Erklärungsmöglichkeiten (654, 710). Schmerzen infolge eines Engpaßsyndroms führen zu einer Schonung der Extremität, dadurch zu einem verminderten Einsatz der Muskelpumpe, wodurch eine geringe Flüssigkeitsretention entstehen kann. Zudem ist an die Möglichkeit eines subklinischen polyneuropathischen Syndroms zu denken, das den intrafaszikulären Druck in allen Nerven des Engpasses verstärkt und dadurch zu einer vermehrten Vulnerabilität gegenüber einer Kompression von außen führt.

Upton und McComas stellten 1973 die Hypothese auf, daß bei einem Kompressionssyndrom eines Nervs die Vulnerabilität gegenüber einer weiteren Kompression in den distalen Nervenabschnitten zunimmt (1237). Sie gründeten ihre Hypothese darauf, daß sie bei 70 % von Patienten mit einem Karpaltunnel- oder einem Ulnaris-Kompressionssyndrom neurophysiologische Hinweise auf eine gleichzeitig bestehende zervikale Wurzelläsion fanden. Mittlerweile haben sich zahlreiche Publikationen auf dieses Konzept berufen. Es wurde sogar zur Erklärung unbefriedigender Ergebnisse nach operativer Dekompression von Nerven herangezogen. Nach der umfassenden Analyse von Wilbourn u. Gilliat (1288) hält die Double-Crush-Hypothese aber einer kritischen Überprüfung kaum Stand. Experimentelle Studien haben zudem einen mehr als additiven Effekt von mehreren Läsionen eines Nervs in unterschiedlicher Höhe nicht nachweisen können. Auch die Bestimmung der Entwicklung der peripheren Erregungsleitung bei Patienten, deren peripheres motorisches Neuron durch eine myatrophische Lateralsklerose lädiert war, sprachen nicht für eine größere Empfindlichkeit dieser Axone auf periphere Druckeinwirkung im Sulcus nervi ulnaris (188).

Zugwirkungen am peripheren Nerv

Die peripheren Nerven der Extremitäten sind bei den Bewegungen des täglichen Lebens ständig Dehnungsbeanspruchungen ausgesetzt. Hierauf sind sie durch ihre anatomische Struktur gut vorbereitet (654). Zwischen den verschiedenen Gewebsschichten peripherer Nerven und auch zur Umgebung hin sind Gleitschichten vorhanden. Die intraneuralen Anastomosennetze werden von zahlreichen geschlängelten und mobilen zuführenden Gefäßen versorgt.

Die Kompensierbarkeit von Zugbelastungen hängt von deren Ausmaß, Dauer und zeitlichem Verlauf ab. Allmähliche Dehnung wird besser toleriert als abrupte Zugbelastung. Erhebliche Nervenverlängerungen werden ohne Funktionsausfall toleriert, wenn leichte Zugkräfte über lange Zeiträume wirken. Die Dehnungstoleranz ist vermindert, wenn der Nerv durch Vorschäden mit der Umgebung fixiert und seine Gleitfähigkeit beeinträchtigt ist.

Wichtige Beispiele für Dehnungsschäden peripherer Nerven sind Schleuderungsbewegungen des Armes bei Motorradunfällen und geburtstraumatische Zerrungsschäden des Armplexus. Die mechanisch schwächste Stelle ist der Eintritt der Nervenwurzeln ins Rückenmark. Dies erklärt die häufigen Wurzelausrisse bei Schultertraumen. Dehnungsschäden können auch durch eine ungünstige Auslagerung eines Armes während einer Narkose hervorgerufen werden. Die operative Reposition von Knochenfrakturen wie auch der Einsatz von Endoprothesen kann zu Überdehnungen von Nerven führen.

Gerät ein peripherer Nerv unter Spannung, werden zunächst der normalerweise leicht geschlängelt verlaufende Nervenstamm und in ihm die Faszikel gestreckt. Weitere Dehnung führt zu zunehmender Verengung der intraneuralen Mikrogefäße. Bereits bei einer Streckung von 8 % sinkt durch Obstruktion der Venolen die Durchblutung um etwa 50 % (657). Durch weitere Streckung werden auch die Arteriolen und Kapillaren verschlossen. Bei einer Dehnung um 15 % sistiert die Durchblutung des Nervs (657, 837). Neuere Untersuchungen zeigten, daß die Nervenleitgeschwindigkeit aber bereits stark abnimmt, bevor es zu einer Störung der Mikrozirkulation kommt (596, 1266). Dies dürfte auf die mechanische Deformierung der Nervenfasern zurückzuführen sein.

Bei stärkeren Zerrungsbelastungen kommt es zu multiplen kleineren Einblutungen im Endoneurium und Epineurium. Schließlich treten Rupturen des Epineuriums und Perineuriums auf, zum Teil in unterschiedlicher Höhe gleichzeitig.

In Abhängigkeit von Ausmaß und zeitlichem Ablauf der Zugbelastungen sind alle Schweregrade von Nervenläsionen bis hin zur Zerreißung möglich. Die Prognose der schweren Zerrungsschäden ist auch bei erhaltener Kontinuität ungünstiger als bei scharfen Verletzungen, die einer operativen Therapie besser zugänglich sind.

Schußverletzungen

Geschosse zerreißen das Weichteilgewebe innerhalb des Schußkanals. Um diesen herum entstehen gleichzeitig infolge einer Druckwelle Gewebsschäden, deren Ausmaß proportional der Masse und der Geschwindigkeit des Geschosses ist. Bei einer Nervenläsion nach einer Schußverletzung kann demnach der Nerv unmittelbar zerrissen sein. In der Mehrzahl der Fälle aber ist die Läsion durch Druck und Dehnung im Rahmen der

Druckwelle entstanden mit der Möglichkeit einer spontanen Remission. Bei den Schußverletzungen peripherer Nerven im 2. Weltkrieg und im Vietnam-Krieg trat in 2/3 der Fälle spontan eine Remission ein (848, 1196). Eine Fundgrube ist nach wie vor die Monographie von Foerster über Schußverletzungn von peripheren Nerven im 1. Weltkrieg (355). Bei einer Schußverletzung durch ein Geschoß niedriger Geschwindigkeit (Schrotschuß) ist allerdings die Wahrscheinlichkeit einer Nervenzerreißung vergleichsweise groß (649, 1196), da sie nur mit einer geringen Druckwelle verbunden ist.

Vibrationsschäden

Bei etwa der Hälfte aller Personen mit jahrelangen Tätigkeiten an vibrierenden Arbeitsinstrumenten, wie etwa am Preßlufthammer, entstehen anhaltende Beschwerden in den Händen (1153). Bei einem Teil der Patienten treten Raynaud-artige vaskuläre Störungen auf. Noch häufiger klagen die Patienten über ein Taubheitsgefühl oder über schmerzhafte Parästhesien, über eine Ungeschicklichkeit oder eine vorzeitige Ermüdbarkeit der Hände. Typisch ist auch bei Patienten ohne Raynaud-Syndrom eine ausgesprochene Kälteintoleranz (1153). Die Symptomatik eines Karpaltunnelsyndroms kommt gehäuft vor.

Es ist anzunehmen, daß bei der Pathogenese von Vibrationsschäden neurogene und vaskuläre Veränderungen miteinander verknüpft sind. Tierexperimentell lassen sich vor allem Strukturveränderungen in den unbemarkten Nervenfasern nachweisen, am deutlichsten in den distalen Verzweigungen der Nerven (184, 663). Experimentell sind zudem Schäden der Muskelzellen nachweisbar (811). Auch bei den meisten Patienten mit den Symptomen eines Karpaltunnelsyndroms betreffen die neurophysiologischen Veränderungen die distalen Nervenverzweigungen (973), weshalb die Ergebnisse einer Spaltung des Karpaltunnels nicht selten enttäuschend sind.

Andere Druckeinwirkungen

Anekdotisch wurden druckbedingte Läsionen einzelner peripherer Nerven z.B. durch geschlängelte periphere Gefäße beschrieben (1064). Zusätzliche Faktoren können die klinische Auswirkung lokaler Kompressionen auf den peripheren Nerven fördern, so z.B. Stoffwechselstörungen oder toxische Faktoren. Aber auch bei einer Sklerodermie (758) wurde dies beschrieben und zusätzliche mechanische Betätigungen mögen z.B. bei Musikern das Auftreten von Kompressionsyndromen erleichtern (200). In unserer Erfahrung allerdings (M.M.) werden fokale Dystonien, die bei Musikern häufig vorkommen, oft zu Unrecht als Engpaßsyndrome verkannt.

3.3   Nervenschäden durch Punktion und Injektion

Aus praktischen Erwägungen heraus empfiehlt es sich, die Nervenläsionen durch Punktion und Injektion („Spritzenlähmungen") gemeinsam abzuhandeln, obwohl hierbei unterschiedliche pathogenetische Mechanismen – einzeln oder in Kombination – eine Rolle spielen (Tab. 3.**2**) (1131).

Nervenschäden durch das Nadeltrauma

Ein Anstechen eines Nervs durch die Injektionsnadel oder eine Punktionskanüle kann zur mechanischen Schädigung der im Stichkanal gelegenen Nervenfasern führen. Diese Möglichkeit ist besonders groß, wenn der Nerv vorwiegend aus einzelnen dicken Faszikeln mit spärlichem epineuralem Bindegewebe zusammengesetzt ist, während Nerven bzw. Nervenabschnitte mit dünnen Faszikeln und reichlich epineuralem Bindegewebe besser gegen diese Schädigungsart geschützt sind. Die Bedeutung solcher mechanischer Faktoren am Zustandekommen einer „Spritzenlähmung" wird an Einzelfällen ersichtlich, wo das Anstechen des Nervs im Rahmen einer Venen- oder Arterienpunktion – ohne nachfolgende Injektion – die einzige Schädigungsursache darstellt (503). Sofern eine Injektion nachfolgt, stellt zusätzlich die intraneurale Applikation eine Gefährdung für den Nerv dar, besonders

Tabelle 3.2 Übersicht über die pathogenetisch unterscheidbaren Formen von Spritzenlähmungen
(aus M. Stöhr: Iatrogene Nervenläsionen. Injektion, Operation, Lagerung, Strahlentherapie. 2. Aufl. Thieme, Stuttgart/New York 1996 [p. 20]

Pathomechanismus	Eingriff	Nervenläsion
Nadeltrauma	• Venenpunktion	R. superficialis n. radialis Hautnerven in der Ellenbeuge Plexus cervicobrachialis
	• Arterienpunktion	N. medianus (in der Axilla oder Ellenbeuge) N. femoralis
	• Leitungsblockade (im Rahmen einer Lokalanästhesie bzw. Neuraltherapie)	Armplexus (bzw. daraus entspringende Armnerven) Nervenwurzeln Trigeminus- und Fazialisäste
Hämatom oder Pseudoaneurysma	Arterienpunktion bei	
	• Brachialisangiographie	N. medianus
	• Axillarisangiographie	Armplexus bzw. davon abzweigende Armnerven
	• Femoralisangiographie	N. femoralis, N. genitofemoralis
	• Punktion oder Injektion bei Gerinnungsstörungen	diverse Nerven und Nervenwurzeln (einschließlich Cauda equina) in Abhängigkeit vom Injektionsort
Toxische Schädigung	• intraglutäale Injektion	N. ischiadicus, Nn. glutaei, N. cutaneus femoris posterior Nn. iliohypogastricus und ilio-inguinalis
	• sonstige intramuskuläre und paravenöse Injektionen	diverse Arm- und Beinnerven in Abhängigkeit vom Injektionsort
Ischämische Fernschädigung (nach intraarterieller Injektion)	• Injektionen im Gesicht (A. carotis-externa-Äste)	Amaurose, Diplopie
	• Injektion in die A. brachialis	Nn. medianus, ulnaris et radialis (neben Haut- und Muskelnekrosen)
	• Injektion in eine Glutäalarterie (bei Neugeborenen in die A. umbilicalis)	Beinplexus N. ischiadicus

bei rascher Injektion größerer Flüssigkeitsmengen. Dies gilt besonders bei intrafaszikulärer Injektion, während bei interfaszikulärer Applikation sich das Mittel rascher nach distal und proximal ausbreiten kann. Sofern der Nerv in eine unnachgiebige Umgebung – z.B. eine derbe Faszie oder einen knöchernen Kanal – eingebettet ist, wird dies den intraneuralen Druck weiter steigern und damit auch die intraneurale Durchblutung beeinträchtigen, insbesondere wenn dem Anästhetikum Adrenalin zugesetzt wurde. Besonders gefährdet gegenüber Traumen und Ischämien sind kleinere Nerven und solche, die in ihrer Umgebung fixiert sind und der vordrängenden Nadel nicht ausweichen können (1130). Am häufigsten sind Verletzungen der Nerven in der Ellenbeuge, und hier besonders des N. medianus (503). Bei Verletzung eines intraneuralen Gefäßes kann sich darüber hinaus ein Hämatom mit Druckerhöhung innerhalb der Nervenscheide ausbilden und zur Entstehung der Nervenschädigung beitragen.

In der Regel bemerken die Patienten bereits beim Einstich in das sensible Versorgungsareal des betroffenen Nervs ausstrahlende Schmerzen. Der Schmerz ist von intensiv brennendem Charakter. Beim Anstechen motorischer Faszikel können Faszikulationen und Myoklonien auftreten.

Diese initialen Reizerscheinungen sind in der Regel von sensomotorischen Ausfallserscheinungen, nicht selten auch von chronischen, zum Teil kausalgiformen Schmerzen gefolgt. Die in der Folgezeit angewendete medikamentöse Therapien, z.B. mit Carbamazepin, sind oft nicht erfolgreich (503), aber eine spontane Rückbildung der Beschwerden kann eintreten.

Nervenkompression durch Hämatom und Pseudoaneurysmen

Die Nervenkompression durch ein benachbartes Hämatom unterscheidet sich vom direkten Nadeltrauma durch eine freies Intervall zwischen Einstich und Symptombeginn. Meist treten Stunden bis Tage nach dem Eingriff Schmerzen, gefolgt von Parästhesien und Lähmungen auf. Die wichtigsten Ursachen sind Arterienpunktionen, vor allem im Zusammenhang mit Arteriographien, mit zu geringer oder zu kurzer Kompression der Punktionsstelle nach dem Eingriff (546). Das entstehende Hämatom muß, z.B. bei Einblutung in die neurovaskuläre Scheide nach Axillarispunktion, weder sicht- noch tastbar sein. Aus diesem Grund ist bei jeder nach einem freien Intervall auftretenden „Spritzenlähmung" eine rasche diagnostische Abklärung und ggf. eine operative Revision indiziert. Selten zeigt sich dabei anstelle des erwarteten Hämatoms ein Aneurysma spurium als Ursache der Nervenkompression.

Nervenschädigung durch die toxische Wirkung der Injektionslösung

Die größte praktische Bedeutung unter den Spritzenlähmungen besitzen die toxischen Nervenschäden nach intra- und perineuraler Injektion. Einige gebräuchliche parenteral verabreichte Medikamente besitzen einen toxischen Effekt gegenüber peripheren Nerven. Zahlenmäßig dominieren hierbei Analgetika, Antirheumatika, Antibiotika, Psychopharmaka sowie hochkonzentrierte Lösungen. Entscheidend für die chemotoxische Schädigung der Nervenfasern sind Konzentration, pH-Wert und Gewebeverträglichkeit des Pharmakons bzw. Lösungsmittels. Wegen der bevorzugten intraglutäalen Verabreichung der meisten genannten Medikamente dominieren Schädigungen des N. ischiadicus, gefolgt von denen der Nn. glutaei (778).

Sofern ein sensibler oder gemischter Nerv betroffen ist, verspüren die Patienten einen Sofortschmerz, der in das sensible Innervationsgebiet ausstrahlt und oft als „Stich" oder „Stromschlag" charakterisiert wird. In unmittelbarem zeitlichen Zusammenhang mit der Injektion entwickeln sich sensomotorische Ausfallserscheinungen, die das gesamte Versorgungsgebiet betreffen können, jedoch häufig auf Teile desselben begrenzt bleiben, so daß wie ausgestanzt wirkende Ausfälle resultieren. Im weiteren Verlauf treten häufig kausalgiforme Schmerzen hinzu.

Schäden nach Leitungsanästhesien

An peripheren Nervenstämmen werden nicht selten Leitungsanästhesien angewendet. Dies ist besonders oft am N. ulnaris im Sulkus und am N. fibularis am Fibulaköpfchen der Fall. Gerade diese 2 Applikationsorte haben aber nicht selten spätere Beschwerden (Dysästhesien, sensible und motorische Ausfälle) zur Folge, die oft erst mit Latenz von Tagen auftreten (639). Es wird deshalb empohlen, dort wo eine solche Leitungsanästhesie (z.B. als Ergänzung zu einer nicht ganz genügenden Plexusanästhesie) notwendig ist, eine andere Lokalisation als die beiden erwähnten Orte zu wählen (706).

Ischämische Fernschäden peripherer Nerven nach intraarterieller Injektion

Versehentliche intraarterielle Injektionen kristalliner oder vasotoxischer Lösungen führen zu Spasmen und/oder Thrombosen der betroffenen Arterie. Die Folge sind Durchblutungsstörungen in hiervon versorgten Nerven, z.B. den Nn. medianus, ulnaris und radialis bei Einspritzung in die A. brachialis oder im N. ischiadicus nach Einspritzung in die A. glutaealis inferior (Nicolau-Syndrom). In den meisten Fällen resultieren außer ischämischen Nervenläsionen auch Ernährungsstörungen in benachbarten Weichteilen bis hin zur Ausbildung schwerer Haut- und Muskelnekrosen (775, 1128, 1138). Außerdem sind entgegen der Blutströmungsrichtung sich ausbreitende retrograde Spasmen und Thrombosen möglich, so daß z.B. nach Einspritzungen in eine Glutäalarterie nicht nur der N. ischiadicus oder die Nn. glutaei, sondern auch der innerhalb des Beckens gelegene Beinplexus betroffen sein kann. Die Symptomatik besteht meist in einem initialen lokalen Schmerz, während Schmerzen und sensomotorische Ausfallserscheinungen im Versorgungsgebiet der betroffenen Nerven mit mehrstündigem Intervall hinzutreten können.

Verlauf von injektionsbedingten Nervenschädigungen

Für den Verlauf und die Prognose sind nicht nur die akuten Schädigungsmechanismen von Bedeutung, sondern auch das Ausmaß und die räumliche Ausdehnung der resultierenden endo- und perineuralen Fibrose. In der Regel ist die Narbenbildung bei ausgeprägten Nervenläsionen nicht auf den unmittelbaren Ort der Schädigung begrenzt, sondern breitet sich nach distal und besonders proximal aus. Wahrscheinlich sind darüber hinaus lokale Zirkulationsstörungen innerhalb des Nervs von Wichtigkeit. Eine ausgeprägte intra- und perifunikuläre Fibrose kann durch Konstriktion von Nervenfasern und -gefäßen zur Spätschädigung von Neuriten führen; sie beeinflußt außerdem die Regenerationsvorgänge negativ, da das Aussprossen der Axone durch das narbig veränderte Nervensegment hierdurch behindert wird.

Spätlähmungen wurden zudem bei Suchtkranken beobachtet, die sich über Jahre intramuskuläre Injektionen von Analgetika verabreicht hatten (556). Als Folge der toxischen Muskelkontraktur kam es zu einer progredienten Konstriktion peripherer Nerven.

3.4 Nervenschäden durch Ischämie

Allgemeines

Periphere Nerven sind stark vaskularisierte Strukturen mit separaten, aber ausgiebig miteinander kommunizierenden mikrovaskulären Systemen im Epineurium, Perineurium und Endoneurium. Aus diesem Grunde sind sie im allgemeinen einer umschriebenen isolierten Ischämie durch Ausfall einzelner zuführender Gefäße gegenüber weitgehend resistent und überstehen schadlos das Durchtrennen dieser Gefäße über zahlreiche Zentimeter (654). Unter bestimmten Umständen sind dennoch akut oder chronisch-ischämische Mononeuropathien möglich (178). Am häufigsten treten umschriebene ischämische Nervenschäden im Rahmen von Kompartmentsyndromen (304, 697, 972) auf. Gelegentlich kommen sie nach unbeabsichtigter intraarterieller Injektion toxischer Substanzen als Folge einer Schädigung der Vasa nervorum vor, etwa im Rahmen eines Nicolau-Syndroms nach intramuskulärer Injektion (s. oben). Im Rahmen von internistischen Allgemeinerkrankungen mit Gefäßbeteiligung kann es vordergründig zu einem Schaden eines einzelnen Nervs kommen (Mononeuropathia multiplex) (465, 686, 867, 1160). Nach Anlage einer A.-v.-Fistel zur Durchführung einer Dialyse kann eine Nervenschädigung in distalen Extremitätenabschnitten infolge einer chronischen Minderperfusion entstehen (568, 953, 1287). Zumeist handelt es sich um Diabetiker, bei denen eine metabolische und vaskuläre Störung vorbestand (936). Belastungsabhängige intermittierende Ischämien von Nervenwurzeln sind die Grundlage der neurogenen Claudicatio intermittens bei lumbaler Spinalstenose (901). Eine seltene neurogene Claudicatio stellt die belastungsabhängige Ischämie des Beinplexus dar (1132).

Im Tierexperiment lassen sich Infarkte in peripheren Nerven durch intraarterielle Injektion von toxischen Substanzen oder durch Partikelembolisation herstellen (178). Der Infarkt mit Degeneration der Axone betrifft das Zentrum der Faszikel, während subperineural gelegene Nervenfasern oft verschont bleiben. Eine chronische Minderperfusion peripherer Nerven kann experimentell durch Anlage eines a.v. Shunt in proximalen Abschnitten einer Extremität erzeugt werden. Hierdurch wurde bei Kaninchen der endoneurale Blutfluß um 50–75 % vermindert (1098). Die motorische Leitgeschwindigkeit sank innerhalb von 2 Wochen auf weniger als 1/3 des Normwertes ab. Histologisch zeigten sich nur eine leichte Verschmächtigung der Axone ohne Degeneration sowie geringe Veränderungen der Markscheiden in den paranodalen Abschnitten.

Kompartmentsyndrome

Der Begriff Kompartmentsyndrom umfaßt alle Krankheitszustände, bei denen durch Druckerhöhung innerhalb eines Kompartments (Muskelloge) eine Störung der Mikrozirkulation mit Schädigung von Muskeln und Nerven entsteht. Die straffen Hüllstrukturen, in denen die Muskelgruppen an den Extremitäten angeordnet sind, können einer Druckerhöhung nur in beschränktem Umfang nachgeben. Ein stärkerer Anstieg des Gewebsdrucks führt zu einer Störung der Mikrozirkulation. Die Entwicklung eines Kompartmentsyndroms stellt eine Notfallsituation dar, weil nur durch rasche Diagnose und Therapie eine Nekrose von Muskeln und Nerven vermieden werden kann.

Die verhängnisvolle Druckerhöhung innerhalb einer Muskelloge kann auf sehr vielfältige Weise entstehen: durch Vermehrung des Kompartmentinhalts, durch Druckeinwirkung von außen oder aber durch Verkleinerung des Kompartments. In Tab. 3.3 sind in Anlehnung an eine Übersicht von Matsen (697) wichtige Ursachen des Kompartmentsyndroms dargestellt.

Die Mehrzahl der Kompartmentsyndrome ist Folge von Verletzungen, vor allem wenn diese mit ausgedehnten Weichteilschäden einhergehen (304, 697, 972). Kompartmentsyndrome infolge übermäßiger Beanspruchung der Muskulatur, etwa nach langen Märschen bei Rekruten, werden nur selten beobachtet. Auch durch lagerungsbedingte lokale Druckeinwirkung bei Bewußtlosen (1086), gelegentlich auch infolge der Lagerung bei langdauernden Operationen (601, 780) können Kompartmentsyndrome hervorgerufen werden.

Der Druckanstieg innerhalb eines Kompartments führt zu einer Erhöhung des Drucks in den Venen und damit zu einer Verminderung des a.v. Druckgradienten im Bereich der Endstrombahn mit Verminderung der Gewebsperfusion (836). Durch Ischämie entsteht eine Schädigung des Kapillarendothels und dadurch ein Austritt von intravasaler Flüssigkeit in den extravasalen Raum. Dieses Ödem erhöht seinerseits den Gewebs-

Tabelle 3.3 Pathogenetische Mechanismen des Kompartment-Syndroms (nach Matsen)

I. Vermehrung des Kompartmentinhalts
1. Blutung
   - Gefäßverletzung
   - Antikoagulationstherapie
   - hämorrhagische Diathese
2. Vermehrte Kapillarpermeabilität
   - postischämische Schwellung
   - Trauma
   - Überbeanspruchung der Muskulatur
   - Verbrennung/Erfrierung
   - intraarterielle Injektion
   - chirurgische Eingriffe
3. Erhöhter Kapillardruck
   - Überbeanspruchung der Muskulatur
   - venöse Stauung
4. Verminderung der Serumosmolarität (nephrotisches Syndrom)
5. Intramuskuläre Infusion oder Injektion

II. Druck von außen
1. Beengende Verbände
2. Langanhaltende lagerungsbedingte Druckeinwirkung bei Bewußtlosigkeit oder Operation

III. Verkleinerung des Kompartments
1. Verschluß von Fasziendefekten
2. Übermäßige Extension von Knochenfrakturen

druck und setzt einen Circulus vitiosus in Gang, der in einem völligen Sistieren der Muskel- und Nervendurchblutung endet. Nach einer Ischämiezeit in der Größenordnung von 8–12 Stunden wird die Gewebsschädigung irreversibel. Spätfolge ist die von Schäden peripherer Nerven begleitete Muskelfibrose.

Die Toleranz des Gewebes gegen eine Erhöhung des Gewebsdrucks ist herabgesetzt, wenn eine lokale (Arterienverletzung, Hochlagerung der Extremitäten) oder allgemeine (Schock, Intoxikation) arterielle Hypotension oder eine Hypoxämie bestehen.

Leitsymptome des akuten Kompartmentsyndroms sind Schmerzen und Schwellung. Die Schmerzen werden durch passive Dehnung der betroffenen Muskeln verstärkt. Die Muskulatur ist prall gespannt und druckschmerzhaft. Es können progrediente sensible und motorische Lähmungen der durch die Kompartments verlaufenden peripheren Nerven hinzukommen. Der subfasziale Gewebsdruck, der bei Gesunden in Ruhe

5 mmHg (0,7 kPa) beträgt, steigt stark an. Als kritischer Grenzwert werden 30–40 mmHg (5 kPA) angesehen (772). Da die Erhöhung des Gewebsdrucks meist nicht den Druck in den großen Arterien erreicht, bleiben die peripheren Pulse erhalten. Als Folge des Muskelzerfalls entstehen eine ekzessive Erhöhung der Kreatininkinase, eine Myoglobinurie und Elektrolytstörungen, und schließlich kann es zum Nierenversagen kommen (Crush-Syndrom, 87).

Die **konservative Behandlung** zielt auf eine Beseitigung der für das Kompartmentsyndrom ursächlichen Faktoren ab. Ursachen für eine Verminderung des lokalen und systemischen Blutdrucks bedürfen konsequenter Behandlung. Beengende Verbände müssen entfernt werden. Wenn das klinische Vollbild eines Kompartmentsyndroms vorliegt, ist die unverzügliche Dekompression durch **operative Faszienspaltung** die Therapie der Wahl. Zumeist ist auch eine Fasziotomie benachbarter Kompartments angezeigt, die den gleichen Noxen ausgesetzt waren. Die meisten Kompartmentsyndrome manifestieren sich innerhalb von 24 Stunden nach Entstehung des auslösenden Schadens. In seltenen Fällen können jedoch mehrere Tage bis zum Auftreten typischer Symptome des Kompartmentsyndroms vergehen.

Chronisches Kompartmentsyndrom (intermittierendes reversibles Kompartmentsyndrom)

Das sogenannte chronische Kompartmentsyndrom ist vor allem von Leistungssportlern, aber auch von Handwerkern bekannt und betrifft Kompartments des Unterschenkels sehr viel häufiger als die Arme (116, 1102). Nach anhaltender Beanspruchung der Muskulatur (etwa Langlauf) treten zunehmend Schmerzen und Schwellung im Bereich eines Kompartments auf. Parästhesien und sensible Ausfälle im Versorgungsgebiet des jeweiligen Kennnervs kommen gelegentlich hinzu. Ruhe bringt diese Beschwerden innerhalb von Minuten zum Verschwinden. Nur ausnahmsweise kommt es zum Übergang in ein akutes Kompartmentsyndrom mit eingreifender ischämischer Schädigung der Muskulatur (410).

Die **Diagnose** eines chronischen Kompartmentsyndroms wird gesichert durch den Nachweis eines abnormen Anstiegs des subfaszialen Druckes bei Belastungsversuchen. Therapeutisch reicht es oft aus, die körperliche Belastung entsprechend einzuschränken. Die chirurgische Therapie besteht in einer Fasziotomie des betroffenen Kompartments.

3.5 Entzündliche bzw. erregerbedingte Läsionen

Allgemeines

Erregerbedingte umschriebene Nervenläsionen können durch Bakterien, Viren oder Parasiten verursacht werden (1003, 1238). Ihre Häufigkeit tritt hierzulande hinter den mechanisch bedingten Nervenschäden weit zurück. In manchen Entwicklungsländern hingegen sind erregerbedingte Nervenentzündungn viel häufiger als bei uns, dies vor allem wegen der weiten Verbreitung der Lepra (1238). Der Diagnostik erregerbedingter Nervenläsionen kommt eine große Bedeutung zu, weil sie mehrheitlich einer kausalen Therapie zugänglich sind.

Die Nervenläsionen können durch unmittelbare Ausbreitung der Erreger im Nerven entstehen oder durch Toxine hervorgerufen werden, die von einigen Bakterien gebildet werden (Diphtherie, Botulismus) (1003). Gelegentlich lösen Allgemeininfektionen (z.B. Mononukleose, Toxoplasmose) Immunmechanismen aus, die vor allem den Plexus brachialis, seltener den Plexus lumbosacralis betreffen (s. unten).

Von den erregerbedingten Nervenläsionen sind oft Nervenwurzeln betroffen. Dies hängt zum einen damit zusammen, daß das Genom von Herpesviren (Varicella-zoster-Virus, Herpes simplex, Zytomegalie) nach stattgehabter Allgemeininfektion in Spinalganglien in einem Ruhezustand persistiert, bis es infolge einer Immunschwäche oder auch aus anderen ungeklärten Gründen reaktiviert wird. Zum anderen verfügen die Nervenwurzeln in ihrem intraspinalen Verlauf wegen des Fehlens eines Perineuriums nicht über eine Blut-Nerven-Schranke. Dies erklärt, weswegen sich Erreger (etwa Borrelien) auch nach hämatogener Streuung vorzugsweise im Bereich der Nervenwurzeln ansiedeln. Der Liquor ist dann entzündlich verändert. Die Nervenwurzelschädigung kann mit anderen neurologischen Manifestationen (Meningitis, Meningoenzephalitis, Myelitis, Myositis) einhergehen. Ebenso wie die Nervenwurzeln werden auch einige Hirnnerven bevorzugt von entzündlichen Erkrankungen betroffen, etwa im Rahmen einer Borreliose der N. facialis oder beim Herpes zoster am häufigsten der 1. Trigeminusast.

Bei der Lepra dringen die Erreger über die Haut in die feinen sensiblen Hautnerven ein und steigen von dort aus zentripetal auf (995, 1021). Im allgemeinen aber erweisen sich periphere Nerven dank der Blut-Nerven-Schranke gegenüber dem Übergreifen von eitrigen Entzündungen von außen als recht resistent. Es gibt Beobachtungen an Patienten, bei denen periphere Nerven durch Abszesse hindurchliefen, ohne daß ihre Funktion beeinträchtigt war (654). Als Rarität wurde über Tuberkulome in peripheren Nerven berichtet (827). Deren Pathogenese ist aber ungeklärt.

Neuroborreliose

Schäden peripherer Nerven treten mit einer zeitlichen Latenz von durchschnittlich 6 Wochen nach der Infektion durch einen Zeckenstich in Erscheinung (938). Das klinische Bild entspricht zumeist einer asymmetrischen Läsion von mehreren Nervenwurzeln und/oder einer ein- oder beidseitigen Fazialislähmung (s. S. 188). Seltener entwickeln sich periphere Nervenschäden unter dem Bild einer Mononeuropathia multiplex (221), einer Schädigung des Plexus brachialis oder Plexus lumbosacralis oder eines Guillain-Barré-Syndroms (445). Die pathophysiologischen Vorgänge, die sich nach hämatogener Aussaat der Borrelien an den peripheren Nerven abspielen, sind noch weitgehend ungeklärt. Die neurophysiologischen Befunde sprechen für eine fleckförmig verteilte, vorwiegend axonale Nervenschädigung mit distalem Schwerpunkt (443). In Suralis-Biopsien zeigten sich perivaskuläre Infiltrate, zum Teil mit Thrombosierung der Vasa nervorum, die auffällig viele Plasmazellen enthielten (712). Spirochäten ließen sich in den Nerven nicht nachweisen. Auch die peripheren Nervenschäden der chronischen Neuroborreliose sind aufgrund der neurophysiologischen Untersuchungsbefunde als axonale Neuropathien einzuordnen (640). Halperin u. Mitarb. (444) fanden bei 1/4 der Patienten mit chronischer Neuroborreliose ein Karpaltunnelsyndrom.

Lepra (Morbus Hansen)

Im Hinblick auf die Bedeutung dieser Krankheit in Asien und Afrika wird hier darauf ausführlich eingegangen.

Pathomorphologie der Läsion

Die Lepra ist eine Infektionserkrankung, die durch das Mycobacterium Leprae hervorgerufen wird. Der Erreger ähnelt dem der Tuberkulose, und sein Nachweis gelang dem norwegischen Arzt A. Hansen im Jahre 1873. Etwa 30 % aller Leprakranken leiden unter Läsionen der peripheren Nerven (531). Das Mycobacterium Leprae befällt als einzig bekanntes Bakterium die Schwann-Zelle und ruft je nach Resistenzlage des Patienten eine mehr oder weniger heftige Immunreaktion hervor (531). Die neurogenen Ausfälle sind jedoch nur eine Sekundärfolge der Immunantwort auf das Mycobacterium Leprae und entstehen nicht etwa durch eine spezifische Schädigung der Myelinscheiden oder der Nervenaxone durch den Erreger. In der Akutphase wird die Migration der Entzündungszellen von einem Ödem begleitet, in weiterer Folge werden auch die Schwann-Zellen angegriffen, wobei es auch zu Einschmelzungen kommen kann (21). Meist verläuft die Krankheit jedoch über viele Jahre hinaus protrahiert, die Ausfälle treten dann schleichend auf. Grundsätzlich bedeutet ein gute Immunlage (tuberkuloide Lepra) eine heftige entzündliche Reaktion in den Schwann-Zellen und in der Umgebung des befallenen Nervensegments, wobei innerhalb von 24 Stunden vollständige sensible und motorische Ausfälle auftreten können (21). Bei schlechter Immunlage (lepromatöse Lepra) vermehrt sich der Erreger ungehindert, der Patient erleidet seine vergleichsweise geringen Ausfälle erst nach vielen Jahren (531). Am häufigsten treten aber die Zwischenformen auf, die mit Borderline Tuberkuloid, Borderline Borderline und Borderline Lepromatous bezeichnet werden (531). Entzündliche Phasen werden mit unterschiedlichsten Zeitspannen von reaktionslosen Episoden abgelöst, und die Ursachen der bei diesen Formen auftretenden neurogenen Läsionen sind ebenfalls heterogen: Man beobachtet innerhalb ein und desselben Nervs sowohl massive makroskopische Verdickungen als auch nahezu unauffällige Segmente, bei welchen erst nach Epineuriotomie eine postinflammatorische Fibrose des epi- und des interfaszikulären Epineuriums erkennbar wird. In solchen Fällen findet man bei den elektromyographischen Untersuchungen gleichzeitig Merkmale chronischer Schäden und akut/subakute Denervationszeichen.

Klinik

Bei bestimmten Formen der Lepra – im Spätstadium fast immer – kommt es gesetzmäßig zu proliferativen Entzündungen der peripheren Nerven (995). Dieser neuritische Prozeß steigt von der Haut aus in den feinen sensiblen Nerven zentripital auf. Je größer das Einflußgebiet eines Nervs in der Haut ist, desto eher und intensiver wird der Hauptstamm des Nervs betroffen. Je weiter distal sich dem Nerv motorische Fasern zugesellen, desto eher entstehen auch motorische Lähmungen. In einem Kollektiv von 79 Patienten mit Lepra waren 31mal der N. ulnaris, 30mal der N. peroneus communis, 5mal der N. tibialis und 4mal der N. medianus betroffen (1028). Der motorische Anteil des N. radialis wird – wenn überhaupt – erst sehr spät betroffen, denn sein kutanes Einflußgebiet ist relativ klein und seine über den R. superficialis laufenden sensiblen Fasern erreichen den Stamm erst über der Ellenbeuge. Die häufige Beteiligung des motorischen N. facialis erklärt sich aus der Tatsache, daß die mimischen Gesichtsmuskeln nicht in der Tiefe von Knochen zu Knochen ziehen, sondern an der Haut ansetzen. Außerdem lagern sich die Trigeminusfasern an vielen Stellen denen des N. facialis an (sogenannte Anastomosen).

Die lepröse Neuritis manifestiert sich zunächst oft jahrelang als Mononeuritis oder als Neuritis multiplex. Erst später und meist im Rahmen sogenannter Leprareaktionen (d.h. dramatisch bedrohlichen immunologischen Allgemeinreaktionen) kann das Bild einer systemischen Polyneuritis entstehen.

Die entzündlich geschwollenen Nerven können in den bekannten Engpäßen komprimiert werden. So können typische Tunnelsyndrome entstehen, die erfolgreich operativ zu behandeln sind.

Diagnose

Es handelt sich in unseren Breiten in der Regel um Gastarbeiter aus dem Orient. Neurologisch findet man zunächst vorwiegend Sensibilitätsausfälle an den Händen und Füßen (Nn. ulnares, medianus und tibiales) mit Neigung zu neurotrophischen Ulzerationen (1021). Die Nervenstämme sind verdickt und durckschmerzhaft (N. ulnaris im Sulkus). Am Rumpf sind bei sorgfältiger Suche unterschiedlich große, meist polyzyklisch begrenzte, leicht depigmentierte Flecken zu sehen (Abb. 3.3), die bei Dunkelhäutigen auffällig sind, bei Hellhäutigen erst nach UV-Bestrahlung (sie sind photosensibel) erkennbar werden. Sie sind von feinen, livide gefärbten Randsäumen begrenzt. Diese Flecken sind analgetisch und thermanästhetisch. Sie sind auch anhidrotisch und zeigen keine Piloarrektion.

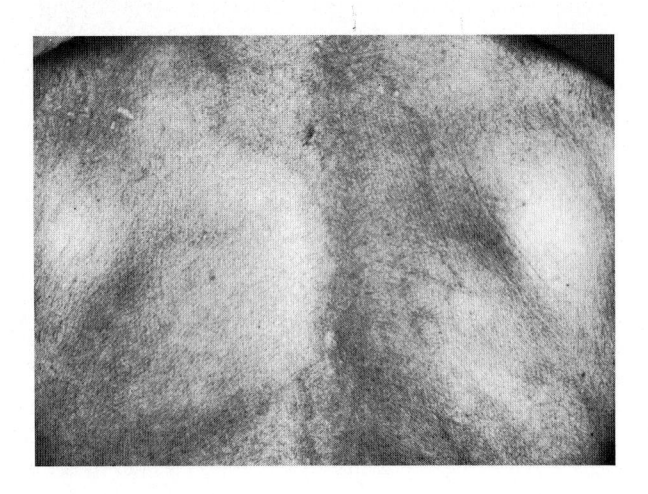

Abb. 3.**3** Asymmetrisch angeordnete großflächige, girlandenförmig begrenzte, depigmentierte Hautflecken bei Lepra (aus H. Schliack, W. Thies: Akt. Neurol. 1 [1974] 191).

Die Kranken werden in Mitteleuropa oft jahrelang wegen ihrer unklaren Schmerzen als Neurotiker verkannt. Die Infektiosität dieser tuberkuloiden Lepraform ist äußerst gering.

Hilfsuntersuchungen

Der Lepromim-Hauttest ist nur bei der tuberkuloiden Form positiv, nicht bei der bösartigen anergen lepromatösen Form der Lepra. Bakterien lassen sich im Nasensekret nachweisen oder histologisch aus der Nasenschleimhaut und in den beschriebenen Randsäumen der Hautflecken am Rumpf. Schließlich können sie auch in Nervenbiopsien gesichert werden: Die säurefesten Stäbchen liegen im Gegensatz zu den ähnlich aussehenden Tuberkelbakterien vor allem intrazellulär („Virchow-Zellen") (1021).

Chirurgische Therapie lepröser peripherer Nerven

Die medikamentöse Therapie erfolgt mit Diaminodiphenylsulphon. An dieser Stelle sei besonders auf die chirurgische Therapie eingegangen.

Eingriffe an leprösen peripheren Nerven werden in der Literatur vermehrt in den 50er und 60er Jahre beschrieben, weil zu diesem Zeitpunkt die Mikrochirurgie entwickelt wurde und damit auch invasivere Eingriffe, wie die interfaszikuläre Neurolyse, möglich wurden (113, 159). In der Folge entstanden jedoch starke Kontroversen über den tatsächlichen Nutzen chirurgischer Eingriffe bei Lepra, weil zahlreiche Publikationen mit unterschiedlichsten Ergebnissen aufwarteten. So konnten Eingriffe innerhalb einer Patientengruppe zu funktioneller Verschlechterung führen (594), keine Besserung zeigen oder aber eine unglaubliche Heilungsrate von 98 % (402) aufweisen. Ebenso waren die beschriebenen Operationsmethoden völlig verschieden. Manche Autoren befreien den befallenen Nerv nur äußerlich (402), andere führen eine Epineuriotomie durch (175, 1061), während andere auch die interfaszikuläre Neurolyse einsetzen (234, 861, 1242). Diese Therapieform ist die umstrittenste, weil ihre Gegner die Blutversorgung der auf diese Weise operierten Nerven als zu sehr gefährdet ansehen oder die Zerstörung der plexiformen Strukturen befürchten (21, 176). Diese Kontroverse besteht auch heute noch, und die WHO empfiehlt die chirurgische Therapie lepröser Nerven mangels eindeutiger Studien mit entsprechenden Kontrollgruppen nicht. In einem Punkt stimmen jedoch fast alle Autoren überein: im Sinne der Minimierung jedweden Traumas werden nur makroskopisch auffällige und damit sicher befallene Segmente operiert.

Grundprinzipien. Von der Lepra hervorgerufene neurogene Läsionen sind unspezifisch, daher sollte die chirurgische Therapie eines leprösen peripheren Nervs nach den üblichen Regeln der chirurgischen Behandlung peripherer Nerven erfolgen. Das bedeutet, daß ein motorischer Ausfall wenigstens solange eine Chance auf Besserung hat, wie das EMG des vom geschädigten Nerven innervierten Muskels Aktivität aufweist, sei es nun Willküraktivität oder Spontanaktivität. Nur ein „totes EMG" stellt eine Kontraindikation für eine Neurolyse zur Verbesserung motorischer Ausfälle dar. Sensible Ausfälle können, wie sonst auch, viel länger nach Krankheitsbeginn behandelt werden, und bei Schmerzen ist ein operativer Therapieversuch immer indiziert, wenn die konservativen medikamentösen Maßnahmen keinen Erfolg zeigen.

Die Wahl der chirurgischen Maßnahme sollte ebenfalls die allgemeingültigen Regeln der Nervenchirurgie befolgen. Eine Epineuriotomie soll und kann durchgeführt werden, und auch die interfaszikuläre Neurolyse kann eingesetzt werden, wenn ein gut durchblutetes Wundbett zur Vermeidung postoperativer Fibrosen vorgefunden wird.

Eine Verbesserung der operativen Ergebnisse wird durch **genaue Bestimmung der Läsionsstelle** mittels intraoperativer Elektroneurodiagnostik erreicht. Die bei weitem häufigsten Lepraformen sind dem „Borderline-Typ" zuzuordnen (531). Das bei diesen Formen typische, äußerst heterogene Befallsmuster betrifft, unabhängig von der sichtbaren Verdickung, sowohl die Längenausdehnung des Schadens, als auch das Ausmaß dieser unter Umständen beträchtlichen Durchmesserzunahme, die ohne weiteres die Dimension eines Fingers erreichen kann. Obwohl seit langem bekannt ist, daß lepröse Nerven auch innerhalb makroskopisch unauffälliger Segmente befallen sein können (1166), sind die in der Literatur beschriebenen Zugänge bei Neurolysen durchwegs äußerst klein dimensioniert: beim N. ulnaris knapp proximal und distal des Sulkus (230, 318), beim N. medianus der unmittelbare Handgelenksbereich (118, 231, 402, 823, 876), beim N. tibialis der Tarsalkanal (862, 1242) und beim N. peroneus knapp proximal und distal des Fibulaköpfchens. Lepröse Fazialisparesen werden bislang überhaupt nicht neurolysiert, weil in einer Pilotstudie aus dem Jahr 1966 die operative Entlastung für sinnlos erachtet wurde (20).

Die in der Literatur beschriebenen restriktiven **Zugänge** einerseits, die ebenfalls beschriebenen unterschiedlichen operativen Techniken andererseits und schließlich die auffällige Divergenz der berichteten Ergebnisse veranlaßten uns zur Durchführung eines internationalen Projekts, das uns in endemische Lepraregionen nach Indien, Ägypten und Nepal führte. Kernpunkt der Studienserie war die Vermutung, wonach die Ursache schlechter operativer Ergebnisse bei Patienten mit erhaltener Restfunktion der betroffenen Nerven in der Art des Eingriffes zu suchen ist und nicht eine Eigenheit der Erkrankung darstellt. Demnach hätten chirurgische Mißerfolge 2 wesentliche Ursachen:

- zum einen die ungenügend ausgedehnte Neurolyse, daß heißt geschädigte Nervensegmente wurden überhaupt nicht operiert,
- zum anderen die insuffiziente Invasivität des Eingriffs, was bedeutet, daß beispielsweise eine postinflammatorische Fibrose des interfaszikulären Epineuriums nicht durch interfaszikuläre Neurolyse gelöst wurde.

In einer eigenen Studie an 61 peripheren Nerven lepröser Patienten (E.T.) wurden solche ausgewählt, die jahrelange Anamnesen aufwiesen, medikamentös austherapeutisiert waren und seit zumindest 3 Monaten ohne funktioneller Besserung geblieben waren. Insgesamt wurden 15 Nn. ulnaris, 12 Nn. mediani, 12 Nn. peroneus, 11 Nn. tibialis und 11 Nn. facialis operiert. Bei allen Patienten wurden präoperativ eine konventionelle Nervenleitgeschwindigkeitsuntersuchung durchgeführt und die vom betroffenen Nerv versorgte Muskulatur elektromyographisch untersucht. Nach Freilegung der leprösen Nerven an den bekannten Prädilektionsstellen (N. ulnaris: Sulcus, N. medianus: Handgelenk, N. peroneus: Fibulaköpfchen, N. tibialis: Tarsalkanal) wurde mittels transkutaner elektrischer Stimulation der Rückenmarkswurzeln efferente, gemischte (antidrom sensibel, orthodrom motorisch) Nervenaktionspotentiale evoziert. Mit einer bipolaren Silberdrahtelektrode wurden die Potentiale von der Nervenoberfläche abgeleitet, wobei die Patienten zur Vermeidung von Volumenleitungen voll relaxiert wurden. Der N. facialis wurde mittels transkranieller elektrischer Stimulation im Bereich der Ponsregion (kein zentraler Stimulus) gereizt, die Registrierung erfolgte zunächst vom Hauptstamm und in weitere Folge bei der ersten Bifurkation. Die intraoperativen Messungen veranlaßten uns, unerwartet weit ausgedehnte Freilegungen durchzuführen, weil „gesunde" Segmente, das heißt Nervenabschnitte, an welchen man normale Nervenaktionspotentiale ableiten konnte, erst unerwartet weit proximal angetroffen wurden. Bei den Nn. ulnaris reichten die Läsionen bis zum proximalen Oberarm (Axilla) (1224), bei den Nn. mediani bis zum distalen Oberarm – wobei regelmäßig eine zweites lepröses Granulom in der Kubitalregion gefunden wurde (1225) – bei den Nn. peronei fast immer bis zur Abzweigung vom N. ischiadicus (1223) und bei den Nn. tibialis ebenfalls bis zur Ischiadikusabzweigung (1223). Bei diesem Nerv wurde in allen Fällen – analog zum leprösen N. medianus – eine zweite Läsionsstelle in der Poplitealregion gefunden, die von der bekannten Prädilektionsstelle in der Tarsalregion durch unbefallene Nervensegmente getrennt war (1223). Die Nn. facialis waren immer am Hauptstamm im Bereich der ersten Bifurkation geschädigt, mit völlig unregelmäßigen Befallsmuster weiter peripher, wobei alle Segmente befallen sein konnten. Ähnlich den Nn. mediani und tibialis wurden auch bei diesem Nerv stark geschädigte Segmente von unbefallenen Abschnitten abgelöst (1226). Alle Eingriffe wurden ausnahmslos unter dem Mikroskop durchgeführt, die Nerven wurden zur Abklärung der intraoperativen Messung epineuriotomiert, und bei Vorliegen einer Fibrose des interfaszikulären Epineuriums wurden sie auch interfaszikulär neurolysiert (1223–1226). Bei den Nn. tibialis wurde im Bereich des Tarsalkanals immer eine Integumenterweiterung durchgeführt und der Nerv in einen Faszienlappen eingehüllt; die neurolysierten Nn. ulnaris wurden submuskulär vorverlagert; die Nn. mediani wurden im Karpalkanal ebenfalls in einen Lappen (Synoviallappen) gehüllt. Lediglich die Nn. peroneus und facialis benötigten keine zusätzlichen plastisch-chirurgische Maßnahmen.

Operationsergebnisse. Diese waren erfreulich: Eine Verschlechterung der Funktion trat bei keinem Patienten auf. Vordringlich war die Änderung der Sensibilität, die vor allem bei den Beinen mit Parästhesien und Hyperästhesien begann, während bei den oberen Extremitäten eine subjektive Besserung des Gefühls oft schon Tage nach dem Eingriff eintrat. Die Motorik besserte sich naturgemäß bei den jüngeren Patienten stärker und rascher. Angesichts der Aktualität der Studien kann an dieser Stelle ein endgültiges Ergebnis noch nicht beschrieben werden. Fest steht jedoch, daß trotz der negativen Selektion des Krankengutes die vorläufigen Ergebnisse im Bereich von 65 % deutlicher Besserung anzusiedeln sind. Mit Hilfe der intraoperativen Elektroneurodiagnostik konnten wesentliche Erkenntnisse über Lokalisation, Ausbreitung und Befallsmuster der neurogenen Lepra gewonnen werden. Unsere Erfahrungen lassen demnach den Schluß zu, wonach das chirurgische Vorgehen bei therapieresistenten leprösen Läsionen peripherer Nerven unbedingt zu empfehlen ist.

Herpesviren

Im Rahmen der Windpocken-Erkrankung persistiert das Genom des **Varicella-zoster-**Virus in den Spinalganglienzellen. Der Zoster entsteht durch Reaktivierung meist viele Jahre später. Prädestiniert sind Patienten mit Immundefekten, zytostatischer oder immunsuppressiver Therapie sowie konsumierenden Erkrankungen. Da der Zoster fast immer auf ein Dermatom beschränkt bleibt, wird eine lokale Störung der zellulären Immunität in diesem Bereich angenommen. Mitunter ist eine segmententsprechende Organerkrankung (z.B. Cholezystitis) zu finden. Histologisch lassen sich beim Zoster lympho-plasmozytäre Infiltrationen und hämorrhagische Nekrosen in den Spinalganglien und angrenzenden Hinterwurzelabschnitten nachweisen (785).

Die Pathogenese der **Herpes-simplex-**Radikulitis ist weniger gut aufgeklärt (716). Wahrscheinlich sind ähnliche pathogenetische Mechanismen wie beim Herpes zoster wirksam. Im Gegensatz zu diesem entstehen aber nicht monoradikuläre Ausfälle, sondern es handelt sich um überwiegend beidseitige Läsionen zahlreicher sakraler Nervenwurzeln (Elsberg-Syndrom) (99, 216, 476). Durch **Zytomegalie-**Virus verursachte lumbosakrale Polyradikulitiden sind vor allem bei Patienten mit AIDS bekannt (s. unten).

Schäden peripherer Nerven bei HIV-Infektion

Trotz ihrer großen Häufigkeit sind auch nach mehr als 10jährigen wissenschaftlichen Erfahrungen periphere Nervenschäden bei HIV-Infizierten klinisch und vor allem pathogenetisch nur lückenhaft aufgeklärt (217, 440, 1095). In späteren Erkrankungsstadien sind Zeichen von peripheren Nervenschäden bei 30–95 % der Erkrankten feststellbar. Neben Polyneuropathien (schmerzhafte distal-symmetrische Polyneuropathie; entzündlich-demyelinisierende Polyneuropathie) kommt es ebenfalls oft zu umschriebenen Nervenschäden unter dem Bild einer Läsion einzelner oder mehrerer Nervenwurzeln, einer Mononeuritis multiplex oder von isolierten Nervenschäden an den Extremitäten.

Es ist anzunehmen, daß ganz unterschiedliche Entstehungsmechanismen wirksam sein können. Ob dabei das HIV-Virus unmittelbar periphere Nerven schädigt, ist umstritten. Wahrscheinlich werden die Mononeuropathien am häufigsten durch opportunistische Infektionen hervorgerufen, und zwar Läsionen einer einzelnen Nervenwurzel durch Herpes zoster, bilaterale Läsionen zahlreicher lumbosakraler Nervenwurzeln durch Zytomegalie (1101) sowie sakraler Wurzeln durch Herpes simplex. Nicht selten kommen radikuläre Läsionen als Folge einer meningealen Aussaat von Lymphomen vor. Die Vulnerabilität peripherer Nerven wird bei HIV-Infizierten durch toxische Polyneuropathien infolge der neurotoxischen Eigenschaften der Medikamente verstärkt, die zur Behandlung opportunistischer Infektionen oder von Neoplasien eingesetzt werden. Darüber hinaus kann es infolge gastrointestinaler Infektionen zu einer Malresorption mit Vitaminmangel kommen. Seltener entstehen Druckschäden peripherer Nerven durch Lymphome.

Seltenere Formen

Vereinzelt wurde über Mononeuropathien bei einer Leishmaniose (174) und bei Zytomegalovirusinfektion und HIV-Positivität (981) berichtet. Auch im Rahmen von Granulomatosen, so z.B. beim Churg-Strauss-Syndrom (686, 1160) oder einer Wegener-Granulomatose (1160) treten Mononeuropathien als Ausdruck einer Arteriitis auf (s. S. 99).

3.6 Immunologisch bedingte Schäden

Der akuten, nicht unmittelbar traumatischen Armplexusläsion (sogenannte neuralgische Schultermyatrophie) gehen mehrheitlich besondere Ereignisse wie virale oder bakterielle Infektionen, Impfungen, Traumen voran (987). In Einzelfällen wurden gleichartige Schäden nach Behandlung mit Interleukin 2 sowie mit Interferon beobachtet (83, 641). Sehr viel seltener tritt ein analoges Krankheitsbild am Plexus lumbosacralis auf (1239). Es verdichten sich die Belege, daß – zumindest teilweise – eine Immunreaktion gegen Nervengewebe ursächlich ist. Sierrra u. Mitarb. (1091) zeigten, daß selektive Subpopulationen von Lymphozyten gegen Plexusanteile aktiviert sind. Vriesendorp u. Mitarb. (1261) wiesen Antikörper gegen Myelin peripherer Nerven und Endprodukte der Komplementkaskade im Serum von Patienten mit neuralgischer Schultermyatrophie nach. Cusimano u. Mitarb. (224) fanden in 2 Autopsiefällen und Suarez u. Mitarb. (1162) bei 4 Patienten mit Nervenbiopsien frische multifokale mononukleäre Zellinfiltrate im Plexus. Mittlerweile wurden Behandlungserfolge nach immunsuppressiver Therapie und nach Gabe von Immunglobulinen berichtet. Wegen der guten Prognose der Erkrankung müssen diese Ergebnisse aber noch kritisch gewertet werden.

3.7 Thermische Schädigung

Schäden peripherer Nerven durch Einwirkung von Wärme bzw. Hitze kommen bei Unfällen (Verbrennung, Elektrotrauma, Blitzschlag) vor (789). Zu iatrogenen Schäden kann es bei der Elektrokoagulation von Gefäßen, selten bei Anwendung des Lasers in der Chirurgie kommen. Auch beim Bohren und Fräsen von Knochen oder bei der Polymerisation von Knochenzement wird Wärme frei, die zu Nervenschäden führen kann.

Bei Verbrennungen durch Feuer, heiße Flüssigkeiten oder Dämpfe werden Nerven wegen ihrer überwiegend geschützten Lage nur selten primär geschädigt (1005). Häufiger ist ihre sekundäre Schädigung durch Narbenkonstriktion, wenn die Verbrennung weite Teile des Umfangs von Extremitäten betroffen hatte. Unter 800 Patienten einer Spezialklinik für Brandverletzte waren in 19 Fällen Nervenschäden nachweisbar (690). Bei 11 von ihnen waren mehrere Nerven gleichzeitig befallen. Da teilweise unverletzte Extremitäten betroffen waren, wurde die Möglichkeit einer Nervenschädigung durch bei der Verbrennung frei werdende Neurotoxine sowie durch Verschlüsse von Vasa nervorum diskutiert.

Experimentell sind unbemarkte Nervenfasern besonders empfindlich gegen Überwärmung. Die Schädigung äußert sich zunächst in einem reversiblen Leitungsblock und bei höheren Temperaturen in einer selektiven axonalen Degeneration (1317). Da die Vasa nervorum empfindlicher auf Wärmeeinwirkung reagieren als Nervenfasern (496), entstehen mit zeitlicher Verzögerung auch schwere Veränderungen an den Markfasern (1317).

3.8 Abkühlung/Frostschaden

Schon eine mäßige Abkühlung eines peripheren Nervs führt zu einer anhaltenden Schädigung, sofern sie hinreichend lange erfolgt (789). Klinische Erfahrungen mit Nervenschäden infolge Abkühlung stammen vor allem aus Beobachtungen an verwundeten Soldaten aus den letzten beiden Weltkriegen, deren Extremitäten über Stunden in kaltem Seewasser oder im Morast von Schützengräben gelegen hatten („immersion foot" bzw. „trench foot"). Schädigungen des N. phrenicus kommen in einer Häufigkeit von 5 % bis zu mehr als der Hälfte nach Operationen am offenen Herzen vor, bei denen das Myokard abgekühlt wird (982, 306). Isolierte Nervenschäden durch Gefrieren werden in der Schmerztherapie gesetzt, indem periphere Nerven vorübergehend durch kryochirurgische Eingriffe ausgeschaltet werden (538).

Der sogenannte Trench foot bzw. Immersion foot wird durch Kälteschäden an Nerven und anderen Weichteilen hervorgerufen.

Das **klinische Erscheinungsbild** läßt sich in 4 Stadien einteilen (1236):

Während der Exposition treten ein Taubheits- und Schwächegefühl, eine Gewebsschwellung und Veränderungen der Hautfarbe auf. Nach Beendigung der Kältebelastung sind in einem sogenannten prähyperämischen Stadium eine distale Störung aller sensiblen Qualitäten bis zur Mitte des Unterschenkels und eine distal betonte Parese nachweisbar. Der Fuß ist blaß oder bläulich verfärbt und geschwollen. In der Regel fehlen die Fußpulse. Nach 2–5 Stunden wird der Fuß heiß und rot bei intakten Fußpulsen (hyperämisches Stadium). Die Schwellungen nehmen zu, und es treten Ekchymosen und Blasenbildungen in Erscheinung. Brennende und reißende Schmerzen erreichen innerhalb von 1–2 Tagen ein Maximum. Die sensiblen Funktionen kehren teilweise zurück. In dem posthyperämischen Stadium können sich die Funktionen völlig erholen. Bei stärkerer Schädigung entwickeln sich episodisch auftretende oder anhaltende Wärme- und Kältemißempfindungen, die oft durch geringe Wärmereize oder durch körperliche Belastungen provoziert werden. Nicht selten sind Kontraktionen der Zehen nachweisbar. Vor allem in den Randbereichen der Sensibilitätsstörung kann eine Hyperhidrose bestehenbleiben.

Experimentell treten bei einer Nervenschädigung durch Gefrieren zunächst Schäden am Endothel der Vasa nervorum auf, die zu einem endoneuralen Ödem mit erhöhtem endoneuralen Druck führen (796). Die Nervenfasern werden aber auch unmittelbar geschädigt, und es tritt eine Waller-Degeneration ein. Da die Leitstrukturen für die Regeneration der Axone erhalten bleiben, ist die Prognose günstig (750).

Die **Pathophysiologie** der Nervenschäden durch Abkühlung oberhalb der Frostgrenze wird kontrovers beurteilt. Neurophysiologisch läßt sich eine zunehmende Verzögerung der Erregungsleitung nachweisen. Im N. saphenus der Katze beträgt diese für myelinisierte Fasern pro 1° Celsius 3,16 % (1202). Anhaltende Abkühlung führt zu Strukturschäden an den Nervenfasern. Neben einem unmittelbaren Effekt der Abkühlung auf die Nervenfasern wurden ein vasogenes oder zytotoxisches Ödem oder eine Unterbrechung des axonalen Transports als pathogenetisch entscheidende Mechanismen diskutiert. Die experimentellen Untersuchungen von Jia u. Pollock (526) sprechen dafür, daß durch die Kälteeinwirkung wie auch durch die Aufwärmphase vor allem Veränderungen der Vasa nervorum hervorgerufen werden. Dies erklärt die vorrangige Schädigung der stark bemarkten Nervenfasern, die vergleichsweise vulnerabel gegenüber einer Ischämie sind.

3.9 Elektrotrauma/Blitzschlag

Klinik. Schäden peripherer Nerven kommen vor allem bei Starkstromunfällen vor. Bei 24 von 64 Patienten, die wegen Hochspannungsunfällen in einer Klinik behandelt wurden, waren primäre Nervenschäden nachweisbar, während sich bei 11 Patienten Nervenschäden nach einer zeitlichen Latenz einstellten (426). Die Nervenschäden werden vor allem durch die Hitzeentwicklung verursacht. Die durch den elektrischen Strom gebildete Wärme ist proportional dem Gewebswiderstand, der Dauer des Stromflusses sowie dem Quadrat der Stromstärke. Es ist nicht geklärt, welche pathogenetische Bedeutung eine unmittelbare Nervenschädigung durch den Strom unabhängig von der Wärmeentwicklung hat und wie Gefäßschäden die Entstehung beeinflussen (326). Da Starkstromunfälle oft zu ausgedehnten Weichteilschäden und dadurch zur Entwicklung eines Kompartmentsyndroms führen, können Nervenschäden auch in diesem Rahmen entstehen (1005). Sekundäre Nervenschäden können ferner als Folge einer Konstriktion durch perineurale Narben und durch eine Myositis ossificans hervorgerufen werden. Der Kontakt mit der stromführenden Leitung erfolgt zumeist mit den Händen. Deshalb werden am häufigsten die Nn. medianus, ulnaris und radialis geschädigt (426).

Die **Prognose** von primären Nervenschäden durch Elektrotraumen ist nicht ungünstig. In der Mehrzahl kommt es unter konservativer Behandlung zu einer vollständigen oder weitgehenden Remission (426). Einige Autoren empfehlen eine frühzeitige operative Dekompression der Nn. medianus und ulnaris im Karpaltunnel bzw. in der Loge de Guyon, sofern distale Medianus- und Ulnarislähmungen nachweisbar sind (316).

Über die Pathogenese von Nervenschäden nach **Blitzschlag** ist nur wenig bekannt; wahrscheinlich wirken direkte Effekte auf die Nerven wie auch die Folgen von Gefäßschäden zusammen (466). Zudem wurden ausgedehnte atrophisierende Lähmungen nach Blitzschlag beobachtet, die zum Teil nach einer Latenz von Monaten einsetzten, und die auf eine Schädigung der motorischen Vorderhornzellen zurückgeführt werden (863).

3.10 Elektromagnetische Wellen

Der von verschiedenen Energiequellen ausgehende Wärmeeffekt wird genutzt, um im Rahmen therapeutischer Maßnahmen Nervenfasern zu markieren. Sowohl die Wirkung von Ultraschall als auch die Wirkung von Radiowellen am Nerv beruhen auf einer Erwärmung des Gewebes (1202).

Laserstrahlen verursachen in Abhängigkeit von der applizierten Energie sehr unterschiedliche Effekte an peripheren Nerven. Tierexperimentell kann eine eng umschriebene Läsion an Nervenfasern hervorgerufen werden. Dies eignet sich als Modell zum Studium des endoneuralen Ödems (797). Durch Laserstrahlen lassen sich als Alternative zu einer Nervennaht durchtrennte Nervenenden vereinigen.

3.11 Ionisierende Strahlen

Allgemeines

Bei jeder Strahlentherapie werden im Bestrahlungsfeld gelegene gesunde Gewebe und Organe in Mitleidenschaft gezogen. Dabei kann auch eine Schädigung des peripheren Nervensystems eintreten. Das Risiko einer radiogenen Nervenläsion ist dabei um so größer, je enger ein Nerv oder Nervenplexus dem jeweiligen Bestrahlungsort benachbart ist, das heißt je höher die resultierende Nerven- oder Plexusherddosis liegen. Aus der engen räumlichen Nachbarschaft zu geläufigen Bestrahlungsorten ergeben sich die Häufigkeitsverteilungen der verschiedenen radiogenen Nervenläsionen. Am häufigsten sind Armplexuslähmungen nach Strahlentherapie von Mammakarzinomen, Morbus Hodgkin usw., gefolgt von Beinplexus-, Cauda-equina- und Femoralisparesen, während die Läsionen anderer (weiterer) Arm- und Beinnerven selten sind (1110, 789, 1134, 1202). Radiogene Hirnnervenläsionen betreffen überwiegend die Nn. optici sowie die kaudale Hirnnervengruppe.

Zum weitaus größten Teil handelt es sich hierbei um Spätschäden, die mit Latenzen von Monaten bis Jahren nach dem Bestrahlungsabschluß manifest werden. Dabei ist die Latenzzeit in der Regel um so kürzer, je höher die am peripheren Nervensystem wirksame Herddosis war.

Pathogenese

Die relative biologische Wirksamkeit einer Strahlung hängt von ihrem Ionisationsvermögen ab. Auf zellulärer Ebene reagiert die DNS des Kerns am empfindlichsten mit maximaler Strahlensensibilität kurz vor Einleitung der Synthesephase. Zellteilung, Zelldifferenzierung und spezialisierte Funktionen ausdifferenzierter Zellen sind durch ionisierende Strahlung in der genannten Reihenfolge abnehmend störbar.

Bestrahltes Gewebe befindet sich – auch wenn es histologisch und elektronenmikroskopisch normal erscheint – in einem veränderten Zustand; insbesondere muß mit irreversiblen DNS-Veränderungen gerechnet werden (1336). Die mitotische Teilung voll funktionsfähiger, aber latent strahlengeschädigter Zellen führt deshalb zur Entstehung funktionsgestörter Tochterzellen.

Dieser Mechanismus ist für das Verständnis radiogener Schäden am peripheren Nervensytem von entscheidender Bedeutung. Die strahleninduzierten Chromosomenveränderungen bleiben so lange latent, wie keine Zellteilung erfolgt. Werden die bestrahlten Zellen dagegen zur mitotischen Teilung stimuliert, können sich bis dahin latente Veränderungen manifestieren. So fand Cavanagh (173) nach experimenteller Quetschung des vorbestrahlten Ratten-Ischiadicus eine proportional zur Strahlendosis veränderte quantitative und qualitative Zellreaktion (verminderte Zellpopulation, Chromosomenbrücken, Fragmentierung von Chromosomen, polyploide Kerne). Die Restitutionsfähigkeit des gequetschten Nervs nahm mit zunehmender Strahlenbelastung ab.

Außer radiogenen Veränderungen am peripheren Nervensystem selbst spielen Bestrahlungsfolgen in dessen Umgebung eine wesentliche Rolle. In relativ strahlenresistenten Strukturen zählen reaktive Veränderungen am Gefäßsystem, besonders an den Kapillaren und Arteriolen, zu den wichtigsten Faktoren bei der Entstehung von Strahlenschäden. Es entwickeln sich subendotheliale Bindegewebsproliferationen mit Gefäßstenosen oder -verschlüssen, wobei diese proliferative Strahlenvaskulopathie ausgesprochen progressiv ist mit fortschreitenden Veränderungen noch nach mehreren Jahren.

Neben den Gefäßveränderungen spielen strahleninduzierte Fibrosen in der Nachbarschaft von Nerven und Nervenplexus eine bedeutende Rolle. Die Bestrahlung führt zu einer unkontrollierten Fibroblastenaktivität mit zunehmender Bildung von kollagenem Bindegewebe. Dieser fakultativ auch das epineurale Bindegewebe einbeziehende Prozeß bewirkt eine zunehmende Einschnürung der Faszikel einschließlich der versorgenden Gefäße. Bei stärkerer Ausprägung liegt eine Konstriktion von Nerven und Gefäßen innerhalb einer oft durch die Haut tastbaren Narbenplatte vor, wobei die Kompression von Lymphgefäßen zur zusätzlichen Ausbildung eines Lymphödems führen kann.

Konstriktive Fibrose und proliferative Strahlenvaskulopathie bewirken im Längs- und Querschnitt des Nervs unregelmäßig verteilte Entmarkungen oder Axondegenerationen (1170). Eine Remyelinisierung ist durch die strahleninduzierte Störung der Schwann-Zellproliferation ausgeschlossen. In Spätphasen verfällt ein Großteil der Nervenfasern einer Waller-Degeneration.

Abhängigkeit radiogener Nervenläsionen von der Bestrahlungstechnik

Die seit etwa 20 Jahren bevorzugte Anwendung der Hochvolttherapie führte einerseits zu einem Rückgang der Hautveränderungen bei gleichzeitiger Zunahme tieferliegender Gewebsveränderungen, da mit steigenden Energien das Strahlenmaximum in die Tiefe verlagert wird. Bei der Entstehung von Strahlenschäden ist die Gesamtdosis der Bestrahlung der wichtigste Faktor. Da außerdem deren Fraktionierung und der Bestrahlungszeitraum bedeutsam sind, wurde von Ellis (312) das Konzept der nominalen Standarddosis, ausgedrückt in ret (radiation equivalent therapy), entwickelt. Diese Ergänzung der Strahlendosis durch Zeit- und Fraktionierungsfaktoren ermöglicht eine recht exakte Festlegung von Toleranzdosen für gesundes Gewebe. Die Berechnung der nominalen Standarddosis (NSD) erfolgt nach der Formel:

$$NSD = TD \times N^{-0,24} \times T^{0,11}$$

(ret), wobei TD die Gesamtdosis, N die Zahl der Bestrahlungen und T den Gesamtzeitraum der Bestrahlung bedeuten. Klinische Erkrankungen und tierexperimentelle Untersuchungen zeigen, daß außerdem das Bestrahlungsrisiko mit Vergrößerung des Bestrahlungsfeldes – das in der Ellis-Formel unberücksichtigt bleibt – anwächst.

Eine Analyse des eigenen Patientengutes zeigt, daß bei konventioneller Bestrahlungstechnik die Gesamtdosis der Bestrahlung den entscheidenden pathogenetischen Faktor darstellt: je höher die applizierte Herddosis, um so kürzer das Latenzintervall, um so rascher die Progredienz der neurologischen Ausfälle und um so schwerer die letztlich resultierende Lähmung.

3.12 Genetische Faktoren

Hereditäre Neuropathie mit Neigung zu Druckläsionen

Die autosomal dominant vererbte Erkrankung manifestiert sich am häufigsten während des 2. und 3. Lebensjahrzehnts mit rezidivierenden schmerzlosen Druckläsionen peripherer Nerven, charakteristischerweise ohne vorangehendes adäquates Trauma (1248, 1298). Auf häufigsten sind der N. peronaeus und der N. ulnaris betroffen. Elektroneurographisch lassen sich auch an klinisch nicht betroffenen Nerven und bei asymptomatischen Familienangehörigen eine mäßige Verlangsamung der motorischen und sensiblen Leitgeschwindigkeit und eine Verminderung der Amplitude der Reizantwortpotentiale nachweisen. In der Nervenbiopsie finden sich neben Zeichen einer segmentalen Demyelinisierung und Remyelinisierung umschriebene „tomakulöse" (wurstartige) Markscheidenverdickungen. Als zugrundeliegender genetischer Defekt wurde eine Veränderung am Chromosom 17 nachgewiesen, eine Deletion 17p11.2. (183, 1230). Sie äußert sich in phänotypisch unterschiedlicher Weise (18, 865).

Für die betroffenen Patienten kommt es entscheidend darauf an, vorbeugend lokale Druckeinwirkungen auf periphere Nerven zu vermeiden. Bei einer anhaltenden Parese an einer klassischen Engpaßlokalisation kann eine operative Dekompression angezeigt sein.

Hereditäre Neuritis mit Bevorzugung des Armplexus s. S. 251.

4. Allgemeines zur Therapie peripherer Nervenläsionen

4.1 Konservative Therapie

Allgemeine Maßnahmen

Die Einleitung einer konservativen Therapie peripherer Nervenläsionen setzt voraus, daß die Möglichkeiten oder die Notwendigkeit einer operativen Exploration, Neurolyse oder Nervennaht gewissenhaft geprüft und – zumindest im gegenwärtigen Zeitpunkt – als nicht notwendig erachtet wurden. Außerdem setzen die hier zu besprechenden Maßnahmen nach einer operativen Therapie wieder ein, also als Nachbehandlung, die unter Umständen viele Monate, ja mehr als ein Jahr, in Anspruch nehmen kann. Während dieser Zeit hat eine exakte, regelmäßige Nachuntersuchung zu überprüfen, ob der Regenerationsprozeß mit der zu erwartenden Raschheit fortschreitet oder ob ein Steckenbleiben der Wiederherstellung eventuell eine erneute operative Revision notwendig macht. Die Möglichkeiten einer konservativen Therapie sind sicher begrenzt. Sie haben folgende **Ziele:**

Vermeidung von Sekundärschäden in den gelähmten Extremitätenabschnitten. Ziel ist eine Verhütung von Kontrakturen der funktionsfähigen Antagonisten oder Dehnung der gelähmten Muskeln, Verhütung von Gelenkversteifungen und Verhütung trophischer Ulzera in den sensibilitätsgestörten Hautbezirken, vor allem an den Fingern und an den Füßen. Hierzu dienen sorgfältige, systematisch und täglich durchgeführte Bewegungsübungen. Wichtig ist die Vermeidung jeglichen Druckes auf sensibilitätsgestörte Bezirke. Man muß auch darauf achten, daß gelähmte Muskelgruppen, besonders bei Radialis- und Peroneuslähmungen, nicht ständig überdehnt werden. Vorübergehend anzulegende oder elastische Schienungen können solche Überdehnungen verhüten.

Verhütung oder Verzögerung der Muskelatrophien. Dies wird seit vielen Jahrzehnten mit Hilfe der Elektrotherapie versucht. Bis heute sind die Zweifel über den Sinn dieser zeitaufwendigen Maßnahmen nicht zur Ruhe gekommen. Dieses Problem wird im folgenden Abschnitt über Elektrotherapie noch zu diskutieren sein.

Anregung der Regeneration der motorischen und sensiblen Nervenfasern. Dieses wichtigste Anliegen ist zugleich besonders problematisch und soll ebenfalls im folgenden Abschnitt besprochen werden.

Funktioneller Ersatz durch Training der erhaltenen Muskulatur und Ersatzoperationen. Diese Phase setzt nach Ausbildung eines endgültigen Innervationsdefektes ein. Dazu gehören Verpflanzungen von Muskelansätzen, Gelenkversteifungen zur Erreichung bestimmter Funktionen und die Verordnung orthopädischer Stützapparate. Ersatzmaßnahmen, vor allem operative Eingriffe, sollten stets erst dann erwogen werden, wenn alle Möglichkeiten einer Wiederherstellung ausgeschöpft sind oder wenn von vornherein feststeht, daß der eingetretene Nervendefekt nicht reparabel ist. Die jeweils denkbaren Möglichkeiten werden im speziellen Teil der Besprechung der einzelnen Nervenläsionen erörtert.

Elektrotherapie

Stellenwert der Elektrotherapie. Zuverlässige Messungen über den Effekt einer Elektrotherapie bei denervierten Muskeln sind nur im Tierversuch möglich. Beim Menschen ist die quantitative Erfassung von Gewichts- oder Volumenänderungen der Muskulatur schwierig. Zur Erregung denervierter Muskelfasern sind Stromimpulse von mehr als 100 ms Dauer notwendig. Bei kürzerer Impulsdauer wächst die minimale erregende Stromstärke stark an. Praktisch wird meistens mit unterbrochenem Gleichstrom gereizt. Eine etwas selektivere Reizung denervierter Muskeln ist mit verzögert ansteigenden Stromimpulsen möglich, z.B. mit sinusförmigem Wechselstrom von 25/s oder mit sogenannten Exponentialimpulsen. Diese Stromform hat außerdem den Vorteil, weniger schmerzhaft zu sein. Man ist sich heute darüber einig, daß die Elektrotherapie eine Reinnervation nicht zu beschleunigen vermag, und daß eine Atrophie nicht vollständig vermieden, wohl aber quantitativ reduziert werden kann. Unter gewissen Bedingungen kann der Gewichtsverlust der denervierten Muskeln somit durch die Elektrotherapie verzögert werden. Es ist allerdings keineswegs erwiesen, ob die Verzögerung der Muskelatrophie auch mit einer rascheren Restitution oder einem besseren funktionellen Endergebnis korreliert oder nicht. Die meisten Autoren benutzen Reize, die möglichst den ganzen denervierten Muskel erregen und zu seiner kräftigen Kontraktion führen. Die mechanische Spannungsentwicklung des denervierten Muskels ist ein wesentliches Moment, so daß möglichst isometrische Bedingungen empfohlen werden.

Spätergebnisse einer Elektrotherapie. Statistische Untersuchungen über das funktionelle Spätergebnis an einem größeren Krankengut von vergleichbaren peripheren Nervenläsionen, die elektrisch behandelt bzw. nicht behandelt wurden, sind nicht bekannt. Von einer absoluten Indikation zur Elektrotherapie kann daher nicht gesprochen werden. Bei ängstlichen Kindern sollte man deshalb unseres Erachtens von einer Elektrotherapie absehen. Der Zeitaufwand für eine regelmäßige Elektrotherapie über Monate, die mindestens 3mal wöchentlich ausgeführt wird, ist beträchtlich. Sie ist nur bei totaler Parese infolge peripherer Nervenläsionen indiziert, sofern eine Chance besteht, daß der betreffende Muskel überhaupt reinnerviert wird. Da in der Reinnervationsphase die Elektrotherapie wahrscheinlich nutzlos ist, sollten willkürlich bewegliche Muskeln nicht mehr therapeutisch gereizt werden.

Praktische Durchführung. Die Therapie soll noch vor dem Sichtbarwerden einer Atrophie sofort nach der Schädigung begonnen werden. Sie soll so lange fortgesetzt werden, bis klinisch und elektrodiagnostisch eine Reinnervation feststeht oder eine Reinnervation nicht mehr erwartet werden darf. Am besten sollte die Elektrotherapie täglich appliziert werden, mindestens aber 3mal pro Woche. Man bringe den Muskel etwa 10- bis 15mal zur Kontraktion. Da zur Erregung denervierter Muskeln eine Stromdauer von mindestens 100 ms notwendig ist, ist die Applikation faradischer Ströme unsinnig, da hierdurch lediglich die noch innervierten Fasern bzw. Muskeln gereizt werden. Das Ziel wird sein, eine möglichst hohe mechanische Spannung im denervierten Muskel zu erzielen, das heißt unter möglichst isometrischen Bedingungen zu reizen. Bei Lähmung der Streckmuskeln am Vorderarm ist es schwierig, eine an sich unerwünschte Miterregung der Antagonisten zu verhindern.

4.2 Grundsätzliches zur operativen Behandlung peripherer Nervenläsionen

Indikationen und Darstellung der Läsion

Suche nach einer Nervenverletzung

Bei jeder versorgungsbedürftigen Weichteilverletzung sollte klinisch bei der Wundversorgung bewußt nach einer Nervenverletzung gesucht werden, da etwa 4,5 % dieser Verletzungen mit der Kontinuitätsdurchtrennung eines Nervs einhergehen (468). Bei der vollständigen Durchtrennung eines Nervs durch einen scharfen Gegenstand tritt nur ganz ausnahmsweise eine Spontanheilung ein, wenn nämlich keine Dislokation der Nervenstümpfe auftritt. Aber auch dann ist in der Regel die Regeneration unbefriedigend. In meinem Krankengut (H.M.) gibt es ein Kind, das sich mit einem scharfen Gegenstand durch eine Minimalwunde den N. peroneus communis durchtrennte. Diese Wunde war so klein, daß ihr seitens der Umgebung keine Beachtung geschenkt wurde und die scheinbar plötzlich aufgetretene Peronäuslähmung als Ausdruck einer Poliomyelitis angesehen wurde, da zufällig gleich-

Tabelle 4.1 Einteilung peripherer Nervenläsionen

Seddon	Sunderland	Definition	Beispiele
Neurapraxie	Grad I	Erhaltene Strukturen, aber vorübergehende Blockierung der Nervenleitung. Dauer der Lähmung: Stunden bis Wochen	Drucklähmung
Axonotmesis	Grad II	Kontinuitätsunterbrechung der Axone bei erhaltener Kontinuität der Nervenhüllen. Regeneration unter optimalen Bedingungen möglich. Dauert Wochen bis Monate	Quetschung eines peripheren Nervs
Neurotmesis	Grad III	Kontinuitätsunterbrechung der Axone, aber auch des Endoneuriums	In allen drei Fällen z.B. durch Schnittverletzungen, Frakturen oder Zerreissungen
	Grad IV	Kontinuitätsunterbrechung der Axone, des Endoneuriums und des Penneuriums	
	Grad V	Kontinuitätsunterbrechung der Axone, des Endoneuriums, des Perineuriums, aber auch des Epineuriums	
	Regeneration unter erschwerten Bedingungen, über Monate oder gar nicht mehr		

zeitig eine fieberhafte Erkrankung bestand. Erst nach längerer Zeit wurde der wahre Sachverhalt erkannt und das Kind der Operation zugeführt. Die Operation zeigte praktisch keine Dislokation der Stümpfe. Trotz dieses Sachverhalts und der bei Kindern günstigeren Prognose der Nervenregeneration, ist es spontan zu keiner befriedigenden Funktionsrückkehr gekommen.

Bei Verletzungen im Bereich der Hand sollte die Revision in Blutleere durchgeführt werden, weil dadurch die Gefahr, Nervenläsionen zu übersehen, geringer ist.

Handelt es sich um eine geschlossene Verletzung, wird die Indikation zur Revision immer dann zu stellen sein, wenn die bei einer Läsion vom Grad I oder II zu erwartende spontane Regeneration ausbleibt. Die Einteilung traumatischer Nervenläsionen wurde bereits auf S. 102 ff. dargestellt, diese Ausführungen seien hier in Tab. 4.1 zusammengefaßt.

Praktisches Vorgehen bei traumatischen Nervendurchtrennungen

Die diesbezüglichen Prinzipien sind in zahlreichen Monographien dargelegt (381, 742, 1196). An dieser Stelle sei an die unschätzbaren Verdienste Försters um die Kenntnis der Symptomatologie der peripheren Nervenläsionen und um die Indikationsstellung und Technik der operativen Versorgung (352) erinnert. Foerster hatte 1918 bereits 2.724 Fälle peripherer Nervenverletzungen aus dem Ersten Weltkrieg untersucht und 523 davon selbst operiert. Seine Erkenntnisse im diagnostischen und operativen Bereich und auch seine Richtlinien für die sorgfältige und geduldige Nachbehandlung haben die Arbeiten über dieses Gebiet bis heute befruchtet.

■ Frische Verletzungen

Gilt es, einen Patienten mit einer frischen Verletzung, bei dem Ausfälle eines peripheren Nervs bestehen, zu beurteilen, erhebt sich die Frage, ob es sich um eine geschlossene Verletzung oder um eine offene Verletzung handelt.

Geschlossene Verletzung. Ist eine solche durch ein stumpfes Trauma verursacht worden, ist die Wahrscheinlichkeit groß, daß es sich um eine Läsion von Grad I bis IV handelt. Die Aussicht auf eine spontane Regeneration ist daher auch entsprechend groß. Man wird eine operative Indikation als Notmaßnahme nur dann in Erwägung ziehen, wenn der Verdacht besteht, daß durch ein Hämatom, durch eine besonders starke Ödembildung oder durch Druck eines Knochenfragmentes auf den Nerv, die Gefahr einer zusätzlichen Schädigung gegeben ist. Eine Operationsindikation liegt auch dann vor, wenn durch Druckerhöhung in einem geschlossenen Kompartment die Gefahr einer Druckschädigung der Muskulatur, aber auch der dort verlaufenden Nerven gegeben ist. Man wird dann das entsprechende Kompartment durch eine großzügige Fasziotomie entlasten. Bei schweren Handverletzungen empfiehlt sich aus denselben Gründen auch eine Spaltung des Retinaculum flexorum zur Druckentlastung des Karpalkanals. In allen anderen Fällen ergibt sich eine Operationsindikation erst dann, wenn die Regeneration nach einer entsprechenden Wartezeit ausbleibt (s. „Operative Maßnahmen bei erhaltener Kontinuität").

Offene Verletzung. Beim Vorliegen einer offenen Wunde ist eine Operationsindikation ohnehin gegeben. Die Wahrscheinlichkeit, daß es sich um eine vollständige Druchtrennung im Sinne eines Schadens vom Grad V handelt, ist entsprechend groß. Man muß allerdings bedenken, daß ein neurologischer Ausfall bei Bestehen einer offenen Wunde entsprechend dem Nervenverlauf kein Beweis für eine Durchtrennen ist, da der Nerv auch indirekt geschädigt sein kann. Die gilt vor allem für Schußverletzungen, bei denen neben dem direkten Durchtrennen des Nervs auch eine Schädigung des Nervs durch die Druckwelle des in der Nähe passierenden Geschosses entstehen kann.

Liegt ein **Schaden mit erhaltender Kontinuität** (Grad I-IV) vor, kann die Aussicht auf spontane Regeneration nicht abgeschätzt werden. Eine durch das Trauma bedingte Fibrose hat sich ja noch nicht entwickelt. Man wird daher in diesen Fällen den Nerv nicht weiter schädigen, es sei denn, es lag ein schweres longitudinales Trauma vor, das zu einer Zerreißung einzelner Schichten mit entsprechender Verdünnung führte, so daß der Nerv am Ende der traumatischen Einwirkung kurz vor der Ruptur gestanden hat. In diesem Fall besteht die Indikation zur Resektion des betreffenden Abschnittes mit Überbrückung des Defektes durch Nerventransplantate. In allen anderen Fällen wird man die spontane Entwicklung abwarten und eventuell einen sekundären Eingriff ausführen. Vor einer Epineuriotomie zur Inspektion der Faszikel ist zu warnen, da sie kaum zu Konsequenzen im Rahmen der Erstversorgung führt und nur zu einer Vermehrung der zu erwartenden Fibrose beiträgt.

Liegt ein Schaden mit **Verlust der Kontinuität** (Grad V) vor, hat man die Entscheidung zu treffen, ob die Kontinuitätsunterbrechung primär oder sekundär versorgt werden soll.

Unter **primärer Versorgung** versteht man eine Wiederherstellung der Kontinuität des Nervs im Rahmen der Erstversorgung, das heißt am Tage der Verletzung, aber auch wenn eine Operation im Sinne der „urgence différée" besteht, einige Tage nach der Operation. Eine solche „aufgeschobene Dringlichkeit" ergibt sich dann, wenn im Rahmen einer schweren Extremitätenverletzung eine globale Wiederherstellung aller verletzten Strukturen, einschließlich einer allenfalls erforderlichen Hautplastik, in *einer* Sitzung durchgeführt werden soll.

Unter **sekundärer Wiederherstellung** verstehen wir jenes Vorgehen, bei dem primär die Hautwunde verschlossen wird und gleichzeitig alle anderen Maßnahmen für Gefäße, Haut und Knochen gesetzt werden und die Nervenwiederherstellung als Zweitoperation nach einem entsprechenden Intervall geplant wird. Diese zweite Operation kann nach einigen Tagen oder Wochen, je nach dem Allgemeinzustand des Patienten und den lokalen Verhältnissen, erfolgen.

■ Vor- und Nachteile der einzelnen Vorgehensweisen

Die **Vorteile der Primärversorgung** liegen darin, daß nur eine Operation notwendig ist. Man erspart dadurch dem Patienten einen zweiten Eingriff, die Zeit bis zum Wiederauftreten der Funktion bei erfolgreichem Verlauf wird verkürzt und eine eventuell durch Fibrose und Narbengewebe erschwerte Zweitoperation vermieden. Der Hauptnachteil der Primärversorgung liegt darin, daß zur Zeit der Verletzung das Ausmaß des Schadens der Stümpfe nicht richtig beurteilt werden kann. Nach 2–3 Wochen hat sich im Bereich geschädigter Segmente eine Fibrose entwickelt, die das Ausmaß des Schadens besser erkennen läßt. Die Anfrischung wird daher adäquater durchgeführt werden. Weitere Nachteile der Primärversorgung liegen in der Tatsache, daß nicht immer ein entsprechend erfahrener Operateur und nicht immer eine ausreichende Operationszeit zur Verfügung stehen. Dies gilt natürlich nicht für große Zentren. Es ist aber zweifellos besser, die Operation am Nerv im Rahmen des normalen Programms mit einem ausgeruhten Operationsteam und einem erfahrenen Operateur durchzuführen, als unter Akutbedingungen.

Der **Vorteil einer Sekundärversorgung** am Nerv besteht im Vermeiden der Folgen der „einen Wunde". Bei gleichzeitiger Verletzung von Sehnen und Nerven besteht bei primärer Wiederherstellung aller Strukturen die Gefahr, daß Sehnen und Nerven miteinander verwachsen. Diese Gefahr kann vermieden werden, wenn primär die Sehnen wiederhergestellt werden und für die Nerven nur die Lage der proximalen und distalen Stümpfe definiert wird. Man kann dann im Rahmen einer Sekundäroperation von minimalen Inzisionen aus die Nervenwiederherstellung durchführen, eventuell durch ein Endoskop unterstützt, ohne die Zone der Sehnenoperation darstellen zu müssen. Ein weiterer Vorteil der Sekundärversorgung liegt darin, daß die Reaktion der Neurone im Vorderhorn des Rückenmarks bzw. in den Ganglien für die sensiblen Neurone, etwa in der 3. Woche einen Höhepunkt erreicht, so daß mit einer optimalen Aktivität zu diesem Zeitpunkt zu rechnen ist. Außerdem wurde mehrfach bewiesen, daß eine Zweitanfrischung die Kapazität der Axonsprossung des proximalen Stumpfes erhöht.

Weitere Vorteile der Sekundärversorgung liegen in der Tatsache, daß die Hautwunde inzwischen verheilt ist, die Gefahr vom Trauma herrührender Komplikationen seitens einer Blutung, einer allgemeinen Komplikation, sei es eine Infektion oder Hautnekrose, nicht mehr besteht. Der Operateur kann einen optimalen Zugang wählen. Dies gilt besonders für Verletzungen im Bereich des distalen Unterarmes und des Handgelenkes. In diesem Bereich liegen die Operationswunden in der Regel quer zu den betroffenen Strukturen, und diese Lage bedingt häufig eine ungünstige Narbenbildung mit entsprechender Schrumpfung. Bei der Sekundäroperation kann von einem mittseitlichen Hautschnitt an der Ulnarseite des Unterarmes eingegangen werden, von dem aus alle Manipulationen am N. medianus und am N. ulnaris durchgeführt werden können, ohne daß diese neue Narbe unmittelbar über den verletzten Strukturen liegt. Durch eine entsprechende Hauttransplantation an der Ulnarseite des Unterarmes kann man auch eine entsprechende Entlastung durch Integumenterweiterung erzielen. Dies gilt natürlich nur dann, wenn der Zweiteingriff im Sinne der oben erwähnten Minimaloperation nicht möglich ist.

Als *Hauptnachteil der Sekundäroperation* muß angeführt werden, daß eine 2. Operation mit entsprechendem Zeitverlust notwendig ist, und daß die Nervenstümpfe durch die Traumainduzierte Fibrose ihre Dehnbarkeit weitgehend verloren haben. Diese Tatsache, zusammen mit der in der Regel ausgiebigeren Anfrischung – was an sich ja günstig ist –, bedeutet, daß im Rahmen von Sekundäroperationen End-zu-End-Koaptationen wesentlich schwieriger zu erreichen sind und ungünstigere Aussichten haben als bei der Primärversorgung. Man muß daher im Rahmen von Sekundäroperationen wesentlich häufiger Überbrückungen durch Nerventransplantate durchführen. Da wir der Meinung sind, daß Nerventransplantate gegenüber Nervennähten unter Spannung keinen Nachteil darstellen, halten wir diesen Befund in der Liste der Nachteile für relativ unbedeutentd.

Zusammenfassend kann man sagen, daß bei glattem Durchtrennen ohne Substanzverlust eine Neurorrhaphie mit End-zu-End-Koaptation die Methode der Wahl darstellt. Dies hat auch noch zusätzlich den Vorteil, daß man durch Vergleich der Strukturen an den Stümpfen, insbesondere der Gefäße an der Oberfläche, eine wesentlich exaktere Koaptation erreichen kann, als im Rahmen einer Sekundäroperation.

Bei Vorliegen eines Defektes und bei Vorliegen eines stumpfen Traumas, bei dem das Ausmaß der Schädigung der Stümpfe nicht beurteilt werden kann, halten wir eine frühe Sekundärversorgung für die bessere Methode. Die Stellungnahme zur Primär- bzw. Früh-sekundäroperation erfolgt nicht immer nach rationalen Gesichtspunkten. Der Chirurg, der häufig Primärversorgungen durchführt, behält seine Erfolge in Erinnerung und beachtet die perzentuell wenigen Mißerfolge nicht so sehr. Der Chirurg, der hingegen hauptsächlich sekundäre Wiederherstellungen ausführt, hat es immer wieder mit Patienten zu tun, bei denen erfolglose Primärversorgungen durchgeführt wurden, und die nach einem wesentlich zu langen Intervall sich einer Sekundäroperation unterziehen. Es handelt sich dann nicht mehr um eine geplante frühsekundäre Operation, sondern um eine durch verspätete Indikationsstellung aufgezwungene späte Sekundärversorgung mit entsprechend schlechteren Aussichten. Es kann daher auch nicht gestattet sein, Primärversorgungen mit Sekundärversorgungen generell zu vergleichen. Ein statistischer Vergleich wäre nur zwischen Primärversorgung und geplanter frühsekundärer Versorgung zulässig.

Wie immer der Chirurg sich im Augenblick der Operation entscheidet, so muß er doch darauf hingewiesen werden, daß er im Falle einer Primärversorgung moralisch die Verantwortung übernimmt, den Patienten bei Ausbleiben einer adäquaten Regeneration innerhalb von 6 Monaten, einer Sekundäroperation zuzuführen.

Bei partiellen Durchtrennungen eines Nervenstammes ist es am besten, sei es primär oder sekundär, die durchtrennten Faszikel nach entsprechender Anfrischung in ihrer Kontinuität durch Nerventransplantate wieder herzustellen.

■ **Sekundäre Eingriffe nach Verletzungen bzw. geplante Operationen an Nervenläsionen aus anderer Ursache, wie Kompression, Irritation etc.**

Der Hauptunterschied zur Versorgung frischer Verletzungen ergibt sich aus der Tatsache, daß diese Operationen geplant durchgeführt werden können. Es liegen daher grundsätzlich optimale Bedingungen vor. Die Freilegung kann durch Inzisionen der Wahl erfolgen, wobei, wie schon ausgeführt, Inzisionen bevorzugt werden, die nicht unmittelbar über dem darzustellenden Nerv liegen. Da man mit Fibrose bzw. Narbenbildung im Bereich der ursprünglichen Verletzung bzw. der chronischen Irritation rechnen muß, empfiehlt sich die Darstellung des betroffenen Nervs proximal bzw. distal im Gesunden, mit Präparation in Richtung auf die Läsionsstelle. Aus diesem Grund sind auch Ratschläge, bei der Primärversorgung die Nervenstümpfe durch Nähte oder andere Mittel zu markieren, relativ wertlos, weil man ohnehin vom Gesunden her präpariert. Die Indikation zur Operation ergibt sich bei Zustand nach Trauma, wenn man von der geplanten frühsekundären Versorgung absieht, aus dem Ausbleiben der erwarteten Regeneration. Bei nichttraumatischen Läsionen ergibt sich die Indikation aus der Ätiologie bzw. Pathogenese der Grunderkrankung und der Tatsache, daß mit konservativen Verfahren eine Besserung nicht zu erreichen war.

Grundsätzlich hat man es auch in diesem Zusammenhang mit Läsionen mit erhaltener Kontinuität und Läsionen mit Verlust der Kontinuität zu tun. Je nach dem Schweregrad der Läsion bzw. je nachdem, ob eine Defekt vorliegt oder nicht, werden die verschiedenen Möglichkeiten der peripheren Nervenchirurgie zum Einsatz gebracht.

Zusammenfassend ist zur Indikationsstellung für die Exploration folgendes zu sagen: Bei sekundärer Exploration nach Trauma kann das Ausbleiben der Regeneration im Nerv durch das Nicht-Fortschreiten des Tinel-Hoffmann-Zeichens klinisch festgestellt werden. In manchen Fällen zieht sich ein Tinel-Hoffmann-Zeichen, das bereits in die Peripherie vorgerückt war, wieder auf die Stelle der Läsion zurück, wenn dort, z.B. durch eine Narbenstriktur, die Regeneration behindert wird. Mit dieser Möglichkeit muß man auch bei der Nerventransplantation rechnen. Es kann sein, daß durch Narbenbildung an der peripheren Koaptationsstelle die regenerierenden Axone vom Transplantat nicht in den peripheren Stumpf eindringen können bzw. daß solche Axone, die bereits in den peripheren Stümpfen vorgerückt sind, durch Kompression an der Koaptationsstelle zugrunde gehen. In diesem Fall ist die periphere Koaptationsstelle zu explorieren und gegebenenfalls zu exzidieren und durch eine End-zu-End-Koaptation zu ersetzen. Eine Indikation zur Operation ergibt sich auch, wenn die elektrophysiologische Untersuchung nach einem entsprechenden Zeitintervall keine Zeichen der Regeneration zeigt. Es gibt naturgemäß auch Fälle, bei denen wohl eine Regeneration einsetzt, diese Regeneration aber nach einer gewissen Zeit zum Stillstand kommt. Auch dies kann durch mehrere elektrophysiologische Untersuchungen belegt werden. Grundsätzlich gilt für einen Zustand nach Trauma, daß die Revision spätestens innerhalb von 6 Monaten nach der Verletzung erfolgen soll.

Eine solche Revision hat naturgemäß an einem Zentrum zu erfolgen, wo alle Voraussetzungen für eine erfolgreiche periphere Nervenchirurgie gegeben sind. Bei Kompressions- bzw. Irritationssyndromen ergibt sich die Indikation klinisch aus einem Funktionsausfall, sowohl was Motorik und/oder Sensibilität betrifft, und aus

Schmerzen und Parästhesien. Auch hier hilft der elektrophysiologische Befund, die Indikation zu untermauern. Probleme ergeben sich dann, wenn bei eindeutiger klinischer Symptomatik der elektrophysiologische Befund negativ ausfällt, was durchaus möglich ist, da ja nicht immer alle Fasern des Nervs in gleicher Weise betroffen werden. In diesen Fällen gibt er klinische Befund den Ausschlag.

Die Darstellung peripherer Nerven

Viele der in der Vergangenheit gebrauchten Inzisionen haben sich als ungünstig erwiesen. Entweder, diese Inzisionen liegen unmittelbar über dem durch das Trauma geschädigten Abschnitt. Es besteht dann häufig eine zu starke Spannung, und es kann zu Adhäsionen zwischen Narbe und Operationsgebiet am Nerv kommen. Längsnarben an Extremitätenabschnitten, wenn sie zickzack-förmig oder wellenförmig angelegt wurden, führen immer zu schlechten Narben. Die günstigsten Narben werden dann erzielt, wenn man die Hautschnitte in die Mitt-Seiten-Linie verlegen kann. Von solchen mittseitlichen Inzisionen an der Radial- oder Ulnarseite des Ober- und Unterarmes können alle Nerven aufgesucht und übersichtlich dargestellt werden. Man muß diese Inzisionen nur lang genug machen. Wo mittseitliche Inzisionen nicht in Frage kommen, empfehlen sich multiple quere Inzisionen, da auch diese viel bessere Ergebnisse liefern und die Querinzisionen so gewählt werden können, daß das Operationsgebiet am Nerv nicht unmittelbar unter einer Narbe liegt. Diese multiplen queren Inzisionen mit Unterminierung der Haut zwischen den Inzisionen, haben bereits den gegenwärtigen Trend, nämlich möglichst kleine Inzisionen zu machen und wenig freizulegen, vorweg genommen. Dieser Trend führt zur endoskopischen Operation, z.B. des Karpaltunnelsyndroms oder des Irritationssyndroms des N. ulnaris, wie dies auch empfohlen wurde. Die Vorteile solcher rein endoskopischer Operationen sind noch offen. Es wird noch darauf hingewiesen werden, daß beispielsweise bei der Operation des Tarsaltunnelsyndroms eine Narbe über dem Tarsalkanal ungünstig ist. Hier wäre eine endoskopische Operation von Vorteil. Sie stößt allerdings auf große Schwierigkeiten, da es hier nicht so leicht möglich ist, einen entsprechenden Raum für die endoskopischen Manipulationen zu schaffen. Die Heranziehung des Endoskops zur Unterstützung bei multiplen queren Inzisionen kann von Vorteil sein. Auch die von mir bereits vor langer Zeit empfohlene Nerventransplantation zur Wiederherstellung des Medianus oder des Ulnaris nach gleichzeitiger Verletzung der Beugesehnen und der Nerven, im Rahmen der Sekundäroperation zur Vermeidung einer neuerlichen Freilegung der Sehnen und dadurch der Provokation von Verwachsungen zwischen Nerventransplantat und Sehnen, geht in die Richtung der Minimalfreilegung. In diesem Fall weiß man allerdings bereits ziemlich genau, wo die Nervenstümpfe liegen. Daher hält sich die Exploration in Grenzen. Wo man aber in ausgedehntem Narbengewebe explorieren muß, halte ich die weite Freilegung nach wie vor für unabdingbar.

Prinzipielle Möglichkeiten der peripheren Nervenchirurgie

Grundsätzlich muß man zwischen Läsionen mit Verlust der Kontinuität und Läsionen mit erhaltener Kontinuität unterscheiden, obwohl, wie zu zeigen sein wird, in bestimmten Fällen die Indikationsstellungen ineinander übergehen können.

Operationsvorgehen bei Verlust der Kontinuität (Grad V)

Hier ist zu unterscheiden, ob es sich um eine Läsion ohne bzw. eine Läsion mit Defekt handelt.

■ Verlust der Kontinuität ohne Defekt

Bei Verlust der Kontinuität ohne Defekt ist die direkte Wiederherstellung der Kontinuität die Methode der Wahl. Während man früher auf eine möglichst enge Wiederherstellung der Kontinuität, wenn möglich mit wasserdichtem Verschluß des Epineuriums, größten Wert legte, um das Aberrieren der Axonsprossen zu vermeiden, haben sich in den letzten 10 Jahren ganz andere Gesichtspunkte ergeben. Wir wissen heute, daß die Nervenregeneration durch verschiedene Faktoren im Sinne des Neurotropismus bzw. des Neurotrophismus gelenkt wird und daß die Axonsprossen, wenn man sie gewissermaßen läßt, ihr Ziel zu finden wissen. Leider kennt man noch viel zu wenige derartiger Faktoren. Es konnte aber gezeigt werden, daß durch neurotrope Faktoren z.B. motorische Fasern in eine bestimm-

4. Allgemeines zur Therapie peripherer Nervenläsionen

te Richtung vorwachsen. Andererseits ist es so, daß durch neurotrophe Faktoren, z.B. motorische Fasern, die in die richtige periphere Bahn eingewachsen sind, gefördert werden, während sensible Fasern, die in eine motorische Bahn gelangt sind, zugrunde gehen und umgekehrt. Da jedes Axon eine Vielzahl von Axonsprossen aussendet und diese Axonsprossen sich, vor allem dann, wenn sie auf Hindernisse stoßen, teilen, kommen immer mehrere Sprossen desselben Axons in diverse periphere Bahnen und umgekehrt – es kommen mehrere Axonsprossen in die dieselbe periphere Bahn. Durch neurotrophe Faktoren wird eine entsprechende Selektion erreicht. Brushart (149) konnte zeigen, daß in einer kontrollierten Studie in den ersten 2 Wochen ein zufälliges Aussprossen der Axone erfolgte und daher z.B. die motorischen Axonsprossen gleichmäßig über den Querschnitt verteilt waren, während ab der 3. Woche eine deutliche Zunahme der motorischen Axone zu beobachten war, die in die richtige periphere Bahn gelangt waren. Die Ergebnisse von Brushart sprechen dafür, daß man nach wie vor eine relativ enge Koaptation der Faszikel bzw. Faszikelgruppen ausführen soll, da ja die Aussprossung in der ersten Phase auf dem Zufallsprinzip beruht (Abb. 4.1). Folgt man dagegen den Überlegungen von Forschern, die den neurotropen Faktoren mehr Bedeutung einräumen, wäre eine zu enge Koaptation ungünstig. Man sollte dann eher einen Abstand zwischen den Stümpfen einrichten, um so den Axonsprossen Gelegenheit zu geben, den neurotropen Einflüssen zu folgen. Ein Vertreter dieser Richtung ist insbesondere Lundborg, der seit Jahren eine Wiederherstellung der Kontinuität durch End-zu-End-Koaptation mit Abstand bevorzugt und damit gute Ergebnisse erzielen konnte, obwohl diese Ergebnisse nicht besser sind als die Kontrollen, bei denen eine enge Koaptation durchgeführt wurde (655, 664). Einer experimentellen Studie von Weber und Mitarb. zufolge (1274) schneidet jedoch die Koaptation ohne Abstand besser ab. Neben diesen beiden grundsätzlichen Verfahren gibt es noch Vorschläge, durch besondere Behandlung der Stümpfe eine Verbesserung der Ergebnisse zu erreichen (265, 266). Darauf wird unten eingegangen.

Die Methoden der Wiederherstellung der Kontinuität durch End-zu-End-Koaptation unterscheiden sich danach, wie die im folgenden dargestellten Grundschritte der Kontinuitätswiederherstellung ausgeführt werden.

- **Bereitung der Stümpfe.** Die Anfrischung der Stümpfe kann entweder durch scheibenförmige Resektion erfolgen, bis man in gesundes Nervengewebe gelangt. Die Alternative dazu

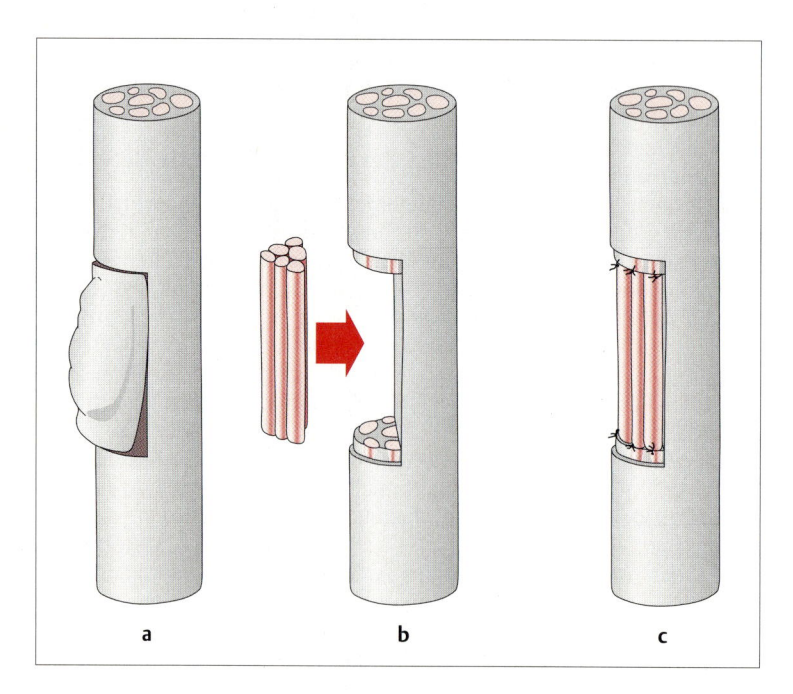

Abb. 4.1 Kontinuitätsneurom.
a Der neuromatöse Teil wird im Gesunden reseziert.
b Einsetzen eines autologen Kabeltransplantates.
c Die einzelnen Kabel des Interponates werden mit den Faszikeln des Nervs durch Nähte vereint.

wäre die interfaszikuläre Präparation der Stümpfe von proximal bzw. distal her, wodurch die einzelnen Faszikel voneinander isoliert werden. Es liegt dann nicht ein einheitlicher Stumpf mit mehreren oder vielen Faszikeln vor, sondern eine Reihe von Einzelfaszikeln. Die Wahl des Verfahrens hängt von der Faszikelstruktur des betroffenen Segmentes ab. Bei mono- oder oligofaszikulärer Struktur mit wenigen (2–4) Faszikeln, ist die scheibenförmige Resektion die Methode der Wahl. Bei Vorliegen von mehreren (6–8) großen Faszikeln wird man gegebenenfalls die Präparation in Einzelfaszikel vorziehen. Wenn bei polyfaszikulärer Struktur sich aus der Präparation ergibt, daß die Faszikel in vorgegebenen Gruppen angeordnet sind, wird man durch interfaszikuläre Präparation diese Gruppen voneinander trennen und die einzelnen Gruppen als Proximalstümpfe heranziehen. Wenn dagegen viele Einzelfaszikel vorliegen, die keine Gruppenanordnung zeigen, wird man notwendigerweise wieder zur scheibenförmigen Resektion zurückkehren müssen. Dieselbe Art der Präparation gilt auch für den peripheren Stumpf.

- **Approximation.** Die beiden Stümpfe müssen nun einander genähert werden. Dies kann in gestreckter Stellung der betroffenen Gelenke erfolgen bzw. durch eine entsprechende Beugung der Gelenke unterstützt werden. Die Beugung der Gelenke führt zu einer entsprechenden Annäherung ohne Spannung, man muß aber bedenken, daß bei Vorliegen eines Defektes (s. unten) eine Dehnung erfolgen muß. Ich halte es für wichtig, daß die Approximation in gestreckter Stellung relativ leicht gelingt. Unabhängig davon kann dann natürlich die Operation selbst in gebeugter Stellung der betroffenen Gelenke ausgeführt werden. Auf jeden Fall sollte aber bei der Definition der Operation angegeben werden, in welcher Stellung die benachbarten Gelenke waren.
- **Koaptation.** Darunter versteht man das Bestreben, das faszikuläre Gewebe der Stümpfe so gut wie möglich zu koaptieren. Dies gelingt natürlich bei einer monofaszikulären Struktur sehr leicht, die Koaptation sollte keinesfalls zu eng sein, da es dadurch zu einer Verwerfung der Nervenfasern, die aufgrund des höheren Druckes in den Faszikeln vorquellen, kommt. Es genügt eine lockere Koaptation mit Berührung des vorquellenden endoneurialen Gewebes. Diese Koaptation kann die Stümpfe des Nervenstammes betreffen, sie kann Einzelfaszikel betreffen nach faszikulärer Präparation, bzw. sie kann Faszikelgruppen betreffen. Naturgemäß hängt hier die Art des Vorgehens wiederum von der Faszikelstruktur des betroffenen Segmentes ab. Es ist ganz klar, daß bei Vorliegen einer polyfaszikulären Struktur mit Gruppenbildung eine exakte Koaptation der Einzelfaszikel der Gruppe nicht möglich ist. Dies ist aber nicht unbedingt notwendig, wie Untersuchungen gezeigt haben (738), hier helfen offenbar Neurotropismus und Neurotrophismus. Folgt man den Vorschlägen von Lundborg, sollte bei der Koaptation ein Abstand von mehreren Millimetern aufrechterhalten werden (665). Da dieser Abstand zwischen den Stümpfen vor dem Einwachsen von Bindegewebe geschützt werden muß, ist es notwendig, die zu koaptierende Struktur, z.B. den ganzen Nervenstamm oder Einzelfaszikel oder Gruppen, in einen Tubus einzuführen, Lundborg verwendet Silikonröhren.
- **Aufrechterhaltung der Koaptation.** Die erzielte Koaptation muß aufrechterhalten werden. Dazu können Nähte eingesetzt werden, die im interfaszikulären Epineurium, im epifaszikulären Epineurium oder auch im Perineurium zu verankern sind (Abb. 4.2). Es sollen so wenig Nähte wie möglich verwendet werden. Hier beginnt die Spannung an der Naht-

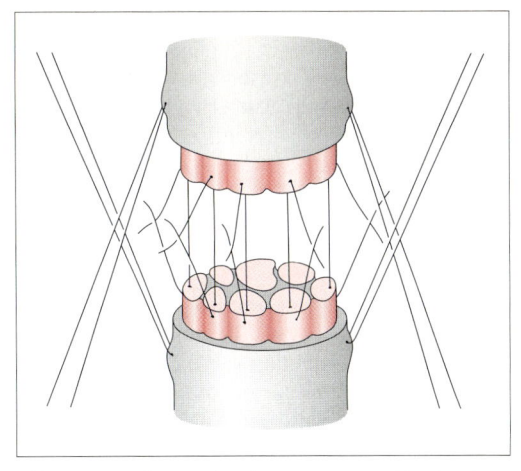

Abb. 4.2 End-zu-End-Naht eines Nervs. Die einzelnen Faszikel werden durch Nähte, welche das Perineurium fassen, vereint. Das Epineurium der 2 Stümpfe wird durch einige Nähte einander genähert.

stelle eine Rolle zu spielen. Wenn keinerlei Spannung vorherrscht, genügt eine minimale Zahl von Nähten, ansonsten müssen naturgemäß mehr Nähte gesetzt werden. Die Koaptation kann aber auch durch einen Fibrinkleber aufrechterhalten werden. Auch die Verwendung von resorbierbaren Tuben (Polyglykolsäure) wurde empfohlen, wobei dann Nähte zwischen den Enden der Tuben und dem Epineurium des Nervs gesetzt werden. Folgt man den Vorschlägen von Lundborg, so wird eine Silikonröhre verwendet, die ebenfalls mit dem Epineurium verbunden wird. Der Unterschied liegt lediglich darin, daß die beiden Stümpfe nicht aneinander liegen, sondern ein Abstand zwischen den Stümpfen bestehen bleibt.

Postoperativ wird die betroffene Extremität in einer Protektionsstellung, die die Koaptation entlastet, ruhiggestellt, und zwar für mindestens 3 Wochen.

De Medinaceli hat vor Jahren dadurch Aufsehen erregt, daß er empfohlen hat, die Nervenstümpfe einzufrieren, um so die zelluläre Integrität zu wahren (265). Er hat sogar den Begriff „cellular surgery" geprägt. Die eingefrorenen Stümpfe werden angefrischt und miteinander koaptiert. Durch ein resorbierbares Plättchen wird die Koaptation aufrechterhalten, wobei die Nähte zwischen dem Plättchen und dem Nervengewebe in einem solchen Abstand zur Koaptationsstelle erfolgen, daß die Koaptationsstelle entlastet wird. De Medinaceli hat diese Methode nicht zur Defektüberbrückung, sondern anstelle einer End-zu-End-Koaptation empfohlen. Diese Methode wurde unter der Leitung von Merle (721) in Nancy angewendet, und es wurde über Erfolge mit dieser Methode berichtet. Überraschenderweise hat Merle jetzt erklärt, daß das Einfrieren nicht mehr empfohlen wird, weil offenbar die Standardisierung der Abkühlung nicht gewährleistet ist (722), so daß die Methode nach De Medinaceli auf das Anwenden der resorbierbaren Plättchen zurückgeschrumpft ist.

■ Wiederherstellung der Kontinuität bei Vorliegen eines Defektes

Defekt und Distanz
Nach glatter Durchtrennung weichen die Stümpfe eines Nervs aufgrund der Elastizität des Nervengewebes auseinander, und es ergibt sich dadurch einen Abstand (Distanz) zwischen den Stümpfen, ohne daß ein Defekt vorliegt. Dieser Abstand ist leicht durch eine Kraft zu überwinden, die der elastischen Kraft des Nervengewebes entspricht, ohne daß eine kompensatorische Dehnung erfolgen müßte. Kommt es durch eine Fibrose zu einem Verlust der Dehnbarkeit, kann die Distanz zwischen den Stümpfen nur durch eine kompensatorische Dehnung von gesund gebliebenem Nervengewebe überwunden werden. Es ist dementsprechend eine größere Kraft notwendig. Also ist es, wie oben erwähnt, bei der sekundären Versorgung von Nervenverletzungen häufiger notwendig, eine Nerventransplantation auszuführen, auch wenn kein Defekt vorliegt.

Wenn Nervengewebe durch den Unfall zerstört wurde, besteht ein echter Defekt und der Abstand (Distanz) zwischen den Stümpfen wird um diesen Wert größer. Wenn Nervengewebe an beiden Stümpfen durch das Trauma irreversibel geschädigt wurde, muß ein entsprechend großes Stück bei der Anfrischung reseziert werden, wodurch sich wiederum die Länge des Defektes erhöht. Eine End-zu-End-Koaptation kann nur durch kompensatorische Dehnung gesund gebliebenen Nervengewebes erreicht werden, normalerweise ist Nervengewebe relativ gut dehnbar. Dies läßt sich für die Verlängerungsoperationen ausnützen. Diese Dehnung muß allerdings graduell erfolgen, denn bei zu rascher Dehnung gibt es zuerst einen reversiblen, später einen irreversiblen Funktionsverlust. Es wäre falsch, diese Erkenntnisse auf die Dehnung von Nervengewebe im Rahmen von Verletzungen anzuwenden. Bei den Verlängerungsoperationen wird gesundes Nervengewebe gedehnt, und die notwendige Verlängerung wird über die Gesamtlänge des Nervs verteilt, so daß jedes einzelne Segment nur geringfügig gedehnt werden muß. Wenn ein Nerv im Rahmen eines Traumas gedehnt werden muß, steht nur ein begrenztes Segment zur Verfügung, so daß jedes Teilstück entsprechend mehr gedehnt werden muß. Außerdem ist die Stelle der Verletzung adhärent, so daß die im Rahmen der Dehnung auftretende Spannung hier besonders stark zum Tragen kommt. Die normale Dehnbarkeit jedes Nervs wird darüber hinaus durch das Vorhandensein von Ästen eingeschränkt. Da das Nervengewebe durch das Paraneurium in den Gewebsverband eingebunden ist, benötigt man für die Dehnung eines Nervensegmentes in situ wesentlich höhere Kräfte als für die Dehnung desselben Nervenstückes nach Exzision. Es ist daher unstatthaft, Dehnungswerte, die am Kadavernerven außerhalb des Körpers gewonnen wurden, auf die Situation *in situ* zu übertragen.

Möglichkeiten der Defektüberwindung

Die Möglichkeit, einen vorhandenen Defekt durch kompensatorische Dehnung zu überwinden, wurde bereits erwähnt. Diese Dehnung kann postoperativ erfolgen, in dem Sinne, daß die Koaptation des Nervs in Beugestellung der Gelenke erfolgt, und nach einer entsprechend langen Zeit der Ruhigstellung, graduell durch allmählich zunehmende Streckung eine Dehnung erreicht wird.

Die Dehnung kann aber auch präoperativ im Sinne von Van Beek (1240) und Wood (1310) erfolgen. Es wird hierzu ein Expander unter ein zu dehnendes Nervensegment eingepflanzt und der Nerv durch Auffüllen des Expanders in Längsrichtung gedehnt. Der mit solchen Methoden zu erzielende Längengewinn ist beschränkt, und de facto hat sich die Expandermethode bisher nicht in größerem Maße durchgesetzt.

Da die Grenze der Dehnbarkeit von der Lokalisation der Verletzung, aber auch von individuellen Faktoren seitens des Patienten abhängt, halte ich es für unstatthaft, Zahlenwerte anzugeben, bis zu welcher Grenze Defekte durch Dehnung überbrückt werden können. Hier muß sich der Operateur auf seine persönliche Erfahrung verlassen. Dazu kommt, daß Defekte mittlerer Länge sehr wohl erfolgreich durch Dehnung überwunden werden können, daß aber die Erfolgsquote deutlich sinkt. Seddon und Nicolarides konnten eindeutig nachweisen, daß bei Medianusläsionen im Bereich des Unterarmes die Erfolgsquote 70 % betrug, wenn der Defekt unter 2,5 cm war, während die Erfolgsquote auf unter 50 % absank, wenn der Defekt über 2,5 cm ausmachte. Für den Patienten ist es sicher nicht gleichgültig, ob er zu der Gruppe der Patienten mit 70 %iger Erfolgsaussicht oder zu der mit nur 50 %iger Erfolgsaussicht gehört.

Unter bestimmten Umständen kann durch Verlagerung eines Nervs in ein kürzeres Bett ein Längengewinn erzielt werden. Dies gilt vor allem für den N. ulnaris. Bei Volarverlagerung des Nervs kann man bis zu 2 cm Länge gewinnen, wenn man die Messung in gestreckter Stellung vornimmt. Natürlich kann ein größerer Defekt überwunden werden, wenn gleichzeitig das Ellenbogengelenk gebeugt wird. In diesem Fall handelt es sich aber um eine Kombination eines Längengewinns durch Verlagerung plus postoperativer Dehnung, und es gilt alles das, was oben über Dehnung gesagt wurde.

Die beste und einfachste Methode mit einem Defekt fertig zu werden, ist das Heranschaffen von zusätzlichem Nervengewebe durch Nerventransplantation. Innerhalb des Nerventransplantates kommt es zu einer Axonolyse und einer Waller-Degeneration. Das Nerventransplantat muß von proximal nach distal durch Axonsprossen durchwachsen werden, wenn es zu einer Regeneration kommen soll. Der Vorteil des vitalen Nerventransplantates liegt darin, daß die Schwann-Zellen die Transplantation überleben und für die durchwachsenden Axone optimale Bedingungen schaffen. Der große Nachteil des Transplantates liegt darin, daß 2 Koaptationsstellen überwunden werden müssen. Die experimentelle und klinische Erfahrung hat jedoch erwiesen, daß 2 optimal gebildete Koaptationsstellen besser durchwachsen werden, als eine Koaptation, die unter Spannung erfolgte und bei der es zu einer Dehnung der Nahtstelle und zu einer Narbenbildung in erhöhtem Ausmaß gekommen ist.

Einteilung der Nerventransplantate

Nerventransplantate können nach folgenden Kriterien eingeteilt werden:

Herkunft. Nerventransplantate können vom Patienten selbst stammen (Autotransplantate). In diesem Fall gibt es keine Probleme. Es können aber auch Transplantate von einem eineiigen Zwilling (Isotransplantate) unter denselben Erfolgsaussichten verpflanzt werden. Bei der Überpflanzung von einem Individuum auf das andere (Allotransplantation) muß man mit immunologischen Problemen rechnen. Eine Allotransplantation gelingt nur dann, wenn immunsuppresive Substanzen (Cyclosporin-A) gegeben werden (672, 673, 1015). Erfahrungen mit Patienten, bei denen wegen einer stattgehabten Organtransplantation ohnedies immunsuppressive Behandlungen durchgeführt werden, haben gezeigt, daß auch unter diesen Umständen die Erfolge der Allotransplantation hinter denen der Autotransplantation zurück bleiben. Die Verpflanzung von Nerven einer anderen Spezies als vitales Transplantat (Xenotransplantation) liegt derzeit außerhalb des Bereichs der Möglichkeiten.

Transplantatspender. Ein Nervenstamm eignet sich nicht für eine freie Nerventransplantation, da das Verhältnis Gewebsmasse zu Oberfläche zu ungünstig ist und im Inneren des Nervs sich bereits eine Fibrose entwickeln würde, bevor die spontane Revaskularation erfolgt wäre. Außerdem stehen Nervenstämme nur unter besonderen Umständen als Transplantatspender ohne konsekutiven Funktionsverlust zur Verfügung, nämlich dann, wenn eine Amputation vorliegt und daher überflüssige Nervenstämme vorhanden sind, oder nur ein Teil der Nerven wiederhergestellt werden kann, wie dies z.B. bei ausgedehnten Plexusläsionen der Fall ist. Will man einen Nervenstamm verpflanzen, muß entweder die Zirkulation aufrechterhalten bleiben, oder unmittelbar wiederhergestellt werden (s. unten). Nerven vom Kaliber eines Hautnervs eignen sich wegen dem günstigeren Masse-Oberfläche-Verhältnis sehr gut zur Nerventransplantation (90). Meines Wissens hat Foerster im Ersten Weltkrieg als erster Hautnerven für die Nerventransplantation herangezogen. Das Problem besteht jedoch darin, daß zur Abdeckung der Querschnittsfläche eines Nervenstammes mehrere Hautnervensegmente eingesetzt werden müssen. Seddon verwendete mehrere solcher Hautnervensegmente, die durch Nähte oder Klebung miteinander verbunden wurden, als Nervenstamm (1058). Dieses Vorgehen wurde als „Kabeltransplantation" bezeichnet. Die Ergebnisse waren nicht sehr erfolgreich und Seddon hat diese Methode nur in begrenzter Zahl angewendet und in den frühen 1960er Jahren aufgegeben. Die Ursache hierfür liegt darin, daß durch das Aneinanderfügen einer Gruppe von freien Transplantaten viel Oberfläche für die Herstellung des Kontaktes mit der Umgebung verloren geht, und dadurch die rasche, spontane Revaskularisierung nicht erfolgen kann. Erfolge mit der Verpflanzung von Hautnerven wurden erst erzielt, nachdem man diese Transplantate einzeln verpflanzte, so daß die gesamte Oberfläche für die Revaskularisation benutzt werden konnte und die Transplantation mit Faszikeln oder Faszikelgruppen des proximalen distalen Stumpfes direkt verband (743, 736, 737).

Maximale und minimale Länge der Transplantate. Von der falschen Vorstellung ausgehend, die Ergebnisse der Nerventransplantation seien um so schlechter, je länger die Transplantate sind, war man bestrebt (1059), möglichst kurze Transplantate zu verwenden. Man schöpfte daher alle Methoden aus, um die Nervenstümpfe maximal einander zu nähern und einen minimalen Abstand zwischen den Stümpfen zu erzeugen. Dementsprechend wurden minimal lange Transplantate verwendet. Die Ergebnisse waren unbefriedigend. Man versteht dies auch sofort, da bei dieser Methode die Nachteile der Nerventransplantation (2 Koaptationsstellen) mit den Nachteilen einer Naht unter Spannung kombiniert wurden.

Wesentlich bessere Ergebnisse kann man erzielen, wenn man die notwendige Länge der Transplantate mit einer Reserve von 10–15 % in neutraler oder Streckstellung der benachbarten Gelenke bestimmt. So hat man an beiden Nahtstellen ideal spannungslose Verhältnisse. Es wäre auch ein Fehler, nach der richtigen Wahl eines Transplantates maximaler Länge nach Messung in Streckstellung des benachbarten Gelenkes, eine Ruhigstellung in Beugestellung vorzunehmen. Das an sich genügend lange Transplantat würde dann in geschlängelter Stellung seine für das Überleben notwendigen Adhäsionen bilden und in dieser Stellung fixiert werden. Sobald die Immobilisation aufgehoben wird, geraten die Koaptationsstellen trotz ausreichender Länge des Transplantates unter Spannung, da es durch die Adhäsionen fixiert ist, und nicht mehr ausgestreckt werden kann.

Durchblutung der Transplantate. Bei der freien Transplantation sprossen aus dem gut durchbluteten Empfängerbett Gefäße in das Transplantat ein, und es erfolgt eine spontane Revaskularisation. Diese spontane Revaskularisation muß innerhalb von 1–2 Tagen das ganze Transplantat erfassen. Dies geht naturgemäß nur, wenn das Verhältnis zwischen Oberfläche und Gewebsmasse günstig ist, das Transplantat also nicht zu dick ist. Unter diesen Umständen überleben die Schwann-Zellen die Transplantation, und es kommt zu keiner Fibrose. Erfolgt die Revaskularisation verlangsamt, gehen die Schwann-Zellen teilweise zugrunde, und es entsteht eine Fibrose (90). Nervenstämme sind daher, wie schon oben ausgeführt, für eine freie Transplantation ungeeignet. Versuche, Nervenstämme durch gestielte Transplantation zu verpflanzen (1147), haben keine wesentlichen Erfolge gebracht. Taylor und Ham haben als erste Nervenstämme mit einem entsprechenden Nervengefäßstiel wie einen mikrovaskulären Lappen durch sofortige Wiederherstellung der Zirkulation durch Arterien- und Venenanastomosen erfolgreich verpflanzt (1188). Lange Zeit hat man gedacht, daß durch diese sogenannten „vaskularisierten Transplantate" eine wesentliche Verbesserung der Ergebnisse erzielt werden kann. Diese Hoffnungen sind jedoch enttäuscht worden. Die Ergebnisse der vaskularisierten und der freien Transplantate sind unter gleichen Umständen gleich. Vaskularisierte Transplantate sind daher im wesentlichen nur dann angezeigt, wenn das Empfängerbett für eine freie Transplantation ungeeignet ist bzw. wenn man eben einen Nervenstamm verpflanzen möchte. Im Lauf der Jahre wurde die Gefäßversorgung der einzelnen Nervenabschnitte sorgfältig studiert. Es wurden eine Reihe von Möglichkeiten entwickelt, Nervenstämme an einem Gefäßstiel im Sinne eines Insellappens zu verlagern. Dies gilt insbesondere für den N. ulnaris, der gestielt an der A. collateralis ulnaris superior z.B. in Richtung Plexus brachialis verlagert werden kann. Hat man einen Nervenstamm als Transplantatspender zur Verfügung, will aber trotzdem keine vaskularisierte Verpflanzung vornehmen, so besteht die Möglichkeit, den Nervenstamm durch mikrochirurgische Präparation in einzelne Faszikelgruppen zu zerlegen, und diese Faszikelgruppen wie freie Hautnerventransplantate zu verwenden (Spaltnerventransplantate). Eberhard und Millesi konnten über eine größere Serie solcher, mit Erfolg verpflanzten Transplantate berichten (302).

Alternativen zur Nerventransplantation

In den 60er und 70er Jahren hat man versucht, konservierte Nervensegmente (Konservierung in Cialitlösung, Konservierung durch Bestrahlung, Konservierung durch Einfrieren, Konservierung durch Gefriertrocknung) zu verwenden. Es handelte sich dabei allerdings nicht um Transplantate, sondern um die Verpflanzung avitaler Gewebsstrukturen, die vom proximalen Stumpf von einem Neurom durchwachsen werden (neuromatöse Neurotisation) (1074). Da die Implantate keine Schwann-Zellen enthalten, wachsen vom proximalen Stumpf Axone, Fibroblasten, Schwann-Zellen und Kapillaren in Form von Minifaszikeln in das Transplantat ein. Bei sehr kurzen Defekten kann durch die neuromatöse Neurotisation der distale Stumpf erreicht werden, so daß es zu einer Funktionsrückkehr kommen kann. Bei längeren Defekten kommt jedoch das Vorwachsen zum Stillstand, und eine Neurotisation des distalen Stumpfes kommt nicht zustande. Lundborg und Hansson konnten zeigen, daß in einer mesothelial ausgekleideten Gewebskammer Axonsprossen vorwachsen und einen distalen Stumpf erreichen können (658). Aus denselben Gründen wurden Silikonröhrchen (664), Millipore-Membranröhrchen (106, 161) Collagenröhrchen, resorbierbare Polyglykol-Röhrchen (261) sowie Venen (192) verwendet. Es handelt sich auch hierbei um das Vorwachsen von Minifaszikeln, und damit also auch um eine neuromatöse Neurotisation. Durch Einbringen von fördernden Faktoren kann die Regeneration unterstützt werden.

Glasby u. Mitarb. haben für denselben Zweck parallelfasriges Muskelgewebe verwendet, bei dem durch Tieffrieren und Auftauen die Muskelsubstanz entfernt wurde, so daß nur das Bindegewebeskelett übrig blieb, welches als Leitschiene für das Vorwachsen von Minifaszikeln diente (407). Allen diesen Methoden ist gemeinsam, daß die Länge der zu überbrückenden Defekte begrenzt ist und die Qualität der Regeneration doch deutlich hinter der von Autotransplantaten zurück bleibt. Eine Besserung der Erfolgsaussichten könnte dadurch erreicht werden, daß man solche Strukturen mit Schwann-Zellen aus dem wiederherzustellenden Nerv des Patienten bevölkert.

■ Verhalten bei Fehlen des proximalen Stumpfes

Wenn der proximalen Stumpf z.B. durch Wurzelausriß im Rahmen einer Plexusläsion fehlt, kann der denervierte distale Stumpf durch die Transferierung von Nervenfasern aus dem proximalen Stumpf eines anderen Nervs erreicht werden (Nerventransfer).

■ Verhalten bei Fehlen des distalen Stumpfes

Wenn der distale, zu einem bestimmten Muskel führende Nervenstumpf fehlt, besteht die Möglichkeit, einen proximalen motorischen Nervenstumpf entweder direkt, oder über ein Nerventransplantat, in den denervierten Muskel einzupflanzen (Nerv-Muskel-Neurotisation). Der Nervenstumpf oder das Transplantat wird dabei durch mikrochirurgische Präparation in einzelne Faszikel bzw. Faszikelgruppen gespalten. Jede dieser Faszikelgruppen wird zwischen die einzelnen Muskelfasern in Höhe des eintretenden Nervs, wo man die meisten motorischen Endplatten erwarten kann, eingepflanzt. Man kann damit in vielen Fällen sehr gute Ergebnisse erzielen (145).

Unter Neurotisation versteht man das Einbringen von Axonsprossen in ein vorher denerviertes Gewebe. Verschiedene Möglichkeiten der Neurotisation sind in der Tabelle zusammengestellt. Die Übertragung der Axonsprossen vom innervierten Muskel zum denervierten Muskel erfolgt durch eingelegte Nerventransplantate. Die Tab. 4.**2** gibt einen Überblick über die Möglichkeiten der Neurotisation.

■ End-zu-Seit-Koaptation

Beim Nerventransfer (s. oben) wird ein innervierter proximaler Stumpf mit einem denervierten distalen Stumpf End-zu-End oder über ein Nerventransplantat verbunden. Wenn ein distaler Stumpf seitlich an einen intakten Nerv angenäht wird und durch ein epineurales Fenster ein Kontakt mit Faszikeln hergestellt wird, sprossen aus dem innervierten Nerv Nervenfasern aus und neurotisierten den denervierten distalen Stumpf (1251). Diese Methode hat anfangs Unglauben hervorgerufen. Es hat sich jedoch gezeigt, daß sie tatsächlich zu einer Funktionsrückkehr führt. Ich habe diese Methode mehrfach im Rahmen der Plexuschirurgie verwendet und habe den peripheren Stumpf des N. thoracicus longus End-zu-Seit mit dem N. dorsalis scapulae verbunden. Vorher haben wir den N. dorsalis scapulae durchtrennt und eine End-zu-End-Koaptation ausgeführt. Dabei mußte der Verlust der Funktion des N. dorsalis scapulae in Kauf genommen werden. Mit Hilfe der End-zu-Seit-Methode kann man eine Reinervation im M. serratus anterior erzielen, ohne auf die Funktion der vom N. dorsalis scapulae innervierten Muskeln verzichten zu müssen.

Operationsvorgehen bei erhaltener Kontinuität

Die Schädigung eines Nervs ohne Kontinuitätsverlust führt in der Regel zu seiner Verwachsung mit der Umgebung. Da alle Nerven, im Rahmen der Bewegungen der Extremitäten, Längsverschiebungen machen müssen, um sich der Position der Extremität anzupassen, führen solche Verwachsungen früher oder später zusätzlich zu einem Traktionsschaden. Dasselbe gilt, wenn im Rahmen eines Kompressionssyndroms ein Nerv in einem Engpaß komprimiert wird und die Möglichkeit der Längsverschiebung verliert. Auch in diesem Fall besteht neben der Kompression eine Schädigung durch Traktion. Im Rahmen von Verletzungen kann es zusätzlich durch Kompression bzw. Irritation eines Nervs durch Knochenfragmente, Narbenstränge u. ä. zu einer Schädigung kommen. In dieser Situation ist die Durchführung einer Neurolyse angezeigt. Dabei wird das betroffene Nervensegment freigelegt, und es werden die Verwachsungen im Bereich des Paraneuriums gelöst. Schädigende äußere Faktoren werden beseitigt.

Man kann diese Neurolyse der sogenannten „Endo-Neurolyse" oder „Inneren Neurolyse" oder „Neurolysis interna" gegenüberstellen. Bei der sogenannten „Inneren Neurolyse" präpariert der Chirurg in den Nervenstamm hinein, das heißt er muß innerhalb des epifaszikulären Epineuriums präparieren. Curtis und Eversman haben die sogenannte „Innere Neurolyse" z.B. für das Karpaltunnelsyndrom empfohlen (223). Dabei wurde der Nervenstamm durch Exzision des gesamten Bindegewebes in seine Faszikel zerlegt. Durch Mangeldurchblutung von Nervensegmenten, die ihrer Blutversorgung beraubt wurden, und durch die Durchtrennung von Verbindungen zwischen den einzelnen Faszikeln, ist es häufig zu Schmerzsyndromen gekommen. Die sogenannte „Innere Neurolyse" ist dadurch in Verruf geraten und wird von vielen Chirurgen nicht mehr angewendet. Es ist zweifellos richtig, daß man so weitgehende Eingriffe innerhalb eines Nervs

Tabelle 4.**2**   Übersicht über Möglichkeiten der Neurotisation

Art der Neurotisation Name	Spender	Zielgebiet
Nerv: Nerv-Neurotisation	ein proximaler innervierter Nervenstumpf	ein distaler denervierter Nervenstumpf
Nerv: Muskel-Neurotisation	ein innervierter proximaler Nervenstumpf	ein denervierter Muskel
Muskel: Muskel-Neurotisation	ein innervierter Muskel	ein denervierter Muskel
Nerv: Muskel-Nerv-Neurotisation	ein innervierter Muskel	ein denervierter Muskel

nicht ausführen soll – das heißt aber nicht, daß man bei Vorliegen entsprechender Veränderungen im Nerv resignieren muß. Man sollte vielmehr zielstrebig die entsprechenden Veränderungen beseitigen und dann aber sofort die Operation beenden. Was man unter „Innerer Neurolyse" versteht, muß daher schrittweise durchgeführt werden. Ich halte es für besser, den Begriff „Innere Neurolyse" überhaupt fallen zu lassen und exakt die einzelnen Operationsschritte, die durchgeführt werden müssen, zu benennen. Das chirurgische Vorgehen hat etwa folgendermaßen zu verlaufen.

1. Der Nerv wird freigelegt und durch Neurolyse aus seinen Verwachsungen mit der Umgebung gelöst. Diese Lösung erfolgt in der Schichte des Paraneuriums. Findet man keine weiteren Veränderungen, ist damit der Eingriff beendet.
2. Besteht an der Oberfläche des Nervs eine beträchtliche Fibrose durch Verdickung und Fibrotisierung des am Nerv verbliebenen Paraneuriums, ist eine Paraneuriotomie durchzuführen. Findet man darunter normal aussehendes epifaszikuläres Epineurium, ist damit der Eingriff beendet.
3. Findet man eine Fibrose des epifaszikulären Epineuriums, entsprechend einer Fibrose vom Grad A, die durch Schrumpfung zu einer Kompression des Nervs geführt hat, besteht die Indikation zur Durchführung einer epifaszikulären Epineuriotomie zur Druckentlastung. Eine solche Fibrose vom Grad A kann bei einem Schaden vom Grad I, II oder III auftreten. Der Nerv befindet sich dann unter Druck, wie in einem zu engen Strumpf. Nach der Epineuriotomie dehnt sich das Nervengewebe aus, und die Operation ist damit beendet. In der klinischen Praxis kann man unter solchen Umständen Para- und Epineurium nicht mehr trennen, sondern beide Gewebsschichten sind zu einer einheitlichen fibrösen Schichte verschmolzen.
4. Wenn die Fibrose auch das interfaszikuläre Epineurium erfaßt hat, genügt die Epineuriotomie nicht mehr, um eine ausreichende Druckentlastung zu erzielen. In diesem Fall wird das fibröse Gewebe rund um den Nerv entfernt. Es handelt sich dann um eine epifaszikuläre Epineuriektomie.
5. Auch bei einer ausgedehnten interfaszikulären Fibrose wird durch den unter 4. beschriebenen Eingriff in der Regel eine allseitige Druckentlastung erzielt. Wenn jedoch das interfaszikuläre Gewebe soweit fibrös verändert ist, daß nicht alle Faszikel durch die epifaszikuläre Epineuriektomie entlastet wurden, besteht die Indikation, auch die interfaszikuläre Fibrose zu beseitigen (interfaszikuläre Epineuriektomie). Die Entfernung eines fibrösen Gewebsabschnittes zwischen den Faszikeln beeinträchtigt die Durchblutung der Faszikel nicht, da in dem fibrös veränderten Abschnitt ohnedies keine wesentlichen Gefäße enthalten sind. Alles andere, nicht fibrös veränderte interfaszikuläre Gewebe wird belassen. Die interfaszikuläre Epineuriektomie wird daher immer nur partiell und niemals so vollständig ausgeführt, daß die einzelnen Faszikel völlig voneinander isoliert werden.
6. Die unter Punkt 4 und 5 genannten Situationen entsprechen der Fibrose vom Grad B, und sie werden eben durch Epineuriektomie behandelt. Sie können sowohl bei Schäden vom Grad I, II als auch Grad III vorkommen.
7. Liegt eine Fibrose des Endoneuriums vor (Fibrose vom Grad C), hat man die Grenze der operativen Möglichkeiten zur Druckentlastung der Faszikel erreicht. Solche indurierte Faszikel, die auch keinesfalls mehr leiten, werden reseziert und durch Nerventransplantate überbrückt.
8. Zeigt die Spaltung des Para- bzw. Epineuriums, daß *keine* Faszikelstruktur mehr vorhanden ist, handelt es sich um einen Schaden vom Grad IV. Unabhängig davon, ob es sich um einen Schaden vom Grad IV-N oder vom Grad IV-S handelt, wird das betroffene Segment reseziert und damit der Schaden in einen Schaden vom Grad V umgewandelt. Nach entsprechender Anfrischung wird die Kontinuität durch Nerventransplantation wiederhergestellt.

Zusammenfassend kann man sagen, daß eine Läsion bei erhaltener Kontinuität einschrittweises Vorgehen erfordert, mit dem Ziel, die vorhandenen Faszikel, sofern sie ein normales Endoneurium aufweisen, zu entlasten bzw. wenn kein normales Endoneurium mehr vorhanden ist oder die Faszikelstruktur überhaupt verloren gegangen ist, die veränderten Teile durch Resektion zu beseitigen und die Kontinuität wiederherzustellen.

■ Zur Nomenklatur

Die Wörter „paraneural", „perineural", „epineural", „endoneural" sind topographische Begriffe.

Ein Fremdkörper kann neben dem Nerv, das heißt „paraneural" liegen. Eine Ligatur kann einen Nerv umgeben und damit „perineural" liegen. Ein Fremdkörper kann auch innerhalb eines Faszikels, das heißt „endoneural" situiert sein.

Die Begriffe „paraneurial", „epineurial", „perineurial" und „endoneurial" bezeichnen Dinge, die zum jeweiligen Gewebe gehören. Eine Zelle des Perineuriums ist keine „perineurale", sondern eine „perineuriale" Zelle usw. Dementsprechend sollte man auch nicht „Epineurotomie", sondern „Epineuriotomie" sagen.

Das Perineurium umschließt das endoneurale Gewebe und hält es unter einem gewissen Druck. Ein Loch im Perineurium führt zu einem Prolaps des endoneuralen Gewebes, dem sogenannten perineuralen Fenster nach Spencer (1109). Das prolabierte endoneurale Gewebe unterliegt einer Waller-Degeneration, es kommt aber zu einer spontanen Regeneration. Eine Längsspaltung des Perineuriums (Perineuriotomie) verändert zweifelsohne die Umwelt der endoneuralen Strukturen, ohne daß es zwangsläufig zu einer Funktionsverschlechterung kommen muß. Experimentelle Untersuchungen haben gezeigt, daß bei einer intrafaszikulären Applikation von Schadstoffen, wie Phenol, sogar ein positiver Effekt einer Perineuriotomie erwartet werden kann (931). Ein solches Vorgehen würde vor allem bei einer Injektion von toxischen Substanzen in einen Nerv im Rahmen einer Injektionsverletzung eine Rolle spielen.

4.3 Vorgehen bei irreversibler Läsion peripherer Nerven

Grundsätzliches zu den Möglichkeiten

Die Regenerationsfähigkeit der peripheren Nerven ist im allgemeinen sehr gut. Häufig ist sie „zu gut", wie man sich anhand der Behandlung von schmerzhaften Neuromen überzeugen kann. Der Funktionsrückkehr sind allerdings Grenzen gesetzt. Diese betreffen vor allem die Muskulatur, die nach längerer kompletter Denervierung nicht mehr regeneriert. Die Regenerationsfähigkeit kann aber über lange Zeit erhalten bleiben, wenn nur eine partielle Denervierung vorliegt und zumindest trophische Impulse den Muskel erreichen. Hinsichtlich der sensiblen Funktionen tritt eine Irreversibilität erst nach langer Zeit ein, wenn es um die Schutzsensibilität geht. Die stereognostische Sensibilität wird allerdings nach längerer Denervierung nur schwer zu erreichen sein.

Verlorengegangene Funktionen können durch Heranziehen anderer Muskeln für bestimmte Bewegungen ersetzt werden. Auch eine verlorengegangene Sensibilität kann man ersetzen. Die sogenannten „Ersatzoperationen" benützen normale Muskeln nicht geschädigter Nerven, um die verlorengegangene Funktion bestimmter Muskeln eines denervierten Nervs zu imitieren. Im Rahmen der Chirurgie des Plexus brachialis steht man bei kompletten Läsionen vor der Situation, daß man wichtige, nicht zurückgekehrte Funktionen durch Verlagerung von ursprünglich gelähmten, aber dann regenerierten Muskeln ersetzen muß. Das Ergebnis solcher Operationen ist daher weniger gut vorhersehbar, da man ja den mit jedem Muskeltransfer verbundenen Funktionsverlust bei ursprünglich gelähmten Muskeln nicht so gut einschätzen kann.

Steht kein Muskel zum Ersatz der verlorengegangenen Muskelfunktion zur Verfügung, verfügt man aber über einen motorischen Nerv, kann man an eine freie Muskeltransplantation zur Wiederherstellung einer bestimmten Funktion denken. Ersatzoperationen können aber auch gleichzeitig mit der Nervenwiederherstellung angewendet werden, wenn man die Regeneration gelähmter Muskeln durch den Einsatz eines transferierten Muskels unterstützen will. Dies gilt besonders für den N. peronaeus. Es ist aber manchmal auch günstig, vor allem bei älteren Patienten, eine wichtige Funktion schon zugleich mit der Nervenwiederherstellung zu ersetzen, um die lange Regenerationsphase zu überbrücken. Dies gilt insbesondere für den N. radialis (Pronator-Transfer) und den N. ulnaris (Kapsulodese nach Zancolli).

Prinzipien der Ersatzoperationen

Um eine bestimmte Muskelfunktion zu ersetzen, eignet sich am besten ein synergistisch verwendeter Muskel eines anderen Nervs. Als Beispiel kann man die Verbindung von Handgelenksstreckern zur Wiederherstellung der Beugefunktion der Finger erwähnen, da die Handgelenksstrecker normalerweise synerg mit den Fingergelenksbeugern arbeiten. Umgekehrt, kann man zur Verbesserung der Fingerstreckung am besten einen der beiden Handgelenksbeuger heranziehen, da auch diese Muskeln Synergisten sind. Der zum Ersatz einer Muskelfunktion heranzuziehende Muskel soll über annähernd normale Kraft verfügen, da man rechnen muß, daß durch den Transfer ein Grad in der Kräfteskala verloren geht. Ein Muskel mit einer Funktion von M3 wird nach dem Transfer aller Voraussicht nach zu schwach sein, um die erwartete Funktion zu erfüllen. Es soll ein Muskel gewählt werden, der in seiner ursprünglichen Funktion eine ähnliche Zugrichtung aufweist wie der zu ersetzende Muskel, da bei Änderung der Zugrichtung ebenfalls mit einem Kraftverlust zu rechnen ist. Wo die Richtungsänderung durch ein Hypomochlion erzeugt wird, können Abnützungserscheinungen auftreten und sich Adhäsionen entwickeln.

Wenn kein synergistisch wirkender Muskel zur Verfügung steht, gelingt es bei jungen Patienten aufgrund der Plastizität der Gehirnfunktionen, auch einen antagonistischen Muskel erfolgreich heranzuziehen, man muß allerdings dann mit einer längeren Umlernphase rechnen.

Zeitpunkt. Nur in den seltensten Fällen führe ich primär eine Ersatzoperation aus, da ich mit einer guten Nervenregeneration rechne. Auf die Möglichkeit der Teilersatzoperation, um bestimmte Funktionen sofort wiederherzustellen und nicht auf die Nervenregeneration warten zu müssen, wurde bereits hingewiesen. Wenn 1,5 Jahre nach der Wiederherstellung eines Armnervs keine Nervenregeneration vorhanden ist, wird man sich zur Ersatzoperation entschließen. Eine Ersatzoperation kann auch zur Verstärkung einer zwar regenerierten, aber zu schwachen Funktion eines ursprünglich gelähmten Muskels herangezogen werden.

Die Arthrodesen

An eine Arthrodese oder Tenodese wird man dann denken, wenn zuwenig Muskeln für die notwendigen Funktionen zur Verfügung stehen und Muskeln eingespart werden sollen. Wenn man beispielsweise beide Handgelenksbeuger für andere Funktionen verwenden muß, wird eine Arthrodese des Handgelenkes in Funktionsstellung notwendig sein, da der Patient sonst die Kontrolle über das Handgelenk verliert. Operationen mit Einschränkung der normalen Beweglichkeit empfehlen sich auch im Rahmen von Ulnarisparesen, um die Überstreckbarkeit der Fingergrundgelenke zu beheben. Wenn durch eine Kapsulorrhaphie der Grundgelenke nach Zancolli die Überstreckbarkeit der Grundgelenke aufgehoben wurde, wirken die langen Strecksehnen auch auf die Interphalangealgelenke, was sie bei vorhandener Überstreckbarkeit nicht tun.

Amputationen

Man hat früher z.B. bei Plexusläsionen empfohlen, eine Amputation in Höhe des Unterarmes auszuführen, da man mit einer Funktionsrückkehr im Bereich der Unterarm- und Handmuskeln nicht rechnete. Der Patient hat so eine durch das fehlende Gewicht von Hand- und Unterarm verbesserte Ellbogengelenksbeugung und kann mit einer Prothese versorgt werden. Ein solches Vorgehen kommt heute nicht mehr in Frage, man bemüht sich vielmehr, auch bei kompletten Plexusläsionen eine minimale Handfunktion zu erreichen und hat in dieser Richtung bereits beträchtliche Erfolge erzielt.

Vorgehen bei sensiblen Ausfällen

Für die Funktion der Hand ist eine gute taktile Sensibilität im Bereich des Daumens und des Zeigefingers von entscheidender Bedeutung. In einer Zeit, in der man mit einer befriedigenden Sensibilitätsrückkehr nach Medianusverletzungen nicht rechnen konnte, wurden sensible Ersatzoperationen entwickelt. Die halbe Fingerbeerenhaut des kleinen Fingers oder des ulnaren Teils des Ringfingers, wurde am Nervengefäßstiel zum Daumen und zum Zeigefinger als Insellappen verlagert und dort in den Fingerbeerenbereich eingenäht. Diese Operationen haben sich nach meiner Erfahrung nicht bewährt. Es besteht eine ausreichende oder eine sehr gute Sensibilität an den Fingerbeeren der ursprünglich anästhetischen Finger. Häufig entsteht sogar eine Überempfindlichkeit durch Aussprossen von Nervenfasern aus dem Hauttransplantat in die benachbarte Haut. Für die Patienten bleibt die Haut am Daumen bzw. am Zeigefinger nach wie vor Haut des ulnarisinnervierten Ring- und Kleinfingers. Ein Umlernen gelingt in den seltensten Fällen. Diese Operationen werden seit Jahren nicht mehr angewandt.

Es wurde auch vorgeschlagen, bei der Läsion des N. medianus den R. superficialis nervi radialis zu transferieren und mit dem peripheren Stumpf des Medianus zu verbinden, so daß man eine Sensibilitätsrückkehr im Medianusgebiet erreicht. Auch diese Operation führte in den seltensten Fällen zu einem wirklich guten Ergebnis. Die zunehmende Verbesserung der Funktionsrückkehr nach Nervenwiederherstellung hat dazu geführt, daß sensible Ersatzoperationen kaum mehr angewendet werden.

Eine andere Form der sensiblen Ersatzoperation hat sich bewährt bei partiellen Plexusläsionen mit erhalten gebliebener oder wiederhergestellter Greiffunktion, jedoch fehlender Sensibilität im Daumen und Zeigefinger. Es kann eine Verbindung zwischen den zum Daumen und Zeigefinger führenden Faszikeln und einem N. intercostobrachialis hergestellt werden, um die denervierten Faszikel des N. medianus für Daumen und Zeigefinger mit sensiblen Fasern zu neurotisieren.

Vorgehen bei Schmerzsyndromen

Schmerzen stellen Symptome bei verschiedenen Nervenläsionen dar. So gehören die nächtlichen Schmerzen neben Parästhesien, Anästhesie der betroffenen Finger und Atrophie der Thenarmuskeln zum Symptombild des Karpaltunnelsyndroms. Das Karpaltunnelsyndrom kann aber auch ohne Schmerzen verlaufen. Wurde eine Dekompression des Karpalkanales erreicht und liegen noch keine weiteren Veränderungen vor, verschwinden die Schmerzen. Im Gegensatz dazu stehen bei einem Schmerzsyndrom im engeren Sinne die Schmerzen als alles beherrschendes Symptom im Vordergrund. Schmerzen und Parästhesien verursachen einen enormen Leidensdruck. Der Entstehungsmechanismus solcher Schmerzsyndrome ist nach wie vor ungeklärt. Wir wissen nicht, warum viele durchtrennte Nerven ein symptomloses oder symptomarmes Regenerationsneurom bilden, während bei anderen Patienten durch den vom Regenerationsneurom ausgehenden Schmerz ein echtes Schmerzsyndrom ausgelöst wird. Die Erfahrung zeigt, daß Kinder selten betroffen sind, während bei Erwachsenen insbesondere Frauen zu Schmerzsyndromen neigen. Zweifellos ist bei diesen Patienten die Schmerzschwelle stark herabgesetzt. Schmerzen, die ursprünglich durch ein lokales Geschehen bedingt werden, können nach einiger Zeit so fixiert werden, daß das Schmerzsyndrom mit der charakteristischen Symptomatik bestehen bleibt, obwohl die lokale Ursache behoben ist. Eine Reihe der Mechanismen, die zu Schmerzsyndromen führen, können nicht vollständig beseitigt werden, so daß das Auftreten von Rezidiven vorprogrammiert ist. Die Resektion eines Regenerationsneuroms muß wiederum zu einer Neubildung eines Regenerationsneuroms führen. Die Auslösung eines Nervs aus einem fibrös veränderten Bett mit Lösung aller Adhäsionen ist zwangsläufig mit der Lagerung des Nervs in einem neuen Bett und der Bildung von neuen Adhäsionen verbunden. Die Erfolge der chirurgischen Behandlung von Schmerzsyndromen beruhen auf der Hoffnung, daß die Fibrose im neuen Bett weniger ausgeprägt sein wird und die neuen Adhäsionen die notwendigen passiven Bewegungen des Nervs weniger behindern werden. Natürlich kann der Rezidivbildung durch Heranschaffung von Gleitgewebe bzw. Erweiterung des Integuments zur Schaffung günstiger Bedingungen entgegengewirkt werden. Trotzdem wird man mit Rezidiven rechnen müssen. Man wird es aber trotzdem als Erfolg werten können, wenn man einen unter starken Schmerzen leidenden Patienten durch eine Operation zumindest 4 oder 5 Jahre schmerzfrei machen konnte. Bei Auftreten eines Rezidivs wird man, wenn konservative Schmerzbehandlungen ohne Erfolg geblieben sind, nach einer genauen Analyse eine neuerliche Operationsindikation stellen.

Der Schmerzpatient, der dem Chirurgen zu einer operativen Behandlung am Nerv selbst zugewiesen wird, hat in der Regel bereits eine lange Schmerzgeschichte hinter sich. Es bestehen starke Schmerzen mit Parästhesien und Hyperästhesien, der Patient hat bereits verschiedene konservative Schmerztherapien ohne bleibenden Erfolg erlebt. Liegt dem Schmerzgeschehen eine nicht heilbare Erkrankung zugrunde, wie dies bei malignen Tumoren der Fall ist, wird man eine zentrale schmerzausschaltende Operation in Erwägung ziehen. Da in einem solchen Fall funktionelle Erwägungen in den Hintergrund treten, wird man bei Befall eines klar definierten peripheren Nervs durch einen Tumor eine Neurotomie proximal der Läsion überlegen.

Bei einem anderen Patienten wird man sich zuerst fragen, welcher Nerv betroffen ist. Dies ist durch die klinische Untersuchung eindeutig festzustellen, da sich die Schmerzen entsprechend dem Versorgungsgebiet des Nervs lokalisieren, und in der Regel ein Tinel-Hoffmann-Zeichen auslösbar ist. Die klinische Untersuchung ergibt auch Hinweise auf die Lokalisation. Man wird zwischen einem peripheren Nervenschmerz und einem radikulären Schmerz (s. Seite 169) unterscheiden.

Man wird sich fragen, ob die Lokalisation des Schmerzgeschehens einem der bekannten Engpaßsyndrome entspricht (Thoracic outlet syndrome, Hyperabduktions-Syndrom, Processus supra condilicus, Ulnaris-Irritationssyndrom am Ellenbogen, Pronator-teres-Syndrom, Karpaltunnelsyndrom, Syndrom de Loge de Guyon, Radialistunnelsyndrom, Tarsaltunnelsyndrom usw.).

Wichtig ist die Klärung eines allfälligen Zusammenhangs mit einem stattgehabten Trauma oder einer vorangegangenen Operation, da die Mehrzahl der Schmerzsyndrome auf äußere Einwirkungen auf den Nerv zurückgehen.

Die **Operationsindikation** ergibt sich, wenn eine gut lokalisierbare Läsion gefunden wird und man mit hoher Wahrscheinlichkeit eine chirurgisch behebbare Ursache erwartet. Da die lokale Sanierung als Voraussetzung auch für andere Therapien gelten kann, würde ich mich auch im Zweifelsfall bei entsprechend starken Beschwerden für die Operation entschließen. Da die Gefahr der zentralen Fixierung der Schmerzen besteht, sollte man sich relativ rasch zu einer Operation entschließen. Eine allfällige Blockade des betroffenen Nervs gibt einen Hinweis, ob die Schmerzreize tatsächlich über den vermuteten Weg verlaufen. Die Kausalgie wurde auf S. 75 abgehandelt. Aus dem dort Gesagten geht hervor, daß, nach dem derzeitigen Stand des Wissens, die Kausalgie *keine* Indikation für eine Operation am Nerv darstellt, wenn man von rekonstruktiven Eingriffen im allgemeinen absieht.

Freilegung. Der betroffene Nervenabschnitt wird von einer Inzision freigelegt, die abseits vom Verlauf des Nervs gelegen ist. An den Extremitäten bewähren sich am besten mittseitliche Inzisionen. Auch mutliple quere Inzisionen über dem betroffenen Nerv eignen sich gut zur Darstellung, wenn man die dazwischen gelegene Haut als doppeltgestielten Lappen hebt. Sie geben gute Narben, und die Gefahr der Adhäsion zwischen Narbe und Nerv ist minimal, vor allem dann, wenn die benachbarten Inzisionen proximal und distal der Läsionsstelle liegen und nicht gerade *über* der Läsion. Für besondere Fälle eignet sich die endoskopische Darstellung, z.B. zur Inspektion des N. supraorbitalis bzw. frontalis. Wenn zwischen 2 Inzisionen die Strecke zu lang ist, kann man die Darstellung durch endoskopische Präparation unterstützen.

Eine wichtige Regel ist es, daß der Nerv im Gesunden an einer typischen Stelle aufzusuchen ist und in Richtung auf die Läsionsstelle verfolgt werden muß. Im wesentlichen kann man 2 grundsätzlich verschiedene Befunde erwarten:

- eine Durchtrennung des Nervs;
- eine Läsion mit erhaltener Kontinuität.

■ Läsion mit Durchtrennung des Nervs

Der im Gesunden aufgesuchte Nerv ist dort intakt. Er wird in Richtung auf die Läsionsstelle verfolgt und endet mit einem Regenerationsneurom. Dieses Neurom wird im Gesunden reseziert. Naturgemäß wird sich hier wieder ein Regenerationsneurom bilden. Die beste Möglichkeit zur Vermeidung eines Rezidivs ist die Wiederherstellung der Kontinuität, sei es in seltenen Fällen durch End-zu-End-Koaptation, sei es, wie in der Mehrzahl der Fälle, durch Nerventransplantation. Das Regenerationsneurom kann dann entlang der Transplantate nach peripher wachsen, und es besteht kein Grund für die Axonsprossen, ziellos und irregulär auszusprossen, da ihnen ein Ziel vorgegeben ist. Auch viele Jahre nach dem Trauma bewährt sich diese Methode und manchmal erlebt man sogar eine Überraschung, insofern, als im Versorgungsgebiet Schutzsensibilität zurückkehrt. Wenn man bei einem relativ unwichtigen Nerv kein autologes Nerventransplantat opfern will, kann man die Kontinuität mit Hilfe eines Venentransplantates herstellen.

Schwierig ist das Problem, wenn kein peripherer Stumpf zur Verfügung steht. In diesem Fall gehen wir folgendermaßen vor: Der proximale Stumpf des neuromtragenden Nervs wird so weit wie möglich nach proximal zurückverfolgt, und zwar bis in den Subfaszialraum. Hier wird der Nervenstumpf auf einer längeren Strecke verschorft und im Subfaszialraum belassen. Rezidive treten viel häufiger dann auf, wenn die Rückkürzung nur im subkutanen Gewebe erfolgt. Natürlich ist darauf zu achten, daß die neue Position des Nervenendes so gewählt wird, daß es keiner mechanischen Belastung ausgesetzt ist. Über die Koaptation der einzelnen Faszikel des Nervenstumpfes mit sich selbst und sekundärer Durchtrennung und Naht nach Samii liegen positive Berichte vor. Als Alternativen werden Versenkung des Nervenstumpfes durch ein Bohrloch in eine Knochenmarkhöhle oder in einen Muskel empfohlen. Sofern ein sogenanntes Kontinuitätsneurom vorliegt, das heißt bei partieller Verletzung eines peripheren Nervs hat lediglich ein begrenzter Teil der Nervenfasern zu einer Neurombildung beigetragen, kann dieser Teil reseziert und die Kontinuität durch autologe Nerventransplantate wiederhergestellt werden (Abb. 4.**1**).

Nerven kleineren Kalibers, wie der N. ilioinguinalis oder N. iliohypogastricus, enden mitunter in einer Narbenplatte, ohne daß ein Neurom definiert werden kann. Da die Beschwerden bei diesen Nerven zum Teil dadurch bedingt sind, daß der im Narbengewebe fixierte distale Stumpf unter einer gewissen Spannung steht und der Nerv sich der mechanischen Beanspruchung beim Durchtritt durch die einzelnen Schichten der Bauchmuskeln nicht so gut anpassen kann, empfehle ich in solchen Fällen die hohe Neurotomie innerhalb des Beckens.

■ Läsion bei erhaltener Kontinuität

Man kann folgende Situationen antreffen, die allerdings auch gemeinsam vorliegen können bzw. ineinander übergehen können.

1. Der Nerv liegt in einem engen Knochenkanal und steht dadurch unter einem erhöhten Druck. Solche Schmerzsyndrome kommen beim N. alveolaris inferior vor und sind mit quälenden Schmerzen verbunden. Man stellt den N. mentalis am Foramen mentale dar, öffnet den Knochenkanal des N. alveolaris inferior durch schichtweises Abtragen der Knochenlamellen, bis man in gesundes Gewebe kommt. Gelingt dies nicht, sucht man den N. alveolaris inferior vor seinem Eintritt in den Kanal auf, durchtrennt ihn hier, schließt ein Nerventransplantat an, das man zum peripheren Stumpf des N. mentalis führt. Die zweite Methode kann auch dann angewendet werden, wenn das erste Verfahren nicht zum erwarteten Erfolg geführt hat.

2. Der Nerv liegt in einem Subfaszialraum unter erhöhtem Druck. Es bestehen Adhäsionen. Dies ist die Situation wie sie durch ein Kompartmentsyndrom entsteht. Durch Abtragung der Faszie wird das Kompartment entlastet. Es wird eine äußere Neurolyse ausgeführt. Wenn der Nerv keine Veränderungen aufweist, ist damit das Vorgehen beendet, wenn Veränderungen bestehen, wird wie unter Punkt 5. dargestellt verfahren.

3. Der Nerv ist in fibröses Gewebe im Bereich einer potentiellen Engpaßstelle eingehüllt und hat Adhäsionen entwickelt, sei es mit der Wand des Engpasses, sei es mit anderen enthaltenen Strukturen wie z.B. Sehnen. In diesen Fällen kommt zur Kompression noch die Irritation des Nervs durch Mitbewegung mit den Muskelkontraktionen dazu. In solchen Fällen wird eine Neurolyse ausgeführt. Bei den Patienten, die ein Schmerzsyndrom entwickeln, entwickeln sich aber wieder Adhäsionen, da die Gesamtsituation nicht verändert wurde. Es entsteht ein Circulus vitiosus. Eine neuerliche Neurolyse führt nur zu neuem Narbengewebe und bringt nur sehr kurzfristig Erleichterung. Ich kenne Patienten, die bis zu fünfmal eine solche Neurolyse über sich ergehen lassen mußten. Das Behandlungsziel bei diesen Fällen muß es sein, die biologischen Bedingungen für den Nerv entscheidend zu verändern. Dies kann dadurch geschehen, daß man Weichteilgewebe heranbringt und den Nerv so einhüllt, daß die neuerlich entstehenden Adhäsionen zu keiner mechanischen Irritation führen.

Wenn der Nerv selbst verändert ist, muß auch hier wie unter Punkt 5 dargestellt verfahren werden. Um so wichtiger ist es aber dann, für eine entsprechende Einhüllung des Nervs mit gut durchblutetem Gewebe zu sorgen. Für den N. medianus im Karpaltunnelsyndrom stehen folgende Verfahren zur Verfügung: Bei einer kurzen Strecke genügt die Verlagerung des M. palmaris brevis. Bei längeren Strecken kann man einen der kurzen Handmuskeln heranziehen, entweder den Abductor digiti minimi brevis oder einen M. lumbricalis.

Bei längeren Strecken empfiehlt sich die Verpflanzung von Gleitgewebe. Wir haben nach dem Vorschlag von Wintsch das Gleitgewebe unterhalb der Skapula gestielt an der A. und V. thoracodorsalis zur Hand verpflanzt (1300). Auch die Verpflanzung von Omentum majus wurde empfohlen. Natürlich wird durch eine solche Verpflanzung die Gewebsmasse innerhalb des gegebenen Hautschlauches erhöht, und es besteht die Gefahr, daß das Integument zu eng wird. Man sollte daher eine solche Operation mit einer Integumenterweiterung kombinieren.

Bei Läsionen des N. ulnaris im Bereich des Sulcus nervi ulnaris kann man durch weitstreckige submuskuläre Verlangerung des Nervs nach Learmonth eine Transposition des Nervs in normales Gleitgewebe erreichen (615).

Für den Plexus brachialis bietet sich der subpektoral gestielte Gleitgewebslappen zur Einhüllung an. Dieser Lappen hat sich bei Schmerzsyndromen nach TOS-Operationen, aber auch nach Bestrahlung wegen Lymphogranulomatose bewährt. Bei Schmerzsyndromen nach Mastektomie wegen Mammakarzinom kann der Lappen naturgemäß nicht angewendet werden, da er im Bestrahlungsfeld liegt. In diesen Fällen empfiehlt sich die Verpflanzung von Omentum majus.

Auch die Einhüllung des N.ischiadicus nach Bestrahlung im Beckenbereich ist manchmal notwendig, für solche Fälle wurde der M. semimembranosus nach Denervierung am Gefäßstiel verlagert.

Bei einem Schmerzsyndrom des N. femoralis im Bereich der Lacuna musculorum kann ein an der A. circumflexa ilium superficialis gestielter Hautfettlappen verwendet werden. In der Kniekehle wurden Schmerzsyndrome durch ein zu enges Integument beobachtet, die den N. peronaeus und des N. tibialis betrafen (s. Punkt 4).

Der N. peroneus ist in seinem Kanal unterhalb des Fibuläköpfchens und beim Durchtritt durch das laterale Kompartment in das vordere Kompartment betroffen. Hier genügt in der Regel die Exzision von Faszie Septum intermusculare und Muskelgewebe, um genügend Platz zu schaffen.

Schwerste Schmerzsyndrome haben wir im Bereich des N. tibialis im Sulcus retromalleolaris medialis und für den N. tibialis, bzw. seine Verzweigung im Bereich des Tarsalkanals beobachtet. Auch für diese Fälle wurden gestielte oder freie Gleitgewebslappen verpflanzt. Größere Bedeutung hat allerdings hier die Integumenterweiterung.

4. Der gesamte Hautschlauch ist zu eng. Millesi und Mitarb. konnten an der Leiche nachweisen, daß eine Verengung des Integuments zu einer Druckerhöhung führt, die sich naturgemäß auf im Hautschlauch befindliche Nerven auswirkt, wenn die Dehnbarkeit des Gewebes durch eine entsprechende Fibrose verlorengegangen ist (739).

Eine solche Integumenterweiterung ist im Bereich des Handgelenkes relativ leicht zu erreichen, wenn mittseitlich, an der Ulnarseite des Handgelenkes und des Unterarmes inzidiert und die ganze palmare Haut abgehoben wird, um einen entsprechenden Zugang zum N. ulnaris und N. medianus zu erhalten. Ein allfälliger Gleitgewebslappen kann von diesem Hautschnitt aus durchgeführt werden. Wenn die Veränderungen weit nach distal reichen, empfiehlt sich auch eine Y-förmige Inzision nach Millesi zur Darstellung der Hohlhand (735). Während die Y-förmige Inzision direkt verschlossen wird, bleibt die mittseitliche Inzision offen. Da sie weitab von dargestellten Nerven bzw. Gefäßen liegt und der Wundgrund hier vom M. flexor carpis ulnaris bzw. der Faszie gebildet wird, kann man diesen Defekt leicht mit Spalthauttransplantaten decken. Man kann dadurch eine Integumenterweiterung um ca. 3 cm erreichen. Im Bereich der Kniekehle haben wir Schmerzsyndrome nach Läsionen des N. ischiadicus mit unvollständiger Regeneration beobachtet, die nur durch Integumenterweiterungen zu beherrschen waren. Die hierfür angelegten Inzisionen liegen abseits der Nerven, die durch die Inzisionen entstandenen Wundflächen werden mit Spalthauttransplantaten gedeckt.

Besondere Bedeutung kommt der Integumenterweiterung in der Gegend des Tarsalkanales zu. Die Haut kaudal und dorsal des Malleolus internus muß sich den Bewegungen des Sprunggelenkes anpassen können. Sie wird in der Regel bei Dorsalflexion gespannt und bei Plantarflexion entspannt (299, 300). Da Haut und Subkutis von den darunterliegenden Nerven und Gefäßen durch die tiefe Faszie und das Retinaculum flexorum getrennt sind, wirken sich diese Bewegungen auf das Nervengefäßbündel nicht aus. Wenn nach der Operation eines Tarsaltunnelsyndroms die Hautwunde komplikationslos verheilt und in der Subkutis eine neue Verschiebeschicht entsteht, ergeben sich diesbezüglich keine Folgen. Wenn jedoch das subkutane Gewebe fibrös verändert wird und stärker vernarbt, wird jede Bewegung an der Haut auf das Nervengefäßbündel übertragen, das jetzt nicht mehr durch das Retinaculum flexorum und die tiefe Faszie geschützt ist. Es ist daher notwendig, in diesen Fällen neues Gewebe heranzuschaffen und vor allem eine Integumenterweiterung zu erreichen. Dies kann dadurch geschehen, daß die Inzision zur Darstellung des N. tibialis und seiner Verzweigung am Unterschenkel beginnend an der Dorsomedialseite des Sprunggelenkes zum Fußrücken und von dort zum Fußgewölbe geführt wird. Es wird ein Hautlappen von dorsal her gehoben, und man erhält sehr gut den Zugang zum Tarsalkanal und kann dort alle notwendigen Maßnahmen treffen. Anschließend deckt die Haut den Tarsalkanal vollständig. Ein primärer Wundverschluß ist grundsätzlich möglich. Wenn man aber auch den primären Wundverschluß verzichtet und den dadurch entstandenen Defekt mit einem Spalthauttransplantat deckt, hat man eine Integumenterweiterung um 2–3 cm errreicht. Diese Vorgangsweise hat sich so bewährt, daß sie jetzt auch bei unkomplizierten Fällen zur Behandlung von Tarsaltunnelsyndromen verwendet wird.

5. Der Nerv ist selbst verändert. Die Veränderungen in einem irritierten Nerv bestehen im wesentlichen aus einer Fibrose, die, wie schon bei den posttraumatischen Veränderungen geschildert, das epifaszikuläre Epineurium, aber auch das interfaszikuläre Epineurium betreffen kann. Das Nervengewebe selbst ist dann entweder nur komprimiert ohne Waller-Degeneration (Schaden I), oder es zeigt eine Waller-Degeneration mit Axonolyse (Schaden II). Nur bei fortgeschrittenen Veränderungen ist auch das Endoneurium verändert (Schaden III). Erst bei langem Bestehen entwickelt sich ein Schaden von Grad III-C. Ein Schaden von Grad III-A, B oder C kann naturgemäß auch durch direkte Schädigung des Nervs im Rahmen des ursprünglichen Traumas zustandekommen. Ein Schaden vom Grad IV mit Verlust der Faszikelstruktur kann Anlaß zu einem Schmerzsyndrom geben, wenn die von proximal kommenden regenerierenden Axonsprossen in dem fibrösen Gewebe sich verzweigen und ungeschützt der mechanischen Beanspruchung ausgesetzt sind. Solche Segmente sind in der Regel funktionslos, wovon man sich durch elektrophysiologische Untersuchung oder durch Blockade überzeugen kann. In solchen Fällen empfiehlt sich die Resektion.

Liegt dagegen eine Mischung vom Schaden Grad III und Grad IV vor und besteht noch eine Restfunktion, muß man differenzierter vorgehen. Auch hier wird man sich zuerst durch eine Blockade überzeugen, ob der Schmerz tatsächlich entlang des betroffenen Segments geleitet wird. Wenn dies der Fall ist, versuche ich durch Präparation von distal her die erhaltenen Faszikel herauszupräparieren und das fibröse Gewebe zu entfernen.

5. Klinik der Läsionen der Spinalnervenwurzeln

5.1 Anatomie und Grundsätzliches

Anatomie

Die vorderen Wurzeln der Spinalnerven (Abb. 5.1) verlassen das Rückenmark in Form von 4–7 relativ dicht gruppierten Wurzelfäden *(Filae radiculariae)*. Die hinteren Wurzeln teilen sich dagegen vor dem Eintritt in das Rückenmark fächerartig in 3–10 Wurzelfäden auf, die in einer kontinuierlichen Reihe in den Sulcus lateralis posterior einstrahlen. Kurz vor der Vereinigung mit der vorderen Wurzel trägt die hintere Wurzel das Spinalganglion. Mit Ausnahme des ersten Zervi-

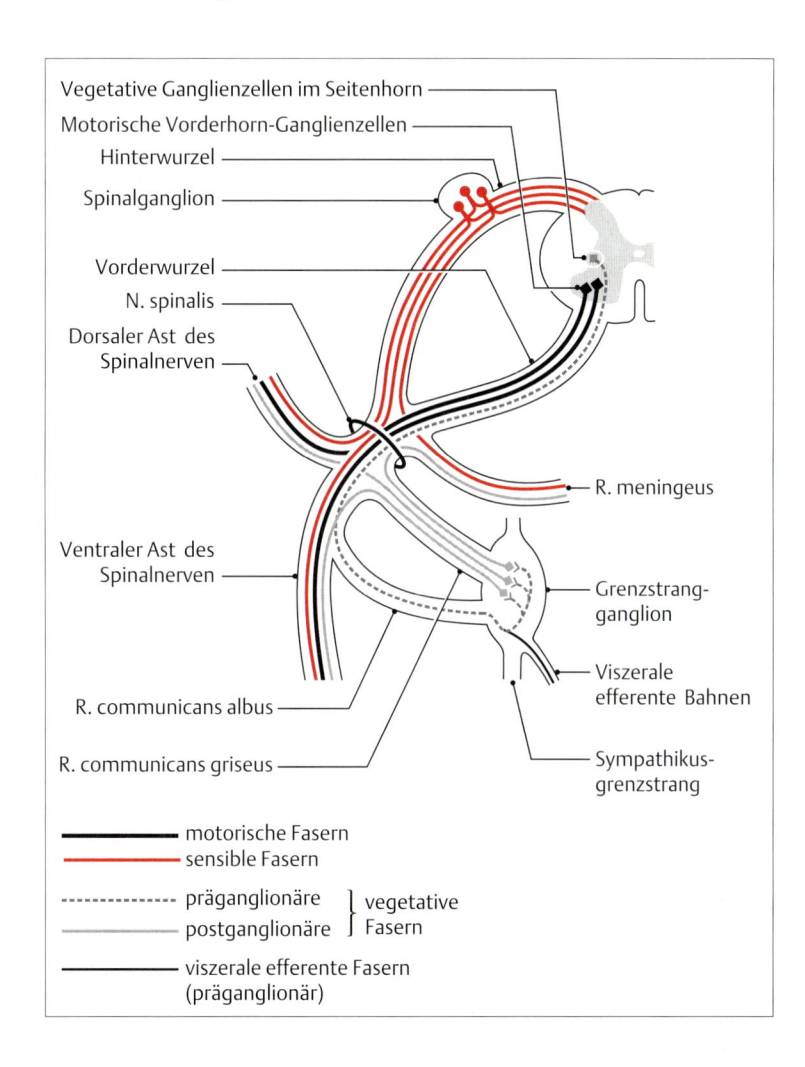

Abb. 5.1 Schematische Darstellung der Spinalnervenwurzeln und ihrer Äste.

kalnervs übertrifft die hintere Wurzel die vordere kalibermäßig um das 1,5- bis 3fache.

Der größte Teil der Spinalnervenwurzeln und das Ganglion spinale liegen intradural. Ihre Anfangsstrecken werden von Pia bedeckt. Die Arachnoidea begleitet die Wurzeln bis in die von der Dura gebildeten Wurzeltaschen, die an den dorsalen Wurzeln weiter peripherwärts reichen und hinter dem Spinalganglion in das epineurale Gewebe übergehen. Auch die Arachnoidea verliert sich im epineuralen Gewebe, während der Liquorraum mit Lymphspalten im perineuralen Gewebe kommuniziert. Die Wurzeln treten also noch vor ihrer Vereinigung zum Spinalnerven in getrennten Öffnungen durch die Dura, ihre Vereinigungsstelle liegt extradural. Die Spinalnerven und ihre Wurzeln werden von Blutgefäßen begleitet. Spinale Äste der Aa. vertebrales, interkostales und lumbales schließen sich im Foramen intervertebrale der ventralen Seite der Spinalnerven an und geben *radikuläre Äste* ab, welche die Dura durchbohren und entlang der hinteren und vorderen Wurzel das Gefäßnetz an der Oberfläche des Rückenmarkes erreichen. Die Venen folgen den Nervenwurzeln und münden in die Plexus venosi vertebrales interni.

Verlauf und Länge der Spinalnervenwurzeln ändern sich infolge der Wachstumsverschiebung zwischen Rückenmark und Wirbelsäule von kranial nach kaudal beträchtlich. Der Conus terminalis des Rückenmarkes liegt beim Erwachsenen auf Höhe der Mitte oder des unteren Randes des 2. Lendenwirbelkörpers. Auf die Dornfortsätze bezogen, liegen die Rückenmarkssegmente im Halsbereich einen Wirbel höher, dem Dornfortsatz C6 entspricht also das Segment C7. Zwischen dem 1. und 6. Brustwirbeldorn beträgt die Verschiebung bereits 2, vom 7.–10. thorakalen Processus spinosus sogar 3 Segmenthöhen. In Höhe des 11. und 12. Brustwirbeldorns projizieren sich die Rückenmarkssegmente L2- L5, der 1. Lendendorn überlagert die Sakralsegmente des Rückenmarkes. Durch diese Verschiebung verlaufen die Spinalnervenwurzeln immer mehr nach kaudal und lateral absteigend zu ihrer Austrittsstelle durch das Foramen intervertebrale. Gleichzeitig nimmt die Länge der Wurzeln von wenigen Millimetern bis auf etwa 25 cm zu. Die 1. Zervikalwurzel zieht noch leicht ansteigend nach lateral, die 2. und 3. horizontal. Die Lumbal- und Sakralwurzeln bilden unterhalb von L2 die Cauda equina. Diese Verhältnisse sind in der Abb. 5.2 festgehalten (450).

Kraniokaudale Unterschiede bestehen auch in der Lage der Spinalganglien in bezug auf die Dura und das Foramen intervertebrale. Während sich die zervikalen und thorakalen Spinalganglien innerhalb des Foramen intervertebrale befin-

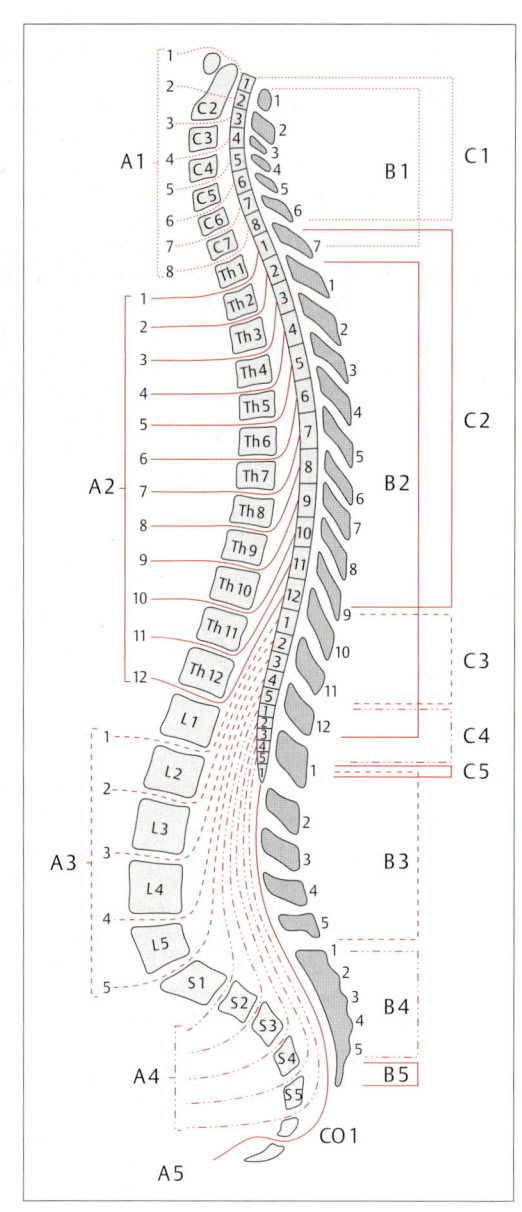

Abb. 5.2 Beziehung des Rückenmarkes und der Spinalwurzeln zu den Wirbelkörpern und den Dornfortsätzen beim Erwachsenen. Man beachte die nach kaudal zunehmende Verschiebung (nach Hintzsche sowie Hansen u. Schliack).

den, verlagern sich die Spinalganglien von L2 an nach medial. Das Ganglion von L5 liegt an der inneren Öffnung des Foramen intervertebrale, die kaudal folgenden sogar im Sakralkanal selbst. Anomalien der lumbalen Nervenwurzeln finden sich in einigen wenigen Promille der Fälle (1305). So können 2 Wurzeln benachbarter Segmente gemeinsam durch ein Wirbelloch hindurchtreten, können auch eine gemeinsame Durascheide aufweisen, oder es kommt zu einer präganglionären Anastomose zweier benachbarter Wurzeln bzw. zu einem rechtwinkligen Austritt einer Wurzel aus dem Duralsack.

Praktisch bedeutsame Konsequenzen ergeben sich aus dem Einbau der Spinalnerven im *Zwischenwirbelloch* (Foramen intervertebrale). An der Begrenzung dieser Öffnungen beteiligen sich außer den Wirbelkörpern und den Gelenkfortsätzen auch die Kapsel der Wirbelgelenke und die *Bandscheiben*. Periost, Gelenkkapsel und die äußersten Lamellen des Anulus fibrosus bilden eine kräftige, bindegewebige Wandauskleidung. Die Spinalnerven und die Arterien werden durch Fettgewebe und Venengeflechte gegen die Wandung abgepolstert. Im Halsbereich liegen die Nerven zentral im Foramen intervertebrale. Im Zusammenhang mit dem Ascensus medullae verlagern sie sich im Thorakalbereich in die kranialen Bereiche des Kanals, während im Lendenbereich die Spinalnervenwurzeln eintreten und dort in die Transversalebene einschwenken. Durch eine ventrale Verlagerung rücken die lumbalen Spinalnerven näher an die Bandscheiben. Noch weitergehende regionale Unterschiede ergeben sich aus den besonderen Baueigentümlichkeiten der Bewegungssegmente in den einzelnen Wirbelsäulenabschnitten.

In der Halswirbelsäule reichen die Bandscheiben anfänglich nicht bis unmittelbar an die Begrenzung des Zwischenwirbelloches. Im Zusammenhang mit der Ausbildung der seitlich der kranialen Wirbeldeckplatte aufsitzenden *Processus uncinati* sind die Halswirbelbandscheiben aber frühzeitig Veränderungen unterworfen, die mit transversal eingestellten Spaltbildungen einhergehen. Die lateralen Lamellen des Anulus fibrosus reißen, werden flach nach außen umgelegt und wandeln sich in Faserknorpel um. Es bildet sich eine Art von „Halbgelenken", die sogenannten *Unkovertebralgelenke*. Die zunehmende Lockerung innerhalb der Bandscheiben löst eine reaktive Knochenbildung entlang der Randleisten der Halswirbelkörper aus, welche eine verstärkte laterale Ausladung der Processus uncinati zur Folge haben kann. Diese ist gegen den Inhalt der Foramina intervertebralia gerichtet.

Noch wechselnder gestalten sich die Verhältnisse im Lumbalbereich. Der Durchmesser der Foramina intervertebralia nimmt von L1–L5 kontinuierlich ab, während umgekehrt das Kaliber der Nervenwurzeln um ein Mehrfaches ansteigt. Der steil absteigende Verlauf der Nervenwurzeln hat überdies zur Folge, daß nicht nur die gleichnamigen, sondern auch die nächstfolgenden Wurzeln in Kontakt mit einer Bandscheibe kommen können. So wird es verständlich, daß dorsolaterale Diskushernien der Bandscheibe L4/L5 vorwiegend den 5. Lumbalnerv, solche der letzten Bandscheibe den 1. Sakralnerv gefährden, während die kranial im Foramen intervertebrale gelegenen, eigentlichen Segmentnerven außerhalb der Kompressionszone bleiben können (Abb. 5.**29**).

Unter den Nachbargebilden des äußeren Mündungsgebietes des Canalis intervertebralis ist im Halsbereich die A. vertebralis zu nennen, die begleitet von den Vv. vertebrales und dem vegetativen Plexus vertebralis in den Foramina transversaria des 1.–6. Halswirbels verläuft und die Spinalnerven ventral überlagert. Im Brustbereich springen die Wirbel-Rippen-Gelenke gegen den unteren Teil der Foramina intervertebralia vor und drängen die Spinalnerven in den freien oberen Abschnitt.

Die proximalen Abschnitte der Nervenwurzeln weisen bei Vergleich mit den distalen Nervenverläufen histologische Besonderheiten auf (843a, 844). Die Axone sind in einem einzigen Faszikel angeordnet. Der Gehalt an Kollagen im Endoneuralraum ist fünfmal geringer als in peripheren Nerven. Ein Perineurium fehlt, und das Epineurium ist nur spärlich ausgebildet. Die intraradikulären Gefäße verfügen nicht über Kollateralen mit der Umgebung. Dies macht Nervenwurzeln anfällig für verschiedenartige endogene Noxen.

Metamerie

Die segmentale Innervation von Haut und Muskulatur stellt ein pylogenetisch altes Einteilungsprinzip dar. Im Gegensatz hierzu ist die Entwicklung der peripheren Nervenstämme rezent und artspezifisch. Die segmentale Innervation ist eine Eigentümlichkeit der Wirbeltiere. Diese grundlegende Unterteilung der Leibeswandmuskulatur findet sich bereits beim Lanzettfischchen. Wir bezeichnen diese Leibeswandsegmentierung bzw. die Segmentierung ihrer mesenchymalen Vorstufen als Metamerie.

Die Spinalnerven folgen erst sekundär dieser Ordnung, bilden aber später den einzigen bleibenden Hinweis auf die ursprüngliche Segmentierung. In ihrem Ursprung bleiben sie unverändert, begleiten aber die ihnen zugehörigen Gewebe durch die verschiedenen Phasen ihrer Entwicklung, bei deren Abschluß die ursprüngli-

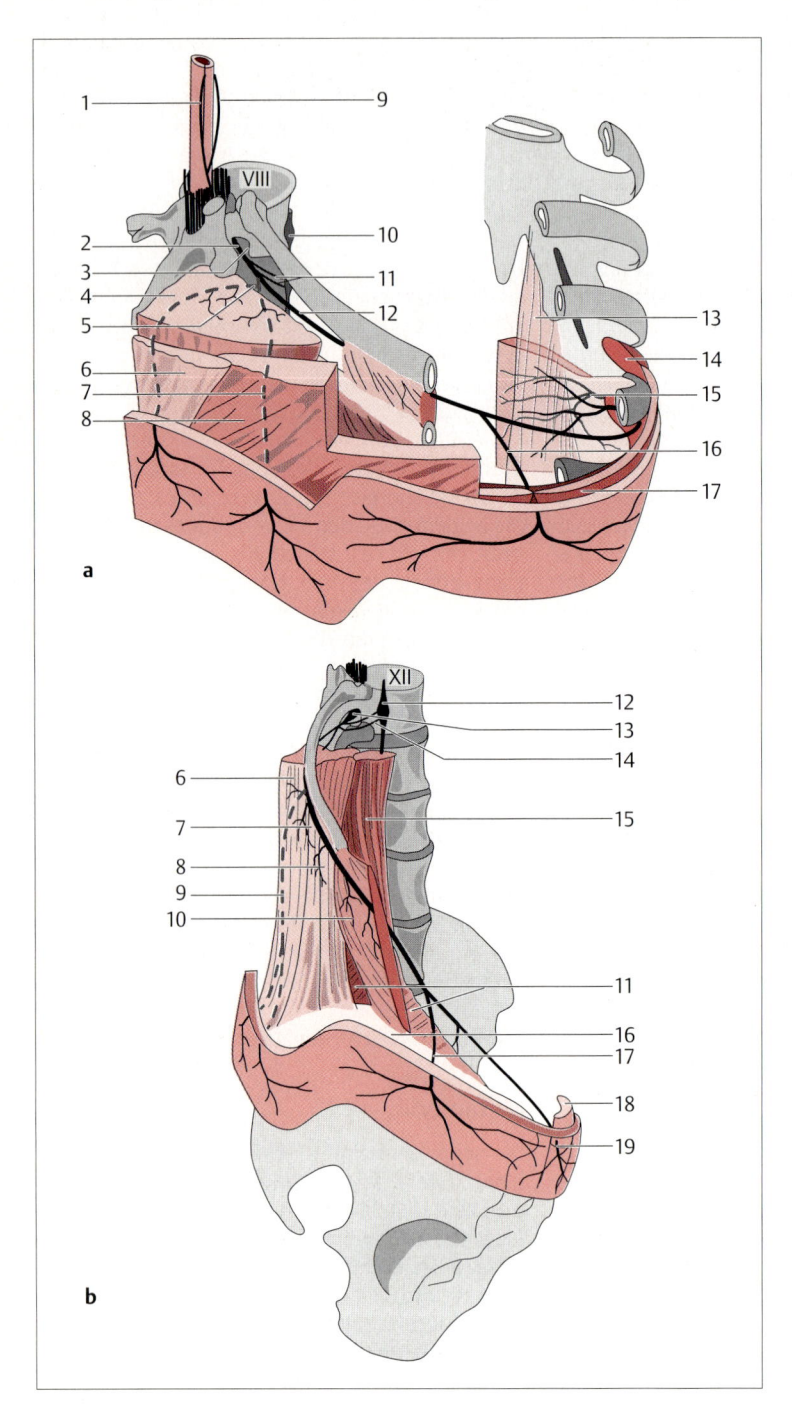

Abb. 5.**3a** u. **b** Ausgeprägte topische Diskrepanz zwischen der segmentalen Innervationszone der Haut und der vom entsprechenden Spinalnerv versorgten Muskulatur des 8. (**a**) und des 12. (**b**) Thorakalnervs. Die sensiblen Anteile des Nervs können deshalb auch leicht isoliert betroffen werden. Man beachte auch die stufenartige Verschiebung in der „Skapularlinie" zwischen der sensiblen Innervationszone des R. dorsalis und derjenigen des R. ventralis („skapuläre Elevation").

a
1 Hintere Wurzel (Radix posterior)
2 Ganglion spinale thoracale VIII
3 N. spinalis
4 Lange Rückenmuskulatur
5 R. cutaneus medialis (R. dorsalis)
6 M. trapezius
7 R. cutaneus lateralis (R. dorsalis)
8 M. latissimus dorsi
9 Vordere Wurzel (Radix anterior)
10 Truncus sympathicus
11 Rr. communicantes
12 N. thoracicus VIII
13 M. rectus abdominis
14 M. obliquus externus abdominis
15 R. cutaneus anterior (R. ventralis)
16 R. cutaneus lateralis (R. ventralis)
17 M. serratus anterior

b
6 Lange Rückenmuskulatur
7 N. thoracicus XII
8 M. quadratus lumborum
9 R. cutaneus lateralis (R. dorsalis)
10 M. obliquus externus
11 M. obliquus internus
12 Truncus sympathicus
13 Ganglion spinale thoracale XII
14 Rr. communicantes
15 M. psoas
16 Crista iliaca
17 R. cutaneus lateralis (R. ventralis)
18 M. rectus abdominis
19 R. cutaneus anterior

Abb. 5.4 Der Rumpfmuskulatur kommt zum Teil zervikale Innervation zu. Alle hier gezeigten Muskeln (Trapezius, Rhomboidei, Supra- und Infraspinatus, Deltoideus, Serratus anterior und Latissimus dorsi) gehören ausschließlich zervikalen Myotomen an.

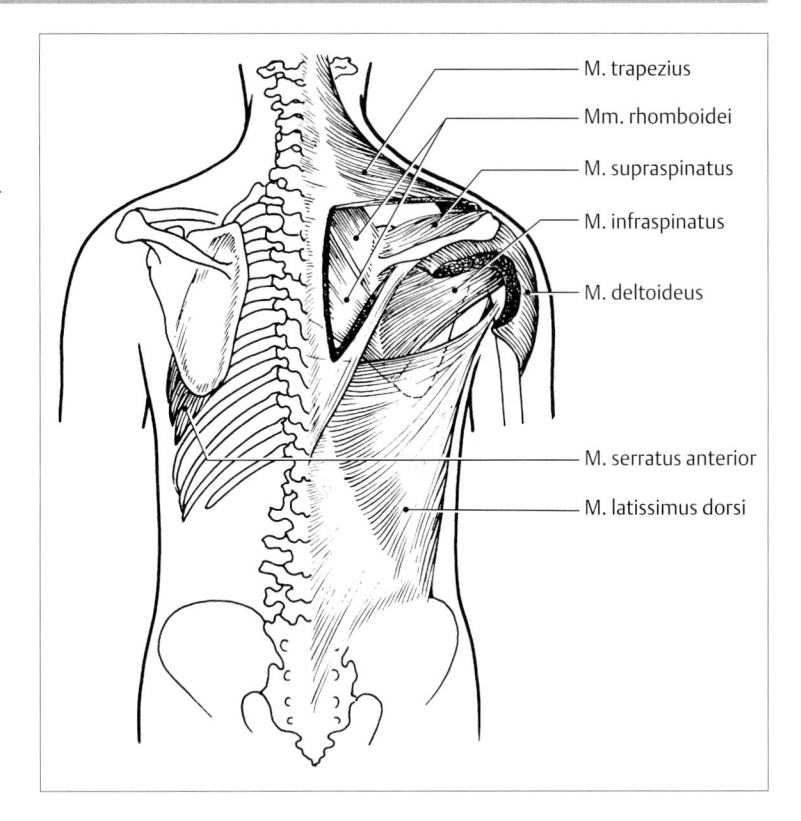

- M. trapezius
- Mm. rhomboidei
- M. supraspinatus
- M. infraspinatus
- M. deltoideus
- M. serratus anterior
- M. latissimus dorsi

che Metamerie in diesen Geweben sich nicht mehr erkennen läßt (450).

Das Einflußgebiet eines einzelnen Spinalnervs wird Segment genannt. Hierbei ist das Dermatom die Einflußzone der sensiblen Spinalnervenfasern in der Haut, das Myotom das Einflußgebiet der motorischen Spinalnervenfasern innerhalb der Skelettmuskulatur, während wir das Einflußgebiet der viszero-sensiblen Spinalnervenfasern in den Eingeweiden als Enterotom bezeichnen. Auch die Knochenstrukturen sind segmental geordnet (Sklerotom), ohne daß deren klinische Relevanz bekannt ist.

Erfahrungsgemäß werden radikuläre Syndrome und periphere Nervenläsionen nicht selten miteinander verwechselt, vor allem bei partiellen Läsionen. Zur Differenzierung ist eine genaue Kenntnis des Einflußgebietes der einzelnen Wurzeln erforderlich. Die wissenschaftlichen Erkenntnisse über die segmentale Innervation gründen sich vor allem auf umfangreiche klinische Beobachtungen bei Patienten mit Läsionen einzelner Nervenwurzeln, etwa durch Traumen oder Diskushernien. Wesentlichen Aufschluß über die Dermatome verdanken wir den Untersuchungen über die Anordnung der Hauteffloreszenzen beim Herpes zoster (470; 450). Foerster (356) bestimmte die sensible Innervation einzelner Nervenwurzeln bei Patienten, bei denen zur Behandlung einer Spastik sensible Wurzeln durchtrennt wurden. Viele offene Fragen zur Anordnung der Myotome und Dermatome wurden durch neurophysiologische Studien geklärt (in jüngerer Zeit insbesondere 626, 628, 888). Aufgrund dieser Untersuchungen wurden Regeln für die segmentale Innervation von Muskeln und Haut ermittelt. Es ist aber zu beachten, daß in beträchtlichem Umfang individuelle Variationen einschließlich Asymmetrien vorkommen. Tab. 5.1 zeigt die Ergebnisse elektromyographischer Untersuchungen an 50 Patienten mit isolierten Läsionen der Wurzeln C5 bis C8 (626).

Die Topik der Myotome und der Dermatome weicht an vielen Stellen stark voneinander ab. Man kann sich leicht davon überzeugen, wenn man das Dermatomschema mit der segmentalen Ordnung der Muskulatur vergleicht. Am Rumpf liegen die Myotome jeweils unter der gleichna-

Tabelle 5.1 Elektromyographische Untersuchungen bei 50 Patienten mit operativ nachgewiesener Läsion einer einzelnen zervikalen Wurzel (626).

		SUP	INF	DEL	BRAC	BIC	PT	FCR	TRIC	ANC	EDC	EIP	FPL	APB	ID1	ADM	PSM
C5	1	●	○	○	●	○	○		○			○	○		○		●
	2	●		●	●	●	○		○			○	○		○		●
	3	○	●	◐		○	○	○	○			○	○	○	○		○
	4		●	●	●	○	○		○			○	○		○		●
	5		●	●	●	●	○					○	○		○		●
	6		●	●	●	●	○					○	○	○	○		●
	7		●	●	●	●	○		○			○	○	○	○	○	○
C6	8	●	●	●	●	●	○	○	○		●	○	○	○	○	○	●
	9	●	●	○	●	●	●		○			○	○		○		●
	10			●	●	●	●		○		○	○	○		○		●
	11	○		●	●	●	●		○		○	○	○		○		○
	12		○	○	●	●	○		○			○	○		○		●
	13		○	○	○	○	●		○			○	○		○		
	14		○	○		○	●	●		●		○	○		○		●
	15		○	○	○	○	●	●	●	●		○	○	○	○	○	○
	16					○	●	●	●	●	●	○	○	○	○	○	○
C7	17			○	○	○	●	●	●		○	○		○			○
	18			○		○	●	●	●		○	○		○			○
	19			○	○	○	●	●	●			○		○			●
	20		○	○	○	○	●	●	●	○		○		○			●
	21	○	○	○			●	●	●		○	○		○		○	●
	22		○	○	○		●	●	●		○	○		○			●
	23			○	○		●	●	●			○		○			●
	24			○	○		●	●	●			○		○			●
	25						●	●	●	●	○	○		○		○	○
	26		○				●	●	◐	●		○		○			○
	27			○	○		●	●	●		○	○		○			○
	28		○		○		●	●	●		○	○		○			○
	29			○		○	●	●	●		○	○		○			○
	30			○	○	○	●	●	●		●	○		○			○
	31			○		○	●	●	●	●	●	○		○			○
	32				○		●	●	●		●			○			●
	33			○		○	●	●	●	●		●	○	●			●
	34			○		○	○	●	●			○					●
	35			○		○	○	●	●					○			●
	36		○	○			●	●	●		○	●		○			○
	37						●	●	●		●			○			●
	38			○	○	○	●	●	●			○		○			●
	39		○	○	○	○	●	●	●			○		○		○	○
	40		○	○	○	○	●	●	●	○		○		○			○
	41		○	○	○	○	●	●	●	◐	○	○		○			○
	42				○	○	●	○	●	●		○	○	○			
	43			○	○	○	●	○	●	●		○		○			
	44			○		○		◐	●		○	○		○			○
C8	45			○	○	○	○	●				●	●	●	●	●	●
	46				○	○		○			●	●	●	○	◐	●	●
	47			○		○	○	○				●	●	●	○	●	○
	48	○	○	○	○	○	○	○	○	○		●	●	○	●	●	●
	49					○		○				●	●	●	●	●	●
	50					○		○				●	●	●	●	●	●

● = Pathologische Spontanität mit oder ohne neurogenen Umbau.
◐ = Veränderung der Rekrutierung.
○ = Normalbefund.
Untersuchte Muskeln: SUP Supraspinatus, INF Infraspinatus, DEL Deltoideus, BRAC Brachioradialis, BIC Biceps, PT Pronator teres, FCR Flexor carpi radialis, TRIC Triceps, ANC Anconeus, EDC Extensor digitorum communis, EIP Extensor indicis proprius, FPL Flexor pollicis longus, APB Abductor pollicis brevis, ID1 Interosseus dorsalis I, ADM Abductor digiti minimi, PSM paraspinale Muskulatur

migen Rippe durchweg höher als die entsprechenden Dermatome. Diese Verschiebung vergrößert sich nach kaudal immer mehr (Abb. 5.**3**). Besonders deutlich ist die Verschiebung von Dermatomen gegenüber Myotomen im Bereich der Schultermuskulatur. So schiebt sich der von zervikalen Segmenten innervierte M. latissimus dorsi bis unter die untersten Thorakaldermatome (Abb. 5.**4**). Auch die zur Haut ziehenden efferenten vegetativen Nervenfasern, die über den Grenzstrang des Sympathikus laufen – die sudorisekretorischen und die vasokonstriktorischen Fasern sowie die Nerven der Piloarrektoren – halten sich nicht an die spinale segmentale Ordnung, die uns vom Dermatomschema her geläufig ist (S. 6.3.1).

5.2 Allgemeine Charakteristika der Wurzelsyndrome

Der Besprechung der speziellen Symptomatologie der einzelnen Spinalnervenwurzeln müssen einige Hinweise auf die allgemeinen klinischen Charakteristika der Wurzelläsionen vorangestellt werden.

Es gibt nur sehr selten radikulär bedingte motorische oder sensible Paresen, die nicht zumindest zu Beginn von einem zervikalen Schmerzsyndrom oder einer Brachialgie bzw. von Kreuzschmerzen oder einer Ischialgie begleitet waren. Die Schmerzausstrahlungen erstrecken sich entlang den Dermatomstreifen.

Die Sensibilitätsstörung betrifft ausschließlich (oder bei mehrwurzeligen Syndromen) am ausgeprägtesten die Algesie. Dies ist darauf zurückzuführen, daß die gegenseitige Überlappung der Dermatome für den Schmerzsinn viel ausgeprägter ist als für andere Gefühlsqualitäten, so daß jedes Segment lediglich für die Algesie eine autonome Innervationszone hat. Der analgetische Streifen im Rahmen eines monoradikulären Ausfallssyndroms ist viel schmaler als das dysästhetische Band, das bei einem monoradikulären Reizsyndrom zu erwarten ist (Abb. 5.**5**).

Die Muskelatrophien sind bei neuroradikulären Syndromen isoliert und passen bei mehrwurzeligen Ausfällen in keinen peripheren Nervenverband. Bei chronischer Wurzelreizung ist als Rowität eine Hypertrophie der Kennmuskeln beschrieben worden (701).

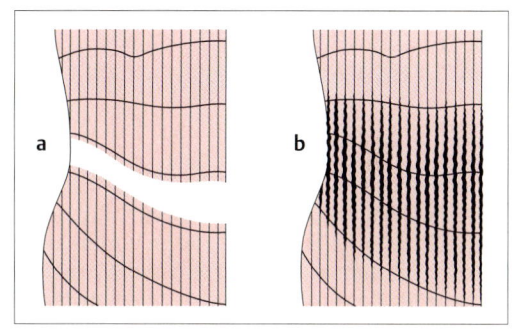

Abb. 5.**5a u. b**   Während ein monoradikuläres *Ausfallssyndrom* (**a**) durch einen *schmalen* analgetischen Streifen gekennzeichnet ist, findet sich bei einem monoradikulären *Reizsyndrom* (**b**) (wie es z.B. bei den Head-Zonen gegeben ist) ein *breites dysästhetisches Band*.

Ausfälle von Muskeldehnungsreflexen passen oft nicht zu den scheinbar betroffenen peripheren Nerven. Beispiel: Ausfall des Adduktorenreflexes bei L3-Syndrom, das mit einer Femoralisparese verwechselt werden kann, oder des zum Nervenverband des N. tibialis gehörenden Tibialis-posterior-Reflexes beim L5-Syndrom, das an eine Peroneuslähmung erinnert.

Defekte der vegetativen Innervation (Schweißsekretion, Piloarrektion und Vasomotorik) kommen bei reinen Wurzelläsionen nicht vor.

5.3 Spezifische Charakteristika einzelner Wurzelsyndrome

Zervikale Wurzeln

C1–C3. Es ist bisher nur teilweise gelungen, Syndrome monoradikulärer Läsionen für die Wurzeln C1, C2 und C3 zu definieren. Gemeinsam innervieren diese Wurzeln mit ihren Rr. dorsales die tiefen Nackenmuskeln und die Haut des Hinterkopfes einschließlich der Ohrregion und des Nackens und bilden mit den Rr. ventrales den Plexus cervicalis. Poletti hat kürzlich bei Patienten mit einer Kompression der Wurzel C3 ein sensibles Dermatom definiert, das sich an der Anordnung der Hypalgesie orientierte, die nach operativer Dekompression verschwand (896, 897). Es umfaßt die Haut über und hinter dem Ohr, die Unterkiefer- und die Nackenregion (Abb. 5.**6**). Die Patienten klagten über Schmerzen mit Ausstrahlung zum Ohr, oft auch in die Orbita, die durch Bewegungen und lokalen Druck provoziert wurden. Zudem nimmt die Wurzel C3 in variablem Umfang an der Innervation des Zwerchfells teil (Kennmuskel). Nach den Untersuchungen an Zosterkranken erstreckt sich das Dermatom C3 bis zum oberen Sternumrand (750). Bei einer Läsion der Wurzel C2 sind Sensibilitätsstörungen in der Mitte des Hinterkopfes zu erwarten. Eine Unterscheidung von einer distal gelegenen Läsion (N. occipitalis major) ist indessen nicht möglich.

Ein sensibles Syndrom der Nervenwurzel C1 ist nicht bekannt.

Sehr häufig werden in der Literatur Irritationen einer der oberen zervikalen Nervenwurzeln als Ursache unterschiedlicher Schmerzsyndrome im Nacken- und Hinterkopfbereich ohne sensible oder motorische Ausfälle diskutiert, und es liegen zahlreiche Berichte über Behandlungserfolge nach medikamentöser Blockierung, nach operativer Dekompression oder Wurzeldurchtrennung zur Behandlung solcher Schmerzsyndrome vor. Die Ergebnisse sind aber uneinheitlich und teilweise widersprüchlich (893). So ist auch eine Abgrenzung von Schmerzen anderer Ursache, etwa einem übertragenen Schmerz bei Krankheiten eines Wirbelgelenks, oft nicht möglich (43).

C4 (Abb. 5.**7**). Eine Läsion dieser Wurzel verursacht Schmerzen in der Nacken-Schulter-Gegend und motorische Störungen im Bereich des Zwerchfells. Die Lokalisation der Schmerzen und der eventuell nachweisbaren Hypalgesie ergibt sich aus dem Dermatomschema (s. Abb. 2.**6**). Gleichartig lokalisierte Schmerzen kommen als „referred pain", als übertragener Schmerz, bei Erkrankungen innerer Organe in den dazugehörigen Head-Zonen vor. Besonders zwerchfellnahe Krankheitsprozesse wie akute Gallenblasenerkrankungen, Magenperforationen, phrenische Abszesse usw. bewirken häufig Schmerzausstrahlungen in den Schulterbereich. Sie werden über sensible Phrenikusfasern zu dem Segment C4, wahrscheinlich auch C3, geleitet. Das Zwerchfell stellt den Kennmuskel für C4 dar. Zwerchfellinnervationsstörungen können zu umschriebenen Relaxationen führen, die röntgenologisch bei der Inspiration eine sogenannte paradoxe Beweglichkeit zeigen. Selten kommen bei monoradikulären Läsionen einseitige totale Zwerchfellparesen vor. Ist diese linksseitig, kann dies zu einem Beschwerdebild des sogenannten Roemheld-Komplexes führen.

Das Zwerchfell wird in der Mehrzahl der Fälle überwiegend von C4, seltener überwiegend von C3 aus innerviert. Ist die Innervation auf beide Wurzeln verteilt, so findet man die durch C3-Läsionen verursachten Relaxationen eher im ventralen Abschnitt des Zwerchfells, die von C4 ausgehenden Relaxationen dagegen dorsal (965). Beim C4-Syndrom können darüber hinaus

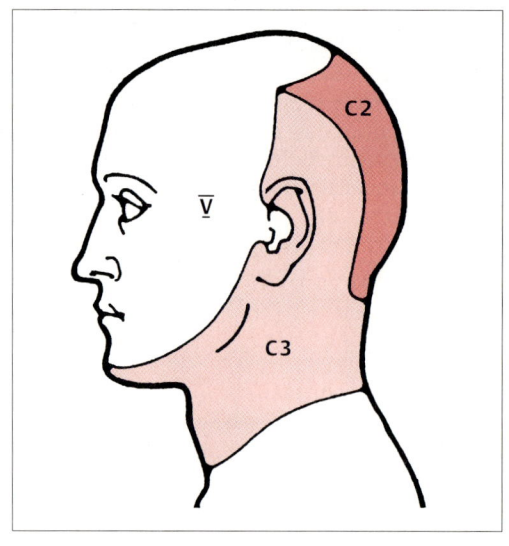

Abb. 5.**6** C2- und C3-Syndrom.

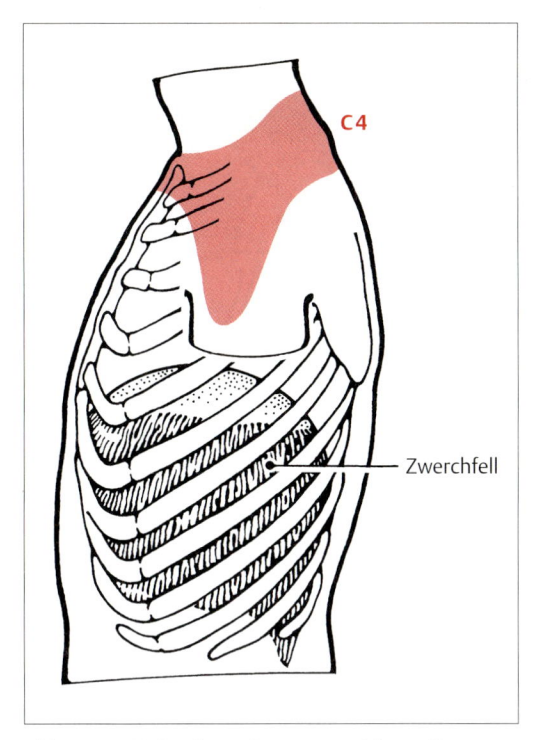

5.3 Spezifische Charakteristika einzelner Wurzelsyndrome

Abb. 5.**7** C4-Syndrom, Dermatom C4 rot. Kennmuskel: Zwerchfell.

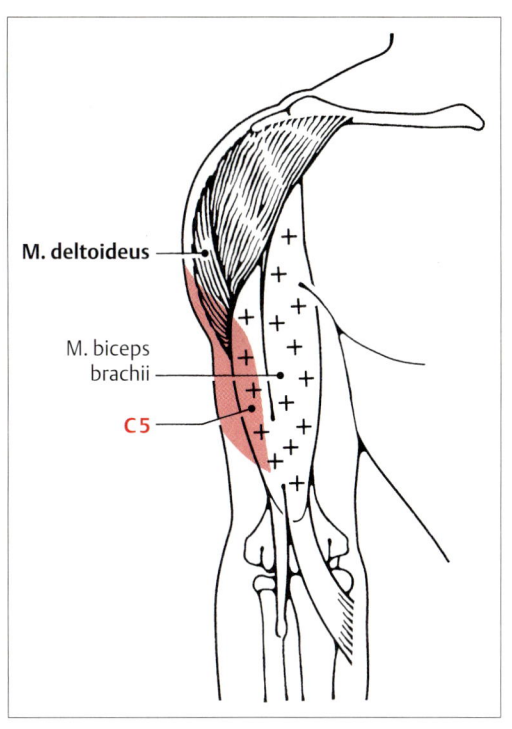

Abb. 5.**8** C5-Syndrom. Dermatom C5 rot. Parese des M. deltoideus, gelegentlich M. biceps.

Störungen der Schulterbeweglichkeit auftreten (Schulterblattmuskeln und M. deltoideus). Reflexausfälle, die man klinisch verwerten könnte, sind für dieses Syndrom nicht bekannt.

C5 (Abb. 5.**8**) Auch hier treten Schulterschmerzen auf, die mehr lateral und dorsal über der Wölbung des M. deltoideus gelegen sind. Paresen betreffen den Deltoideus (C5-C6) gelegentlich den M. biceps brachii (C5/C6). Elektromyographisch lassen sich zudem auch im M. infraspinatus und im M. brachioradialis Zeichen einer neurogenen Läsion nachweisen (626). Der Bizepsreflex ist beim C5-Syndrom meist verwertbar abgeschwächt.

C6 (Abb. 5.**9**). Die Schmerzen bei einem C6-Syndrom strahlen in den ganzen Arm aus. Sie beginnen am hinteren Rand des M. deltoideus ziehen über den radialen Condylus und über die Radialseite des Unterarmes abwärts bis in den Daumen hinein. Im gleichen Bereich, besonders in den distalen Abschnitten, kann eine Hypalgesie vorhanden sein. Deutliche Muskelatrophien sind bei diesem Syndrom nicht bekannt. Immerhin können klinisch manifeste Funktionsstörungen des M. biceps brachii und des M. brachioradialis vorkommen. Der Bizepsreflex ist in der Regel stark abgeschwächt oder erloschen. In der Untersuchung von Levin u. Mitarb. (626) war das Spektrum elektromyographisch faßbarer neurogener Läsionen uneinheitlich. Bei einem Teil der Patienten waren ähnliche Muskeln betroffen wie beim C5-Syndrom, bei der anderen Hälfte ähnelte das Muster einem C7-Syndrom. Bei der Wurzelläsion C6 waren regelmäßig Denervationen im M. pronator teres nachweisbar, die beim C5-Syndrom nicht vorkamen (s. Tab. 5.**1**).

Differentialdiagnostisch muß eine Läsion des N. musculocutaneus ausgeschlossen werden, die jedoch niemals Innervationsstörungen im M. brachioradialis oder im M. pronator teres verursacht und nicht zu Sensibilitätsstörungen des Daumens führt.

Abb. 5.9 C6-Syndrom. Dermatom C6 schraffiert. Kennmuskeln: M. biceps brachii und M. brachioradialis.

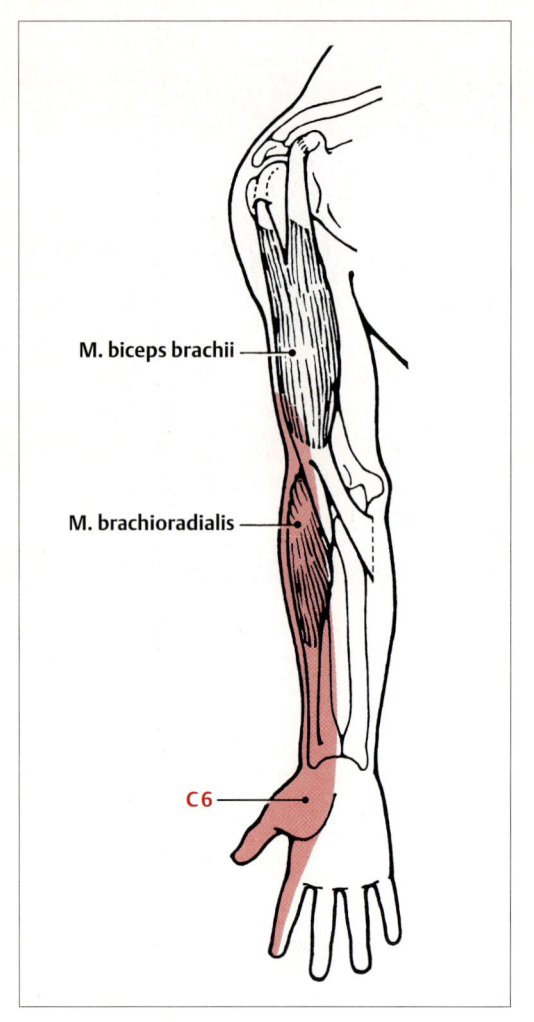

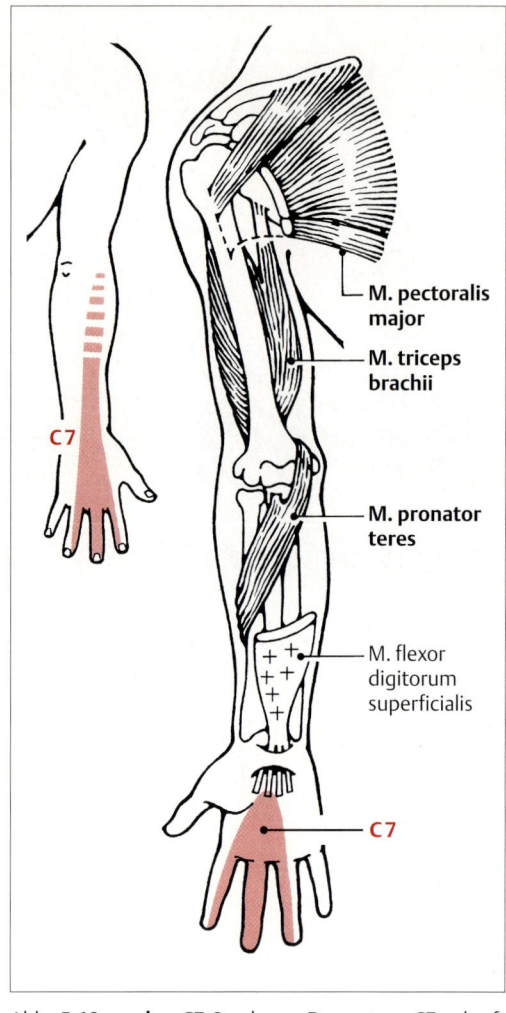

Abb. 5.10a u. b C7-Syndrom. Dermatom C7 schraffiert. Kennmuskeln: M. triceps brachii sowie Daumenballen. Innervationsstörungen auch im M. pronator teres.

C7 (Abb. 5.**10**). Das C7-Syndrom verursacht Schmerzen, die bis in den 2., 3. und 4. Finger ausstrahlen. Es findet sich eine Hypalgesie, die sowohl volar als auch dorsal die Finger II bis IV und einen Streifen über der Mittelhand umfaßt, dorsal auch noch weiter nach proximal streifenförmig am Unterarm und an der Außenseite des Oberarmes nachweisbar ist (s. Abb. 2.**6**). Es bestehen in der Regel eine deutliche Trizepsschwäche, eine Parese des M. pectoralis major (mittlere Portion) (Abb. 5.**11**), eine motorische Schwäche der langen Fingerbeuger sowie auch des M. pronator teres. Gelegentlich findet sich auch eine Teilläh-
mung des M. serratus anterior, besonders seiner kaudalen Anteile (678). Der Trizepsreflex ist immer abgeschwächt oder aufgehoben. Trotz einer meist deutlichen Hypotonie des M. triceps findet sich nur selten eine signifikante Atrophie dieses Muskels.

Bei der *differentialdiagnostischen* Abgrenzung eines C7-Syndroms gegenüber einer Medianusläsion ergeben sich gelegentlich Schwierigkeiten, weil beide Innervationsareale in Haut und Muskulatur distal recht ähnlich sind. Das Karpaltunnelsyndrom (S. 6.2.12) ist weitaus häufiger als eine Wurzelläsion C7. Eine streifenförmige Sensi-

Abb. 5.11 Atrophie des mittleren Anteils des M. pectoralis major links bei Läsion der 7. Zervikalwurzel.

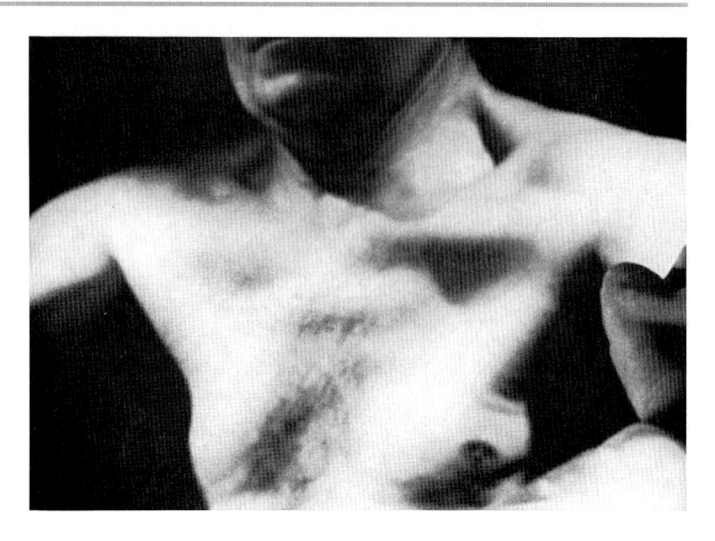

bilitätsstörung auch dorsal an der Hand oder Funktionsstörungen des M. triceps sprechen für eine Läsion der Wurzel C7. Über den Arm nach oben ziehende Schmerzen sollte man nicht als Beweis für eine Wurzelläsion ansehen, da sie als Brachialgia paraesthetica nocturna auch zu den typischen Symptomen eines Karpaltunnelsyndroms gehören. Der Ninhydrin-Test eignet sich nicht zur Differenzierung, denn eine Störung der Schweißsekretion tritt beim Karpaltunnelsyndrom erst in Spätstadien auf. Eine Doppelseitigkeit der Ausfälle kommt bei Wurzelläsionen wie auch beim Karpaltunnelsyndrom nicht selten vor. In der Regel ist eine Differenzierung zwischen C7-Syndrom und Karpaltunnelsyndrom zuverlässig durch elektrophysiologische Untersuchung möglich.

C8 (Abb. 5.**12**). Bei dem seltenen C8-Syndrom finden sich Parästhesien im 4. und 5. Finger sowie Innervationsstörungen vorwiegend in den Muskeln des Kleinfingerballens. Das Syndrom muß deshalb besonders gegenüber einer Ulnarisläsion abgegrenzt werden. Die Sensibilität ist im ulnaren Unterarm- und Handbereich sowie in den Finger IV und V gestört. Die bei Ulnarisparesen fast immer sehr deutliche Begrenzung des Sensibilitätsausfalls in der Mitte des Ringfingers kann man bei der radikulär bedingten Störung in der Regel nicht nachweisen. Eine Funktionsstörung des M. triceps brachii kommt nur ausnahmsweise vor. Elektromyographisch finden sich häufig auch Zeichen einer neurogenen Läsion in den Mm. extensor indicis proprius sowie im M. interosseus dorsalis I und im M. abductor digiti minimi.

Eine Atrophie und Parese einzelner Mm. interossei und besonders der Hypothenarmuskulatur ist weniger ausgeprägt, als dies bei Ulnarisparesen zu sein pflegt. Störungen der Pupilleninnervation können gelegentlich in Form einer Reizmydriasis bei einem akuten C8-Syndrom auftreten. Ein Horner-Syndrom ist indessen nicht zu erwarten, weil bei isolierten C8-Syndromen genügend Sympathikusfasern erhalten bleiben, die über die Wurzeln Th1 und Th2 den zervikalen Grenzstrang erreichen. Neben den erwähnten klinischen Kriterien erlauben vor allem elektrophysiologische Messungen eine Unterscheidung von einer Ulnarisläsion.

Ein C8-Syndrom ist von beginnenden Systemerkrankungen zu unterscheiden, so von der spinalen progressiven Muskelatrophie (Typ Aran-Duchenne) und der amyotrophen Lateralsklerose. Unter den Myopathien sind die distal beginnende Myotrophia myotonica Steinert sowie die seltenere Myopathia distalis tarda hereditaria (Welander) abzugrenzen. Ein wichtiges klinisches Unterscheidungsmerkmal ist der Wurzelschmerz. Elektromyographie und Muskelbiopsie tragen wesentlich zur Unterscheidung bei. Auch die Syringomyelie geht nicht selten mit Atrophien kleiner Handmuskeln einher und kann bei oberflächlicher Betrachtung im Beginn mit zervikalen Wurzelläsionen verwechselt werden.

Die Abb. 5.**13** faßt noch einmal die Charakteristika der zervikalen Wurzelsyndrome zusammen.

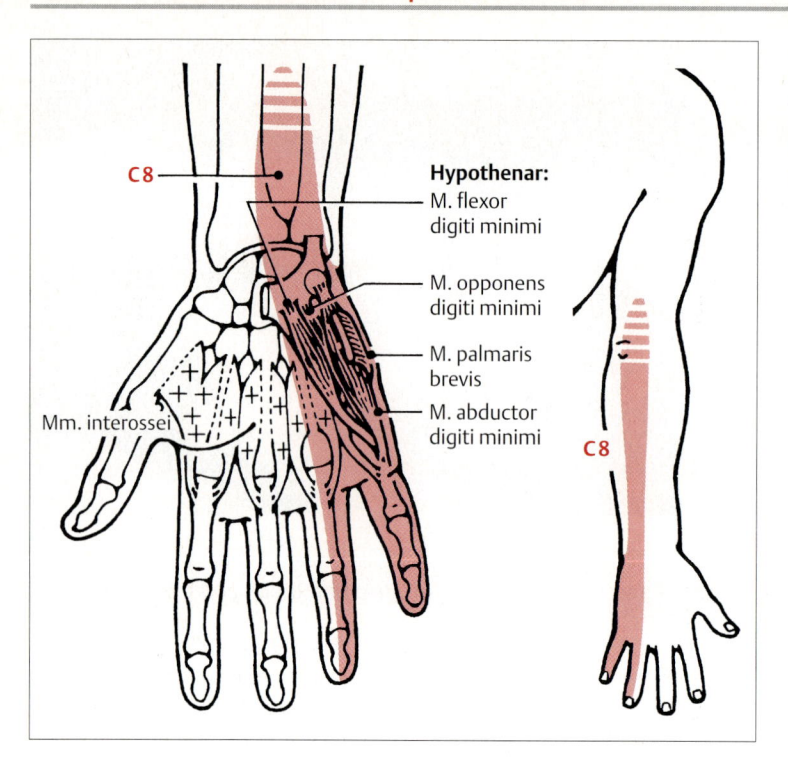

Abb. 5.12a u. b C8-Syndrom. Dermatom C8 schraffiert. Kennmuskeln: vorwiegend Kleinfingerballenmuskeln, in geringem Maße Mm. interossei.

Labels in figure: C8, Hypothenar: M. flexor digiti minimi, M. opponens digiti minimi, M. palmaris brevis, M. abductor digiti minimi, Mm. interossei, C8

Mehrwurzelige Syndrome im Zervikalbereich

In der Zervikalregion verlaufen die Nervenwurzeln von ihrem Ursprung bis zum Foramen intervertebrale annähernd waagerecht bzw. nur wenig absteigend (s. Abb. 5.2). Durch Veränderungen einer einzelnen Bandscheibe wird deshalb jeweils nur eine einzige Wurzel und somit ein einzelnes Myotom betroffen. Bei schwersten ausgedehnten spondylarthrotischen Veränderungen der Halswirbelsäule können allerdings mehrere Wurzeln zugleich lädiert werden. Derartige Syndrome bereiten oft beträchtliche diagnostische Schwierigkeiten. Sie können vor allem mit motorischen Systemerkrankungen, mit einer Syringomyelie oder einer Plexusläsion verwechselt werden. Umgekehrt werden gar nicht selten beginnende motorische Systemerkrankungen fälschlich als polyradikuläre Syndrome interpretiert. Dies ist um so eher der Fall, als diese – etwa die myatrophe Lateralsklerose – nicht selten asymmetrisch beginnen und auch von Schmerzsensationen begleitet sein können. Röntgen-Nativaufnahmen der Halswirbelsäule sind differentialdiagnostisch wenig hilfreich, weil es bekanntlich in einem Alter von über 50 Jahren praktisch keine normale Halswirbelsäule mehr gibt. Nur wenn der Röntgen- bzw. Kernspintomographiebefund mit den objektivierbaren radikulären Ausfällen topisch übereinstimmt, erhält er diagnostisches Gewicht.

Thorakale Wurzeln

Die Symptomatologie der thorakalen Nervenwurzeln erschöpft sich im allgemeinen in typisch lokalisierten gürtelförmigen Schmerzen und gelegentlich diskreten Störungen der Algesie, deren Topik sich aus dem Dermatomschema ergibt. Die Th4/5-Grenze liegt in Höhe der Mamillen, Th10 zieht zum Nabel, L1 liegt über dem Leistenband. Die dorsalen Verlaufsstrecken der Dermatome werden im allgemeinen viel zu weit nach kranial verlegt. Abgesehen von den obersten Thorakaldermatomen erreichen sie nie den gleichnamigen Dornfortsatz. Das 11. thorakale Dermatom

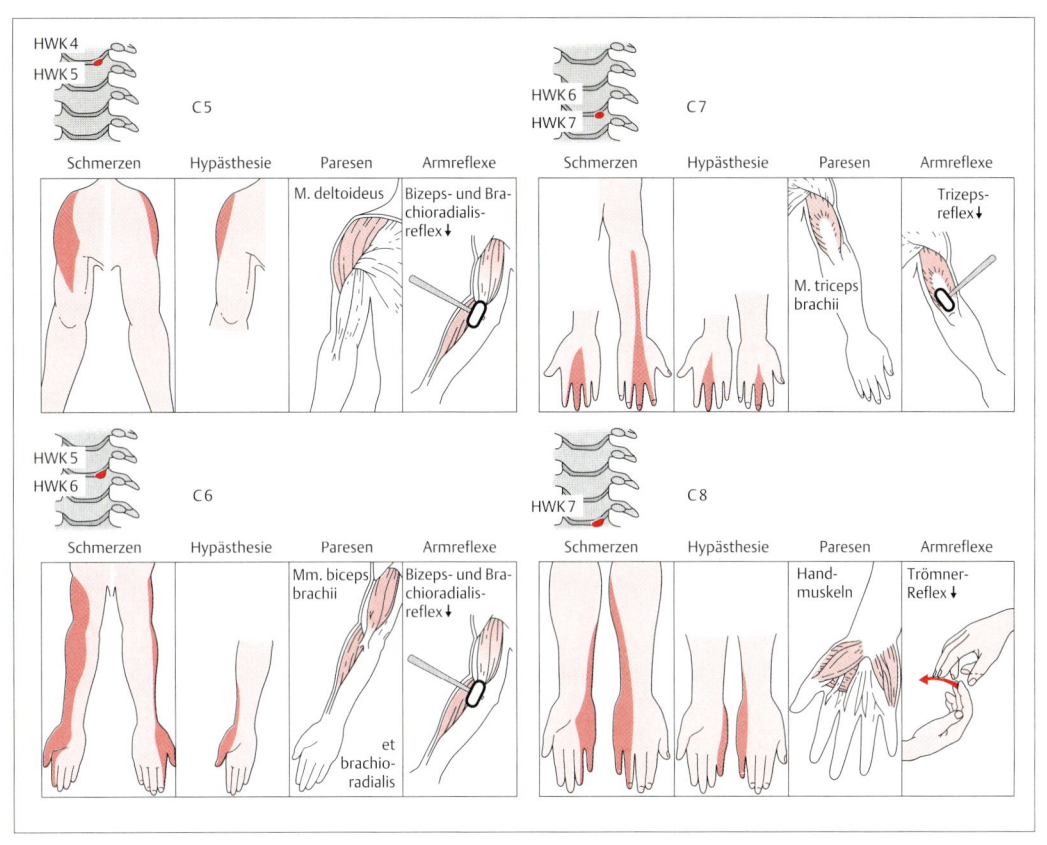

Abb. 5.**13** Synopsis der Schmerzprojektionen, der sensomotorischen Ausfallerscheinungen sowie der Reflexabschwächungen bei den häufigsten zervikalen Wurzelkompressionssyndromen (aus M. Stöhr, B. Riffel: Nerven- und Nervenwurzelläsionen. Edition Medizin VCH Weinheim 1988).

z.B. berührt mit seinem unteren Rand die Crista iliaca und verläuft in Höhe des 4. lumbalen Dornfortsatzes.

Beachtenswert ist weiter ein Knick in den dorsalen Dermatomstreifen, die sogenannte skapuläre Elevation. Der latero-ventrale Abschnitt ist hier jeweils um etwa eine Dermatombreite nach kranial verschoben. An dieser Stelle wird der dorsale Ast jedes Spinalnerven vom ventralen Ast abgelöst (s. Abb. 5.**3**).

Analysen der Schweißsekretion können darüber Auskunft geben, ob die Läsion im Wurzelbereich liegt oder distal der Rr. communicantes. Nur in diesem Fall kommt es zu isolierten Störungen der Schweißsekretion. Gelegentlich zeigt eine segmental angeordnete Hyperhidrosis eine Alteration der segmententsprechenden Grenzstrangganglien an.

Lumbale und sakrale Wurzeln

Die seltenen Syndrome der beiden obersten Lumbalwurzeln bieten gegenüber denjenigen der thorakalen Wurzeln keine Besonderheiten. Elektromyographisch finden sich bei L1- und L2-Läsionen neurogene Veränderungen im M. iliopsoas (534), bei einer L2-Läsion sind Veränderungen auch im M. vastus medialis zu erwarten (888). Weitaus größere Bedeutung haben die Syndrome der sich kaudal anschließenden Wurzeln.

L3 (Abb. 5.**14**). Die Schmerzen und die hypalgetischen Felder liegen vorwiegend an der Streckseite des Oberschenkels, von der Region des medialen Condylus des Femurs aufwärts bis in die Gegend des Trochanter major. Das Gebiet des N. sa-

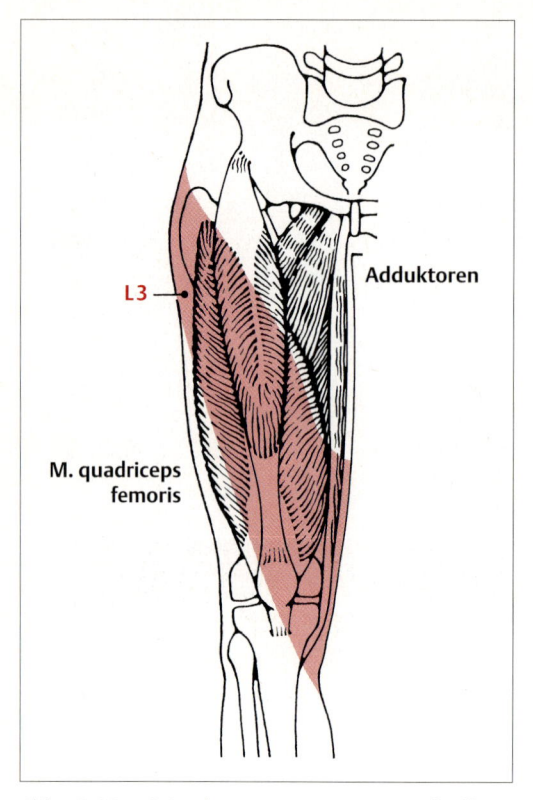

Abb. 5.**14** L3-Syndrom. Dermatom L3 schraffiert. Kennmuskeln: Adduktoren und M. quadriceps femoris.

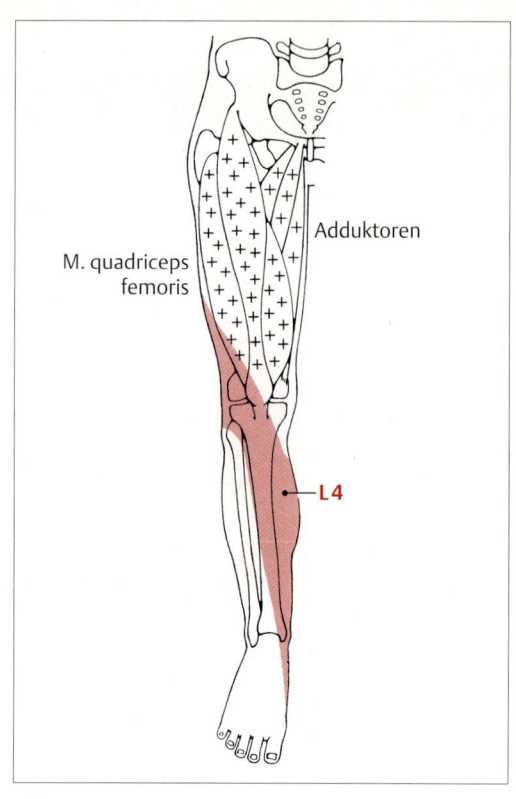

Abb. 5.**15** L4-Syndrom.

phenus bleibt intakt, was *differentialdiagnostisch* gegenüber der Femoralisläsion wichtig ist. Man findet eine deutliche Parese des M. quadriceps femoris, niemals aber eine totale Lähmung. Der Patellarsehnenreflex ist meist erloschen, zumindest aber deutlich abgeschwächt. Eine Parese der Adduktorengruppe ist nur bei gezielter Prüfung erkennbar. Der Adduktorenreflex kann aber deutlich abgeschwächt sein. Zudem kann die elektromyographische Untersuchung der Adduktoren diagnostisch hilfreich sein.

Differentialdiagnostisch ist zudem an die häufige Meralgia paraesthetica (S. 399) zu denken, bei der aber nie motorische Paresen oder Reflexstörungen vorkommen.

L4 (Abb. 5.**15**). Beim L4-Syndrom liegen die Schmerzen und Sensibilitätsstörungen am Oberschenkel lateral des L3-Dermatoms. Sie haben ihren Schwerpunkt im vorderen inneren Quadranten des Unterschenkels bis zum inneren

Fußrand, also über der tastbaren Tibiafläche. Die motorischen Störungen reiner L4-Läsionen sind im M. quadriceps femoris weniger ausgeprägt als beim L3-Syndrom. Es wurde kontrovers diskutiert, ob der M. tibialis anterior Kennmuskel der Wurzel L4 sei. Klinische und neurophysiologische Untersuchungen sprechen dafür, daß an der Innervation dieses Muskels die Wurzel L5 meist den deutlich überwiegenden Anteil hat (132, 628). Oft sind bei einem L4-Syndrom zumindest elektromyographisch Zeichen einer neurogenen Läsion auch in den Adduktoren nachweisbar, was eine Differenzierung von einer Femoralisparese erlaubt.

L5 (Abb. 5.**16**). Die Schmerzeinstrahlung des sehr häufigen L5-Syndroms verläuft von der Außenseite des Kniegelenks abwärts über den ventrolateralen Unterschenkel und den Fußrücken bis zur Großzehe. Der Streifen auf dem Fußrücken ist oft schmal und an der tibialen Seite gelegen. Kennmuskeln für L5 sind der M. extensor hallucis lon-

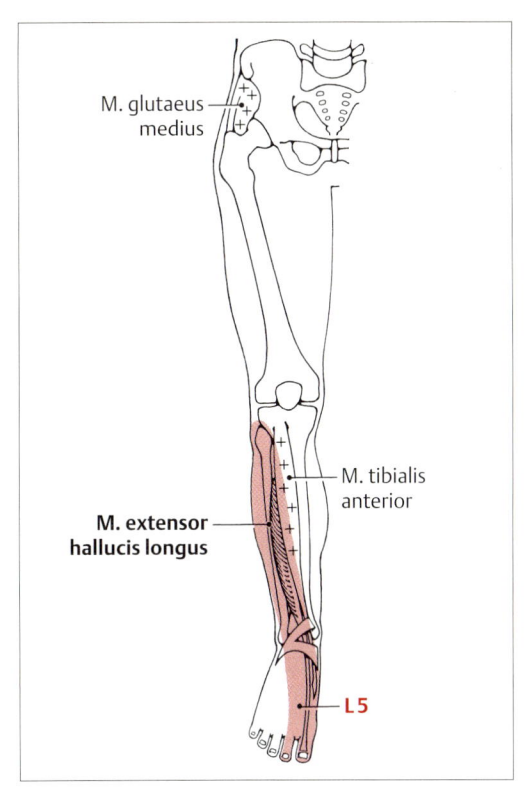

5.3 Spezifische Charakteristika einzelner Wurzelsyndrome

Abb. 5.16 L5-Syndrom. Dermatom L5 schraffiert. Kennmuskeln: M. extensor hallucis longus, M. tibialis anterior, M. glutaeus medius.

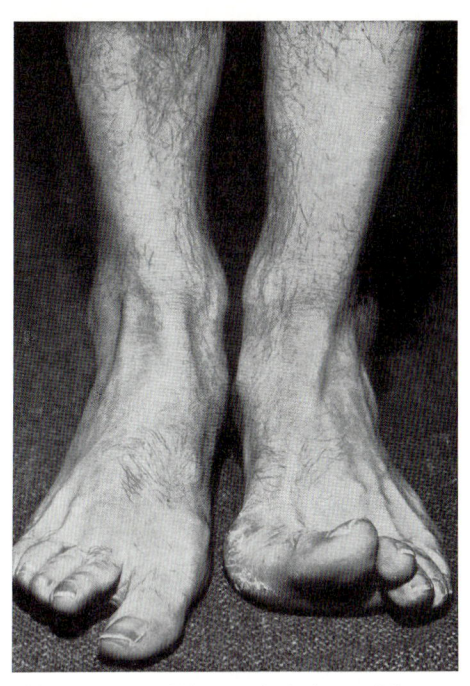

Abb. 5.17 Lumbaler Bandscheibenvorfall mit Läsion der Wurzeln L5 und S1 rechts. Parese des M. extensor hallucis longus und des M. extensor digitorum brevis (aus K. Hansen, H. Schliack: Segmentale Innervation, 2. Aufl. Thieme, Stuttgart 1962).

gus, der M. tibialis anterior (Hackengang!) und zudem der N. glutaeus medius, dessen Mitbeteiligung (positives Trendelenburg-Zeichen) eine Differenzierung gegenüber einer Peroneusparese erlaubt. Nicht selten, regelmäßig bei Mitbeteiligung der ersten Sakralwurzel, findet man Zeichen einer Innervationsstörung auch im M. extensor digitorum brevis (Abb. 5.17). Patellarsehnen- und Achillessehnenreflex bleiben bei isolierten L5-Läsionen intakt, jedoch kann der Ausfall des Tibialis-posterior-Reflexes (Abb. 5.18) die Diagnose stützen. Dieser Reflex hat bei der Analyse lumbaler Bandscheibenvorfälle eine gewisse Bedeutung erlangt. Die Sehne des M. tibialis posterior zieht dorsal und distal vom Malleolus medialis zum Os naviculare und zu einzelnen Ossa cuneiformia und Ossa metatarsalia. Er supiniert den Fuß und dreht ihn einwärts. Der Reflex wird ausgelöst, indem man den Reflexhammer in die Gegend der Sehne schlägt, entweder hinter und über oder unter und vor dem Malleolus medialis.

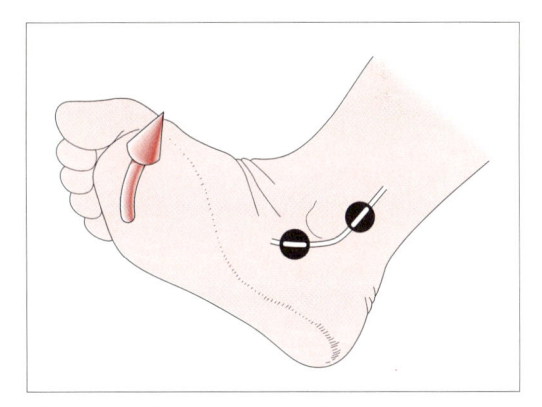

Abb. 5.18 Tibialis-posterior-Reflex. Die Auslösung geschieht durch Beklopfen der Sehne des M. tibialis posterior. Der Pfeil bezeichnet die reflektorische Supinationsbewegung des Fußes.

Man bewirkt dadurch eine Supination und Medianbewegung des Fußes. Der Reflex ist nur bei Personen mit relativ lebhafter Reflextätigkeit auslösbar, das heißt in ungefähr 3/4 der Fälle.

Sein Ausfall ist deshalb nur dann als Defektsymptom der 5. Lumbalwurzel verwertbar, wenn der Reflex auf der gesunden Gegenseite eindeutig vorhanden ist.

S1 (Abb. 5.**19**). Das Dermatom liegt dorsolateral vom 5. Lumbaldermatom. Es erstreckt sich wesentlich weiter nach proximal und erreicht an der Beugeseite des Oberschenkels etwa die Gesäßfalte. Am Unterschenkel liegt es dorsolateral, zieht über oder hinter dem fibularen Malleolus zum lateralen Fußrand bis zur 3. bis 5. Zehe. Der empfindlichste Parameter für ein S1-Syndrom ist eine Abschwächung des Triceps-surae-Reflexes (Achillessehnenreflexes), der bei einer eingreifenden Wurzelkompression ausnahmslos und oft auf Dauer erloschen ist. Eine Parese des M. triceps surae zeigt sich oft nur durch eine vorzeitige Ermüdung oder ein Absinken beim Zehenstand oder beim Hüpfen. Auch eine Schwäche der Mm. peronaei ist bei einem ausgeprägten S1-Syndrom meist nachweisbar. Differentialdiagnostisch wichtiger Kennmuskel ist zudem der M. glutaeus maximus. Eine Parese dieses Muskels (Schwäche der Hüftstrecker; asymmetrische, tiefer stehende Glutäalfalte) (Abb. 5.**20**) erlaubt eine Differenzierung gegenüber einer Tibialisläsion.

Differentialdiagnostisch muß bei einer einseitigen Schwäche und Atrophie der Wadenmuskulatur gelegentlich auch an die seltene gutartige fokale spinale Atrophie der Wade gedacht werden (954). Andererseits kann bei chronischer Schädigung der Wurzel S1 ausnahmsweise sogar eine Hypertrophie der Wade beobachtet werden (701).

Die Abb. 5.**21** gibt einen synoptischen Überblick über die lumbalen radikulären Syndrome.

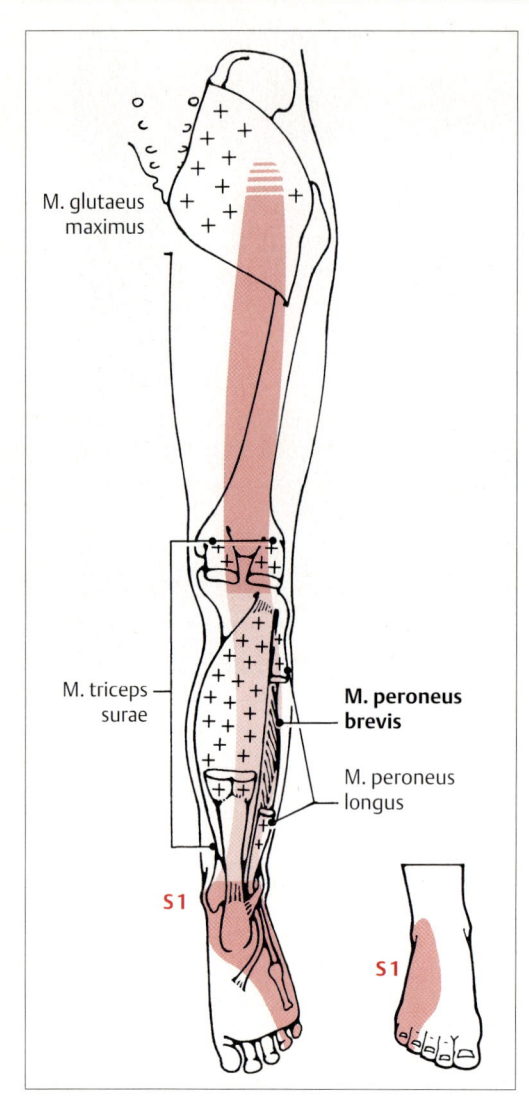

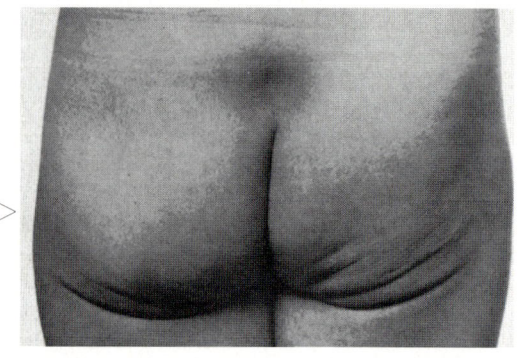

Abb. 5.**19** S1-Syndrom. Dermatom S1 schraffiert. Kennmuskeln: M. triceps surae, M. glutaeus maximus und Mm. peronaei.

Abb. 5.**20** Glutaeusparese links bei einer Läsion der Wurzel S1 bei 47jähriger Frau. Die Glutaealfalte links ist tiefer. Die linke Gesäßbacke zeigt nicht wie rechts die Konturen des aktiv stark innervierten M. glutaeus maximus (aus M. Mumenthaler: Didaktischer Atlas der klinischen Neurologie, 2. Aufl. Springer, Heidelberg, 1986).

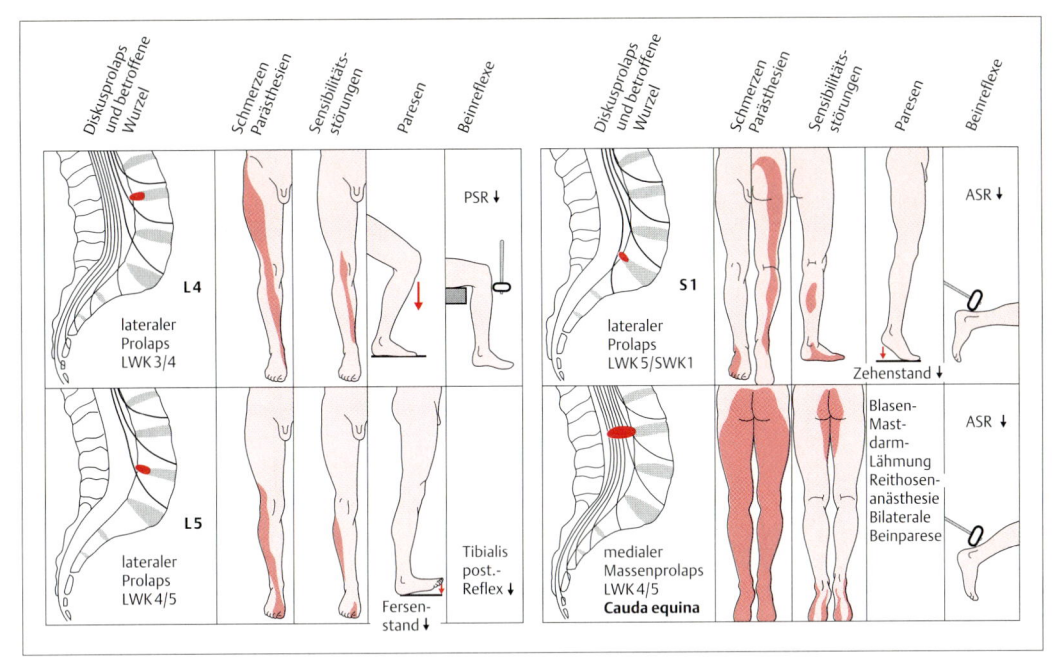

Abb. 5.**21** Synoptische Darstellung der wichtigsten lumbo-sakralen radikulären Syndrome (aus M. Stöhr, B. Riffel: Nerven- und Nervenwurzelläsionen. Edition Medizin VCH Weinheim 1988).

Zwei- oder mehrwurzelige Syndrome im Lumbosakralbereich

Diese führen erfahrungsgemäß häufig zu Fehlbeurteilungen. So wird eine kombinierte Läsion der Wurzeln L4 und L5 gelegentlich als Peroneusparese verkannt; die Quadrizepsschwäche, die Abschwächung des Quadrizepsreflexes sowie die Sensibilitätsstörungen an der Vorderinnenseite des Unterschenkels können den Untersucher vor dieser Fehldiagnose bewahren (Abb. 5.**22**). Die kombinierte Schädigung der Wurzeln L5 und S1 führt zu sensomotorischen Ausfallserscheinungen, die einer N.-ischiadicus-Läsion ähneln können. Hier ist die sorgfältige klinische und gegebenenfalls elektromyographische Untersuchung der Gluteamuskulatur hilfreich, die nur bei dem radikulären Läsionsort (bzw. einer Plexus-lumbosacralis-Parese) mitbetroffen ist. Außerdem kann der elektromyographische Nachweis von Denervierungsaktivität in der paravertebralen Muskulatur diagnostisch weiterhelfen.

Kaudaläsionen

Klassische Kaudaläsionen mit nach oben hin scharf abgegrenzter Reithosenanästhesie, beidseitigen Lähmungen des M. triceps surae, der kleinen Fußmuskeln und manchmal auch proximalen Muskelgruppen mit Blasen- und Mastdarminsuffizienz sowie segmententsprechenden Reflexausfällen sind diagnostisch kaum zu verkennen. Die akuten, meist durch mediale lumbale Massenvorfälle verursachten Kaudaläsionen gehören zu den dringendsten neurochirurgischen Notfällen.

Viel schwieriger kann die Diagnose der schleichend-progredienten Kaudakompression sein, wie sie z.B. bei Ependymomen, Neurinomen, Metastasen oder sehr viel seltener bei Kreuzbeinchordomen vorkommt. Blasen- und Mastdarmstörungen können in diesen Fällen lange Zeit fehlen. Wichtig ist hier vor allem die sorgfältige Beobachtung der allmählich fortschreitenden Störung der lumbosakralen Muskeldehnungsreflexe. Gehen diese Reflexe bei therapieresistenter Ischialgie nach und nach verloren, so muß an einen Tumor im Kaudabereich gedacht

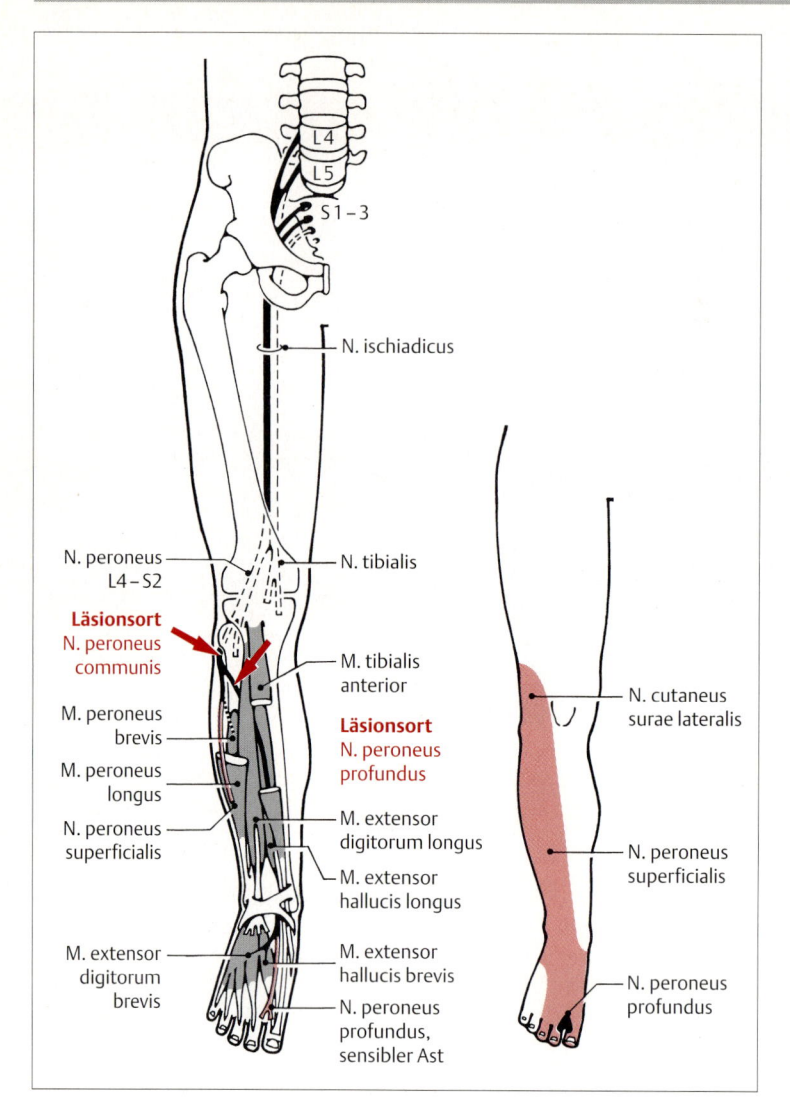

5. Klinik der Läsionen der Spinalnervenwurzeln

Abb. 5.**22a** u. **b** Die „vertebrale Peronäuslähmung". Durch eine periphere Läsion des N. peronaeus communis (**a**) und durch eine Schädigung der Wurzeln L4 und L5 (**b**) können klinisch sehr ähnliche Ausfälle zustande kommen. Bei Peronäusläsionen sind alle von diesem Nerv versorgten Muskeln gleichmäßig paretisch. Bei der Wurzelläsion L4/5 sind vor allem der M. extensor hallucis longus, weniger auch der M. tibialis anterior und die Mm. extensor digitorum longus und brevis betroffen.

werden, noch ehe deutliche Lähmungen oder Sphinkterfunktionsstörungen eintreten. Bei den Kaudaläsionen bleibt die Schweißsekretion an den Fußsohlen auch bei totaler Anästhesie intakt (1022).

Die Unterscheidung zwischen einer Kaudaläsion und einer Erkrankung des kaudalen Rückmarkabschnitts, des Conus medullaris, ist nicht immer leicht. Bei Kaudaläsionen beherrschen oft Schmerzen das Krankheitsbild. Sorgsame Sensibilitätsuntersuchungen können hier weiterführen, wobei der Nachweis einer dissoziierten Sensibilitätsstörung eine im Rückenmark liegende Schädigung beweist. Bei der bildgebenden Diagnostik (Kernspintomographie!) darf nicht vergessen werden, bei entsprechender klinischer Konstellation den Wirbelkanal ausreichend hoch unter Einbeziehung des Konus darzustellen.

Der Ausfall der untersten Sakralwurzeln S4 und S5 bewirkt charakteristische eng umschriebene Sensibilitätsstörungen mit Zentrum um die tastbare Steißbeinspitze herum, nicht etwa konzentrisch um den Anus. Reizerscheinungen dieser Wurzeln bewirken unter Umständen quälende Schmerzen vom Typ der Kokzygodynie

Abb. 5.**22b**

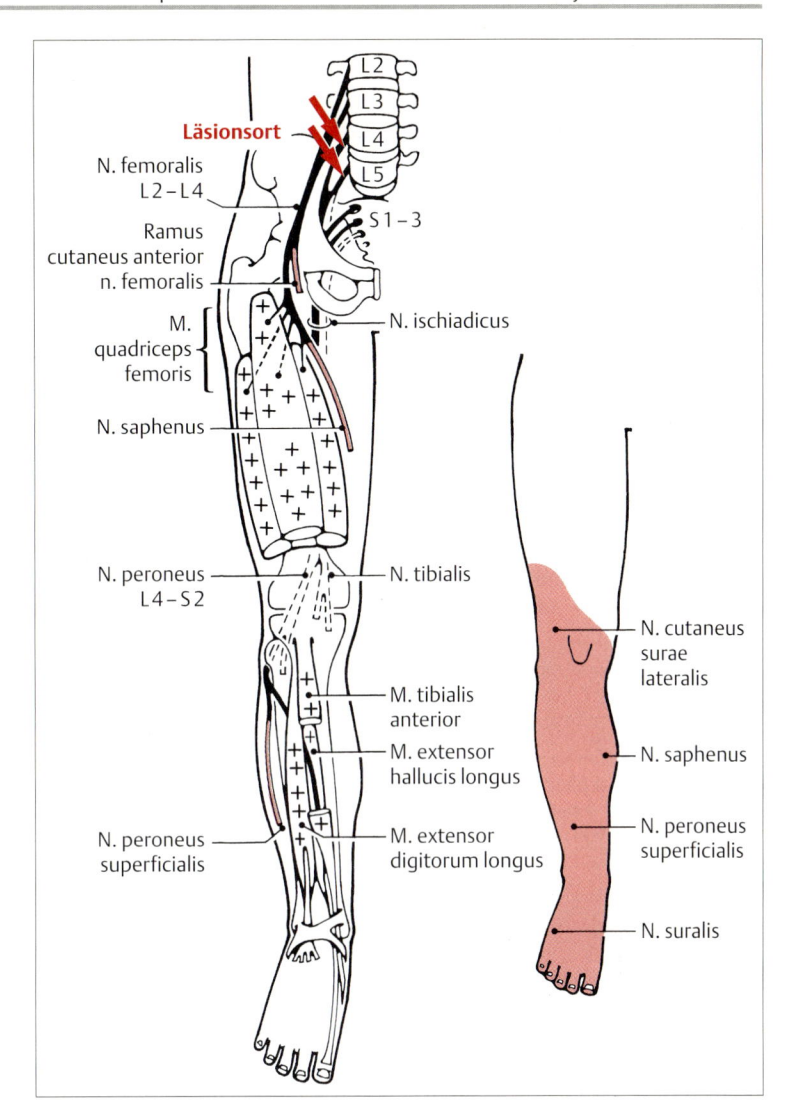

(S. 199). Die Sphinkterfunktionen werden erst durch beidseitige Läsionen der 3. Sakralwurzel gestört.

Die Abb. 5.**21** gibt einen synoptischen Überblick über die lumbalen Wurzelsyndrome und das Cauda-equina-Syndrom.

Tab. 5.**2** enthält eine synoptische Darstellung der radikulären Syndrome. Tab. 2.**3** auf S. 52 gibt einen Überblick über die wichtigsten Muskeleigenreflexe und ihren Auslösungsmodus, deren Beziehung zu den peripheren Nerven, Wurzeln und Rückenmarksegmenten.

Tabelle 5.2 Synopsis der Wurzelsyndrome (nach Hansen u. Schliack)

Segment	Sensibilität (vgl. Abb. 2.6)	Kennmuskeln	Muskeldehnungsreflexe	Bemerkungen
C4	Schmerz bzw. Hypalgesie in der medialen Schulterregion	Zwerchfell		partielle Zwerchfellparesen durch C3 liegen mehr ventral, die durch C4 mehr dorsal
C5	Schmerz bzw. Hypalgesie lateral über die Schulter, etwa den M. deltoideus bedeckend	M. deltoideus und M. biceps brachii	Bizepsreflex	
C6	Dermatom an der Radialseite des Ober- und Vorderarmes bis zum Daumen abwärts ziehend	M. biceps brachii und M. brachioradialis	Bizepsreflex	
C7	Dermatom lateraldorsal vom C6-Dermatom, zum 2. bis 4. Finger ziehend	M. triceps brachii, M. pronator teres, M. pectoralis major und gelegentlich Fingerbeuger oder ulnare Fingerstrecker	Trizepsreflex	Differentialdiagnose gegen das Karpaltunnelsyndrom: Beachtung des Trizepsreflexes
C8	Dermatom lehnt sich dorsal an C7 an, zieht zum Kleinfinger	Handmuskeln, besonders Kleinfingerballen	Trömner-Reflex	
L3	Dermatom vom Trochanter major über die Streckseite zur Innenseite des Oberschenkels über das Knie ziehend	M. quadriceps femoris, Adduktoren	Quadrizepsreflex (Adduktorenreflex)	Differentialdiagnose gegen die Femoralislähmung: Das Innervationsareal des N. saphenus bleibt intakt, die Adduktoren können mitbefallen sein
L4	Dermatom von der Außenseite des Oberschenkels über die Patella zum vorderen inneren Quadranten des Unterschenkels bis zum inneren Fußrand reichend	M. quadriceps femoris (Adduktoren)	Quadrizepsreflex (Abduktorenreflex)	
L5	Dermatom oberhalb des Knies am lateralen Kondylus beginnend, abwärts ziehend über den vorderen äußeren Quadranten des Unterschenkels bis zur Großzehe	M. extensor hallucis longus, M. tibialis interior, M. glutaeus medius	Tibialis-posterior-Reflex	
S1	Dermatom zieht von der Beugeseite des Oberschenkels im hinteren äußeren Quadranten des Unterschenkels über den äußeren Malleolus zur Kleinzehe	M. trizeps surae, M. glutaeus maximus, Mm. peronaei	Trizeps-surae-Reflex	

Tabelle 5.3   Ursachen von Läsionen der Spinalnerven

Degenerative Erkrankung
    Bandscheibenvorfall
    Spondylose
    Enger Spinalkanal
    Spondylolisthesis
Trauma
Tumor
    primärer spinaler Tumor
    Metastase
    Meningeosis neoplastica
Infektion
    Herpes zoster
    Borreliose
    Epiduraler Abszeß
Vaskuläre Erkrankung
Stoffwechselerkrankung
    Diabetes
Entzündliche rheumatologische Erkrankung
    Morbus Bechterew
    rheumatoide Arthritis
Arachnoiditis constrictiva
Kongenitale Anomalie
Iatrogene Schädigung
    Injektion/Punktion
    Operation
Strahlentherapie

5.4   Klinische Krankheitsbilder der Wurzelläsionen

Eine große Vielfalt von Krankheiten kommt als Ursache von Wurzelläsionen in Betracht (Tab. 5.3). Die überwältigende Mehrheit wird durch degenerative Veränderungen der Wirbelsäule hervorgerufen, vor allem durch Bandscheibenerkrankungen. Dies verführt allzu häufig dazu, vorschnell einen Bandscheibenvorfall als Ursache einer Wurzelläsion oder überhaupt von Schmerzen mit Ausstrahlung in eine Extremität anzunehmen und dabei dringend behandlungsbedürftige andere Ursachen zu übersehen. Auch solche Wurzelläsionen sind meistens einer kausalen Therapie zugänglich. Eine frühzeitige Diagnose und Therapie ist um so wichtiger, als ihre Regenerationsfähigkeit im Vergleich mit peripheren Nerven schlechter ist. Eingreifende, zur Waller-Degeneration führende Läsionen sind wegen der hiermit verbundenen retrograden Degeneration des Perikaryon im Vorderhorn bzw. Spinalganglion oft irreversibel. Bei den nachfolgenden Ausführungen über die einzelnen klinischen Krankheitsbilder folgen wir primär einer Einteilung nach ätiologischen Ursachen. Innerhalb derselben gliedern wir die Syndrome soweit sinnvoll nach der Lokalisation in den 3 wichtigsten Wirbelsäulenabschnitten.

Bandscheibenerkrankung/Spondylose

Allgemeines

Epidemiologie

Es gibt wohl nur wenige Menschen, die nicht irgendwann im Laufe ihres Lebens an Beschwerden leiden, die auf degenerative Veränderungen ihrer Bandscheiben zurückzuführen sind. Die sozialmedizinische Bedeutung von Bandscheibenerkrankungen ist immens. Nach Statistiken der Krankenkassen und Rentenversicherungsanstalten der Bundesrepublik Deutschland erfolgen 20 % aller krankheitsbedingten Arbeitsausfälle und 50 % der vorzeitig gestellten Rentenanträge wegen bandscheibenbedingter Erkrankungen (583). Es gibt keine verläßlichen Informationen, welchen Anteil hieran Wurzelläsionen haben und wie groß die Inzidenz und die Prävalenz von Bandscheibenvorfällen in einer repräsentativen Populationen sind (15, 1272). An behandlungsbedürftigen bandscheibenbedingten Erkrankungen leiden vorwiegend Menschen mittleren Alters. Als Risikofaktoren gelten neben erblichen Faktoren vor allem Tätigkeiten mit langem Stehen und Sitzen und Tätigkeiten an vibrierenden Arbeitsinstrumenten.

Pathogenese

Im Laufe des Lebens entwickeln sich bei jedem Menschen degenerative Veränderungen der Wirbelsäule. Deren Ausprägung ist in den durch hohe Mobilität und statische Belastung besonders beanspruchten unteren zervikalen und lumbalen Segmenten am stärksten. Durch Verminderung des Wassergehalts verlieren die Bandscheiben ihre Elastizität. Es kommt zu Einrissen in ihrem Faserring, durch die Teile des Gallertkerns hindurchtreten und sich gegen den Spinalkanal vorwölben (Protrusion). Durch einen Riß vorfallende Bandscheibenteile können das hintere Längsband perforieren (Diskusprolaps). Mitunter lösen sie sich vollständig von der Ursprungsbandscheibe (Sequester).

Im Lumbalbereich kommt es sehr viel häufiger zu neurologischen Ausfällen durch einen Bandscheibenvorfall als zervikal, weil hier viel Gewebe prolabieren kann. Die Masse des Nucleus pulposus nimmt nach kaudal hin immer mehr zu. Das hintere Längsband weist im Lumbalbereich eine relativ geringe Stärke auf. Dies erklärt, daß hier Diskushernien bei weitem am häufigsten vorkommen. Die Degeneration der Bandscheiben stellt keinen isolierten Vorgang dar, sondern sie wirkt sich auch auf umgebende Strukturen aus. Die Erniedrigung des Bandscheibenraumes führt zu einer Einengung des Foramen intervertebrale. Gleichzeitig ist die Höhenminderung mit einer Gefügelockerung und Fehlbelastung der Wirbelgelenke verbunden. Die Vorbuckelung der Bandscheibe induziert an den Kanten der Wirbelkörper Exostosen. Osteophytäre Anbauten entstehen auch an den Wirbelgelenken und tragen zur weiteren Einengung der Foramina intervertebralia sowie der Recessus laterales bei.

Die relativ geringe Größe der zervikalen Foramina intervertebralia und vor allem ihre ungünstige Lagebeziehung zu den Zwischenwirbelgelenken sowie die feste bindegewebige Lagerung ihres Inhalts machen die häufigeren vertebragenen Wurzelläsionen im Zervikalbereich verständlich. Die thorakalen und lumbalen Foramina intervertebralia sind relativ größer, und das Verhältnis von Lumen und Lumeninhalt ist hier günstiger.

Jede Wirbelfehlbildung disponiert zu Bandscheibenschäden, weil die Statik der Wirbelsäule verändert ist. Bei kongenitalen Blockwirbelbildungen ist nicht das betroffene Segment, vielmehr sind die angrenzenden Nachbarsegmente gefährdet, weil diese den Bewegungsverlust des Blockwirbels ausgleichen müssen und deshalb stärker beansprucht werden. Die degenerativen Veränderungen können sich besonders nachhaltig auswirken, wenn anlagebedingt eine Enge des Wirbelkanals vorliegt. Dies zeigt sich am Krankheitsbild der zervikalen Myeloradikulopathie (s. S. 165) wie auch der lumbalen Spinalstenose (s. S. 173).

Diagnostik

Die Feststellung von Art, Ausdehnung und Höhe der Erkrankung erfolgt in Ergänzung zu dem klinischen Untersuchungsbefund durch bildgebende Diagnostik, neurophysiologische Untersuchungen und Liquoruntersuchung. Ausgangspunkt für die Diagnostik sind der typische radikuläre Schmerz bzw. die radikulären Ausfallssymptome (s. S. 148). Die Basis der neuroradiologischen Diagnostik stellen Röntgen-Nativaufnahmen dar, die das Ausmaß spondylotischer Veränderungen (wie Einengung der Foramina intervertebralia) zeigen und die eine Abgrenzung gegenüber nicht-degenerativen Erkrankungen (etwa Tumor) erlauben. Funktionsaufnahmen können Abnormitäten des Wirbelgefüges aufdecken. Computertomographie, CT-Myelographie und Kernspintomographie haben die konventionelle Myelographie weitgehend zurückgedrängt. Im allgemeinen ist im Bereich der Halswirbelsäule nach den Nativaufnahmen die Kernspintomographie die diagnostische Methode der Wahl. Sie erlaubt eine direkte Darstellung des Rückenmarks und des Subarachnoidalraums über mehrere Segmente in verschiedenen Ebenen. Bei der Darstellung der Weichteile ist sie allen anderen Verfahren überlegen. Besonders in der Halswirbelsäule bereitet die Bewertung der Neuroforamina immer wieder Schwierigkeiten, die gegebenenfalls durch ergänzende Computertomographie gelöst werden können. Die Computertomographie, besonders nach intrathekaler Kontrastmittelverstärkung, ist überlegen in der Darstellung der knöchernen Einengungen des Subarachnoidalraumes einschließlich der Wurzeltaschen. Zu den Einzelheiten wird auf die Spezialliteratur (1011) verwiesen.

Eine aufwendige bildgebende Diagnostik ist bei einer Bandscheibenerkrankung nicht sogleich angezeigt (271). Dies wäre im Hinblick auf die Belastungen des Patienten (u.a. Strahlenbelastung bei Computertomographie) wie auch auf die Kosten nicht unbedenklich. Bei typischem klinischen Bild kann zunächst der Verlauf unter konservativer Therapie abgewartet werden, der spontan meist günstig ist. Eine detaillierte neuroradiologische Diagnostik ist hingegen bei untypischen Beschwerden und Befunden sogleich angezeigt. Sie ist auch dann erforderlich, wenn eine Operation zu erwägen ist (Zeichen einer Rückenmarksschädigung, progrediente Wurzelschädigung, Therapieresistenz).

Vor einer Überbewertung der neuroradiologischen Befunde ist zu warnen. Auch bei beschwerdefreien Menschen sind nicht nur auf Übersichtsaufnahmen beträchtliche spondylotische Veränderungen zu erwarten. Abhängig vom Alter ist bei ihnen im Myelogramm, Computertomogramm und Kernspintomogramm in 20–40 % der Befund eines Bandscheibenvorfalles nachweisbar (104, 1286). Selbst eindrucksvolle radiologische Befunde dürfen deshalb nicht ohne strenge klinische Korrelation als Ursache unklarer neurologischer Funktionsstörungen angesehen werden (1011).

Bandscheibenerkrankungen im Zervikalbereich

■ Der akute zervikale Bandscheibenvorfall

Akute zervikale Bandscheibenvorfälle sind viel seltener als lumbale. Sie betreffen am häufigsten die Bandscheiben C5/6 bzw. C6/C7, die Segmente mit der größten Beweglichkeit. Wegen der annähernd horizontalen Verlaufrichtung der zervikalen Wurzeln ist fast immer nur eine Wurzel betroffen, am häufigsten die Wurzel C7 oder (etwas seltener) C6 (918). Der Prolaps wird oft durch Bagatelltraumen ausgelöst, etwa durch eine abrupte Drehbewegung des Kopfes. Ein medial gerichteter zervikaler Bandscheibenvorfall kann (selten) zu einer Querschnittslähmung führen.

Klinik

Fast immer besteht eine hochgradige schmerzhafte Bewegungseinschränkung der Halswirbelsäule. Die Schmerzausstrahlung erfolgt meist entsprechend dem Dermaton, kann aber auch diagnostisch unergiebig sein, wenn sie sich auf proximale Anteile der Schulter-Arm-Region beschränkt. Topisch wegweisend können Parästhesien in distalen Dermatomabschnitten sein.

Die radikuläre Ursache der Schmerzen bestätigt eine Verstärkung durch ein Dehnungsmanöver: Kopfdrehung zur betroffenen Seite bei gleichzeitiger Überstreckung der Halswirbelsäule. Die klinische Beurteilung der Motorik orientiert sich an den Kennmuskeln der zervikalen Wurzeln (s. S. 148 ff. und Tab. 2.**3**). Stets ist gezielt nach Zeichen einer Rückenmarksschädigung zu fahnden.

In der bildgebenden Diagnostik des zervikalen Bandscheibenvorfalls kommt im allgemeinen der Kernspintomographie die größte Bedeutung zu (Abb. 5.**23**) (1011). Manchmal ist eine ergänzende CT-Myelographie zur besseren Abgrenzung zwischen Vorfall und dem Duralsack erforderlich (Abb. 5.**24**).

Therapie und Verlauf

Unter **konservativer Therapie** wird die große Mehrheit innerhalb von wenigen Wochen beschwerdefrei oder erheblich gebessert. Diese Behandlung umfaßt vor allem Ruhigstellung (Glisson-Schlinge, Schanz-Stützverband), Wärmeapplikation und medikamentöse Schmerztherapie. Die Wirksamkeit einer Extensionsbehandlung ist umstritten (310). Chiropraktische Maßnahmen können sehr gefährlich sein, weil sie einen kleinen Prolaps zu einem Massenprolaps mit Rückenmarkskompression ausweiten können.

Eine **operative Therapie** ist bei Auftreten von Zeichen einer Rückenmarksschädigung oder bei zunehmenden radikulären Ausfällen angezeigt. Eine relative Indikation zu einer Operation besteht bei Therapieresistenz von heftigen Schmerzen. Die Wahl des günstigsten operativen Verfahrens (ventraler Zugang nach Cloward oder hinterer Zugang) ist vom Chirurgen zu entscheiden.

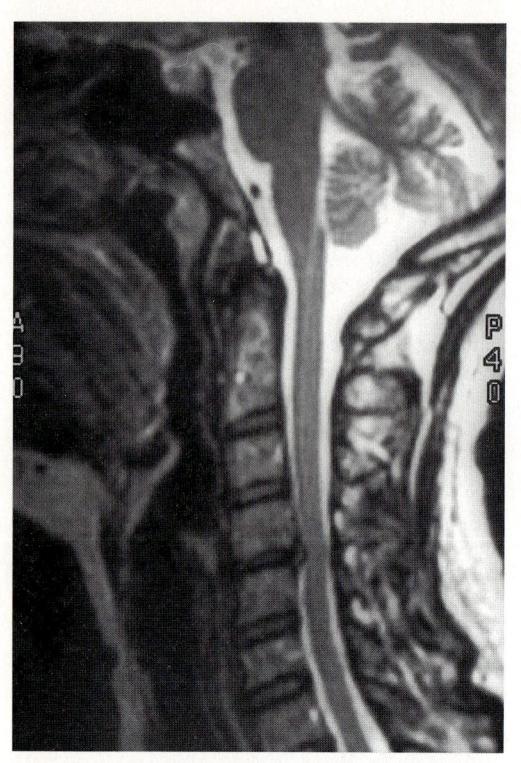

Abb. 5.23 Bandscheibenvorfall C4/C5 bei 47jähriger Frau im T_2-gewichteten MRT. Es lag eine Wurzelkompression C5 rechts vor. (Abteilung Neuroradiologie der Medizinischen Hochschule Hannover, Prof. H. Becker.)

Spondylotische zervikale Radikulopathie

Spondylotische Veränderungen in Form von knöchernen Randzacken und Leisten können zu einer Kompression von Nervenwurzeln im Spinalkanal und Foramen intervertebrale führen. Betroffen sind höhere Altersstufen, Männer häufiger als Frauen. Die Art der Beschwerden ist ähnlich wie beim zervikalen Bandscheibenvorfall. Der Beginn und die Intensität der Beschwerden sind jedoch weniger dramatisch. Die Beschwerden setzen schleichend ein und nehmen über Tage oder Wochen allmählich zu. Die schmerzhafte Einschränkung der Kopfbewegungen ist weniger ausgeprägt als beim Bandscheibenvorfall. Durch Kopfbewegungen werden die Schmerzen verstärkt. Am häufigsten sind wiederum die Wurzeln C6 und C7 betroffen. Motorische oder sensible Ausfälle sind meist nur in geringem Umfang vorhanden.

Die konservative **Behandlung** folgt den gleichen Grundsätzen wie beim zervikalen Bandscheibenvorfall. Die Beschwerden sind einer Behandlung allerdings weniger zugänglich. Kurzzeitige Ruhigstellung, gegebenenfalls Traktion, später physikalische Therapie mit aktiven und passiven Bewegungsübungen stehen im Vordergrund. Als präventive Maßnahme gilt eine Vermeidung ausgedehnter Bewegungsexkursionen des Halses. Die bisher vorliegenden Studien sprechen dagegen, daß eine operative Dekompression

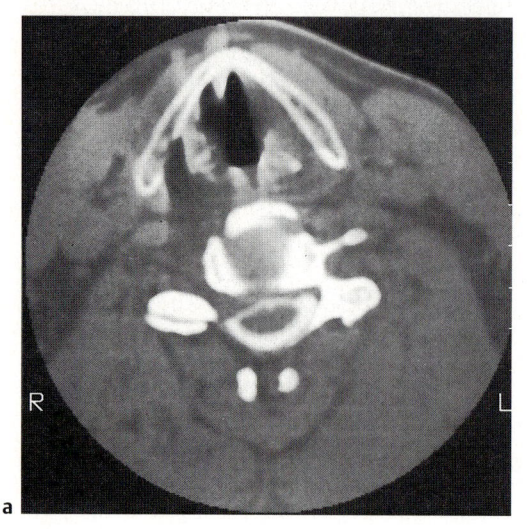

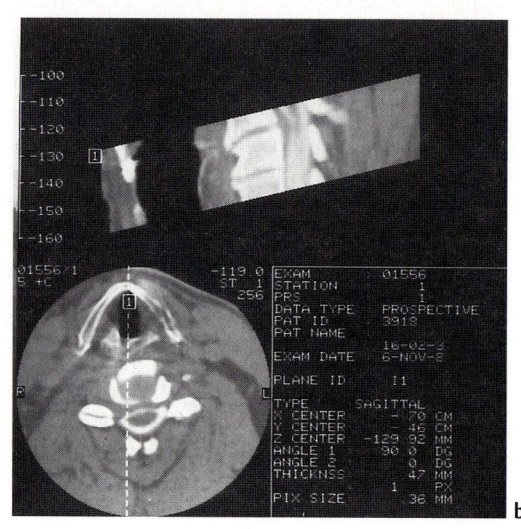

Abb. 5.24 Rechtsseitige Diskushernie C5/6 im CT. **a:** Kompression der Wurzel und Obliteration der Wurzeltasche. **b:** Sagittalschnitt in der Rekonstruktion.

den Langzeitverlauf erheblich verbessert. Die Indikation zur Operation sollte deswegen sehr zurückhaltend gestellt werden.

■ Zervikale spondylotische Radikulomyelopathie (Myelopathie bei Zervikalspondylose)

Im Rahmen der zervikalen Spondylose kommt es bei einem kleinen Teil der meist älteren Patienten neben einer Schädigung von Nervenwurzeln auch zu einer zunehmenden Kompression des Rückenmarks. Zu der spinalen Stenose tragen vor allem bei: Höhenminderung und Vorwölbung von Bandscheiben, hyperostotische Randwülste an den Wirbelkörperkanten, Hypertrophie der kleinen Wirbelgelenke und Verdickung des Lig. flavum (1198). Die Hypertrophie des Fazettengelenkes und des uncovertebralen Gelenkes führt zu einer Einengung des Foramen intervertebrale. Mit einer wesentlichen Kompression des Rückenmarks ist bei einer Einengung des zervikalen Wirbelkanals auf einen a.p. Durchmesser von <13mm zu rechnen (124). Wesentliche Voraussetzung ist ein anlagebedingt enger Spinalkanal. Zudem spielen biomechanische Faktoren (besonders gehäufte Beuge- und Streckbewegungen der Halswirbelsäule) wie auch eine Kompression von kleinen arteriellen Gefäßen eine pathogenetische Rolle. Bei Patienten mit Bewegungsstörungen kann die zervikale Spondylose und damit auch die Rückenmarksschädigung in früheren Altersstufen eintreten (898).

Klinik

Das klinische Bild (82, 1198) ist Ausdruck einer variablen Kombination radikulärer Ausfälle an den oberen Extremitäten und einer Rückenmarksschädigung. Fast ausnahmslos sind Zeichen einer Schädigung der zu den Beinen führenden Anteile der Pyramidenbahn mit spastischer Tonuserhöhung und gesteigerten Muskeldehnungsreflexen sowie Pyramidenbahnzeichen vorhanden. Es bestehen Mißempfindungen in den Beinen, und das Lhermitte-Zeichen ist oft positiv. Ein breitbasig-unsicherer Gang ist ein typisches und oft führendes Symptom. Bei etwa der Hälfte treten als Folge einer zervikalen Wurzel- oder einer segmentalen Rückenmarksschädigung motorische und sensible Ausfälle an den Armen auf, oft mit Atrophien und Paresen der Handmuskeln und einer Ungeschicklichkeit in den Händen (Knöpfen!). Radikuläre Schmerzen werden nur von etwa 1/3 angegeben.

Diagnostik

Neuroradiologische Untersuchungsverfahren sichern die klinische Verdachtsdiagnose. Auf Nativaufnahmen lassen sich die degenerativen Veränderungen der Halswirbelsäule, vor allem aber auch die Weite des zervikalen Spinalkanals beurteilen. Mit Hilfe von Computertomographie, CT-Myelographie und Kernspintomographie (Abb. 5.**25** u. 5.**26**) lassen sich knöcherne und nicht-knöcherne Stenosekomponenten erfassen. Sie zeigen zudem das Ausmaß der Verschmächtigung des Rückenmarks und eine intramedullär erhöhte Signalintensität („Myelopathie-Signal"). Die Relevanz im Einzelfall ergibt sich aus der topischen Übereinstimmung. Zur Darstellung der Wirbelsäule eignet sich besonders auch die dreidimentsionale CT-Rekonstruktion, speziell bei Verwendung eines Spiral-CT (Abb. 5.**27**).

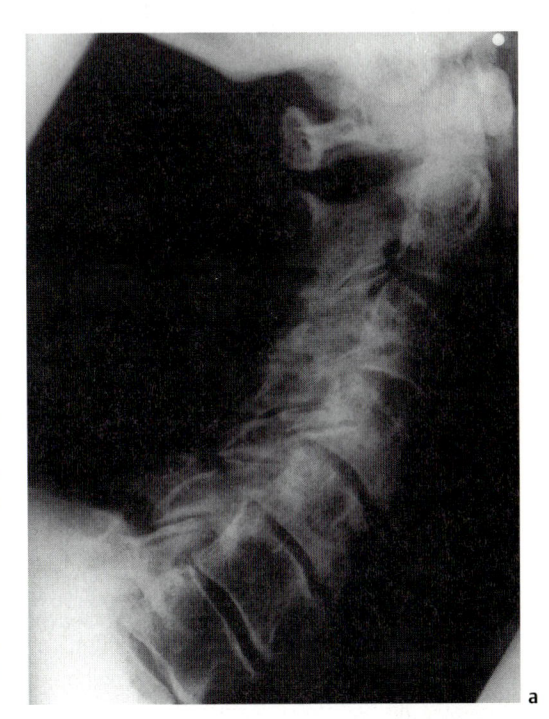

Abb. 5.**25a–c**   71jähriger Patient. Myelopathie bei Zervikalspondylose. In (**a**) ist die Osteochondrose besonders der Bandscheibenräume C5/C6 und C6/C7 deutlich.

Abb. 5.**25b–c** ▷

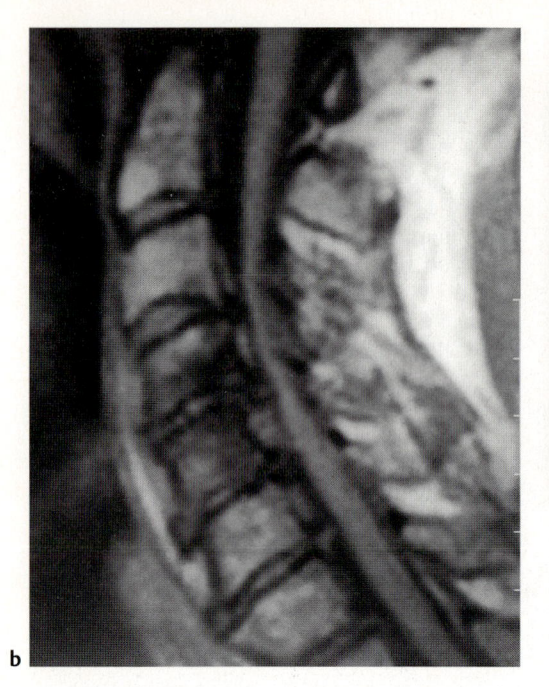

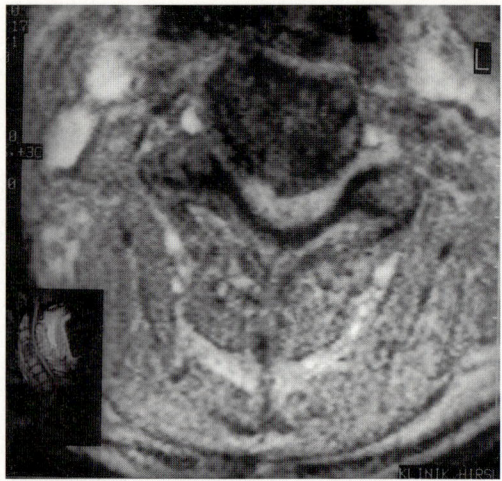

Abb. 5.**25b** u. **c** Im MR-Sagittalbild (**b**) in den T2-gewichteten Bildern ist die Einengung des Duralsackes auf diesen Höhen deutlich. Im Schnittbild auf Höhe C5/C6 (**c**) ist die hochgradige Kompression von Duralsack und Rückenmark (weiße Partie in Bildmitte) eindrücklich (Röntgeninstitut Klinik Hirslanden, Zürich, Chefarzt Dr. D. Huber).

Therapie und Verlauf

Die Krankheitsentwicklung ist sehr variabel. Am häufigsten ist eine epidosenhafte Verschlechterung, die von oft langen stabilen Phasen gefolgt sein kann (1198). Seltener sind protrahiert oder gar rasch zunehmende Funktionsstörungen. Der im Einzelfall kaum vorherzusehende Verlauf erschwert die Wahl der Therapie. Die **konservative Behandlung** umfaßt eine vorübergehende Immobilisation der Wirbelsäule (Halskrawatte, besonders nachts, nicht länger als 2 Monate), vorübergehend auch symptomatische Therapie mit Analgetika. Bei Versagen der konservativen Therapie und progredienten neurologischen Ausfällen ist eine operative Therapie angezeigt. Für die operative Dekompression wird bei umschriebener Stenose ein vorderer Zugang bevorzugt. Ausgedehntere Stenosierungen werden von dorsal operiert. Lange bestehende neurologische Ausfälle sprechen auf eine operative Dekompression nicht mehr an (303). Bei Vorliegen einer Indikation zur Operation sollte deshalb hiermit nicht zu lange gezögert werden.

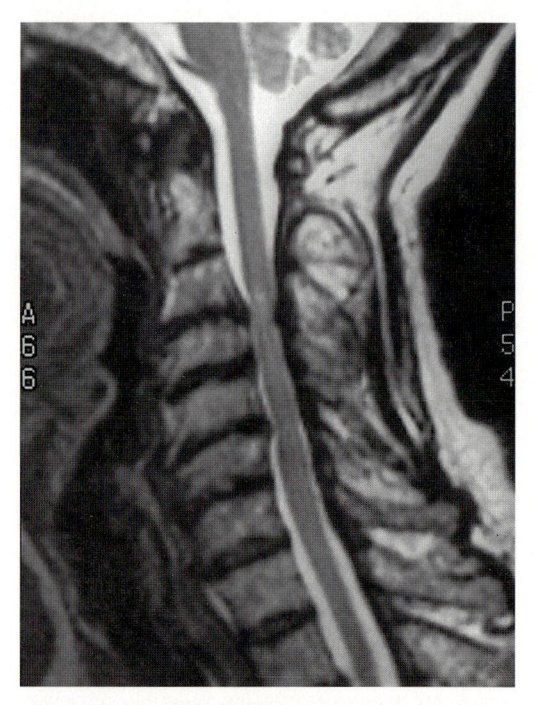

Abb. 5.**26** Zervikale Radikulomyelopathie. Der Spinalkanal ist vorwiegend auf Höhe C3/C4 durch ventrale und dorsale spondylotische Kantenanbauten eingeengt. Das Zervikalmark ist zwar nicht deformiert, jedoch komprimiert (Hyperintensität) (Abteilung Neuroradiologie der Medizinischen Hochschule Hannover, Prof. H. Becker.)

Abb. 5.27 Darstellung der Halswirbelsäule in einer 3d CT-Rekonstruktion unter Verwendung eines Spiral-CTs. (Giro-Scan) (Neuroradiologisches Institut Talstraße, Zürich, PD Dr. H. Spieß.)

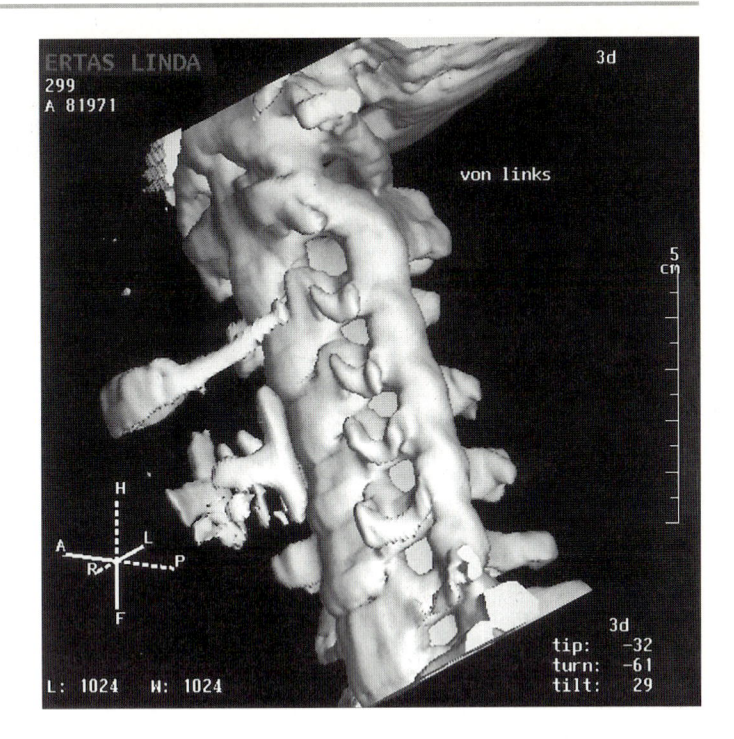

Differentialdiagnostik

Akute zervikale Wurzelausfälle kommen z.B. bei einer Dissektion der Vertebralarterie vor (482). Chronisch progrediente zervikale Wurzelläsionen werden bei raumfordernden Prozessen beschrieben, sei es Wirbeltumoren sei es bei Wurzeltumoren, z.B. bei Neurinom (s. Abb. 5.43). Die Abgrenzung gegenüber einer Armplexusläsion ist oft nötig, besonders eine akute neuralgische Schulteramyotrophie (s. S. 249), ebenso gegen eine Läsion eines peripheren Armnerven. Weitere wichtige Differentialdiagnosen sind Multiple Sklerose, intraspinaler Tumor, amyotrophische Lateralsklerose und Syringomyelie.

■ Das Zervikalsyndrom

Der aus praktischen Erwägungen geprägte Begriff eines Zervikalsyndroms wird zur Bezeichnung verschiedenartiger Krankheitsbilder verwandt. Es werden hierunter nach Krämer (1997) alle Krankheitszustände subsumiert, die direkt oder indirekt auf degenerative Veränderungen der zervikalen Bandscheiben zurückzuführen sind. Dazu werden neben schmerzhaften Bewegungseinschränkungen der Halswirbelsäule auch Muskelverspannungen im Schulter-Nacken-Bereich, Nervenwurzelsymptome an den Armen, Kopfschmerzen, Rückenmarkssymptome, kochleovestibuläre Reizerscheinungen und verschiedene funktionelle Störungen der inneren Organe gezählt. Derartige Interpretationen überschreiten wohl nicht selten die Grenzen zu reiner Spekulation. Der Begriff wird für akute wie auch chronische Erkrankungen mit oder ohne radikuläre Beteiligung verwandt. Je nach Art der Beschwerden wird ein oberes von einem mittleren und einem unteren Zervikalsyndrom unterschieden. Die Krankheitssymptome werden teilweise mit Veränderungen der Vertebralarterien in Verbindung gebracht.

Der Begriff Zervikalsyndrom ist recht diffus und für die neurologischen Belange wenig hilfreich.

Bandscheibenerkrankungen im Thorakalbereich

■ Der thorakale Bandscheibenvorfall

Zwar sind asymptomatische thorakale Bandscheibenvorfälle bei 15–20 % aller Erwachsenen durch Kernspintomographie nachweisbar (623, 1309). Symptomatische Diskushernien sind hier viel seltener als im Zervikalbereich. Sie sind vorwiegend unterhalb des Segments Th8 anzutreffen (340).

Ein lateraler thorakaler Bandscheibenvorfall führt zu bewegungsabhängigen lokalen oder radikulär ausstrahlenden Schmerzen. Anders als bei den lumbosakralen Vorfällen entwickeln sich die Schmerzen nicht selten allmählich progredient. Ihnen folgen später medulläre Symptome nach. Bei den medialen Bandscheibenvorfällen entwickeln sich Zeichen einer Rückenmarksschädigung als Erstsymptom. Der Verlauf ist hier oft fluktuierend, was zu der Fehldiagnose einer Multiplen Sklerose führen kann (Abb. 5.**28**).

Röntgen-Nativaufnahmen zeigen in etwa 25 % Verkalkungen des Nucleus pulposus. Diagnostische Methoden der Wahl sind Kernspintomographie und CT-Myelographie.

Differentialdiagnostisch ist in erster Linie an einen beginnenden Zoster zu denken, an einen raumfordernden intraspinalen Prozeß sowie an den Referred pain, das heißt an eine Head-Zone bei akuter Organerkrankung.

Eine **Operation** ist bei den ersten Zeichen einer Rückenmarksschädigung indiziert, aber auch bei fehlendem Ansprechen von radikulären Schmerzen auf die konservative Therapie. Dank der Frühdiagnostik durch Kernspintomographie ist heutzutage mehrheitlich eine Operation vor Auftreten einer bedeutsamen Querschnittslähmung möglich (623).

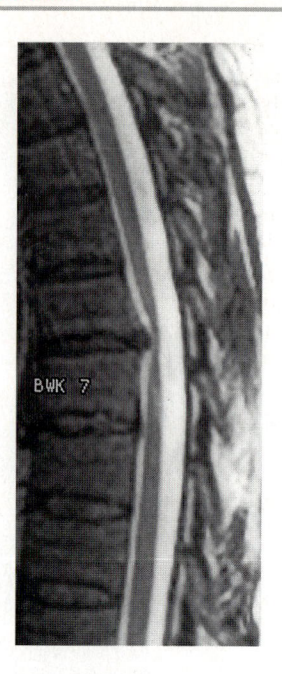

Abb. 5.**28** Thorakaler Bandscheibenvorfall Th6/Th7 rechts mediolateral bei 48jähriger Frau. Klinisch lag ein radikulärer Schmerz Th6 vor. (Abteilung Neuroradiologie der Medizinischen Hochschule Hannover, Prof. H. Becker.)

Bandscheibenerkrankungen im Lumbalbereich

■ Der lumbale Bandscheibenvorfall

Akute Diskushernien sind mit Abstand am häufigsten im Lumbalbereich, und hier wiederum in den beiden untersten Etagen. Etwa 95 % aller lumbosakralen Bandscheibenvorfälle betreffen die Segmente L4/5 und L5/S1. Ein Bandscheibenvorfall trifft im lumbalen Wirbelkanal auf die fast parallel abwärts ziehenden Fasern der Cauda equina. Die meisten Bandscheibenvorfälle sind mediolateral ausgerichtet und führen zu einer Läsion der Wurzel, die ein Segment tiefer austritt, das heißt bei Prolaps der Bandscheibe L4/L5 wird die zwischen dem 5. Lendenwirbel und dem Kreuzbein austretende 5. Lendenwurzel komprimiert (Abb. 5.**29**). Etwa 4–10 % aller lumbalen

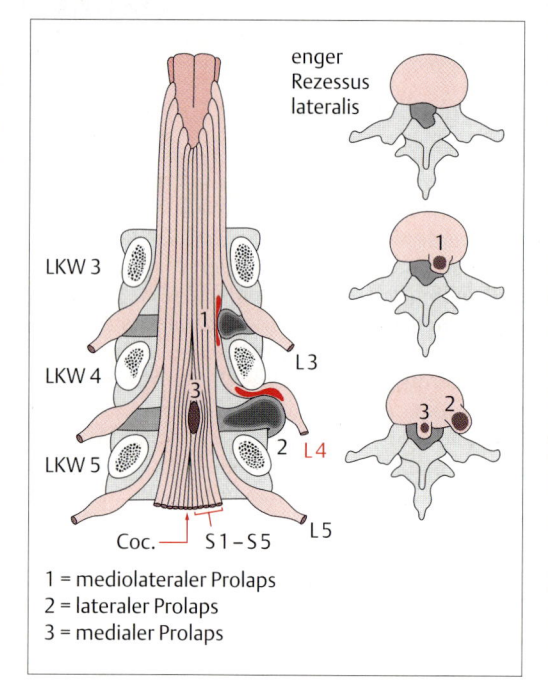

1 = mediolateraler Prolaps
2 = lateraler Prolaps
3 = medialer Prolaps

Abb. 5.**29** Beziehung der lumbalen Bandscheiben zu den austretenden Nervenwurzeln (aus Mumenthaler/Mattle: Neurologie, 10. Aufl. Thieme, Stuttgart 1997, Abb. 10.1 auf S. 641).

Bandscheibenvorfälle sind so weit lateral (intra- oder sogar extraforaminal) lokalisiert, daß die in gleicher Höhe austretende Wurzel getroffen wird, am häufigsten die Wurzel L4 bei einem Bandscheibenvorfall L4/5 (296, 877, 846). Die Mehrzahl der weit lateral gelegenen Bandscheibenvorfälle ist gleichzeitig nach kranial geschlagen. Nicht selten sind diese Fälle nicht von Rückenschmerzen begleitet und betreffen oft ältere Patienten (877). Ein großer Massenprolaps mit subtotalem Hervortreten ganzer degenerierter und sequestrierter Bandscheiben verursacht eine mehr oder weniger symmetrische Kompression des gesamten Duralsacks und führt zu einer Kaudalähmung. Ein im oberen LWS-Bereich gelegener medialer Vorfall kann isoliert die in der Kauda zentral verlaufenden sakralen Fasern komprimieren und die lateral gelegenen lumbalen Wurzeln aussparen. Dies ist bei der Höhenlokalisation zu beachten.

Lumbale Bandscheibenvorfälle betreffen am häufigsten das mittlere Lebensalter. Bei Kindern und Jugendlichen sind sie selten. Sie entstehen bei ihnen häufig durch Traumen. Sie sind zudem oft mit Anomalien der Wirbelsäule wie Lumbalisation von S1 oder Spina bifida assoziiert (1087, 1277).

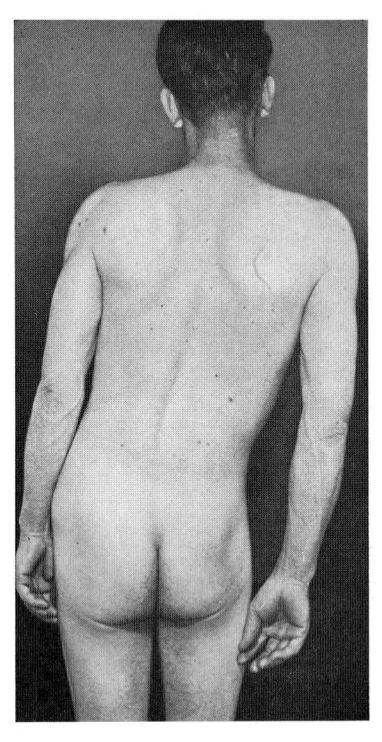

Abb. 5.**30** Antalgische Zwangshaltung mit typischer Ausweichskoliose der Wirbelsäule bei lumbalem Bandscheibenvorfall (aus K. Hansen, H. Schliack: Segmentale Innervation, 2. Aufl. Thieme, Stuttgart 1962).

Klinik

Das klassische Syndrom der akuten lumbalen Diskushernie ist diagnostisch nicht zu verkennen. Anamnestisch gehen dem großen Prolaps mit radikulären Symptomen fast regelmäßig einige Schübe von akuter Lumbago („Hexenschuß") voraus. Eine harmlose mechanische Belastung, etwa Bücken oder Rumpfdrehung, löst die eindrucksvolle Symptomatik des Bandscheibenvorfalls aus. Die Patienten können sich vor Schmerzen oft kaum mehr bewegen. Schon aus der Lokalisation der Schmerzausstrahlung läßt sich oft die betroffene Wurzel erkennen (Ausstrahlung zur Großzehe bei Läsion L5, zum seitlichen Fußrand bei Läsion S1). Diese Zuordnung kann schwierig sein, wenn die Schmerzen nicht weit nach distal ausstrahlen.

Meist bestehen eine typische Haltungsanomalie der Wirbelsäule mit Abflachung der Lendenlordose und *skoliotischer Fehlhaltung* (Abb. 5.**30**) sowie eine schmerzhafte Bewegungsfixierung. Die Wirbelsäule ist über dem Vorfall klopfschmerzhaft, die paravertebrale Muskulatur ist mitunter bretthart verspannt. Bei der klinischen Untersuchung sind die auf S. 153 ff. beschriebenen Symptome der verschiedenen Wurzelläsionen nachweisbar. Die schmerzhaften Druckpunkte entlang dem Nervenstamm werden als Valleix-Punkte bezeichnet. Charakteristisch für eine bandscheibenbedingte lumbosakrale Wurzelirritation ist das sogenannte *Lasègue-Zeichen*. Es beruht darauf, daß jede Dehnung der betroffenen Wurzel radikuläre Schmerzen auslöst. Die Dehnung erfolgt bei der Untersuchung dadurch, daß man beim liegenden Patienten das gestreckte Bein langsam im Hüftgelenk beugt. Bei der Gegenprobe (Aufsetzen des Patienten im Untersuchungsbett bei gestreckten Beinen) müssen die gleichen Schmerzen auftreten. Ist dies nicht der Fall, stellt sich die Frage nach einer psychogenen Symptomverstärkung. Ein sogenanntes *umgekehrtes Lasègue-Zeichen* findet sich bei Irritationen der Wurzeln L3 und L4. Diese radikulären Schmerzen lassen sich hier durch Überstrecken des Hüftgelenkes provozieren (Abb. 5.**31**). Ein positives Lasègue-Zeichen auf der Gegenseite (ge-

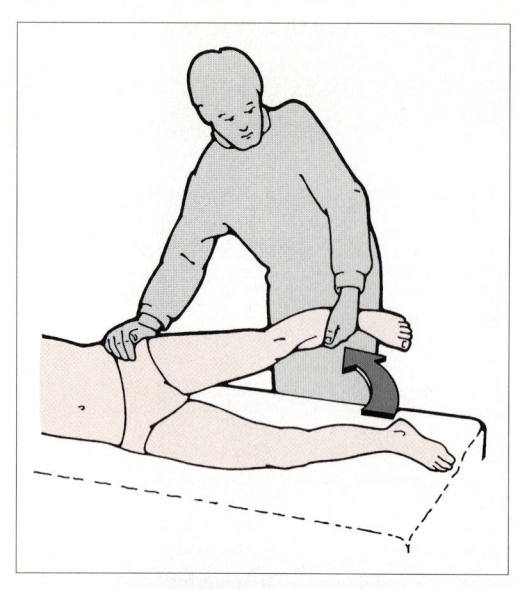

Abb. 5.31 Den umgekehrten Lasègue löst man durch Überdehnung des Beines im Hüftgelenk aus.

kreuztes Lasègue-Zeichen) mit Schmerzen im betroffenen Bein spricht fast immer für einen großen Bandscheibenvorfall, der nach allen Erfahrungen auf eine konservative Therapie oft nur unzureichend anspricht.

Diagnostik

Röntgen-Übersichtsaufnahmen der Wirbelsäule zeigen die Haltungsanomalien, häufig auch eine Verschmälerung des Zwischenwirbelraumes sowie spondylotische Veränderungen. Auch lassen sich Wirbelanomalien im lumbosakralen Übergang leicht erkennen. Diagnostische Methode der Wahl ist – auch wegen der guten Verfügbarkeit – die Computertomographie (Abb. 5.**32**). Bei unsicherer Höhendiagnostik ist eine Kernspintomographie zweckmäßiger, weil sie die Übersicht über die gesamte Lendenwirbelsäule erlaubt. Mit dem CT sind auch weit lateral gelegene Hernien nachweisbar (Abb. 5.**33**). Eine Myelographie wird nur noch selten zum Nachweis eines Diskusprolaps durchgeführt, am ehesten bei gleichzeitigem Verdacht auf einen engen Spinalkanal. Es sollte dann möglichst mit Computertomographie kombiniert werden. Bei anhaltenden postoperativen Beschwerden ist die Unterscheidung zwischen einem Hernienrezidiv und postoperativen Verwachsungen nicht leicht. Hinweise kann das

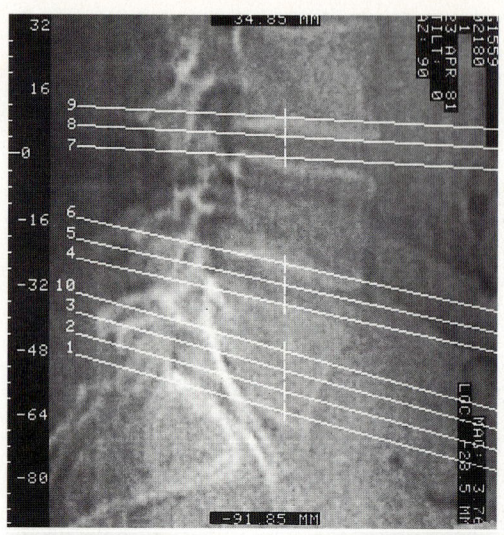

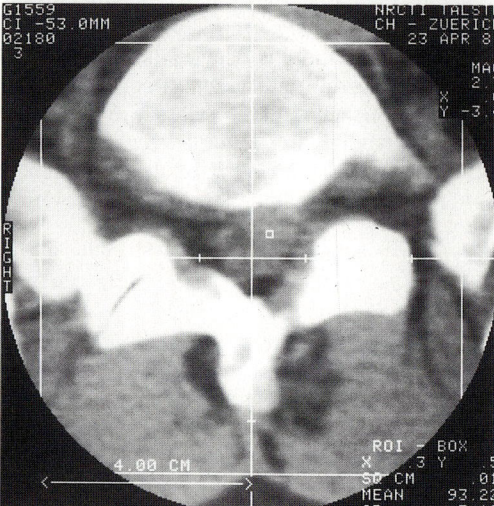

Abb. 5.32 Große linksseitige Diskushernie der Bandscheibe L5/S1 im CT bei 47jährigem Mann. Die Hernie im rechten oberen Quadranten des Bildes ist mit einem Viereck markiert (aus dem neuroradiologischen Institut Talstraße, Zürich, PD Dr. H. Spieß).

Myelogramm geben (Abb. 5.**34**). Das Verhalten nach Kontrastmittelgabe mittels Kernspintomographie erlaubt eine verläßliche Unterscheidung zwischen Rezidivvorfall und Narbengewebe (nur bei letzterem Enhancement).

Konservative Therapie

Die Spontanprognose ist günstig. In den meisten Fällen gehen die Beschwerden unter einer kon-

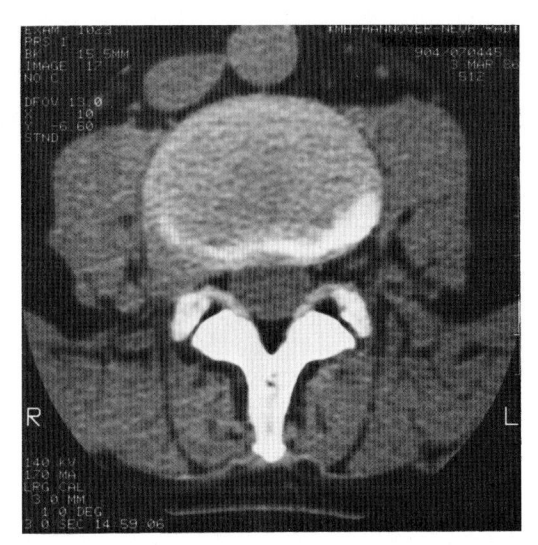

Abb. 5.33 Rechtsseitige, weit lateral gelegene Diskushernie der Bandscheibe L5/S1 im Computertomogramm. Diese komprimiert die Wurzeln nach ihrem Austritt aus dem Zwischenwirbelloch und wäre im Kontrastmittelmyelogramm nicht sichtbar (aus der Abteilung für Neuroradiologie der Medizinischen Hochschule Hannover, Leiter Prof. Dr. H. Becker).

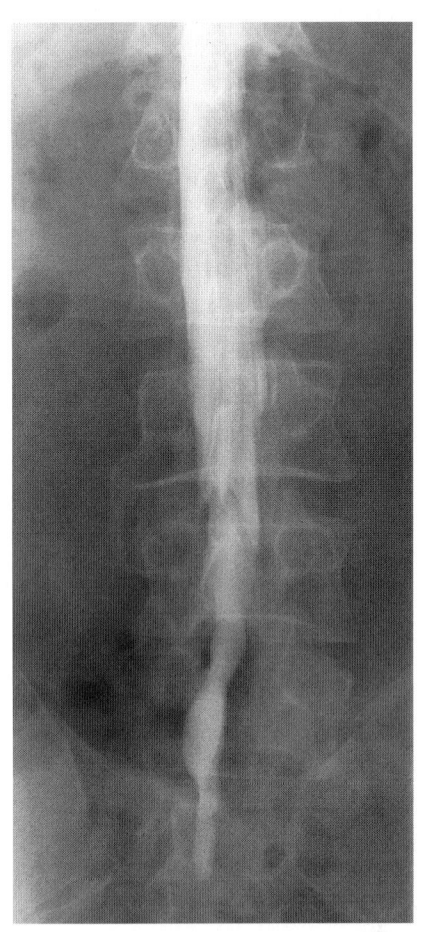

Abb. 5.34 Lumbales Myelogramm (Radikulogramm). Ausgedehnte arachnoidale Verwachsungen im lumbosakralen Duralsack unterhalb der Bandscheibe L3/L4. Befund 11 Jahre nach Hemilaminektomie zur Exstirpation einer lumbosakralen Diskushernie rechts bei 37jährigem Mann.

servativen Therapie innerhalb von Tagen oder Wochen vollständig oder weitgehend zurück. Diese Besserung ist teilweise darauf zurückzuführen, daß Bandscheibenvorfälle in der Regel allmählich an Größe verlieren, zu einem beträchtlichen Teil bei späteren neuroradiologischen Untersuchungen sogar nicht mehr nachweisbar sind (122, 309, 520). Es wird eine große Anzahl verschiedenartiger konservativer Behandlungsmaßnahmen empfohlen. Der günstige Spontanverlauf der Erkrankung macht es verständlich, daß hinsichtlich der Wirksamkeit fast durchweg Fragen offen sind (270).

Selbstverständlich ist es zu allererst geboten, die starken Schmerzen zu lindern. Dies geschieht bereits durch Bettruhe. Dadurch wird der Gewebsdruck in den Bandscheiben beträchtlich verringert. Es existieren unterschiedliche Auffassungen über die sinnvolle Dauer strenger Bettruhe, die ja bekanntlich auch Nachteile hat. Zumeist werden – je nach Verlauf – höchstens 2–4 Wochen empfohlen (1303). Eine Wirksamkeit einer Traktionsbehandlung hat sich nicht nachweisen lassen (86, 270). Wichtig ist zudem die medikamentöse Therapie mit nicht-steroidalen Analgetika und Myotonolytika, deren Dosis in Abhängigkeit vom Verlauf nicht zu spät reduziert werden sollte. Viele Patienten berichten über eine Linderung nach lokalen Anwendungen wie Kryo- oder Wärmetherapie. Um den Circulus vitiosus Schmerz-Muskelverspannung-Fehlhaltung-Schmerz zu durchbrechen, werden verschiedenartige segmentnahe lokale Injektionen von Lokalanästhestika empfohlen, insbesondere Wurzelblockaden (583). Dabei können allerdings neurologische Komplikationen auftreten (1134, 1303). Die epidurale Injektion von Kortikoiden hat sich in einem Doppelblind-Versuch als nicht wirksam erwiesen (165). Da reaktive Muskelverspannungen das Schmerzsyndrom unterhalten, kann die Triggerpunktbehandlung oder die gezielte Lokalanästhesie schmerzhafter Muskelpartien eine deutliche Linderung bringen (243). Eine manuelle Therapie wird wegen der Gefahr einer Vergrößerung des Prolaps (womöglich mit Kaudalähmung) abgelehnt. Am Beginn der Behandlung sollte ein ausführliches Gespräch mit dem Patienten über die Art der Erkrankung und über ihre gute Prognose stehen.

Nach der akuten Schmerzphase beginnt eine krankengymnastische Behandlung mit dem Ziel einer Kräftigung der Rücken- und Bauchmuskulatur sowie mit Haltungsschulung. Zur Rezidivprophylaxe sind mancherlei Verhaltensmaßnahmen nützlich (Vermeiden von Bewegungen und Tätigkeiten, die ein Rezidiv provozieren können, Gestaltung des Arbeitsplatzes; gegebenenfalls Reduktion des Körpergewichts).

Operation

Die **Indikation** zur Operation wird heute zurückhaltender gestellt als noch vor 10 oder 20 Jahren. Nur eine kleine Minderheit von Patienten mit Bandscheibenvorfall bedarf einer operativen Therapie. Eine absolute Indikation zu einer zeitlich dringlichen Operation besteht bei jedem lumbalen Massenvorfall mit Zeichen einer Kaudalähmung und ebenso bei einer funktionell bedeutsamen oder progredienten Lähmung. Eine klare Indikation zur Operation ist zudem bei mangelndem Ansprechen der Schmerzen auf die konservative Therapie gegeben. Es ist eine individuelle Entscheidung, wann man eine Therapieresistenz annehmen will. Als zeitliche Richtgröße werden 3–4 (bis 8) Wochen angesehen. Eine relative Indikation zu einer operativen Therapie stellen auch mehrfache Rezidive von radikulären Schmerzen dar. Leichte Paresen oder Sensibilitätsstörungen begründen keine Indikation zu einer Operation (798, 903). Aus den neuroradiologischen Befunden (etwa Größe und Richtung des Prolaps, Weite des Spinalkanals) läßt sich kaum ableiten, ob eine konservative Behandlung erfolgreich sein wird oder nicht (904).

Es stehen verschiedene **Operationsverfahren** zur Verfügung. Die größte Verbreitung hat nach wie vor die *offene Diskektomie*, vorzugsweise in mikrochirurgischer Technik. Bei weit lateral gelegenem Vorfall sind spezielle Operationstechniken angezeigt (946, 462). Es stehen als Alternative mehrere *weniger eingreifende Operationsverfahren* zur Verfügung (perkutane Nukleotomie (885); arthroskopische Mikrodiskektomie; Verfahren unter Nutzung der Lasertechnik), die bei subligamentärem Bandscheibenvorfall ohne schwerwiegende neurologische Ausfälle angewandt werden. Sicher sind hier spezielle Erfahrungen des Operateurs ausschlaggebend. Die allgemeinen Erfahrungen mit diesen Techniken reichen aber noch nicht aus, um ihren Stellenwert klar beurteilen zu können. Mit der perkutanen Nukleotomie beispielsweise waren nach 3 Monaten nur 74 % der Patienten beschwerdefrei (885). Es wird auf die einschlägige neurochirurgische Literatur verwiesen (368, 454).

Die **Chemonukleolyse** hat in den letzten Jahren an Bedeutung verloren. Bei diesem Verfahren wird transkutan ein proteolytisches Enzym (Chymopapain) in den Nucleus pulposus injiziert, was zu einer Volumenverminderung und damit zu einer Wurzelentlastung führt. Es wurde über widersprüchliche, in der Tendenz aber schlechtere Ergebnisse im Vergleich mit den mikrochirurgischen Operationsverfahren berichtet bei nicht unbeträchtlichen Nebenwirkungen (insbesondere anaphylaktische Reaktion).

Die **Ergebnisse** der operativen Therapie eines lumbalen Bandscheibenvorfalls sind – klare Indikation und einwandfreie chirurgische Kompetenz vorausgesetzt – sehr gut. In den meisten Studien wird über eine völlige oder weitgehende Beseitigung der radikulären Schmerzen in etwa 85–90 % berichtet (232, 903). Der entscheidende Vorteil der Operation gegenüber der konservativen Behandlung besteht in einem rascheren Eintritt der Schmerzfreiheit (33, 34). Der Erfolg der Bandscheibenoperation steht und fällt mit der Sorgfalt der Indikation. Trotz identischer Richtlinien für die Indikation unterscheidet sich die Rate von Bandscheibenoperationen in verschiedenen Industrienationen um den Faktor 15 (368). In den Regionen mit der höchsten Operationsrate wird gleichzeitig über die größte Häufigkeit von Mißerfolgen berichtet (824). Ein unmittelbarer Vergleich der Ergebnisse konservativer und operativer Therapie ist nicht möglich, da es sich um unterschiedliche Kollektive handelt (903, 1272). Besonders bei älteren Patienten, bei denen eine Ischialgie eher durch einen engen Recessus lateralis als durch eine eigentliche Diskushernie bedingt ist, sollte man mit der Operationsindikation besonders zurückhaltend sein. Immerhin ist auch bei dieser Patientengruppe bei korrekter Indikation mit einem Operationserfolg in 80 % der Fälle zu rechnen (73). Es läßt sich derzeit nicht abschließend beurteilen, in welchen Fällen eine operative Wurzeldekompression die Rückbildung motorischer Ausfälle fördert. Selbst bei einem Massenvorfall mit Kaudalähmung wird ein Nutzen der Operation nicht einheitlich beurteilt (408, 1083).

Differentialdiagnose

In der Differentialdiagnose des lumbalen Bandscheibenvorfalls sind in erster Linie andere schmerzhafte Radikulopathien in Betracht zu ziehen. Hieran ist besonders zu denken, wenn für eine Diskushernie ungewöhnliche Segmente betroffen sind, wenn die Schmerzen nicht von Bewegungen der Wirbelsäule abhängig und durch Ruhigstellung nicht gelindert, womöglich sogar verschlimmert werden. Auch das Fehlen eines deutlichen Wirbelsäulenbefundes ist für eine Wurzelläsion durch Bandscheibenvorfall ungewöhnlich, kommt allerdings bei den extrem lateralen Hernien vor. Eine Fehlbildung, z.B. eine abnorme Weite des Duralsackes kann einmal zu Ischialgien führen (272), und ebenso Zysten der Wurzeltaschen (986) oder des Lig. longitudinale posterior (372). Vorangegangene grippeähnliche Symptome lassen an einen Zoster oder an eine Borreliose denken. Eine Wurzelschädigung bei einem Patienten mit bekanntem Malignom ist bis zum Beweis des Gegenteils hiermit in Verbindung zu bringen, z.B. bei Metastase oder Meningeosis (1013). Eine akute Wurzelschädigung bei Fieber, vor allem nach Eingriffen am Wirbelkanal (Langzeit-Periduralanästhesie!) begründet den Verdacht auf einen epiduralen Abszeß. Eine lumbosakrale Radikulopathie kann Ausdruck einer HIV-Infektion sein (609). Bei einer Therapie mit Antikoagulantien ist ein epidurales Hämatom zu suchen. Radikulopathien bei Diabetes gehen oft mit heftigen Schmerzen einher. Sehr selten können radikulär anmutende Schmerzen auch als Erstsymptom bei einer Multiplen Sklerose mit Herden in der Wurzelaustrittszone auftreten (923).

Viele dieser differentialdiagnostischen Möglichkeiten lassen sich durch die bildgebende Diagnostik klären. Gleiches gilt für Wurzelläsionen bei anderen degenerativen Erkrankungen der Wirbelsäule wie Spondylolisthesis.

Läsionen von Plexusanteilen wie auch von Schäden des N. ischiadicus sind im Gegensatz zu Wurzelläsionen mit Störungen der vegetativen Funktionen (erhöhte Hauttemperatur, Anhidrose und Verlust der Piloarrektion) verbunden, sofern stärkere Defektsymptome vorhanden sind. Das Muster der motorischen und sensiblen Ausfälle hält sich nicht an das Versorgungsgebiet der einzelnen Nervenwurzeln. Bei dieser Differenzierung sind neurophysiologische Untersuchungsverfahren sehr hilfreich.

Schließlich können Erkrankungen ohne neurologische Beteiligung zu Schmerzen mit Ausstrahlung in die Beine führen. Hierzu gehören vor allem Erkrankungen des Hüftgelenks oder des Iliosakralgelenks. Aber auch bei Tumoren des Beckens, insbesondere bei gynäkologischen Tumoren, oder Tumoren des Rektums kann die Schmerzausstrahlung an eine Wurzelirritation erinnern.

■ Die lumbale Spinalstenose

Pathogenese

Eine konstitutionell bedingte Enge des lumbalen Spinalkanals bleibt in der Regel symptomlos, bis im weiteren Verlauf krankhafte weitere Einengungen hinzukommen durch Hypertrophie der Wirbelbogengelenke, degenerative Spondylolisthesis, Osteophyten oder Hypertrophie des Lig. flavum. Die Einengungen können den zentralen Spinalkanal, die Recessus laterales wie auch die Foramina intervertebralia betreffen. Noch besser als der sagittale Durchmesser korreliert der Querschnitt des lumbalen Spinalkanals mit dem Auftreten von Beschwerden. Sein kritischer Wert beträgt bei L3 75mm^2 (992). Die Stenosierung kann zu einer anhaltenden Kompression von Wurzeln führen, häufiger kommt es zu einem von der körperlichen Belastung abhängigen Beschwerdebild, der neurogenen Claudicatio intermittens. Pathophysiologisch entscheidend ist hierfür eine belastungsabhängige Kompression und Kongestion des Venenplexus in mindestens 2 Höhen (902).

Klinik

Bei manchen Patienten treten chronische lokale oder radikuläre Schmerzen und Paresen auf (69, 441). Bei der Mehrzahl kommt es zum charakteristischen Syndrom der neurogenen Claudicatio intermittens: Nach längerem Gehen – später auch nach längerem Stehen in aufrechter Körperhaltung – treten schmerzhafte Sensationen und

Parästhesien in den unteren Extremitäten auf, am häufigsten in den Segmenten L5 und S1, die den Patienten schließlich zum Stehenbleiben zwingen. Diese Beschwerden sind meist beidseitig, können aber auch nur ein Bein betreffen. Für die Beseitigung der Schmerzen ist nicht so sehr das Stehenbleiben entscheidend. Weit wirksamer ist die Änderung der Haltung der Wirbelsäule, etwa durch Bücken (Kyphosierung). Im Gegensatz zur vaskulären Claudicatio treten die Schmerzen eher beim Bergabgehen (Lordosierung) als beim Bergsteigen in Erscheinung. Der Rückgang der Beschwerden wird durch eine Verminderung der Lendenlordose bewirkt, wodurch die Weite des lumbalen Wirbelkanals um bis zu 20 % vergrößert wird. Dies verdeutlicht auch der sogenannte Stoop-Test: Die beim aufrechten Gehen bald einsetzenden Beschwerden verschwinden, wenn der Patient vornübergebeugt weitergeht.

Diagnostik

Der neurologische Befund im Ruhezustand des Patienten ist oft unauffällig, oder es bestehen lediglich eine Abschwächung der Beineigenreflexe oder diskrete Paresen der Wurzeln L5 und S1. Die Beweglichkeit der Wirbelsäule ist meist nur wenig eingeschränkt und das Lasègue-Zeichen negativ. Auf Röntgen-Nativaufnahmen ist der geringe sagittale Durchmesser des Lumbalkanals nachweisbar. Bei beidseitiger Claudicatio läßt sich etwa in der Hälfte eine degenerative Spondylolisthesis, bei einseitiger Claudicatio eine Skoliose der Wirbelsäule nachweisen (902). Die Einengung des Duralsacks in mehreren Segmenten wird durch Myelographie bzw. CT-Myelographie oder durch Kernspintomographie nachgewiesen (Abb. 5.**35**) (435). Elektroneurographisch lassen sich mittels Bestimmung der zentralen motorischen Leitung bzw. der somatosensorischen evozierten Potentiale sowohl motorische wie auch sensible Anomalien nachweisen, allerdings reversibel und nur während der Beschwerdeschübe (994).

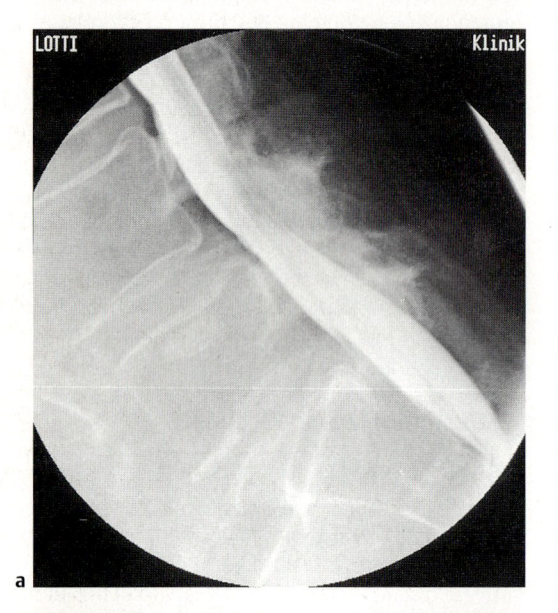

Abb. 5.**35a** u. **b** Myelo-CT bei Claudicatio intermittens der Cauda equina. In (**a**) ist bei Normalhaltung der Wirbelsäule lediglich eine geringfügige Kompression des mit Kontrastmittel gefüllten Duralsackes von dorsal her durch das Lig. flavum auf Höhe L4/L5 sichtbar. Bei Lordosierung (**b**) kommt es zu einem praktisch vollständigen Kontrastmittelstop auf dieser Höhe, jedoch auch zu einer Einschnürung ein Segment weiter oben (Bild aus dem Röntgeninstitut der Klinik Hirslanden, Zürich, Chefarzt Dr. D. Huber).

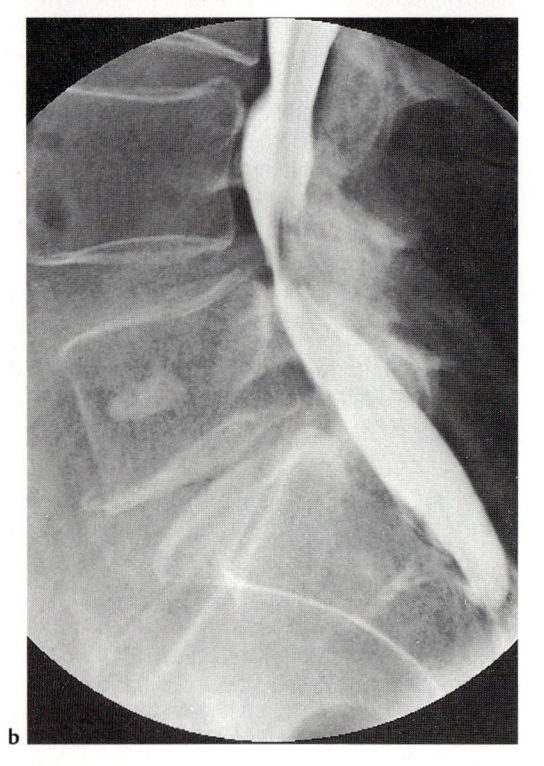

Die Symptomatik einer Claudicatio intermittens kann auch als Folge nicht-degenerativer spinaler Erkrankungen vorkommen, etwa bei Lipomatosis oder bei intraspinalen Zystenbildungen (237, 595). Die Differentialdiagnose gegenüber der Claudicatio bei arterieller Verschlußkrankheit ist in der Regel aufgrund klinischer Kriterien möglich. Zudem ist eine Differenzierung von der seltenen Claudicatio intermittens infolge belastungsabhängiger Ischämie des Beinplexus erforderlich (1132).

Therapie und Verlauf

Ohne Behandlung ist der Krankheitsverlauf dadurch gekennzeichnet, daß sich nach anfänglicher schleichender Beschwerdezunahme ein stabiler Zustand einstellt und die Patienten oft über Jahre keine weitere Verschlechterung mehr erfahren (528). Anhaltende neurologische Ausfälle entstehen in vielen Fällen nicht. Bei nur leichter oder mäßiger subjektiver Beeinträchtigung reicht eine konservative Behandlung aus mit vorübergehender Ruhigstellung, Einschränkung der körperlichen Belastung, medikamentöser (etwa Acetylsalicylsäure) und physikalischer Therapie (479). Eine Operation (Dekompression mit oder ohne Stabilisierung) ist angezeigt bei hartnäckigen Beschwerden sowie bei progredienten neurologischen Ausfällen (33, 34, 297, 904). Bei korrekter Indikationsstellung und guter operativer Technik können damit Patienten bis ins 8. Lebensjahrzehnt erfolgreich behandelt werden. Kurzfristig konnten damit in einem größeren Kollektiv bei über 90 % der Patienten die Beschwerden so weit gelindert werden, daß sie zu ihren normalen Aktivitäten zurückkehrten (1094). Allerdings waren auf längere Sicht zwar 75 % mit dem Ergebnis noch zufrieden, jedoch gingen nur noch 56 % ihren normalen Tätigkeiten noch nach. In einem anderen Kollektiv wurden nach 5 Jahren 50 % der Patienten als Mißerfolg gewertet und eine Spondylolisthesis war als Komplikation nicht selten (163).

■ Spondylolisthesis und Spondylolyse

Klinik

Unter einer **Spondylolisthesis** wird ein Gleiten des Wirbelkörpers verstanden, das – bezogen auf den darunter liegenden Wirbelkörper – stets nach ventral erfolgt. Hierbei kann es zu einer radikulären Läsion kommen. Es werden 5 Typen einer Spondylolisthesis unterschieden (1295, 423), von denen hier nur 2 von wesentlicher Bedeutung sind, die isthmische Spondylolisthesis (Typ II) und die degenerative Spondylolisthesis (Pseudospondylolisthesis nach Schmorl, Typ III).

Bei der **isthmischen Spondylolisthesis** liegt meist eine **Spondylolyse**, ein Defekt der Pars interarticularis vor, seltener lediglich eine Verlängerung der Pars interarticularis. Eine ein- oder beidseitige Spondylolyse ist in der weißen Bevölkerung in etwa 5 % nachweisbar, die Häufigkeit einer damit verbundenen Spondylolisthesis beträgt etwa 3 %. In mehr als 80 % ist das Segment L5/S1 betroffen. Die Pathogenese ist nicht abschließend geklärt. In erster Linie wird ein Ermüdungsbruch in der Pars interarticularis angenommen. Als Grundlage wird eine hereditär beeinflußte Fehlanlage diskutiert.

Fast immer erfolgt das Wirbelgleiten in der Kindheit und Adoleszenz und hört auf, sobald das Wachstum abgeschlossen ist. Die Spondylolisthesis bleibt in der Mehrzahl zeitlebens symptomlos. Falls Beschwerden auftreten, beschränken sie sich meist auf Kreuzschmerzen, die in die Beckenregion oder die Oberschenkel ausstrahlen können, sowie ein Schwächegefühl in der Lendengegend. Die Häufigkeit radikulärer Schmerzen beträgt knapp 15 % (423). Eine Diskushernie auf Höhe des Gleitwirbels ist seltener als in benachbarten Segmenten. Häufiger erfolgt die Wurzelkompression durch fibrokartilaginöses Gewebe am Ort der Spondylolyse und betrifft die Nervenwurzel L5, bei Wirbelgleiten über 50 % der Wirbelbreite kann auch die Wurzel S1 geschädigt werden (423). Die Wurzel L5 kann auch zwischen Querfortsatz und Ala sacralis komprimiert werden (1296). Röntgenologisch lassen sich das Ausmaß der Spondylolisthesis wie auch die Spondylolyse in den seitlichen (Abb. 5.**36**) und Schrägaufnahmen (Abb. 5.**37**) darstellen, die stets im Stehen angefertigt werden sollten.

Therapie

Es ist bei dieser Krankheit besonders wichtig, am Beginn der Behandlung, vor allem aber bei zufälliger Entdeckung einer asymptomatischen Spondylolisthesis, ein ausführliches aufklärendes Gespräch mit dem Patienten zu führen, um unbegründeten Ängsten vorzubeugen. Im allgemeinen reichen eine konservative Therapie mit Einschränkung der körperlichen Belastung und eine physikalische Therapie, bei stärkeren Beschwer-

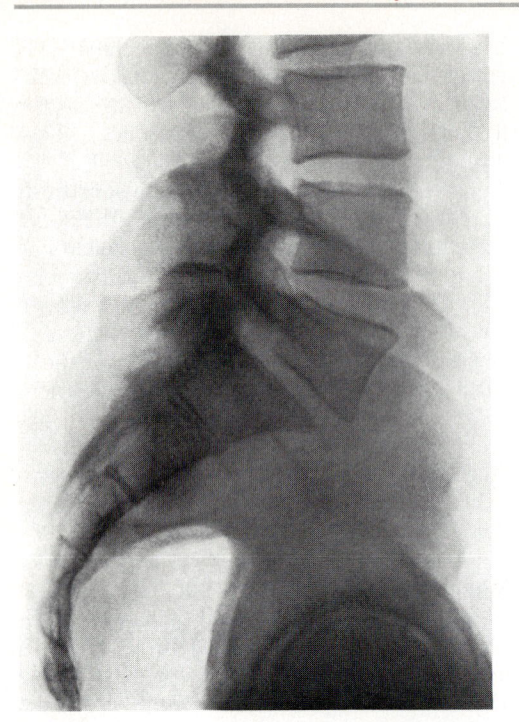

Abb. 5.36 31jähriger Mann. Seitliches Röntgenbild der Lendenwirbelsäule. Spondylolyse L5 mit einem Gleiten von L5 gegenüber S1 von 32 % (Aufnahme des Röntgeninstituts Aarbergerhof, Prof. E. A. Zimmer, Bern).

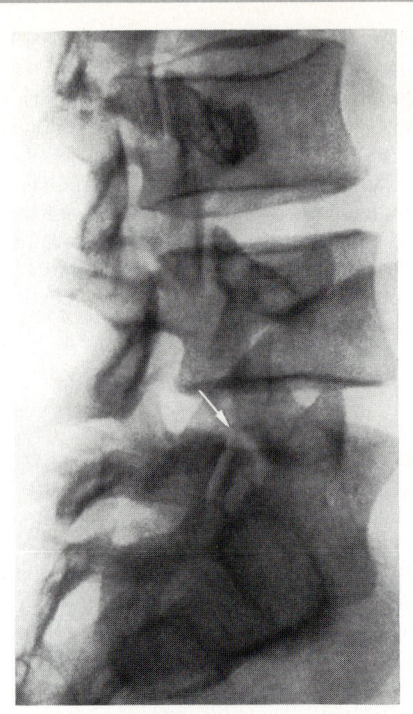

Abb. 5.37 Gleicher Patient wie in Abb. 5.36 Schrägaufnahme der Lendenwirbelsäule. Darstellung der Interartikularportion von S1 bei Spondylolisthesis L5. Der Pfeil bezeichnet die Unterbrechung des Isthmus (Aufnahme des Röntgeninstituts Aarbergerhof, Bern).

den auch vorübergehende Versorgung mit einem Stützmieder aus. Bei Therapieresistenz und bei Auftreten radikulärer Defektsymptome sowie bei Wirbelgleiten über 50 % ist eine operative Therapie angezeigt. Die Diskussionen über die am besten geeigneten Operationsverfahren – etwa zur Frage der Reposition – sind noch nicht abgeschlossen (423).

Eine **degenerative Spondylolisthesis (Pseudospondylolisthesis)** entwickelt sich als Folge einer Gefügelockerung im Rahmen spondylarthrotischer Veränderungen. Meist bei Frauen im mittleren und höheren Lebensalter kann sich ein Wirbelgleiten einstellen, das aber nur selten 25 % der Wirbelbreite überschreitet (478). Meist ist das Segment L4/L5 betroffen. Die Ventralverlagerung beträgt oft nur wenige Millimeter, was aber ausreichen kann, um eine kritische Einengung des Spinalkanals, besonders der Recessus laterales herbeizuführen. Im Gegensatz zur isthmischen Form führt die degenerative Spondylolisthesis zu einer Einengung des Wirbelkanals.

Neben anhaltenden radikulären Schmerzen (meist L5, seltener L4) kann eine neurogene Claudicatio intermittens entstehen. Die Grundzüge der Therapie sind denen bei der isthmischen Spondylolisthesis vergleichbar. Vor der Operation bedarf es besonders eingehender Untersuchungen zur Frage der Ursache der Beschwerden, die oft in begleitenden pathologischen Veränderungen (etwa Zystenbildung, s. S. 185) zu suchen ist (1278) (Abb. 5.38).

Trauma

Unter den Folgen von Verletzungen der Wirbelsäule sind Rückenmarksschäden besonders gefürchtet, aber auch Wurzelläsionen kommt eine beträchtliche Bedeutung zu. Die ersten beiden Halswirbel, die untere Halswirbelsäule und vor allem der thorakolumbale Übergang, sind besonders verletzungsanfällig. Weit mehr als die Hälfte aller Frakturen und Luxation sind hier gelegen. Charakteristische Wurzelläsionen kommen bei Frakturen des Kreuzbeins vor, die meist Teil ausgedehnter Beckenverletzungen sind. Auch ohne Knochen- oder Gelenksverletzungen können Wurzeln schwere Schäden erleiden, wie die Ausrißverletzungen zervikaler Wurzeln bei Motorradfahrern (S. 221) zeigen. Nur selten kommen vergleichbare Verletzungen von lumbosakralen Wurzeln vor (762). Im Rahmen einer traumatischen Luxation der Wirbelsäule kommt es häufig zu einem Bandscheibenvorfall (457, 957), ebenso bei deren Reposition. Hingegen ist ein traumatischer Bandscheibenvorfall bei stabilen Verletzungen sehr selten (16, 911, 1195). Posttraumatische Hämatome spielen für die Entstehung von Wurzelläsionen eine untergeordnete Rolle.

Trauma im Halsbereich

Bei Densfrakturen und Traumen mit atlanto-okzipitaler Instabilität können isolierte Läsionen der Wurzel C2 auftreten (186). Auch bei den häufigeren Frakturen der unteren HWS sind isolierte Wurzelläsionen möglich. Sie sind typische Folge einer Fraktur eines Gelenkfortsatzes (Abb. 5.**39**). Das klinische Bild von schweren Verletzungen der Halswirbelsäule wird beherrscht von der Rückenmarksschädigung. In Höhe der Läsion entstehen gleichzeitig periphere Lähmungen, deren Prognose günstiger ist. Neurophysiologisch lassen sich unterhalb der klinisch und radiologisch bestimmten Höhe der Läsion sogar in mehreren Segmenten Zeichen einer peripheren Nervenschädigung nachweisen, vermutlich teilweise als Folge einer Wurzelzerrung, zum anderen Teil einer Läsion der Vorderhörner (79). Nicht selten kommt es im Laufe der Zeit zu einer erheblichen Remission in den beiden obersten von der Querschnittslähmung betroffenen Segmenten, was für die Patienten einen hohen funktionellen Gewinn darstellt. Es gibt gute Belege dafür, daß diese Rückbildung der Funktionsstörung in den obersten Segmenten durch eine operative Behandlung der Verletzung gefördert wird (537, 1318).

■ Distorsionsverletzungen der Halswirbelsäule (Schleudertrauma)

Sehr häufig werden Läsionen zervikaler Wurzeln als Folge sogenannter Schleuderverletzungen der Halswirbelsäule diskutiert. Die Diagnose einer Schleuderverletzung, welche eine Entschädigung erhielt, wurde in Kanada in einem einzigen Jahr bei 70 von 100000 Einwohnern gestellt, bei Frauen doppelt so häufig wie bei Männern (170). Die damit zusammenhängenden Fragen können nicht ohne Blick auf die allgemeine Problematik dieser heiklen Verletzungsform beantwortet werden, die nach Carette (1994) zu den am meisten kontroversen Themen der derzeitigen praktischen Medizin zählt. Eine unübersehbare Flut von Publikationen sind erschienen, aus denen naturgemäß so ziemlich jede Interpretation von Mechanismen und Zusammenhängen abgeleitet werden kann. Allein in den Jahren 1980 bis 1993 hat die Quebec Task force (Cassidy Edit. l996) mehr als 10000 Publikationen ausgemacht und analysiert. Davon wurden 1200 als sinnvoll auswertbar betrachtet und lediglich 294 wurden schließlich als wirklich beachtenswert angesehen.

Eine übereinstimmende Definition des (umstrittenen) Begriffs „Schleudertrauma" (Synonyma u.a. Beschleunigungsverletzung, Akzelerationstrauma, englisch: whiplash injury) existiert nicht, er bezeichnet lediglich einen Unfallmechanismus. Einheitliches Merkmal ist eine stumpfe

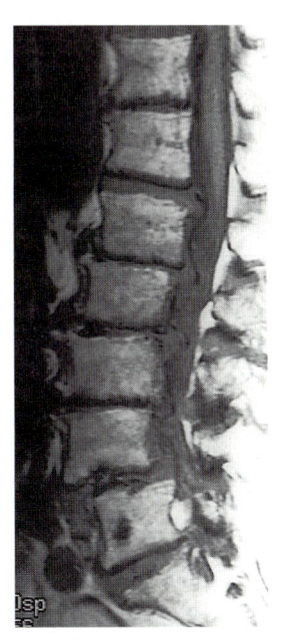

Abb. 5.**38** Degenerative Spondylolisthesis L4/L5 bei 79jähriger Frau. Schwerer degenerativer Umbau im gesamten Lumbalbereich und dadurch Einengung des lumbalen Spinalkanals. (Abteilung Neuroradiologie der Medizinischen Hochschule Hannover, Prof. H. Becker.)

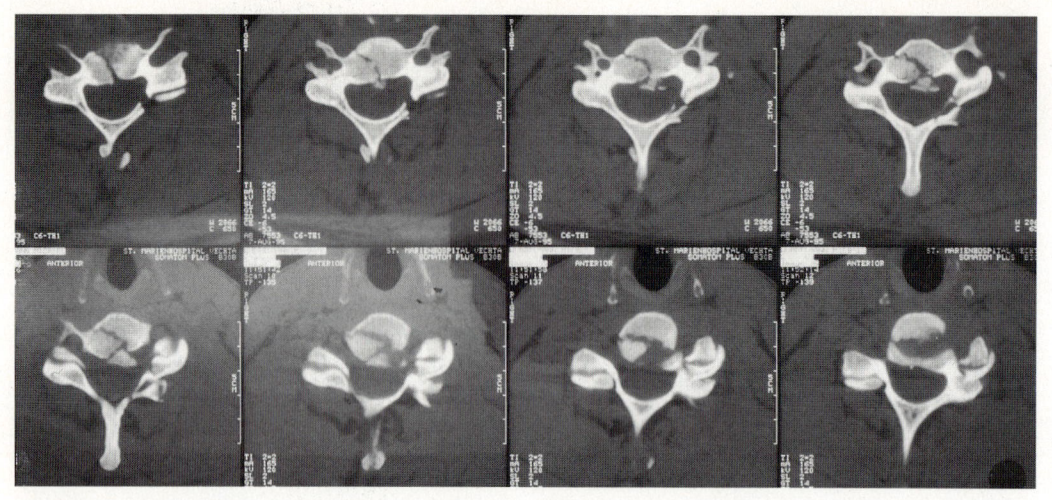

Abb. 5.39 Luxationsfraktur C5 mit Läsion der Wurzel C5 links. Im CT finden sich ein Spaltbruch des Wirbelkörpers, eine Laminafraktur links, Gelenkfortsatzfrakturen links und der Ausbruch eines Hinterkantenfragments (Abteilung Neuroradiologie der Medizinischen Hochschule Hannover, Prof. H. Becker).

Verletzung der Halswirbelsäule ohne Aufprall des Kopfes (non-contact injury) und ohne knöcherne Verletzung als Folge einer „ultraschnellen" Geschwindigkeitsänderung des Kopfes gegenüber dem Rumpf. Wie Filmaufnahmen in wissenschaftlichen Studien zeigen, wird hierbei der Hals des Unfallopfers zunächst in Achsenrichtung stark extendiert. Bei einem Aufprall von hinten wird der Kopf anschließend stark nach hinten rekliniert, bei einem Aufprall vorn, wird er stark nach vorn flektiert. Typische Ursache ist der Auffahrunfall (Heckaufprall). Der biomechanische Ablauf besteht in der 1. Phase in einer Scherbewegung auf Höhe C0 bis C2 mit Hypertranslation des Kopfes, der in einer 2. Phase eine Hyperextension der Halswirbelsäule nachfolgt (262).

In aller Regel ist die Prognose eines „Schleudertrauma" günstig, und die Beschwerden bilden sich innerhalb von Tagen bis wenigen Wochen völlig zurück. Im großen Krankengut von 2810 Verletzten der Kanadischen Studie hatten sich 22,1 % nach einer Woche, 53 % nach 4 Wochen erholt. 2,9 % hatten noch nach einem Jahr ihre üblichen Aktivitäten nicht aufgenommen (1114). Ein beträchtlicher Teil der Patienten – nach manchen Untersuchungen (44) bis zu 40 % – klagt hingegen über anhaltende Beschwerden (englisch: late whiplash injury). In erster Linie handelt es sich um Nacken- und Hinterkopfschmerzen. Es kommen ganz verschiedenartige weitere Beschwerden hinzu wie Müdigkeit, Angst, Schlafstörungen, Schwindelgefühl, Sehstörungen, Tinnitus, Reizbarkeit und Vergeßlichkeit. Oft verstärkt sich die Intensität der Beschwerden zusehends, und es treten neue in Erscheinung. Das Spektrum der Beschwerden ähnelt anderen ursächlich noch umstrittenen Krankheitsbildern wie Fibromyalgie, Chronic-fatigue-Syndrom und Multiple-chemical-sensitivity-Syndrom (150, 525).

Der Kernpunkt des wissenschaftlichen Streits über chronifizierte Beschwerden ist die Diskrepanz zwischen den oft sehr ausgeprägten Beschwerden einerseits und dem Fehlen von objektiven pathologischen Befunden bei klinisch-neurologischer, neurophysiologischer und neuroradiologischer Untersuchung andererseits, die nicht befriedigend zu erklären ist. Es läßt sich nicht nachweisen, daß die mitunter in testpsychologischen Untersuchungen auffälligen Leistungsbeeinträchtigungen durch eine traumatische zerebrale Funktionsstörung hervorgerufen werden (917). Von einigen Autoren wird die Auffassung vertreten, es handele sich um eine im wesentlichen psychogene Störung (871). Auf der anderen Seite wurden verschiedenartige Hypothesen entwickelt, um eine organische Genese begründen zu können (44, 333). Stover (1146) hat in einer umfassenden Analyse der Literatur dargelegt, daß aus methodischen Gründen die bisher vorliegenden wissenschaftlichen Daten keine abschließende Beurteilung der Frage erlauben, ob ein Late-whiplash-Syndrom existiert oder nicht. Er wie auch andere Autoren (292, 525, 1163) wenden sich aber gegen die Annahme, man könne das Beschwerdebild als Ausdruck einer neurologischen Schädigung interpretieren. Eine kürzliche Studie aus Norwegen und Litauen berichtete, daß in Litauen, wo nur wenige Fahrzeuglenker über eine Haftpflichtversicherung verfügen, 202 Opfer einer Auffahrkollision identifiziert und 1–3 Jahre nach dem Ereignis befragt wurden (1032). Diese Population wurde einer nach Alter und Geschlecht ausgesuchten Vergleichsgruppe gegenübergestellt. Nackenbeschwerden und ebenso Kopfweh wurden von etwa gleich vielen Individuen angegeben. Keines der Unfallopfer hatte ernstlich behindernde oder andauernde Beschwerden als Folge des Unfallereignisses. Auf ein schwereres Ereignis deuteten in einer prospektiven Studie an 117 innerhalb von 7 Tagen nach dem Unfall analysierten und später nachkontrollierten Fällen folgende Faktoren hin: gedrehte oder geneigte Kopfhaltung beim Aufprall, unerwartetes Ereignis, sehr baldiges und intensives Auftreten der Kopf- und Nackenschmerzen und stillstehendes Fahrzeug beim Heckaufprall (1161). Alle Versuche, ein „objektives Maß" für die Unfallfolgen zu gewinnen, haben bisher fehlgeschlagen. Die Röntgenbefunde sind üblicherweise normal oder nicht spezifisch und die Validität oder gar Spezifität von CT und funktionellem CT ist bisher nicht nachgewiesen worden. Auch die PET- und SPECT-Befunde, auf welche sich einige Hoffnungen stützten, werden als wahrscheinlich nicht spezifischer Ausdruck der Schmerzsymptomatik angesehen (292, 853).

Im Rahmen der vorliegenden Monographie geht es in erster Linie um die Frage, unter welchen Umständen bei einem „Schleudertrauma" eine Wurzelläsion anzunehmen ist. Bei eingreifenden Nervenverletzungen ist zu erwarten, daß anfangs deutliche Defektsyndrome vorhanden sind, die sich im weiteren Verlauf mehr oder weniger gut bessern. Ganz allgemein zeichnet die Diagnostik peripherer Nervenschäden ein hohes Maß an Verbindlichkeit aus. Sie können anhand von charakteristischen Beschwerden und zweifelsfreien klinischen, neurophysiologischen und gegebenenfalls neuroradiologischen Befunden regelmäßig objektiv festgestellt werden. Es ist kein plausibler Grund dafür ersichtlich, bei der Beurteilung von Wurzelläsionen nach „Schleuderverletzungen" andere Maßstäbe anzulegen.

Die Diagnostik von Läsionen mittlerer und unterer zervikaler Nervenwurzeln ist unproblematisch. Sie können nur dann angenommen werden, wenn segmententsprechende motorische Ausfälle einschließlich Reflexstörungen und/oder sensible Reiz- und Ausfallserscheinungen sowie neurophysiologische Veränderungen (EMG!) vorhanden sind. Schwieriger sind Läsionen der Wurzeln C2 und C3 zu objektivieren. Motorische Ausfälle sind nicht zu erwarten und ein neurophysiologischer Nachweis ist nicht möglich. Ein lokaler Druckschmerz (am Nervenaustrittspunkt) wie auch das Ergebnis einer Wurzelblockade sind diagnostisch unzuverlässig (492, 921, 1124, 1253). Eine Schädigung dieser Nervenwurzeln kann nur dann mit Wahrscheinlichkeit angenommen werden, wenn in enger zeitlicher Verbindung mit dem Unfall typisch angeordnete Parästhesien oder sensible Ausfälle entstanden sind. Dies kommt nur selten vor (542, 1124). Die Frage, ob anhaltenden Nacken- und Hinterkopfschmerzen nach einem Schleudertrauma durch eine Schädigung eines Wirbelgelenks hervorgerufen werden (43), ist hiervon unabhängig und im übrigen nicht von einem Neurologen zu klären.

Trauma im Brustwirbelsäulenbereich

Bei den Verletzungen der oberen und mittleren Brustwirbelsäule spielen Wurzelläsionen eine untergeordnete Rolle. Mitunter sind hier gelegene Frakturen die Ursache von hartnäckigen gürtelförmigen Schmerzen.

Trauma im Lumbalbereich

Die bei Frakturen und Luxationen im thorakolumbalen Übergangsbereich (Abb. 5.**40**) auftretenden neurologischen Schäden sind vielgestaltig. Lähmungen entstehen durch Läsion des Konus und unterschiedlicher Anteile der Kauda. Es besteht eine nur geringe Korrelation zwischen dem Ausmaß der Einengung des Wirbelkanals, die bei der klinischen Erstuntersuchung noch nachweisbar ist, und der Schwere der neurologischen Ausfälle. Die Prognose von Wurzelschäden ist günstiger als die Rückbildung der Konusverletzung.

Neurologische Schäden spielen eine wesentliche Rolle bei der Indikation zu einer operativen Therapie (1217). Eine Indikation ist gegeben bei zunehmenden neurologischen Ausfällen nach

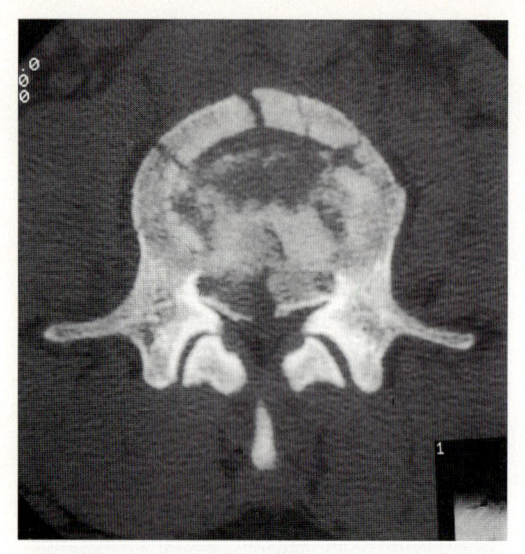

Abb. 5.40 Berstungsbruch des 2. Lendenwirbelkörpers mit fast vollständiger Kaudalähmung. Computertomogramm.

symptomfreiem Intervall, inkomplettem Querschnittssyndrom einschließlich motorisch kompletter Lähmungen mit sensiblen Restfunktionen sowie bei isolierten Wurzelläsionen. Die Therapie besteht in der Regel bei Läsionen des Rückenmarks in einer ventralen oder dorsalen Dekompression und anschließender Stabilisierung der Wirbelsäule. Bei isolierten Wurzelläsionen erfolgt eine dorsale Dekompression durch Entfernung der einengenden knöchernen Anteile.

Sakrumfrakturen

Art und Häufigkeit von Wurzelschäden hängen von der Art der Fraktur ab. Bei Frakturen der Ala sacralis lateral der Foramina kommt es nur bei etwa 5 % der Patienten zu neurologischen Schäden (268). Am häufigsten ist die Wurzel L5 betroffen, insbesondere durch Kompression zwischen dem Querfortsatz L5 und einem nach kranial dislozierten Knochenfragment (115, 1296). Erstreckt sich die Fraktur in die Foramina intervertebralia, werden Läsionen einer oder mehrerer sakraler Wurzeln in etwa 30–50 % beobachtet (s. Abb. 6.113). Die Blasen- und Mastdarmfunktionen bleiben bei Einseitigkeit der Wurzelläsionen intakt. Die vertikalen und transversalen Frakturen, die den Sakralkanal erfassen, gehen mehrheitlich mit schweren Kaudalähmungen einschließlich Störung der Sphinkterfunktionen und der Sexualfunktionen einher. Der Grad der Instabilität des Beckens ist ein wahrscheinlich noch wichtigerer Prädiktor für eine Nervenschädigung (894). Bei stark dislozierten Frakturen können neben Wurzelläsionen gleichzeitig Läsionen des Plexus lumbosacralis infolge Überdehnung entstehen (512).

Da Sakrumfrakturen meist Polytraumatisierte betreffen und eine nähere Untersuchung der sakralen Segmente bei ihnen anfangs oft nicht erfolgt, werden Nervenschäden hierbei oft übersehen (394, 894). Unter einer konservativer Behandlung bessert sich die Mehrzahl der Wurzelschäden. In den letzten Jahren hat die operative Therapie an Bedeutung gewonnen (1217). Sie ist angezeigt bei Sakrumfraktur mit dorsaler Instabilität sowie bei allen tiefen Querfrakturen und sollte so früh wie möglich erfolgen. Die operative Stabilisierung und Nervendekompression führt zu einem starken Rückgang der Schmerzen, ermöglicht eine frühe Mobilisation und fördert wahrscheinlich auch die Nervenregeneration. (Abb. 5.41).

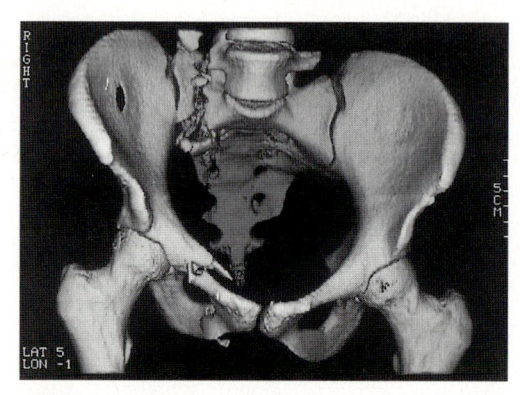

Abb. 5.41 Instabile Beckenfraktur Typ C rechts mit transforaminaler Sakrumfraktur, Querfraktur von L5 und transpubischer Instabilität. Neurologisch: Läsion der Wurzeln L5 bis S2 rechts. Spiral CT.

Tumoren

Allgemeines

Benigne oder maligne Tumoren, die von Nervenwurzeln oder angrenzenden Strukturen ausgehen, sind häufig Ursache von Wurzelschäden. Sie können intradural (Schwannom, Neurofibrom, Meningeom, Astrozytom und Ependymom) oder extradural (Metastasen, primäre Knochentumoren) gelegen sein. Radikuläre Schmerzen als Initialsymptom sind für ihre frühzeitige Erfassung von größter Bedeutung. Oft stehen lokale Schmerzen am Beginn, denen radikuläre Schmerzen nachfolgen (475). Radikuläre Schmerzen gehen neurologischen Defektsymptomen manchmal um viele Monate voraus. Für durch Tumoren hervorgerufene radikuläre Schmerzen ist typisch, daß sie anders als bei degenerativen Erkrankungen der Wirbelsäule durch körperliche Aktivität nicht beeinflußt werden und daß sie in Ruhe, insbesondere nachts, eher zunehmen. Vor allem bei Befall von für degenerative Erkrankungen ungewöhnlichen Segmenten ist an Tumoren zu denken, sie kommen freilich auch in den von Bandscheibenvorfällen am häufigsten betroffenen Lokalisationen vor (65). Lähmungen sind nur bei Tumoren in der Brustwirbelsäule häufiges Initialsymptom (475). Gleiches gilt für Blasen- und Mastdarmfunktionsstörungen.

■ Primäre spinale Tumoren

Die primären spinalen Tumoren sind in ihrer großen Mehrheit gutartig. In der Häufigkeit führen Schwannome (Neurinome), die etwa 1/3 ausmachen. Sie gehen in der Regel von einer hinteren Wurzel aus und wachsen sehr langsam, oft in Form sogenannter Sanduhrgeschwülste durch ein Foramen intervertebrale hindurch.

Radikuläre Schmerzen, die oft im Liegen zunehmen, können über lange Zeit das einzige Symptom sein. Erst spät im Verlauf treten asymmetrische Lähmungen und Sphinkterstörungen hinzu. Bei großen Sanduhrgeschwülsten fehlt mitunter das Schmerzstadium. Die betroffene Wurzel läßt sich bei der Sensibilitätsprüfung anhand der monoradikulären Analgesie oberhalb der Querschnittssymptomatik feststellen. Große Sanduhrgeschwülste sind im Halsbereich unter Umständen sogar tastbar.

Röntgenologisch ist bei einer Sanduhrgeschwulst eine Ausweitung des Foramen intervertebrale erkennbar (Abb. 5.42), bei großem intra-

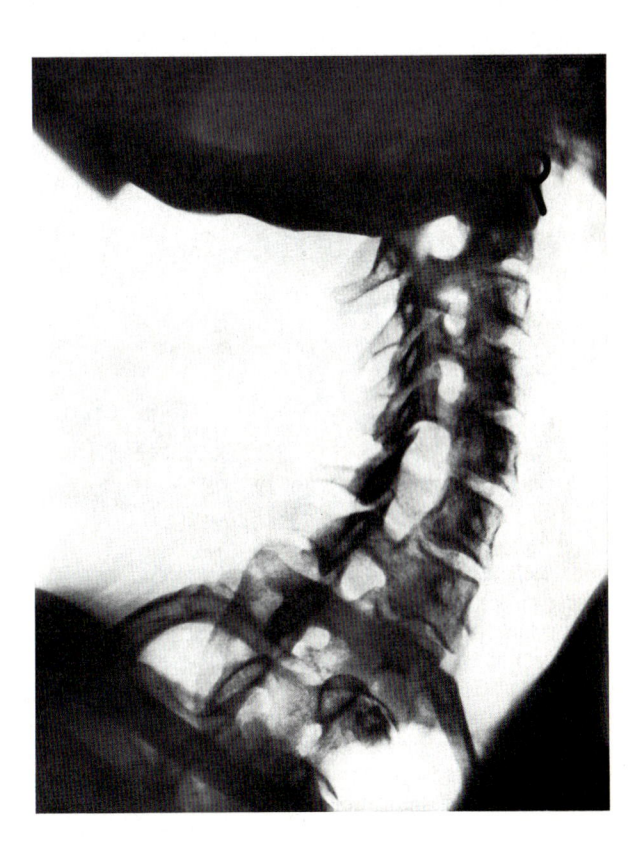

Abb. 5.**42** Neurinom der Wurzel C6 rechts bei einer 41jährigen Frau. Das Foramen intervertebrale C5/6 ist mit dem benachbarten Foramen C6/7 verschmolzen (Aufnahme aus dem Röntgeninstitut der Klinik Sonnenhof, Bern, Leiter Dr. E. Frey).

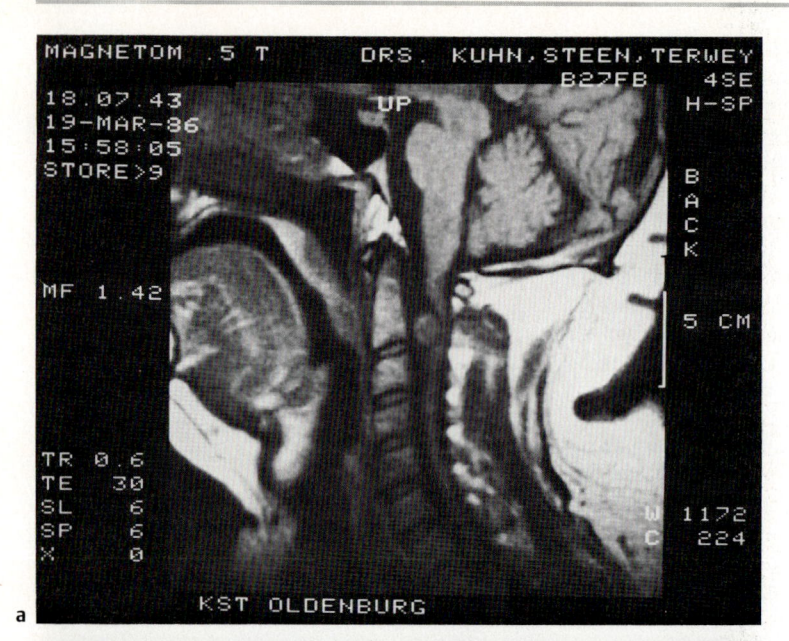

Abb. 5.43a u. b Kernspintomographie des zervikalen Spinalkanals. Neurinom der Wurzel C2 links. Im Seitenbild (**a**) sieht man die Kompression des Halsmarkes von ventral her. Im horizontalen Schnitt (**b**) ist dorsal vom Dens epistrophei das deformierte Halsmark zu sehen. Rechts im Bild ist die durch den Tumor aufgetriebene Wurzel C2 links durch Pfeile markiert (aus dem Röntgeninstitut Dr. Kuhn, Dr. Steen und Dr. habil. Terwey in Oldenburg).

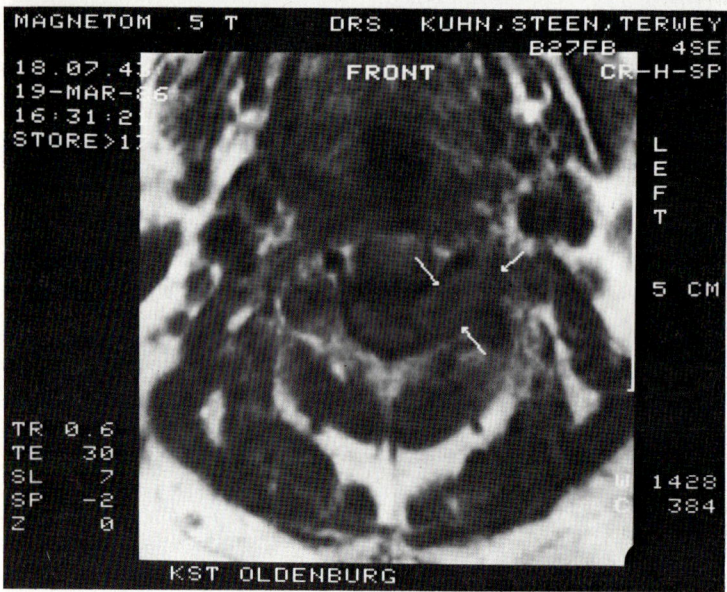

spinalen Tumoranteil auch eine Arrosion der hinteren Wirbelbegrenzung. Bei fortgeschrittenem Tumorwachstum kann der extraspinale Tumoranteil als kreisrundes, paravertebral liegendes Gebilde in der Thoraxaufnahme zu erkennen sein. Das Ziel, die Tumoren in einem frühen Stadium zu erfassen, wird am besten durch Kernspintomographie erreicht (Abb. 5.**43**). Das Schwannom oder Neurofibrom kann im gesamten intraspinalen Verlauf der Wurzel gelegen sein. Ein radikulärer Schmerz L5 etwa kann durch einen Wurzeltumor in Höhe der unteren Brustwirbelsäule hervorgerufen werden. Im Liquor ist fast stets eine Erhöhung des Gesamteiweißwertes vorhanden. Zu beachten ist aber, daß bei großen spinalen Tumoren durch eine Lumbalpunktion die Querschnittssymptomatik verstärkt werden kann (493).

Multiple Wurzeltumoren kommen beim Morbus Recklinghausen vor, bei der Neurofibromatose I sind dies Neurofibrome, bei der Neurofibromatose II Schwannome (1070). Bevorzugter Sitz ist die Kaudaregion. Jede Ischialgie beim Morbus Recklinghausen ist auf einen Kaudatumor verdächtig. Umgekehrt muß man Verdacht auf einen spinalen Tumor stets nach klinischen Zeichen einer Neurofibromatose (etwa Café-au-lait-Flecken) suchen.

Spinale Meningeome verursachen seltener als Schwannome oder Neurofibrome radikuläre Symptome. Der Verlauf ist oft fluktuierend.

■ Kaudatumoren

Tumoren im Bereich des Conus medullaris, der Cauda equina und des Filum terminale, die etwa 20 % aller spinalen Tumoren ausmachen, werden wegen ähnlicher klinischer Probleme gesondert besprochen. Bei der Mehrzahl handelt es sich um gutartige Tumoren, in den ersten Lebensjahren um Dermoide, Epidermoide, Teratome und Lipome, bei jüngeren Erwachsenen um Ependymome (Abb. 5.**43**) oder Astrozytome, während in späteren Altersstufen Neurofibrome dominieren (696). Die Beschwerden werden geprägt von Schmerzen, die mitunter in beide Beine ausstrahlen. Bei anderen Patienten steht eine progrediente Schwäche von Muskeln, die von einer oder mehreren Wurzeln innerviert werden, im Vordergrund. Ependymome führen zu Beginn oft über längere Zeit zu Dysästhesien ohne sensible Defektsymptome (320). Blasenentleerungsstörungen mit unvollständiger Blasenentleerung sind bei der Erstuntersuchung bei etwa der Hälfte nachweisbar, stellen aber nur selten das führende Symptom dar. Chordome treten bevorzugt in der Os-sacrum-Region auf und manifestieren sich mit anhaltenden Schmerzen in diesem Bereich, nicht selten auch mit Stuhlunregelmäßigkeiten. Oft ist bei der rektalen Untersuchung ein großer Tumor palpabel. (Abb. 5.**44**).

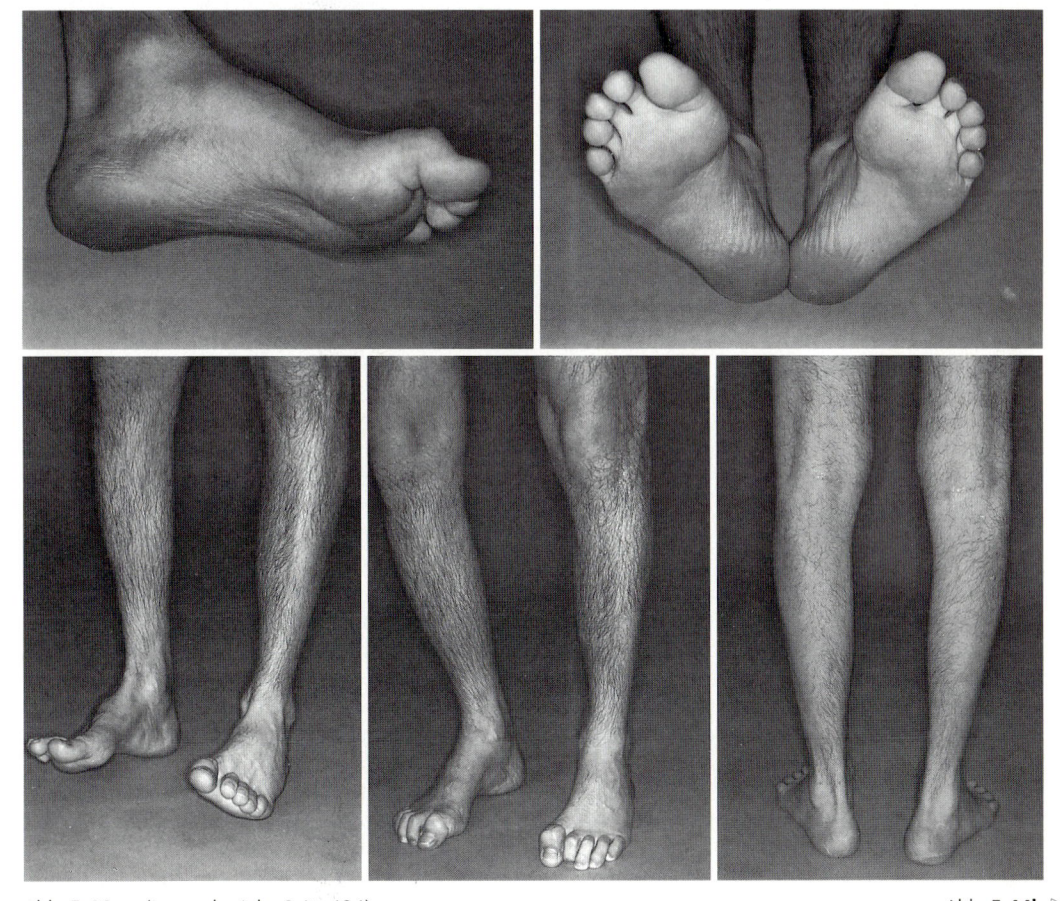

Abb. 5.**44a** (Legende siehe Seite 184)

Abb. 5.**44b** ▷

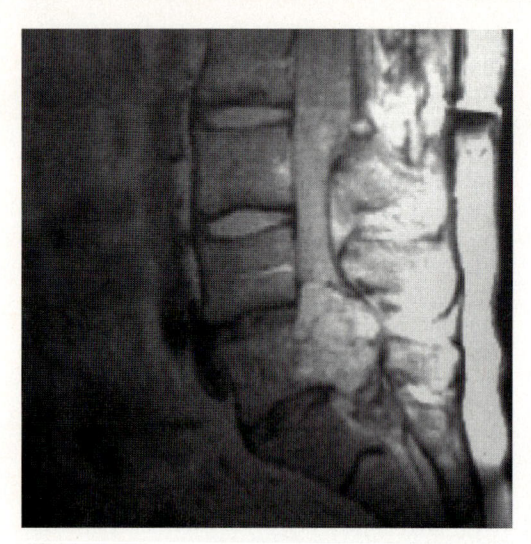

Abb. 5.**44a** u. **b** Progredientes Kaudasyndrom bei 30jährigem Mann infolge Abtropfmetastase eines Ependymoms. Er wurde zunächst unter der Fehldiagnose eines Bandscheibenvorfalles auf Höhe L4/5 und L5/S1 operiert. In (**a**) sieht man die beidseitige Krallenstellung der Zehen infolge einer Läsion der Wurzeln S1. Man beachte die Wadenatrophie. In (**b**) ist MRT die die Ependymommetastase dargestellt.

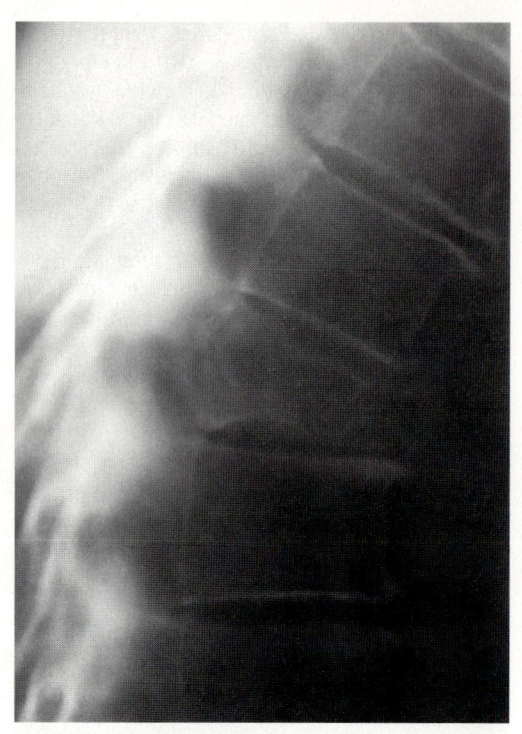

Abb. 5.**45** Keilförmige Deformierung des Brustwirbelkörpers Th6 bei 58jähriger Frau infolge eines Plasmozytoms. Es lag klinisch eine therapieresistente „Interkostalneuralgie" vor.

■ Metastasen

Unter den spinalen Tumoren, die zu radikulären Symptomen führen, dominieren eindeutig Metastasen (432). Sie können sich im Extraduralraum absiedeln, die knöchernen Strukturen befallen (Instabilität; pathologische Fraktur), aber auch paravertebral gelegen sein (213, 560). Primärtumoren sind vor allem Bronchial-, Mamma-, Prostata- und Schilddrüsenkarzinom und Hypernephrom. Zudem ist an maligne Lymphome und an das Plasmazytom zu denken (219, 511). Nicht selten läßt sich ein Primärtumor auch bei erschöpfender Diagnostik nicht nachweisen. In etwa 20 % sind die spinalen Metastasen das Erstsymptom der malignen Erkrankung (1018) (Abb. 5.**45**).

Die **Diagnose** von Metastasen ist bei bekanntem Malignom leicht. Zur Artdiagnose epiduraler Metastasen trägt zunehmend die perkutane Nadelbiopsie bei. Die Prognose bei spinaler Metastasierung variiert mit der Art des Tumors, ist insgesamt aber ungünstig. So beträgt die mittlere Überlebenszeit bei epiduralen Metastasen auch bei optimaler Therapie nur knapp 7 Monate (1018).

■ Meningeosis neoplastica

Wegen der verbesserten diagnostischen Möglichkeiten bei malignen Tumoren und der Verlängerung der Überlebenszeit unter aggressiver Therapie wird eine Meningeosis neoplastica, eine diffuse Aussaat maligner Tumoren im Liquorraum, zunehmend häufiger (718, 1013). Am häufigsten handelt es sich um Karzinome von Mamma, Lunge, Prostata und Niere, um maligne Melanome und maligne Lymphome. Etwa 4–15 % aller soliden malignen Tumoren wie auch der malignen Lymphome führen zu einer meningealen Aussaat (180, 535). Intrathekale Abtropfmetastasen können vor allem bei Medulloblastomen und Ependymomen zu einer meningealen Aussaat führen. Bevorzugter Sitz der Meningeosis neoplastica ist neben den kranialen Liquorräumen (sylvische Fissur, basale Hirnzisternen) die Kaudaregion.

Die **klinischen Krankheitsbilder** sind bunt und variabel und werden weniger von der Art des Tumors als von dem zufälligen Schwerpunkt der initialen Lokalisation bestimmt. Schmerzen durch Befall einzelner oder bald mehrerer Wurzeln in regelloser Anordnung können über Wochen das klinische Bild prägen. Manchmal stellen sich von kaudal aufsteigende symmetrische Ausfälle ein. Bei anderen Patienten beherrschen die Zeichen einer kraniellen Manifestation das klinische Bild mit Hirndrucksymptomen, Hirnnervenausfällen oder epileptischen Anfällen, oder es stellt sich ein meningitisches Krankheitsbild ein.

Bei der klinischen Untersuchung sind regelmäßig mehr pathologische Befunde, etwa Reflexstörungen, zu erheben, als aufgrund der Beschwerden der Patienten zu erwarten ist (180). Diagnostisch entscheidend ist der Nachweis maligner Zellen im Liquorsediment. Neben einer Pleozytose von 20 bis zu einigen 100 Zellen/mm^3 besteht stets eine Eiweißvermehrung. Der Nachweis maligner Zellen gelingt bei der Erstpunktion nur in etwa 60 %. Selbst bei wiederholter Punktion lassen sich in knapp 10 % auch bei bioptisch gesicherter Meningeose im Lumbalpunktat keine malignen Zellen nachweisen (180). Bei malignen Lymphomen und Leukämien sind in knapp 1/3 die Zellzahlen auch dann nicht erhöht, wenn maligne Zellen vorhanden sind. Immunzytochemische Verfahren und der Nachweis von biochemischen Markern von Meningeosen können die Treffsicherheit steigern (180). Radiologisch kann die Meningeosis am besten durch kontrastverstärkte Kernspintomographie nachgewiesen werden (abnormes Enhancement der Meningen, multiple kleine Metastasenknoten) (Abb. 5.**46**).

Die Behandlung der Meningeosis neoplastica durch intrathekale Gabe von Zytostatika (vor allem Methotrexat, Cytarabin und Thiotepa), gegebenenfalls ergänzt durch Strahlentherapie, kann die Schmerzen günstig beeinflussen. Die mittlere Überlebenszeit beträgt – bei den verschiedenen Malignomarten etwas unterschiedlich – trotz intensiver Therapie aber lediglich einige Monate (348).

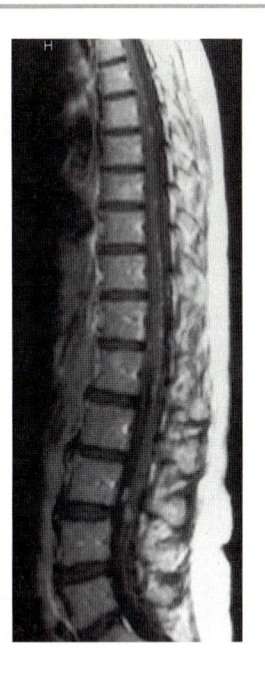

Abb. 5.**46** Meningeosis carcinomatosa mit polyradikulärer Symptomtologie. Knötchenförmige hyperdense Knoten im T_1-gewichteten MRT.

Zystische Raumforderungen

Es gibt eine Vielfalt von extraduralen und intraduralen zystischen Raumforderungen, die zu Wurzelschäden führen können. Teilweise handelt es sich um Tumoren mit zystischen Anteilen (etwa bei Ependymomen, Dermoiden oder Epidermoiden). Ein beträchtlicher Teil ist Folge einer Entwicklungsstörung und bereits bei der Geburt vorhanden. Dies gilt auch für den pathologisch weiten Duralsack. Oft sind diese Zysten zeitlebens asymptomatisch oder manifestieren sich erst während der Schulzeit oder noch viel später mit neurologischen Symptomen. Zysten können als Folge von Traumen (insbesondere Operation, selten auch Lumbalpunktion, 586) oder im Rahmen degenerativer Wirbelsäulenveränderungen entstehen. Hinsichtlich der Terminologie und Klassifikation der Zysten besteht noch keine Einheitlichkeit. Es sollen hier nur Perineuralzysten und Juxtafacettenzysten besprochen werden.

Perineuralzysten (Synonyma: Tarlov-Zysten, arachnoidale Zysten, meningeale Zysten Typ II) sind Fehlbildungen am Übergang der Wurzelscheiden in der Nähe der Spinalganglien, in deren Wand oder Innenraum Wurzelfasern verlaufen. Sie liegen bevorzugt in der Lumbosakralregion, sind nicht selten multipel und beidseitig. Sie können allerdings auch sakral lokalisiert sein, und zu hartnäckigen Lumbalgien führen (986). Die meisten von ihnen verursachen keine Symptome. In anderen Fällen führen sie zu Kreuzschmerzen, radikulären Schmerzen oder selten auch zu Blasen- und Mastdarmfunktionsstörungen. Meist gehen sie im Gegensatz zu einer Diskushernie nicht mit einem pathologischen Wirbelsäulenbefund einher. Von anderen zystischen Prozessen lassen sie sich am sichersten durch Kernspintomographie oder CT-Myelographie differenzieren. Wegen der Lagebeziehung zu Wurzelfasern besteht Zurückhaltung hinsichtlich der operativen Therapie (912). Bei hartnäckigen Beschwerden oder zunehmenden Ausfällen werden eine externe dorsale Dekompression bzw. eine partielle Resektion der Zystenwand empfohlen, um die Zystengröße zu vermindern (284). Erwähnt seien auch die seltenen **zystischen Läsionen des Lig. longitudinale dorsale** (372).

Als Folge von degenerativen Veränderungen der Intervertebralgelenke können Zysten entstehen, die als **Juxtafacettenzysten** bezeichnet werden. Am häufigsten entstehen sie im Segment L4/5 (24, 237, 996). Die nach dorsal gerichteten Zysten sind meist symptomlos; nach ventral gerichtete Zysten hingegen können zu einer Wurzelkompression führen. Die Diagnose kann sowohl mittels MRT wie auch mittels CT gelingen (237). Nicht selten wird die Zyste erst während einer unter der Annahme eines Bandscheibenvorfalls vorgenommenen Operation entdeckt. Die mikrochirurgische Resektion bringt in den meisten Fällen Beschwerdefreiheit (237). Als Raritäten sind Einblutungen in die Zyste mit nachfolgender Kaudalähmung beschrieben (24, 1187).

Infektionen

Herpes zoster

Der Herpes zoster ist eine häufige, sporadisch auftretende Infektion (etwa 3–5 jährliche Erkrankungen pro 1000 Personen), die bevorzugt im höheren Lebensalter vorkommt. Besonders gefährdet sind Patienten mit Immunschwäche, also auch AIDS und immunsuppressiver Therapie, und mit malignen Erkrankungen. So ist bei malignen lymphoproliferativen Erkrankungen in etwa 10–25 % mit einem Zoster zu rechnen.

Klinik

Ähnlich wie bei der Poliomyelitis können sich anfangs uncharakteristische Allgemeinerscheinungen einstellen wie Abgeschlagenheit, Glieder- und Kopfschmerzen, evtentuell leichtes Fieber. Nur selten kommt es zu einer deutlichen Nackensteifigkeit, oder es treten sogar Zeichen einer enzephalitischen Reaktion wie Schläfrigkeit auf. Bald danach entwickeln sich schwer lokalisierbare dumpfe Schmerzen. Meist sind sie einseitig, anfangs aber ausgedehnt, und sie können beispielsweise eine ganze Thoraxhälfte einnehmen. Ihnen folgen am 3.–5. Tag die charakteristischen Hautefflorenszenzen in einem Dermatom nach (Abb. 5.**47**). Zunächst finden sich gruppenförmig angeordnete Knötchen, aus denen sich Bläschen entwickeln, die anfangs eine wäßrige, später trübe Flüssigkeit enthalten. Selten kommt es zu tiefgreifenden Hautnekrosen (Zoster gangraenosus) oder zu einer bakteriellen Superinfektion. Mit Auftreten der Hautefflorenszenzen werden die Schmerzen präzise in ein Segment lokalisiert. Die Zosterbläschen können sehr diskret ausgeprägt oder in einer Hautfalte oder unter den Mammae verborgen sein. Ganz ausnahmsweise fehlen Hautveränderungen (Herpes sine herpete, 400).

Neben den Hautveränderungen ist bei der Untersuchung eine segmental angeordnete Hyperalgesie, später Hypalgesie nachweisbar. In mehr als der Hälfte ist ein einzelnes thorakales Segment, in etwa 20 % sind Äste des N. trigeminus betroffen, meist dessen 1. Ast (Zoster ophthalmicus). In absteigender Häufigkeit befällt der Zoster einzelne zervikale, lumbale oder sakrale Segmente sowie den N. facialis (Zoster oticus).

Segmentale Paresen stellen sich oft erst 2–3 Wochen nach dem Exanthem ein, fast stets in demselben Segment wie das Exanthem. Klinisch bemerkt werden Lähmungen nur in etwa 1–5 % (474). Dies hängt damit zusammen, daß sie in oberen thorakalen Segmenten klinisch nicht zu erkennen sind und in den unteren thorakalen Segmenten nur dann deutlich werden, wenn mehrere Wurzeln gleichzeitig betroffen sind, und es zu einer umschriebenen Bauchwandlähmung kommt (406, 417). Elektromyographisch lassen sich aber bei etwa 2/3 Zeichen einer neurogenen Läsion nachweisen (421). Neurophysiologische Untersuchungen sprechen dafür, daß der Läsionsort in unterschiedlicher Höhe der motorischen Neurone (Wurzel, Plexus, peripherer Nerv) gelegen sein kann (204).

Regionale Lymphknotenschwellungen sind auch bei leicht verlaufender Erkrankung fast regelhaft vorhanden, bei thorakaler Manifestation oberhalb von Th7 in der Achselhöhle, unterhalb davon in der Leistenbeuge.

Bioptisch lassen sich auch myositische Veränderungen nachweisen, die bei Zoster ophthal-

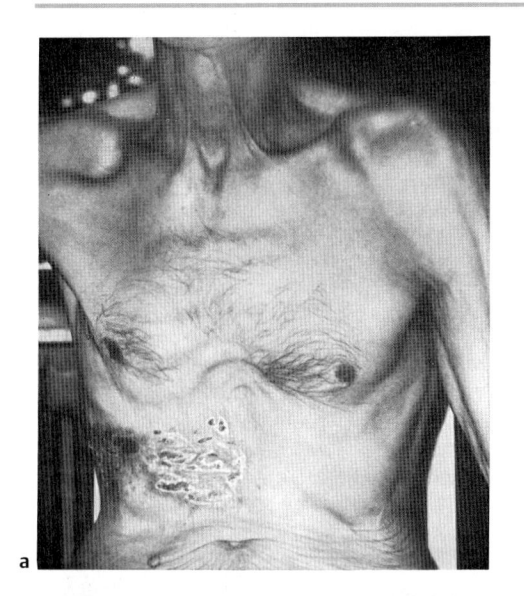

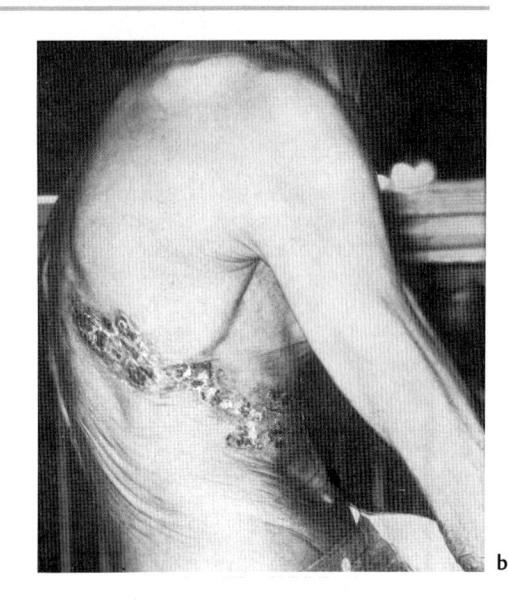

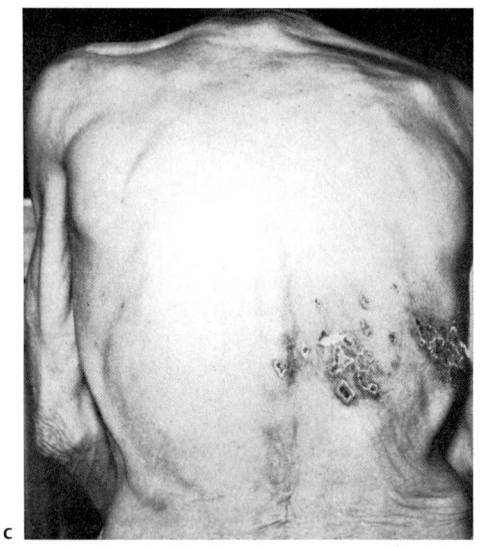

Abb. 5.**47a–c** Zoster im Dermatom Th8. Man erkennt die „skapuläre Elevation", jene Stelle, an welcher der dorsale vom ventralen Hautast des Spinalnerven abgelöst wird (aus K. Hansen, H. Schliack: Segmentale Innervation, 2. Aufl. Thieme, Stuttgart 1962).

micus auch für die Augenmuskellähmungen verantwortlich sind. Es sind eine Reihe weiterer neurologischer Komplikationen bekannt: Meningitis, Enzephalitis, zerebrale Vaskulitis, Myelitis und Guillain-Barré-Syndrom. Sie treten vorwiegend bei stark abwehrgeschwächten Patienten auf (311, 787, 1148).

Diagnostik

Wegen der charakteristischen segmental angeordneten Hautveränderungen bereitet die klinische Diagnose in aller Regel keine Schwierigkeiten. Nach den Hauteffloreszenzen muß bei entsprechenden Beschwerden gezielt gesucht werden (z.B. im Bereich von Hautfalten oder beim Zoster oticus im äußeren Gehörgang). Auch der Nachweis von motorischen Ausfällen gelingt teilweise nur bei gezielter Untersuchung (etwa Phrenikusparese bei einem Zoster C4, 1104). Im Liquor ist meist, aber keineswegs immer (311) eine deutliche lymphozytäre Pleozytose nachweisbar. Einigen Untersuchungen zufolge fehlt diese aber in fast der Hälfte. Serologische Untersuchungen zum Nachweis der Varicella-zoster-Infektion sind in typischen Fällen entbehrlich. Einzelfälle von Herpes sine herpete wurden durch PCR-Analyse nachgewiesen (400).

Stets ist beim Zoster die Frage nach prädisponierenden Erkrankungen zu stellen. So ist zumindest bei Risikogruppen ein HIV-Test angezeigt. Gelegentlich sind Erkrankungen in segmententsprechenden Organen nachweisbar (450). Es ist anzunehmen, daß der Zoster Ausdruck eines Locus minoris resistentiae in der Head-Zone dieses Organs ist.

Therapie und Verlauf

Im akuten Stadium wird neben lokalen dermatologischen Maßnahmen (Schüttelmixtur, Puder) eine antivirale Therapie empfohlen. Mittel der ersten Wahl ist Aciclovir. Diese Therapie sollte innerhalb von 48 Stunden nach Beginn des Exanthems begonnen werden, in unkomplizierten Fällen oral (5 x täglich 800 mg Aciclovir über 7–10 Tage). Vor allem bei Immunkomprimierten, bei Befall von mehreren Segmenten oder von Hirnnerven oder bei generalisiertem Zoster wird eine parenterale Aciclovir-Therapie empfohlen (10–12 mg/kg KG alle 8 Stunden über 7–14 Tage). Wegen ihrer besseren Bioverfügbarkeit nach oraler Gabe werden zunehmend andere Virostatika (Famciclovir, Valaciclovir) bevorzugt.

In der Abheilungsphase verschwinden im allgemeinen innerhalb von 2–3 Wochen mit den Hautveränderungen nach und nach auch die Schmerzen. In altersabhängiger Häufigkeit – bei Patienten unter 40 Jahren in 10–20 %, bei Patienten über 60 Jahre in mehr als 60 % – persistieren jedoch im befallenen Dermatom heftige anhaltende, oft paroxysmal sich verstärkende ziehende oder brennende Schmerzen, die von einer ausgeprägten Berührungsüberempfindlichkeit bis zur Allodynie begleitet werden (postherpetische Neuralgie) (580, 1148).

Zur Behandlung der postherpetischen Neuralgie wird eine Fülle verschiedenartiger schmerztherapeutischer Maßnahmen empfohlen, was erkennen läßt, daß kein Verfahren einen wirklich befriedigenden Erfolg verspricht (580, 1148). Teilerfolge können vor allem durch die Gabe von Amitryptilin und Carbamazepin sowie die lokale Applikation von Capsaicin erreicht werden.

Die Therapie mit Aciclovir kann den Heilverlauf der Hautefflorenszenzen wie auch der sensiblen und motorischen Ausfälle verkürzen. Ein Einfluß auf die Entwicklung einer postherpetischen Neuralgie konnte aber nicht überzeugend nachgewiesen werden (194, 758).

■ Borreliose, Meningoradikulitis nach Zeckenstich

Die Borreliose ist eine von Zecken übertragene Infektionskrankheit, deren unterschiedliches Erscheinungsbild seit Jahrzehnten bekannt ist. Der Erreger, eine Spirochäte, wurde erst Anfang der 80er Jahre von Burgdorf entdeckt und ist nach ihm benannt (Borrelia burgdorferi). In der englischsprachigen Literatur wird die Erkrankung nach einer amerikanischen Ortschaft, in der Mitte der 70er Jahre eine Reihe von Krankheitsfällen beobachtet wurde, als Lyme-Disease bezeichnet. Die klinische Symptomatik in den USA und in Europa unterscheidet sich in manchen Punkten, wofür unterschiedliche Subspezies der Erreger verantwortlich gemacht werden (378).

Klinik (1273)

Die Erkrankung hat einen stadienhaften Verlauf, es müssen aber nicht alle Stadien klinisch manifest werden. In einem ersten Krankheitsstadium (lokale Infektion) kann sich nach Tagen bis Wochen am Ort des Zeckenstichs ein charakteristisches Exanthem bilden, das Erythema chronicum migrans. Es ist gekennzeichnet von einer Rötung und Schwellung mit zentraler Abblassung und breitet sich zentrifugal aus. Gleichzeitig können grippeähnliche Beschwerden auftreten. Das Exanthem bildet sich innerhalb von Wochen spontan zurück.

Einige Wochen nach der Infektion können in einem 2. Stadium (frühe disseminierte Infektion) verschiedenartige neurologische Krankheitsbilder auftreten, am häufigsten ist eine lymphozytäre Meningopolyradikulitis, das sogenannte Bujadoux-Bannwarth-Syndrom. Nur bei einem kleineren Teil sind vorher ein Zeckenbiß oder ein Erythema chronicum migrans aufgefallen. Das Bujadoux-Bannwarth-Syndrom ist gekennzeichnet von einer asymmetrischen Radikulopathie mit oft sehr intensiven, nächtlich betonten radikulären Schmerzen, die am häufigsten lumbosakral lokalisiert sind. Sie betreffen oft die Extremität, in der der Zeckenstich stattgefunden hatte. Die Schmerzen und Paresen können ohne Behandlung über Monate andauern. Sehr häufig ist der N. facialis, oft beidseitig, mitbetroffen oder isoliert befallen. Es kann auch zu Lähmungen anderer Hirnnerven kommen. Seltener als in den USA kommt es bei uns zu Allgemeinsymptomen wie Fieber, Müdigkeit, Kopf- und Gesichtsschmerzen. Andere Organmanifestationen wie Arthritis oder Myokarditis können das Bujadoux-Bannwarth-Syndrom begleiten, treten aber häufiger hiervon unabhängig auf.

Monate oder sogar noch mehrere Jahre nach der Infektion kann neben zentralen neurologischen Erkrankungen (Enzephalitis bzw. Enzephalomyelitis) eine vorwiegend sensible chronische Polyneuropathie vom axonalen Typ entstehen. Auch in diesem Stadium (chronische Neuroborreliose) können verschiedene andere Organsysteme betroffen sein.

Diagnostik (882)

Im Liquor ist eine lymphozytäre Pleozytose (10–1000 Zellen/mm^3) und eine ausgeprägte Eiweißvermehrung zu erwarten. Die Erkrankung wird gesichert durch den Nachweis der intrathekalen Produktion spezifischer Antikörper (ELISA-Test, Western blot). Richtungsweisend ist der Nachweis eines Titeranstiegs im Zusammenhang mit einer entsprechenden klinischen Symptomatik. Der alleinige Nachweis von erhöhten IgG- und auch IgM-Antikörper-Titern gegen Borrelien kann einen kausalen Zusammenhang nicht beweisen, da ein womöglich inapperent verlaufender früherer Kontakt mit den Erregern über Jahre eine „Seronarbe" hinterlassen kann.

Differentialdiagnostisch ist vor allem eine Abgrenzung gegenüber anderen schmerzhaften Radikulopathien (Bandscheibenvorfall, Zoster) erforderlich.

Therapie und Verlauf

Die Frühmanifestationen einschließlich des Bannwarth-Syndroms haben meist auch unbehandelt eine günstige Prognose. Die antibiotische Therapie ist dennoch angezeigt, weil sie die radikulären Schmerzen rasch beseitigt und die Entwicklung der Spätmanifestationen verhindert. Empfohlen wird in erster Linie die i. v. Gabe von 2g Ceftriaxon (Rocephin) (2g über 2–3 Wochen), was in vielen Fällen ambulant geschehen kann. Alternativen sind die i. v. Gabe von Penicillin G (4 x täglich 5 Mio. E) oder von Doxycyclin (2 x täglich 100mg oral). Hierunter kommt es aber etwas häufiger zu Therapieversagen.

■ Spinaler epiduraler Abszeß

Spinale epidurale Abszesse haben an Häufigkeit zugenommen, wohl wegen der gestiegenden Anzahl von Eingriffen am Wirbelkanal (Operation, rückenmarksnahe Anästhesie), aber auch wegen der Verbreitung prädisponierender Faktoren (Abwehrschwäche, etwa durch Immunsuppression, i.v. Drogenabhängigkeit, AIDS). Die Erkrankung beginnt mit heftigen lokalen, bald auch radikulär ausstrahlenden Schmerzen (693, 830). Gleichzeitig kann Fieber bestehen. Stets ist die Blutsenkungsgeschwindigkeit beschleunigt, und meist bestehen eine Leukozytose sowie eine Erhöhung des CRP-Werts im Serum. Nach einer Latenz von wenigen Tagen entwickeln sich oft rasch progredient eine Tetra- bzw. Paraparese. Erreger ist am häufigsten Staphylococcus aureus. Nur durch rasche Diagnostik (MRT!) und umgehende operative Therapie, kombiniert mit gezielter antibiotischer Therapie, kann es gelingen, diesen verhängnisvollen Verlauf zu verhindern (551) (Abb. 5.48).

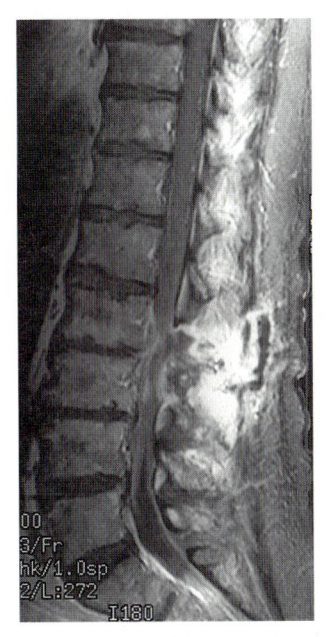

Abb. 5.48 Kaudakompression durch einen epiduralen Abszeß im Anschluß an die Operation einer Diskushernie L2/L3 bei einem 77jährigen Mann. MRT nach Kontrastmittelgabe (Abteilung Neuroradiologie der Medizinischen Hochschule Hannover, Prof. E. Becker).

Polyradikulopathie bei HIV-Infektion

Opportunistische Infektionen können zu Polyradikulopathien führen, meist unter dem Bild eines Kaudasyndroms mit heftigen radikulären Schmerzen, rasch progredienter Paraparese und Sphinkterstörungen (1000, 1101). Meist ist die Infektion, die unbehandelt tödlich verlaufen kann, einer medikamentösen Therapie zugänglich. Unter den Erregern führt das Zytomegalievirus. Andere wichtige Ursachen sind Tuberkulose, Syphilis und Cryptococcose (218). Im Liquor findet sich oft eine polymorphkernige Pleozytose, die aber entgegen früheren Berichten nicht einem bestimmten Erreger (Zytomegalie) zuzuordnen ist (218, 734). Es wird empfohlen, schon vor Nachweis eines Erregers die nach den klinischen Umständen (u.a. CD4-Wert, systemische opportunistische Infektionen) wahrscheinliche Ursache zu behandeln. Differentialdiagnostisch ist vor allem an eine Meningeosis lymphomatosa und ein Guillain-Barré-Syndrom zu denken.

Weitere spinale Infektionen

Einhergehend mit der wieder ansteigenden Häufigkeit der Tuberkulose hat auch die **tuberkulöse Radikulomyelitis** an Bedeutung gewonnen. Sie kann im Rahmen einer tuberkulösen Meningitis, als Folge einer tuberkulösen Spondylitis, aber auch als primäre Manifestation entstehen. Die klinische Symptomatik ist bunt und besteht in einer variablen Kombination von Zeichen einer Wurzel- und einer Rückenmarksschädigung. Häufig setzt die Erkrankung schleichend ein. Radikuläre Schmerzen, vor allem durch Befall von lumbalen Wurzeln, leiten die Krankheit oft ein und können über lange Zeit das führende Symptom sein (108, 336, 1263).

Im Jahre 1913 beschrieb der amerikanische Chirurg Elsberg mehrere Patienten mit beidseitiger rasch progredienter Schädigung der sakralen Nervenwurzeln und entzündlich verändertem Liquor, die er unter der Diagnose eines Kaudatumors operiert hatte (544). Der unter der Annahme eines einheitlichen Krankheitsbildes geprägte Begriff des **Elsberg-Syndroms** hat nur historische Bedeutung. Sakrale Radikulitiden können durch unterschiedliche Erreger hervorgerufen werden wie Herpes simplex oder Borrelien (476, 683) oder können Ausdruck einer Angiitis sein (107). Sie wurden auch bei HIV-Infektion beschrieben (1101).

Vaskuläre Erkrankungen

Blutungen und Gefäßfehlbildungen sind nur sehr selten Ursache von Wurzelschäden. Dennoch sind sie von erheblicher praktischer Bedeutung. Radikuläre Schmerzen können die Vorboten von schweren Rückenmarks- und Kaudalähmungen infolge vaskulärer Krankheitsprozesse sein. Eine frühzeitige Diagnose und Therapie kann diese Schäden verhindern.

Diagnostische Schwierigkeiten bereitet vor allem das spontane **epidurale Hämatom** (349, 889). Meist manifestiert es sich mit akut einsetzenden radikulären Schmerzen, die an einen Bandscheibenvorfall denken lassen können (751, 1269). Am häufigsten ist es im zervikothorakalen oder thorakolumbalen Übergangsbereich lokalisiert (424). Je nach Sitz können sich die radikulären Symptome rasch zu einer zunehmenden Rückenmarks- oder Kaudalähmung ausweiten. Den nicht-traumatischen epiduralen Hämatomen liegen zum Teil Gerinnungsstörungen (Behandlung mit Antikoagulantien, Hämophilie), sehr selten auch Gefäßmalformationen zugrunde (424, 642). Oft läßt sich aber eine Ursache der – in der Regel venösen – Blutung nicht feststellen. Diagnostische Methode der Wahl ist die Kernspintomographie (117). Fast stets ist die Blutung im Wirbelkanal posterolateral lokalisiert. Es ist eine sofortige operative Therapie angezeigt, da die Prognose entscheidend vom Intervall zwischen Beginn der neurologischen Symptome und der Dekompression abhängt (425, 624). Nur ausnahmsweise tritt spontan eine Besserung ein (1264).

Die klinische Symptomatik von spinalen **subduralen Hämatomen** wie auch die Notwendigkeit einer raschen operativen Therapie unterscheiden sich nicht wesentlich von epiduralen Blutungen (940).

Spinale Gefäßmalformationen, insbesondere die bevorzugt bei Männern vorkommenden und im thorakolumbalen Übergangsbereich lokalisierten **duralen arteriovenösen Fisteln**, können sich zu Beginn in radikulären Schmerzen oder Parästhesien äußern (571). Der Krankheitsverlauf ist variabel. Meist entwickelt sich langsam progredient eine Kaudalähmung, die mit Zeichen einer Rückenmarksschädigung kombiniert sein kann. Zu den seltenen Ursachen von Radikulopatien gehören das spinale kavernöse Hämangiom (458) und die epidurale Varikosis (448, 1337).

Stoffwechselerkrankungen

Als Ursache von umschriebenen Radikulopathien bei **Diabetes** werden Ischämien angenommen. Am häufigsten ist das als diabetische Amyotrophie bekannte Syndrom mit Schmerzen und atrophisierenden Lähmungen im Bereich lumbaler Segmente, seltener der Befall thorakaler Wurzeln (thorako-abdominale Neuropathie). Kaum jemals sind zervikale Wurzeln betroffen. Die krankhaften Veränderungen spielen sich gleichzeitig in distaleren Nervenabschnitten ab. Sie werden deshalb unter den Läsionen des Plexus lumbosacralis (S. 375) bzw. der Rumpfnerven (S. 368) näher besprochen.

Entzündliche rheumatologische Erkrankungen

Abhängig vom wechselhaften Befall der Wirbelsäule im Rahmen entzündlich-rheumatischer Erkrankungen können verschiedenartige neurologische Schäden entstehen, neben Rückenmarks- auch Wurzelläsionen. Die **ankylosierende Spondylitis** (Morbus Bechterew) hat ihren Hauptsitz in der Lendenwirbelsäule und im Iliosakralgelenk. In der aktiven Krankheitsphase kommen gelegentlich intermittierende radikuläre Schmerzen vor, die vornehmlich thorakale und lumbale Wurzeln betreffen und meist nicht mit motorischen oder sensiblen Ausfällen einhergehen. Ihre Entstehung ist ungeklärt. Läsionen einzelner Nervenwurzeln oder bei entsprechendem Sitz Kaudalähmungen kommen als Folge von Wirbelfrakturen vor. Der Morbus Bechterew führt zu ausgeprägten Veränderungen der biomechanischen Eigenschaften der Wirbelsäule, die dadurch sehr anfällig wird gegenüber mechanischen Belastungen (215). Schon triviale Traumen – etwa eine nicht ganz behutsam durchgeführte Intubation – können zu Frakturen und Dislokationen führen. Nicht selten entstehen Frakturen unbemerkt. Bevorzugt betroffen sind die untere Halswirbelsäule und der zervikothorakale Übergang. Wirbelfrakturen bei Bechterew-Kranken führen häufiger als bei anderen Patienten zu Nervenwurzelläsionen oder Rückenmarksschäden (359).

Ungleich seltener als bei der rheumatoiden Arthritis (s. unten) kommt es beim Morbus Bechterew zu Gefügestörungen der Halswirbelsäule mit atlantoaxialen oder subaxialen Subluxationen. Bei Befall der Lendenwirbelsäule kann sich eine lumbale Spinalstenose mit neurogener Claudicatio intermittens entwickeln, welche eine Dekompression mittels Laminektomie erforderlich macht (359).

In den letzten Jahren häufen sich Einzelbeobachtungen über das Auftreten von Kaudasyndromen als Spätkomplikation eines Morbus Bechterew (48, 883, 1221, 1229). Schmerzen in der Dammregion und/oder in den Beinen können das Kaudasyndrom einleiten und begleiten. Es folgen sensible, bei den meisten Patienten auch motorische Ausfälle sowie Blasen- oder Mastdarmlähmungen. Bei der neurologischen Untersuchung finden sich Atrophien und Paresen der Gesäß- und Beinmuskulatur, bilaterale Sensibilitätsstörungen ab Segment L5 mit Einbeziehung der Damm- und Analregion sowie einem schlaffen Analsphinktertonus. Computertomogramm und Kernspintomogramm zeigen charakteristische Veränderungen (187, 1229): Der Kaudalsack ist ausgeweitet, und es finden sich (vornehmlich dorsal) multiple Arachnoidaldivertikel und korrespondierende Erosionen an den Wirbelbögen und an den Dornfortsätzen (986). Die Foramina intervertebralia sind nicht eingeengt. Die Pathophysiologie dieser Erkrankung ist ungeklärt. Meist entsteht sie mehr als 20 Jahre nach Beginn der Erkrankung, wenn bereits ein inaktives Stadium vorliegt. Der Liquor ist meist normal oder weist eine geringe Eiweißerhöhung auf. Neurophysiologisch und pathologisch-anatomisch lassen sich demyelinisierende Veränderungen der kaudalen Nervenwurzeln nachweisen. Confraveux u. Mitarb. (212) wiesen Resorptionsstörungen des Liquor nach, zudem wird ein krankheitsbedingter Elastizitätsverlust des kaudalen Duralsackes diskutiert, der zu einer verminderten Reagibilität auf intermittierende Liquordruckerhöhungen und zu konsekutiven Zystenbildungen führt. Therapeutisch hat sich die Gabe von Cortison als unwirksam erwiesen, und die Ergebnisse einer dekomprimierenden Laminektomie waren überwiegend schlecht (48). In einzelnen Fällen ist eine Verhinderung einer weiteren Progredienz oder sogar eine leichte Remission durch Anlage eines lumboperitonealen Shunts gelungen (539, 611).

Bei der **rheumatoiden Arthritis** haben die Wirbelsäulenveränderungen in der oberen Halswirbelsäule ihren Schwerpunkt. Im Rahmen einer atlanto-axialen oder subaxialen Subluxation können hartnäckige radikuläre Schmerzen (C2 und C3) im Nacken- und Hinterhauptsbereich entstehen, bevor sich die gefürchtete progrediente Rückenmarksschädigung einstellt (1334). Nur ganz selten führt eine rheumatoide Arthritis zu einer Einengung des lumbalen Spinalkanals mit Claudatio spinalis oder auch einer kompletten Kaudakompression (251).

Sarkoidose

Im Rahmen einer Sarkoidose entstehen selten – sogar als Erstmanifestation – Schäden einzelner oder mehrerer Nervenwurzeln. Es gibt insbesondere Berichte über ein allmählich progredientes Kaudasyndrom (591, 699, 1282) sowie über Läsionen von zervikalen Nervenwurzeln (32). Zudem wurden bei Sarkoidose große und unregelmäßig begrenzte Sensibilitätsdefekte am Rumpf beobachtet, die mit sehr schmerzhaften Dysästhesien einhergingen, und die der thorako-abdominalen Neuropathie bei Diabetes mellitus ähneln (699). Histologisch lassen sich epineurale und perineurale Granulome nachweisen (45, 1056).

Arachnopathien – Archanoiditis constrictiva

Unter einer Arachnoiditis constrictica (progressive Arachnopathie) wird ein charakteristisches Krankheitsbild verstanden, das zu einer fortschreitenden entzündlichen Veränderung der Arachnoidea führt (1103). Die Archnoidea wird verdickt, vernarbt, ist an Pia und Dura mater adhärent, es kommt zunehmend zu Veränderungen der meningealen Gefäße. Am häufigsten ist der kaudale Durasack betroffen, und es entstehen Schäden einzelner oder mehrerer lumbosakraler Wurzeln bis hin zur kompletten Kaudalähmung.

Die häufigste Ursache der Arachnoiditis ist die intrathekale Gabe chemischer Substanzen, früher vor allem von öligen Kontrastmitteln im Rahmen einer Myelographie. Nach Applikation der modernen wasserlöslichen Kontrastmittel tritt diese Komplikation nur äußerst selten auf. Eine Arachnoiditis kann auch nach Injektion anderer Substanzen entstehen, etwa Lokalanästhetika (Spinal- oder Periduralanästhesie!) oder Antibiotika. Entzündliche Ursachen einer Arachnoiditis – in Entwicklungsländern vor allem Tuberkulose – sind hierzulande selten. Eine Arachnoiditis kann auch nach Subarachnoidalblutungen oder Traumen entstehen. Mitunter ist eine Ursache nicht erkennbar.

Mit einer Latenz von wenigen Monaten bis zu mehreren Jahren treten Kreuzschmerzen und zunehmende beidseitige radikuläre Schmerzen auf, die oft durch körperliche Belastungen verstärkt werden. Sphinkterstörungen treten vornehmlich in späten Stadien auf. Zum Nachweis einer Arachnoiditis sind vor allem Kernspintomographie sowie CT-Myelographie geeignet (250, 1103).

Die Behandlung dieser die Betroffenen sehr peinigenden Erkrankung ist ausgesprochen schwierig. Eine operative Beseitigung der Adhäsionen kann eine Besserung bewirken, ist aber zumeist nur kurzfristig wirksam, weil sich bald wieder neue Narben bilden (1103). Die Behandlung beschränkt sich deshalb in der Regel auf symptomatisch wirksame Maßnahmen (medikamentöse Schmerztherapie, physikalische Therapie).

Kongenitale Anomalien

Kongenitale Anomalien im Wirbelsäulenbereich können zu isolierten radikulären Läsionen führen, die oft nur Teil eines umfassenden Krankheitsbildes mit weiteren neurologischen Läsionen und Schäden an anderen Organsystemen sind. Nachfolgend können nur ausgewählte anatomische Varianten dargestellt werden. Im übrigen wird auf Übersichten in der einschlägigen Literatur verwiesen (189, 820, 1175).

Kongenitale Anomalien der Halswirbelsäule

Die **basiläre Impression** ist die häufigste kongenitale Anomalie der oberen Halswirbelsäule. Bei dieser Entwicklungsstörung ist die Umgebung des Foramen occipitale magnum in die hintere Schädelgrube imprimiert. Wie bei den anderen Anomalien in dieser Region sind viele Patienten über lange Zeit asymptomatisch. Beschwerden treten erst in der 2. oder 3. Dekade auf, vor allem infolge einer zunehmenden Kompression der langen Rückenmarksbahnen, unterer Hirnnerven oder des Kleinhirns. Okzipitale Kopfschmerzen als Ausdruck einer Läsion der 2. zervikalen Nervenwurzel bzw. des N. occipitalis major sind nicht ungewöhnlich (139, 717).

Unter den angeborenen Anomalien der unteren Halswirbelsäule kommt dem **Klippel-Feil-Syndrom** eine besondere Bedeutung zu. Obligat ist eine Fusion von 2 oder mehreren Halswirbeln. Die klassische Trias mit kurzem Nacken, Einschränkung der Nackenbeweglichkeit und tief liegender Haargrenze findet sich nur bei etwa der Hälfte der Patienten. Die Erkrankung kann mit einer großen Anzahl verschiedenartiger Anomalien des Skelettsystems oder innerer Organe verbunden sein. Als ursächlich wird eine Segmentationsstörung während der embryonalen Entwicklung angenommen. Die Erkrankung prädisponiert zu degenerativen Veränderungen der Halswirbelsäule einschließlich einer spinalen Stenose, vor allem in den an die Blockwirbelbildung angrenzenden Segmenten (915, 1234). Infolge einer Veränderung der Biochemanik der Wirbelsäule kann es bereits bei banalen Traumen zu Frakturen und damit neurologischen Schäden kommen (890).

Das Tethered-cord-Syndrom

Unter einem Tethered-cord-Syndrom wird ein klinischer Symptomenkomplex aus der Gruppe der dorsalen Schlußstörungen des lumbosakralen Rückenmarks verstanden, der bei Kindern häufiger als bei Erwachsenen in Erscheinung tritt (581, 937). Gemeinsames pathogenetisches Prinzip ist eine Fixierung („tethering") des kaudalen Rückenmarks an umgebendes Gewebe. Dies geschieht am häufigsten durch ein gespanntes, verdicktes und zum Teil auch verkürztes Filum terminale oder auch durch ein intraspinales Lipom. Meist ist der Konus in abnorm tiefer Lage unterhalb L1 fixiert. Das Syndrom kann aber auch bei Fixierung des Konus in normaler Höhe entstehen (1344, 1268), so z.B. bei einer Diastematomyelie (Abb. 5.**49** u. 5.**50**). Die Fixierung des kaudalen Rückenmarks führt im Rahmen des Wachstums, bei zusätzlichen Wirbelsäulenerkrankungen (Skoliose), aber auch schon durch gewöhnliche Bewegungen (Rumpfbeugung!) zu einer Dehnungsbeanspruchung des Rückenmarks, die sich vorwiegend auf den Konus auswirkt und zu einer lokalen Ischämie führt. Am empfindlichsten reagieren die Vorderhornneurone (581). Gleichzeitig können aber auch Läsionen der kaudalen Nervenwurzeln entstehen.

Das Erscheinungsbild ist vielgestaltig. Es entstehen meist allmählich progredient, seltener schubförmig distal betonte atrophisierende Paresen und sensible Ausfälle an den Beinen und auch in unteren sakralen Segmenten sowie Blasen- und Mastdarmlähmung. Vor allem bei Kindern kommt es häufig zu Fußdeformitäten. Bei Erwachsenen sind Rückenschmerzen dominierendes Symptom. Fast stets liegt eine Spina bifida vor. In etwa der Hälfte der Fälle sind lumbosakrale Dysrhaphiezeichen an der Haut wie subkutanes Lipom, Dermalsinus oder abnorme Behaarung nachweisbar.

Zur bildgebenden Diagnostik eignet sich in erster Linie die Kernspintomographie (919). Da die Rückbildungstendenz länger bestehender Ausfälle gering ist, sollte eine Frühdiagnose und Frühbehandlung angestrebt werden. Es erfolgt eine Wiederherstellung der Bewegungsfreiheit des Konus durch mikrochirurgisches Durchtrennen des Filum terminale und anderer fixierender Strukturen. Ein Lipom sollte, soweit risikolos möglich, entfernt werden. Durch die operative Therapie wird eine weitere Verschlechterung verhindert. Die lokalen Schmerzen lassen sich fast stets beseitigen, während sich bereits bestehende Ausfälle nur teilweise bessern.

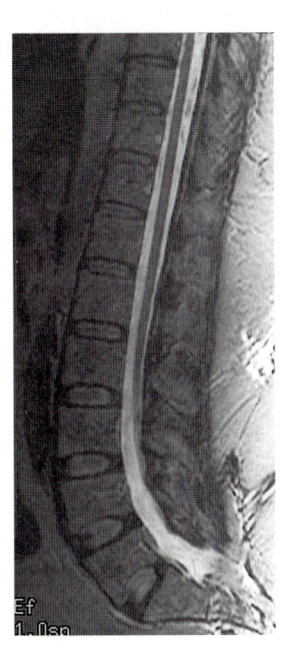

Abb. 5.**49** Tethered-cord-Syndrom mit Konustiefstand bei 40jähriger Frau. Klinisch lag eine partielle Konus-Kauda-Lähmung vor. Spina bifida und Zustand nach Exstirpation einer lumbosakralen Meningozele (Abteilung Neuroradiologie der Medizinischen Hochschule Hannover, Prof. E. Becker).

durch ein Foramen intervertebrale, seltener trennen sie sich bald nach ihrem Durchtritt durch den Duralsack und ziehen getrennt zu ihrem Foramen intervertebrale. Zur Häufigkeit dieser Anomalie schwanken die Angaben in der Literatur zwischen 0,3 und 10 % (838, 886, 912). Sie kommen am häufigsten in der Lendenwirbelsäule vor und betreffen vor allem die Wurzeln L5 und S1. Als Rarität gilt diese Anomalie im Zervikalbereich (195).

Meist bestehen über viele Jahre keine Symptome, und es treten Lumbalgien und radikuläre Schmerzen erst dann auf, wenn sich degenerative Veränderungen der Wirbelsäule einstellen (912). Der Verlauf ist oft undulierend. Im Computertomogramm werden Conjoined nerve roots leicht mit einem Bandscheibenvorfall verwechselt. Dies kann deshalb problematisch sein, weil die betreffenden Wurzeln bei Operationen wegen ihrer eingeschränkten Mobilität besonders vulnerabel sind. Eine sichere Differenzierung ist mittels CT-Myelographie oder Kernspintomographie möglich. Im allgemeinen ist eine konservative Therapie vorzuziehen, die Ergebnisse einer operativen Revision sind nicht oft befriedigend (838).

Zystische anatomische Varianten werden im Zusammenhang mit anderen Zystenbildungen (S. 185) besprochen.

Iatrogene Läsion von Nervenwurzeln

Nervenwurzelläsionen durch Punktion und Injektion

Injektionen in unmittelbarer Nachbarschaft des Rückenmarks und der daraus entspringenden Nervenwurzeln erfolgen im Rahmen der Paravertebral-, Spinal- und Periduralanästhesie sowie bei Grenzstrang- und Stellatumblockaden. Die Paravertebralanästhesie hat als Narkoseform keine Bedeutung mehr, wird jedoch in der regionalen Schmerztherapie besonders bei Zervikal- und Lumbalsyndromen häufig angewendet. Dabei erfolgt eine perineurale Infiltration des Spinalnervs (paravertebrale Wurzelblockade) in einem oder mehreren Segmenten mittels Lokalanästhetika zum Teil in Kombination mit anderen Pharmaka.

Paravertebrale Injektionen in den einzelen Wirbelsäulenabschnitten können zur Schädigung einer oder mehrerer Nervenwurzeln führen, wofür meist mechanische Faktoren verantwortlich sind. Besonders vulnerabel sind die Nerven-

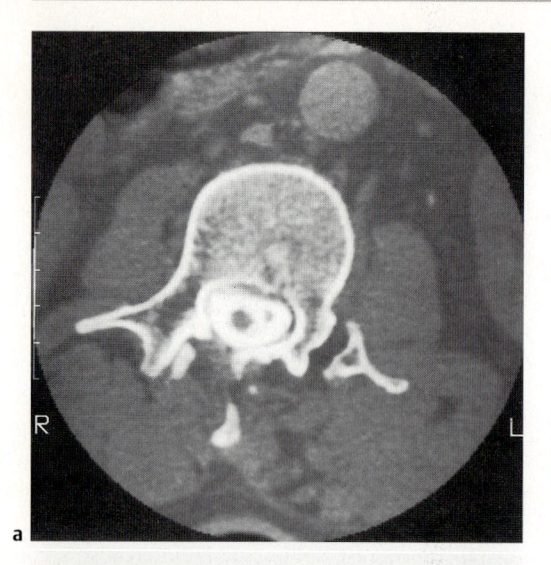

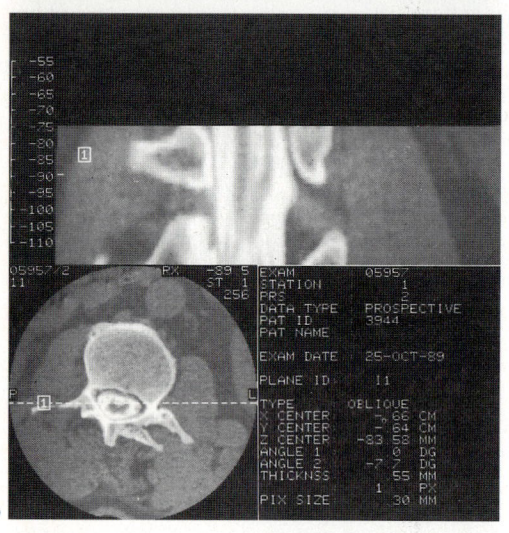

Abb. 5.**50** 60jähriger Mann, bei welchem seit vielen Jahren eine Hypotrophie der Muskulatur des linken Beines und eine Abschwächung von PSR und ASR links vorlagen. Myelo-CT. Diastematomyelie mit Duplikation des Duralsackes auf Höhe L1–L3 bei Spina bifida. Relativer Konustiefstand der bis L3 reicht. Im Querschnitt (**a**) erkennt man die Verdoppelung des Markes. In (**b**) ist dies in der Rekonstruktion im Längsschnitt sichtbar.

Conjoined nerve roots

Von Conjoined nerve roots spricht man bei einem gemeinsamen Durchtritt von 2 Nervenwurzeln durch eine einzige Öffnung im Duralsack. Meist verlaufen beide Nervenwurzeln auch zusammen

wurzeln an ihrem Fixationspunkt im Bereich des Foramen intervertebrale, während sie innerhalb des Subarachnoidalraums der vordringenden Nadel leichter ausweichen können. Der beim Einstich oder bei der Injektion meist auftretende Sofortschmerz strahlt in das Dermatom der geschädigten Wurzel aus. Danach entwickelt sich die erwünschte, meist mehrere Dermatome einbeziehende Anästhesie. Nach deren Abklingen verbleibt eine Hyp- bis Anästhesie im Hautareal der lädierten Wurzel. Zum gleichen Zeitpunkt entwickeln sich oft brennende, krampfartige oder dumpfe Schmerzen, die sehr intensiv sein und Monate oder gar Jahre andauern können. Die dabei entstehenden Lähmungen zeigen vielfach nur eine unvollständige Rückbildung (1134). Selten kann nach Injektionen als Komplikation auch eine Spondylodisziitis auftreten (Abb. 5.**51**).

Bei sachgerechter Technik ist das Risiko neurologischer Komplikationen bei rückenmarksnaher Anästhesie sehr gering. Die Häufigkeit von mehr als 3 Monate anhaltenden Wurzelläsionen betrug in einer großen prospektiven Studie (36) lediglich 0,05 Promille. In einer anderen prospektiven Untersuchung von mehr als 4000 Patienten mit thorakaler Periduralanästhesie wurden radikuläre Schmerzen in 0,2 % beobachtet, in keinem Fall aber anhaltende motorische oder sensible Ausfälle (396). Eine Ausnahmesituation stellen Funktionsstörungen der Kauda nach Spinalanästhesien unter Verwendung von hyperbarer Lidocain-Lösung dar (285). Bei annähernd jedem 3. Patienten traten nach einer Latenz von etwa 24 Stunden radikuläre Reizerscheinungen auf, die innerhalb von 2 Tagen verschwanden (446). Es wurden bei dieser speziellen Anästhesieform auch Einzelfälle mit schwerwiegender Kaudalähmung beobachtet (955, 388).

Aus der Untersuchung von Auroy u. Mitarb. (36) geht hervor, daß auch bei den Wurzelschäden nach Spinalanästhesie und Periduralanästhesie eine mechanische Schädigung der entscheidende pathogenetische Mechanismus ist. In 2/3 waren während der Punktion oder während der Injektion radikuläre Schmerzen und Parästhesien aufgetreten. Die vorübergehenden oder anhaltenden radikulären Funktionsstörungen nach Spinalanästhesie mit hyperbarer Lidocain-Lösung beruhen wahrscheinlich auf einem neurotoxischen Effekt dieser Substanz (285). Ein enger Spinalkanal erhöht das Risiko einer Kaudalähmung nach Periduralanästhesie (1324).

Nach einem freien Intervall auftretende Beinlähmungen beruhen meist auf epiduralen Abszessen oder Blutungen (689, 1024, 1105, 1155). Da Patienten mit Gerinnungsstörungen, Abwehrschwäche oder Sepsis besonders zu solchen Komplikationen neigen, sollte hier die Indikation zu paravertebralen und periduralen Injektionen besonders streng gestellt werden. Bei Auftreten neurologischer Komplikationen nach rückenmarksnaher Anästhesie ist stets die Frage zu prüfen, ob nicht vorbestehende inapparente Erkrankungen (Tumoren oder Gefäßmißbildungen) infolge der Anästhesie manifest geworden sind (385, 777).

Bei der Prophylaxe injektionsbedingter Nervenwurzelläsionen ist zu beachten, daß die Spinalnerven im Bereich des Foramen intervertebrale fixiert sind und daher der Nadel nicht ausweichen können. Beim Einstich auftretende Parästhesien signalisieren einen Wurzelkontakt und erfordern eine Nadelkorrektur, bevor die Einspritzung erfolgt.

Operative Nervenwurzelläsionen

Bei operativen Eingriffen an der Halswirbelsäule (Fusionsoperation, Laminektomie, Korporektomie, Foraminotomie) sind Läsionen einzelner Nervenwurzeln möglich, und zwar in einer Häufigkeit von 1–3% (429). Außer direkten mechanischen Schädigungen von Zervikalwurzeln scheinen auch segmentale Ischämien in einzelnen

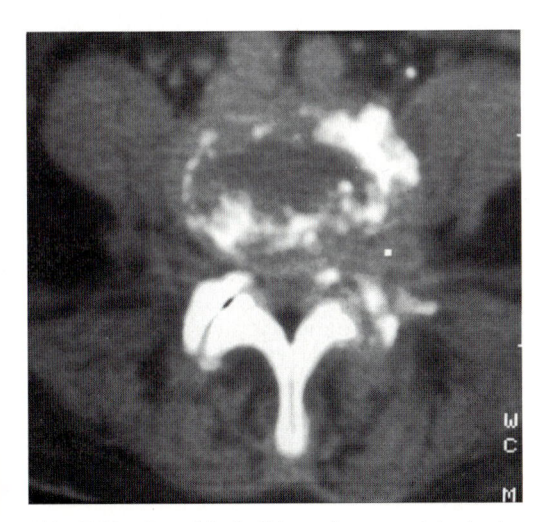

Abb. 5.**51** Spondylodisziitis nach paravertebraler Injektion eines Lokalanästhetikums. Epidurale Abszedierung mit Kompression der Wurzel L4 links.

Vorderhornsegmenten vorzukommen, möglicherweise infolge einer Unterbrechung radikulärer Zuflüsse (1334).

Die Entfernung lumbaler Bandscheibenvorfälle ist in einer Häufigkeit von 1–8% durch Läsionen einzelner lumbosakraler Nervenwurzeln kompliziert (295, 1048). Epidurale Nachblutungen wurden von Grumme u. Kolodziejczyk (429) in einer Häufigkeit von 1,7 % beobachtet, wobei diese über ein oder mehrere Segmente reichen und entweder eine Verschlechterung der vorbestehenden Symptomatik oder neu hinzutretende mono- oder polyradikuläre Symptome – bis hin zum Kaudasyndrom – hervorrufen. Die gleichen Komplikationsmöglichkeiten finden sich bei Chemonukleolyse und perkutaner Nukleotomie. Wegen des größeren Eingriffs führt die operative Behandlung einer lumbalen Spinalkanalstenose noch häufiger zu den genannten Nervenwurzel- bzw. Kaudaläsionen, was ebenso durch eine hierbei öfters durchgeführte autologe Fettlappenplastik zur Verhinderung von Narbenbildungen möglich ist (703, 1154). Schließlich kann die operative Korrektur einer Spondylolisthesis (Grad III und IV) am lumbosakralen Übergang von einem Kaudasyndrom gefolgt sein, wobei Schoenecker u. Mitarb. (1990) in solch einem Fall eine sofortige operative Dekompression empfehlen.

Einer besonderen Erwähnung bedarf das **Postdiskektomiesyndrom.** Man versteht hierunter ein im Gefolge einer zunächst erfolgreichen Bandscheibenoperation erneut aufgetretenes radikuläres Syndrom, das nicht auf einem Rezidivvorfall, eine epidurale Nachblutung oder eine postoperative Spondylodiszitis zurückgeht. Ein erneutes Auftreten eines postoperativ zunächst gebesserten Wurzelsyndroms nach einem Zeitraum von Wochen bis Monaten läßt sich mitunter auf lokale Narbenbildungen beziehen, deren computertomographische Unterscheidung gegenüber einem Rezidivprolaps durch die Dichteanhebung des Narbengewebes nach i.v. Kontrastmittelgabe erleichtert wird. Eine zweite wichtige Ursache besteht in der postoperativen Instabilität innerhalb des operierten Bewegungssegments, welche typischerweise zu belastungsabhängigen lumbalen sowie uni- oder bilateralen radikulären Schmerzen führt und unter Umständen eine Spondylodese erforderlich macht. Nach Krämer (582) stellen die postoperative Segmentinstabilität und/oder die Narbenbildung im Operationsgebiet die wichtigsten Faktoren für das Postdiskektomiesyndrom dar.

Schließlich können sich nach operativen Eingriffen an der Wirbelsäule – ebenso wie nach Traumen, Myelographien oder intrathekalen Arzneimittelapplikationen – ausgedehntere Narbenbildungen im Sinne einer progressiven Arachnopathie entwickeln. Die Symptomatik besteht in mono- oder polyradikulären Reiz- und Ausfallserscheinungen an den Beinen, bis hin zum Vollbild des Kaudasyndroms.

Radiogene Amyotrophie (Strahlenspätschädigung der Cauda equina)

Nach Bestrahlung der paraaortalen Lymphknotenkette, bevorzugt bei Patienten mit malignen Hodentumoren, Lymphom oder Hypernephrom, kann sich mit einer Latenz von Monaten bis zu 12 Jahren eine langsam und schmerzlos einsetzende und in der Folgezeit progrediente schlaffe Paraparese der Beine mit Muskelatrophie, Reflexverlust und Faszikulationen entwickeln, wobei eine asymmetrische Verteilung möglich ist. Sensible Ausfallserscheinungen gehören nicht zum klinischen Bild, sind jedoch bei subtiler Untersuchungstechnik bzw. durch SEP-Ableitungen öfters nachweisbar. Am schwersten betroffen sind in der Regel die Fuß-, Unterschenkel- und Glutäalmuskulatur, jedoch können auch die übrigen Beinmuskeln einbezogen sein. Blasen-Mastdarm- und Potenzstörungen fehlen in der Regel, können jedoch in leichterer Form hinzutreten (120, 1134).

Aufgrund der klinischen und elektrophysiologischen Veränderungen sowie von 2 Sektionsbefunden muß pathogenetisch eine bilaterale Schädigung der lumbosakralen Wurzeln angenommen werden (78, 120).

5.5 Die pseudoradikulären Syndrome und andere, nicht radikuläre Schmerzsyndrome

■ Definition

Unter diesem Begriff fassen wir Beschwerdekomplexe zusammen, die *folgende Charakteristika* aufweisen:

- Sie sind durch mehr oder weniger intensive Schmerzen, meist in einer Extremität charakterisiert.
- Sie sind von einer (schmerzbedingten) Beeinträchtigung der Muskelfunktion begleitet.
- Sie gehen weder mit einem (radikulären) sensiblen Ausfall
- noch von einer Reflexanomalie einher.
- Oft finden sich in den betreffenden Muskeln besonders schmerzhafte Triggerpunkte (Myalgien), und ähnlich schmerzhaft können auch die Sehnen bzw. deren Ansatz am Knochen sein.

■ Terminologie

Für dieses seit langem bekannte Beschwerdebild sind besonders von rheumatologischer und manualtherapeutischer Seite sehr verschiedene Bezeichnungen gewählt worden: Tendomyalgien, Tendomyosen, Myofasziale Syndrome (1210), Muskelrheumatismus, Triggerpunkte (240), Fasciitis etc. Obwohl die einzelnen Autoren je dem von Ihnen beschriebenen Krankheitsbild eigene Charakteristika zusprechen, sind die wesentlichen oben aufgeführten Merkmale allen in mehr oder weniger ausgeprägtem Maße gemeinsam.

■ Pathogenese

Für das Verständnis dieser Störungen müssen wir die funktionelle Beziehung der Gelenke zu den sie bewegenden Muskeln berücksichtigen. Die koordinierte Bewegung eines Gliedmaßenabschnittes erfordert die fein aufeinander abgestimmte Anspannung einer Muskelgruppe und eine Entspannung der Antagonisten, da es sonst zu einer Fehlbeanspruchung der Gelenke und damit – in chronischen Fällen – zu ihrer morphologischen Veränderung kommt. So führt die Störung dieser Bewegungsabläufe bei peripheren Lähmungen zu Arthropathien. Die Beeinflussung des Muskeltonus geht zu einem guten Teil von der Gelenkkapsel aus, die stark mit nervösen sensiblen Elementen durchsetzt ist. Kommt es zu Überbeanspruchung der Kapsel, so tritt sogleich eine Bewegungshemmung auf, oft noch bevor durch die weitere zerrende Beanspruchung der Kapsel Schmerzen bewußt empfunden werden. Der Betroffene verspürt zugleich eine Schwäche im betreffenden Glied.

Eine schmerzbedingte Bewegungshemmung von Muskeln trifft man vornehmlich dort an, wo Gelenkkapseln aus irgendwelchen Gründen schmerzhaft geworden sind. Hier findet sich auch eine Änderung des Muskeltonus, der schlaff, spastisch verkrampft oder rigorartig erhöht sein kann. Bei einer akuten Gelenksentzündung (z.B. bei der Coxitis tuberculosa) kommt es zu einer Blockierung oder Erschwerung der passiven Beweglichkeit des Gelenkes durch spastische Tonuserhöhung der Muskeln. Wird z.B. bei einem Reizzustand der Schultergürtelgelenke der betroffene Arm passiv im Schultergelenk durchbewegt, so läßt sich ein bald mehr wächserner, bald mehr ruckartig nachlassender Widerstand spüren, der sehr an die extrapyramidale Tonusstörung erinnert. Über solchen tonisch gestörten Muskeln findet sich oft eine Dysästhesie. Schließlich kommen auch sekundäre trophische Störungen der Muskeln dort zustande, wo schmerzhafte Gelenke die Muskeltätigkeit längere Zeit hemmen.

Pseudoradikuläre Syndrome können grundsätzlich primär ausgehen

- von einer monotonen und repetitiven Überbeanspruchung einzelner Muskeln,
- von einer Pathologie eines Gelenkes, zu dessen Funktionsbereich die schmerzhaft gewordenen Muskeln gehören
- oder von einem anderen (schmerzhaften) Prozeß bzw. einer Läsion, z.B. einem lokalen Trauma.

■ Klinik

Wo einer der soeben genannten pathogenen Faktoren zum Tragen kommt, treten oft schwere tonische und funktionelle Veränderungen der Muskulatur auf. Die hervorstechendste davon ist ein Schmerzhaftwerden der Muskeln bei jeder Bewegung. Der Schmerz ist jedoch keineswegs das einzige Symptom einer (arthrogenen) Muskelpathologie. Gelegentlich nachgewiesene morphologische oder humoralpathologische Befunde sind nicht konstant und können nicht als Kriterium für die Diagnose dieser Beschwerdebilder verwendet werden. Es handelt sich hier vielmehr vor allem um eine funktionelle Veränderung des Muskels, wobei sich dieselbe durch folgende Eigenschaften auszeichnet.

1. *Schmerzempfindung* im Muskel. Diese wird als bohrend, reißend, brennend oder dumpf angegeben. Sie wird in geringem Grade in Ruhehaltung wahrgenommen, tritt aber vor allem bei aktiver Anspannung des Muskels, bei Dehnung und auf Druck auf. Die Druckdolenz des Muskels und seiner Sehnen verstärkt sich bei gleichzeitiger Muskelkontraktion. Gewisse Teile des Muskels sind besonders dolent, so die Sehnen (Tendonosen), die Sehnenperiostansätze (Tendoperiostosen) und Teile des Muskelbauches.
2. Der Muskel *ermüdet* schneller als der normale Muskel.
3. Im Ermüdungszustand neigt er zu *faszikulären Zuckungen,* die in eine faszikuläre Kontraktur übergehen können. Diese oft schmerzhaften Kontrakturen können manchmal palpiert werden. Sie sind den „Myogelosen", oft auch den „myalgic spots" und den „trigger points" der Literatur gleichzusetzen (s.u.).
4. Schließlich kann der ganze Muskel in einen *rigorartigen Tonuszustand* übergehen. Bei der passiven Dehnung des Muskels kann oft ein ruckartiges Nachlassen des Widerstandes festgestellt werden, das dem „Zahnradphänomen" bei extrapyramidalen Erkrankungen ähnlich ist.
5. Im dolenten Muskel selbst lassen sich oft eng umschriebene Zonen identifizieren, die besonders dolent sind, verhärtet erscheinen und als *Triggerpunkte* bzw. Myogelosen bezeichnet werden.

Die so definierten Beschwerdebilder können grundsätzlich jede Muskelgruppe befallen, besonders im Bereich der Extremitätenmuskeln. Sie sind aber in einigen der Muskelgruppen besonders häufig und besonders charakteristisch. Einzelne Beschwerdebilder werden weiter unten als besondere Form noch speziell aufgeführt werden.

■ **Auslösung**

Die schmerzhaften Myalgien werden durch verschiedene Faktoren ausgelöst. Zu ihnen gehört das lokale Muskeltrauma und vor allem die funktionelle Überbeanspruchung des Muskels. Hierzu gehört als wichtige Gruppe die **Überlastungsbrachialgie**. Sie tritt besonders bei manuell arbeitenden Menschen, besonders bei Industriearbeitern auf (439, 841, 925).

Im weiteren tritt die schmerzhafte pseudoradikulär in die Peripherie ausstrahlende Schmerzhaftigkeit von Muskelgruppen als reflektorische Erscheinung im Zusammenhang mit schmerzhaften **Zuständen des Band- und Kapselapparates** der Gelenke auf. Hier ist sie Ausdruck der Functio laesa des dolent gewordenen Gewebes. Solche Gelenkreizzustände können verschiedenste Ursachen haben, z.B. rheumatisch-entzündliche, traumatische oder mechanische Überlastung. Der Gelenkreizzustand zieht nun die Tendomyose sämtlicher Muskeln nach sich, welche dieses Gelenk direkt oder indirekt bewegen. Diese Phänomene sollen am Beispiel der „hohen Armhebung" dargelegt werden. Das Heben des Armes spielt sich in der ersten Phase, das heißt bis zur Horizontalen, vorwiegend im großen Schultergelenk ab. Dann wird der Oberarm im Schultergelenk mittels Deltoideus, Supraspinatus, Triceps brachii u.a. in der Gelenkpfanne fixiert. Das weitere Ansteigen des Armes erfolgt nunmehr durch die Rotation des Schulterblattes. Der M. serratus anterior zieht die untere Hälfte des Schulterblattes nach vorn, während der Trapezius mit seiner kaudalen Partie, welche an der Spina scapulae ansetzt, die obere Hälfte nach hinten und unten zieht. Auf diese Weise kommt es zur Rotation des Schulterblattes. Den knöchernen Fixpunkt bilden das Akromioklavikulargelenk einerseits und das Sternoklavikulargelenk andererseits. Jede größere Bewegung des Armes beansprucht daher diese beiden Gelenke in hohem Maße. Wird das eine oder andere dieser Gelenke schmerzhaft, was sehr häufig der Fall ist, so kommt es zu reflektorischen Tendomyosen aller jener Muskeln, welche mit der Armhebung in Beziehung stehen, nämlich des Trapezius, des Serratus anterior, aber auch anderer mit der Armbewegung zusammenhängender Muskeln, wie beispielsweise des Pektoralis, Deltoideus, Biceps brachii und anderer mehr. Durch diese Tendomyosen wird eine Bewegungshemmung bis Bewegungsblockierung in den dolent gewordenen Gelenken bewirkt.

Umgekehrt kann aber auch eine **primäre Parese eines Muskels** im Schulterbereich zu einer Störung des oben beschriebenen dynamischen Zusammenspiels der die Schulter bewegenden Muskeln führen. Ein Beispiel hierfür ist das Auftreten einer hartnäckigen Brachialgie wenige Wochen nach einer Parese der oberen Trapeziusanteile oder nach einer M. serratus-Lähmung.

■ **Besondere Formen**

Funktionsstörung bzw. Läsionen einzelner Gelenke haben für jedes Gelenk typische Beschwerdebilder oder Folgen. Die Kenntnis der funktionellen Anatomie des Bewegungsapparates ermöglicht es, die Syndrome der einzelnen Gelenke zu verstehen. Komplexer werden die Verhältnisse dort, wo eine Bewegungsgruppe eine andere mit einbeziehen muß, um die Ruhigstellung des Gelenkes zu verwirklichen. So rufen Gelenkreizzustände der unteren lumbalen Wirbelbogengelenke reflektorische Muskelschmerzen nicht nur des lumbalen Rückenstreckers, sondern auch der Gesäßmuskulatur und der dorsalen Beinmuskeln (ischiokrurale Gruppe, Wadenmuskulatur) hervor. Dies verursacht ein ischialgisches Schmerzsyndrom und wird auch als **Facettensyndrom** bezeichnet. Diagnostisch entscheidend ist das Verschwinden der Beschwerden bei Ruhigstellung in einem Gipskorsett oder/und bei lokaler Infiltraton der kleinen Wirbelgelenke. Die Stellung der Lendenwirbelsäule steht außerdem in gesetzmäßiger Koppelung mit der Beckenstellung. Diese wird ihrerseits durch die Rectus-abdominis-Muskulatur mitbedingt, welche an der Symphyse ansetzt. Die Schmerzhaftigkeit der Symphyse ruft daher eine reflektorische Schmerzhaftigkeit des lumbalen motorischen Systems hervor, welches aus den Wirbelgelenken mit den Rücken- und Beinmuskeln besteht. Umgekehrt können Gelenkreizzustände der lumbalen Wirbelgelenke auch eine reflektorische **Symphysenschmerzhaftigkeit** mit entsprechenden sekundären Folgen auslösen. Eine lumbale Diskushernie, welche eine Zerrung des Bandapparates der Wirbel zur Folge hat, kann unter Umständen zu mechanischen oder reflektorischen Schmerzen der Wirbelgelenke und sekundär zum Symphysenreizzustand führen. In vielen Fällen ist es möglich, das Primat der verschiedenen Faktoren zu analysieren, in anderen Fällen muß dies ex juvantibus ermittelt werden, indem z.B. das Ansprechen des Schmerzsyndroms auf eine Prokainisierung der verschiedenen in Frage kommenden Gelenke getestet wird. Unter dem Begriff des **sternalen Syndroms** wurden primär durch abnorme Körperhaltung bedingte, sehr unterschiedlich lokalisierte Schmerzzustände zusammengefaßt (143). Das Brustbein stellt ein zentrales Element in den mannigfachen Beziehungen der einzelnen für die Körperstatik wichtigen mechanischen Faktoren dar.

Diese komplexen, gegenseitigen dynamischen Beziehungen erlauben es, auch weiter von der primären Störungsquelle gelegene haltungsbedingte Schmerzzustände zu erklären.

Häufig verkannt wird das **Ileosakralgelenkssyndrom** (ISG-Syndrom, ‚sacro-iliac-strain'). Gelockerte Bänder dieser großen Syndesmose führen zu schmerzhaften Ausstrahlungen und zu Triggerpunkten, besonders in der Gesäß- und der dorsalen Beinmuskulatur. Charakteristisch ist z.B. die lokale Dolenz über dem betroffenen Ileosakralgelenk, die Zunahme der Schmerzen beim Einbeinstand auf der betreffenden Seite, das positive Mennell-Manöver oder das Verschwinden der Beschwerden beim Tragen eines festen Gurtes, der beide Hüften umfaßt und zusammenhält.

Auch die **Kokzygodynie** gehört wohl hierher. Darunter werden anhaltende quälende, oft als brennend empfundene Schmerzen in der Gegend um die Steißbeinspitze verstanden. Betroffen sind mehrheitlich Frauen. Bei einigen Patienten lassen sich Traumen als Ursache nachweisen, etwa ein Sturz mit Stauchungstrauma, eine Operation oder eine chronische Mikrotraumatisierung (sogenannter television bottom). Auch nach Geburten, seltener bei Entzündungen oder Tumoren des Steißbeins, wurde diese Erkrankung beobachtet. Bei der Mehrzahl der Patienten ist irgendeine Ursache aber nicht nachweisbar (1312). Postacchini u. Mitarb. (905) wiesen Beziehungen zu anatomischen Varianten des Steißbeins nach.

Die Schmerzen nehmen in sitzender Haltung oder bei Lagewechsel zu und lassen im Liegen nach. Die klinische und radiologische Diagnostik hat vor allem die Aufgabe, entzündliche und tumoröse Veränderungen angrenzender Strukturen auszuschließen. Ähnliche Beschwerden wurden etwa bei einem Rezidiv eines Rektumkarzinoms beobachtet („Postproktektomiesyndrom"). Die idiopathische Kokzygodynie spricht mehrheitlich befriedigend auf konservative Behandlungsmaßnahmen an (Modifizierung der Sitzgewohnheiten, Gabe von Antiphlogistika, Infiltration mit Lokalanästhetika und/oder Kortikoiden). Bei Therapieresistenz ist eine operative

Therapie angezeigt. Früher wurde eine Resektion unterer sensibler Sakralwurzeln vorgenommen, während derzeit die Kokzygektomie bevorzugt wird (587, 1312).

Weitere häufige Beschwerdebilde aus diesem Formenkreis sind z.B. die Überlastungsbrachialgien, die Epikondylitiden, die Styloiditis radii etc. Nicht zu verwechseln mit der lokalen muskulären Schmerzhaftigkeit ist die **Schmerzirradiation der Gelenkkapseln**. Dabei zeigt sich, daß zu jedem Gelenk ein typisches peripheres Repräsentationsgebiet gehört, dem die Schmerzausstrahlung folgt und das eine scheinbare segmentale Anordnung aufweist. Diese deckt sich jedoch nicht genau mit den radikulären Dermatomen. Wir sprechen hier daher nur von einer **pseudoradikulären Schmerzausbreitung** im engeren Sinne. Im wesentlichen erstreckt sich diese Irradiation nicht über die muskulären Regionen hinaus, zu denen die Gelenke in inniger funktioneller Beziehung stehen. Die Muskeln selbst sind dann nicht schmerzhaft.

Eine besondere Stellung scheint das sogenannte „skinache syndrome" einzunehmen, bei welchem lediglich schmerzhafte Triggerpunkte der Haut vorliegen (53).

In der Abb. 5.**52** sind schematisch die häufigsten pseudoradikulär abstrahlenden sowie die lokal betonten tendomyalgischen Schmerzsyndrome angedeutet.

Therapie

Diese kann einerseits darin bestehen, besonders *dolente Stellen gezielt anzugehen*. Hierzu gehört die manuelle Triggerpunktbehandlung (241, 242, 393) oder die Procain- oder Cortison-Infiltration schmerzhafter Sehnenansätze, z.B. bei der Epicondylitis radii. Andererseits kann Procain oder Hydrocortison lokal in die Gelenkkapsel und das Gelenk selber injiziert werden. Auch das oben erwähnte „skinache syndrome" wird durch lokale Procain-Infiltrationen der Haut behandelt (53).

Andererseits können *primäre Ursachen beseitigt* werden, wie z.B. durch die Ausgleichung einer Beinlängendifferenz und damit Korrektur eines Beckenschiefstandes und Entlastung des Ileosakralgelenkes oder durch Ausgleichen einer Skoliose. Ähnliches gilt für die ergonomische Korrektur einer arbeitsbedingten Fehlbelastung einzelner Muskeln. Für eingehenderes Studium sei auf die Originalliteratur verwiesen (143).

Abb. 5.52a u. b Häufigste Lokalisation tendomyalgischer Schmerzen. Ventral (**a**) sind die meist befallenen Muskeln rot hervorgehoben, dorsal (**b**) sind sowohl Rücken- wie auch Gürtel- und Extremitätenmuskeln betroffen. Von den kleinen Wirbelgelenken, aber auch vom Sternum und vom Iliosakralgelenk können ebenfalls Schmerzsyndrome, z.T. mit pseudoradikulärer Ausstrahlung, ausgelöst werden (schwarz markiert).

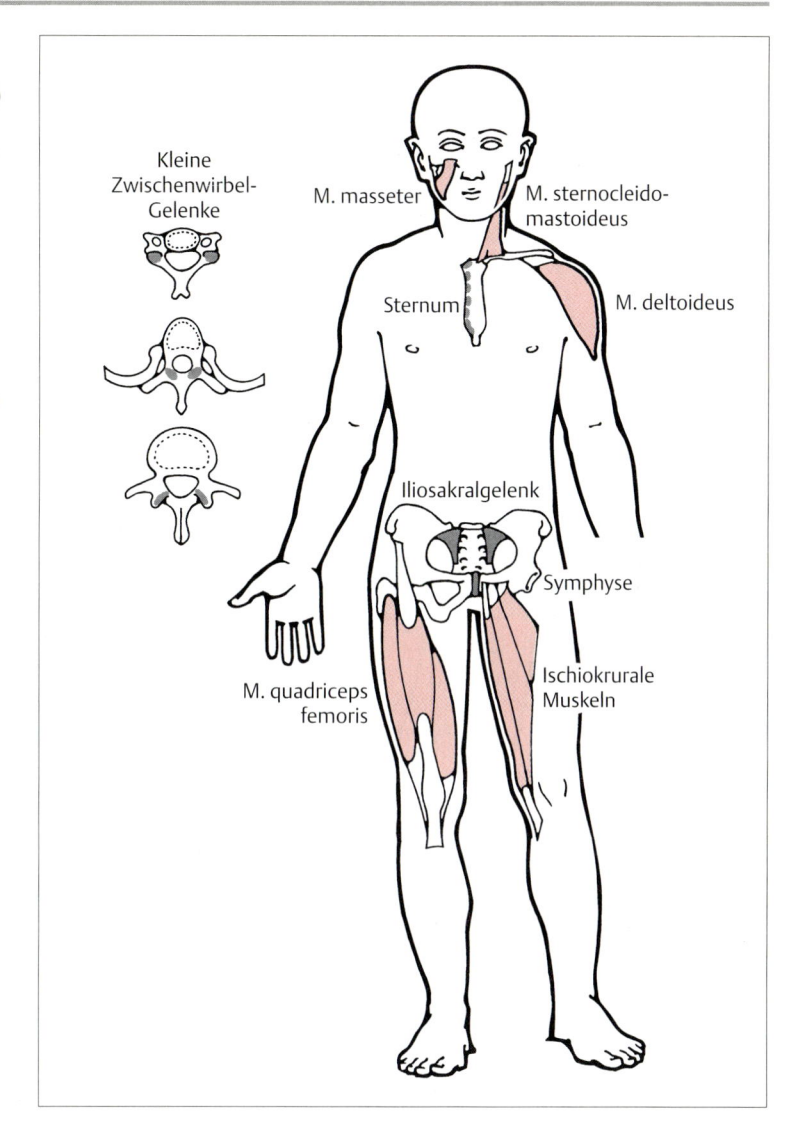

Abb. 5.**52b** ▷

Abb. 5.**52b**

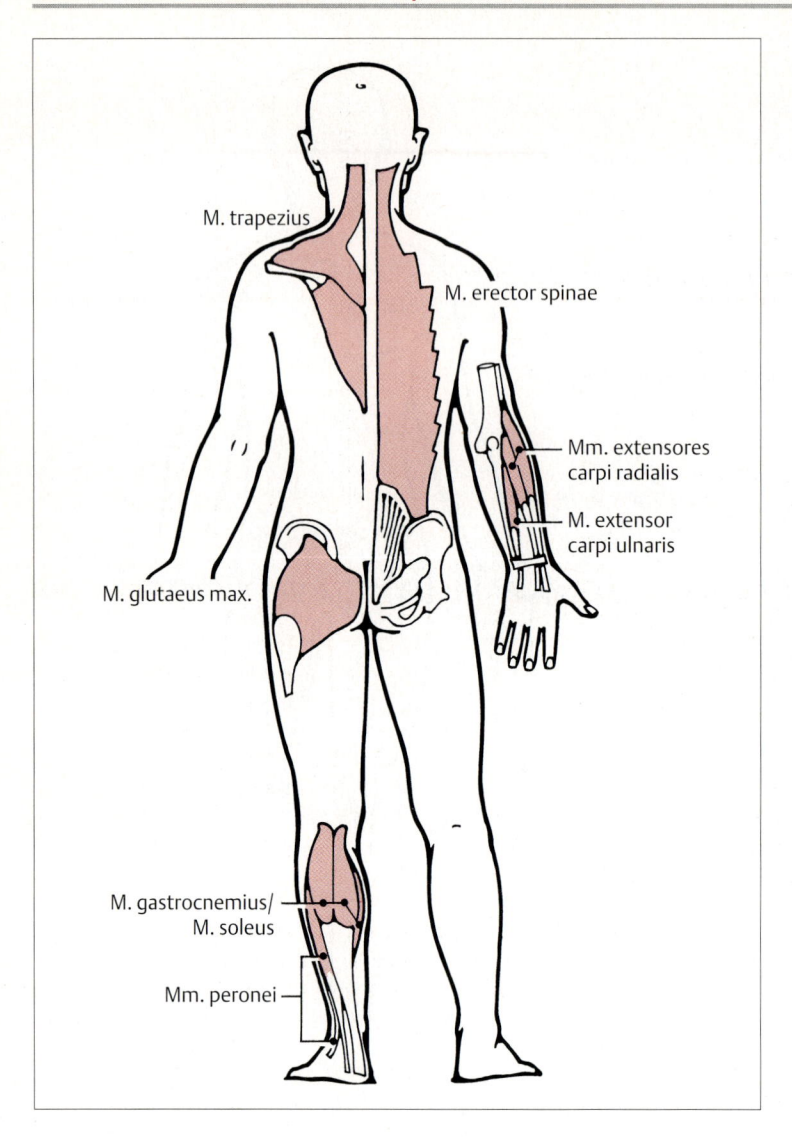

6. Klinik der Läsionen peripherer Nerven

6.1 Läsionen des Plexus cervico-brachialis

Anatomie des Hals- und Armplexus

Der Plexus cervicobrachialis ist wegen seiner besonderen topographischen Beziehungen zu den sehr beweglichen Strukturen des Schultergürtels oft mechanischen und insbesondere traumatischen Schädigungen ausgesetzt. Erfahrungsgemäß ist die genaue topische Lokalisation der Läsionen wegen des komplizierten Aufbaues des Armplexus nicht immer einfach. Die Verflechtung und Neugruppierung der aus den einzelnen Wurzeln C5–Th1 (C4–Th2) stammenden Axone bringt es mit sich, daß die einzelnen Muskeln von Schultergürtel und oberer Extremität, die plurisegmental innerviert sind, je nach Sitz der Läsion mehr oder weniger stark betroffen sind. Es ist bei nur partieller Lähmung deshalb oft nicht leicht und setzt eine sehr sorgfältige Untersuchungstechnik voraus, einen Befall überhaupt nachzuweisen. Die Funktion der einzelnen Muskeln muß nach bestimmten Methoden möglichst isoliert geprüft werden, das heißt unter Ausschaltung der anderen synergistisch wirkenden Muskeln. Die diesbezügliche Technik soll im klinischen Teil im Verlauf der Besprechung der Läsionen der einzelnen peripheren Nerven dargelegt werden.

■ **Aufteilung der Spinalnerven** (s. Abb. 5.1)

Der aus der Vereinigung der dorsalen und der ventralen Wurzel entstandene Spinalnerv stellt einen etwa 1 cm langen Nervenstamm dar. Die Vereinigungsstelle der Wurzeln liegt im Halsbereich bei der inneren Öffnung des Intervertebralkanals, verlagert sich im Brustabschnitt der Wirbelsäule ins Innere des Intervertebralkanals, um im Lenden- und Sakralbereich wieder in den Wirbelkanal hineinzurücken. Der Spinalnerv endet mit der Aufteilung in einen dorsalen und einen ventralen Ast. Die Teilungsstelle liegt im allgemeinen an der äußeren Öffnung des Foramen intervertebrale, lediglich im Sakrum innerhalb der Foramina sacralia.

Die *Rr. posteriores* wenden sich nach hinten, um die genuine Rückenmuskulatur und mit einem R. cutaneus medialis die Haut entlang der dorsalen Mittellinie zu innervieren. Die dorsalen Äste sind wesentlich dünner als die ventralen und weisen mit Ausnahme der 3 oberen Hals- und der Sakralsegmente nur wenig Anastomosen auf. Die Hautäste fehlen bei C1, aber auch nicht selten bei C6, C7, C8 sowie bei L4 und L5. Dadurch kommt es zur Ausbildung eines Hiatus in der paravertebralen sensiblen Hautinnervation an der oberen Grenze der Dermatome Th2 und S1 (s. Abb. 2.6). In der Lendenregion besteht zwischen der Austrittsstelle aus dem Intervertebralkanal und der subkutanen Aufzweigung eine Kaudalverschiebung, die bis 3 Wirbelhöhen betragen kann.

Die für die Innervation der Rumpfwand und der Extremitäten bestimmten *Rr. ventrales* sind wesentlich kräftiger. Auf Höhe der Teilungsstelle der Spinalnerven geben sie einen feinen *R. meningeus* ab, der über eine Abzweigung des R. communicans griseus auch sympathische Fasern erhält. Der R. meningeus zieht rückläufig durch das Foramen intervertebrale in den Wirbelkanal und bildet über 2–4 Segmente auf- und absteigende Äste aus. Diese Äste bilden ein Netzwerk in der Dura mater und ein weiteres im Lig. longitudinale posterius. Von diesem werden auch das Periost und die Disci intervertebrales innerviert. Rr. meningei der oberen Zervikalnerven erreichen auch die Dura mater der hinteren Schädelgrube.

Rr. communicantes. Diese verbinden die Anfangsstrecke der ventralen Äste von C8–L2 mit dem sympathischen Grenzstrang. Die *Rr. communicantes albi* führen markhaltige, präganglionäre, cholinerge Efferenzen aus dem Nucleus intermediolateralis über die Radix anterior in den Grenzstrang. Da ein Nucleus intermediolateralis ausschließlich zwischen C8 und L2 ausgebildet ist, fehlt ein R. communicans albus im Bereich C1-C7 und L3-Co2. *Rr. communicantes grisei* sind demgegenüber vom Grenzstrang abgehend zu allen Spinalnerven und einigen Hirnnerven vorhanden. Sie führen postganglionäre, marklose, mehrheitlich noradrenerge Axone für die Schweißdrüsensekretion, die Piloarrektion und die Vasokonstriktion.

Die Rr. posteriores der Spinalnerven ziehen lateral um die kleinen Wirbelgelenke herum und durchdringen nach Innervation der paravertebralen Rückenmuskeln deren sehnige Ansätze sowie die Faszie. Prozesse an den Wirbelgelenken, haltungsbedingte mechanische Beanspruchung der Nervenäste an den erwähnten Durchtrittsstellen, im Lumbalbereich auch der Druck durch Fettgewebshernien an der Durchtrittsstelle durch die Faszie können zu hartnäckigen, lokalen Schmerzen und zu dumpfen Lumbalgien führen (*mechanische Neuropathie der Rr. posteriores*).

Die Unterscheidung der weißen und grauen Rr. communicantes ist beim Menschen makroskopisch möglich. Häufig vereinigen sie sich allerdings zu einem einzigen Ast. Gelegentlich verbindet sich eine Abzweigung des R. communicans direkt mit dem R. meningeus. Die zervikalen Rr. communicantes grisei führen postganglionäre Fasern, vom Ganglion cervicale superius zu C1–C5. Das inkonstante Ganglion cervicale medius steht mit C4, C5 und eventuell C6 in Verbindung, während vom Ganglion cervicale inferius (Ganglion stellatum) aus Rr. communicantes grisei durch den M. scalenus anterior hindurch zu den ventralen Ästen von C6–Th1 gelangen. Die Verbindung zu Th1 berührt die Pleurakuppel. Daneben bestehen auch tiefe Äste des Grenzstranges, insbesondere die als N. vertebralis bezeichnete tiefe, akzessorische Ganglienkette im Sulcus A. vertebralis der Halswirbelsäule. Sie steht mit den ventralen Ästen von C6–C4 in Verbindung, tritt aber zur Hauptsache mit der A. vertebralis ins Schädelinnere über.

Von den 4 Ganglien des Lendensympathikus ziehen Rr. communicantes grisei zum Plexus lumbalis. Sie verlaufen unter den Sehnenbögen des M. psoas und durch den Muskel selbst zu den Rr. anteriores. Präganglionäre Fasern sollen nur in den Rr. communicantes von L1 und L2 enthalten sein. Sakrale Rr. communicantes verbinden sich in der Gegend der Foramina sacralia pelvina mit den Wurzeln des Plexus sacralis.

■ Plexus cervicalis und seine Äste

Anatomie

Entlang den Ursprüngen des M. scalenus medius und des M. levator scapulae verbinden sich, bedeckt von der Lamina praevertebralis fasciae cervicalis, die ventralen Äste von C1, C2, C3 und ein Teil von C4 durch schlingenförmige Anastomosen zum Plexus cervicalis (Abb. 6.**1**). Die Hautäste des Plexus durchbohren in der Regio colli lateralis die Lamina superficialis fasciae cervicalis am Hinterrand des M. sternocleidomastoideus, am Übergang des oberen in das mittlere Drittel (Punctum nervosum). Von dieser Stelle aus breiten sie sich auf die Vorder- und Seitenfläche des Halses aus. Der *N. auricularis magnus* (aus C2, C3) erreicht in der Faszie des M. sternocleidomastoideus schräg aufsteigend die Haut in der Gegend der Ohrmuschel. Der *N. transversus colli* (C2, C3) wendet sich über den M. sternocleidomastoideus nach vorn und erreicht unter dem Platysma die Regio colli anterior. Die *Nn. supraclaviculares* (C3, C4) breiten sich fächerförmig im seitlichen Halsdreieck unter der oberflächlichen Faszie aus, durchbohren diese auf verschiedener Höhe und innervieren die Haut unterhalb der Klavikula (Nn. supraclaviculares mediales) bis zur 3. Rippe sowie einen Teil der Schulterregion (Nn. supraclaviculares intermedii et laterales). Die größte Variabilität in seinem Verlauf weist der aus C2 und C3 stammende *N. occipitalis minor* auf, der entlang dem hinteren Rande des M. sternocleidomastoideus in die Okzipitalregion hochsteigt. Sein Innervationsfeld schließt sich lateral dem des *N. occipitalis major* an. Oft ist er aber im seitlichen Halsdreieck zu finden oder durchbohrt noch vor dem Übertritt in die Subkutanschicht den vorderen Trapeziusrand.

Die tiefen motorischen Äste liegen unter der Lamina praevertebralis. Sie innervieren die Mm. intertransversarii cervicis (C2-C7), den M. rectus capitis anterior (C1,C2), M. rectus capitis lateralis (C1), M. longus capitis (C1-C3), M. longus colli (C2-C6) und die Mm. scaleni (C4-C8). Äste aus C2-C4 beteiligen sich gemeinsam mit dem N. accessorius an der Innervation des M. trapezius und M. sternocleidomastoideus. Über die *Ansa cervicalis* versorgt der Plexus cervicalis die untere Zungenbeinmuskulatur. Aus C1 und C2 ziehen Fasern in die Perineuralscheide des N. hypoglossus. Sie verlassen den Arcus n. hypoglossi als *Radix superior*, die entlang der A. carotis communis abwärts zieht und sich mit der aus C2 und C3

Abb. 6.1 Der Plexus cervicalis (nach Chusid).
1   N. auricularis magnus
2   N. occipitalis minor
3   N. vagus
4   N. accessorius
5   Rr. cutanei colli laterales
6   Nn. supraclaviculares
7   N. dorsalis scapulae
8   N. subclavius mit Anastomose zum N. phrenicus
9   N. phrenicus
10 und 11 zum M. omohyoideus (dazwischen Ansa cervicalis)
12 N. transversus colli
13 Ast zum M. sternothyreoideus
14 Radix inferior ansae cervicalis
15 Ast zum M. sternohyoideus
16 Radix superior ansae cervicalis
17 Ast zum M. thyreohyoideus
18 Ganglion cervicale superius
19 Ast zum M. geniohyoideus
20 N. hypoglossus

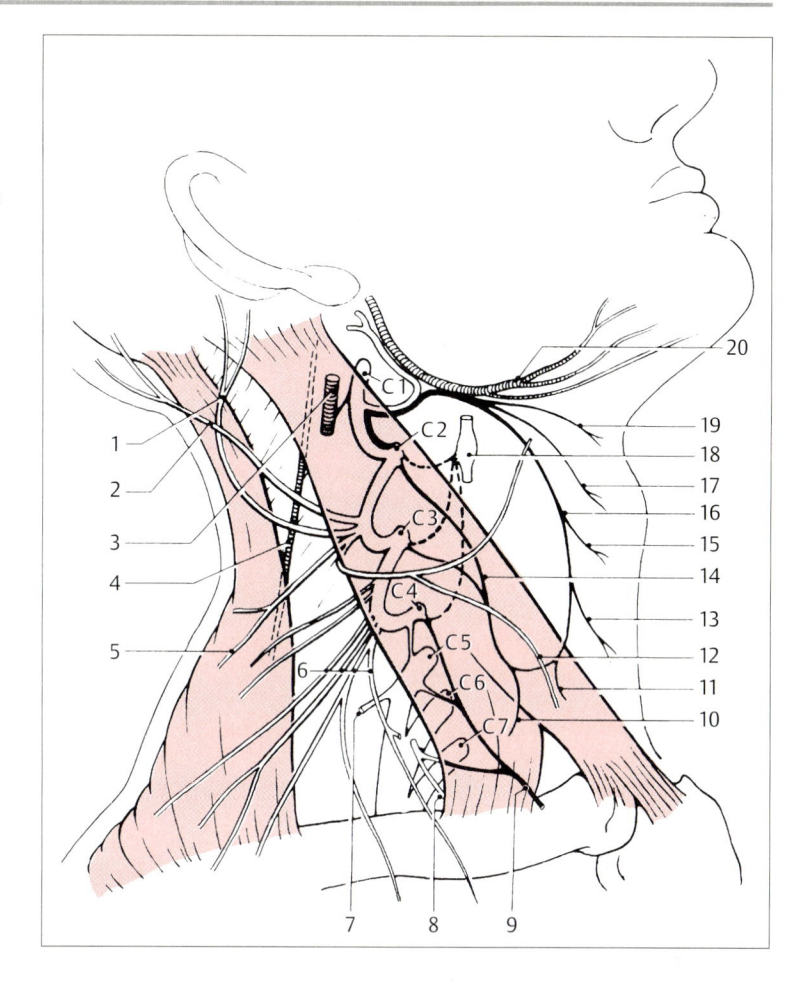

stammenden *Radix inferior* zur Ansa cervicalis vereinigt. Die Ansa cervicalis versorgt die infrahyoidale Muskulatur mit Ausnahme des M. thyreohyoideus, der einen eigenen, den N. hypoglossus distal von der Radix superior verlassenden Nervenast (C1,C2) erhält.

Eine Sonderstellung unter den Nerven des Plexus cervicalis nimmt der *N. phrenicus* ein. Zu dem aus C4 stammenden Hauptkontingent gesellen sich Fasern aus C3 (und/oder C5). Die Verbindung zu C3 kann über den Umweg der Ansa cervicalis (Radix inferior) erfolgen, diejenige aus C5 über den N. subclavius. Diese auch als Nebenphrenici bekannten Wurzeln des N. phrenicus vereinigen sich in der Regel noch im Halsbereich mit dem Nervenstamm. Der Verlauf des N. phrenicus ist gekennzeichnet durch seine Lage auf dem M. scalenus anterior, den er schräg absteigend von lateral nach medial kreuzt. Dabei liegt er zunächst lateral, später dorsal von der V. jugularis interna. Während seines schrägen Verlaufes über den M. scalenus anterior wird er von der A. cervicalis superficialis und A. suprascapularis überkreuzt. Er zieht dann über die Pleurakuppel hinweg, kreuzt die A. thoracica interna und läuft dann in Begleitung der A. und V. pericardiacophrenica durch das vordere Mediastinum. Auf der rechten Seite legt sich der N. phrenicus mit seinen Begleitgefäßen der V. cava superior und dem rechten Vorhof an. Seitlich des Hiatus venae cavae inferioris tritt er durch das Zwerchfell. Auf der linken Seite liegt der N. phrenicus, nachdem er den Arcus aortae überkreuzt hat, mit seinen Begleitgefäßen weiter ventral als auf der rechten Seite, jedoch dorsal der durch die Herzspitze gebildeten Vorwölbung des Perikards. Der linke N. phrenicus tritt zwischen Pars tendinea und Pars muscularis durch das Zwerchfell. In seinem Ver-

206 6. Klinik der Läsionen peripherer Nerven

lauf gibt der N. phrenicus sensible Rr. pericardiaca zum Herzbeutel, sowie Rr. pleurales zur Pleura mediastinalis und Pleura diaphragmatica ab. Nach dem Durchtritt durch das Zwerchfell versorgen sensible Rr. phrenicoabdominales den Peritonealüberzug von Zwerchfell, Leber, Gallenblase und Pankreas. Seine Endäste lösen sich im Plexus coeliacus auf.

■ Plexus brachialis

Anatomie

An der Bildung des Plexus brachialis beteiligen sich die Rr. ventrales von C5-C8 sowie von Th1 (Abb. 6.**2**). Häufig geht ein Ast aus C4 in den Plexus über, ebenso kann der 2. Thorakalnerv am Aufbau des Armgeflechtes beteiligt sein. Diese Beteiligung entspricht meist einer Kranial- bzw. Kaudalverschiebung des Plexus im Sinne des präfixierten bzw. postfixierten Typus. Die ventralen Äste der genannten Spinalnerven verbinden sich zunächst zu 3 Primärsträngen. Der *Truncus superior* entsteht aus der Vereinigung von C5 und C6, eventuell unter Mitbeteiligung von C4. C7 liefert den *Truncus medius*, während der *Truncus inferior* aus einer Vereinigung von C8 und Th1 hervorgeht. Jeder Primärstrang teilt sich in einen *dorsalen* und einen *ventralen Ast*. Diese Aufteilung entspricht der während der Embryonalentwicklung der oberen Extremität stattfindenden Gliederung der Muskelanlagen in eine dorsale Strecker- und eine ventrale Beugergruppe. Aus den dorsalen und ventralen Ästen der Primärstränge entstehen die 3 *Sekundärstränge* oder *Fasciculi*, die sich in charakteristischer Weise um die A. axillaris an-

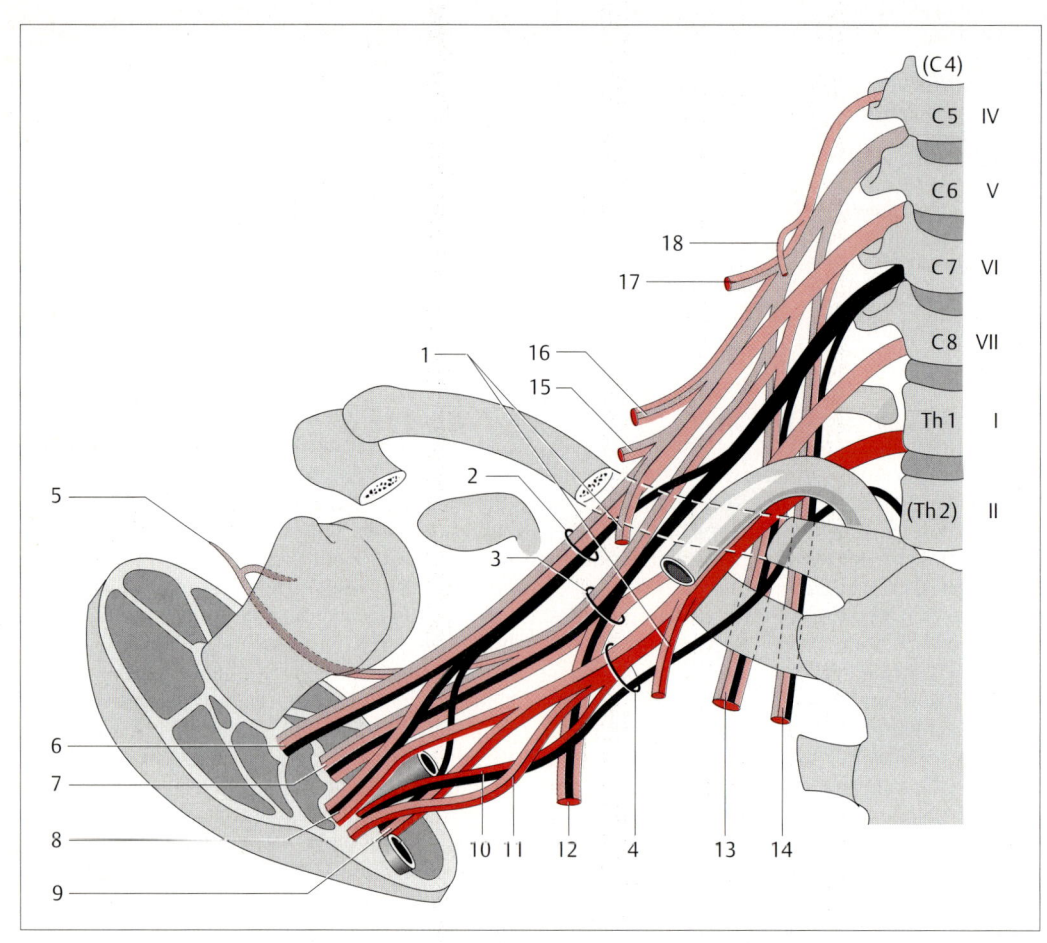

Abb. 6.**2** (Legende siehe Seite 207)

ordnen. Der *Fasciculus posterior* vereinigt sämtliche dorsalen Äste der Primärstränge, also Nervenfasern aus den Segmenten C5–Th1. Die ventralen Äste des Truncus superior und medius (also C5–C7) gehen in den *Fasciculus lateralis* über, diejenigen des Truncus inferior (C8–Th1) in den *Fasciculus medialis*.

Topographisch unterscheidet man zwischen dem supraklavikulären und dem infraklavikulären Teil des Plexus brachialis. Aus dem supraklavikulären Teil laufen kurze Äste zu den Mm. scaleni (C5–C8) und dem M. longus colli (C5–C8). Der N. dorsalis scapulae (C3–C5) durchbohrt den M. scalenus medius und läuft am medialen Rand des M. levator scapulae, den er auch innerviert, zu den Mm. rhomboidei. Auch der N. thoracicus longus (C5–C7) durchbohrt den M. scalenus medius, zieht dann dorsal der A. axillaris in die Faszie des M. serratus anterior ein. Der N. suprascapularis entspringt aus dem Truncus superior, geht unter dem Ursprung des M. omohyoideus durch die Incisura scapulae zum M. supra- und infraspinatus. Feinste Äste gehen zum Akromioklavikular- und zum Schultergelenk. Infraklavikulär gehen aus dem lateralen resp. medialen Faszikel der N. pectoralis lateralis und N. pectoralis medialis hervor. Sie durchbrechen die Fascia clavipectoralis und innervieren den M. pectoralis major et minor. Der N. subscapularis (C5, C6) geht infraklavikulär aus dem Fasciculus posterior hervor. Er wird begleitet von der A. subscapularis und innerviert den M. subscapularis und M. teres major. Sein Endast ist der N. thoracodorsalis, der mit den gleichnamigen Gefäßen den M. latissimus dorsi versorgt.

Aus den Fasciculi formieren sich die *langen Armnerven* wie folgt.

- Fasciculus posterior (aus C5–Th1):
  - N. axillaris (C5, C6)
  - N. radialis (C5–Th1)
- Fasciculus lateralis (aus C5–C7):
  - N. musculocutaneus (C5–C7)
  - N. medianus (Radix lateralis) (C5–C7)
- Fasciculus medialis (aus C8 und Th1):
  - N. medianus (Radix medialis) (C8–Th1)

◁ Abb. 6.2 Der Plexus brachialis und seine anatomischen Beziehungen zum Skelett.
1 **Nn. pectorales** (med./lat.) C5–Th1
   Mm. pect. major+minor
2 Fasciculus lateralis
3 Fasciculus dorsalis
4 Fasciculus medialis
5 **N. axillaris** C5, 6
   M. deltoideus C5, 6
   M. teres minor C5, 6
6 **N. musculocutaneus** C5–7
   M. biceps brachii C5, 6
   M. coracobrachialis C6, 7
   M. brachialis C5, 6
7 **N. radialis** C5–Th1
   M. triceps brach. C7–Th1
   M. anconeus C7, 8
   M. brachioradialis C5, 6
   Mm. ext. carpi rad. long./brev. C6–8
   M. ext. digit. C7, 8
   M. ext. indicis C7, 8
   M. ext. digiti minimi C7, 8
   Mm. ext. poll. long./brev. C7, 8
   M. abd. poll. long. C7, 8
8 **N. medianus** C5–Th1
   M. pronator teres C6, 7
   M. flexor carpi rad. C6–8
   M. palmaris long. C7, 8
   M. flex. digit. superf. C7–Th1
   M. flex. digit. prof. (radiale Seite, II/III) C7–Th1
   M. pronator quadratus C7–Th1
   M. opponens poll. C7, 8
   M. abductor poll. brev. C7, 8
   Caput superfic. m. flex. poll. brev. C6–8
   Mm. lumbricales I+II C8–Th1
9 **N. ulnaris** (C7) C8–Th1
   M. flexor carpi uln. C8–Th1
   M. flexor digit. prof. (ulnare Seite, IV/V) C8–Th1
   Mm. interossei palm.+dors. C8–Th1
   Mm. lumbric. III+IV C8–Th1
   M. add. poll. C8–Th1
   Caput prof. m. fl. poll. brev. C8–Th1
   M. palmaris brevis C8–Th1
10 **N. cutaneus brachii medialis** C8–Th1
11 **N. cutaneus antebrachii medialis** C8–Th1
12 **N. thoracodorsalis** C6–8
   M. latissimus dorsi
13 **Nn. subscapulares** C5–8
   M. subscapularis C5–7
   M. teres major C5–6
14 **N. thoracicus longus** C5–7
   M. serratus anterior
15 **M. subclavius** C5, 6
   M. subclavius
16 **N. suprascapularis** C4–6
   M. supraspinatus C4–6
   M. infraspinatus C4–6
17 **N. dorsalis scapulae** C3–5
   M. levator scapulae C4–6
   Mm. rhomboidei C4–6
18 **N. phrenicus** C3, 4

6. Klinik der Läsionen peripherer Nerven

- N. ulnaris (C8–Th1)
- N. cutaneus brachii medialis (C8–Th1)
- N. cutaneus antebrachii medialis (C8–Th1)

Diese Verhältnisse sind schematisch in Abb. 6.3 dargestellt.

Variationen

Die meisten Variationen des Plexus brachialis beruhen darauf, daß die Aufteilung der Faszikel in die Endäste nicht nach dem typischen Schema erfolgt. Die Fasern werden dann zunächst einem Nachbarnerv zugeteilt, gelangen aber weiter distal über Anastomosen in den zugehörigen Nervenstamm zurück.

Innerhalb des *Fasciculus lateralis* wird öfters ein solcher Faseraustausch zwischen dem N. musculocutaneus und dem N. medianus beobachtet. Im Extremfall kann der N. musculocutaneus bis auf einen kleinen, vom lateralen Faszikel zum M. coracobrachialis ziehenden Muskelast re-

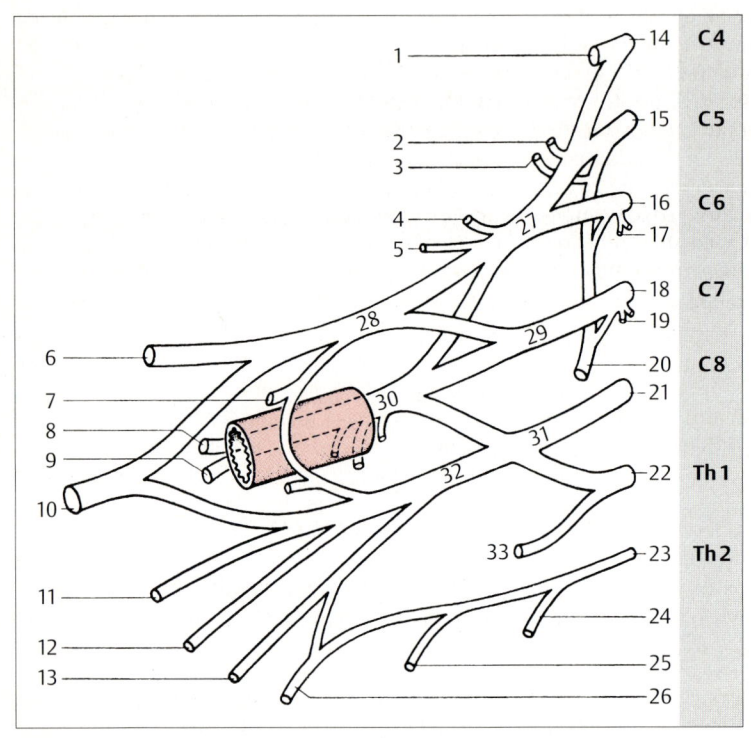

Abb. 6.3 Der Plexus brachialis. Schematische Darstellung.
1 Zum Plexus cervicalis
2 Zum N. phrenicus
3 N. dorsalis scapulae (C3–C5)
4 N. subclavius (C5–C6)
5 N. suprascapularis (C4–C6)
6 N. musculocutaneus (C5–C7)
7 N. pectoralis lateralis
8 N. axillaris (C5–C6)
9 N. radialis (C5–Th1)
10 N. medianus (C5–Th1)
11 N. ulnaris (C8–Th1)
12 N. cutaneus antebrachii medialis (C8–Th1)
13 N. cutaneus brachii medialis (C8–Th1)
14 C4
15 C5
16 C6
17 und 19 zu Mm. scaleni
18 C7
20 N. thoracicus longus (C5–C7)
21 C8
22 Th1
23 Th2
24 Zweiter Interkostalnerv
25 und 26 = Nn. intercostobrachiales
27 Oberer Primärstrang
28 Lateraler Sekundärstrang
29 Mittlerer Primärstrang
30 Hinterer Sekundärstrang
31 Unterer Primärstrang
32 Medialer Sekundärstrang
33 Erster Interkostalnerv

duziert sein. Die laterale Medianuswurzel ist dann abnorm dick, und der N. medianus gibt im Oberarm einen kräftigen Nerv zu den Mm. biceps brachii und brachialis ab, der im weiteren Verlauf in einem typischen N. cutaneus antebrachii lateralis endet. Gelegentlich kann auch die laterale Medianuswurzel reduziert sein oder vollkommen fehlen. Vom N. musculocutaneus aus führt dann oberhalb der Ellenbeuge eine Anastomose zum N. medianus zurück. Dieser Befund wird auch als eine Verlagerung der Medianusschlinge auf den Oberarm beschrieben.

Im *Fasciculus medialis* kann ganz analog eine ungleiche Aufteilung der Fasern zwischen der medialen Medianuswurzel und dem N. ulnaris vorkommen. Die ausgleichende Anastomose findet sich dann distal vom Ellenbogengelenk (Martin-Gruber-Anastomose).

Auch zwischen dem *Fasciculus posterior* und dem *Fasciculus lateralis* kommt ein solcher Faseraustausch vor. So werden am Oberarm nicht selten Äste des N. radialis zum M. brachialis beobachtet, die auf einem Übertritt von Fasern aus dem N. musculocutaneus in den Fasciculus posterior beruhen.

Varianten in der topographischen Lage des Plexus brachialis ergeben sich auch aus dem Verhalten der A. brachialis. Embryonal werden 2 Arterien, eine oberflächliche und eine tiefe, angelegt. In etwa 75 % der Fälle bleibt die tiefe als A. brachialis erhalten, in 15 % wird der oberflächliche Ast zum Arterienstamm, und in 10 % können beide Gefäße persistieren. Eine oberflächliche A. brachialis beginnt immer proximal und ventral von der Medianusschlinge und setzt sich im Fall der hohen Teilung, das heißt bei der Persistenz beider Arterien, in der Ellenbeuge in die A. radialis fort.

Topographische Beziehungen

Von der Halswirbelsäule bis zum Oberarm. Hier nimmt der Plexus brachialis einen sanduhrförmigen Raum ein, dessen engste Stelle bei der Passage zwischen Klavikula und 1. Rippe liegt. Die Klavikula markiert gleichzeitig die Grenze zwischen der im seitlichen Halsdreieck gelegenen *Pars supraclavicularis* und der in die Achselhöhle übertretenden *Pars infraclavicularis*. Wurzeln, Primärstränge und die davon abgehenden Nerven gehören zur Pars supraclavicularis, die Fasciculi und der Übergang in die Endäste zur Pars infraclavicularis. Die Faszikuli liegen in der Axilla an der Stelle, wo der M. pectoralis minor den Gefäß-Nerven-Strang überkreuzt. Infolge des Einbaus in die Skalenuslücke wird die Lage der Pars supraclavicularis bei Bewegungen nur wenig verändert. Die Pars infraclavicularis kann dagegen bei Bewegungen des Armes und des Schultergürtels ganz beträchtlich verlagert werden. Der kostoklavikuläre Engpaß kann in extremen Stellungen der oberen Extremität zu einer Kompression des Plexus führen.

Skalenuslücke. Die am Aufbau des Plexus beteiligten ventralen Äste der Zervikalnerven liegen zunächst zwischen den kleinen Mm. intertransversarii anteriores et posteriores cervicis, dann dorsal von A., V. und N. vertebralis und gelangen in die von den Mm. scaleni anterior und medius und der 1. Rippe begrenzte Skalenuslücke. Der ventrale Ast von Th1 liegt zunächst dorsal vom Ganglion stellatum und erreicht die Skalenuslücke entlang der hinteren Fläche der durch die Ligg. costopleurale und pleurotransversale verstärkten Pleurakuppel. Die A. subclavia liegt innerhalb der Skalenuslücke am weitesten ventral in einem Sulcus a. subclaviae der 1. Rippe. Sie gibt unmittelbar lateral der Skalenuslücke die A. transversa colli ab, die zwischen den Strängen des Plexus hindurch zur Schulterregion zieht. Lateral von der Skalenuslücke wird der Plexus von der A. cervicalis superficialis und A. suprascapularis überkreuzt. Die kräftige Lamina praevertebralis fasciae cervicalis, welche die prävertebralen Halsmuskeln und die Mm. scaleni bedeckt, legt sich auch auf den Plexus und begleitet ihn bis hinab in die Achselhöhle.

Auch die Skalenuslücke ist Sitz charakteristischer anatomischer Variationen. Gelegentlich zieht der Stamm der A. subclavia zwischen Truncus superior und medius hindurch. Relativ selten (0,5–1 %) kommen *Halsrippen* vor. Kurze Halsrippen tangieren lediglich den R. ventralis von C7, lange Halsrippen engen dagegen von kaudal her die Skalenuslücke ein. A. subclavia und Plexus brachialis ziehen immer über die Halsrippe hinweg. Ein *M. scalenus minimus*, der sich zwischen die Plexusstränge schiebt, kann die Skalenuslücke ebenfalls unterteilen. Er verbindet den Processus transversus des 7. Halswirbels mit der 1. Rippe und strahlt auch in die Pleurakuppe ein.

Kostoklavikuläre Passage. Diese ist ventral durch die vom M. subclavius unterpolsterte Klavikula, medial durch das Lig. costoclaviculare, kaudal durch die 1. Rippe und die obersten Serratuszacken und dorsal durch die Skapula mit dem M. subscapularis begrenzt. Das Armgeflecht liegt am weitesten lateral im Gefäß-Nerven-Strang. Der kostoklavikuläre Raum wird beim Senken und Zurücknehmen der Schultern verengt. Beim Hochhalten des Armes wird andererseits die Pars infraclavicularis gegen die Pars supraclavicularis abgewinkelt und gegen den M. subclavius einerseits und den Ansatz des M. pectoralis minor andererseits gedrückt (s. Abb. 6.**10**).

Pars infraclavicularis. Dieser Teil des Plexus wird ventral von der vorderen Achselfalte, insbesondere von den Mm. pectorales major und minor gedeckt. Mit dem Übertritt in die Axilla verlassen einige Nerven den Plexus und schließen sich den Wänden der Achselhöhle an: die *Nn. pectorales (medialis et lateralis)*, die zum M. pectoralis minor und an die Innenfläche des M. pectoralis major ziehen, der *N. thoracicus longus*, welcher direkt auf dem M. serratus anterior der medialen Wandung folgt, und der *N. thoracodorsalis* für die Innervation des in der hinteren Achselfalte gelegenen M. latissimus dorsi. Der Gefäß-Nerven-Strang selbst zieht mitten durch das axilläre Fettgewebe. Es ist üblich, am Gefäß-Nerven-Strang 3 Abschnitte zu unterscheiden. Der obere reicht von der Klavikula bis zum medialen Rand des M. pectoralis minor, der mittlere liegt hinter diesem Muskel und der untere zwischen den lateralen Rändern der Mm. pectorales minor und major. Beachtung verdient der mittlere, vom M. pectoralis minor bedeckte Abschnitt, in dem sich die Umgruppierung der Faszikel in die peripheren Armnerven vollzieht. Im weiteren Verlauf folgt der Gefäß-Nerven-Strang dem M. coracobrachialis bis in den Sulcus bicipitalis medialis.

Blutversorgung

Diese ist im Hals- und Achselhöhlenbereich verschieden. Die Pars supraclavicularis wird durch feine Äste aus den Aa. cervicalis ascendens, cervicalis superficialis, cervicalis profunda und transversa colli versorgt. Die Äste der ersten beiden Arterien ziehen zu den kranialen Anteilen, die A. cervicalis profunda und die A. transversa colli zu den kaudalen Abschnitten des Plexus. Spärlicher ist die arterielle Versorgung der Pars infraclavicularis, die durch 3–4 kleine, direkt aus der A. axillaris entspringende Nervenarterien sichergestellt wird.

Typen der Armplexusläsionen

■ Zur chirurgischen Anatomie

Für das Verständnis der klinischen Bilder bei traumatischer Armplexusläsion sind einige weitere *anatomische Besonderheiten* von Bedeutung: Am Epineurium ansetzende fächerförmige *Bänder fixieren die Wurzeln C5 und C6* am äußeren Rand der Foramina. Dies gilt teilweise auch für C7, während diese Ligamente in Höhe von C8 und Th1 vollständig fehlen.

Im *intraforaminalen Verlauf* werden die Spinalnerven von den radikulären Arterien gespeist. Diese können bei Wurzelausrissen lädiert werden, so daß eine temporäre Ischämie des mit ausgerissenen Spinalganglions verursacht wird. Bei der in der Axilla stattfindenden Aufteilung der Faszikuli in Endäste bekommt jeder Nervenhauptstamm ein Gefäßbündel mit. Besonders der N. ulnaris wird durch einige zentimeterlange Gefäße im oberen und unteren Drittel des Oberarmes versorgt. Diese erlauben, den Nerv als gestieltes oder freies Transplantat mit mikrochirurgischem Gefäßanschluß zu verwenden, um extraforaminal gerissene Abschnitte zu überbrücken.

■ Art der Lähmung und klinische Bilder

Die klinischen Bilder, denen man bei Armplexuslähmungen begegnet, sind zum Teil von der *Ätiologie* abhängig. Im wesentlichen werden sie aber von der *Lokalisation* und der Ausdehnung der Läsion bestimmt. Im Einzelfall wird man aufgrund einer genauen Analyse der motorischen und sensiblen Ausfälle und mit Bezug auf die anatomischen Gegebenheiten eine topische Diagnostik der Plexusläsionen anstreben. Tab. 6.**1** sowie die Abb. 6.**2** u. 6.**3** sollen eine Lokalisation des Läsionsortes erleichtern. Neben der detaillierten topischen Diagnostik wird man praktisch manche Fälle lediglich einem der 2 häufigsten Typen, der oberen und unteren Armplexusparese, zuordnen können.

Obere Armplexusparese
(Duchenne-Erb-Form)

Diese ist durch eine Läsion der aus den Wurzeln C5 und C6 hervorgehenden Axone charakterisiert. Sie ist gekennzeichnet durch eine Parese der Abduktoren und Außenrotatoren des Schultergelenkes, der Ellenbogenbeuger inklusive des

Abb. 6.4 Obere Armplexusparese rechts. Atrophie des M. deltoideus und M. biceps sowie der Mm. supra- und infraspinati. Innenrotationsstellung des Armes, so daß die Handfläche von hinten sichtbar wird.

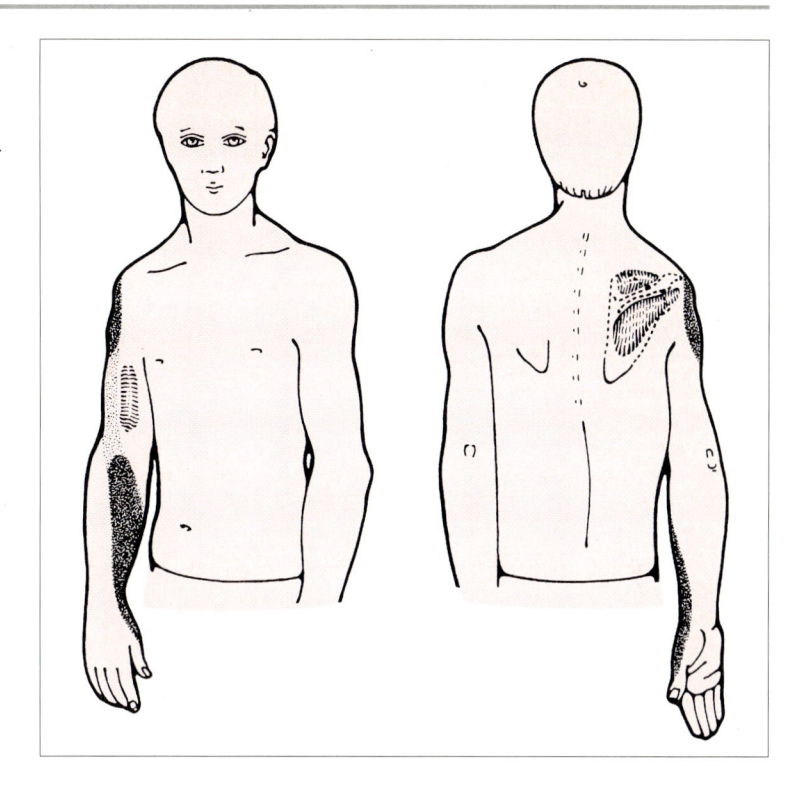

M. brachioradialis, des M. supinator und manchmal auch durch einen partiellen Ausfall des M. triceps brachii, der Dorsalextensoren der Hand und einiger weiterer Schulterblattmuskeln. Entsprechend diesen Ausfällen hängt der Arm schlaff herunter und wird nach innen rotiert gehalten, so daß von hinten die Handfläche sichtbar ist (Abb. 6.**4**). Manchmal ist ein Sensibilitätsausfall über dem M. deltoideus, an der Außenseite des Oberarmes und an der Radialkante des Vorderarmes vorhanden, kann aber auch ganz fehlen. Bei einer totalen Durchtrennung der Spinalnerven C5 und C6 allerdings ist die Gefühlsstörung immer vorhanden. In einem traumatologischen Krankengut ist die Mitbeteiligung der 7. zervikalen Wurzel, also eine *erweiterte obere Armplexusparese* (C5-C6-C7), etwas häufiger (Tab. 6.**2** u. 6.**3**). Zu den erwähnten Ausfällen gesellen sich in diesem Fall eine totale oder eine Teilparese des M. triceps brachii (die Funktion des Caput longum kann erhalten bleiben). Zur Parese der Handgelenks- und Fingerstrecker kommt ein Ausfall des M. pronator teres und des M. flexor carpi radialis hinzu. Sehr oft ist die Beugung des Daumens und des Zeigefingers deutlich abgeschwächt oder vollständig aufgehoben. Die Sensibilitätsstörungen umfassen auch die radiale Hälfte der Hand.

Untere Armplexusparese
(Déjerine-Klumpke-Lähmung)

Sie wird durch eine Läsion der aus den Wurzeln C8 und Th1 stammenden Axone hervorgerufen. Dies führt zu einer Parese der kleinen Handmuskeln, der langen Fingerbeuger (die aber zum Teil erhalten bleiben können), seltener auch der Handbeuger. Der M. triceps brachii und die langen Strecker von Hand und Fingern sind in der Regel weitgehend verschont, was zu einer charakteristischen Krallstellung der Finger mit Hyperextension im Grundgelenk und Flexion in den Interphalangealgelenken führt (Abb. 6.**5**). Die Sensibilität ist bei einer unteren Armplexusparese immer mitbetroffen mit Ausfällen an der ulnaren Handpartie und an der ulnaren Vorderarmkante. Sehr oft ist sie auch leicht am Mittelfinger und an der Handfläche gestört. In den meisten Fällen ist ein Horner-Syndrom nachweisbar als Ausdruck einer direkten traumatischen Schädigung des Halssympathikus vor Abgang des R. communicans albus. Eine reine Déjerine-Klumpke-Lähmung ist im traumatologischen Krankengut sehr selten, findet man sie doch nur bei 1,5 % unserer Patienten (Tab. 6.**2**).

6. Klinik der Läsionen peripherer Nerven

Tabelle 6.1 Darstellung des Weges, auf welchem die Axone vom Rückenmark zu den einzelnen Muskeln der oberen Extremitäten gelangen. Aufgrund einer Analyse der Muskelausfälle kann anhand der Tabelle auf den Sitz der Läsion geschlossen werden

	M. flexor carpi ulnaris	M. flexor digitorum profundus (uln. Portion)	Mm. interossei palmares et dorsales	Mm. lumbricales III–IV	M. adductor pollicis	M. flexor pollicis brevis, Caput prof.	M. palmaris brevis	M. triceps brachii	M. anconaeus	M. brachioradialis	Mm. extensores carpi rad. long et brevis	M. extensor digitorum	M. extensor indicis	M. extensor digiti minimi	M. supinator
Th1	■	■	■	■	■	■									
C8	■	■	■	■	■	■	■					■	■	■	
C7								■	■		■	■	■	■	
C6										■	■				■
C5										■					■
(C4)															
unterer Primärstrang (C8–Th1) der vorderen Spinalnervenäste	■	■	■	■	■	■	■					■	■	■	
mittlerer Primärstrang (C7) der vorderen Spinalnervenäste								■	■		■	■	■	■	
oberer Primärstrang (C4–C5–C6) der vorderen Spinalnervenäste										■	■				■
vorderer Ast aus dem unteren Primärstrang	■	■	■	■	■	■	■								
hinterer Ast aus dem unteren Primärstrang								■	■			■	■	■	
hinterer Ast aus dem mittleren Primärstrang								■	■		■	■	■	■	
hinterer Ast aus dem oberen Primärstrang											■				■
vorderer Ast aus dem mittleren Primärstrang															
vorderer Ast aus dem oberen Primärstrang															
Fasciculus medialis	■	■	■	■	■	■	■								
Fasciculus dorsalis								■	■	■	■	■	■	■	■
Fasciculus lateralis															
N. ulnaris	■	■	■	■	■	■	■								
N. radialis								■	■	■	■	■	■	■	■
N. medianus															
N. musculocutaneus															
N. axillaris															
N. thoracodorsalis															
N. subscapularis															
Nn. thoracici anteriores															
N. thoracicus longus															
N. subclavius															
N. suprascapularis															
N. dorsalis scapulae															

6.1 Läsionen des Plexus cervico-brachialis

6. Klinik der Läsionen peripherer Nerven

Tabelle 6.2 Anfängliche klinisch-topische Lokalisation bei 780 eigenen Fällen von traumatischen Armplexuslähmungen (Zerrung oder Quetschung), wovon 400 operativ verifiziert wurden (A.N.)

Supraklavikulär	Vollständige Parese	Teilparese	Total	%
C5–C6	61	27	88	11,3
C5–C6–C7	85	44	129	16,5
C7	2	2	4	0,5
C7–C8–Th1	17	3	20	2,6
C8–Th1	8	3	11	1,4
C5–Th1	287	128	415	53,2
Infraklavikulär + distal	24	89	113	14,5
			780	100,0

Tabelle 6.3 Topische Diagnostik bei motorischen Störungen radikulären Ursprungs an der oberen Extremität. Schema zur Eintragung der Ergebnisse der Muskelprüfung (Zahlen s. u. oder Schraffierungen)

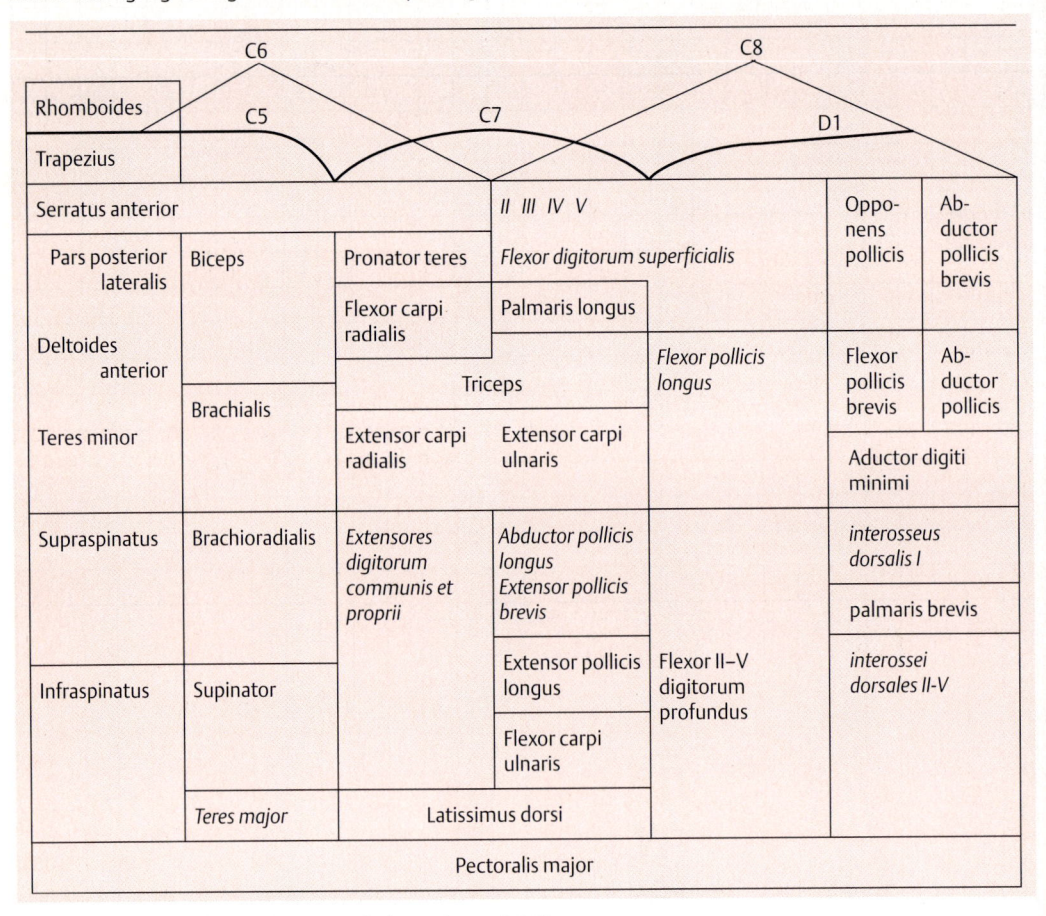

	C5	C6	C7	C8	D1
Rhomboides					
Trapezius					
Serratus anterior		II III IV V		Opponens pollicis	Abductor pollicis brevis
Pars posterior lateralis	Biceps	Pronator teres	Flexor digitorum superficialis		
		Flexor carpi radialis	Palmaris longus		
Deltoides anterior		Triceps	Flexor pollicis longus	Flexor pollicis brevis	Abductor pollicis
Teres minor	Brachialis	Extensor carpi radialis	Extensor carpi ulnaris	Aductor digiti minimi	
Supraspinatus	Brachioradialis	*Extensores digitorum communis et proprii*	Abductor pollicis longus / Extensor pollicis brevis	*interosseus dorsalis I*	
				palmaris brevis	
Infraspinatus	Supinator		Extensor pollicis longus	Flexor II–V digitorum profundus	*interossei dorsales II-V*
			Flexor carpi ulnaris		
	Teres major		Latissimus dorsi		
Pectoralis major					

Gradeinteilung (nach den Richtlinien des British Medical Research Council 1942)

0 = keine Muskelaktivität
1 = sichtbare Kontraktion ohne Bewegungseffekt
2 = Bewegungsmöglichkeit unter Ausschaltung der Schwerkraft des abhängigen Gliedabschnittes
3 = Bewegungsmöglichkeit gegen die Schwerkraft
4 = Bewegungsmöglichkeit gegen mäßigen Widerstand
5 = normale Kraft

Isolierte C7-Lähmung

(s. S. 150)

Diese ist noch seltener. Sie erfaßt vor allem das proximale Versorgungsgebiet des N. radialis bei erhaltener Funktion des M. brachioradialis, der ausgiebig von C5 und C6 mitversorgt wird.

Faszikuläre Lähmungstypen

Es gibt deren 3: den *dorsalen* mit Ausfall der Nn. axillaris und radialis, sehr oft auch des N. thoracodorsalis, den *lateralen* mit Ausfall des N. musculocutaneus und der lateralen Medianuswurzelanteile und den *medialen* mit Ausfall des N. ulnaris, N. cutaneus antebrachii medialis und der medialen Medianuswurzelanteile. Läsionen der lateralen und der dorsalen Faszikuli kommen sehr oft assoziiert vor. Eine isolierte Läsion des Fasciculus medialis ist nach Trauma sehr selten, dagegen ist er häufig isoliert bei Strahlenschäden und bei Kompressionen im kostoklavikulären Défilé betroffen.

Schädigung einzelner Plexusendäste

Diese gesellen sich besonders nach Trauma zu den erwähnten Lähmungstypen. Im besonderen sind die Nn. suprascapularis, axillaris, musculocutaneus und der laterale Teil des N. medianus, manchmal sogar der ganze N. medianus und der N. ulnaris betroffen. Wenn in diesen Fällen die Nn. pectorales anteriores auch mit geschädigt sind, gleicht das klinische Bild sehr einer Plexusläsion, obwohl der Schaden distal vom Armplexus lokalisiert ist. So kommen z.B. bei Strahlenspätschäden und nach axillarer Plexusanästhesie „untere Armplexusparesen" vor, die in Wirklichkeit auf einer kombinierten Läsion der Nn. medianus und ulnaris beruhen. Demgemäß ähnelt zwar das motorische Ausfallsmuster einer unteren Armplexusparese, während die Sensibilitätsstörungen nicht nur die ulnare Handpartie, sondern auch die Finger I bis III betreffen und so eine Abgrenzung erlauben.

Initial vollständige Plexusparese

In den frischen traumatologischen Fällen ist die topische Diagnostik dieser verschiedenen Lähmungstypen dadurch erschwert, daß in mehr als der Hälfte der Fälle die Parese zunächst mehr oder weniger total ist und den ganzen Armplexusbereich zu umfassen scheint (s. Tab. 6.**2**). Bei Rückbildung der initialen akuten Symptome bleibt dann vielfach einer der oben geschilderten Lähmungstypen zurück, wobei die obere Armplexusparese und die laterale faszikuläre Lähmung vorherrschen. Ein gutes Drittel der Patienten weist jedoch auch noch Monate nach dem Unfall eine totale Lähmung von C5 bis Th1 auf (s. Abb. 6.**8**). Bei ungefähr 10 % dieser Unfallopfer führen meist Frakturen des Ober- und Vorderarmes zusätzlich zu Läsionen von Nervensträngen auf verschiedener Höhe, sowohl oberhalb wie unterhalb der Klavikula, ja sogar weiter distal am Arm bis zum Ellenbogen.

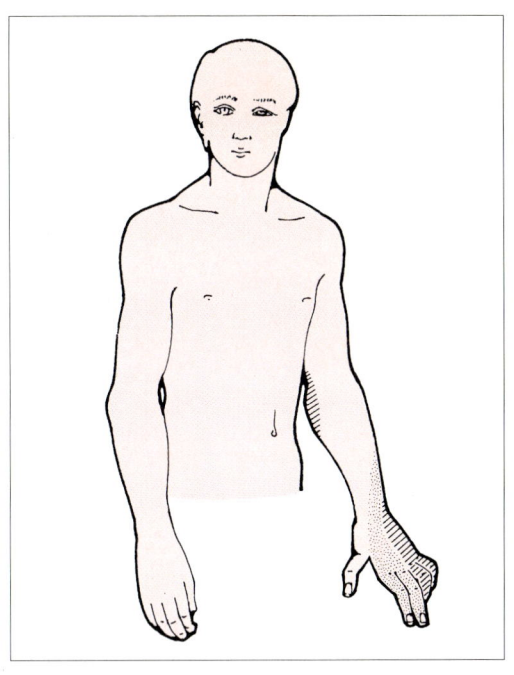

Abb. 6.**5** Untere (und mittlere) Armplexusparese links. Atrophie der Vorderarmbeuger und Parese der Hand sowie Horner-Syndrom.

Klinisch-topische Diagnostik der Armplexusläsionen und der zervikalen Wurzelausrisse

Armplexusläsionen und Ausrisse zervikaler Spinalnervenwurzeln aus dem Rückenmark spielen in der heutigen Traumatologie eine wichtige Rolle (Tab. 6.**4**). Ungefähr 75 % entstehen bei Verkehrsunfällen. Die differentialdiagnostische Klärung, ob die Läsion im Gebiete des Armplexus liegt und welchen Teil sie betrifft oder ob die Wurzeln betroffen sind, ist vielfach von entschei-

Tabelle 6.4 Betroffene Wurzeln bei 200 operierten Patienten mit zervikalen Wurzelausrissen aus dem eigenen Krankengut (A.N.)

Wurzel	Sichere totale	Sichere partielle	Wahrscheinliche Ausrisse
C5	42	5	3
C6	140	3	0
C7	120	7	3
C8	151	1	2
Th1	141	2	1
Total	594	18	9

dender Wichtigkeit. Zerrungsläsionen ohne anatomische Unterbrechung, also Sunderlands Schweregrade 1–3 (S. 26) haben eine viel bessere Prognose als Rupturen und Wurzelausrisse. So haben vordere Schulterluxationen in der Regel lediglich eine Neurapraxie mit guter Prognose zur Folge (1322). Aber auch bei schwereren Verletzungen kann eine operative Reparatur in gewissen Fällen gute Resultate erzielen, wie z. B. bei Kontinuitätsunterbrechung des Fasciculus lateralis und des Fasciculus posterior oder beim Abriß des N. axillaris oder des N. musculocutaneus.

Für die topische Lokalisation – insbesondere mit der Frage nach einem Wurzelausriß – und auch für die Beurteilung des Schweregrades einer Armplexusläsion ist zunächst eine gezielte klinische Untersuchung notwendig. Eine *Parese der Mm. rhomboidei und des M. serratus anterior* spricht für eine Läsion, die rückenmarksnah liegt und die 3 oberen Wurzeln C5-C6-C7 betrifft. Diese können also ausgerissen sein. Falls der N. phrenicus betroffen ist (Radioskopie oder Röntgenbild in maximaler Inspiration), erfaßt die Läsion entweder auch C4 – wobei dann meistens Sensibilitätsstörungen oberhalb der Klavikula vorhanden sein werden – oder aber der M. scalenus anterior, auf dem der N. phrenicus verläuft, ist in Mitleidenschaft gezogen worden. In diesen Fällen sieht man nicht selten kleine Knochenabrisse an der Halswirbelsäule. Ist die *Funktion des N. suprascapularis erhalten,* so liegt die Läsion unterhalb seiner Abgangsstelle am Truncus superior, das heißt meistens distal von der Skalenuslücke hinter der Klavikula. In diesen Fällen kann der Patient den Oberarm bis zur Horizontalen abduzieren, obwohl der M. deltoideus total gelähmt ist. Die Außenrotation ist weitgehend erhalten. Der *M. pectoralis* nimmt in bezug auf die topische Diagnostik auch eine Schlüsselposition ein. Bei oberen Plexuspαresen C5–C6 ist seine Pars clavicularis gelähmt, dagegen sein unterer sternaler Anteil nicht. Dieser ist hingegen bei einer unteren Armplexuslähmung mitbetroffen. Ist die *Schulterabduktion und -außenrotation gelähmt* (Ausfall der Mm. supraspinatus, infraspinatus und deltoideus), aber der ganze M. pectoralis intakt, so besteht Verdacht auf eine distal des Plexus gelegene Läsion, besonders wenn der N. musculocutaneus ausgefallen, der M. brachioradialis dagegen intakt ist. Wenn eine neurogene Parese (Beweis durch das Elektromyogramm) der Außenrotatoren vorliegt, so handelt es sich fast immer um eine Lähmung der Nn. suprascapularis, axillaris und musculocutaneus nach ihrem Abgang vom Plexus. Nicht selten weist der Patient in solchen Fällen eine vertikale Fraktur der Skapula auf. Sind die Außenrotatoren und Abduktoren nicht neurogen geschädigt, so muß man an eine Rotatorenmanschettenruptur denken, und nicht selten erfährt man, daß der Patient eine schwere Schulterdislokation durchgemacht hat, bei der auch der N. axillaris und der N. musculocutaneus gezerrt oder gar rupturiert worden sind. Entsprechende Sensibilitätsausfälle werden die Diagnose ermöglichen und die Indikation zur operativen Revision stellen lassen. Wie bei den Variationen des Plexus brachialis erwähnt wurde, können zugleich mit den Fasern des N. musculocutaneus auch einige des *N. medianus* betroffen sein, so daß eine eigentliche Plexusläsion vorgetäuscht wird. Andererseits kann dem Untersucher und dem Patienten selbst unter Umständen der vollständige Ausfall des M. biceps entgehen: der M. brachioradialis, ein Teil des durch den N. radialis versorgten M. brachialis und die am medialen Epikondylus (Handgelenks- und Fingerbeuger) bzw. lateralen Epikondylus entspringenden Muskeln (Handwurzelstrecker, zum Teil Fingerextensoren) beugen den Ellenbogen recht gut.

■ Wurzelausrisse

Häufigkeit und Pathogenese

Wurzelausrisse sind besonders bei schweren Armplexusschädigungen häufig. Unter 267 operierten Patienten mit supraklavikulären Armplexusschäden fanden wir bei 200, das heißt bei 74,9 % Wurzelausrisse (s. Tab. 6.4 u. 6.5).

Ein Längszug am Arm nach unten oder ein Tiefertreten der Schulter (eventuell in Kombina-

Tabelle 6.5 Topographische Verteilung und Kombinationen bei 200 eigenen (A.N.) Fällen mit Wurzelausrissen, die klinisch, myelographisch und operativ gesichert wurden

Obere Wurzeln	(45×)	
C5 allein	1	
C6 allein	11	
C7 allein	11	
C5 und C6	6	(in 2 Fällen partieller Ausriß von C5)
C6 und C7	8	(in 4 Fällen partieller Ausriß von C7)
C5, C6 und C7	8	1 partieller Ausriß von C5
		1 partieller Ausriß von C6
Untere Wurzeln	(87×)	
Th1 allein	3	(1 partieller Ausriß)
C8 allein	5	(2 postfixierte Plexus, also C8 = C7)
C7–C8	5	(2 postfixierte Plexus, C7 = C6, C8 = C7)
C8–Th1	32	1 partieller von C8, 1 partieller von Th1
C7, C8, Th1	42	3 partielle Ausrisse von C7
Obere und untere	(68×)	
C5, C6, C7, C8	2	(1 partieller von C5)
C5, C6, C7, C8, Th1	20	
C5, C6; C8–Th1	2	
C5, C7; C8–Th1	3	1 partieller Ausriß von C5
C6, C7, C8	2	
C6, C7, C8–Th1	34	3 partielle Ausrisse von C6
C6, C7 und Th11	1	
C6, C8 und Th1	4	

tion mit einer Neigung oder Wendung des Kopfes zur Gegenseite) überträgt sich dabei besonders stark auf die bereits bei normal herabhängendem Arm gestreckten Wurzeln C5-C7 und die daraus hervorgehenden oberen und mittleren Primärstränge. Das Ausmaß des Traktionsschadens variiert dabei vom rasch reversiblen Leitungsblock über eine Axonotmesis (mit erhaltenen Hüllstrukturen), bis zur Ruptur des oberen Primärstrangs bzw. Ausrissen der Wurzeln C5 und C6. Bei schweren Traktionen ist öfter eine Beteiligung des mittleren Primärstrangs oder ein Ausriß der Wurzel C7 nachweisbar, und bei sehr starker Zugbelastung können darüber hinaus die Wurzeln C8 und Th1 einen Ausriß erleiden, so daß eine globale Armplexuslähmung resultiert. Eine isolierte „untere Armplexuslähmung" ist als Traumafolge selten und am ehesten bei horizontaler oder aufwärts erfolgender Zugrichtung zu erwarten (208).

Ein unklarer Abrißmechanismus liegt bei jenen Fällen vor, in welchen es zu einer Ruptur der Wurzeln an der Ansatzstelle am Rückenmark gekommen ist, ohne daß die Wurzel aus dem Foramen herausgezogen wurde. Diese Art von Unterbrechung zwischen Mark und Spinalnerv proximal vom Spinalganglion konnte bei Laminektomien nachgewiesen werden. Wahrscheinlich entsteht diese Läsion durch eine einseitige abnorme Bewegung des Rückenmarkes in der Längsrichtung, bezogen auf den Zervikalkanal.

Lokalisation

Eine exakte Bestandsaufnahme der gestörten und der intakt gebliebenen Innervationsareale in Haut und Muskulatur ist in jedem Fall wichtigste Voraussetzung für die topische Diagnose. In Tab. 6.3 kann der Lähmungsgrad der betroffenen Wurzeln eingetragen werden, wobei daraus die lädierte(n) Wurzel(n) abgelesen werden kann.

Im eigenen Krankengut (A.N.) wurden bei 200 Patienten traumatische Zervikalwurzelausrisse klinisch und operativ gesichert (s. Tab. 6.4). Die betroffenen Wurzeln, bzw. Kombinationen derselben, sind aus Tab. 6.5 ersichtlich. Die oberen Wurzeln C5, C6 und C7 waren bei 45 Patienten, die unteren Wurzeln bei 91 Patienten ausgerissen, während bei 64 Patienten eine Kombination von oberen und unteren Wurzelausrissen vorlag. Monoradikuläre Wurzelausrisse kommen im eigenen Krankengut vor. Sie betrafen nur einmal C5, mehrmals C6, C7, C8 und Th1. Bei den monoradikulären Ausrissen sind meistens die benachbarten Spinalnerven auch schwer geschädigt. In diesen Fällen ist die topische Diagnostik in bezug auf den Ausriß klinisch schwierig, da der Funktionsausfall sowohl die ausgerissenen Wurzeln, als auch die bloß gezerrten Spinalnerven betrifft.

Positive Zeichen eines Wurzelausrisses

Diese sind in Tab. 6.6 zusammengefaßt und werden im folgenden detailliert besprochen.

Tabelle 6.6 Positive Zeichen eines Wurzelausrisses bei traumatischer Armplexuslähmung

- Blutiger Liquor
- Rückenmarkssymptome
  - initial
  - verzögert
- Horner-Syndrom
- Früh „Phantomglied"
- Im Myelogramm
  - leere Wurzeltaschen
  - fehlende Negativdarstellung der Wurzel
  - Arachnoidalzysten
- Im CT z.B. Hämatome
- Erhaltene Schweißsekretion in analgetischer Hautzone
- Erhaltener Axonreflex
- Erhaltene sensible Nervenaktionspotentiale

Blutiger Liquor. Im akuten Stadium ist dieses Zeichen allerdings nur dann zu verwerten, wenn nicht gleichzeitig kontusionelle Hirnläsionen vorliegen, also in erster Linie bei den reinen Armzerrungsunfällen.

Rückenmarkssymptome. Diese beweisen, daß der Schaden nicht oder nicht nur peripher im Armplexus liegen kann. Der Ausriß der Wurzeln aus dem Mark kann, muß aber keineswegs zu Blutungen im Rückenmark (Hämatomyelie) Anlaß geben. Auch flüchtige Rückenmarkssymptome im Sinne einer Commotio spinalis können vorkommen. Es muß deshalb bei jeder schweren traumatischen Armplexusläsion sorgfältig nach (dissoziierten) Sensibilitätsstörungen in den kaudaleren Segmenten, nach Pyramidenbahnzeichen sowie nach Sphinkterstörungen gesucht werden. Eine Rarität stellt das Auftreten einer akuten Rückenmarkskompression durch ein intraspinales Hämatom unmittelbar im Anschluß an eine traumatische Armplexusläsion mit Wurzelausriß dar.

Im eigenen Krankengut von 780 traumatischen Armplexusläsionen fanden wir bei 7 Patienten (also ca. 1 %) ein mehr oder weniger ausgeprägtes Brown-Séquard-Syndrom. Dieses war jedesmal durch massive Wurzelausrisse (3–5 Wurzeln) verursacht worden. Da es sich in allen Fällen um Schwerverletzte handelte, war die Diagnose bei 4 Patienten zu Beginn nicht gestellt worden. Bei den späteren Beobachtungen konnte die Läsion durch eine Computertomographie kombiniert mit Myelographie nachgewiesen werden.

Horner-Syndrom. Dieses weist auf Läsionen der Wurzeln C8 und Th1 proximal vom Abgang der Rr. communicantes albi zum Grenzstrang hin. Ein Horner-Syndrom ist also bei Ausriß dieser Wurzeln zu erwarten. Es kommt im Rahmen traumatischer Armplexusparesen allerdings auch durch zusätzliche direkte Läsionen des Grenzstranges vor. Ein Hämatom durch den Einriß der A. subclavia, der ungefähr bei 17 % der schweren traumatischen Armplexusparesen vorkommt, kann ein vorübergehendes Horner-Syndrom bewirken, ohne daß ein Wurzelausriß von C8–Th1 oder eine direkte Läsion des Grenzstranges vorliegen. Wurzelläsionen können außerdem zu thermoregulatorischen und Schweißsekretionsstörungen im Kopf-Hals-Bereich, aber nicht am Arm, bei erhaltenem Pilocarpinschwitzen führen (S. 472).

Phantomglied. Das frühzeitige Auftreten eines sogenannten Phantomgliedes (meist Hand oder Vorderarm) neben der denervierten Extremität gilt als positives Zeichen einer sehr proximalen Läsion, spricht also für einen Wurzelausriß.

Myelographie. Mit resorbierbarem Kontrastmittel kann man nicht nur die großen *leeren Wurzeltaschen* der Rückenmarkshäute darstellen (Abb. 6.6), sondern auch die *Abwesenheit des Negativbildes* der Wurzel selbst demonstrieren und so den Ausriß der Wurzel direkt sichtbar machen. Allerdings ist auch dieses Zeichen nicht absolut zuverlässig, weil die Wurzeltaschen noch durch die distalen Wurzelstümpfe oder durch sekundäre arachnitische Verwachsungen ausgefüllt sein können. Darum soll man bei gut gelungenen Myelographien auf den Aspekt der gegenüberliegenden gesunden Wurzeln achten. Falls ein analoges Bild auf der lädierten Seite nicht sichtbar ist, kann man mit großer Wahrscheinlichkeit auch beim Fehlen von Pseudomeningozelen auf einen Wurzelausriß schließen.

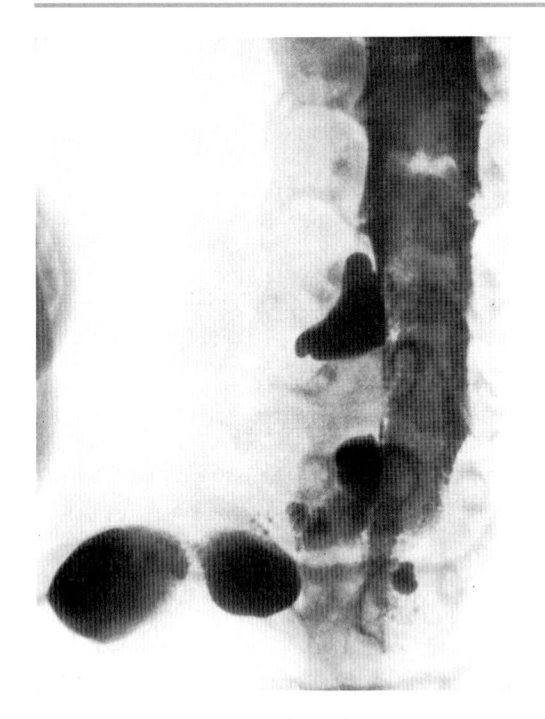

Abb. 6.6 Pantopaquemyelographie eines traumatischen Wurzelausrisses von C4–Th2. Eindrucksvoll gefüllt sind die leeren Wurzeltaschen von C6 und Th1 (vgl. auch Abb. 6.7).

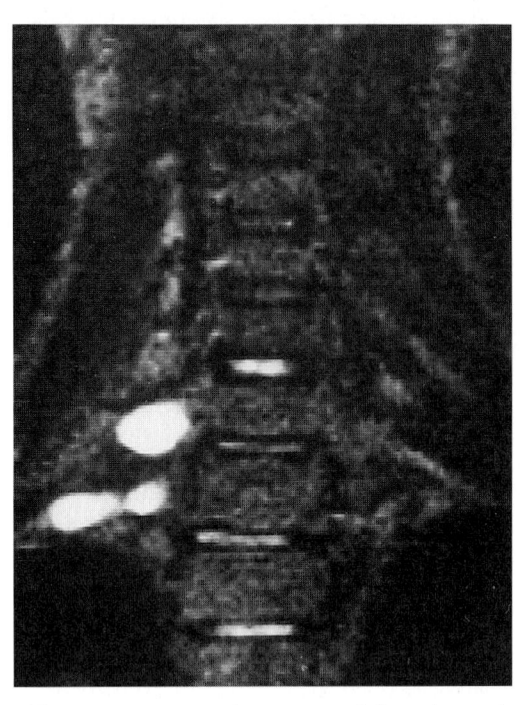

Abb. 6.7 Nervenwurzelausriß C7 und Th1 rechts nach traumatischer Armplexusläsion. Koronare MR-Schichten, T2-gewichtet (Neuroradiologische Abteilung der Medizinischen Hochschule Hannover, Leiter Prof. Dr. H. Becker). Vgl. auch Abb. 6.6.

Manchmal finden sich *Arachnoidalzysten,* die entlang der Wurzeln durch das Foramen intervertebrale aus dem Spinalkanal hinausreichen (986). Der Nachweis gelingt am besten mit der Magnetresonanzuntersuchung (1204). Es kommen auch im Inneren des Wirbelkanals gelegene Taschen vor, die das Rückenmark leicht zur Seite drängen können. Man kann auch irreführende Myelographien sehen: Besonders bei einer Untersuchung in den ersten Tagen nach dem Unfall können kleine Einrisse der Dura im Wurzeltaschenbereich zu einem Austritt des Kontrastmittels führen, ohne daß die Wurzel ausgerissen ist. Partielle Wurzelausrisse sind nicht selten und ergeben ein schwer zu deutendes Bild.

Computertomographie. Diese, am besten kombiniert mit der Myelographie, ergibt zusätzliche Informationen und sollte bei Verdacht auf Wurzelausriß routinemäßig angewendet werden. Obwohl das Auflösungsvermögen nicht ausreicht, um einzelne Wurzelfäden zu erkennen, sieht man deutlich die eventuelle Verlagerung des Rückenmarkes, Hämatome, Läsionen des Markes selber, veränderte Wurzeltaschen bzw. den Ausfluß von Kontrastmittel.

Magnetresonanztomographie (MRT). Mit der MRT lassen sich etwaige traumatische Veränderungen des Zervikalmarks sehr gut nachweisen, während die Trefferquote in Bezug auf Wurzelausrisse (Abb. 6.7) unbefriedigend ist. So untersuchten Carvalho und Mitarb. (169) in einer prospektiven Studie 135 Zervikalwurzeln vergleichend mittels MRT und Myelo-CT und verglichen die Ergebnisse mit den intraoperativen Befunden, wobei nicht nur die extraspinalen, sondern auch die intraduralen Anteile exploriert wurden. Hierbei ergab sich eine Zuverlässigkeit der Myelo-CT von 85 %, eine solche der MRT von nur 52 %. Auch Brunelli und Brunelli (147) halten die Kontrastmittel-unterstützte Computertomographie für die aussagekräftigste Methode, um einen Wurzelausriß nachzuweisen.

Verzögertes Auftreten von Rückenmarkssymptomen. In solchen Fällen muß an die sekundäre Verziehung des Halsmarkes gegen die Wurzelausrißstelle durch Narbenschrumpfung gedacht werden. Bei deutlichen Lähmungsbildern mit zunehmender Symptomatik kommt deshalb die Laminektomie mit Resektion des geschrumpften fibrösen Gewebes therapeutisch in Betracht.

Vegetative Symptome. Diese beruhen auf der anatomischen Tatsache, daß die über den Grenzstrang laufenden vegetativen Efferenzen in den Wurzeln C1–C7 überhaupt nicht enthalten sind und daß die tiefer austretenden Fasern erst in den Grenzstrangganglien auf das letzte periphere Neuron umgeschaltet werden. Die vegetativ-efferenten Fasern für den Arm entspringen bei Th4 und tiefer (S. 467). Sie bleiben daher bei reinen Wurzelläsionen im Bereich von C4–Th2 intakt, denn sie schließen sich erst weiter distal nach ihrer Passage durch die Grenzstrangganglien dem Plexus brachialis an. Bei solchen „reinen" Fällen von Wurzelläsionen bleibt infolgedessen die *Schweißsekretion* des Armes auch dann erhalten, wenn er etwa bei Ausreißungen von C4–Th1 sensibel und motorisch total denerviert ist. Findet man dagegen Ausfälle der Schweißsekretion, und zwar sowohl auf thermoregulatorische wie auf pharmakologische Reize (S. 468), die ungefähr den Sensibilitätsstörungen entsprechen, so darf man daraus mit Sicherheit auf eine ausschließliche oder zusätzliche Leitungsunterbrechung weiter distal im Bereich des Plexus oder der Armnerven schließen. Im gleichen Sinne kann der Verlust oder das Erhaltensein des Piloarrektorenreflexes gewertet werden.

Weitere Zeichen setzen die hypothetische Annahme von *Axonreflexen* oder aber Reflexbogenschlüssen im Bereich der Spinalganglien voraus. Empirisch wurde jedenfalls festgestellt, daß bei peripheren, das heißt postganglionären Totalläsionen vasomotorische Antworten auf lokale intrakutane Histamininjektionen oder auf Wärmereize im betreffenden Dermatom vermißt werden, die bei präganglionären, also zwischen Spinalganglion und Rückenmark gelegenen Läsionen stets erhalten bleiben.

Der *Histamintest* wird wie folgt durchgeführt. Man injiziert mit der Tuberkulinspritze 0,1 ml einer 1‰igen Histaminlösung intrakutan, so daß eine Quaddel entsteht. Auf der gesunden Seite entsteht um die Quaddel herum rasch ein 2–3 cm großer roter „flush-artiger" Hof, der sich auch entwickelt, wenn durch vorherige Leitungsanästhesie die Verbindung mit dem Rückenmark unterbrochen wurde. Es handelt sich daher nicht um einen eigentlichen Reflex. Dieser Hof entwickelt sich auch, wenn die Hinterwurzeln proximal vom Spinalganglion durchtrennt wurden, nicht aber bei distaler Durchtrennung, sofern der Versuch nach Degeneration der peripheren Axone durchgeführt wird. Man vermutet daher, daß das Histamin in intakten afferenten Fasern Impulse auslöst, die nicht nur zentripetal geleitet werden, sondern bei der nächsten gabeligen Verzweigung des Axons wieder zentrifugal wandern und an benachbarten Arteriolen schließlich eine Vasodilatation bewirken. Das Erhaltenbleiben dieser Histaminreaktion in einem total anästhetischen Dermatom kann daher nur durch einen Hinterwurzelausriß erklärt werden, sofern die Anästhesie nicht nur auf einer Neurapraxie beruht. Um zuverlässige Resultate zu erhalten, soll man daher den Test erst etwa 6 Wochen nach der Verletzung ausführen. Wenn der rote Hof sich nicht entwickelt, muß eine peripher vom Spinalganglion gelegene Nervenläsion vorliegen, wobei jedoch ein zusätzlicher Nervenwurzelausriß immer noch möglich ist.

Die Testung der *Gefäßerweiterung auf Abkühlung* wird durch Messung der Wärmeabgabe von der Fingerkuppe auf thermoelektrischem Weg vorgenommen. Mit dieser Methode kann nach Immersion eines Fingers in kaltes Wasser an jedem einzelnen der Finger isoliert festgestellt werden, ob das die Haut innervierende Segment präganglionär geschädigt ist. Eine Hautrötung ist in gleichem Sinn zu interpretieren, wie beim Histamintest.

Elektrophysiologische Diagnostik

Elektrophysiologische Untersuchungen helfen einerseits bei der Differenzierung zwischen Zervikalwurzel- und Armplexusläsionen, andererseits bei der Ermittlung des Schweregrades der eingetretenen Nervenschädigung. So bleibt ein komplett gelähmter Muskel faradisch erregbar, sofern der zugehörige Plexus- bzw. Wurzelanteil ganz oder teilweise im Sinne einer Neurapraxie (Leitungsblock) geschädigt ist. Der Nachweis von Denervierungsaktivität (Fibrillationspotentiale und steile positive Wellen) in der Nackenmuskulatur, beweist die Einbeziehung des R. dorsalis des

Spinalnervs in die Schädigung und weist somit auf den proximalen Sitz der Läsion hin. Schließlich findet sich eine Erniedrigung – bis hin zum Ausfall – von sensiblen Nervenaktionspotentialen der einzelnen Armnerven nur bei einer Schädigungslokalisation im Spinalganglion bzw. distal davon, während sie bei Wurzelläsionen regelrecht ableitbar bleiben (652; 1141).

Noch exakter gelingt die Differenzierung mittels somatosensibel evozierter Potentiale (530; 1138). Hier weist eine Erniedrigung des Plexuspotentials (EP-Potential) bei Stimulation verschiedener Armnerven auf eine infraganglionäre Läsion des entsprechenden Plexusanteils hin, während diese Komponente bei supraganglionären Läsionen erhalten bleibt und ausschließlich eine Erniedrigung (bzw. ein Ausfall) der zervikalen Reizantworten resultiert. Die vergleichende Auswertung des Plexuspotentials und der zervikalen Reizantworten ermöglicht daher die Differenzierung in einen infraganglionären, einen supraganglionären und einen kombinierten Schädigungstyp. Intraoperativ läßt sich durch Stimulation einzelner Spinalnerven mit epiduraler Ableitung der zervikalen Reizantworten, die erhaltene oder fehlende Kontinuität zwischen Reizort und Zervikalmark prüfen (795).

Einschränkungen. Leider hat sich herausgestellt, daß diese theoretisch wohlbegründeten Kriterien bei der Differentialdiagnose der traumatischen Plexusläsionen gegenüber den Wurzelausrissen vor allem im entscheidenden Primärstadium oft sehr unzuverlässig sind. Sie haben ihre uneingeschränkte Gültigkeit nur bei reinen Wurzelläsionen. Bei den Wurzelausreißungen kommt es in der Regel aber auch zu Zerrungsschäden im Bereich des Plexus brachialis, und zwar auch dann, wenn keine offensichtlichen Plexusverletzungen durch Trümmerfrakturen des Schulterskelettes oder durch Hämatome vorliegen. Die akute Zerrung des relativ rißfesten Nervengeflechtes führt zu Membranschäden an der Markscheide oder auch zu Unterbrechungen des Axoplasmas, womöglich auch zu endoneuralen Mikroblutungen, so daß klinisch schließlich Funktionsstörungen resultieren können, die einer peripheren Plexusblockierung mit allen Zeichen einer vegetativen Denervierung entsprechen, wodurch die Erfassung der außerdem vorhandenen Wurzelausrisse erschwert bzw. unmöglich gemacht wird.

Ätiologische Typen der Armplexusläsionen. Diagnostik und Therapie

Traumatische Armplexusläsionen

Häufigkeit und Ursachen

Die häufigste Form der Armplexusparesen überhaupt stellen die unmittelbar traumatischen Fälle dar. Die im folgenden vertretenen Auffassungen stützen sich auf das Studium der einschlägigen Literatur (352; 744; 1059; 801; 564), auf die Verarbeitung von Akten der Schweizerischen Unfallversicherungsanstalt (über 100 Fälle von Armplexusverletzungen) sowie auf die Auswertung eines allerdings nach operativ-chirurgischen Kriterien selektionierten eigenen (AN) Krankengutes. Diese eigenen 1072 Fälle sind nach ätiologischen Gesichtspunkten geordnet in Tab. **6.7** aufgeführt. Tab. **6.8** zeigt die pathogenetischen Faktoren bei 832 traumatischen Fällen.

Die Häufigkeit dieser schwersten peripheren Nervenlähmung hat seit 1945 gewaltig und sprunghaft zugenommen. Aus einer großen Statistik des Istituto Rizzoli der Jahre 1899–1960 geht hervor, daß die Straßenunfälle als Ursache mit 86 % überwiegen. Unter diesen Verletzten sind 54 % Motorradfahrer, 31 % Autofahrer, 8 % angefahrene Fußgänger und 6 % Radfahrer. In dieser Zusammenstellung wurden die Schußverletzungen bewußt nicht berücksichtigt. Unter den Industrieunfällen wird als häufigste Ursache einer Armplexusläsion das heute kaum mehr zu erwartende Erfassen der Hand durch einen Transmissionsriemen angegeben. Männer sind mit 91 % der Fälle gegenüber Frauen (9 %) naturgemäß viel häufiger betroffen. Erwähnenswert ist noch, daß Jünglinge zwischen 20 und 25 Jahren am häufigsten die Opfer solcher Unfälle sind.

■ Schweregrade

Intensität und anatomischer Sitz der Läsionen bestimmen das klinische Bild und die Prognose einer traumatischen Armplexusparese. Wir unterscheiden mit Seddon 5 Intensitätsgrade einer traumatischen Nervenläsion, die auf S. 26 ff. näher beschrieben wurden.

Speziell mit bezug auf die traumatischen Läsionen des Armplexus ist folgendes zu sagen.

- **1. Grad:** Die *rein funktionelle Lähmung* (Neurapraxie) bildet sich meist innerhalb von 2 Mo-

Tabelle 6.7　Ätiologie von 1072 Armplexusläsionen aus dem eigenen Krankengut (A. N. bis Ende 1986)

	n	%
Läsionen durch Zerrung und/oder Quetschung*	780	72,8
Geburtstrauma	125	11,7
Röntgenstrahlen	60	5,6
Iatrogene Läsionen*	26	2,4
Tumoren	20	1,9
Schußverletzungen*	16	1,5
Sekundäre Kompressionen nach Trauma*	10	1,3
Schnittverletzungen*	6	0,56
Verschiedene (elektrische Stromverletzung, virale Infekte, idiopathisch usw.)	29	2,7
Total	1072	100
(zusätzlich Thoracic outlet 134 Fälle)		* = traumatische Fälle

Tabelle 6.8　Pathogenetische Faktoren bei 832 traumatischen Armplexusläsionen (ohne Geburtstrauma)

Verkehrsunfälle		597
bei Gebrauch von Velos oder Motorrädern	444	
bei Gebrauch von Autos (Insassen, Führer)	74	
bei Gebrauch von Lastwagen, Traktoren, Pferdewagen (Rennen), verschiedenen Fahrzeugen an Baustellen	25	
Fußgänger von Fahrzeugen erfaßt	54	
Andere Unfälle		209
Industrie und Bau	57	
Sport (vorwiegend Ski)	41	
Messerstichverletzungen	3	
Verletzungen durch Glasscheiben und ähnliches	3	
Schußwaffen, kleine Kaliber	14	
Schußwaffen, große Geschosse	2	
Elektrotrauma	4	
Andere Stürze (Schulterluxationen usw.)	85	
Iatrogen		26
Operationen im Schulterbereich	4	
Operationen im Halsbereich	6	
Operationen bei Mammakarzinom	4	
Operationen: Ablatio I. Rippe (nach Roos)	5	
Lagerung in Narkose	4	
Injektionsschäden bei Plexusanästhesie	2	
Operation, Mammarekonstruktion (mit Latissimus dorsi)	1	
Total		832

naten wieder vollständig zurück. In Einzelfällen kann die Erholung auch bis zu 6 Monate in Anspruch nehmen.
- **2. Grad:** *Die Kontinuität der Axone ist unterbrochen* (Axonotmesis). Von praktisch großer Bedeutung ist dabei die Frage, ob die innere Architektur des Nervs erhalten bleibt und damit die regenerierenden Axone ihren früheren Weg wiederfinden. Dann ist, wenn auch erst nach Monaten bis zu 3 Jahren, mit einer Erholung zu rechnen. Die Erfahrung hat aber gezeigt, daß dies für die kleinen Handmuskeln nur bedingt gilt, da diese, falls nicht nur eine Neurapraxie vorliegt, nicht immer reinnerviert werden.
- 240 *eigene Fälle,* bei denen die kleinen Handmuskeln teilweise oder vollständig paretisch waren, konnten wir früh nach dem Trauma sehen und während mehr als 3 Jahren verfol-

gen. Bei 19 davon wurde ein Lähmungsgrad 2 nach Sunderland festgestellt, welcher vom N. medianus und N. ulnaris versorgte Muskeln betraf, wobei oft eine Mischung zwischen Grad 1 und 3 vorlag. 9 der Patienten erholten sich vollständig, 10 wiesen noch geringfügige Restlähmungen auf. Alle zeigten sogar 10 Jahre nach dem Trauma noch eine ausgesprochene Empfindlichkeit auf Kälte, Ermüdbarkeit bei schwererer Arbeit und Krämpfe z.B. beim Schreiben und Klavierspielen.

- **3. Grad:** Ist die innere bindegewebige Struktur des Nervs durch Ischämie oder Blutung ebenfalls geschädigt, so daß *intraneurale Narben* entstehen, so wird die Prognose sehr viel schlechter, da die regenerierenden Axone keinen vorgezeichneten Weg vorfinden. Solche Läsionen finden sich vor allem bei Zerrungstraumen. Die intraneurale Narbenbildung kann sich dabei über längere Abschnitte der Nervenstränge erstrecken. Bei der operativen Revision ist die makroskopische Beurteilung der Ausdehnung solcher intraneuraler Narben äußerst schwierig. Eine Resektion und Ersatztransplantation wird daher praktisch unmöglich. Die Prognose ist dementsprechend sogar schlechter als beim 4. Grad.
- **4. Grad:** Die Plexusanteile sind durch eine scharfe Gewalteinwirkung (Schnitt, Schuß) *total durchtrennt* (Neurotmesis). Sie können deshalb mit relativ guter Erfolgschance genäht werden, da die angrenzenden Nervenquerschnitte in ihrer inneren Struktur meist nicht wesentlich geschädigt sind. Ist aber ein Nerv zerrissen, wie so oft bei den traumatischen Plexusläsionen, so sind seine Enden ausgefasert, und die oben erwähnte intraneurale Narbenbildung ist besonders ausgedehnt und verhindert eine erfolgversprechende Nervennaht.
- **5. Grad:** Als schwerster und nur bei Plexuslähmungen durch Zerrung auftretender Schaden kann schließlich ein *Vorder- oder/und Hinterwurzelausriß* vorliegen. Ein solcher macht jede Naht oder Regeneration unmöglich. Ein positives Horner-Zeichen und eine totale Lähmung auch der durch die proximalsten Nervenäste versorgten Muskeln (Mm. rhomboidei, serratus anterior, pectorales, latissimus dorsi) sowie eventuell Störungen von seiten der langen Rückenmarksbahnen und blutiger Liquor sprechen für einen Wurzelausriß. Über die in diesem Zusammenhang entscheidenden speziellen Tests ist auf S. 218 berichtet worden.

Bei ein und derselben Plexuslähmung können sich die eben erwähnten 5 verschiedenen Grade der Schädigung kombinieren und überschneiden.

■ **Art der Gewalteinwirkung**

Bei den traumatischen Plexuslähmungen kann man

1. Stich-, Schnitt- oder Schußverletzungen,
2. geschlossene Verletzungen mit Prellungen und Quetschungen oder mit
3. Zerrungen, Zerreißungen und Wurzelausrissen

unterscheiden.

Stich- und Schnittverletzungen. Je schärfer das Trauma, um so umschriebener ist der Schaden am Nerv und um so größer sind auch die Erfolgsaussichten einer eventuellen Nervennaht. Nach Stich- und Schnittverletzungen führt man deshalb, sobald die primäre Wundheilung zuverlässig abgeschlossen ist, die operative Revision zwecks eventueller Nervennaht durch.

Schußverletzungen. Das Gewebe wird hier einerseits zwar lokal durchtrennt, außerdem aber in der weiteren Umgebung des Schußkanals durch Erschütterung traumatisiert. Dieser Teil der Lähmungen ist durch eine unkomplizierte Axonotmesis oder gar durch eine Neurapraxie bedingt gewesen und deshalb sehr oft zumindest partiell reversibel. Man wartet daher mit der operativen Revision 4–5 Monate ab, bis man besser abschätzen kann, welche Nervenelemente tatsächlich durchtrennt sein könnten. Die Analyse von 141 zivilen Patienten, von welchen 90 mit verschiedensten Auswirkungen der Schußverletzungen operiert wurden, ergab erwartungsgemäß, daß die besten Ergebnisse bei Läsionen des oberen Armplexus bzw. des Truncus superior sowie der Fasciculi lateralis und dorsalis erzielt werden (563).

Geschlossene Plexuslähmungen. Hier ist es wichtig, abzuschätzen, wieweit sie durch *Zerrung* zustande gekommen sind und wieweit durch *Quetschung* des Nervs z.B. auf den Querfortsätzen der Halswirbelkörper. In einer Population von 115 Patienten mit insgesamt 162 Frakturen im Bereiche der Halswirbelsäule hatten 3 (2,6 %) eine konkomitierende Verletzung des Armplexus. Andererseits wiesen von 500 Patienten mit traumatischer Armplexusläsion 55, das heißt 11 % Halswirbelfrakturen auf (805). Bei der häufigsten

Plexuslähmung, derjenigen des Motorradfahrers, kommt es meist zu einer Prellung der Schulter. Die Wirkung ist verschieden, je nach der Haltung des Armes beim Aufprall. Wenn der Arm beim Aufprall mit der Schulter nach unten gehalten und der Kopf nach der Gegenseite geneigt ist, so werden die oberen Fasern C5 und C6 am meisten gedehnt. Wenn der Arm beim Anprall gleichzeitig nach oben hinten gerissen wird, so werden vorzugsweise die unteren *Wurzeln* C8 und Th1 *ausgerissen.* Häufig läßt sich allerdings der Unfallhergang nicht mehr rekonstruieren. Um so wichtiger ist dann der Nachweis der Wurzelausrisse mittels der oben erwähnten Methoden.

Die schwersten Verletzungen entstehen durch Torsion, wenn der Arm z.B. von einer rotierenden Maschine erfaßt wird. Bei den *Schulterluxationen* kommt es am häufigsten zu einer Verletzung des N. axillaris, wobei es schwierig ist, zu entscheiden, wieweit eine Quetschung und wieweit eine Zerrung des Nervs eine Rolle gespielt haben. Bei Bergsteigern kann ein *Sturz in das Seil* zu Plexuslähmungen führen.

Die *geburtstraumatischen Plexuslähmungen* sollen noch gesondert diskutiert werden (S. 232).

■ Beurteilung

Diese recht schwierige Aufgabe kann nicht aufgrund einer einmaligen Untersuchung in einem Frühstadium geschehen, sondern muß sich weitgehend auf den Verlauf stützen.

Erste Untersuchung unmittelbar nach dem Unfall. Diese zeigt wohl, ob es sich um eine umschriebene oder um eine ausgedehnte Schädigung handelt. Sie läßt jedoch kaum erkennen, wieweit diese letztere rückbildungsfähig ist. Ist ein Horner-Syndrom vorhanden oder sind sämtliche Wurzeln und insbesondere auch die proximalsten Muskeln (Mm. rhomboidei, pectorales, latissimus dorsi, serratus anterior) betroffen, so ist mit einer schlechten Prognose zu rechnen (Abb. 6.**8**). Völlig erhaltene Sensibilität läßt dagegen eine gute Rückbildung erwarten. Man beachte auch immer die Zirkulationsverhältnisse am Arm, da bei starker Gewalteinwirkung eine kombinierte Läsion des Gefäß-Nerven-Stranges nicht so selten ist. In der eigenen Erfahrung (A.N.) bei 400 operierten Fällen, das heißt bei schweren Verletzungen, fand sich bei 68 eine Ruptur der A. subclavia oder A. axillaris (27 %). Nur bei einigen wenigen Fällen lag eine Läsion der Hauptvene vor.

Nach 14 Tagen beweist der elektromyographische Nachweis von Denervationspotentialen in paravertebralen Stammmuskeln eine Schädigung der Nervenwurzeln proximal vom Abgang des dorsalen Astes, das heißt zumindest eine Läsion der Wurzeln im Bereich der Foramina intervertebralia. Treten besonders nach Schuß- und Stichverletzungen zusätzlich neue Lähmungen auf, so suche man nach Strömungsgeräuschen oder einem eventuellen, pulsierenden Tumor im Verlauf der A. subclavia bzw. axillaris. Traumatische Aneurysmen sind nicht allzu selten und müssen möglichst frühzeitig erkannt und operiert werden.

Nach 6 Wochen kann man mit Hilfe der oben genannten Methoden feststellen, ob ein Hinterwurzelausriß und damit wahrscheinlich auch ein Vorderwurzelausriß vorliegt oder ob die Läsion weiter peripher sitzt. Bei einem Wurzelausriß wird eine Nervennaht unmöglich, und es muß mit einem bleibenden Ausfall gerechnet werden. Wenn zwei oder mehr Wurzelausrisse nachweisbar sind, wird auch die Prognose der übrigen Wurzeln sehr schlecht.

Nach 3 Monaten hat sich im Bereich der kleinen Handmuskeln und der Fingerextensoren der bleibende Endzustand in seiner funktionellen Nützlichkeit meist bereits eingestellt. Bei infraklavikulärer posttraumatischer Läsion kann allerdings auch an den distalsten Muskeln noch über Zeiträume zwischen 1–3 Jahren eine Besserung nachgewiesen werden.

Prognostische Hinweise

Allgemein schlecht ist die Spontanprognose isolierter traumatischer *Axillarisparesen.* Hingegen ergibt sich aus der eigenen Erfahrung (A.N.), daß die chirurgische Therapie bei Ruptur des N. axillaris gute Resultate ergeben kann: Von 60 operierten eigenen Patienten (A.N.) mit einer Katamnese von mindestens einem Jahr (40 autologe Nerventransplantate, 20 Neurolysen) haben 38 (63 %) ein gutes bis sehr gutes Behandlungsresultat (M4 bis M5) aufgewiesen und zusätzliche 10 Patienten (16,6 %) ein befriedigendes (M3 bis M3+). Aus diesen Erfahrungen leiten wir ab, daß die operative Therapie – wobei die Ergebnisse der Transplantate und der Neurolyse gleichwertig sind – vor dem 6. Monat nach dem Trauma erfolgen sollte, um eine gute Funktion zu gewähr-

6.1 Läsionen des Plexus cervico-brachialis

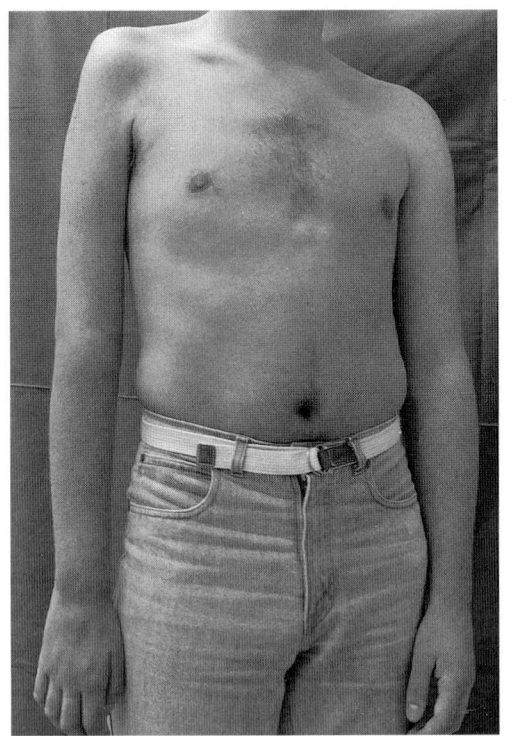

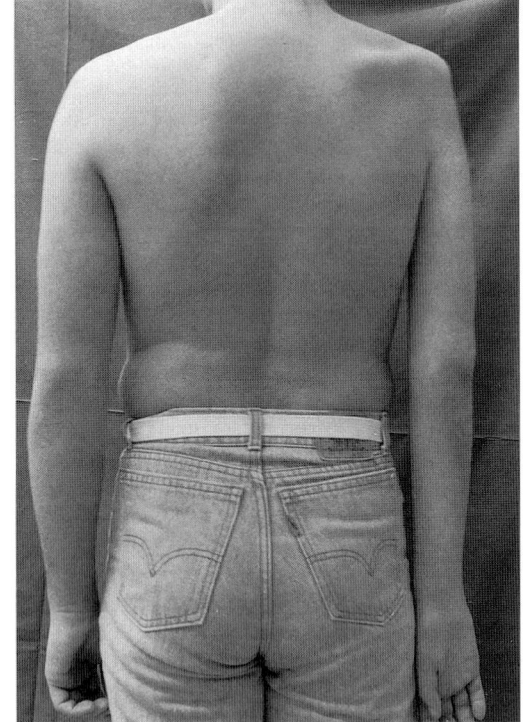

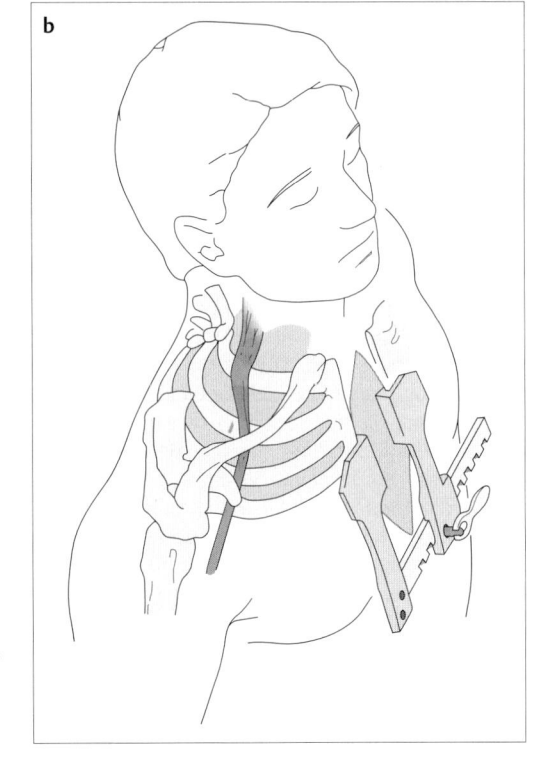

Abb. 6.8 **a** Komplette posttraumatische Armplexuslähmung rechts bei jungem Mann. Schlaff herabhängender pronierter Arm. Die Fehlstellung des Schulterblattes und die dort sichtbaren Muskelatrophien weisen auf ein Mitbetroffensein der Mm. supra- und infraspinati, rhomboidei und serratus anterior. Dies deutet auf eine supraklavikuläre Lokalisation der Schädigung hin.
b Entstehungsmechanismus einer Armplexusparese bei Herzoperationen. Nach Spalten des Sternums wird der Brustkorb durch die mechanischen Retraktoren nach lateral verlagert. Dadurch kommt es zu einem Anpressen des unteren Armplexus-Anteiles gegen die erste Rippe.

leisten. Mehrere dieser jungen Patienten konnten sogar ihre Rekrutenschule bzw. Offizierschule absolvieren. Es scheint, daß die Pars posterior des Deltoideus sich schlechter erholt als der laterale und der ventrale Muskelanteil. Die Prognose *unterer Armplexusparesen* ist im allgemeinen schlechter als die der oberen. Die Prognose einer durch Zug der Schulter nach unten entstandenen *oberen Armplexusparese* scheint dann schlechter zu sein, wenn auch Zeichen einer Mitbeteiligung der unteren Plexusanteile vorliegen. Umgekehrt belastet das Vorhandensein einer Mitbeteiligung der oberen Plexusanteile bei vorwiegend unterer Armplexusparese die Prognose der letzteren. In diesen Fällen erholt sich der obere Plexus meist gut. Die *Beurteilung der mehr proximalen Paresen* hängt von der Art der Verletzung ab. Bei den *Stich- und Schnittverletzungen* revidiert man, sobald die lokalen Verletzungsfolgen steril genug abgeheilt sind. Bei den *Schußverletzungen* haben die Kriegserfahrungen folgendes ergeben (352): Die ersten Zeichen der Reinnervation mußten für den M. deltoideus innerhalb von 4 Monaten, für den M. biceps brachii innerhalb von 5 Monaten einsetzen, sofern sie schließlich zu einem brauchbaren Resultat führen sollten. Falls daher die Regeneration nach 4–5 Monaten noch nicht nachweisbar ist, so ist eine operative Plexusrevision zwecks eventueller Nervennaht angezeigt. Verletzungen durch Schußwaffen im Zivilleben sind in Europa eher selten, in Nordamerika aber häufiger. Wir selber (AN) haben nur 4 von insgesamt 12 eigenen Beobachtungen operiert, 2 in den ersten Tagen nach dem Unfall. Das zerstörte Gewebe konnte gut erkannt werden, wurde ausgeschnitten, und es wurden Transplantate eingesetzt. Das Gewebe, auf dem die Transplantate zu liegen kamen, war gesund genug und gut vaskularisiert. Bei frischen Verletzungen und besonders bei solchen durch Geschosse mit hoher Kugelgeschwindigkeit ist das Gewebe durch die Druckwelle zu sehr geschädigt, als daß eine frühe operative Therapie möglich wäre. Bei den Traktionsschäden sind spontane Besserungen noch mehrere Jahre nach dem Trauma möglich, insbesondere wenn initial kein kompletter Ausfall sämtlicher Plexusanteile vorliegt. Sofern obere (und mittlere) Plexusanteile im Sinne einer Axonotmesis betroffen sind, treten erste Reinnervationszeichen nach 5–10 Monaten auf; nach ca. 2 Jahren sind die Reinnervationsvorgänge im wesentlichen abgeschlossen. Beim Betroffensein unterer Plexusanteile, ist die Prognose wegen der längeren Reinnervationsstrecke prinzipiell ungünstiger, was besonders für die sensomotorischen Ausfallserscheinungen an den Händen gilt. Hier dauert es bis zum Einsetzen erster Reinnervationszeichen mindestens 1 Jahr, wobei in der Folgezeit Besserungen über weitere 2 Jahre hinweg möglich sind. Diese spontanen Regenerationstendenzen müssen immer auch bei der Beurteilung der Operationsergebnisse mitberücksichtigt werden.

Therapie

Konservative Maßnahmen

In erster Linie muß der Arm auf einer Abduktionsschiene in je 60°-Abduktion und Anteposition gelagert werden. Wenn man zusätzlich noch den Kopf zur kranken Seite hin neigt und fixiert, was vor allem nach Nervennähten nötig ist, so erreicht man eine ganz wesentliche Verkürzung des Plexus brachialis. Dadurch wird nicht nur die Regeneration begünstigt, sondern auch das Auftreten von Schmerzen, die durch die Dehnung meist verstärkt werden, verhindert oder vermindert. Durch diese Lagerung wird auch der Ödembildung im Bereich von Hand und Fingern entgegengewirkt und damit ein ganz wesentlicher Faktor, der zur Versteifung der Gelenke führt, eliminiert. Ellenbogen-, Hand- und Fingergelenke sollten mehrmals täglich voll durchbewegt werden, während man mit der Schulter noch 6–8 Wochen abwartet.

Die Atrophie der denervierten Muskeln kann dadurch hintangehalten werden, daß diese täglich mit galvanischen Schwellströmen zur Zuckung gebracht werden. Man setzt dazu die positive indifferente Elektrode proximal, die andere distal der gelähmten Muskeln auf, so daß diese längs durchströmt werden (s. auch S. 119). Durch leichte Streichmassage soll die Durchblutung gefördert werden.

Operative Eingriffe und Wiederherstellungsoperationen
Beurteilung des Schweregrades aus chirurgischer Sicht

Hierfür kann man die auch für andere periphere Nerven übliche Einteilung nach Seddon (Schweregrad I bis V, s. S. 26) heranziehen (1168). Es ergibt sich nur ein Unterschied: Beim Plexus kann die komplette Kontinuitätsunterbrechung durch eine scharfe oder glatte Durchtrennung, wie bei einem peripheren Nerv, mit einem proximalen und einem distalen Stumpf erfolgen (Schaden

V-R) („R" steht für Ruptur), es kann sich aber speziell beim Plexus auch um einen Wurzelausriß ohne proximalen Stumpf handeln (Schaden V-A) („A" steht für Avulsion). Bei erhaltener Kontinuität ist auch der Grad der Fibrose wichtig, auch für den Plexus kann die Einteilung des Grades der Fibrose nach Millesi zur Anwendung kommen (740).

Hinsichtlich der lateralen Ausdehnung kann es sich um eine komplette Läsion des Plexus brachialis handeln (alle 5 Wurzeln sind betroffen: 5, 6, 7, 8, 1), oder um eine Teilläsion im Sinne einer oberen Plexusläsion (5, 6) oder einer erweiterten oberen Plexusläsion (5, 6, 7), einer mittleren Plexusläsion (7) oder einer unteren Plexusläsion (8, 1) handeln.

Hinsichtlich der Längsausdehnung unterscheiden wir 4 Ebenen:

- **Ebene 1** entspricht einem Wurzelausriß, das heißt einer präganglionären Läsion;
- **Ebene 2** entspricht einer postganglionären oder infraganglionären Läsion des jeweiligen Spinalnervs.

Die Höhe der Läsion ergibt sich aus dem Zusatz „A" für Ebene 1, bzw. Zusatz „R" für Ebene 2, zur Angabe „V" des Funktionsverlustes.

Da auch bei einem Wurzelausriß vorher der periphere Abschnitt des spinalen Nervs geschädigt sein kann, muß man auch eine Läsion in Höhe Ebene 1/2 unterscheiden.

- **Ebene 3** bezieht sich auf die Primärstämme, das heißt Truncus superior, medius oder inferior. Die Ebene 3 bezieht sich auf die Primärstämme, die mit TS, TM, und TI (inferior) abgekürzt werden können.
- **Ebene 4** faßt die Lokalisation im Bereich der Faszikel (Fasciculus medialis, Fasciculus lateralis, Fasciculus dorsalis) zusammen. Die Ebene 4 bezieht sich auf die Faszikel, die mit FL, FM und FD abgekürzt werden können.

Häufig sind periphere Läsionen in Längsrichtung relativ ausgedehnt, so daß man auch eine Läsion von Ebene 3/4 unterscheiden muß.

Mit Hilfe dieses Systems kann man auch eine Plexusläsion in Form einer Formel darstellen:

Ein Ausriß aller 4 Wurzeln wäre mit der Formel V a (5, 6, 7, 8, 1) zusammengefaßt. Eine periphere Läsion der Spinalnerven C5, C6, C7 mit Verlust der Kontinuität, bei Ausriß der Wurzeln C8 und Th1, wäre mit V r (5, 6, 7); V a (8, 1) zu bezeichnen. Eine periphere Läsion mit erhaltener Kontinuität, vom Schweregrad III mit einer Fibrose vom Grad B, die nur den Fasciculus lateralis betrifft, wäre durch die Formel III B (FL) zu bezeichnen.

Indikation zur operativen Behandlung

Bei **offenen Verletzungen** ist die Operationsindikation zum Wundverschluß gegeben. In seltenen Fällen handelt es sich um eine glatte Stich- oder Schnittverletzung mit scharfer Durchtrennung von Teilen des Plexus, insbesondere des Truncus superior. In diesen Fällen soll mit der Primärversorgung eine Neurorhaphie der durchtrennten Plexusanteile durchgeführt werden. Schußverletzungen des Plexus brachialis sind bei uns selten. Die Lähmung kann durch direkte Verletzung einer Struktur des Plexus, aber auch durch indirekte Läsion aufgrund der Schockwelle des vorbeiziehenden Geschoßes bedingt sein. Man wird daher primär konservativ behandeln und das Auftreten von Regenerationszeichen abwarten. Erst wenn diese nach gegebener Zeit ausbleiben, besteht eine Operationsindikation. Die Analyse von 141 zivilen Patienten, von welchen 90 mit verschiedensten Auswirkungen der Schußverletzungen operiert wurden, ergab erwartungsgemäß, daß die besten Ergebnisse bei Lähmungen des oberen Armplexus bzw. des Truncus superior sowie der Fasciculi lateralis und dorsalis erzielt wurden (563).

Bei **geschlossenen Verletzungen** besteht eine Indikation zur Notoperation dann, wenn eine Verletzung der A. subclavia, bzw. der V. subclavia vorliegt. Die Kontinuität der Arterie und der Vene ist wieder herzustellen. Eine gleichzeitige Revision des Plexus ist nur in Ausnahmsfällen zielführend. In der Regel sollte man sich mit einer Versorgung der Gefäße begnügen, den Patienten in einen guten Allgemeinzustand bringen, und die Revision des Plexus als frühe Sekundäroperation geplant durchführen. Das „Klären" der anatomischen Situation und das Markieren von Nervenstümpfen ist sinnlos und hilft dem Zweitoperateur in keiner Weise, kann aber ein zusätzliches, vermeidbares Trauma bedeuten. Weitere Indikationen zur Notoperation wären eine unmittelbare Kompression des Plexus durch Knochenfragmente, z.B. bei Klavikelfraktur oder Fraktur von Querfortsätzen bzw. ein Hämatom, bzw. ein starkes Ödem.

Im allgemeinen wird bei geschlossenen Verletzungen zugewartet, bis man entscheiden kann, ob Aussicht auf eine spontane Regeneration

(Schaden vom Grad I oder vom Grad II) besteht oder nicht. Hier gelten dieselben Regeln, wie bei allen peripheren Nervenläsionen. Das Vorliegen eines Wurzelausrisses kann durch den Nachweis einer Meningozele bei der CT-Myelographie oder durch eine Magnetresonanzuntersuchung wahrscheinlich gemacht werden.

Bei Ausriß aller 5 Wurzeln fehlt das Tinel-Hoffmann-Zeichen. Wenn zumindest eine Wurzel einige Wochen nach der Läsion ein Tinel-Hoffmann-Zeichen aufweist, kann dies als Hinweis auf einen vorhandenen Wurzelstumpf, also einen vorhandenen Spinalnervenstumpf gedeutet werden. Für einen Wurzelausriß spricht ein positives Horner-Zeichen, eine Läsion der tiefen Halsmuskeln, da auch der R. dorsalis mitbetroffen ist, und das Erhaltenbleiben der Leitfähigkeit der sensiblen Fasern bei vorhandener Anästhesie, da die sensiblen Nervenfasern nicht von ihren Neuronen abgetrennt wurden. Bei Ausbleiben von Regenerationszeichen soll ab dem 3. Monat an eine operative Revision gedacht werden. Eine operative Revision soll nicht später als 6 Monate nach dem Unfall durchgeführt werden.

Ein starkes Tinel-Hoffmann-Zeichen, das in die Peripherie wandert, ist ein Hinweis auf eine Läsion mit erhaltener Kontinuität. Man muß aber immer bedenken, daß dies nur Teile des Plexus betreffen kann, während andere Teile die Voraussetzungen für eine Regeneration nicht aufweisen. Man wird daher auch bei Regenerationszeichen in der Verlaufsbeobachtung immer wieder die Frage einer operativen Revision neu überdenken. Während man früher auf die präoperative Feststellung von Wurzelausrissen großen Wert legte, weil man z.B. bei Ausriß aller 5 Wurzeln die Operation für kontraindiziert hielt, spielt diese Frage bei der Indikationsstellung keine Rolle mehr. Man wird in jedem Fall operieren bzw. explorieren. Trotz aller diagnostischen Fortschritte muß man sich vor Augen halten, daß es falsch positive und falsch negative Ergebnisse gibt, und man sich im Einzelfall auf die präoperative Diagnostik nicht hundertprozentig verlassen kann.

Die Prognose auch von schweren Plexusverletzungen ist heute so, daß man die wichtigste Funktion, nämlich die Ellenbogenbeugung, letztlich in ca. 80 % der Fälle wieder erreichen kann. Wesentlich ungünstiger ist naturgemäß die Prognose für die Handfunktion. Die Tatsache, daß die Ergebnisse der Plexusbehandlung hinter unseren Wünschen zurück bleiben, läßt sich auf 2 Tatsachen zurückführen:

1. Der Abstand zwischen der Höhe der Läsion und den Erfolgsorganen ist groß, die Dauer bis zum Eintritt der Regeneration lang, und sekundäre Veränderungen in den Erfolgsorganen sind daher häufig.
2. Auch mit modernsten Methoden läßt sich nur ein Bruchteil der im normalen Plexus brachialis vorhandenen Fasern in die Peripherie bringen.

Es ist daher notwendig, von vornherein einen wohlüberlegten Behandlungsplan aufzustellen und alle uns zur Verfügung stehenden Mittel auszunützen.

Behandlungsplan

Die **1. Phase** dauert bei geschlossenen Verletzungen einige Wochen bis Monate. In dieser Zeit wird bereits eine Physiotherapie betrieben, und es soll durch diagnostische Maßnahmen und Verlaufsbeobachtung die Indikation zur Operation oder zur konservativen Behandlung etabliert werden.

In der **2. Phase** wird die operative Behandlung des Plexus brachialis durchgeführt. Dabei werden die funktionell wichtigsten Muskeln bevorzugt, und es werden vielfach bereits in dieser Phase durchzuführende Ersatzoperationen eingeplant.

In der **3. Phase** geht es darum, die Muskelregeneration zu unterstützen, die Durchblutung zu fördern und die Gelenke beweglich zu erhalten.

In der **4. Phase,** etwa nach 1–1,5 Jahren, wird das bisherige Ergebnis der Regeneration analysiert, und es werden Pläne gemacht, durch welche Maßnahmen die aufgetretene Muskelregeneration optimal ausgenützt werden kann. In dieser Phase werden muskuläre Ersatzoperationen, Tenodesen usw. durchgeführt.

Grundsätze der operativen Behandlung

Es stehen sich 3 vom Konzept her verschiedene Methoden gegenüber:

1. Revision des Plexus brachialis zur exakten Feststellung des Schadens als Basis für eine möglichst weitgehende Wiederherstellung: Diese Methode wird seit Beginn der modernen Plexuschirurgie angewendet. Die überwiegende Mehrzahl der mit Plexus-brachialis-Chirurgie beschäftigten Zentren folgt diesem Grundsatz.
2. Tsuyama empfahl, nachdem die erfolgreiche Neurotisation des N. musculocutaneus durch

Transfer von Interkostalnerven bekannt geworden war (1321), den direkten Transfer *ohne* die Plexusläsion abzuklären (1218). In der Zwischenzeit wurde diese Technik des direkten Nerventransfer auf den N. musculocutaneus zur Neurotisation des M. biceps zu einer sehr erfolgreichen Operation gemacht (799). Auf die Wiederherstellung anderer Strukturen wird dabei allerdings verzichtet.

3. Doi verzichtet ebenfalls auf die Freilegung des Plexus und auf die Wiederherstellung wichtiger Schulterfunktionen (278). In einer ersten Sitzung wird eine freie Transplantation des M. gracilis zur Wiederherstellung der Ellenbogengelenksbeugung und der Fingerstreckung durchgeführt. Der Muskel wird durch Transfer des N. accessorius neurotisiert. Gleichzeitig werden sensible Nervenfasern vom Plexus cervikalis zum N. medianus gebracht. In einer zweiten Sitzung wird der zweite M. gracilis mikrovaskulär verpflanzt, um Ellenbogengelenksstreckung und Fingerbeugung zu erzielen. Dieser Muskel wird durch Transfer der Interkostalnerven 2, 3 und 4 neurotisiert, während die Interkostalnerven 5 und 6 zur Neurotisation des M. triceps brachii herangezogen werden. Mit dieser Methode kann Fingerbeugung und -streckung sowie Ellenbogengelenksbeugung und -streckung erreicht werden. Die Schulter bleibt allerdings vollkommen unbeweglich. Es bleibt abzuwarten, inwieweit die Funktion der frei verpflanzten Muskeln über 2 Gelenkniveaus hin auf die Dauer wirksam bleibt.

Im folgenden soll auf die unter 1. genannte Methode genauer eingegangen werden.

Operative Maßnahmen als Basis für eine größtmögliche Wiederherstellung im Rahmen einer kombinierten Behandlung

Das Wesentliche dieses Verfahrens ist es, daß alle möglichen Methoden, von der Nerventransplantation, über Nerventransfer und Neurolyse ausgeschöpft werden und bereits während der Operation am Plexus die Wiederherstellungsoperationen geplant werden. Die Freilegung habe ich früher durchgeführt von einer zickzackförmigen Inzision ausgehend, die kranial dem Hinterrand des M. sternocleidomastoideus folgt, dann entlang der Clavicula nach lateral führt, hier wieder quer über den M. pectoralis zur vorderen Achselfalte umbiegt und zickzackförmig zur medialen Seite des Oberarmes führt. Diese Inzision ist überholt. Wesentlich besser bewährt sich eine seit 1992 verwendete Freilegung, die auf 3, bzw. 4 getrennten Inzisionen aufbaut. Die Hauptinzision verläuft sagittal schräg zur Clavicula und dient der Darstellung der Fossa supra- und infraclavicularis. Sie wird ergänzt durch eine 2. Inzision, die am Processus coricoideus beginnt und in etwa wie der periphere Anteil der oben geschilderten Inzision verläuft. Sie wird ferner ergänzt durch eine quere Inzision am Hals. Bei Läsionen der Spinalnerven C5 und C6 wird noch eine 4. quere Inzision am Hals hinzugefügt. Die Haut zwischen diesen Inzisionen wird gehoben, was für einen Chirurgen naturgemäß einer gewissen Gewöhnung bedarf. Die Narben, die nach diesen Inzisionen entstehen, sind aber wesentlich besser, und man hat den Vorteil, daß man durch die bis zum M. trapezius führende sagittale Inzision einen besseren Zugang zum Plexus brachialis von hinten erhält.

Das operative Vorgehen folgt den im „Allgemeinen Teil" gegebenen Regeln, bei erhaltener Kontinuität werden Neurolysen ausgeführt, bei Kontinuitätsverlust ist eine Nerventransplantation notwendig.

Kürzere Defekte im Bereich der Trunci und der Faszikel werden direkt durch Nerventransplantate überbrückt. Bei längeren Defekten empfiehlt es sich, vom jeweiligen Truncus bzw. Faszikel gleich zum peripheren Nerv zu transplantieren. Man kann dadurch die Fehlleitung von Axonsprossen und die in der Folge auftretenden Co-Kontraktionen antagonistischer Muskeln eindämmen.

Auf die vielen Möglichkeiten, die man antreffen kann, wird aus Platzgründen nicht eingegangen. Ich möchte nur das schwerste Beispiel herausgreifen – nämlich den Ausriß aller 5 Wurzeln. Experimentell wurde an Primaten eine Wiederkehr von Funktionen nach Reimplantation von ausgerissenen zervikalen Wurzeln beobachtet (166, 167). Beim Menschen ist die Prognose von Wurzelausrissen klinisch allerdings schlecht (1199). Durch einen dorsalen Zugang wurde eine Wurzelnaht möglich gemacht, mit befriedigenden funktionellen Ergebnissen betreffend des M. supraspinatus, der Armbeugung und von Hand- und Fingerflexoren (565).

In Fällen multipler Wurzelausrisse gehen wir persönlich (H.M) folgendermaßen vor:

Nervenfasern des N. accessorius werden über ein langes Nerventransplantat zum N. musculocutaneus transferiert, um eine Neurotisation des Biceps brachii und des Brachialis zu erreichen.

Motorische Fasern aus dem Plexus cervicalis werden zur Neurotisation des N. suprascapularis und des N. axillaris transferiert, um das Schultergelenk zu stabilisieren und im günstigsten Fall eine leichte Abduktion zu erreichen. Andere motorische Fasern aus dem Plexus cervicalis werden zum N. pectoris lateralis bzw. medialis transferiert, um eine Neurotisation des M. pectoralis major zu erreichen. Dieser Muskel soll später zur Wiederherstellung der Außenrotation transferiert werden.

Besonders wichtig ist die Neurotisation des M. serratus anterior. Dies haben wir in letzter Zeit dadurch erreicht, daß der distale Stumpf des N. thoracicus longus End-zu-Seit an den N. dorsalis scapulae angeschlossen wurde.

Der Interkostalnerv 2 oder 3 kann oder soll, zur Neurotisation des N. thoraco-dorsalis bzw. des M. latissimus dorsi transferiert werden. Dies geht in der Regel durch eine Neurorhaphie.

Weitere Interkostalnerven werden auf den N. radialis mit besonderer Bevorzugung der Trizepsäste transferiert, um den Triceps brachii zu neurotisieren. Weitere Interkostalnerven können zur Neurotisation des N. medianus transferiert werden.

Eine Alternative zu diesem Vorgehen wäre die Transferierung von Nervenfasern aus dem N. accessorius auf den N. suprascapularis zur Neurotisation des M. supraspinatus. In diesem Fall werden mindestens 3 Interkostalnerven zur Neurotisation des Biceps brachii und des M. brachialis auf den N. musculocutaneus transferiert.

Als weitere Spendernerven kommen der N. phrenicus und der N. hypoglossus in Frage. Gu hat den Transfer von Nervenfasern aus dem Spinalnerv C7 des intakten Plexus der kontralateralen Seite über ein langes Transplantat empfohlen (431). Ich (H.M.) habe diesen Eingriff mehrfach ausgeführt. Als Transplantate wurden der N. ulnaris als vaskularisiertes Transplantat, und in anderen Fällen die beiden Nn. sapheni als freie Transplantate verwendet. Die Axone wurden in den N. medianus zur Wiederherstellung von Unterarmbeugern transferiert. Man kann damit sehr gute Ergebnisse erzielen, allerdings mit der Einschränkung, daß der Patient willkürliche Innervationen nur ausführen kann, wenn er die Muskeln der Gegenseite einsetzt.

Unabhängig vom C7-Transfer ist es in unserem Krankengut in 30 % der Fälle zu einer Funktionsrückkehr von Unterarmmuskeln gekommen, die in der Phase 4 zur Wiederherstellung einer primitiven Greiffunktion herangezogen werden konnten.

Dieses Prinzip wird in abgewandelter Form bei weniger ausgedehnten Läsionen verwendet. Bei Abriß einer Wurzel und Ausriß der anderen 4 Wurzeln wird diese eine Wurzel natürlich für die wichtigste Funktion, das heißt für die Ellenbogenbeugung, herangezogen. Sind 2 oder 3 Wurzelstümpfe vorhanden, kann man die Kontinuitätswiederherstellung auf weitere wichtige Funktionen ausdehnen und schließlich auf einen Nerventransfer verzichten.

Folgende Transplantate werden herangezogen:

- die Nn. surales beider Seiten
- die Nn. antebrachii medialis
- die Rr. superficialis des N. radialis
- der N. cutaneus antebrachii lateralis
- die beiden Nn. cutanei femoris lateralis
- die beiden Nn. sapheni

Bei Ausriß der Wurzel C8 und Th1 steht auch der N. ulnaris als Nerventransplantat zur Verfügung. Er kann als gestieltes Nerventransplantat an der A. collateralis ulnaris superior (135, 136) als Insellappen verlagert werden. Auch eine freie Transplantation mit mikrovaskulärer Anastomose kommt in Frage. Die Hoffnungen, daß dadurch die Ergebnisse wesentlich verbessert werden, wurden enttäuscht. Die Resultate sind nicht signifikant besser als die unter günstigen Bedingungen verwendeten freien Transplantate. Wenn der N. ulnaris als Transplantatspender zur Verfügung steht, aber nicht vaskularisiert verpflanzt oder verlagert werden kann, besteht die Möglichkeit, durch mikrochirurgische Präparation den N. ulnaris in seine Faszikelgruppen zu spalten (302) und diese als freie Transplantate zu verwenden.

Nach einer solchen Plexusoperation führen wir für 8 Tage eine Ruhigstellung durch Brust-Kopf-Arm-Gips durch. Anschließend wird die Ruhigstellung entfernt, es wird aber noch für etwa 2 Wochen mit extremen Übungen im Bereich der Schulter zugewartet. Ab der 3. Woche kann eine volle physikalische Therapie einsetzen.

In der Phase 4 der Behandlung werden folgende **Ersatzoperationen** durchgeführt.

Trapeziustransfer. Die horizontalen Fasern des M. trapezius können nach entsprechender Artholyse des Schultergelenkes und Mobilisierung der Supraspinatussehne auf diese Supraspinatussehne verpflanzt werden, um die Abduktion zu verbessern.

Transfer des M. pectoralis major. Um eine ausreichende Außenrotation zu erreichen und eine Bewegung der oberen Extremität im Raum zu ermöglichen, führen wir in der Phase 4 eine Derotationsosteotomie des Humerus um ca. 60° durch, und verpflanzen gleichzeitig durch die Osteotomie den M. pectoralis major auf die Außendorsalseite, um diesen Muskel zu einem Außenrotator zu machen.

Transfer des M. triceps brachii zur Wiederherstellung oder Verbesserung der Ellenbogenbeugung. Wenn es zu keiner Regeneration im Bereich der Ellenbogenbeuger gekommen ist, der Triceps brachii aber gut funktioniert, kann dieser Muskel als Ellenbogenbeuger umfunktioniert werden. Die Ellenbogenstreckung erfolgt dann durch die Schwerkraft. Der Verlust der aktiven Ellenbogenstreckung ist normalerweise sehr ungünstig; im Falle einer kompletten Läsion des Plexus brachialis mit Ausriß von 5 Wurzeln besteht jedoch ohnedies keine Aussicht, daß der Patient jemals über dem Niveau der Schulter arbeiten wird, so daß die aktive Ellenbogenstreckung entbehrlich ist.

Der M. triceps brachii wird aber auch zur Beugung des Ellenbogengelenkes transferiert, wenn Co-Kontraktionen zwischen Biceps brachii und Brachialis einerseits, und Triceps brachii andererseits bestehen, so daß sich die Muskeln behindern.

Der Transfer des M. triceps auf die Mm. biceps oder brachialis kann bei schwacher Regeneration der Ellenbogengelenksbeuger diese verstärken, und so zu einer kräftigen Ellenbogengelenksbeugung führen. In diesem Fall kann man daran denken, entweder den Bizeps oder den Brachialis zur Erzielung einer Fingerbeugung heranzuziehen.

Wenn Unterarmmuskeln zur Verfügung stehen, kann man durch Durchführen einer Arthrodese des Handgelenkes und gezielter Arthrodesen des Interphalangealgelenkes 1 und der Fingergrundgelenke, eine Schlüsselgriff-Funktion wieder herstellen. Stehen mehrere Sehnen zur Verfügung, wird man die Arthrodese des Handgelenkes vermeiden, und trotzdem zu einer primitiven Greiffunktion kommen.

Von diesen Ersatzoperationen der Phase 4, die mit ursprünglich gelähmten und gezielt neurotisierten Muskeln durchgeführt werden, muß man Ersatzoperationen bei Teilläsionen des Plexus brachialis unterscheiden.

Die bekannteste Ersatzoperation dieser Art ist die *Steindler-Operation,* bei der im Rahmen einer C5- und C6-Läsion intakt gebliebene Unterarmbeuger vom Epicondylus medialis humeri weiter nach proximal auf den Humerusschaft verpflanzt werden, um so gleichzeitig eine Ellenbogengelenksbeugung zu erreichen.

Die Ellenbogengelenksbeugung kann bei Teilläsionen auch durch eine Verlagerung des lateralen Anteiles des M. pectoralis major (198) oder durch eine Verlagerung des M. latissimus dorsi (1331) erreicht werden.

Bei einer erweiterten oberen Armplexusläsion C5, C6, C7, bei der auch die Radialisfunktion fehlt, kann diese durch einen entsprechenden Sehnentransfer (s. N. radialis) ersetzt werden.

Die fehlende Schulterfunktion bei einer oberen Läsion (C5, C6) bei intaktem M. serratus anterior, kann man durch eine Schultergelenksarthrodese ersetzen. Ohne intakten M. serratus anterior halte ich jedoch eine Arthrodese des Schultergelenkes für kontraindiziert, da dann die Skapula nicht die notwendige aktive Beweglichkeit aufweist.

Ergebnisse

Die Ergebnisse im Krankengut von A.N. (Tab. 6.**9**, S. 253) und im eigenen Krankengut (H.M.) sind im Lauf der Jahre deutlich besser geworden. Zwischen 1963 und 1972 konnte eine nützliche Ellenbogengelenksbeugung in 60 % erzielt werden. Zwischen 1973 und 1980 wurde dieser Prozentsatz auf 89 erhöht, wobei allerdings zu bedenken ist, daß man in der ersten Phase Patienten, bei denen alle 5 Wurzeln ausgerissen waren, überhaupt nicht operiert hat. Von 1980–1986 wurde durch das neue Konzept, auch den Triceps brachii allenfalls für die Ellenbogengelenksbeugung einzusetzen, dieser Prozentsatz auf 81 % erhöht. In der letzten Serie wurde eine Ellenbogengelenksbeugung mit einem Durchschnitt von M 3,6 in 11 von 13 Fällen erzielt. Eine nützliche Schulterbeugung war in zwei Drittel der Fälle zu erreichen, die Funktion des M. pectoralis major kehrte in 9 von 10 operierten Fällen zurück, und eine nützliche Funktion der Unterarmmuskeln war in 7 von 10 Fällen zu erreichen. Es handelte sich hier nur um Fälle von Ausriß von 4 oder 5 Wurzeln.

Geburtstraumatische Armplexusläsionen

Entstehungsbedingungen

Die geburtstraumatische Verletzung des Plexus brachialis kann bereits bei Spontangeburt und normaler Lage des Kindes durch ein Mißverhältnis zwischen Schulterbreite und Breite des Beckens entstehen. Bei einer Zangenentbindung kann es durch direkten Druck der Zangenblätter auf den Plexus zu einer Schädigung kommen. Die Entwicklung des nachfolgenden Kopfes bei Steißlage mit dem Handgriff nach Veit-Smellie kann durch den Druck des 2. und 3. Fingers des Operateurs auf den Plexus bzw. durch den so ausgeübten Zug zu schweren Plexuslähmungen führen, so daß das Aufgeben dieser Methode zugunsten der Zange empfohlen wird. Bei der Mehrzahl der publizierten Fälle waren eine abnorme Lage des Kindes und/oder geburtshilfliche Schwierigkeiten vorhanden (72, 413, 804, 978). Die Häufigkeit liegt in verschiedenen Ländern um 0,5–0,9 permil. In einer Bevölkerung mit besonders zahlreichen sozioökonomisch benachteiligten Familien war sie allerdings mit 1,89 pro 1000 Geburten deutlich höher (413). Die spontane Entstehung einer Plexuslähmung durch atypische intrauterine Haltung des Armes ist sehr umstritten.

Experimentelles

Experimentelle Untersuchungen an totgeborenen Kindern wurden unabhängig voneinander von Gilbert (397) und von Métaizeau (727) durchgeführt. Sie zeigten, daß der Zug am Kopf des Kindes bei festgehaltener Schulter zunächst zu einer Zerrung der Spinalnerven C5 und C6 führt. Bei weiterhin anhaltendem Zug kommt es dann zu einer Ruptur der beanspruchten Nervenstränge, und der Zug wirkt sich dann auch auf die Wurzel C7 aus. Obwohl die Faszikel in ihrer Kontinuität unterbrochen sind, bleibt das Epineurium noch erhalten. Die soeben beschriebenen Erscheinungen treten bei Zugkräften von 35–40 kg auf. Bei noch größeren Kräften kann es zu einer vollständigen Ruptur unter Einbeziehung des Epineuriums kommen. Auch der Strang C7 wird dann entweder aus dem Rückenmark ausgerissen oder infraganglionär am Ausgang des Foramen intervertebrale unterbrochen. Wenn auch C7 nachgegeben hat, werden anschließend die beiden kaudalen Wurzeln C8 und Th1 beeinträchtigt. Hier genügen 20 bis 25 kg, um diese Wurzeln zu schädigen, wobei sie meistens aus dem Rückenmark ausgerissen werden.

Klinische Lähmungsbilder

Verschiedene Typen geburtstraumatischer Armplexuslähmungen. Klinisch auftretende Lähmungsbilder entsprechen diesen experimentellen Feststellungen. Bei normaler Kopflage kann auftreten:

1. Eine obere Armplexusparese mit Läsion der Wurzeln C5/C6, was eine Innenrotation des Armes bei Streckstellung des Ellenbogens zur Folge hat.
2. Eine Parese bei Läsion der Wurzeln C5, C6 und C7, bei welcher auch die Extensoren des Handgelenkes und der Finger sowie der Triceps brachii gelähmt sind, so daß nur noch eine Beugung der Hand möglich ist.
3. Jene Parese, die bei Läsion der Wurzeln C5 bis C8 entsteht und bei welcher nur noch die 3 ulnaren Finger gebeugt werden können.
4. Schließlich die totale Parese mit Betroffensein der Wurzeln C5-Th1, die meist auch von einem Horner-Syndrom begleitet wird.

Häufigkeit der einzelnen Lähmungstypen. Aus einer großen Sammelstatistik von Kehrer (540), die rund 750 geburtstraumatische Armplexuslähmungen umfaßt, ergeben sich 80 % Erb-Duchenne-Lähmungen, 10 % Déjerine-Klumpke-Lähmungen, 1 % vollständige Plexuslähmungen und 9 % atypische, nur einzelne Muskeln betreffende Lähmungen. In einer anderen Statistik waren 13 von 57 geburtstraumatischen Plexuslähmungen beidseitig, wovon 9 bei Steißlage und Holen des Kopfes mittels des Veit-Smellie-Handgriffes entstanden waren (1182). Die schwersten Lähmungen ergeben sich bei der erwähnten Entwicklung aus der Steißlage am nachfolgenden Kopf wegen der hierbei oft ausgeübten starken Gewalt und weil es sich häufig um dringende Situationen aus kindlicher Indikation handelt. Bei der Verletzung von C5 und C6 kann die Schulter nicht mehr außenrotiert und abduziert werden, das Ärmchen hängt am Körper herunter. Die Armbeuger sind verschieden betroffen. Wenn auch die 7. Wurzel beteiligt ist, fallen der M. triceps und die Dorsalextensoren der Hand aus. Eine Phrenikusläsion mit Zwerchfellparese bei Neugeborenen ist zwar in etwa 2/3 der Fälle von einer oberen Armplexusläsion begleitet. Sie kann aber ausnahmsweise auch isoliert vorkommen bzw. zurückbleiben und muß gegen andere Ursachen einer Zwerchfellähmung abgegrenzt werden (375, 459, 1079). Die Zwerchfellparese kann zu einer schweren Ateminsuffizienz führen, die tödlich sein kann.

Operative Feststellungen (5, 398, 802, 1099) haben allerdings gezeigt, daß sich die operativen Befunde nicht ganz mit den oben erwähnten, experimentellen Verhältnissen decken. Mehrfach wurde bei der operativen Exploration eine Ruptur des oberen Primärstranges C5/C6 gefunden, die von einem Wurzelausriß C7 und einer Läsion bzw. einem Ausriß der Wurzel C8 bei nur gezerrtem Spinalnerv Th1 begleitet wurde. In einem solchen Fall entspricht die Stellung des Armes und der Hand der Geste des Bettlers. Da nach Jahren sich einige Fasern der Schultergürtelmuskulatur und besonders der Ellenbogenbeuger erholt haben, wird der Arm leicht abduziert, mit leicht gebeugtem Ellenbogen und supiniertem Vorderarm (durch den Bizeps), mit gestrecktem Radiokarpalgelenk, aber leicht gebeugten Fingern gehalten. Dies erinnert an das versteckte Hinhalten der hohlen Hand, um eine Münze zu empfangen. Geschieht der Zug am elevierten Arm, wie bei Steißlage, dann kommt ein umgekehrter Mechanismus in Gang und die unteren Wurzeln werden zuerst beansprucht.

Entwicklung geburtstraumatischer Armlähmungen. Zur monatelang andauernden Lähmung gesellen sich in den schweren Fällen zusätzliche Störungen. Die Knochen und Weichteile wachsen langsamer als auf der gesunden Seite. So hat zum Beispiel ein 6–8 Monate alter Säugling auf der gelähmten Seite einen Arm, der 10 % kürzer ist als auf der Gegenseite, und zum Zeitpunkt der Pubertät wird sein Arm um etwa 6–7 cm kürzer sein. Im Röntgenbild ist die Wachstumsstörung gut erkennbar. Die an Skapula, Klavikula und Humerus ansetzenden Muskeln, nämlich der Supra- und Infraspinatus, der Teres major und der Bizeps sind besonders deutlich betroffen. Auch die Schultergelenkskapsel zeigt hochgradige Veränderungen. Es kommt zu einer Einschränkung der Außenrotation, der Abduktion und der Adduktion im Schultergelenk, ebenso zu einer Beeinträchtigung der Streckung im Ellenbogen, besonders dann, wenn der Trizeps lange paretisch war. Andererseits werden allerdings die Hebelarme kürzer und das Gewicht des atrophischen Gliedes kleiner, so daß die geschwächte Muskulatur ihre Aufgabe leichter bewältigen kann.

Bei schweren Läsionen, besonders bei Wurzelausrissen, bleibt die Sensibilität monatelang und manchmal auch definitiv beeinträchtigt. Dies spielt sich in einem Alter ab, in welchem das zentrale Nervensystem seine Reife noch nicht erreicht hat und das Körperschema noch nicht endgültig festgelegt ist. Der Mangel an normalen afferenten Impulsen, die gestörte Kinästhesie, der beeinträchtigte Tastsinn haben zusammen mit den Wachstumsstörungen und den Paresen zur Folge, daß das Kind eine oft schwer beeinträchtigte Extremität entwickelt. Die Versuchung ist dann groß, dem Wunsch der Eltern nachzugeben und eine ästhetische Normalisierung anzustreben, die aber immer eine funktionelle Einbuße in sich birgt. Vor dem Ausführen korrigierender Nachoperationen ist es wichtig, die nützlichen Heilungstendenzen nicht zu übersehen. So ist beispielsweise in Fällen, in welchen der M. deltoideus endgültig gelähmt bleibt, die spontane humeroskapulare Versteifung zu belassen, weil man dann ein nützliches, arthrodesenähnliches Resultat hat. Behebt man diese Steife, dann hängt meistens das Ärmchen schlaff an der Schulter herunter, weil die Mm. supraspinatus und infraspinatus sich nicht genügend erholt haben, um eine nützliche aktive Beweglichkeit im Gelenk zu gewährleisten.

Therapie

Konservative Maßnahmen

Unmittelbar nach der Geburt wird zunächst eine Schienung der Extremität, in den ersten Wochen am besten durch eine gut gepolsterte Kramer-Schiene vorgenommen. Erst nach dieser Zeit kann eine Gipsschale angelegt werden. Dabei muß der Arm um 90° abduziert und außen rotiert werden, der Vorderarm ist in Mittelstellung zwischen Pronation und Supination fixiert. Später muß die Stellung nicht mehr ganz so extrem eingehalten werden, da sonst gern Schultersubluxationen nach ventral auftreten. Während des Badens des Kindes muß die Gelegenheit benützt werden, alle Gelenke vollständig passiv durchzubewegen. Beim Eintreten der motorischen Reinnervation kann die Schiene nur noch nachts gegeben werden. Sie muß meistens selbst bei befriedigender Restitution ungefähr 1 Jahr getragen werden, um Restkontrakturen zu vermeiden. Bei schweren Verletzungen mit einem Horner-Zeichen als Ausdruck einer Beteiligung des Sympathikus handelt es sich fast immer um Wurzelausrisse, bei welchen theoretisch keine Reinnervation zu erwarten ist. Um so erstaunlicher sind allerdings Berichte, wonach bei 12 Neugeborenen mit Wurzelausrissen in den entsprechenden Segmenten dennoch in 70 % eine nützliche Erholung der Sensibilität und in 33 % auch der Motorik beobachtet wurden (1181).

Chirurgische Therapie

Salonen u. Mitarb. treten für eine sehr frühe operative Freilegung des Plexus brachialis ein (1004). Sie sind der Meinung, daß bei so frühzeitigen Operationen auch Defekte ohne Nerventransplantation durch End-zu-End Koaptation überbrückt werden können. Die Mehrzahl der Autoren (514, 804) und auch wir selbst (H.M.), folgen dem Vorschlag von Gilbert und Tassin (399) und führen die operative Freilegung dann durch, wenn Regenerationszeichen im Biceps brachii nach 3 Monaten ausgeblieben sind. Bei der Operation kann man, wie bei traumatischen Läsionen beim Erwachsenen, Wurzelausrisse, Abrisse von Spinalnerven, Abrisse von Primärstämmen und Läsionen bei erhaltener Kontinuität finden. Die Läsionen können entweder durch Traktion oder durch Kompression zwischen Clavicula und 1. Rippe entstehen. Auch das operative Vorgehen deckt sich mit dem bei traumatischen Läsionen am Erwachsenen. Es werden entsprechende Neurolysen ausgeführt, wenn die Kontinuität erhalten geblieben ist; bei Verlust der Kontinuität werden Nerventransplantate verwendet, um die Kontinuität wieder herzustellen. Bei Wurzelausrissen werden Nerventransfers nach denselben Gesichtspunkten durchgeführt, wie sie für den Erwachsenen gelten. Wir (H.M.) bevorzugen auch bei den Kindern die mehrfache sagittale Schnittführung gegenüber dem zickzackförmigen Hautschnitt. Eine gute Prognose liegt bei Läsionen mit erhaltener Kontinuität vor. Es ist klar, daß bei Verlust der Kontinuität bzw. bei Wurzelausrissen nur mit Teilregenerationen zu rechnen ist. Es wurde aber bereits oben ausgeführt, daß diese Teilregenerationen doch bedeutend besser ausfallen, als man es unter den gleichen Umständen bei spontanem Verlauf erwarten kann. Man hat dann Möglichkeiten für Sehnen- und Muskeltransfers. Von besonderer Bedeutung sind die Patienten, bei denen wegen der Schwere der Verletzung spontan überhaupt keine Regeneration zu erwarten gewesen wäre. Bei diesen Fällen kann man wenigstens insofern eine Teilfunktion erreichen, so daß dann später entsprechende Ersatzoperationen möglich werden.

Rekonstruktive Eingriffe (Ersatzoperationen) bei völligem Ausbleiben der Regeneration

Der Prozentsatz dieser Fälle ist gering, sie stellen aber die wirkliche Herausforderung dar. Solche Fälle sollten bei richtiger Indikationsstellung innerhalb der ersten Lebensmonate der operativen Freilegung des Plexus zugeführt werden. Solche Fälle trifft man nur, wenn der richtige Zeitpunkt für diese Maßnahme übersehen wurde. Da keine Muskeln für allfällige Ersatzoperationen an der Extremität zur Verfügung stehen, müssen freie Muskeltransplantationen durchgeführt werden. Dabei kann man einem Vorschlag von Doi folgen, der die beiden Mm. graciles in 2 Sitzungen verpflanzt und an den N. accessorius bzw. an die Interkostalnerven 2, 3 und 4 anschließt (278, 279). Die Muskeln werden jeweils zur Beugung des Ellenbogengelenkes und zur Streckung der Finger bzw. zur Streckung des Ellenbogengelenkes und zur Beugung der Finger herangezogen. Zusätzlich könnte man den M. trapezius (Pars horizontalis) zur Stabilisierung des Schultergelenkes verlagern.

Rekonstruktive Maßnahmen bei Teillähmungen

Schultergelenk. Die freie Beweglichkeit des Armes im Raum beruht auf der Bewegung der Skapula, die die Elevation herbeiführt, und auf der Beweglichkeit des Schultergelenkes selbst, die in Abduktion, Adduktion, Außenrotation und Innenrotation besteht. Für die Beweglichkeit der Skapula sind der M. levator scapulae, der M. trapezius und der M. serratus anterior verantwortlich. Nur wenn die Skapula voll beweglich ist, kann das Kind trotz einer Versteifung des Schultergelenkes den Arm heben. Es ist daher von entscheidender Bedeutung, wenn beispielsweise bei einem Ausriß der Wurzeln C5, C6, C7, durch die Operation am Plexus der N. thoracicus longus neurotisiert, und der M. serratus wieder funktionstüchtig gemacht werden kann. Bei Ausfall des M. supraspinatus und des M. deltoideus fehlt die Abduktion. Die Abduktion fehlt auch, wenn es nur zu einer Teilregeneration des M. deltoideus gekommen ist, da die Pars clavicularis und die Pars spinalis des M. deltoideus eher adduzieren und erst im letzten Stadium der Abduktion/Elevation auch eine abduzierende Wirkung haben. Im Rahmen einer Regeneration kann das Spiel der einzelnen Teile des M. deltoideus gestört sein. In solchen Fällen kann man die Pars spinalis und die Pars clavicularis zum Akromium hin verlagern und diesen Teilen des M.deltoideus eine abduzierende Wirkung geben. Der M. supraspinatus ist mitunter durch Adhäsionen seiner Sehne in seiner Wirksamkeit beeinträchtigt; in diesen Fällen hilft eine Tenolyse. Der Muskel kann durch Verlagerung der Pars horizontalis des M. trapezius auf seine Sehne in seiner Kraft verstärkt werden. Wenn Abduktion und Elevation relativ gut sind, und man eine weitere Verbesserung wünscht, kann dies durch Verlagerung der Pars clavicularis des M. pectoralis major in Richtung Akromium erreicht werden (196).

Bestehen Kontrakturen der adduzierenden Muskeln (M. pectoralis major, M. latissimus dorsi, M. teres major, Pars spinalis M. deltoidei, Pars clavicularis M. deltoidei, M. infraspinatus, M. teres minor und M. suprascapularis) mit entsprechenden Kontrakturen der Gelenkkapsel, besteht eine Adduktionskontraktur. Eine Arthrolyse des Schultergelenkes mit Verlängerung der kontrakten Muskeln kann eine Besserung erreichen.

Umgekehrt kann sich durch Kontrakturen im Bereich der Rotatorenmanschette und des M. deltoideus eine Adduktionskontraktur entwickeln. In diesem Fall kann der Humerus nicht mehr so weit abduziert werden, daß sein Schaft etwa parallel zum Margo lateralis der Skapula steht. Die Adduktion zum Rumpf kann in diesem Fall nur durch Elevation der Skapula nach hinten erreicht werden. Dieser Zustand bedarf einer Arthrolyse des Schultergelenkes. Die Muskeln, die eine Innenrotation herbeiführen (M. pectoralis major, M. latissimus dorsi, M. teres major und M. suprascapularis), sind wesentlich stärker als die Muskeln, die zu einer Außenrotation führen (M. infraspinatus und M.teres minor). Es entwickelt sich daher allmählich eine Innenrotationskontraktur. Auch bei guter Ellenbogenbeugung durch einen funktionierenden M. biceps, bzw. M. brachialis, ist der funktionelle Gewinn sehr gering, da diese Ellenbogengelenksbeugung nur unmittelbar vor dem Rumpf durchgeführt werden kann und der Arm nicht in den Raum bewegt werden kann. Die einfachste Methode, eine Innenrotationskontraktur zu verbessern, ist die Durchtrennung des Ansatzes des M. pectoralis major. Diese Operation ist zweifellos heute nicht mehr gerechtfertigt. Viel besser ist es, den Ansatz des M. pectoralis major zu verlagern, und dem M. pectoralis major eine außenrotierende Wirkung zu geben. Ein wichtiger Schritt zur Behebung einer Innenrotationskontraktur ist die Behebung der Kontraktur des M. suprascapularis. Dies kann entweder durch Verlängerung der Sehne am Ansatz des M. suprascapularis erreicht werden, oder indem man den M. suprascapularis zur Gänze von seinem Ursprung an der Skapula ablöst, und dadurch die Verkürzung behebt. Die einfachste Methode zur Erzielung einer aktiven Außenrotation ist die Verlagerung des M. latissimus dorsi bzw. des M. teres major, von ihrem Ansatz an der Crista tuberculi minoris zur Außenseite des Humerusschaftes, um diesem eine außenrotierende Komponente zu geben. Diese Methode führt dann zum Ziel, wenn noch keine Kontraktur besteht. Das Ziel der engmaschigen Kontrollen sollte sein, die Wiederherstellung der aktiven Außenrotation so rechtzeitig durchzuführen, daß es gar nicht zu einer Kontraktur im Schultergelenk kommt.

Die Außenrotation ist auch deswegen wichtig, weil die vollständige Abduktion nur in Außenrotationsstellung möglich ist.

Ellenbogengelenk und Unterarm. Die Beugung im Ellenbogengelenk ist die wichtigste Funktion des Armes. Sie fehlt dann, wenn M. biceps brachii und M. brachialis durch den Ausfall von C6 gelähmt sind. Durch die Operation am Plexus kann mit einer Funktionsrückkehr des M. biceps in 85 % der Fälle gerechnet werden (399). Wenn die Bizepsfunktion nicht zurückkehrt, stehen mehrere Ersatzoperationen zur Verfügung, und zwar die Verpflanzung des lateralen Anteiles des M. pectoralis major nach Clark (198), die Verlagerung des M. latissimus dorsi nach Zancolli und Mitre (1331) bzw. bei sehr gut funktionierenden Unterarmbeugern die Verlagerung des humeralen Ursprunges der Unterarmbeuger auf den Humerusschaft nach Steindler (1120). Bei verspäteter Funktionsrückkehr im Bereich des M. triceps kann sich eine Streckhemmung im Ellenbogengelenk entwickeln, die aber nur bei einem stärkeren Grad von Bedeutung ist. Eine geringere Streckhemmung ist funktionell unbedeutend, obwohl sie gerade die Eltern der Kinder stört.

Bei einer unteren Plexuslähmung (C8, Th1) funktioniert der M. biceps brachii und der M. supinator, während der M. pronator teres und der M. pronator quadratus ausgefallen sind. Die Hand wird daher in Supinationsstellung gehalten („Trinkgeldempfängerstellung"). Diese Supinationsstellung sollte relativ bald behoben werden, da sich sonst eine Supinationskontraktur entwickelt. Während bei der Supinationsstellung die Hand passiv in Pronation gebracht werden kann, gelingt dies bei der Supinationskontraktur nicht mehr. Eine Behebung der Supinationsstellung kann dadurch erfolgen, daß die Bizepssehne in Längsrichtung gespalten und, ein Teil am Knochenansatz, der andere Teil am Sehnen-Muskel-Übergang, durchtrennt wird. Der am Knochenansatz verbliebene Teil wird nun um den Radius herumgeschlungen, und wieder mit dem am Muskel verbliebenen Teil vernäht, so daß jetzt dem Bizeps eine pronierende Wirkung zukommt (1329). Es kann aber auch der ganze Bizepssehnenansatz einschließlich der Tuberositas radii vom Radius abgelöst und in einer neuen Position wieder am Radiusschaft befestigt werden, von der aus eine pronierende Wirkung zustande kommt. Ungleich schwieriger ist die Behebung einer bereits bestehenden Supinationskontraktur. Im Laufe des Wachstums kommt es durch Druck des M. supinator zu einer Annäherung des Radius an die Elle. Durch den fehlenden Zug des M. pronator teres wird der Verlauf des Radius in diesem Abschnitt bogenförmig. Normalerweise ist die Membrana interossea in Mittelstellung am meisten gespannt, und sie entspannt sich in Pronation und in Supination. Bei der Pro- und Supinationsbewegung muß sich der Radius um seine Längsachse drehen können. Wenn nun die Membrana interossea bereits in Supinationsstellung maximal gespannt ist, wird die passive Pronation unmöglich. Es muß daher die Membrana interossea in ganzer Länge vom Radius oder von der Ulna (1328) abgelöst werden. Durch die Engstellung des Radius an die Ulna gelingt es nicht mehr, die Tuberositas radii an der Ulna vorbeizubewegen, um den Radius in Pronationsstellung zu bringen. Man muß daher die Tuberositas radii abmeißeln, um die passive Pronation zu ermöglichen (298). Die Tuberositas radii mit der Bizepssehne kann dann in einer neuen Stellung, entweder mit einer neutralen Wirkung oder mit einer pronierenden Wirkung neu eingepflanzt werden. Man kann aber auch die Tuberositas radii abmeißeln und den Sehnenansatz der Bizepssehne erhalten und diesen Eingriff mit einer Zancolli-Operation (s. oben) verbinden. Schließlich kann, in seltenen Fällen, die diffamierende Seite so stark sein, daß eine Osteotomie notwendig wird, um eine passive Pronation zu ermöglichen.

Bei der gleichen Lähmung kann sich aber auch eine Pronationskontraktur entwickeln. Hand und Unterarm stehen in Pronationsstellung und können, trotz funktionierender Bizepssehne, nicht supiniert werden. Die Pronationskontraktur ist ebenfalls durch eine Schrumpfung der Membrana interossea bedingt, so daß das Auseinanderweichen von Radius und Ulna, um aus der Pronations- in die Mittelstellung zu kommen, nicht mehr möglich ist. Auch die Längsdrehung des Radius ist aufgehoben. Darüber hinaus ist in diesen Fällen häufig die Tuberositas radii nicht angelegt, so daß der Bizepssehne der Hebelarm fehlt. Darüber hinaus bestehen, durch die längere Pronationsstellung, Adhäsionen der Bizepssehne in diesem Bereich. Die Behandlung besteht in einer Durchtrennung der Membrana interossea und in einer Tenolyse der Bizepssehne, mit allfälliger Verkürzung.

■ Erweiterte obere geburtstraumatische Armplexuslähmung

Bei einer erweiterten oberen Plexuslähmung C5, C6, C7 ist auch die Radialisfunktion ausgefallen. Bei vollständigem Ausfall und bei völlig intakter Muskulatur von C8 und Th1 kann eine Radialis-Ersatzoperation im üblichen Sinne ausgeführt werden. Waren auch die von den beiden unteren Wurzeln des Plexus brachialis innervierten Muskeln an der Lähmung beteiligt, wird die Situation wesentlich schwieriger. Wenn die radialisinnervierten Muskeln nur geschwächt und nicht vollständig ausgefallen sind, führen wir eine Tenodese des Handgelenkes mittels der Sehne des M. extensor carpi radialis brevis durch, so daß die Plantarflexion behindert wird. Die Sehne des M. extensor carpi radialis longus wird gerafft und distal der Tenodese auf die Sehne des M. carpi radialis brevis gebracht, um eine aktive Dorsalflexion zu erreichen. Die Fingerstreckung kann durch Verlagerung des M. flexor carpi ulnaris erreicht werden.

■ Untere geburtstraumtatische Armplexuslähmung

Bei unteren Plexuslähmungen, bei denen Fingerbeugung und Handgelenksbeugung ausgefallen sind, kann man Sehnentransfers unter Zuhilfenahme der radialisinnervierten Streckmuskeln durchführen, um eine primitive Handfunktion zu erzeugen. In diesem Zusammenhang gelten alle Vorschläge, die auch für die irreparablen Lähmungen aus anderer Ursache beschrieben wurden. Die Vielfalt der Erscheinungsbilder, und die oft irregulären Funktionsausfälle machen die Erstellung eines speziellen Behandlungsplanes für jeden einzelnen Patienten notwendig.

Spontanverlauf

Die Entwicklung bei konservativer Behandlung ist durch eine Erholungszeit, die zwischen 6 Monaten und 2 Jahren schwankt, gekennzeichnet. Etwa 80–85 % der Fälle erholen sich unter konservativen Maßnahmen sehr gut bis befriedigend (5, 140, 199, 1099). Die Therapie muß mit großer Konsequenz durchgeführt werden, um die Restzustände bzw. die Fehlstellungen und Kontrakturen auf ein Minimum zu reduzieren. Der Histamintest kann bei der Beurteilung der Prognose schon innerhalb von 14 Tagen nützlich sein. Unter den 103 Fällen, die Lone aus einer Serie von 314 geburtstraumatischen Armplexusparesen meist im Erwachsenenalter kontrollierte, waren nur 52 behandelt worden. Die Katamnese zeigte, daß 40 keine oder keine nennenswerte Behinderung mehr aufwiesen, daß bei 30 Fällen eine wesentliche Besserung eingetreten war (der Arm konnte bis zur Schulterhöhe gehoben und gut gebraucht werden) und daß lediglich 32 Patienten einen praktisch nicht gebrauchsfähigen Arm aufwiesen. Der Status bei der 1. Untersuchung des Säuglings ergab keinen schlüssigen Hinweis auf die zu erwartende Prognose. Eine gute Besserung innerhalb von 3 Monaten ließ eine praktisch vollständige Restitution erwarten. Es bestand keine Beziehung zwischen der angewandten Therapie und dem schließlichen Ergebnis. Immerhin hat die Kontraktur des M. subscapularis mit entsprechender Innenrotationsstellung des Armes einen negativen Einfluß auf die Funktionstüchtigkeit desselben. Es bestand auch keine Korrelation zwischen dem Lähmungsgrad des Armes und der späteren sozialen Stellung des Patienten. In anderen Statistiken hatten sich 18 von 24 Armen vollständig erholt bzw. 24 von 35, während sich 7 unvollständig und 4 gar nicht erholt hatten (1182). Aus einer Gruppe von 57 Fällen, die katamnestisch verfolgt werden konnten, wiesen im Alter von 4 Monaten nur noch 6 von 52 Untersuchten (12 %), mit 12 Monaten 4 von 52 (8 %) und mit 48 Monaten 3 von 41 (7 %) Lähmungserscheinungen auf (413). In einer eigenen Untersuchung analysierten wir den spontanen Verlauf von 34 Fällen im Alter zwischen 3 und 24 Jahren. Von den 12 Fällen mit anfänglich totaler Lähmung wiesen 9 objektiv nennenswerte Restparesen auf, ebenso 3 der 20 mit anfänglicher unterer Armplexusläsion. Alle anderen waren objektiv gebessert. Auch jene, die objektiv noch nennenswerte Restlähmungen aufwiesen, waren subjektiv kaum behindert und waren im Alltag weitgehend angepaßt (978).

Sowohl andere Autoren als auch wir haben Fälle beobachtet, bei welchen im Rahmen der Reinnervation Fehlsprossungen der Axone zu einer die Funktion deutlich störenden „innervation en masse" geführt haben. Synkinesien zwischen der Atmung bzw. Zwerchfellinnervation und der Innervierung von Schultergürtelmuskeln wurden elektromyographisch nachgewiesen, wie übrigens auch nach Plexusläsionen des Erwachsenen.

Kompressionssyndrome im Schulterbereich

Anatomische Engpässe

Wie aus den anatomischen Ausführungen hervorging, verläuft der Armplexus auf seinem Wege von den Foramina intervertebralia zu den Armnerven durch einige Engpässe. Hier kann er unter bestimmten Umständen mechanisch beeinträchtigt werden.

Hintere Skalenuslücke. Hier zieht der Plexus brachialis, dorsal an die A. subclavia angeschlossen, im Dreieck zwischen M. scalenus anterior, M. scalenus medius und 1. Rippe hindurch (Abb. 6.**9**).

Raum zwischen 1. Rippe und Klavikula. Der in die 3 Faszikel gebündelte Armplexus gelangt zusammen mit der A. und V. subclavia in die Axilla (Abb. 6.**10**).

Hinter dem M. pectoralis minor nahe an dessen Ansatz am Processus coracoideus der Skapula ziehen der Armplexus und die Axillargefäße nach distal. Bei Hyperabduktion des Armes können sie hier nicht nach oben ausweichen und werden dem Ansatz des M. pectoralis minor als Hypomochlion angepreßt.

Enge anatomische Beziehungen zur Lungenspitze können dazu führen, daß der Armplexus schließlich bei Tumoren mitbetroffen und bei Druck auf die Schultern gegen das Widerlager der 1. Rippe gepreßt und lädiert werden kann. In den zwei zuerst erwähnten Engpässen spielt die erste Rippe eine Schlüsselrolle.

Unter Berücksichtigung dieser anatomischen Gegebenheiten sollen nunmehr die hauptsächlichen ätiologischen Formen von nicht direkt traumatischen Armplexusparesen besprochen werden.

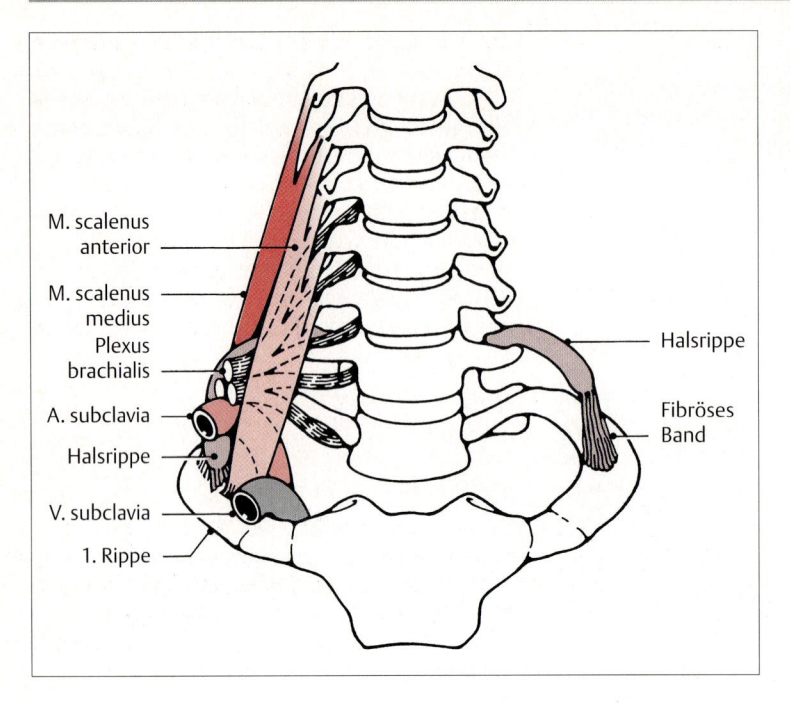

Abb. 6.9 Schematische Darstellung der Skalenuslücke bei Halsrippe. Diese engt von kaudal her die Skalenuslücke ein und beeinträchtigt die A. subclavia und den Plexus brachialis.

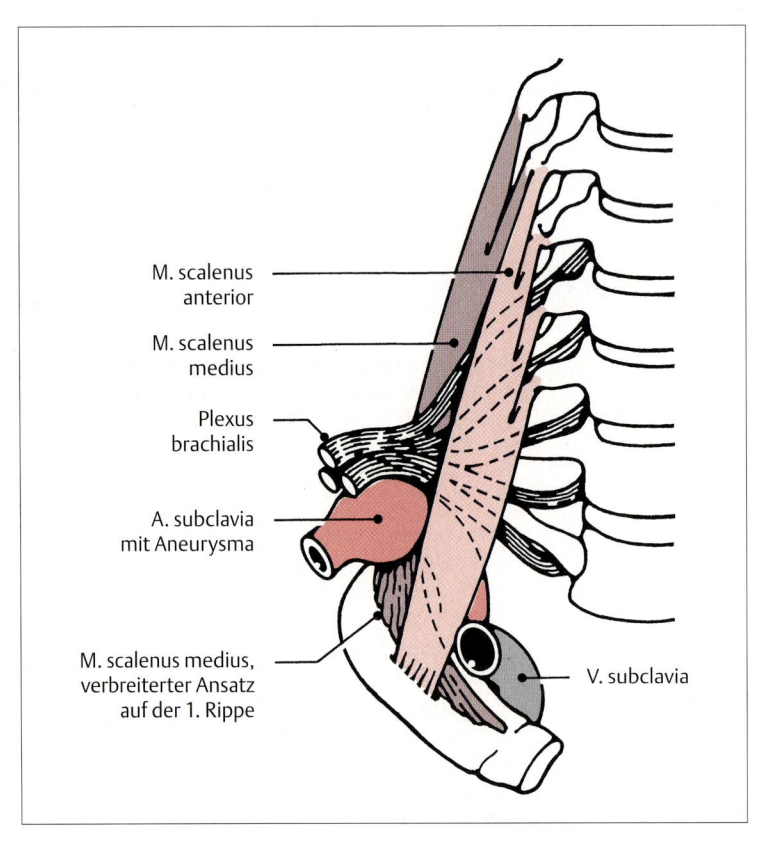

Abb. 6.10 Schematische Darstellung einer durch einen verbreiterten Ansatz des M. scalenus posterior eingeengten Skalenuslücke. Poststenotisch findet sich ein Aneurysma der A. subclavia.

■ **Armplexusläsionen durch exogene Druckeinwirkung**

Tragen von harten Lasten auf den Schultern kann zu einer direkten Kompression des Armplexus von oben her führen. Dies kommt beispielsweise beim Tragen schwerer Holzbalken oder beim Tragen von Waffen bei Rekruten vor. Als sogenannte „Steinträgerlähmung" wurden früher solche Plexusparesen bei Bauhandlangern beschrieben. Gefährdet sind vor allem Individuen, die stark abfallende Schultern haben, in der Regel also hochaufgeschossene, überschlanke Astheniker. Die so entstandenen Paresen sind meist obere Armplexuslähmungen und haben beim Absetzen der schädigenden Tätigkeit eine gute Spontanprognose, so daß eine spezielle Therapie sich erübrigt.

Fixation durch Gurte. Obere Armplexusparesen wurden bei unruhigen und bewußtseinsgestörten Patienten beschrieben, die mit über den Kopf erhobenen Armen durch Gurte fixiert waren. Auch in diesen Fällen ist die Prognose gut, die Rückbildung kann aber mehrere Monate benötigen (s. auch S. 255 „Lagerung"). Thorakotomien und besonders Thorakoplastiken sind mit einer relativ hohen Quote von Armplexusschäden und Läsionen peripherer Armnerven belastet.

Rucksacklähmung. Diese wird bei marschierenden Soldaten (paralysie du paquetage) beobachtet. Hierbei spielt wahrscheinlich neben dem direkten Druck von oben durch die Riemen des Tornisters auch ein Herunterpressen der Klavikula und somit eine kostoklavikuläre Kompression eine gewisse Rolle. Auffallend oft ist die nichtdominante Seite befallen, wohl weil hier die Muskulatur weniger kräftig ausgebildet ist. Obwohl die langdauernden objektiven Ausfallerscheinungen in der Regel einer oberen Armplexusparese entsprechen, bestehen in der Initialphase vielfach Symptome von seiten des ganzen Plexus und auch Kompressionserscheinungen der A. axillaris. Auffallend oft ist auch der N. thoracicus longus besonders deutlich befallen, so daß es zu einer Serratuslähmung mit Scapula alata kommt. In einer eigenen katamnestischen Studie konnten wir 81 Fälle aus dem Krankengut der Schweizerischen Militärversicherung näher analysieren (713). Bei 71 waren die Symptome während der Belastung, bei 10 innerhalb weniger Stunden aufgetreten. Bei 72 war die Lähmung einseitig (20mal rechts und 52mal links), bei 9 allerdings beidseitig. Bei 13 war die Parese als „vollständig" bezeichnet worden. Die grundsätzlich gute Prognose bestätigte sich. In den 48 Fällen mit diesbezüglich verwertbaren Angaben dauerten die Symptome nur in 7 Fällen 6 Monate oder länger. Bei keinem der Fälle ließ sich später ein nennenswerter objektiver Ausfall eruieren. Als prädisponierende Faktoren fanden sich 5mal Halsrippen und 10mal ein besonders leptosomer Habitus. Eine Nachuntersuchung von 11 Fällen mit Hinweisen für eine besonders lange Beschwerdedauer ergab in 2 Fällen eine elektromyographisch und nervenbioptisch bestätigte hereditäre Neuropathie mit Neigung zu Druckläsionen (tomaculous neuropathy) (S. 251). Nur 21 der 81 Fälle waren wegen der durchgemachten Rucksacklähmung als nicht mehr militärdiensttauglich erklärt worden. Eine Differenzierung gegenüber der gerade auch bei Soldaten gehäuft beobachteten neuralgischen Schulteramyotrophie (S. 249) ist vor allem durch die elektromyographische Untersuchung möglich. Bei der Rucksacklähmung soll eine Verzögerung der Erregungsleitung in den proximalen Plexusanteilen, bei der neuralgischen Schulteramyotrophie mehr in den distalen Armnervenabschnitten vorkommen.

Dysostosis cleidocranialis. Diese ist selten. Hier ist vor allem das Schlüsselbein nicht oder unvollständig ausgebildet. Der Armplexus kann besonders leicht durch Kompression von oben oder durch Druck einer allenfalls noch vorhandenen lateralen Klavikulaportion geschädigt werden.

Diverses. Bei Bergsteigern kann der Druck durch das über die Schultern verlaufende *Bergseil* zu Armplexusläsionen führen. Auch bei anderen Sportarten, so z.B. dem *amerikanischen Football*, kommen nicht selten obere Plexuslähmungen vor (959). Eine kuriose Ursache hatte die Armplexusparese bei 3 Kindern: Sie saßen stundenlang *vor dem Fernsehschirm* und ließen den nach hinten geschlagenen Arm über die Rückenlehne eines Stuhles hängen. Wohl ebenfalls durch Druck bedingt sind die mit guter Prognose einhergehenden Armplexusparesen *nach Koma* durch Schlafmittelintoxikation (505). Bei *Parkinson-Patienten* kann im Rahmen einer längerdauernden Blockierung neben einer Druckparese peripherer Nervenäste auch eine Armplexusparese auftreten. Durch operatives Vorgehen, welches eine *Annäherung des Schlüsselbeines an die erste Rippe* zur Folge hat, kann ebenfalls eine Armplexuskompression verursacht werden (130). Eine Seltenheit ist eine Armplexuskompression durch ein traumatisches *Aneurysma spurium* der A. axillaris (52).

■ Thoracic-outlet-Syndrom (TOS)

Im Bereich der oberen Thoraxapertur können im Zusammenhang mit verschiedenartigen strukturellen Besonderheiten und Anomalien Kompressionen des aus dem Truncus inferior des Armplexus und der A. subclavia gebildeten neurovaskulären Bündels eintreten, die je nach kausal verantwortlicher Struktur als ‚Skalenus-Syndrom', ‚Halsrippen-Syndrom' usw. bezeichnet werden. Da im Einzelfall mehrere anatomische Besonderheiten zu einer Kompression beitragen können und das klinische Bild keine klare Differenzierung dieser Unterform zuläßt, wird im folgenden der globale Begriff Thoracic-outlet-Syndrom gebraucht. Lediglich die zwischen Schlüsselbein und erster Rippe stattfindende Läsion, wird weiter unten (s. kostoklavikuläres Syndrom) gesondert dargestellt, da es sich hierbei öfters um eine posttraumatische Spätlähmung handelt.

Bei Zugrundelegung strenger diagnostischer Kriterien und kritischer Beurteilung der Operationsergebnisse, ist die Diagnose eines Thoracic-outlet-Syndromes nur selten gerechtfertigt. Gilliatt schätzt die jährliche Häufigkeit eines TOS in England auf einen Krankheitsfall je eine Million Einwohner, mit einem deutlichen Überwiegen der Frauen. Im US-Staate Colorado waren 132 der 174 im Verlaufe eines Jahres deswegen operierten Patienten Frauen (191). Bedauerlicherweise gibt es bis heute keine klinische oder apparative Untersuchungsmethode, die eine zuverlässige Diagnose ermöglicht. Nur die Gesamtheit von eingehender Exploration, sorgfältiger neurologischer Untersuchung sowie neurophysiologischen, radiologischen und eventuell angiologischen Verfahren, führt zu einer ausreichenden diagnostischen Sicherheit.

Klinik

Entsprechend den oben dargestellten anatomischen Gegebenheiten, ist von der Kompression am häufigsten der aus den Wurzeln Th1 und C8 gebildete untere Primärstrang betroffen. Initial bestehen meist Reizerscheinungen in Form von Parästhesien oder Schmerzen, die zunächst den ulnaren Unterarm, später auch die ulnare Handpartie betreffen. Nicht selten sind in dieser Krankheitsphase außerdem dumpfe diffuse Armschmerzen, die bevorzugt bei Arbeiten mit erhobenem Arm bzw. längerem Tragen von Gegenständen mit herabhängendem Arm auftreten (826). Muskelatrophien und Paresen finden sich erst in späteren Stadien und betreffen vorwiegend die Handmuskeln, von denen der M. abductor pollicis brevis öfters besonders stark betroffen ist. In geringerem Ausmaß können auch die Hand- und Fingerbeuger betroffen sein; dann ist der Trömner-Reflex abgeschwächt, während die übrigen Armeigenreflexe keine Veränderung aufweisen. Störungen der Oberflächensensibilität bestehen initial am häufigsten im Bereich des ulnaren Unterarms, später auch in der ulnaren Handpartie unter Einschluß der Finger IV und V.

Von geringerer diagnostischer Bedeutung sind die durch eine begleitende Kompression der A. subclavia hervorgerufenen vaskulären Begleitsymptome, die nur bei 1–10 % der Patienten mit Armplexuskompression vorkommen (aber öfters isoliert, das heißt ohne begleitende Symptomatik von Seiten des Armplexus auftreten) (970). Die komprimierende Struktur führt gelegentlich zu einer lokalen Stenosierung der A. subclavia, teilweise in Kombination mit einer poststenotischen Erweiterung. Außerdem kann sich ein Thrombus – mit weiterer Lumeneinengung – entwickeln und zum Ausgangspunkt von rezidivierenden Fingerembolien werden. Weitere mögliche Folgen sind ein einseitiges Raynaud-Syndrom, ein Stenosegeräusch in der Supraklavikulargrube sowie ein Verschwinden des Radialispulses bei Längszug am Arm oder bei Abduktion des Armes (233). Bei starker Einengung des Arterienlumens kommen im Zusammenhang mit manuellen Beanspruchungen dumpfe diffuse Armschmerzen, Parästhesien und Schwächeerscheinungen, verbunden mit einer Blässe oder Zynose der betroffenen Hand, als Ausdruck einer globalen Mangeldurchblutung vor.

Bezüglich der Vielzahl angegebener Provokationstests (Abb. 6.**11**), ist größte Zurückhaltung angezeigt, da hierbei auch bei zahlreichen Gesunden ein Verschwinden des Radialispulses auftritt. Dies gilt sowohl für das Adson-Manöver (Kopfwendung zur betroffenen Seite mit Anheben des Kinns und tiefer Inspiration) als auch für den Längszug des Armes nach kaudal. Roos (1976) mißt einem Verschwinden des Radialispulses bei Elevation des Armes, beim Zurücknehmen der Schultern bzw. bei maximaler Kopfwendung nach einer Seite keinerlei Bedeutung für die Diagnose bei, ebensowenig einem Stenosegeräusch in der Supraklavikulargrube. Er stützt sich dabei auf eigene Beobachtungen an 250 Patienten, die bei diesen Manövern auf der asymptomatischen Seite fast ebenso häufig Pulsabschwächungen zeigten wie auf der symptomatischen Seite. Sehr zurückhaltend müssen auch die dopplersonographischen und angiographischen Befunde bewertet werden, da z.B. ein Abbruch der Kontrastmittelsäule in der A. subclavia bei abduziertem Arm keine große Beweiskraft für die diagnostische Annahme eines Thoracic-outlet-Syndromes besitzt. Diagnostisch am wichtigsten sind die durch Längszug an dem betroffenen Arm nach kaudal auslösbaren Schmerzen und Parästhesien an der Ulnarseite von Unterarm und Hand.

Ursachen

An komprimierenden Strukturen sind am häufigsten eine (oft partielle) Halsrippe bzw. ein verlängerter Querfortsatz des 7. HWK mit einem von dort zur 1. Rippe verlaufenden fibrösen Band oder auch andersartige fibromuskuläre Strukturen (233). Dabei ist zu beachten, daß einerseits die genannten fibrösen Strukturen sich der röntgenologischen Darstellung entziehen können und daß andererseits röngenologisch nachweisbare knöcherne Anomalien am zerviko-thorakalen Übergang bei über 0,5 % der Bevölkerung vorkommen und damit ungleich häufiger sind als ein Thoracic-outlet-Syndrom. Die Mehrzahl der kompletten und partiellen Halsrippen muß daher als Normvariante ohne Krankheitswert angesehen werden, so daß dem röntgenologischen Nachweis dieser Anomalie nur in Verbindung mit einem typischen Beschwerdekomplex eine pathogenetische Bedeutung beigemessen werden kann.

Der Truncus inferior verläßt die obere Thoraxapertur zwischen den Mm. scalenus anterior und medius, wobei er hinter der A. subclavia und auf der 1. Rippe gelegen ist. Beim Vorhandensein einer Halsrippe, eines fibrösen Bandes oder auch eines M. scalenus minimus, wird der Truncus inferior von kaudal her angehoben und mehr oder weniger stark komprimiert (s. Abb. 6.**9**). Darüber hinaus kann der untere Primärstrang gegen den Hinterrand des M. scalenus anterior gepreßt und besonders bei scharfrandiger Muskelkante dadurch zusätzlich geschädigt werden. Schließlich sind zusätzliche Kompressionsschäden durch eine scharfe sehnige Begrenzung des M. scalenus medius möglich. Solche Pluskompressionen durch – die Skalenuslücke begrenzende – scharfe Muskelränder, sind besonders dann zu erwarten, wenn diese Lücke durch eng benachbarte oder breitbasige Ansätze der Mm. scaleni anterior und medius oder durch eine Muskelhypertrophie eingeengt ist. Distal von der Kompressionsstelle kann es zu einer aneurysmatischen Ausweitung der A. subclavia kommen (s. Abb. 6.**10**), wobei dann u.U. ein Strömungsgeräusch auskultatorisch hörbar ist und das Aneurysma bei der Doppler-Untersuchung oder im Angiogramm nachweisbar ist. Hier kann es zu Thrombenbildungen und daraus zu Mikroembolien in die Fingerarterien kommen.

In seltenen Fällen kann der mittlere Primärstrang mitbeteiligt – oder sogar wie in einem eigenen operativ bestätigten Fall – vorrangig betroffen sein.

Diagnostik

Elektrophysiologische Diagnostik

Die EMG-Untersuchung stellt eine Ergänzung der motorischen Funktionsprüfung dar, die auch klinisch latente Veränderungen aufzudecken vermag. Die Diagnose eines TOS wird gestützt durch pathologische Befunde in den vom Truncus inferior innervierten Muskeln bei gleichzeitigem Normalbefund in der paravertebralen Muskulatur der Segmente C8 und Th1. Messungen der motorischen Nervenleitgeschwindigkeit spielen höchstens bei der differentialdiagnostischen Abgrenzung gegenüber andersartigen Nervenläsionen (z.B. einem Ulnarisrinnen-Syndrom) eine Rolle. Dagegen ist die sensible Neurographie des N. ulnaris im Seitenvergleich als wichtige Zusatzuntersuchung anzusehen; eine signifikante Erniedrigung des sensiblen Nervenaktionspotentials beweist den infraganglionären Sitz der Schädigung, und hilft bei der Abgrenzung gegenüber radikulären Syndromen. Bei einem Teil der TOS-Patienten sind die F-Antworten in der Handmuskulatur verzögert, oder es findet sich eine vermehrte Streubreite der F-Wellen-Latenzen (Chronodispersion) (1139). Zur Früherkennung eines TOS scheint die Methode ebensowenig geeignet wie zur diagnostischen Sicherung, da verlängerte F-Wellen-Latenzen ebenso bei Armnerven- und Zervikalwurzel-Läsionen vorkommen.

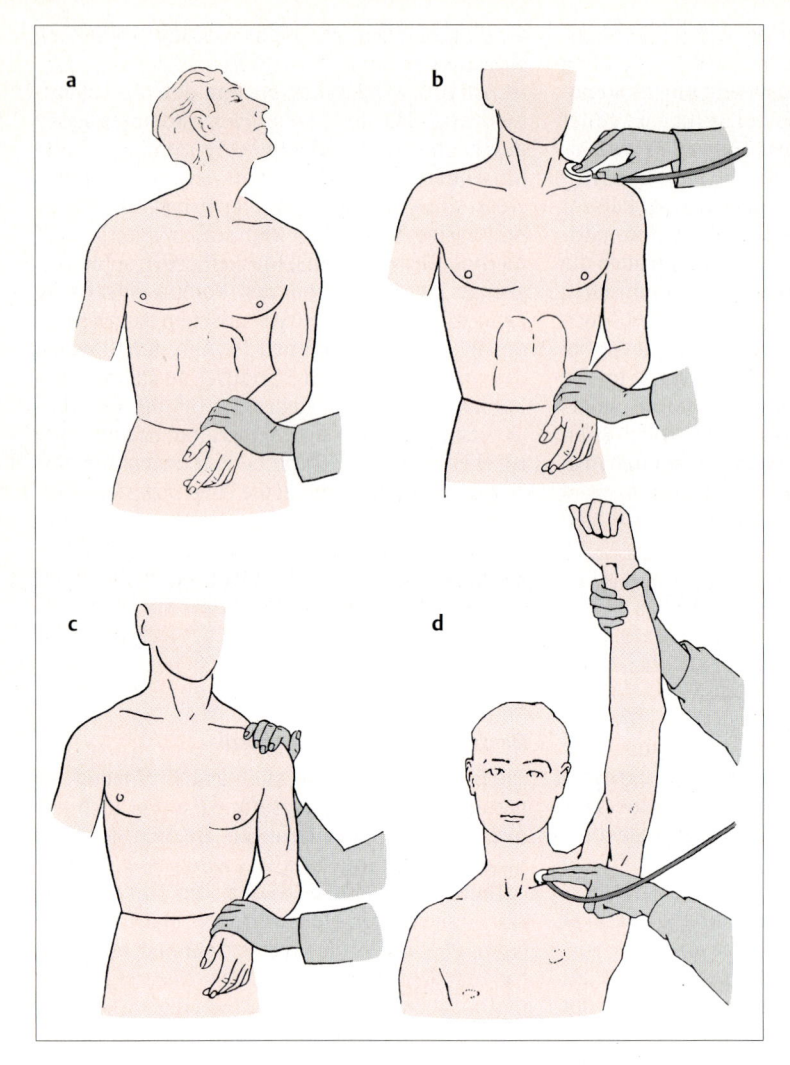

Abb. 6.11 Tests bei Kompressionssyndrom der oberen Thoraxapertur.
a Adson-Manöver bei Skalenussyndrom. Drehen des Kopfes und Heben des Kinnes zur Seite der Kompression mit gleichzeitiger tiefer Inspiration.
b Suchen nach Stenosegeräuschen und nach dem Verschwinden des Radialispulses in verschiedenen Kopf- und Armstellungen.
c Passives Herunterziehen der Schulter bei der Untersuchung auf kostoklavikuläres Syndrom.
d Untersuchung auf Hyperabduktionssyndrom.

Motorisch evozierte Potentiale in der Handmuskulatur nach zervikaler Magnet- oder Hochvoltstimulation zeigen in einem Teil der Fälle eine signifikante ipsilaterale Latenzzunahme, welche die klinische Diagnose zu stützen vermag.

Die empfindlichste elektrophysiologische Methode zum Nachweis einer Leitungsstörung im unteren Primärstrang, stellt die Messung der somato-sensibel evozierten Potentiale nach Ulnarisstimulation dar (1142). In einem Teil der Fälle ist die Latenz des am Erb-Punkt registrierten EP-Potentials verzögert, was auf eine bevorzugte Degeneration der schnelleitenden sensiblen Axone zurückgehen dürfte; in diesem Sinne spricht auch die oft deutliche Amplitudenminderung des EP-Potentials. Charakteristischer für das TOS ist die alleinige oder bevorzugte Erniedrigung und Latenzverzögerung der im unteren Halsmark generierten Komponente N13a als Hinweis auf die zwischen Erb-Punkt und Halsmark lokalisierte Kompression, wobei sich die Latenzzunahme von N13a am besten durch Bestimmung des Latenzintervalls EP-N13a im Seitenvergleich ermitteln läßt.

Radiologische Diagnostik

Eine anterior-posteriore Aufnahme der Halswirbelsäule – eventuell ergänzt durch eine Aufnahme der oberen Thoraxapertur in Knochentechnik – ist die wichtigste radiologische Untersuchung.

Zu achten ist dabei auf uni- oder bilaterale Halsrippen bzw. verlängerte Querfortsätze des 7. HWK sowie auf andersartige abnorme Strukturen. Eine Aortenbogenarteriographie ist indiziert bei klinischen und/oder dopplersonographischen Hinweisen auf eine stärkere Lumeneinengung der A. subclavia, vor allem bei Hinweisen auf begleitende Fingerembolien. Eine nur bei abduziertem Arm auftretende Stenosierung der A. subclavia muß sehr zurückhaltend interpretiert werden, da in dieser Armhaltung auch bei Gesunden eine Abknickung auftreten kann. Dieselbe Zurückhaltung bei der Interpretation der Befunde gilt für die dopplersonographische Untersuchung der A. subclavia bei adduziertem und abduziertem Arm, die zudem durch eine Verschiebung der Sonde bei Änderung der Armposition technische Probleme aufwerfen kann, so daß für Flußmessungen bei verschiedenen Arm- und Kopfhaltungen besser die A. radialis verwendet wird. Sällström und Thulesius fanden mit dieser Methode zwar eine signifikante Korrelation zwischen dopplersonographisch ermittelter arterieller- und Armplexuskompression, jedoch nur eine geringe Überlegenheit dieser Methode gegenüber der klinisch-angiologischen Untersuchung. Ein CT kann in besonderen Fällen dank dreidimensionaler Rekonstruktion z.B. eine Dislokation des kostotransversalen Gelenkes der 1. Rippe zeigen (631).

Differentialdiagnose

Sofern die neurologischen und neurophysiologischen Befunde eine Läsion unterer Anteile des Armplexus belegen, müssen sonstige ursächliche Möglichkeiten erwogen werden. Unter Mitberücksichtigung des Verlaufs mit schleichendem Beginn und langsamer Progredienz, sind dies in erster Linie Schwannome (Neurinome) sowie den Plexus infiltrierende metastatische Prozesse. Letztere gehen allerdings oft mit heftigeren und belastungsunabhängigen Schmerzen sowie einem Horner-Syndrom einher. Eine radiogene Spätlähmung ist durch die Vorgeschichte, eine gelegentlich untere Armplexusanteile betreffende neuralgische Schulteramyotrophie durch den akuten Beginn abgrenzbar. Kompressionssyndrome von Armnerven als wesentlich häufigere Ursache einer Brachialgie, sind in der Regel leicht erkennbar; am ehesten kann ein chronisches Kompressionssyndrom des N. ulnaris im Bereich der Ulnarisrinne mit einem TOS verwechselt werden. Im Zweifelsfall hilft eine fraktionierte Messung der motorischen Nervenleitgeschwindigkeit des N. ulnaris weiter.

Von den Wurzelkompressionssyndromen macht die Abgrenzung des TOS von einem C8-Syndrom die größten Schwierigkeiten. Wichtig ist hier der für das TOS typische Beginn der Parästhesien und Sensibilitätsstörungen am ulnaren Unterarm (das heißt im Dermatom Th1) sowie die Ergebnisse der oben beschriebenen sensiblen Neurographie des N. ulnaris und der SEP-Diagnostik.

Therapie

Konservative Maßnahmen

Eine über Wochen bis Monate fortgesetzte konservative Therapie eines TOS ist dann sinnvoll, wenn lediglich Schmerzen und Parästhesien vorliegen. Sie bestehen einerseits darin Armhaltungen, welche die Plexuskompression und damit die Schmerzen und Mißempfindungen auslösen oder verstärken, zu vermeiden. Hierzu zählen besonders Arbeiten über Kopf sowie das Tragen von Lasten mit herabhängendem Arm. Außerdem wird durch konsequente krankengymnastische Behandlung eine Haltungsverbesserung und Kräftigung der Schultergürtelmuskulatur bewirkt, wobei besonderes Augenmerk auf die Korrektur hängender Schultern gelegt wird (825). Vorübergehend ist außerdem der Einsatz von Analgetika und gegebenenfalls Muskelrelaxanzien indiziert, besonders dann wenn die Symptome durch Überlastung oder durch ein den Nacken-Schulter-Bereich treffendes Trauma ausgelöst wurden (826).

Operative Behandlung

Überblickt man das Schrifttum auf dem Gebiet der operativen Behandlung des Thoracic-outlet-Syndroms (TOS), fühlt man sich in 2 verschiedene Welten versetzt. Auf der einen Seite wird über ungeheure Fallzahlen mit durchwegs ausgezeichneten Ergebnissen berichtet. So erzielte Roos unter 1336 Operationen exzellente Ergebnisse in 92 % der Fälle (971). Im eigenen Krankengut (H.M.), ist die Fallzahl bescheiden, die Operationen waren durchwegs schwierig und die Ergebnisse sind nicht immer befriedigend. Eine solche Diskrepanz kann nur darauf zurückgeführt werden, daß offenbar verschiedene Autoren unter dem Begriff TOS verschiedenes verstehen. In diese Richtung sprechen auch Literaturangaben

(455, 1289), in denen ein „echtes TOS", bei dem eine zunehmende Schwäche der Hand aufgrund einer Atrophie der kurzen Handmuskeln vorliegt, einem „disputed TOS" gegenübergestellt wird, bei dem Schulter- und Armschmerz, vasomotorische Veränderungen und distale Parästhesien ohne neurologisches Defizit bestehen. Die beschriebenen anatomischen Abnormitäten in Zusammenhang mit dem Thoracic-outlet-Syndrom sind ja de facto schon seit der Geburt vorhanden. Symptome treten aber erst im Erwachsenenalter und unter bestimmten Umständen auf, während viele Träger solcher Abnormitäten keinerlei Symptome verspüren (2).

Die Symptome werden höchstwahrscheinlich durch eine relative Schwäche des Aufhängeapparates der Schultermuskeln, die zu einem Absinken des Schultergürtels führt, hervorgerufen. Der relativ schwächere Aufhängeapparat bei Frauen könnte die Ursache für das 4mal häufigere Auftreten des TOS bei Frauen darstellen (40). Man sollte daher alle konservativen Behandlungsmöglichkeiten ausschöpfen, bevor man an eine Operation denkt.

Die Operationsindikation soll sich auf den Nachweis der Verengung des in Frage stehenden Raumes stützen. Dies gelingt unter anderem durch die Venographie, bei der eine Verengung der V. subclavia dargestellt werden kann. Diese Verengung ist allerdings fallweise nur im seitlichen Strahlengang sichtbar (1290). Wilhelm konnte zeigen, daß dem Thoracic-outlet-Syndrom eine dominierende Bedeutung für die gesamte Extremität insofern zukommen kann, als mehr peripher gelegene Kompressionssyndrome durch die Behebung des Thoracic-outlet-Syndroms günstig beeinflußt werden können.

Hinsichtlich des operativen Vorgehens kann man 3 grundsätzlich verschiedene Verfahren unterscheiden.

Darstellung des Verlaufes des Nervengefäßbündels durch einen supraklavikulären Zugang. Bei diesem Verfahren wird von supraklavikulär her der Verlauf des Nervengefäßbündels dargestellt, und es werden systematisch die einzelnen Möglichkeiten der Kompression aufgesucht (Veränderungen der Skalenusmuskulatur, Vorhandensein einer kurzen oder langen Halsrippe mit einem entsprechenden fibrösen Band, verstärkte Faserzüge der Membrana suprapleuralis (Sibschon-Faszie) bzw. des Lig. transverso costale) (605). Auch die Möglichkeit einer Kompression durch den M. pectoralis minor (bei Hyperabduktionssyndrom) wird beachtet. Sofern den Truncus inferior – meist von hinten und unten – einengende Gebilde entfernt werden können, ist damit eine wirksame Entlastung geschaffen und die Entfernung der 1. Rippe überflüssig. In den letzten Jahren wird allerdings von verschiedener Seite eine zusätzliche vordere und mittlere Skalenektomie empfohlen (6; 190). Sofern eine begleitende ausgeprägte Subklaviastenose besteht, kann diese in unmittelbarem Anschluß an die Plexusdekompression mittels Endarterektomie angegangen werden. Nervale Komplikationsmöglichkeiten betreffen den Armplexus sowie die Nn. phrenicus, thoracicus longus und recurrens (90).

Demgegenüber steht die Resektion der 1. Rippe durch einen transaxillären Zugang (335, 970). Es handelt sich dabei um eine Operation in der Tiefe. Der proximale Plexus brachialis ist nicht gut zu übersehen, eine Halsrippe ist schwer zu entfernen, und der Spinalnerv Th1 ist gefährdet. Plexus-brachialis-Läsionen im Rahmen dieses Zuganges sind beschrieben (704). Die kritischen Stimmen gegenüber der Resektion der 1. Rippe mehren sich (949), und die Ergebnisse der Operationen überhaupt werden zunehmend als enttäuschend bezeichnet (344).

Ferner kann der proximale untere Plexus und die gelenkige Verbindung der 1. Rippe durch den hinteren subskapulären Zugang gut dargestellt werden (197, 288). Über das Auftreten von schweren Schmerzsyndromen nach Thoracic-outlet-Syndromoperationen wird nur selten berichtet. Ich (H.M.) konnte mehrere solcher Fälle beobachten, die auf S. 72 näher beschrieben werden. Beim echten kostoklavikulären Syndrom (s. unten) ist die Resektion der 1. Rippe die Methode der Wahl. In einem Fall mußten wir, nachdem einige Jahre später ein Rezidiv aufgetreten war, die 2. Rippe resezieren, um Beschwerdefreiheit zu erzielen.

■ Kostoklavikuläres Syndrom

Pathogenese

Als kostoklavikuläres Syndrom wird eine Kompression des Armplexus sowie der A. und V. axillaris im Raum zwischen der 1. Rippe und der Klavikula bezeichnet (Abb. 6.**12**). Normalerweise ist für den Gefäß-Nerven-Strang hier reichlich Platz vorhanden. Selten einmal und dann meist bei Individuen mit *hängenden Schultern* oder bei einer *deformierten 1. Rippe* (beispielsweise bei thorakaler Skoliose) kann es zu Kompressionserscheinungen kommen. Bei manchen Fällen von Rucksacklähmung spielt dieses Moment mit eine Rolle. Manche Individuen, besonders oft Frauen, haben konstitutionell hängende Schultern, einen langen schlanken Hals, und in seitlichen Röntgenbildern der Halswirbelsäule ist der 2. Thorakalwirbel sichtbar. Diese leiden oft an Zervikobrachialgien und man hat vom „*Droopy shoulder syndrome*" gesprochen (1179). Durch *Tiefertreten der Schulter im Alter* und durch Erweiterung der Thoraxapertur beim chronischen Emphysem wird dem Zustand Vorschub geleistet. Auch nach Lähmungen im Bereich des Schultergürtels ist die Gefahr einer kostoklavikulären Kompression erhöht. Häufiger sind solche Erscheinungen bei einer *Deformität der Klavikula,* die z.B. nach Fraktur in schlechter Stellung oder mit starker Kallusbildung geheilt ist. Dabei kommt es nur ausnahmsweise bereits Tage oder Wochen nach dem Trauma zur Ausbildung neurologischer Ausfallserscheinungen. Häufiger entwickelt sich ein chronisches Kompressionssyndrom Monate oder Jahre später infolge einer überschießenden Kallusbildung, eines sekundären Aneurysma oder einer das neurovaskuläre Bündel konstringierenden Narbenbildung (253). Die meist operative Therapie besteht abhängig von der Pathogenese in einer Abmeißelung des Kallus, einer Korrektur der Gefäßveränderungen bzw. einer Dekompression der neurovaskulären Strukturen durch Entfernung des umgebenden Narbengewebes (253). Es ist auch schon eine *Hypertrophie des M. subclavius* für ein kostoklavikuläres Syndrom verantwortlich gemacht worden.

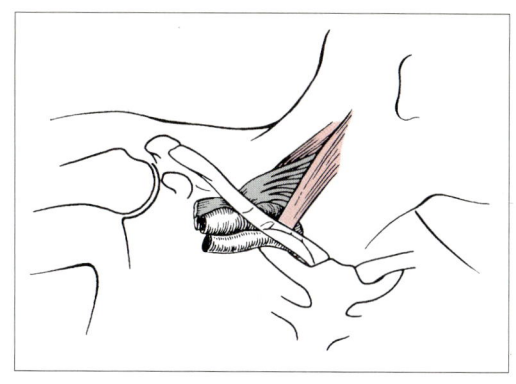

Abb. 6.**12** Kostoklavikuläre Kompression des Gefäß-Nerven-Stranges.

Klinik

Subjektive Symptome. Die Patienten klagen beim Belasten des hängenden Armes über ähnliche Beschwerden, wie sie weiter oben beim Skalenussyndrom geschildert worden sind. Außerdem können sich Zeichen einer venösen Stauung bei Behinderung des Rückflusses durch die V. subclavia hinzugesellen.

Objektive Ausfälle. Am Arm entsprechen diese wiederum einer unteren Armplexusparese. Manchmal treten auch Zeichen einer Läsion anderer Anteile des Armplexus hinzu, namentlich wenn ein abnormer Kallus an der Klavikula vorliegt. Eine Kompression der A. subclavia kann zu der bereits oben geschilderten Symptomatik führen. Man kann diesen letzteren Faktor wie folgt *testen:* Der Patient preßt aktiv die Schultern stark nach hinten und unten, wie bei einer übertriebenen militärischen Achtungstellung, während der Untersucher den Radialispuls palpiert und in der Supraklavikulargrube auskultiert (s. Abb. 81c). Der kostoklavikuläre Raum wird ebenfalls eingeengt, wenn der gestreckte Arm des Patienten passiv aus der Horizontalen nach hinten gedrängt wird oder wenn am stehenden Patienten vom Untersucher auf die möglichst locker gehaltene Schulter ein starker Zug nach hinten und unten ausgeübt wird. Es muß allerdings hervorgehoben werden, daß hierbei der Puls auch bei völlig beschwerdefreien Individuen verschwinden kann. Telford u. Mottershead beobachteten bei 64 % der Normalpersonen eine Veränderung des Radialispulses bei diesem Manöver, bei etwa 1/4 der Untersuchten sogar ein völliges Verschwinden desselben. In gewissen Fällen wird bei Verschluß der V. subclavia im kostoklavikulären Raum eine Kompression dieses Gefäßes durch den M. subclavius postuliert.

Therapie

Diese ist wiederum abhängig von Art und Intensität der Beschwerden und kann von der *Ruhigstellung* und der *Schultergürtelgymnastik* bis zur *operativen Abmeißelung* eines Kallus an der Klavikula oder zur Teilresektion der 1. Rippe gehen. Sub operationem soll der Chirurg sich durch Einführen eines Fingers in den kostoklavikulären Raum bei verschiedenen Armstellungen überzeugen, ob eine Kompression an dieser Stelle stattfindet oder nicht. Falconer u. Li erreichten in

Hyperabduktionssyndrom (Wright)

Pathogenese

Das Hyperabduktionssyndrom ist ein selteneres Kompressionssyndrom am Schultergürtel. Der distale Armplexus gelangt zusammen mit der A. und V. subclavia unter dem M. pectoralis minor und seinem Ansatz am Korakoid hindurch in die Axilla. Wenn der gestreckte Arm passiv in maximaler Elevationsstellung gleichzeitig stark nach hinten gebracht wird, so wird dadurch der Gefäß-Nerven-Strang unter dem Hypomochlion des Pektoralisansatzes und des Korakoids angespannt und komprimiert (Abb. 6.**13**).

Klinik

Subjektive Beschwerden. Diese bestehen in Parästhesien, Einschlafen der Hände und Raynaud-Erscheinungen der Finger, die vor allem beim Schlafen mit über dem Kopf eleviertem Arm auftreten. Aber auch bei gewissen beruflichen Verrichtungen kann eine derartige länger dauernde abnorme Armstellung notwendig werden und zu Beschwerden Anlaß geben.

Objektive Ausfallserscheinungen. Solche finden sich in der Regel nicht, da die auftretenden Beschwerden meist bald – auch im Schlaf – zur Korrektur der abnormen Stellung führen. Im Rahmen der klinischen Untersuchung achte man beim *Hyperabduktionsmanöver* (s. Abb. 81d) auf das Auftreten von Parästhesien und auf das Verschwinden des Radialispulses sowie auf allfällige Stenosegeräusche. Das Resultat ist allerdings manchmal erst positiv, wenn der Patient diesen Test aktiv ausführt, da hierdurch die Muskeln des Schultergürtels angespannt werden. Es darf jedoch nicht vergessen werden, daß das oben erwähnte Manöver auch eine Einengung des kostoklavikulären Raumes bewirkt. Dies läßt sich z.B. durch eine Gefäßdarstellung nachweisen (Abb. 6.**14**). In derartigen Fällen beseitigt eine Resektion der ersten Rippe die Beschwerden. Eine bloße Amplitudenverminderung des Radialispulses findet sich

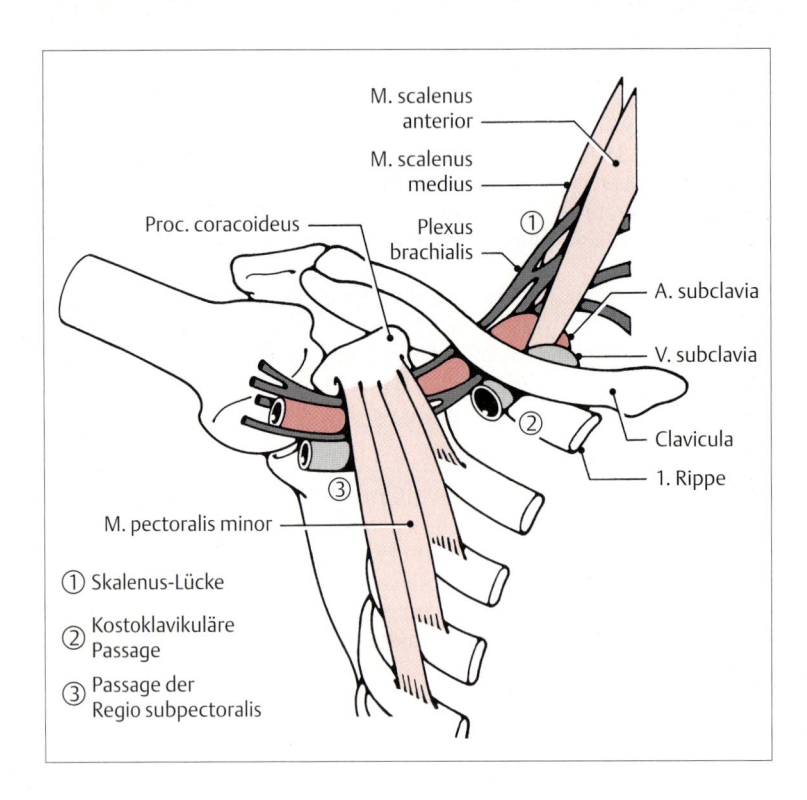

Abb. 6.**13** Engpässe im Schulterbereich, in welchen eine neurovaskuläre Kompression stattfinden kann.

① Skalenus-Lücke
② Kostoklavikuläre Passage
③ Passage der Regio subpectoralis

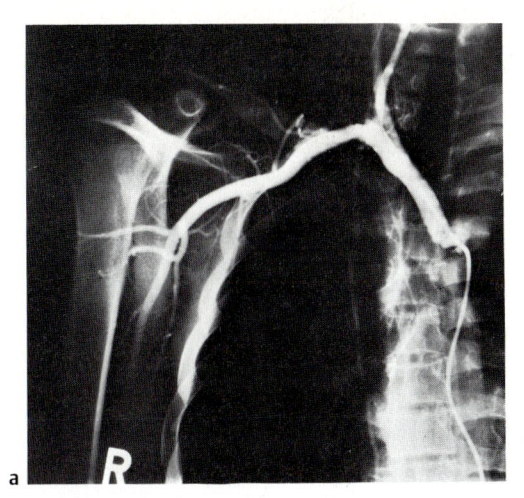

Abb. 6.**14a** u. **b**   24jähriger Patient mit den Zeichen einer Läsion des unteren Armplexus rechts bei Kostoklavikulärsyndrom.

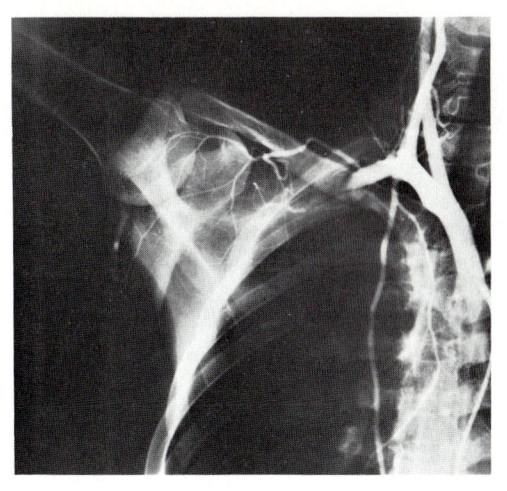

a Brachialisarteriogramm in Normalhaltung mit freier Passage des Kontrastmittels.
b Bei erhobenem Arm wird die A. subclavia zwischen Klavikula und erster Rippe komprimiert.

bei etwa 68 % der Normalen, so daß dieser Test sehr kritisch und nur zusammen mit den übrigen Befunden und Beschwerden bewertet werden darf. Der Name dieses Syndroms sollte übrigens treffender „Hyperelevationssyndrom" lauten.

Therapie

Diese ist selten nötig, es sei denn die Verhinderung der abnormen Schlafstellung z.B. durch Fixation des Armes durch eine Schlinge am Bein oder an den Bettdecken. Bei schweren Fällen des Hyperabduktionssyndroms (Hyperelevationssyndrom) bringt die Desinsertion des M. pectoralis minor Beschwerdefreiheit.

Tumoren des Armplexus

■ Primäre Tumoren

Der häufigste Primärtumor des Armplexus ist das Neurinom (Schwannom), das in der Regel isoliert, selten im Rahmen einer Neurofibromatosis von Recklinghausen auftritt. An Symptomen bestehen über lange Zeit ausschließlich in den Arm ausstrahlende Schmerzen und Parästhesien, die teilweise durch Palpation der Geschwulst in der Supraklavikulargrube auslösbar sind. Erst in späteren Stadien resultieren langsam progrediente sensomotorische Ausfallserscheinungen im Versorgungsareal des betroffenen Faszikels.

Der radiologische Nachweis gelingt in der Regel durch die CT oder MRT der Supraklavikularregion in Kombination mit Kontrastmittelgabe (94, 1207). Bei einer Lokalisation im unteren Primärstrang ist die Verwechslung mit Lungenspitzentumoren möglich (502).

Erfolgt die operative Entfernung eines Neurinoms in einem frühen Stadium und unter mikrochirurgischen Bedingungen, lassen sich in der Regel zusätzliche operationsbedingte sensomotorische Ausfallserscheinungen vermeiden (564).

Bösartige Primärtumoren des Armplexus sind selten. Zu nennen sind einerseits maligne Schwannome, andererseits strahleninduzierte Neubildungen wie Neurosarkome und Histiozytome, die sich viele Jahre nach einer Radiotherapie entwickeln können (88, 415).

■ Metastatische Armplexustumoren (Pancoast-Syndrom)

Eine Infiltration des Armplexus durch benachbarte oder entfernt liegende metastasierende Malignome, erfolgt am häufigsten durch einen Pancoast-Tumor, so daß das resultierende Krankheitsbild auch als Pancoast-Syndrom bezeichnet wurde. Der Pancoast-Tumor ist ein oft in der Lungenspitze wachsendes polymorphzelliges Lungenkarzinom, welches infiltrativ in die Umgebung einwächst (Abb. 6.**15**). Weitere häufigere Ursachen einer Tumorinfiltration des Armplexus

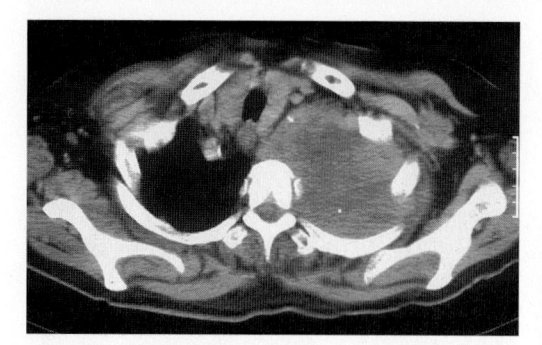

Abb. 6.15 Pancoast-Tumor der linken Lungenspitze im CT.

sind Mammakarzinome und Bronchialkarzinome; seltener sind teils direkt, teils über Lungenmetastasen sich ausbreitende Absiedlungen bei Malignomen von Schilddrüse, Ösophagus, Larynx, Pankreas, Kolon, Blase, Hoden sowie bei Lymphomen und Melanomen (577). Relativ häufig sind solche Tumorinfiltrationen des Armplexus kombiniert mit paravertebralen und epiduralen Tumorausbreitungen, mit Affektion einzelner oder mehrerer Zervikal- und Thorakalwurzeln (524). Infolge der gut ausgebildeten Blut-Nerven-Schranke, kommen intraneurale Absiedlungen nur gelegentlich vor und sind besonders schwer zu diagnostizieren (715).

Die Symptomatik besteht initial in meist heftigen Schmerzen, die am häufigsten das sensible Versorgungsareal des unteren Primärstrangs, das heißt die Ulnarseite des Arms und der Hand betreffen. Infolge der häufigen Einbeziehung des Halsgrenzstrangs können eine Anhidrose der Hand sowie ein Horner-Syndrom monatelang vorausgehen. Im weiteren Verlauf gesellen sich meist rasch progrediente Lähmungen hinzu, die wiederum meist das Versorgungsareal des unteren Primärstrangs, das heißt die Hand- und Unterarmmuskulatur betreffen (Abb. 6.16) (576).

Bei der radiologischen Abklärung metastatischer Armplexustumoren stellt die Magnetresonanztomographie (MRT) die sensitivste Methode dar und erlaubt in etwa 4/5 aller Fälle den Nachweis von Tumorgewebe (94). Besonders bei zusätzlicher epiduraler Tumorinfiltration kommen auch Arrosionen der benachbarten Wirbelkörperanteile vor, die am besten computertomographisch sichtbar sind.

Ungewöhnliche Ursachen eines „Pancoast-Syndroms" bestehen in entzündlichen Lungenspitzen-Prozeßen (373) sowie in einer lymphomatoiden Granulomatose (280). Bevor ein nicht kausal therapierbares Malignom angenommen wird, sollte deshalb auch an solche seltenen ursächlichen Möglichkeiten gedacht werden.

Die Behandlung metastatischer Armplexusinfiltrationen ist palliativ und besteht je nach Art

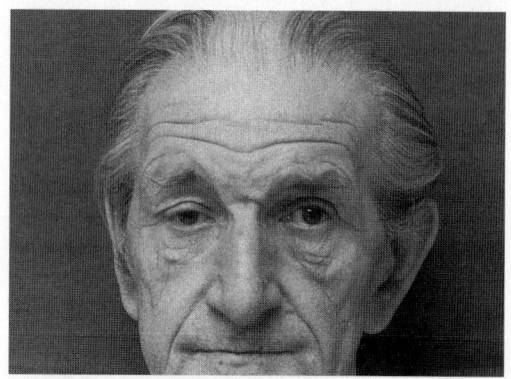

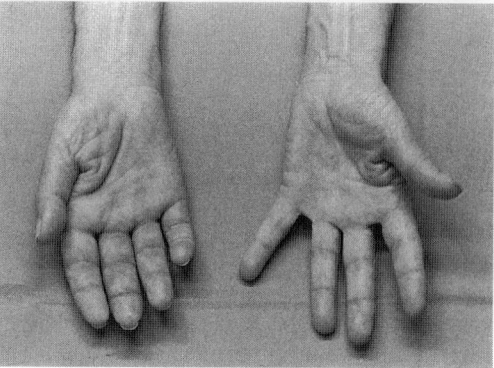

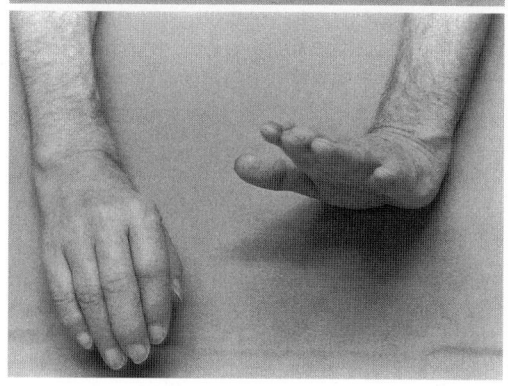

Abb. 6.16a–c 68jähriger Patient mit einem rechtsseitigen Pancoast-Tumor.
a Hornersyndrom rechts.
b Atrophie der kleinen Handmuskeln rechts, im besonderen des Thenars.
c Parese der Hand- und Fingerstrecker am Vorderarm rechts.

des Primärtumors in Bestrahlung und/oder Chemotherapie. In jedem Fall ist eine effektive Behandlung der quälenden Schmerzen indiziert, wobei in der Regel Opiate eingesetzt werden müssen (z.B. 10–60 mg eines retardierten Morphinpräparates in 6–8stündigen Intervallen).

Entzündlich-allergische Amplexusläsionen

■ Neuralgische Schulteramyotrophie

Pathogenese

Nach Serumgaben, Impfungen und Infektionskrankheiten vorkommende entzündliche Reaktionen des peripheren Nervensystems, sind am häufigsten im Armplexus bzw. in einzelnen hiervon abzweigenden Nerven des Schultergürtels lokalisiert. Man spricht in diesen Fällen von einer serogenetischen, postvakzinalen bzw. postinfektiösen Armplexusneuritis. Wesentlich häufiger ist eine kryptogenetische Armplexusneuropathie, deren klinisches Bild mit den o.g. Formen identisch ist, so daß der Rückschluß auf eine entzündliche bzw. immunologische Genese (1162) auch dieser Form gerechtfertigt ist. Die geläufigste Bezeichnung für dieses Krankheitsbild – neuralgische Schulteramyotrophie – umfaßt eine Beschreibung der beiden wichtigsten Einzelsymptome, nämlich Schmerz und atrophische Paresen (1227), darf aber nicht zu dem Trugschluß verleiten, daß diese Symptome obligat sind. Der gleichfalls gebräuchliche Terminus Armplexusneuritis ist gleichfalls nicht optimal, da sich die entzündlichen Veränderungen wohl häufig nicht im Armplexus selbst, sondern in einzelnen oder mehreren davon abzweigenden Nerven abspielen. Etwas umständlich aber sachlich korrekt wäre die diagnostische Bezeichnung ‚Schwerpunktneuritis mit Befall des N. … (bzw. der Nn …)'. Die Inzidenz wurde in Rochester/Minnesota mit 1,64 jährlichen Fällen auf 100000 Einwohner angegeben (61).

Klinik

Das Initialsymptom der neuralgischen Schulteramyotrophie ist in den meisten Fällen der Schmerz, der typischerweise in der Schulter und Oberarmaußenseite lokalisiert ist und häufig besonders nachts ein quälendes Ausmaß annimmt. Bei dem selteneren ausschließlichen oder zusätzlichen Betroffensein unterer Armplexusanteile (bzw. davon abzweigender Nerven) werden auch im Hand- und Unterarmbereich gelegene Schmerzen angegeben. In manchen Fällen fehlen initiale Schmerzen, besonders wenn bevorzugt rein motorische Nerven – wie die Nn. thoracicus longus und suprascapularis – betroffen sind (315). Der Schmerz dauert in heftiger Form einige Tage bis wenige Wochen an, um dann allmählich abzuklingen. Länger andauernde Schmerzen sind ebenso wie nach schmerzlosem Beginn sekundär hinzutretende Schmerzen, meist auf eine Fehlbelastung der Schultergelenke bei Paresen im Schultergürtel zurückzuführen (784, 1214).

Stunden bis Tage nach dem Auftreten der Schmerzen – selten auch als Initialsymptom – entwickeln sich Lähmungen, deren Ausmaß oft erst nach Besserung der Schmerzen exakt ermittelt werden kann, da die Muskelfunktionsprüfung initial durch eine Schmerzschonung erschwert ist. Das Ausmaß und die Verteilung der Lähmungen sind recht variabel und reichen von der leichten Schwäche eines einzelnen Muskels – z.B. des M. serratus anterior mit Scapula alata - (1277) bis zu einer ausgeprägten globalen Armplexuslähmung (1215). In seltenen Fällen betreffen die Ausfälle ausschließlich oder zusätzlich den Plexus cervicalis, z.B. in Form einer Accessorius- oder besonders Phrenikusparese (680). Auch sind isolierte Lähmungen von seiten des N. interosseus anterior oder des N. radialis – besonders dessen R. profundus – (418) bekannt, ebenso anderer isolierter peripherer Nerven (1077). Eine Mitbeteiligung von Hirnnerven ist selten, wobei am ehesten der N. recurrens betroffen ist (125, 155). Sensibilitätsstörungen bestehen nur bei etwa 1/4 der Patienten; am häufigsten ist das Versorgungsareal des N. axillaris, seltener das des N. musculo-cutaneus betroffen.

Die neurologischen Ausfallserscheinungen sind in der Mehrzahl der Fälle einseitig und häufiger an der rechten oberen Extremität. Bei etwa 1/4 der Patienten findet sich ein beiderseitiger Befall mit meist asymmetrischer Ausprägung, wobei auch dann die rechte obere Gliedmasse häufiger befallen ist (Abb. **6.17**) (61, 784). Betroffen sind meist Personen im jüngeren oder mittleren Erwachsenenalter mit einem Überwiegen des männlichen Geschlechts, jedoch können auch Kinder erkranken (290).

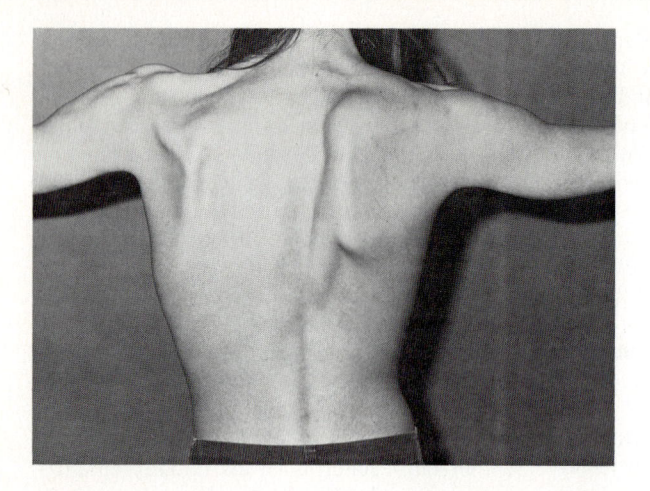

Abb. 6.**17** Beidseitige neuralgische Schulteramyotrophie. Rechtsbetonte Parese der Schultergürtelmuskulatur bei einem 21jährigen Mann.

Zusatzuntersuchungen

Der Liquor ist in der Regel normal, wobei in typischen Fällen auf eine Lumbalpunktion verzichtet werden kann. Elektromyographisch zeigt sich 2–3 Wochen nach dem Auftreten der Paresen in den betroffenen Muskeln meist eine Denervierungsaktivität (Fibrillationen und steile positive Wellen) in Kombination mit einer unterschiedlich schweren Lichtung des Aktivitätsmusters bei Maximalinnervation. Die paravertebrale Muskulatur ist in der Regel ausgespart, was bei der differentialdiagnostischen Abgrenzung gegenüber radikulären Läsionen hilfreich sein kann. Ebenso bleiben die motorischen Nervenleitgeschwindigkeiten der Armnerven und die Überleitungszeiten vom Erb-Punkt zu den einzelnen Muskeln des Schultergürtels in der Regel normal. In Abhängigkeit von der Schwere der Axondegeneration resultiert jedoch eine Erniedrigung des motorischen Antwortpotentials bis hin zu dessen Ausfall, wobei der Grad der Amplitudenminderung als prognostisches Kriterium angesehen werden kann.

Verlauf

Dieser ist in den meisten Fällen günstig und es kommt innerhalb einiger Wochen zu einer Besserung der Schmerzen und innerhalb einiger Monate zu einer allmählichen Rückbildung der Lähmungen. Nach 2 Jahren sind die Paresen bei etwa 3/4 der Patienten vollständig, in den übrigen Fällen meist wenigstens partiell zurückgebildet (1215). Funktionsbehindernde Restlähmungen kommen besonders beim gelegentlichen Mitbetroffensein unterer Armplexusanteile vor; jedoch sahen wir auch ausgeprägte Restlähmungen von seiten einzelner Schultergürtelmuskeln mit entsprechender Funktionseinschränkung und hiermit kombinierten belastungsabhängigen persistierenden Schulterschmerzen. Rückfälle sind selten und verlaufen in der Regel weniger schwer (1227).

Therapie

In der Initialphase erfolgen eine Schonung des erkrankten Armes, lokale Eis- oder Wärmeanwendung und Verabreichung von Analgetika. Eine Schultergelenkskontraktur muß durch mehrmals täglich vorzunehmendes passives Durchbewegen und entsprechende Lagerung vermieden werden. Sobald die Schmerzen eine aktive Übungsbehandlung zulassen, wird mit Krankengymnastik und Übungen im Bewegungsbad begonnen.

■ Sonderformen entzündlicher Armplexusaffektionen

Parainfektiöse-, postvakzinale- und serogenetische Neuritis

Nach Serumgaben, Impfungen und im Zusammenhang mit akuten Infektionskrankheiten können sich Symptome einstellen, die identisch sind mit denen der neuralgischen Schulteramyotrophie, was eine gemeinsame immunologische Genese nahelegt (1262).

Die serogenetischen Fälle treten bevorzugt nach Gabe heterologer Antiseren (vor allem Tetanus- und Diphtherie-Seren) auf, die postvakzinalen unter anderem nach Impfungen gegen Typhus, Paratyphus, Tollwut und Pocken, wobei pathogenetisch an eine Immunkomplexvaskulitis gedacht wird (815). Auch nach Bluttransfusionen und Fischzellentherapie wurden analoge Erkrankungen beschrieben.

An zugrundeliegenden Infektionskrankheiten sind Salmonellosen, Zytomegalie, infektiöse Mononukleose, Toxoplasmose und Schistosomiasis zu nennen, jedoch kann die Symptomatik auch im Zusammenhang mit unspezifischen katarrhalischen oder gastrointestinalen Infekten auftreten (27; 75; 289; 669; 691; 815; 983). Die ersten Symptome entwickeln sich 1–3 Wochen postvakzinal bzw. postinfektiös mit einem Häufigkeitsgipfel um den 8.–10. Tag, nachdem vielfach Allgemeinreaktionen wie Fieber, allgemeines Krankheitsgefühl oder Gelenkschmerzen vorausgegangen sind.

Bei einer epidemisch auftretenden Erkrankung (epidemische Armplexusneuritis), die mit einer Virusinfektion (Influenza) in Verbindung gebracht wird, stehen Schmerzen und vasomotorische Störungen im Vordergrund, und es entwickeln sich bei ca. 10 % der Betroffenen Rückfälle.

Postoperativ aufgetretene Paresen im Ulnarisgebiet wurden ebenfalls beschrieben und aufgrund der somatosensiblen evozierten Potentiale auf den Armplexus bezogen.

Plexusneuropathie bei Heroinabhängigkeit

Nach intravenöser Applikation von Heroin – ausnahmsweise auch nach intranasaler Verabreichung – können sich akute Arm- und Beinplexusläsionen mit Schmerzen und sensomotorischen Ausfällen entwickeln, wobei es fraglich ist, ob toxische oder allergische Mechanismen für die Schädigung verantwortlich sind; außer dem Heroin selbst ist auch eine pathogenetische Bedeutung von Verunreinigungen denkbar (252; 332). Elektrophysiologische Beobachtungen im Frühstadium mit dem Nachweis von Leitungsblöcken lassen auch an eine lokale ischämische Läsion peripherer Nervenstämme denken (13). Auch immunologische Mechanismen werden erwogen (732). An Begleitsymptomen können Fieber, Leukozytose und – teilweise ausgeprägte – CK-Erhöhungen vorkommen (732). Die Prognose ist bei Vermeidung weiterer Heroingaben meist günstig (332). Differentialdiagnostisch müssen lagerungsbedingte Nervenläsionen z.T. in Kombination mit Weichteilnekrosen und Rhabdomyolyse abgegrenzt werden (1142).

Hereditäre Neuritis mit Bevorzugung des Armplexus

Bei dieser Unterform treten bei verschiedenen Mitgliedern einer Familie akute Armschmerzen mit wechselnd ausgeprägten sensomotorischen Ausfällen auf, wobei wie bei der neuralgischen Schulteramyotrophie auch nur einzelne Schultergürtelnerven betroffen sein können (887). Alternativ wird das Erkrankungsbild als „hereditäre neuralgische Amyotrophie" (26, 1201), „familiäre Armplexusneuropathie" oder „hereditäre Armplexus-Neuropathie" (125) bezeichnet. Die Erstmanifestation der Erkrankung erfolgt meist vor dem 20. Lebensjahr, wobei im Lauf des Lebens selten mehr als 4 Schübe auftreten und mit zunehmendem Alter immer unwahrscheinlicher werden. Die Rückbildungstendenz der sensomotorischen Ausfallserscheinungen ist gut. Gelegentlich ist eine Kombination mit meist weniger ausgeprägten Läsionen des Beinplexus oder kaudaler Hirnnerven zu beobachten.

Bei diesem Krankheitsbild scheint eine autosomal dominante Vererbung vorzuliegen. Der Genlokus ist auf dem distalen 17q Chromosom (873). In der Suralisbiopsie wurde eine verminderte Zahl myelinisierter Fasern beschrieben. Außerdem sollen die Nervenstämme dieser Patienten besonders empfindlich gegenüber Ischämie reagieren (125; 26). Genetisch ist die Erkrankung von der hereditären Neuropathie mit Neigung zu Druckläsionen klar zu unterscheiden (183). Andererseits wurde auch eine Familie beschrieben, in welcher eine Kombination mit rezidivierender multifokaler sensorischer Neuropathie (Wartenbergs migrierende Neuropathie) vorlag (1203).

Rezidivierende und teilweise familiär auftretende Neuritiden mit sensomotorischen Ausfällen, jedoch ohne Schmerzen kommen auch bei der *tomakulösen Neuropathie* vor, bei der anamnestisch bzw. aufgrund des klinischen oder elektroneurographischen Untersuchungsbefundes eine Mitbeteiligung weiterer Nerven nachweisbar ist (1075; 907).

Radiogene Armplexusparese

Ursachen

Der Armplexus kann bei Bestrahlung der unteren Halspartie, der Supraklavikulargrube und der

Achselhöhle eine Schädigung erfahren. Weitaus am häufigsten entwickeln sich radiogene Armplexusläsionen nach therapeutischer oder prophylaktischer Bestrahlung der regionalen Lymphknoten beim Mammakarzinom, Morbus Hodgkin, Melanom, Germinoblastom, Chondrom sowie von Schweißdrüsenabszessen (1110; 1202; 1134).

Häufigkeit

Die Häufigkeit radiogener Armplexusläsionen steht in Abhängigkeit von Gesamtdosis, Fraktionierung, Bestrahlungszeitraum, Feldgröße und Bestrahlungsart. Auf die sich hieraus ergebenden kritischen Dosen und die Pathogenese wurde bereits weiter oben eingegangen (S. 116). Ergänzend ist anzumerken, daß sich das Risiko einer Strahlenspätschädigung vergrößert, sofern außer der Strahlentherapie auch eine Chemotherapie durchgeführt wurde (846).

Die Toleranzdosis des Armplexus wird auf 1500–1700 ret geschätzt. In der Praxis kann man davon ausgehen, daß eine in 3–5 Fraktionen wöchentlich über einen Zeitraum von 30–35 Tagen applizierte Plexusherddosis von 50 Gy mit keinem größeren Risiko behaftet ist. Allerdings konnten wir wiederholt gesicherte radiogene Armplexusläsionen bei einer nominalen Standarddosis von <1500 ret beobachten. Hierfür sind vermutlich eine Überschneidung von Bestrahlungsfeldern und die negative Wirkung einer Streustrahlung verantwortlich. Außerdem wird bei der Berechnung der Plexusherddosis allgemein davon ausgegangen, daß dieser 4–5 cm unter der Hautoberfläche liegt, während eigene Messungen eine beträchtliche Variationsbreite mit Minimalwerten von 1,7 cm supraklavikulär ergaben, was eine Mehrbelastung des Armplexus von bis zu 15 % bedeutet.

Klinik

Die Symptomatik besteht initial in Parästhesien und in knapp der Hälfte der Fälle Schmerzen. Die Schmerzintensität erreicht meist allmählich ein stärkeres Ausmaß, um oft mit fortschreitenden Ausfallserscheinungen wieder nachzulassen. Auffallend häufig sind motorische Reizerscheinungen in Form von faszikulären Zuckungen oder feinen Myoklonien. Im weiteren Verlauf finden sich langsam progrediente Paresen, die entweder an der Hand oder im Schultergürtel-Oberarm-Bereich beginnen. Parallel dazu entwickeln sich sensible und häufig vegetativ-trophische Störungen. In fortgeschrittenen Fällen ist die Gebrauchsfähigkeit des Armes durch Paresen, Stereoanästhesie und sekundär hinzutretende Kontrakturen hochgradig beeinträchtigt.

Der Verteilungstyp der Lähmungen ist unterschiedlich, wobei initial etwa gleichhäufig untere und obere Armplexusanteile betroffen sind, während am Ende des Beobachtungszeitraums häufig der gesamte Armplexus einbezogen ist (1202; 1134).

Diagnostik

Diagnostisch wichtig sind radiogene Veränderungen an benachbarten Strukturen. Nach konventioneller Röntgenbestrahlung imponieren im Bestrahlungsgebiet gelegene Hautveränderungen, während nach Hochvolttherapie besonders subkutane Gewebsindurationen vorkommen. Etwa 2/3 der Patienten weisen ein Lymphödem auf, das die Muskelatrophien verdeckt. Osteoradionekrosen betreffen die Klavikula, den Humerus oder die oberen Rippen und führen zu Verwechslungen mit Knochenmetastasen. Schließlich finden sich Strahlenfibrosen der Lunge und des Mediastinums, Pleuraverwachsungen, fibröse Peri- und Myokarditiden sowie Epithelveränderungen an Ösophagus und Trachea. Strahlenfolgen an den großen Arterien reichen bis hin zu Gefäßverschlüssen an den Hals- und Koronararterien.

Die Diagnose einer radiogenen Armplexusläsion kann dann gestellt werden, wenn Bestrahlungsfeld und Läsionsort übereinstimmen, die Latenzzeit länger als 4–6 Monate beträgt und sich auch im weiteren Verlauf keine Hinweise auf ein Tumorrezidiv ergeben. Gestützt wird die Diagnose durch die elektromyographische Registrierung repetitiver Serienentladungen (myokymic discharges) (1129; 327) und den Nachweis radiogener Begleitfolgen an Haut, Lunge, Knochen und Gefäßen. Die Überschreitung der Toleranzdosis des Armplexus ist aus den oben diskutierten Gründen keine absolute Vorbedingung.

Latenz zwischen Bestrahlung und Manifestation. Diese variiert zwischen 4 Monaten und 26 Jahren, wobei ca. 2/3 aller Fälle innerhalb der ersten 3–4 Jahre nach Abschluß der Bestrahlung beginnen. Im eigenen Patientengut trat bei 14 % ein Stillstand der zunächst progredienten neurologischen Ausfallserscheinungen ein, und zwar ausschließlich innerhalb der ersten beiden Jahre. Eine Rückbildung bereits manifester Ausfallsymptome wurde in keinem Fall beobachtet. Bei den meisten Patienten schreitet die Symptomatik unaufhaltsam fort, wobei die Progredienz in knapp der Hälfte der Fälle rasch, ansonsten langsam bis mäßig schnell erfolgt. Bezüglich Schmerzen, Parästhesien und motorischen Reizerscheinungen ist eine Rückbildung möglich, wobei diese in der Regel mit einer Zunahme der sensomotorischen Ausfälle einher geht.

Differentialdiagnose

Die wichtigste Differentialdiagnose ist die durch Tumorinfiltration bedingte Armplexusläsion. Hierauf verdächtig ist ein Beginn der neurologischen Symptomatik außerhalb des Häufigkeitsgipfels radiogener Spätlähmungen, das heißt vor Ablauf von 6 Monaten bzw. nach Ablauf von 3 Jahren nach Beendigung der Strahlentherapie. Weiterhin sprechen für diese Annahme starke Schmerzen, eine rasche Progredienz trotz später Manifestation, ein begleitendes Horner-Syndrom sowie der Beginn eines Lymphödems später als 3 Jahre nach Abschluß der Bestrahlung. Von tumorbedingten Armplexusparesen sind initial meist ausschließlich untere Armplexusanteile betroffen. CT- und MRT-Untersuchungen der oberen Thoraxapertur sind in der Regel nicht geeignet die Differentialdiagnose zwischen radiogener Spätlähmung und Tumorinfiltration zu stellen (1207).

Therapie

Die Therapie der radiogenen Armplexuslähmung muß sich auf Krankengymnastik sowie gegebenenfalls manuelle Lymphdrainage und Schmerztherapie beschränken. Ob eine orale Antikoagulation zur Beeinflussung der Strahlenvaskulopathie sinnvoll ist, muß sich erst noch herausstellen.

Operative Behandlung der Armplexusparesen nach Röntgenbestrahlung. Die Schädigung peripherer Nerven durch ionisierende Strahlen führt zu Funktionsverlust und zur Entwicklung von Schmerzsyndromen. Die Regenerationsfähigkeit der peripheren Nerven ist sehr schwer beeinträchtigt (1110). Solche Strahlenveränderungen werden nach Bestrahlung wegen Lymphogranulomatose Hodgkin bzw. im Rahmen der Strahlenbehandlung eines Mammakarzinoms beobachtet. Es geht in erster Linie darum, das bestehende Schmerzsyndrom positiv zu beeinflussen, und für die geschädigten Nerven bessere Bedingungen zu schaffen, um die Progression des Funktionsausfalles zumindest aufzuschieben.

Bei Strahlenveränderungen durch Bestrahlung wegen Lymphogranulomatose haben wir in diesem Sinne Erfolge durch eine Neurolyse mit nachfolgender Einhüllung des betroffenen Abschnittes des Plexus brachialis mit einem subpektoralen Gleitgewebslappen erzielt.

Bei der Behandlung von Schmerzsyndromen bzw. Funktionsausfällen des Plexus brachialis in Zusammenhang mit einem Mammakarzinom sind die Verhältnisse etwas komplizierter.

Tabelle 6.9 Resultate von Neurotisationen (nerve transfers) nach traumatischen Armplexusläsionen in 81 eigenen Fällen (A.N.) (Text s. S. 231)

	Gut	Null oder unbefriedigend
N. thoracicus longus zum Fasciculus lateralis oder zum N. suprascapularis	3	2
N. accessorius zum N. suprascapularis oder Fasciculus lateralis	12	4
Interkostalnerven zu:		
– C5 oder C6	1	2
– C7	7	9
– Distalem Teil des Fasciculus lateralis oder N. musculocutaneus	13	8
– N. suprascapularis, Fasciculus posterior oder N. axillaris	7	4
– Fasciculus lateralis, N. medianus oder N. ulnaris (mot. 2 gut, 6 schlecht; Schutzsensibilität 4 gut, 4 schlecht)	3	6
Total	46 (56,7 %)	35 (43,2 %)

Der Funktionsausfall bzw. das Schmerzsyndrom können bedingt sein:

1. Durch eine **Narbenkompression** des Plexus brachialis bzw. einzelner Teile, bedingt durch die ursprüngliche Operation bzw. bedingt durch eine Fibrose in Zusammenhang mit der Strahlenbehandlung. In diesen Fällen kann die Dekompression sehr wohl eine Besserung der Ausfälle des Plexus brachialis und des Schmerzsyndroms herbeiführen. Es muß allerdings bedacht werden, daß man im strahlengeschädigten Gewebe operiert, und auch die Heilungstendenzen der Haut und des subkutanen Gewebes bei Vorliegen entsprechender Strahlenveränderungen reduziert sind. Eine solche Darstellung des Plexus brachialis sollte daher nur dann durchgeführt werden, wenn gleichzeitig ein Ersatz der geschädigten Haut durch eine entsprechende Lappenplastik durchgeführt werden kann.
2. Wenn die Veränderungen des Plexus brachialis auf die **Schädigung des Nervengewebes durch die ionisierenden Strahlen** zurückgeführt werden müssen, ist die Regenerationstendenz minimal und eine Verbesserung nicht zu erwarten. Im Gegenteil, man muß sogar damit rechnen, daß noch vorhandene Funktionen durch die Operation verlorengehen. Daran ändert auch die allfällige Einscheidung mit gut durchblutetem Weichteilgewebe, wie Omentum (203, 1231, 1232), nichts. Auch diese neueren Techniken, mit Einbettung der neurolysierten Plexusanteile in eine Verschiebeplastik, haben aufgrund eigener Erfahrungen und der Ergebnisse von Killer und Hess (554) enttäuscht. Le-Quang (622) sieht allerdings eine Operationsindikation in einem sehr frühen Stadium und glaubt durch eine selektive Neurolyse des Armplexus in Kombination mit einer gestielten Omentoplastik den weiteren Verlauf stabilisieren zu können. Kline (564) sieht nur bei unbeherrschbaren Schmerzen eine Indikation zu einem operativen Vorgehen und nimmt eine etwaige postoperative Zunahme der sensomotorischen Ausfälle in Kauf. Als Alternative hierzu wurde von Zeidman u. Mitarb. (1333) eine DREZ-Operation empfohlen.
3. **Befall von Nervenstämmen durch Tumorgewebe im Rahmen eines Rezidivs.** In diesem Fall ist die Prognose naturgemäß sehr schlecht. Die operative Freilegung ist aber trotzdem zur Klärung der Diagnose und zur Linderung der in der Regel sehr starken Schmerzen angezeigt.

Die palliative Entfernung eines Tumorrezidivs kann vorübergehend Entlastung mit Besserung der Schmerzen herbeiführen. Teile des Plexus brachialis, die von Tumorzellen infiltriert sind, werden reseziert. Der dadurch entstehende Funktionsausfall, sofern eine Funktion überhaupt noch vorhanden ist, wird entsprechend der Prognose der Grundkrankheit in Kauf genommen. Oberstes Ziel bleibt immer, die bestehenden Schmerzen zu reduzieren.

Weitere Ursachen einer Armplexusparese

■ Operative Eingriffe

Eine unmittelbare mechanische Verletzung des Plexus brachialis ist bei Eingriffen im Bereich der oberen Thoraxapertur möglich. Wichtiger sind die bei *medianer Sternotomie* im Rahmen von Herzoperationen vorkommenden Fälle, deren Häufigkeit in mehreren prospektiven Studien mit 1,39–5,5 % ermittelt wurde (617; 66). Dabei betrug die Häufigkeit in der Untersuchung von Vahl u. Mitarb. an 1000 konsekutiven Patienten 10,6 %, wenn eine Präparation der A. mammaria interna erfolgte, weniger als 1 % sofern diese unterblieb, was bereits auf die pathogenetische Bedeutung des Ausmaßes der Distraktion des Sternums hinweist (509).

In den Studien von Lederman u. Mitarb. (617) sowie Hanson u. Mitarb. (451) von Patienten mit koronarer Bypassoperation, traten 17 von 23 bzw. 17 von 26 Armplexuslähmungen ipsilateral zur Seite der Jugularvenenpunktion auf, so daß von diesen Autoren ein Nadeltrauma bzw. Hämatom als häufiger ursächlicher Faktor unterstellt wurde. Stangl u. Mitarb. fanden dagegen keine Beziehung zwischen Plexusläsion und Jugularvenenkatheterisierung, ebensowenig zur Operationsdauer und zum Geschlecht. Als weitere pathogenetische Möglichkeit wurde eine durch Aufspreizung des Thorax bedingte Fraktur der 1. Rippe mit Aufspießung und/oder Kompression des unteren Primärstrangs diskutiert. Das gleichzeitige Vorkommen einer Armplexusläsion und einer posterioren Fraktur der 1. Rippe beweist allerdings keinen Kausalzusammenhang; vielmehr kann die Aufspreizung des Thorax einerseits zu Rippenfrakturen, andererseits zu einer Traktionsschädigung des Armplexus führen. Gegen einen solchen Kausalzusammenhang sprechen die Untersuchungsergebnisse von Suzuki u. Mitarb. an 192 Patienten, bei denen 4

Armplexusparesen und 7 Frakturen der 1. Rippe vorkamen, wobei eine Kombination beider Ereignisse nur in einem Fall bestand. Unter den 22 Patienten von Benecke u. Mitarb. (66) mit Plexusschäden, wies keiner eine begleitende Rippenfraktur auf, so daß wohl eine Traktions- und/oder Kompressionsschädigung unterstellt werden kann (s. Abb. 6.**8b**).

Die Armplexusparesen nach medianer Sternotomie können sich ein- und doppelseitig manifestieren, wobei die sensomotorischen Ausfallserscheinungen sowie die häufigen begleitenden Schmerzen fast immer das Versorgungsgebiet des unteren Primärstrangs betreffen. Beim Großteil der Patienten kommt es im Laufe von 4–6 Monaten zu einer völligen oder weitgehenden Rückbildung der Symptomatik (66). Trotzdem sollten die Patienten präoperativ über dieses Risiko aufgeklärt werden.

Häufig ist die Armplexuslähmung mit einem *Horner-Syndrom* infolge begleitender Schädigung des sympathischen Grenzstrangs assoziiert, so z.B. bei 12 von 22 Patienten in der Untersuchungsreihe von Benecke und Mitarbeitern (66). Trotz guter Besserung der Plexuslähmung persistierte das Horner-Syndrom in 8 Fällen und scheint somit eine schlechtere Rückbildungstendenz zu besitzen.

Bezüglich der *Prophylaxe* ist wichtig, daß der sternale Retraktor nicht zu weit kranial eingesetzt und möglichst wenig gespreizt wird.

Seltene Ursachen einer operativen Armplexusläsion sind die thorakoskopische Sympathektomie (607), Hitzeschäden durch das Licht des Operationsmikroskops (7) sowie eine Kompressionsschädigung nach modifizierter radikaler Mastektomie mit Einsatz eines Gewebsexpanders (1096).

Nach operativen Eingriffen im Bereich der Axilla, besonders nach Ausräumung axillärer Lymphknoten im Rahmen einer Mastektomie, kann es zu Verletzungen des *N. intercostobrachialis* kommen. Die Folge sind Dysästhesien und/oder Schmerzen an der Innenrückseite des proximalen Oberarmes (566).

■ Lagerung

Armplexuslähmungen zählen zu den häufigsten lagerungsbedingten Nervenläsionen und führen häufig zu Haftpflichtansprüchen. Bei *Operationen in Trendelenburg-Lage,* resultiert durch die Aufwärtsverlagerung von Rumpf und Kopf gegen die fixierten Schultern bzw. Arme eine Dehnungsschädigung des zwischen Halswirbelsäule und Axilla bindegewebig fixierten Armplexus (967). Auch beim *Fixieren eines Armes über dem Kopf* – z.B. bei Thorakotomien – kommt es zu solchen Traktionsschäden, sofern der relaxierte Arm zu weit nach kranial gezogen wird. Am häufigsten sind allerdings die in Rückenlage bei horizontal gestelltem Operationstisch vorkommenden Lähmungen, die am jeweils ausgelagerten Arm auftreten. Dabei gilt ein Wert von 90° als kritischer *Abduktionswinkel,* jedoch kommen gelegentlich auch bei kleinerem Abduktionswinkel Plexuslähmungen vor, insbesondere bei gleichzeitiger Kopfneigung oder -wendung zur Gegenseite sowie bei gleichzeitiger Abduktion des kontralateralen Arms, wobei letzteres die kompensatorische Rumpfneigung zur Gegenseite ausschaltet. Die negativen Auswirkungen einer gleichzeitigen Abduktion beider Arme – z.B. bei bilateralen Eingriffen an der Axilla oder plastischen Operationen an den Mammae – zeigen sich an den hierbei nicht seltenen bilateralen Armplexusparesen. Das bevorzugte Betroffensein der oberen Plexusanteile sowie der davon abzweigenden Nerven, dürfte mit deren kürzeren Gesamtlänge und dem steileren Verlauf zusammenhängen, da beides die Dehnungstoleranz herabsetzt (1134).

Als lokal-dispositionelle Faktoren gelten anatomische Varianten im Bereich der oberen Thoraxapertur, wie z.B. Halsrippen und andere als Hypomochlion wirksame Anomalien. Im eigenen Patientengut spielten solche Faktoren allerdings nie eine Rolle.

In der Mehrzahl der Fälle liegt eine obere Armplexuslähmung mit Schwäche des M. deltoideus, der Aussenrotatoren im Schultergelenk und der Beugergruppe des Oberarms vor (1134). Sensible Ausfälle beschränken sich oft auf die Außenseite des Oberarms, können aber auch die Radialseite von Unterarm und Hand einbeziehen oder ganz fehlen. Sofern mittlere und untere Plexusanteile mitlädiert wurden, sind die entsprechenden Paresen der Hand- und Unterarmmuskulatur in der Regel geringer ausgeprägt und bilden sich rascher zurück. Bleibende untere Armplexuslähmungen mit Schwäche der Hand- und Fingerbeuger, der Handmuskeln sowie Sensibilitätsstörungen in der ulnaren Handpartie sind selten.

Die *Prognose* der lagerungsbedingten Armplexusparesen ist bei etwa 3/4 der Fälle günstig, mit guter Rückbildungstendenz innerhalb von

Wochen bis Monaten; bei etwa 1/4 aller Fälle bleiben funktionsbeeinträchtigende Restparesen zurück. Zur *Prophylaxe* lagerungsbedingter Armplexuslähmungen sind folgende Gesichtspunkte zu berücksichtigen: Die Trendelenburg-Lage sollte generell vermieden werden; sofern dies im Einzelfall nicht möglich ist, muß der Patient am Becken (statt an den Schultern oder Armen) fixiert werden. Die Fixierung eines Arms über dem Kopf ist riskant und sollte möglichst unterbleiben. Ist sie aus operationstechnischen Gründen unumgänglich, muß sie bei langer Operationsdauer intermittierend gelöst werden. Bei der üblichen Auslagerung eines Arms während der Narkose, darf ein Abduktionswinkel von 70–80° nicht überschritten werden. Gleichzeitig sollte der Unterarm leicht flektiert und proniert gelagert werden, und es ist darauf zu achten, daß der Kopf nicht zur Gegenseite geneigt wird, da auch dies den Zug auf den Armplexus verstärkt.

Eine gleichzeitige Abduktion beider Arme ist obsolet, wegen des deutlich erhöhten Risikos von bilateralen Armplexusparesen.

■ Spritzenschäden

Die häufigste Ursache einer Spritzenschädigung des Plexus brachialis sind *Plexusanästhesien,* wobei pathogenetisch die mechanische Schädigung nervöser Strukturen durch die Nadel meist den entscheidenden Faktor darstellt. Beim supraklavikulären Zugang sowie bei dem interskalenischen Block betreffen die Läsionen tatsächlich einzelne Anteile des Armplexus; bei der häufigeren axillären Technik handelt es sich streng genommen um Verletzungen einzelner oder mehrerer Armnerven kurz nach ihrem Abgang aus dem Armplexus (1134). Die meisten derartigen Schäden sind klinisch durch eng umschriebene sensomotorische Ausfallserscheinungen charakterisiert; ausgedehntere Läsionen sind allerdings möglich, sofern wiederholte Punktionen erfolgen (984).

Zur *Prophylaxe* eines Injektionsschadens bei Plexusanästhesie ist die Vermeidung einer intraneuralen Injektion entscheidend (386; 984). Ein ausstrahlender elektrisierender Schmerz beim Einstich der Nadel und ein sofortiges Einsetzen der Anästhesie bereits zu Beginn der Injektion, signalisieren eine intraneurale Nadelposition und erfordern eine sofortige Lagekorrektur. Blockadetechniken, die auf die Auslösung von Parästhesien abzielen, sind zu vermeiden, da sowohl beim axillaren als auch beim supraklavikularen Zugang die Beachtung der anatomischen Verhältnisse für eine sichere Anästhesie ausreicht. Bei der Stellatumblockade weisen Schmerzen und frühe anästhetische Effekte im Arm auf die inkorrekte Nadellage hin. Beim infraganglionären Zugang zur V. subclavia muß deren lateraler Anteil aufgrund der Nähe zum Armplexus vermieden werden. Für die transaxillare Arteriographie sollten kurze und dünne Katheter verwendet werden; nach dem Eingriff ist eine kräftige und bis zu 30 Minuten andauernde Kompression der Punktionsstelle durch den Untersucher notwendig, da ein effektiver Druckverband an dieser Stelle nicht angelegt werden kann.

Selbstverständlich ist die Ausbildung eines Hämatoms besonders leicht möglich bei Patienten die unter einer Antikoagulanzientherapie stehen, so daß hier Nutzen und Risiken eines Eingriffs sorgfältig abzuwägen sind. Sehr selten sind akut einsetzende Armplexusparesen ischämischer Genese, wie sie sowohl spontan bei arteriosklerotischen Gefäßprozeßen als auch im Rahmen postoperativer und posttraumatischer A. axillaris-Verschlüssen und nach Stahlentherapie vorkommen (389).

Die selteneren Armplexusparesen nach *Stellatumbockaden* betreffen vorzugsweise den mittleren Primärstrang.

Nach *transaxillärer Arteriographie* treten einerseits direkte mechanische Nervenverletzungen durch Einstich und Kathetermanipulation mit sofort einsetzenden Ausfallserscheinungen auf. Darüber hinaus kommen nach – meist mehrstündigem – freiem Intervall einsetzende Lähmungen vor, die entweder auf die Ausbildung eines Hämatoms oder auf ein Aneurysma spurium zurückgehen. Hämatome entwickeln sich innerhalb der von einer Faszie gebildeten Gefäßnervenscheide besonders nach wiederholten Arterienpunktionen und ungenügender nachfolgender Kompression. Ein Aneurysma spurium mit Kompression benachbarter Nerven, läßt sich wie ein Hämatom mittels Farbduplex-Sonographie nachweisen (1339; 52).

Nach *Punktion oder Katheterisierung der Vv. axillaris, subclavia oder jugularis interna,* wurden teils ausgedehnte Armplexusläsionen beobachtet (371). Sofern die neurologischen Ausfallserscheinungen unmittelbar nach Applikation eines zentralen Venenkatheters bestehen, ist eine mechanische Schädigung naheliegend. Stellen sich die Schmerzen und sensomotorischen Ausfälle jedoch erst nach einem freien Intervall ein, oder nehmen diese im Verlauf zu, muß an die Entwicklung eines Hämatoms gedacht (371) und eine rasche Diagnostik und gegebenenfalls operative Entlastung durchgeführt werden.

■ Seltene Ursachen

Unter den seltenen Ursachen einer akuten Armplexusläsion seien vaskuläre Ursachen, z.B. eine Thrombose der A. axillaris erwähnt, wie wir (M.M.) sie nach Röntgenbestrahlung sahen. In diese Gruppe gehört auch ein embolischer Verschluss der A. subclavia (806).

Differentialdiagnose der Armplexusläsionen und der Schmerzsyndrome im Schulter-Arm-Bereich

Brachialgien. Die große Gruppe der schmerzhaften Affektionen der oberen Extremitäten, die Brachialgien (783), müssen immer wieder gegenüber einer Läsion des Armplexus abgegrenzt werden. Viel häufiger aber sind die Brachialgien anderer Ätiologie, am häufigsten diejenigen bei *Karpaltunnelsyndrom* (S. 325). An zweiter Stelle stehen die *radikulären Schmerzen* bei Reizung einzelner zervikaler Wurzeln (S. 147 und 163). Auch Schulter-Arm-Schmerzen bei abnormaler Beanspruchung des Schultergürtels, z.B. im Rahmen gewisser beruflicher Tätigkeiten, eventuell mit Fehlbelastung oder Subluxation des Akromioklavikulargelenkes und *pseudoradikulären Ausstrahlungen* (S. 197) kommen vor. Als *skapulokostales Syndrom* werden Schmerzzustände subsumiert, die meist ohne groborganische Veränderungen mit einer Druckdolenz der subskapulären Muskeln und Schmerzsensationen von der Skapula gegen den Arm einhergehen. Häufig gelingt es, einen schmerzhaften Punkt in der Thoraxwand zu lokalisieren und diesen mit Lokalanästhetika zu infiltrieren. Durch Wiederholung der Anästhesien und durch Anwendung von Depotanästhetika kann der Circulus vitiosus unterbrochen werden. Eine *Kompression der Nn. supraclaviculares* soll beim Durchtritt durch die Halsfaszie zu lokalen Schmerzen führen können. Die multiple Neuritis bei *Infektion mit Borrelia burgdorferi* (S. 109) kann auch die Nerven der oberen Extremitäten befallen und manifestiert sich dann als akute, sehr schmerzhafte Brachialgie mit entzündlichen Liquorveränderungen (1233). Im Liquor lassen sich dann auch Antikörper gegen Borrelia burgdorferi nachweisen (1332). An dieser Stelle sei auch das ätiologisch ungeklärte Krankheitsbild der *schmerzhaften Muskelfaszikulationen* erwähnt (507). Hierbei finden sich, allerdings nicht nur an den oberen Extremitäten, diffus schmerzhafte Faszikulationen in verschiedenen Muskelgruppen ohne motorische Parese. Elektrophysiologisch können Zeichen einer axonalen Neuropathie vorhanden sein (895).

Periarthropathia humeroscapularis. Bei dieser Affektion besteht eine starke Schmerzhaftigkeit im Bereich des Humeruskopfes mit ausgesprochener Bewegungseinschränkung der Schulter. Die Schmerzen setzen spontan oder nach einem geringfügigen Trauma ein und nehmen rasch zu. Röntgenologisch findet man in rund der Hälfte der Fälle Kalkablagerungen im Bereich des Ansatzes der Rotatorenhaube, besonders im Gebiet der Supraspinatussehne. Dem Krankheitsbild liegen Degenerationserscheinungen der Rotatorenhaube zugrunde. Es handelt sich um eine aseptische Entzündung des Gleitgewebes. Wenn Kalkablagerungen vorhanden sind und diese in die Bursa subacromialis durchbrechen, hören die Schmerzen rasch auf und die Symptomatik bildet sich wieder zurück. Um eine Schultersteife zu vermeiden, darf die Schulter nur kurzfristig während des akuten Stadiums ruhiggestellt und mit kalten Umschlägen behandelt werden. Die örtliche Infiltration mit Lokalanästhetika und Hydrocortison bringt die Beschwerden meistens zum Verschwinden. Manchmal gelingt eine schlagartige Heilung durch Anstechen eines Kalkdepots in Lokalanästhesie mit einer dicken Nadel an mehreren Stellen, wodurch die rasche Resorption eintritt. Auch Röntgenbestrahlung wird empfohlen. In hartnäckigen Fällen ist eine krankengymnastische Behandlung sinnvoll.

Schultersteife oder „Frozen shoulder". Dies ist ein Krankheitsbild noch ungeklärter Ätiologie, das meist Individuen um das 50. Lebensjahr befällt. Frauen sind häufiger betroffen als Männer. Es entsteht meistens nach einer Ruhigstellung oder Ruhighaltung der Schulter infolge einer Verletzung im Bereich der oberen Extremität. Die Verletzung selbst kann sehr gering sein und spielt in ihrer Größe und Art kaum eine Rolle. Beim Fortschreiten des Krankheitsbildes bilden sich Kontrakturen und schwere Atrophien der humeroskapulären Muskeln mit zunehmender Bewegungseinschränkung aller Gelenke der oberen Extremität aus. Trophische Störungen mit Ödem der Hand leiten zum Vollbild des *Schulter-Hand-Syndroms* über. Eine starke vegetative Komponente ist immer vorhanden. In den meisten Fällen lassen sich degenerative Erscheinungen im Bereich des Schultergelenkes nachweisen, so Tendinosen und Degenerationen der Rotatorenhaube, peritendinitische Veränderungen der langen Bizepssehne usw. Die *Behandlung* ist recht schwierig. Im Vordergrund steht die Vorbeugung durch Vermeidung längerdauernder Ruhigstellung der Schulter. Bei bereits bestehender Sperre ist die gymnastische Therapie ausschlaggebend, wobei aber schmerzhafte passive Bewegungen vermieden werden müssen. Ganglioplegika und Stellatumanästhesien wirken unterstützend. Nur selten ist ein operativer Eingriff nötig. Dieser besteht entweder in einer Mobilisierung der Schulter in Narkose oder in einer Freilegung beim Bestehen degenerativer Veränderungen. Bei vorwiegender Beteiligung der Rotatorenhaube kann die Abmeißelung des Akromions die Funktion wieder herstellen, bei ausgesprochener Degeneration der Bizepssehne kann deren Verpflanzung auf das Korakoid und die Exzision des intraartikulären Teiles die Schmerzhaftigkeit und damit die Sperre wieder beheben. Die Indikation zur Operation soll aber mit großer Zurückhaltung gestellt werden.

Schmerzhafte Pronation. Diese entsteht durch eine Subluxation des Radiusköpfchens, wobei dieses aus dem Lig. anulare radii herausschlüpft und sich dieses zwischen Capitulum humeri und Radiusköpfchen interponiert. Der typische Verletzungsmechanismus ist das Hochziehen eines kleinen Kindes an einer Hand durch die führende erwachsene Person bei plötzlichem Stolpern des Kindes. Der Arm hängt schlaff herunter, der Ellenbogen ist wenig gebeugt, der Vorderarm in mittlerer Rotationsstellung. Jede Bewegung ist sehr schmerzhaft und wird sorgfältig vermieden. Bei Erkennen des Krankheitsbildes gelingt die Reposition leicht ohne Anästhesie durch Zug am Vorderarm, langsame Supination und Streckung bei gleichzeitigem Druck auf das Radiusköpfchen mit dem Daumen.

Läsion einzelner peripherer Nerven. Bei dieser liegen objektiv Muskelatrophien und motorische und/oder sensible Ausfälle vor (s. unten). Die über das Versorgungsgebiet eines einzelnen Nervs hinausgehenden Atrophien bei spinaler Muskelatrophie und myatrophischer Lateralsklerose oder bei primären Myopathien gehen ohne Sensibilitätsausfälle einher, sind immer mehr oder weniger symmetrisch und befallen auch andere Körperteile. Die Syringomyelie, die sowohl motorische wie sensible Ausfälle an den oberen Extremitäten verursachen kann, ist vor allem durch dissoziierte Sensibilitätsstörungen sowie nicht selten durch Befall der langen Rückenmarksbahnen gekennzeichnet. Zuvor können – teilweise quadrantenförmig begrenzte – Schulter-Arm-Schmerzen vorausgehen.

Effort-Thrombose. Eine plötzlich auftretende, mit Schmerzen und Schwellung einhergehende einseitige Armschwäche muß immer den Verdacht auf ein sogenanntes *Paget-von-Schrötter-Syndrom* wecken, das heißt eine Thrombose der V. axillaris. Diese tritt nicht so selten kurz nach einem Trauma oder nach einer Überanstrengung des Armes in Erscheinung, z.B. bei ungewohnter Belastung während des Militärdienstes, und erfordert deshalb ganz besonders eine Differenzierung gegenüber einer traumatischen Armplexusläsion. Es tritt aber in der Regel zumindest am Anfang eine Schwellung der Hand auf, und vielfach zeigt sich die Behinderung des venösen Abflusses in prallgefüllten Venen. Wertvoll ist die Messung des Venendruckes mittels eines Steigrohres im Vergleich zur gesunden Seite. Dieser erweist sich unter Umständen allerdings erst nach aktiver Betätigung des Armes als erhöht. Eine Ultraschalluntersuchung mit Kompression stellt ein sehr brauchbares Untersuchungsinstrument dar. Eine blosse Duplexuntersuchung ist zu wenig sensitiv (909). Entscheidend ist schließlich die Venographie. Diese hat in einer größeren Serie von 58 Fällen, in welchen eine Thrombose tiefer Armvenen vermutet wurde, allerdings nur 27mal den Verdacht bestätigt (909). Von der fibrinolytischen Therapie werden teilweise enttäuschende Spätergebnisse und sogar Rezidivthrombosen berichtet, wobei dies auf das Weiterbestehen einer kausal verantwortlichen kostoklavikulären Kompression zurückgeführt wird (364). Zur Behandlung wird u.a. die transaxilläre Resektion der ersten Rippe mit Erfolg angewendet (329).

Glomustumor. Diese kleinen Geschwülste gehen von den Glomusorganen der Haut aus. Diese, an vegetativen Nervenfasern reichen, arteriovenösen Verbindungen sind besonders an den Extremitätenenden vorhanden. Das Beschwerdebild ist recht charakteristisch. Zunächst bestehen streng lokalisierte Schmerzen beim Druck auf die Geschwulst, wobei diese gelegentlich als bläuliches Knötchen unter der Haut oder dem Nagel hindurchschimmert. Bald kann es zu einem mehr oder weniger dauernden Spontanschmerz kommen, besonders wenn die betreffende Extremität herunterhängt bzw. beim Gehen geschwungen wird. Gelegentlich ergreift die dumpfe Schmerzhaftigkeit die ganze Extremität. Lokale vegetative Symptome können hinzukommen. Die operative Exstirpation des Tumors bringt Beschwerdefreiheit.

Orthopädisch-rheumatologische Affektionen. Auch solche müssen im Rahmen der Differentialdiagnose einer Armplexuslähmung berücksichtigt werden. Die *Aplasie des M. pectoralis major und minor* ist der häufigste *kongenitale Muskeldefekt* überhaupt. Hierbei kann der ganze Muskel oder nur ein Teil desselben fehlen. Die Restfasern hypertrophieren oft und sind dann als Stränge gut sichtbar. Oft findet sich gleichzeitig eine Hypoplasie oder das Fehlen der Brustdrüse bei der Frau und eine mangelhafte Behaarung der entsprechenden Axilla. Dieser Muskeldefekt ist oft mit anderen Muskeldefekten an den oberen Extremitäten kombiniert und kann von Skelettbildungsfehlern begleitet sein. Der Ausfall eines M. pectoralis ist funktionell unbedeutend und bedarf keines operativen Ersatzes. Doppelseitiges *Fehlen des M. trapezius* kann isoliert vorkommen, ist aber häufig mit Aplasien der kleinen Handmuskeln kombiniert. Der angeborene Defekt des *M. serratus anterior* ist meistens von Rippenmißbildungen begleitet. Die Therapie von funktionell manifesten Muskeldefekten entspricht dem Ersatz bei irreversiblen Lähmungen.

Bei der *Arthrogryposis multiplex congenita* im Bereich der oberen Extremitäten ist der Arm in Innenrotation und in Adduktion fixiert bei meistens unvollständiger Streckung des Ellenbogens, Pronation des Vorderarmes und Klumphandstellung. Da nicht nur die Gelenke befallen sind, sondern auch weitgehende Muskeldefekte bestehen, ist eine operative Korrektur äußerst schwierig. Es muß versucht werden, durch wiederholte unblutige Korrekturen der Stellung in Narkose und eventuell durch Arthrolyse des Ellenbogengelenkes, durch Sehnenverpflanzungen (falls überhaupt nötig) oder Osteotomien eine bessere funktionelle Stellung zu erreichen. Da meistens beidseits die aktive Beugung im Ellenbogen fehlt, muß durch geeignete Maßnahmen die Möglichkeit geschaffen werden, den Mund mit der Hand zu erreichen. Die Finger weisen übrigens oft ebenfalls eine ungenügende Bewegung auf. Eine Möglichkeit besteht in der freien mikrochirurgischen Verpflanzung des M. gracilis als Ersatz für den Bizeps. Endgültig kann diese Alternative noch nicht beurteilt werden. Hierbei besteht das Problem nicht so sehr in der Verpflanzung selber, sondern darin, die willkürliche Innervation dieses Muskels zu gewährleisten. Es wurde die Verwendung von Interkostalnerven vorgeschlagen (A.N.). In ähnlichem Sinne könnte auch die Verwendung des M. latissimus dorsi erwogen werden, jedoch ist dieser Muskel zu wenig entwickelt, um eine nützliche Transplantation nach Zancolli (Zancolli 81) zu erlauben.

Bei der angeborenen *Dysplasie des Schultergelenkes* finden sich alle Übergänge von den schwersten Defektbildungen bis zur leichten Diskrepanz zwischen der Größe der Pfanne und der Größe des Humeruskopfes. Eine Luxation ist dabei sehr selten. Je nach Schwere der Dysplasie sind die Armbewegungen stark eingeschränkt und bedeutend weniger kraftvoll. Beim seltenen Bild des Humerus varus wird eine Analogie zur Epiphyseolysis capitis femoris gesehen. Entsprechend der Fehlstellung des Kopfes ist die Funktion der Schulter eingeschränkt. Bei veralteten Zuständen mit Kontrakturen der Muskulatur muß durch Tenotomien die Beweglichkeit wiederhergestellt werden. Von gutem Erfolg sind suprakapitale Osteotomien wie bei der Hüfte begleitet.

Bei der *nichtreponierten, veralteten Schulterluxation* ist die Beweglichkeit des Schultergelenkes selbst fast völlig aufgehoben, und der Arm wird durch kompensatorische Bewegungen der Skapula bewegt. Bei Schmerzlosigkeit des Zustandes und bei Fehlen neurologischer oder vaskulärer Störungen soll lieber von einer sekundären Reposition abgesehen werden. Häufiger sind aber schmerzhafte Schultersteifen ohne oder mit Plexusbeteiligung und Sudeck-Syndrom.

Die spontanen *Sehnenrupturen im Bereich der Schulter* betreffen meist die Rotatorenhaube. Es handelt sich immer um die Zerreißung degenerierter Abschnitte. Funktionell kann die Elevation zur Seite über 80° hinaus gestört sein, vor allem ist die Außenrotation erheblich geschwächt.

Das dazu erforderliche Trauma ist auffallend gering. Der dadurch entstehende Ausfall als solcher ist unerheblich und würde kaum je eine Behandlung erfordern, wenn nicht das Schmerzsyndrom im Vordergrund stehen würde. Charakteristisch für diese Sehnenruptur sind die selektive und rasch einsetzende Atrophie der Spinatusmuskeln, das Fehlen einer eigentlichen Schultersteife und die lokale Druckdolenz beim Tuberculum majus. Bei mageren Individuen kann die entstandene Lücke palpiert werden. Durch entsprechende Schonung und gymnastische Behandlung können in mehr als der Hälfte der Fälle Symptomfreiheit und eine nur unwesentlich eingeschränkte Funktion der Schulter erreicht werden. Bei stärkeren Funktionsstörungen sollte man mit der operativen Korrektur nicht lange zögern, weil später Schrumpfungen und Vernarbungen den Eingriff erschweren. Die abgerissene Sehnenplatte wird nach Anfrischung des Knochens am Tuberculum majus reinseriert. Die *Ruptur der langen Bizepssehne* ereignet sich ebenfalls als Folge degenerativer Veränderungen im Bereich des intraartikulären Verlaufs dieser Sehne. Die Zerreißung tritt entweder spontan oder nach einem geringen Trauma auf. Es kann eine deutliche Schwäche der Ellenbogenbeugung entstehen, und der Muskelbauch wird beim Versuch der Beugung als kugelförmiges Gebilde unterhalb des Ansatzes des Pectoralis major deutlich sichtbar. Die chirurgische Behandlung ist zwar möglich und besteht in der Verankerung der Sehne im Sulkus zwischen Tuberculum majus und minus oder am Korakoid. Sie sollte aber nur bei Patienten unter 40 Jahren durchgeführt werden. Da sie bei Patienten mit degenerativen Prozeßen im Schulterbereich durchgeführt wird, folgt dem Eingriff nicht selten eine Schultersteife wegen der nach der Operation erforderlichen 6wöchigen Ruhigstellung. Immobilisiert man weniger lang, so ist nicht mehr eine genügende Ausheilung der Sehnenverankerung gewährleistet. Hinzu kommen häufig Schmerzen im Bereich der neu geschaffenen Insertion der gerissenen Sehne. Meist ist allerdings eine Behandlung nicht nötig, da der funktionelle Ausfall vielfach nicht ins Gewicht fällt.

Für den Patienten manchmal beunruhigend ist das sogenannte *Schulterknarren* (Skapulaknarren, „snapping scapula"). Es ist dies eine oft mit Schmerzen in der dorsalen Schulterpartie einhergehende Störung, bei welcher fast jede Schulterblattbewegung mit einem tast- und manchmal hörbaren, knarrenden Geräusch verbunden ist. Die Ursache ist eine lokale Veränderung des subskapulären Raumes, z.B. eine Bursa subscapularis, eine ventrale Knickung des Angulus superior scapulae, ein Osteochondrom der ventralen Skapulapartie o.ä. Die Therapie besteht unter Umständen in einer Resektion einer solchen Anomalie.

Im Bereich der Schulter kommen *entzündliche und osteolytische Prozesse* differentialdiagnostisch gegenüber Lähmungen ebenfalls in Frage. Die klinischen Symptome und das Röntgenbild werden in diesen Fällen die richtige Diagnose erlauben, weshalb hier nicht näher darauf eingegangen wird.

Multifokale demyelinisierende Neuropathie. Diese schubweise verlaufende, subakute bis chronische, gelegentlich rezidivierende Affektion ist besonders oft im Bereich der oberen Extremitäten lokalisiert. Sie kann im Prinzip allerdings jeden peripheren Nerv betreffen. Sowohl gemischte sensible und motorische Ausfälle wie aber auch rein motorische Symptome kommen vor. Typisch ist das Vorhandensein von multiplen Erregungsleitungsblocks an anderen als den üblichen Engpaßstellen (126, 627, 979).

Brachialgien im Rahmen von pseudoradikulären Syndromen und Überlastungsbrachialgien s. S. 197.

6.2 Läsionen einzelner Nerven im Schulter-Arm-Bereich

N. accessorius

Obwohl es sich beim N. accessorius um den XI. Hirnnerv und nicht um einen Ast des Armplexus handelt, muß die Akzessoriusparese in diesem Rahmen abgehandelt werden, da sie zu einer Lähmung von Muskeln im Bereiche des Schultergürtels führt.

Anatomie

Der Nerv. Im N. accessorius werden ein kranialer und ein spinaler Anteil unterschieden (Abb. 6.**18**). Seine *kranialen Wurzeln* gehören zur Vagusgruppe, verlaufen mit dem Stamm des N. accessorius zum Foramen jugulare und schließen sich noch innerhalb dieser Öffnung als *R. internus* dem N. vagus an. Die spinalen *Wurzeln* treten zwischen den vorderen und hinteren Wurzeln der Zervikalnerven C1–C5 (eventuell noch C6) aus dem Seitenstrang des Halsmarkes. Dorsal der Ligg. denticulata steigen sie im Subarachnoidalraum zum Foramen occipitale magnum empor und treten in die hintere Schädelgrube ein. Sie vereinigen sich mit den Radices craniales zum Akzessoriusstamm, verlassen diesen aber unmittelbar nach dem Durchtritt durch das Foramen jugulare als *R. externus*. Der weitere Verlauf dieses Nervs ist gekennzeichnet durch seine Nachbarschaft zur V. jugularis interna, die er meist lateral kreuzt, um von innen an den M. sternocleidomastoideus zu gelangen. Er durchbohrt diesen Muskel und gibt dabei die ihn innervierenden Äste ab. Entlang der Innenfläche des Muskels tritt er in das seitliche Halsdreieck ein. In dem lockeren Binde- und Fettgewebe zwischen der Lamina superficialis fasciae cervicalis und der Lamina praevertebralis zieht er schräg abwärts zur Innenfläche des M. trapezius. Sein Leitmuskel ist der M. trapezius. Verbindungen zu Ästen des Plexus cervicalis sind häufig und führen ihm neben motorischen auch proprioceptive Fasern zu. Äste der Zervikalnerven können den M. trapezius aber auch unabhängig vom N. accessorius erreichen. Im seitlichen Halsdreieck steht der N. accessorius in Kontakt mit Venen, Ästen der A. cervicalis superficialis und mit Lymphknoten.

M. sternocleidomastoideus. Seine Funktion erstreckt sich auf das obere und untere Kopfgelenk, die Halswirbelsäule und bei stabilisiertem Kopf auf den Thorax, wobei er als Hilfsmuskel für die Inspiration funktionieren kann. Im oberen Kopfgelenk bewirkt er eine Reklination (Strecken) und homolaterale Seitwärtsneigung, im unteren Kopfgelenk eine kontralaterale Drehung. Die Halswirbelsäule wird bei beidseitiger Kontraktion gebeugt (Inklination), bei einseitiger nach der

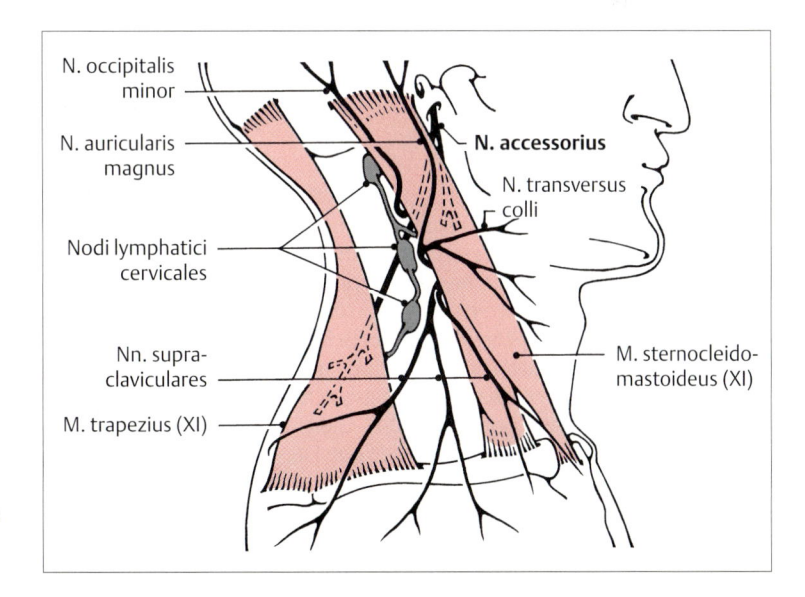

Abb. 6.**18** N. accessorius. Man beachte die hinter dem M. sternocleidomastoideus liegenden Lymphknoten.

gleichen Seite geneigt und nach der Gegenseite gedreht.

M. trapezius (M. cucullaris, Kaputzenmuskel). Dieser hat infolge des fächerförmigen Verlaufs seiner Muskelfasern ebenfalls eine komplexe Wirkung. Die *Pars superior* (descendens) hebt die Schultern oder bewegt die Halswirbelsäule im Sinn einer Reklination, homolateralen Seitwärtsneigung und kontralateralen Rotation. Die *Pars horizontalis* zieht die Schulterblätter gegen die Wirbelsäule. Die *Pars inferior* (ascendens) senkt die Schultern. Gemeinsam drehen die Pars superior und die Pars inferior die Skapula mit dem Angulus inferior nach lateral (Schwenkung im Sinne der Abduktion). Alle diese Bewegungen werden von anderen Muskeln des Schultergürtels unterstützt. Der Muskel wird nicht nur durch den N. accessorius, sondern auch durch Fasern aus den zervikalen Wurzeln C3–C4 innerviert. Der Anteil dieser beiden Quellen wird von den verschiedenen Autoren unterschiedlich angegeben. In eigenen Reizversuchen des R. externus N. accessorii erzeugte dies in allen Anteilen des M. trapezius Muskelfaserkontraktionen. Andererseits konnten wir nach Durchtrennung des N. accessorius in keinem Anteil des Muskels ein völliges Verschwinden von Willkürpotentialen feststellen (334). Auch elektroneurographische Untersuchungen sprechen dafür, daß alle 3 Trapeziusportionen Fasern aus dem N. accessorius erhalten. Klinisch erscheint aber bei Akzessoriusdurchtrennung meistens die kraniale Portion des M. trapezius (Pars superior) am deutlichsten befallen.

Befunde

Klinik

Das klinische Bild der Akzessoriusparese (1025) ist durch den Ausfall des M. sternocleidomastoideus und vorwiegend des oberen Trapeziusanteiles gekennzeichnet. Sensible Ausfälle finden sich nie. Wenn auch der *M. sternocleidomastoideus mitbetroffen* ist, dann springt inspektorisch der Muskel an seinem Ansatz am Manubrium sterni und am medialen Klavikuladrittel meist schon weniger deutlich hervor (vgl. Abb. 6.**24**). Die Untersuchungstechnik ergibt sich aus der obenstehenden Beschreibung seiner Funktionen und ist in Abb. 6.**19** dargestellt. Praktisch ist der Ausfall des M. sternocleidomastoideus nicht von sehr großer Bedeutung, da Kopfdrehen und Kopfneigung noch durch die tiefen Halsmuskeln in genügendem Maße ausgeführt werden können.

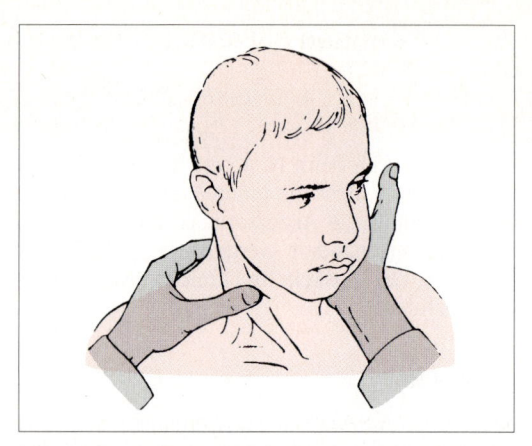

Abb. 6.**19** Funktionsprüfung des M. sternocleidomastoideus (N. accessorius).

Eindrücklich ist klinisch vorwiegend die *Parese des oberen Anteiles des M. trapezius*. Da die entsprechenden Fasern am lateralen Klavikulaende, am Akromion und zum Teil an der Spina scapulae ansetzen, bewirkt deren Ausfall eine abnorme Stellung der Skapula. Die sonst abfallende Nackenlinie zur Schulter hin ist durch den brüsken Übergang der seitlichen Halskonturen zur horizontalen Schulterhöhe ersetzt. Die Skapula steht in Schaukelstellung, das heißt mit dem Angulus lateralis zu weit seitlich und unten und als Ganzes etwas weiter von der Mittellinie abstehend als auf der gesunden Seite (Abb. 6.**20**). Nur wenn auch die direkte Innervation des Trapezius aus den Ästen der Plexus cervicalis (C3–C4) mitbetroffen ist, ist die Parese auch in den übrigen Partien des Muskels vollständig, wobei dann der Margo medialis scapulae etwas vom Brustkorb absteht und unter Umständen die Mm. rhomboidei sichtbar werden. Gestört ist vor allem das Anheben der Schulter (Abb. 6.**21**) und wegen mangelnder Fixation des Schulterblattes auch das Seitwärtshochheben des Armes.

Das typische Aussehen der Patienten mit einer Parese der oberen Trapeziusportion ist in Abb. 6.**22** dargestellt. Erfahrungsgemäß kann selbst eine totale Parese des oberen Trapeziusanteiles vom betroffenen Individuum längere Zeit unbemerkt bleiben. Erst die stärkere Beanspruchung des Armes führt, manchmal erst nach Wochen, zu subjektiven Beschwerden. Die objektive motorische Behinderung kann sehr ausgeprägt sein, da der M. trapezius an der Fixierung der Skapula maßgeblich beteiligt ist. Die Trapeziuslähmung ist für die Abduktion des Armes folgenschwerer als die Serratuslähmung. Dennoch ist in manchen Fällen die Seitwärtselevation des Armes auch bei vollständiger Akzessoriusparese noch möglich (Abb. 6.**23**).

Bei einer *proximalen Läsion des N. accessorius* ist nebst der oberen Trapeziusportion auch der M. sternocleidomastoideus paretisch. Dies ist dann auch deutlich sichtbar (Abb. 6.**24**).

Elektrophysiologische Befunde

Die elektromyographische Untersuchung kann Zeichen einer neurogenen Schädigung im M. sternocleidomastoideus und/oder im M. trapezius zeigen und damit auch Hinweise auf die Läsionsstelle geben. Willküraktivität im M. trapezius beweist nicht, daß die Kontinuität des N. accessorius erhalten ist, da dieser Muskel in wechselndem Ausmaß auch von zervikalen Wurzeln mit-

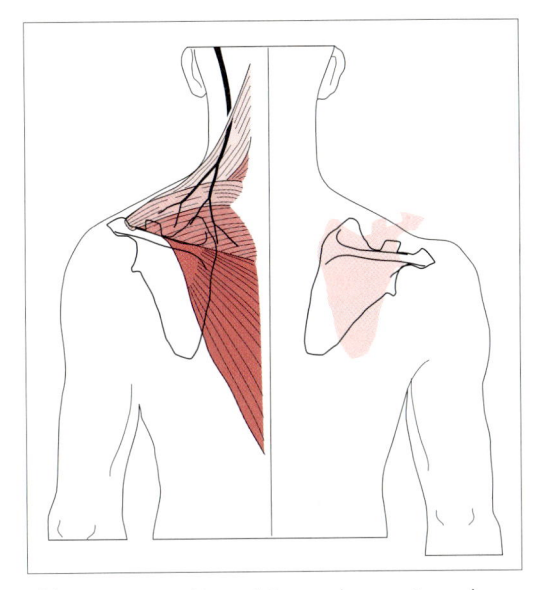

Abb. 6.**20** Atrophie und Parese der vorwiegend vom N. accessorius innervierten oberen Portion des rechten M. trapezius. Schaukelstellung der Skapula (Normalstellung grau). Links sind die einzelnen Portionen des normalen M. trapezius dargestellt (aus M. Mumenthaler: Der Schulter-Arm-Schmerz, 2. Aufl. Huber, Bern 1982).

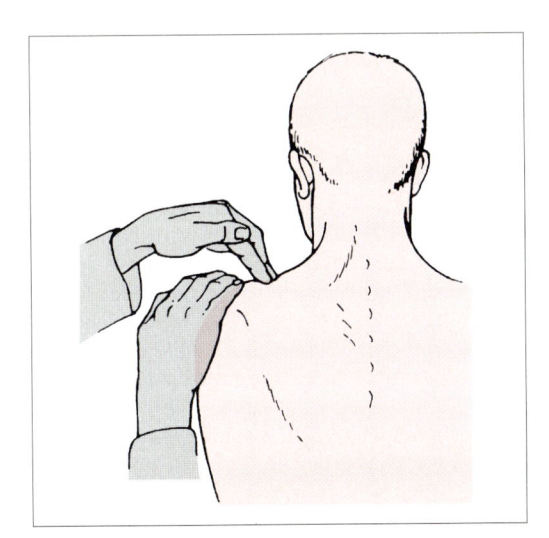

Abb. 6.**21** Funktionsprüfung der oberen Trapeziusportion (N. accessorius) links.

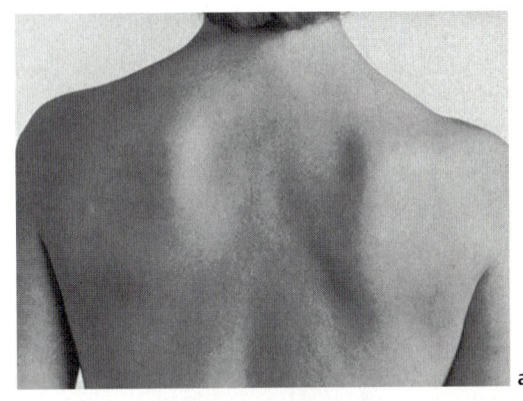

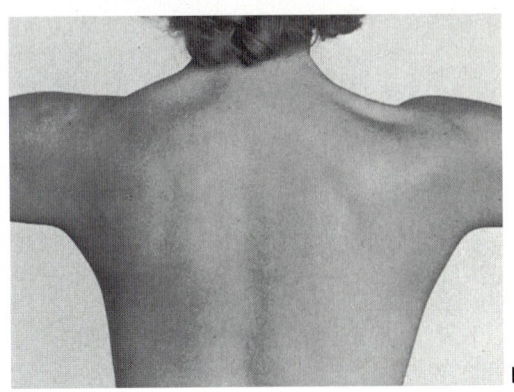

Abb. 6.**22** Akzessoriusparese rechts bei 25jähriger Patientin im Anschluß an eine Drüsenbiopsie am Hals. In Ruhe (**a**) fällt lediglich das leichte Abfallen der rechten Schulter und der Tiefstand der rechten Skapula auf. Beim Seitwärtsheben der Arme sieht man rechts den viel weniger voluminösen Wulst des oberen Trapeziusrandes (aus: M. Mumenthaler: Didaktischer Atlas der klinischen Neurologie, 2. Aufl. Springer, Heidelberg, 1986).

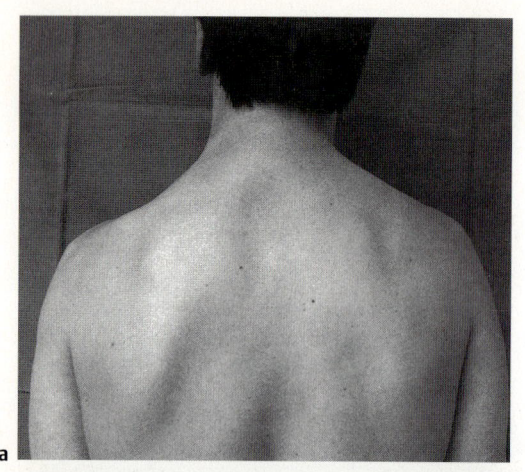

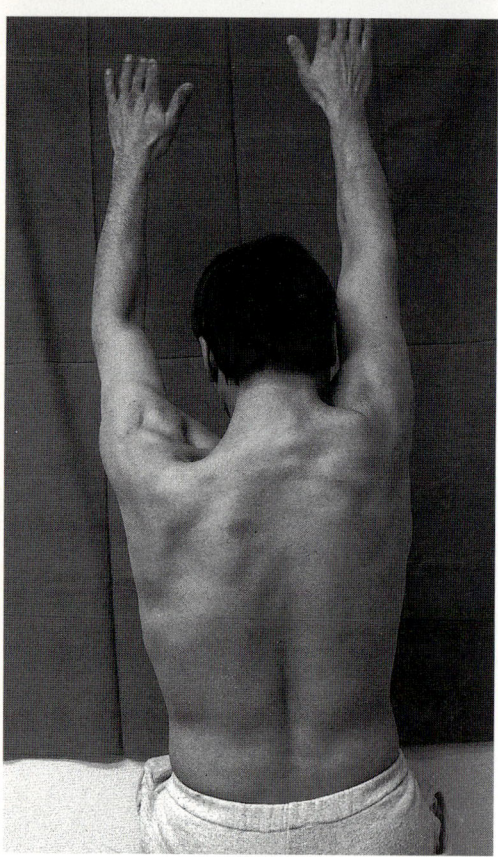

Abb. 6.**23a** u. **b** Vollständige N.-accessorius-Parese links nach Operation einer lateralen Halszyste. 42jähriger Mann.
a Die linke Schulter hängt etwas tiefer, die Skapula steht etwas weiter von der Mittellinie weg.
b Das Armheben nach vorne ist bei diesem Patienten immer noch möglich.

versorgt wird. Das gleiche gilt auch für die Summenpotentiale im M. trapezius nach Reizung des Nervs hinter dem M. sternocleidomastoideus.

Synopsis

Eine zusammenfassende Darstellung der Symptomatologie bei einer N.-accessorius-Läsion findet sich in Tab. 6.**10**.

Ursachen

Proximale Akzessoriusparese. Diese hat eine kombinierte Parese sowohl der oberen Trapeziusportion wie auch des M. sternocleidomastoideus zur Folge. Als Ursache kommen Neoplasmen an der Schädelbasis, Tumoren in der Gegend des Foramen occipitale magnum, Anomalien des kraniozervikalen Überganges, Schädelbasisfrakturen in das Foramen jugulare hinein (Siebenmann-Syndrom mit Glossopharyngeus-, Vagus- und Akzessoriusparese), Frakturen des Condylus occipitalis, Neurinome des N. accessorius und chirurgische Eingriffe in Frage, so z.B. eine Karotisendarteriektomie. Bei der früher praktizierten kombinierten chirurgischen Durchtrennung der Pars spinalis des N. accessorius und der oberen zervikalen motorischen Wurzeln (zur Behandlung eines Torticollis spasticus) verblieb gelegentlich dennoch eine residuelle Muskelaktivitiät, so daß die Innervation des M. sternocleidomastoideus komplexer sein dürfte als allgemein angenommen. Nach Lagerung eines Bewußtlosen in Kopftieflage auf einem Röntgentisch mit Schulterhaltern trat eine beidseitige Akzessoriusparese auf, die sich spontan zurückbildete. Wir beobachteten eine vorübergehende linksseitige Lähmung des Anteiles des N. accessorius für den M. trapezius bei einem Bergsteiger, der sich im sogenannten Dölfer-Sitz, bei welchem das Seil u.a. über die linke Schulter geführt wird, abgeseilt hatte. Einzelne Fälle „spontaner" Lähmungen des N. accessorius wurden beschrieben, mit fehlender Rückbildungstendenz, wobei der Beginn mit Schmerzen und das gelegentliche Mitbefallensein anderer Plexusanteile eine Beziehung zur neuralgischen Schulteramyotrophie (S. 249) vermuten lassen. In anderen Fällen wurde eine isolierte Neuritis cranialis erwogen.

Distale Läsionen des N. accessorius am Hals. Diese sind wesentlich häufiger und sind die weitaus häufigste Ursache einer isolierten Parese des

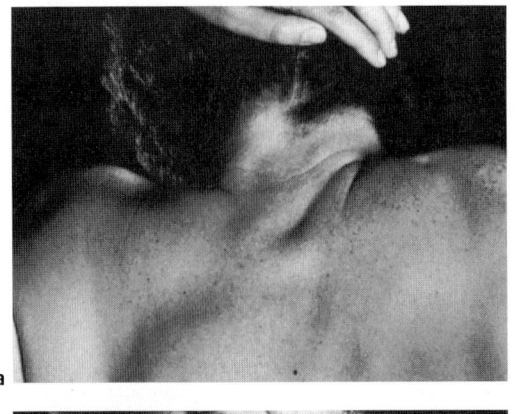

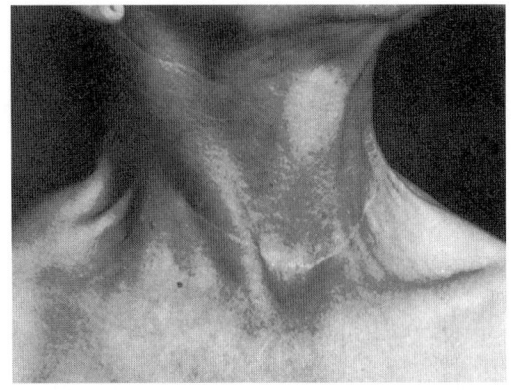

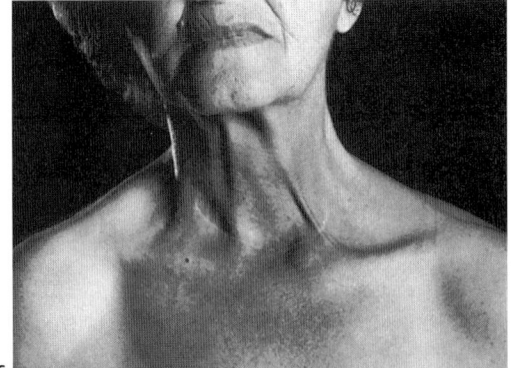

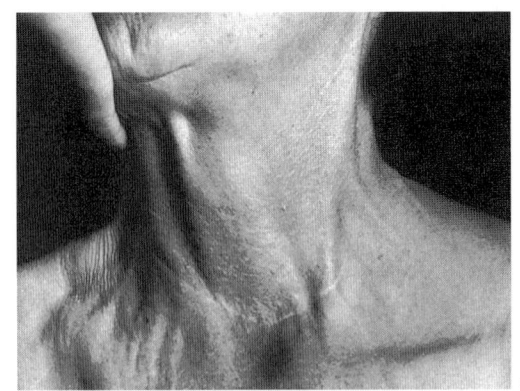

Abb. 6.24a–d 66jährige Frau mit einer progredienten Läsion der Nn. glossopharyngicus, vagus und accessorius (Siebenmann-Syndrom). Negatives Ergebnis der bildgebenden Untersuchungen (aus: M. Mumenthaler: Didaktischer Atlas der klinischen Neurologie, 2. Aufl. Springer, Heidelberg, 1986).
a deutlich geringere Kontraktion des linken oberen Trapeziusrandes beim Schulterheben.
b Von vorne ist der wenig voluminöse Muskelwulst an der linken Nacken-Schulterkontur sichtbar. Auf der linken Seite ist auch der Ansatz des M. sternocleidomastoideus an der Klavikula kaum sichtbar.
c Beim Kopfwenden nach links ist der rechte Sternocleidomastoideus kräftig ausgebildet, während er beim Wenden nach rechts (**d**) kaum hervortritt.

oberen Trapeziusanteiles. Im Vordergrund steht ätiologisch die *Lymphknotenbiopsie* oder *-exstirpation* im seitlichen Halsdreieck am Hinterrand des M. sternocleidomastoideus.

Früher war die Lähmung vor allem nach der Exstirpation von tuberkulösen Lymphomata colli aufgetreten. Ähnliches gilt aber auch für die Nach-Tuberkulose-Ära: In den Jahren 1976 bis 1979 sind in einer neurologischen Universitätsklinik alle 18 beobachteten Akzessoriuslähmungen ausnahmslos nach einer Operation am Hals aufgetreten (773), später 36 von 43 (774). Von insgesamt 245 Läsionen peripherer Nerven aufgrund operativer Eingriffe entfielen nicht weniger als 33 auf den N. accessorius (776). Ein haftpflichtrechtlich relevanter Fehler muß im Rahmen einer regulären Lymphknotenbiopsie dann angenommen werden, wenn gewichtige Hinweise dafür vorliegen, daß der Operateur den Eingriff ohne Kenntnis der Gefährdung des Nerven durchführte und deshalb dieser typischen Komplikation nicht vorbeugen konnte (773, 779). Der Nerv kann übrigens in eine Ligatur miteinbezogen sein, deren nachträgliche Lösung zur prompten Besserung führt (42). Bei radikaler Ausräumung aller Lymphbahnen und -knoten im Halsbereich, der „*Radical neck dissection*", ist eine Opferung des N. accessorius meist nicht zu umgehen. Sie ist wohl auch deshalb zu verantworten, weil Untersuchungen gezeigt haben, daß der

Tabelle 6.10 Synoptische Darstellung der Auswirkungen einer N.-accessorius-Läsion

Läsionsort	Befund	Funktionsausfall
proximal (Schädelbasis)	Parese M. sternocleidomastoideus und obere Trapeziusportion	Kopfdrehen von Läsionsseite weg schwächer, Schulterheben vermindert
distal (seitliches Halsdreieck)	Parese nur der oberen Trapeziusportion	Schulterheben schwächer, Armheben seitlich geschwächt, Scapula in Schaukelstellung, Sensibilität intakt

Nerv schon in seinem proximalen Anteil und nicht erst im mittleren Halsdreieck durch Karzinombefall benachbarter Lymphknoten lädiert ist (1050). Jeder Chirurg sollte vor dem Eingriff den Patienten aber auf die Möglichkeit einer solchen Komplikation hinweisen. Er sollte auch beim Durchführen des Eingriffes den Nerv bewußt darstellen, um ihn schonen zu können. Wo die Unterscheidung zwischen Akzessoriusstamm und sensiblen zervikalen Ästen Schwierigkeiten macht, kann die elektrische Reizung helfen.

Da bei der isolierten Parese der oberen Trapeziusportion keine Sensibilitätsstörungen bestehen, da eine Atrophie erst nach Ablauf von mehreren Wochen sich einstellt und da Beschwerden erst bei stärkerer Beanspruchung des Armes auftreten, bleiben die iatrogenen Paresen bei der Schlußkontrolle durch den Chirurgen so gut wie immer unbeachtet. Katamnestische Untersuchungen haben gezeigt, daß auch noch nach vielen Jahren ein hartnäckiges Schmerzsyndrom weiterbestehen kann.

Gegenüber diesen iatrogenen Läsionen des Akzessorius sind die Fälle mit *kriegstraumatischer* Ätiologie seltener und dann oft mit Sensibilitätsausfällen durch Läsion anderer Äste des Zervikalplexus verbunden. Ebenfalls eine Rarität stellt eine Akzessoriusläsion nach *Katheterismus der V. jugularis interna* dar bzw. durch eine *Drüsenschwellung* im seitlichen Halsdreieck im Rahmen einer HIV-Infektion.

Seltene Ursachen werden neben den oben erwähnten auch in der Literatur aufgeführt: eine *neuralgische Schulteramyotrophie* (S. 249), ein *Insektenstich* oder der *Biß* durch die Partnerin. Nach einer typischen Auffahrkollision mit *Schleuderverletzung* wurde eine Trapeziusparese auf der nicht vom Sicherheitsgurt zurückgehaltenen Seite beobachtet. In einem anderen Fall von Auffahrkollision wies der Verletzte, der keinen Sicherheitsgurt trug, eine Parese der mittleren und unteren Trapeziusportion auf, so daß die Möglichkeit einer Zerrung des Plexus cervicalis erwogen werden mußte (Tosi et al 91). Derartige durch *Zerrung* bedingte Akzessoriusläsionen wurden beim Sport oder bei einer beruflichen heftigen Anstrengung (262) beobachtet (und letztere erfolgreich chirurgisch behandelt) sowie auf den chronischen Zug oder Druck durch eine Armschlinge zurückgeführt. Nach der oben bereits erwähnten Karotisendarteriektomie aufgetretene, reversible Akzessoriusparesen wurden ebenfalls durch einen starken Zug auf den Nervenstamm erklärt. Daneben kommen Fälle *ohne faßbare Ursachen* vor, sogar mit Rezidiven (177), jeweils mit guter Spontanprognose.

Prognose: Die Chancen einer spontanen Rückbildung der Lähmung sind sehr schlecht.

Therapie

Konservative Maßnahmen

Diese ist bei den allermeisten Fällen erfolglos, da so gut wie keine Chancen einer Regeneration des Nervs bei den fast immer mechanischen bzw. traumatischen Läsionen besteht. Eine seltene Ausnahme bilden die Fälle im Rahmen einer Polyneuritis cranialis und die ‚spontan' aufgetretenen Fälle.

Operative Maßnahmen

Eine Läsion des N. accessorius, sei es iatrogen oder traumatisch, ist eine unbedingte Operationsindikation. Die Revision soll nach Abheilung der ursprünglichen Wunde einige Wochen nach der Verletzung erfolgen. Eine gewisse Wartezeit ist deswegen von Vorteil, da die Parese durch eine indirekte Schädigung im Sinne einer Neurapraxie oder Axonotmesis erfolgt sein kann, wobei dann eine gute Tendenz zur Regeneration besteht. In manchen Fällen übernimmt ein stark ausgebildeter R. trapezius durch Axonsprossung einen Großteil der Innervation des M. trapezius. Die Freilegung des N. accessorius klärt auch den Grad der Verletzung. In vielen Fällen besteht eine Einscheidung im Narbengewebe bzw. der Nerv kann durch eine Ligatur gefaßt sein, so daß eine Neurolyse eine rasche Funktionsrückkehr bringt. Wenn der Nerv durchtrennt ist, gelingt eine End-zu-End-Koaptation meistens nicht, sondern man muß eine Nerventransplantation durchführen. Der N. accessorius ist sicher nicht immer leicht zu finden, besonders wenn eine ausgedehnte Zerstörung vorliegt. Man sucht immer zuerst den proximalen Stumpf im Gesunden am Hinterrand des M. sternocleidomastoideus knapp unterhalb des Punctum nervosum. Sollte das Aufsuchen des Nervs hier nicht gelingen, geht man medial des M.sternocleidomastoideus ein und sucht den Nerv im Gesunden auf, bevor er den Ast zum M. sternocleidomastoideus abgibt. Den distalen Stumpf findet man am besten, wenn man entlang des M. trapezius präpariert und den Nerv dort aufsucht, wo er in den Muskel eintritt oder eingetreten ist. Falls der distale Stumpf nicht zu finden ist, kann der Muskel durch eine Nerv-Muskel-Neurotisation reinnerviert werden, indem man das distale Ende des mit dem proximalen Stumpf verbundene Nerventransplantates in seine einzelnen Faszikel aufsplittert und diese zwischen die Muskelfasern einlagert. Die Ergebnisse der Nervenwiederherstellung sind sowohl im eigenen Krankengut (A.N. und H.M.) als auch gemäß der Angaben der Literaturt (1062) günstig.

Ersatzoperationen

Eine Ersatzoperation habe ich (H.M.) bisher noch nicht ausführen müssen. Empfohlen wird eine rein statische Korrektur durch Einbringen von Faszienstreifen zwischen den Dornfortsätzen der unteren Halswirbel und dem Hals der Scapula oder dynamisch durch Lateralverlagerung des M. levator scapulae auf die Spina scapulae und durch Lateralverlagerung des Rhomboideusansatzes unter den M. infraspinatus (93, 209). Bei der Verlagerung des Rhomboideus mit einer feinen Knochenlamelle muß darauf geachtet werden, den Ansatz des Serratus anterior nicht zu zerstören. Ein Bericht über 10 auf diese Weise operierte Patienten ergab bei allen eine verbesserte Funktion, bei 5 ein ausgezeichnetes und bei einem ein befriedigendes Ergebnis, bei 6 waren die Schmerzen günstig beeinflußt worden (93).

N. phrenicus

Anatomie

Wurzeln. Der N. phrenicus wird vorzugsweise von der 4. Zervikalwurzel gespeist, oft enthält er aber auch wesentliche Bezüge aus C3. Seltener überwiegt dieser letztere Anteil. Von C5 her kommen nur gelegentlich unwesentliche Bezüge hinzu. Am häufigsten ist das Zwerchfell bei einwurzeliger Versorgung aus C4, seltener aus C3 innerviert. Bei der häufigeren doppelwurzeligen Innervation liegt der Anteil der 3. Zervikalwurzel ventral, derjenige der 4. dorsal. Bereits sehr proximal – vor der Vereinigung der Wurzeln C4–C6 zum oberen Primärstrang (s. Abb. 6.**3**) – verläßt der N. phrenicus den Plexus. Er gelangt von dorsal her über den kaudalen Teil des M. scalenus anterior, wo er stets lateral der A. cervicalis ascendens liegt. Unter der V. jugularis interna und ihrem Zusammenfluss mit der V. subclavia tritt der N. phrenicus über den medialen Rand des M. scalenus anterior in engen Kontakt zur Pleurakuppel in das obere Mediastinum über. Der linke N. phrenicus liegt dabei häufig bedeckt vom Seitenlappen des Thymus.

Motorische Funktion. Der N. phrenicus versorgt motorisch das Zwerchfell. Er ist damit für den wichtigsten Atemmuskel verantwortlich. Ein doppelseitiger Ausfall bewirkt schwere Ventilationsstörungen. Einseitige Defekte sind funktionell relativ leicht zu kompensieren. Sie führen oft zu differentialdiagnostischen Problemen, z.B. durch Plattenatelektasen. Da der N. phrenicus vorzugsweise aus C3 entspringen kann, ist größte Vorsicht bei doppelseitiger Resektion der 3. Zervikalwurzeln geboten.

Afferenzen. Der N. phrenicus enthält auch afferente Elemente (sensible Fasern), die Erregungen aus der Pleurakuppe und aus den mediastinalen Anteilen von Pleura und Perikard zentralwärts leiten. Außerdem werden die untere Fläche des Zwerchfells sowie die Serosa von Leber, Gallenblase und Pankreas über den N. phrenicus sensibel versorgt. Daraus erklärt sich das Entstehen von Head-Zonen in der Schultergegend (C3 und C4) bei Leber-, Gallen- und Pankreasaffektionen (s. Abb 5.**8**).

Befunde

Klinik

Im Vordergrund steht die Zwerchfelllähmung. Einseitig verursacht sie in Ruhe keine Atemnot, wohl aber tritt eine solche bei Anstrengungen auf. Die Zwerchfellparese kann klinisch perkutorisch und durch ein Röntgenbild (in tiefer Inspiration) (Abb.6.**25**) oder bei der Durchleuchtung objektiviert werden. Besonders beachtenswert ist die Funktionsprüfung bei tiefer Inspiration (paradoxe Zwerchfellbeweglichkeit). Partielle (das heißt vor allem radikulär bedingte) Zwerchfellähmungen sind überhaupt nur röntgenologisch zu sichern, unter Umständen in schrägen Strahlengängen. Bei radikulär bedingten Zwerchfellähmungen ist auf die obligaten Begleitsymptome zu achten: Atrophie der Nackenmuskeln (681), Innervationsstörungen im Bereich der Schulterblattmuskulatur und Sensibilitätsstörungen im Segment C3 und/oder C4.

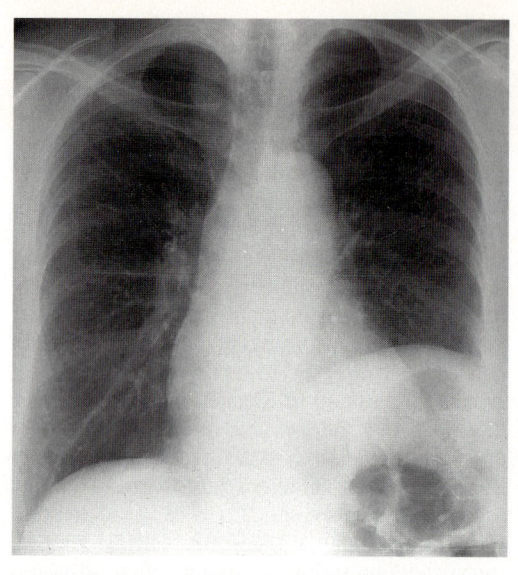

Abb. 6.**25** Phrenikusparese links mit Zwerchfellhochstand im Rahmen einer neuralgischen Schulteramyotrophie.

Elektrophysiologische Befunde

Von der elektromyographischen Ableitung vom Diaphragma mit Nadelelektroden (Einstich in der vorderen Axillarlinie im 8. oder 9. Interkostalraum) raten wir wegen der Gefahr, daß ein Pneumothorax erzeugt werden könnte, ab. Die Ableitung mit Oberflächenelektroden ist allerdings nicht sehr verlässlich und häufig durch große EKG-Artefakte kontaminiert. Dadurch wird auch die elektroneurographische Untersuchung mit Reizung des Nervs hinter dem M. sternocleidomastoideus stark erschwert. Die obere Normgrenze für die Latenz liegt bei 10,0 ms.

Synopsis

Eine zusammenfassende Darstellung der Symptomatologie bei einer N.phrenicus-Läsion findet sich in Tab. 6.**11**.

Ursachen

Zentral bedingte, das heißt *zerebrale Zwerchfellähmungen* scheint es nicht zu geben. Bei den häufigen Schlaganfällen werden keine beobachtet. Über eine kortikale Repräsentation des Zwerchfelles ist nichts Sicheres bekannt. Sollte es eine solche geben, so dürfte sie für jede Zwerchfellhälfte doppelseitig vorhanden sein. Eine willkürliche einseitige Bewegungsmöglichkeit der Zwerchfelle gibt es nicht. Es wird ein bulbäres und ein suprabulbäres Zentrum erwogen. Die zuständigen Vorderhornzellen werden jeweils über die Seitenstränge beider Seiten erreicht. Bei *zervikalen Querschnittsläsionen in C4* oder höher bedeutet die hier auftretende doppelseitige Zwerchfellähmung die entscheidende vitale Bedrohung.

Tabelle 6.**11** Synoptische Darstellung der Auswirkungen einer N.-phrenicus-Läsion

Läsionsort	Befund	Funktionsausfall
Wurzeln C3/C4	Atrophie, Nackenmuskeln, Parese, Schulterblattmuskeln, Zwerchfellparese	Verminderte Reklination des Kopfes, Schwäche für gewisse Bewegungen des Schultergelenkes, Sensibilitätsstörung seitlich an Hals und Schulter, Atemnot
Phrenikusstamm	Nur Zwerchfellparese	Atemnot bei Anstrengung. Sensibilität intakt

Die meisten Phrenikusläsionen spielen sich im Bereiche der *Wurzeln C3/C4* bzw. im Bereiche des *Plexus cervicalis* ab. Eine Zwerchfellparese wurde nach Manipulation der Halswirbelsäule beschrieben (620). Als fakultatives Begleitsymptom sind Zwerchfellähmungen bei der *neuralgischen Schulteramyotrophie* (S. 249) gelegentlich beobachtet worden, selten als einzige klinisch relevante Lähmung überhaupt. Nach *Trauma mit Läsion des Plexus cervicalis* ist eine Zwerchfellähmung ein fast regelmäßiges und persistierendes Symptom, während z.B. die oft begleitenden Paresen des Trapezius sich meist zurückbilden. Bei Säuglingen und Kleinkindern kann eine Zwerchfellparese Begleiterscheinung einer oberen, *geburtstraumatischen Armplexusparese* sein (S. 232) (681), kann aber auch andere Ursachen haben, vor allem ein direktes Trauma des N. phrenicus bei der Geburt oder Fehlbildungen. Eine Phrenikusläsion beim Kleinkind kann bei der *operativen* Versorgung einer Ösophagusatresie und einer tracheoösophagealen Fistel entstehen. Eine interkostale Drainage kann zu einer Phrenikusverletzung führen. Wenn durch Röntgenkontrolle der Zwerchfellbeweglichkeit ausdrücklich danach gesucht wird, finden sich nach 2/3 der supraklavikulären *Plexusanästhesien* Phrenikusparesen. Sie können selten einmal auch zu ernsten respiratorischen Schwierigkeiten führen. Die enge Nachbarschaft des N. phrenicus zum Thymus muß hervorgehoben werden, denn die traumatische Zwerchfellähmung bei Thymektomie wegen Myasthenie stellt bei diesem Leiden eine besonders nachteilige Komplikation dar.

Weiter distal ansetzende Phrenikuslähmungen werden bei weitem am häufigsten durch *maligne Tumoren* verursacht: Bronchialkarzinome, lymphogene Tumoren, Thymome. Die verschiedenen Statistiken sind je nach Ursprungsklinik unterschiedlich: Die Auswahl einer neurologischen Klinik ist von der einer Lungenklinik sehr verschieden. Aber auch durch die Röntgenbestrahlung lokaler Tumoren kann eine Zwerchfellähmung entstehen (s. unten).

Häufigkeit verschiedener Lähmungsursachen. Diese hängt weitgehend von der Selektion des betreffenden Krankengutes ab.

In einer Zusammenstellung von Zwerchfellparesen der Berner Neurologischen Klinik waren unter 13 Fällen 5 neuralgische Schulteramyotrophien vertreten, 3 wurden als „idiopathisch" bezeichnet, zweimal diagnostizierte man radikuläre Zwerchfellparesen, je einmal wurde die Lähmung auf eine Struma, eine Metastase und eine Tuberkulosilikose zurückgeführt. Malin (681) hat neben dem Krankengut einer neurologischen Poliklinik dasjenige einer großen städtischen Lungenklinik und außerdem das einer Universitäts-Kinderklinik in Berlin überprüft. Unter 46 Phrenikusparesen fand er 26mal Bronchialkarzinome, zweimal andersartige Tumoren (Morbus Recklinghausen, einen histologisch unklaren Lungenspitzentumor), 4 Phrenikusparesen, traumatisch durch Wurzelausrisse entstanden. Hierher gehört wahrscheinlich auch eine geburtstraumatische Erb-Lähmung mit Phrenikusparese. 3 Fälle wurden als radikulär bedingt angesehen, 2mal entstand eine Phrenikuslähmung unbeabsichtigt bei Operationen (Thymektomie, Zystenentfernung). Je einmal wurde eine neuralgische Schulteramyotrophie, eine Arachnitis spinalis und eine Sarkoidose diagnostiziert. Unter den restlichen Fällen blieben 4 ätiologisch unklar. In einem Fall wurde – wie auch von anderen Autoren – eine *radiogene Schädigung* erwogen, denn bereits während der Bestrahlung eines Mammakarzinoms war ein anhaltender Singultus über mehrere Monate hinweg beobachtet worden. Ein Jahr später wurde die Zwerchfellähmung bei einer Routinenachuntersuchung entdeckt, ohne daß weitere Metastasen gefunden worden wären.

Therapie

Operative Maßnahmen

Der N. phrenicus wird leicht an der Vorderseite des M. scalenus anterior gefunden. Er kann im Rahmen einer Läsion des Plexus cervicalis oder des Plexus brachialis, vor allem auch im Rahmen von geburtstraumatischen Plexuslähmungen verletzt sein. Bei einem Neonatus mit beiderseitiger Phrenikusläsion mußte eine Respiratorbehandlung permanent durchgeführt werden, bis es gelang, in 2 Sitzungen die beiden Nn. phrenici durch Nerventransplantate zu überbrücken und so die Zwerchfellfunktion wiederherzustellen. Wegen Überdehnung des Zwerchfells, offenbar durch nicht reinnervierte Bezirke, mußte zusätzlich eine Raffung des Zwerchfells vorgenommen werden (404). Auch bei erwachsenen Patienten können einseitige Phrenikusläsionen Beschwerden bereiten, und damit eine Indikation zur operativen Behandlung begründen. Andere Patienten tolerieren den einseitigen Ausfall des Zwerchfells überraschend gut. In letzter Zeit wurde über die teilweise erfolgreiche Verwendung des N. phrenicus als Axonspender bei Plexus brachialis Läsionen berichtet (430), ohne daß Ausfallserscheinungen zu beobachten gewesen wären.

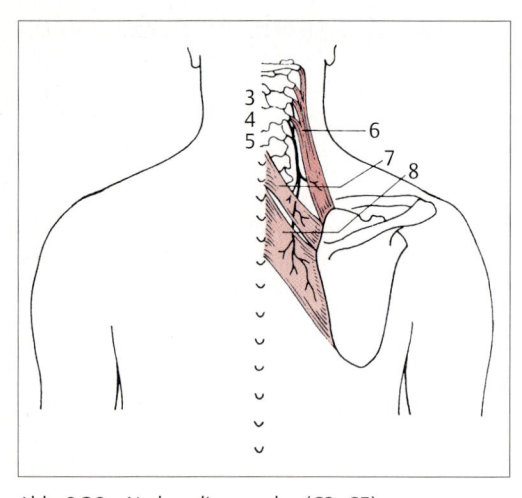

N. dorsalis scapulae (C3-C5)

Anatomie

Der N. dorsalis scapulae (Abb. 6.**26**) ist ein dorsaler Ast des Plexus brachialis und zweigt aus C3, C4 und C5 ab. Er durchbohrt den M. scalenus medius oder läuft über diesen Muskel hinweg zur untersten Zacke des M. levator scapulae, dem er zum Angulus superior der Skapula folgt. Parallel zum Margo medialis scapulae verläuft er an der Innenfläche der Mm. rhomboidei. Der N. dorsalis scapulae ist rein motorisch. Die von ihm innervierten Muskeln, der *M. levator scapulae* (der oft auch Fasern direkt aus den Wurzeln C3 und C4 empfängt) und die *Mm. rhomboidei,* heben und adduzieren den Margo medialis scapulae, wodurch das Schulterblatt nach medial zu gedreht wird. Beide Muskeln bilden gemeinsam mit dem M. serratus anterior ein Zügelpaar, mit welchem der Margo medialis der Skapula gesteuert wird.

Befunde

Klinik

Die vom N. dorsalis scapulae versorgten Mm. levator scapulae, rhomboideus major und minor (s. Abb. 6.**26**) sind durchweg von anderer Muskulatur bedeckt, und eine isolierte Atrophie ist zunächst nicht sicher feststellbar. Bei mageren Individuen ist bei einer Parese des N. dorsalis scapulae eine leichte *Fehlstellung des Schulterblattes* sichtbar, das ganz leicht mit dem Angulus inferior nach außen rotiert ist und dessen Margo medialis etwas zu weit von der Mittellinie entfernt ist und von der Thoraxwand etwas absteht. Im Gegensatz zum Abstehen der Skapula bei Serratus- und Trapeziuslähmungen, das beim Armhochhalten noch zunimmt, gleicht sich dies bei der Rhomboideuslähmung wieder aus.

Funktionell wirkt sich die Parese der Mm. rhomboidei in einer schlechten Fixierung des Schulterblattes aus, wodurch eine gewisse Behinderung bei besonderen, mit großem Kraftaufwand verbundenen Armbewegungen entsteht. Die Funktion des M. levator scapulae wird in der Regel vom Trapezius voll kompensiert.

Klinische Teste

Atrophie und Parese werden meist erst manifest, wenn der Patient die Schulter kräftig nach hinten drückt und gleichzeitig die gestreckten Arme hinter dem Rücken zu kreuzen versucht. In Bauchlage erfordert dies besonders viel Kraftaufwand und eine tadellose Funktion der erwähnten Muskeln (Abb. 6.**27**). Man kann auch die Hände in die Hüfte stützen und die Ellenbogen maximal nach hinten ziehen (Abb. 6.**28**).

Elektrophysiologische Befunde

Als elektrophysiologische Untersuchungen bietet sich einzig die Nadelmyographie der entsprechenden Muskeln an.

Abb. 6.**26** N. dorsalis scapulae (C3–C5).

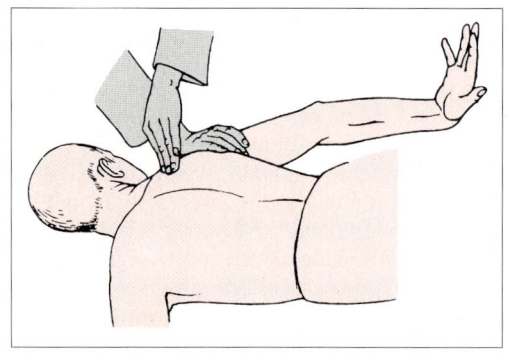

Abb. 6.**27** Funktionsprüfung der Mm. rhomboidei (N. dorsalis scapulae) am liegenden Patienten. Abheben der Schulter von der Unterlage in Bauchlage.

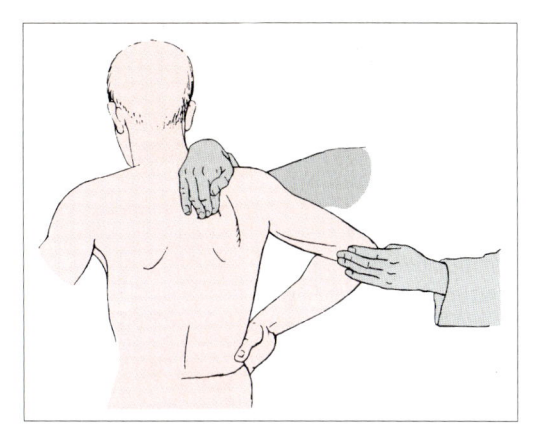

Abb. 6.28 Funktionsprüfung der Mm. rhomboidei (N. dorsalis scapulae) am stehenden Patienten. Der in die Hüfte gestemmte Arm wird vom Patienten nach hinten gedrückt.

Synopsis

Eine Zusammenfassende Darstellung der Symptomatologie bei einer N.-dorsalis-scapulae-Läsion findet sich in Tab. 6.12.

Ursachen

Eine isolierte Lähmung des N. dorsalis scapulae ist wegen seiner geschützten Lage zwischen den tiefen Nackenmuskeln einerseits und M. levator scapulae sowie Mm. rhomboidei andererseits äußerst selten. Traumatische Läsionen des N. dorsalis scapulae wurden in unserem Krankengut (H.M.) nicht beobachtet. Läsionen kommen allerdings iatrogen bei Operationen am Hals vor. Eine Schädigung des Nervs kann bei Schuß- und Stichverletzungen einmal vorkommen. Im Rahmen von traumatischen Armplexusparesen weist ein Mitbetroffensein des N. dorsalis scapulae darauf hin, daß die Schädigung den oberen Plexus weit proximal getroffen hat, da dieser Nerv schon vor der Vereinigung der (4.), 5. und 6. Zervikalwurzel zum oberen Primärstrang aus den Wurzeln C4 und C5 hervorgeht.

Therapie

Konservative Maßnahmen

Eine konservative Behandlung wird kaum je erfolgreich sein.

Operative Maßnahmen

Je nach dem Schaden, sind sowohl Neurolyse wie Nerventransplantation erfolgversprechend. Dies gilt auch für die Wiederherstellung des Nervs bei Läsionen des Plexus brachialis, mit Beteiligung des Plexus cervicalis. In der Regel ist aber der N. dorsalis scapulae bei Plexus-brachialis-Läsionen nicht beteiligt, und der Nerv kann als Axonspender herangezogen werden. Lange Zeit haben wir (H.M.) den N. dorsalis scapulae auf den Distalstumpf des N. thoracicus longus transferiert, um eine Neurotisation des M. serratus anterior zu erreichen. In letzter Zeit wurde für denselben Zweck der distale Stumpf des N. thoracicus longus End-zu-Seit an den intakt gelassenen N. dorsalis scapulae angeschlossen. Ersatzoperationen wegen irreparablen Läsionen des N. dorsalis scapulae habe ich (H.M.) bisher nicht ausführen müssen. Wenn ausnahmsweise ein Ersatz der ausgefallenen Mm. rhomboidei nötig werden sollte, so kann dies durch Anschlingen des unteren Skapulawinkels durch einen abgelösten Streifen aus der kranialen Portion des M. latissimus dorsi erfolgen. Die suspensorische Wirkung des M. levator scapulae wird durch den Trapezius genügend ausgeglichen. Bei Defekten des oberen Anteiles kann gleichzeitig eine Verankerung zwischen Skapula und Dornfortsätzen von C6 und C7 mit Faszienstreifen vorgenommen werden.

Tabelle 6.12 Synoptische Darstellung der Auswirkungen einer N.-dorsalis-scapulae-Läsion

Läsionsort	Befund	Funktionsausfall
Nervenstamm	kaum sichtbare Atrophie zwischen Mittellinie und Margo medialis scapulae. Angulus inferior der Scapula leicht nach außen rotiert	Abheben des Schulterblattes beim Abstemmen im Liegestütz

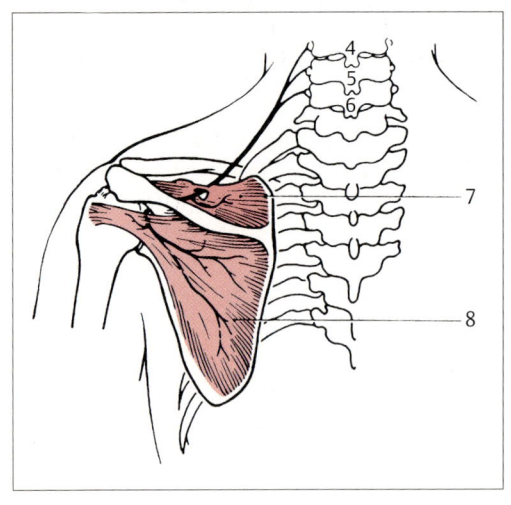

N. suprascapularis (C4-C6)

Anatomie

Der N. suprascapularis (Abb. 6.**29**) führt Fasern aus den Segmenten C4–C6. Er zweigt in Höhe der Skalenuslücke von der lateralen Kante des Truncus superior ab und verläuft hinter der Klavikula entlang des unteren Omohyoideusbauches und lateral des N. thoracicus longus. Unter dem Ansatz des M. trapezius zieht er zur Incisura scapulae, die er zunächst unter dem Lig. transversum scapulae superius und wenig weiter distal dem Lig. transversum scapulae inferius durchschreitet. Selten wird die Incisura scapulae auch durch eine Knochenspange überbrückt (1208). Aus der Fossa supraspinata gelangt der Nerv lateral an der Basis der Spina scapulae vorbei in die Fossa infraspinata. Auch diese Stelle kann zu einem Engpaß verschmälert sein, der zu einer Kompression des Nervs mit alleiniger Beeinträchtigung des M. infraspinatus führt (637). Er innerviert die *Mm. supra- und infraspinatus,* außerdem sensibel Bänder und dorsale Kapselanteile des Schultergelenkes. Die Mm. supra- und infraspinatus sind Außenroller, der M. supraspinatus zudem Abduktor im Schultergelenk. Als Bestandteil des tiefen Muskelmantels liefern sie einen Beitrag zur Muskelsicherung des Gelenkes. In ihrer dynamischen Wirkung werden sie von den weit kräftigeren anderen Abduktoren (M. deltoideus) und Außenrollern (hintere Portion des M. deltoideus und des M. teres minor) übertroffen.

Befunde

Klinik

Bei Läsion des N. suprascapularis wird eine *Atrophie* der genannten zwei Muskeln, besonders deutlich des M. infraspinatus, in den meisten Fällen gut sichtbar werden, obwohl über dieser Region noch der M. trapezius liegt (Abb. 6.**30**). Der *funktionelle Ausfall* des *M. supraspinatus* manifestiert sich in einer Schwäche für das Armheben, insbesondere für die ersten 15° der Abduktion im Schultergelenk (s. Abb. 6.**31**). Der intakte M. deltoideus kann allerdings nicht immer die Humerusabduktion ohne anfängliche Trickbewegung verkraften. Durch eine Pendelbewegung wirft der Patient den Arm etwas nach außen, bis der gesunde M. deltoideus wirksam eintreten kann. Eine langsame, progressive Abduktion, von der herabhängenden Stellung des Armes ausgehend entlang dem Thorax, ist jedoch bei totaler Lähmung des N. suprascapularis nicht möglich. Am besten ist die Abduktion in diesen Fällen dann bis zu etwa 70° möglich. Andererseits ist es auffallend, daß bei dieser Lähmung (und bei Rotatorenmanschettenrupturen) in vielen Fällen die weitere Abduktion zwischen etwa 70° und etwa 120° deutlich erschwert ist, als ob der intakte Deltoideus nicht kräftig genug wäre, um den gestreckten Arm mittels des kurzen Hebearms am Humerus in diesem ungünstigen Quadranten der Bewegung zu heben, wohl weil das Gewicht des Armes sich dann am meisten auswirkt. Der *Aus-*

Abb. 6.**29** N. suprascapularis (C4–C6).

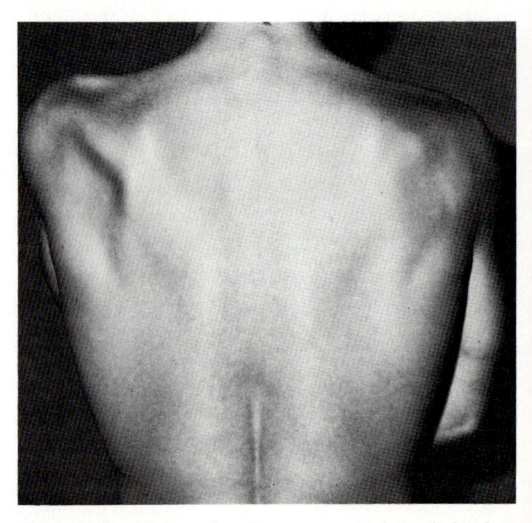

Abb. 6.**30** Läsion des N. suprascapularis links bei 25jährigem Mann. Ätiologisch nicht geklärt. Atrophie der Mm. supra- und infraspinatus.

fall des M. infraspinatus bewirkt eine deutliche Schwäche für die Außenrotation in der Schulter (s. Abb. 6.32), wodurch es zu einer Pronationsstellung des herabhängenden Armes kommt. Zu einem vollständigen Ausfall dieser Bewegung kommt es jedoch nicht, da die hintere Portion des M. deltoideus und der M. teres minor noch in gleichem Sinne wirken. Außenrotatorische Extremstellungen können allerdings nicht mehr eingenommen werden. Patienten mit einer Supraskapularisparese sind nicht in der Lage, sich hinter dem Kopf zu kratzen, und wenn sie bei einer rechtsseitigen Parese fortlaufend schreiben wollen, verschieben sie das Blatt mit der linken Hand immer wieder nach links. Der Ausfall dieser 2 Muskeln fällt andererseits funktionell oft erstaunlich wenig ins Gewicht. Mancher Patient hat seine Parese jahrelang nicht einmal bemerkt. Im Einzelfall wird die *Behinderung* also recht unterschiedlich sein können und von individuellen anatomischen, funktionellen und beruflichen Verhältnissen abhängen. Aus größeren Serien in der Literatur (158, 495, 602, 637) ergibt sich, daß das konstanteste Symptom der dumpfe Schmerz dorsal über der Schulter ist. Die meisten Patienten haben eine Druckdolenz über der Incisura scapulae, etwa die Hälfte hat eine Atrophie der Schulterblattmuskeln. Diese erlaubt die Unterscheidung zwischen einem oberen (proximalen) Läsionsort des Nervs in der Incisura scapulae (Atrophie der Mm. supra- und infraspinatus) und einem unteren (distalen) an der spinoglenoidalen Protuberanz (635).

Klinische Teste

Die Funktion des M. supraspinatus prüft man dadurch, daß der Patient gegen den Widerstand des Untersuchers den am Rumpf herabhängenden Arm seitwärts abduzieren muß (Abb. 6.31). Den M. infraspinatus testet man, indem der am Rumpf herunterhängende Oberarm mit im Ellenbogen rechtwinklig gebeugtem Unterarm aussenrotiert wird (Abb. 6.32). Wenn der Nerv in der Incisura scapulae mechanisch beansprucht wird, kann dies wie folgt nachgewiesen werden: Der Patient legt die Hand der betroffenen Seite auf die andere Schulter, hebt den Ellenbogen zur Horizontalen und der Untersucher zieht nun den Ellenbogen forciert zur gesunden Seite hinüber. Dieses gekreuzte Adduzieren (cross body action) ergibt beim Vorliegen eines *Incisura-scapulae-Syndroms* Schmerzen bei mehr als der Hälfte der Patienten (158).

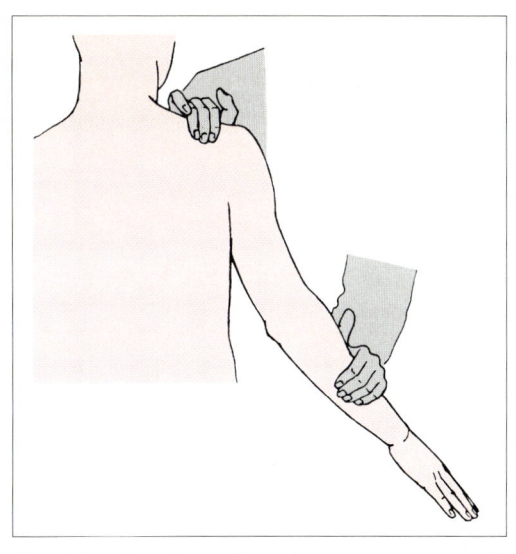

Abb. 6.**31** Funktionsprüfung des M. supraspinatus (N. suprascapularis). Er tritt besonders während der ersten 15 Grad der Seitwärtselevation des Armes in Aktion. Manchmal kann er auch getastet werden.

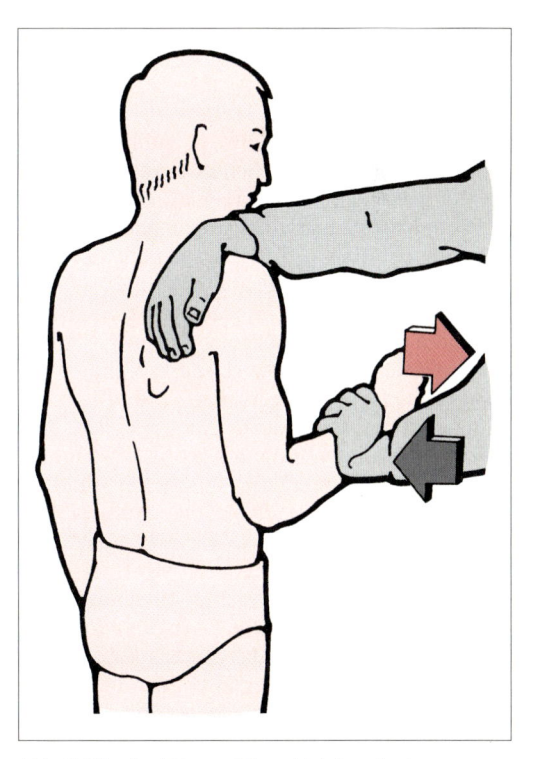

Abb. 6.**32** Funktionsprüfung M. infraspinatus.

Tabelle 6.13 Synoptische Darstellung der Auswirkungen einer N.-suprascapularis-Läsion

Läsionsort	Befund	Funktionsausfall
Hauptstamm	Atrophie und Parese der Mm. supra- und infraspinatus. Eventuell Angaben über Schmerzen in der Schulterregion	Schwäche für die ersten 15° der Abduktion des Oberarmes sowie für die Außenrotation im Skapulohumeralgelenk. Keine Sensibilitätsstörung

Elektrophysiologische Befunde

Bei einer proximalen Läsion können elektromyographisch neurogene Veränderungen im M. supra- und infraspinatus abgeleitet werden. Liegt die Läsion dagegen in der Fossa infraspinata können pathologische Veränderungen nur im M. infraspinatus gefunden werden. Die Latenzen zu beiden Muskeln können bei Reizung am Erb-Punkt bestimmt werden. Die obere Normgrenze für den M. supraspinatus liegt bei 3,4 ms, für den M. infraspinatus bei 4,4 ms.

Synopsis

Eine zusammenfassende Darstellung der Symptomatik bei einer N.suprascapularis-Läsion findet sich in Tab. 6.**13**.

Ursachen

Eine *isolierte Verletzung* des N. suprascapularis kann durch Schnitt- und Schußverletzungen verursacht werden. Im ersten Weltkrieg wurden nur in 16 von 2907 Schußverletzungen der N. suprascapularis betroffen (352). Auch bei *stumpfer Gewalteinwirkung* (Schultertrauma) sind isolierte Ausfälle dieses Nervs beobachtet worden. Bei Frakturen des Collum scapulae haben wir ebenfalls isolierte Läsionen des N. suprascapularis beobachtet, wobei sogar verzögert eine Spätparese auftreten kann. Im Rahmen einer *traumatischen oberen Armplexusparese* sowie bei Wurzelausrissen ist der N. suprascapularis nicht selten mitbetroffen. Dies läßt dann darauf schließen, daß die Schädigung des Armplexus den oberen Primärstrang miterfaßt oder noch weiter proximal davon sitzt. Bei einem Patienten hatte das häufige Einklemmen eines Mobiltelefons zwischen Kopf und Schulter zu einer Läsion des Nervs geführt (498). Eine Parese dieses Nervs wurde auch bei Kunstturnern und bei Steinträgern ohne akutes Trauma beobachtet. Wir (M.M.) sahen eine reversible, isolierte Parese des Nervs im Anschluß an eine Allgemeinnarkose, ohne eine evidente Besonderheit bei der Lagerung des Patienten. Auch bei der *neuralgischen Schulteramyotrophie* kann unter anderem der N. suprascapularis mitbetroffen sein.

Eine *chronische Kompression des Nervs in der incisura scapulae* und an der spinogleoidalen Protuberanz kann durch ein *Ganglion* verursacht werden. Andererseits kann sie auch bei häufig wiederholtem Zug der Schulter nach vorn zustande kommen. Die gleiche Bewegung kann auch als Test verwendet werden. Zweimal sahen wir eine isolierte Lähmung dieses Nervs bei starker beruflicher Beanspruchung der Arme, einmal sogar doppelseitig bei einem Postbeamten, der dauernd Säcke von Gestellen herunternehmen und wieder hinaufheben mußte. Bei 2 anderen unserer Patienten trat das Syndrom akut nach ungewohntem Tennisspielen bzw. nach sehr langdauerndem und intensivem Bedienen eines Schlagzeugs auf. Bei rund der Hälfte der Patienten wurden die Beschwerden durch ein Trauma oder eine intensive Beanspruchung des Armes ausgelöst (158). Bei einer Population von 36 Volleyballhochleistungssportlern fand sich bei 28 % eine praktisch ausschließlich distale Form (495). In einem anderen Krankengut von 16 Fällen gehörten 12 der proximalen und 4 der distalen Form an (602). Es ist auffallend, daß bei einigen Patienten unseres Krankengutes (H.M.) ausstrahlende Schmerzen in die Haut, verbunden mit Kältegefühl angegeben wurden, obwohl der N. suprascapularis theoretisch kein Hautgebiet besitzt. Japanische Autoren haben aber Hautäste beschrieben (500, 793).

Nebst einer Kompression des Nervs in der Incisura scapulae – wobei dann sowohl der M. supra- wie auch der M. infraspinatur paretisch sind – kommt nicht so selten *eine distalere Beeinträchtigung* vor (477, 961). Hierbei ist nur der M. infraspinatus paretisch, was bei der elektrischen Reizung in der Supraclaviculargrube mit Ableitung durch Nadelelektroden in beiden Muskeln nachweisbar ist (477).

Auch ein beidseitiges Engpaßsyndrom des N. suprascapularis kann vorkommen (485).

Therapie

Konservative Maßnahmen

Diese werden dann sinnvoll sein, wenn lediglich eine äußere Druckeinwirkung oder eine Überlastung ohne Kontinuitätstrennung des Nervs vorgelegen hat. Aber auch hier wird man, beim Ausbleiben einer spontanen Rückbildung, ebenso wie primär bei einer traumatischen Läsion zur operativen Exploration schreiten müssen.

Operative Maßnahmen

Bei Läsionen des Plexus brachialis ist der N. suprascapularis häufig mitbeteiligt und zwar dann, wenn die Läsion im Bereich des Truncus supraior oder proximal davon lokalisiert ist. Das Erhaltenbleiben der Funktion des N. suprascapularis spricht für eine Läsion im Bereich der Faszikel. Neben der Läsion der Fasern des N. suprascapularis im Plexusbereich kann aber auch eine periphere Läsion im Bereich der Incisura scapulae, oder ein Ausriß aus dem M. supraspinatus entstehen. Man sollte daher in solchen Fällen immer den N. suprascapularis bis zur Inzisur verfolgen.

Relativ häufig ist der N. suprascapularis bei stumpfen Traumen gegen die Schulter im Rahmen von Verkehrsunfällen geschädigt. In einem hohen Prozentsatz der Fälle liegt gleichzeitig eine Läsion des N. axillaris, und in seltenen Fällen auch eine Läsion des N. musculocutaneus vor.

Bei anderen, offenbar leichteren Traumen in Zusammenhang mit Schulterluxationen, Oberarmfrakturen und Skapulafrakturen kann sich eine Läsion des N. suprascapularis entwickeln, die sich aber spontan zurückbildet. Wenn diese spontane Regeneration nicht in einer vernünftigen Zeit einsetzt, muß freigelegt werden. Es muß dann angenommen werden, daß der Nerv doch durchtrennt ist, oder daß die bei erhaltener Kontinuität zu erwartende Regeneration durch Adhäsionen im Bereich der Incisura scapulae verhindert wird. Bei einer Reihe derartiger Fälle findet man dann eine enge Inzisur mit einem subklinischen Kompressionssyndrom, das erst durch das Trauma zu klinischen Symptomen führte.

Die Freilegung des N. suprascapularis erfolgt in Seitenlage durch einen sagittalen Hautschnitt. Die Clavicula wird freigelegt, der M. deltoideus und der M. trapezius werden von ihrem klavikulären Ansatz bzw. Ursprung abgelöst. A. und V. suprascapularis werden oberhalb des Margo superior der Skapula dargestellt und der N. suprascapularis wird in diesem Bereich etwas tiefer als die Gefäße aufgesucht. Die Präparation entlang des Margo superior der Skapula führt zur Incisura scapula und zum Lig. transversum scapulae superius. Dieses Ligament wird auf jeden Fall reseziert und der Nerv aus der Inzisur geholt. Vorhandene Adhäsionen werden beseitigt, und bei erhaltener Kontinuität wird eine Neurolyse nach den allgemeinen Regeln durchgeführt. Die Durchtrennung des Nervs bedingt die Wiederherstellung der Kontinuität durch Nerventransplantate, wobei in unserem Krankengut (H.M.) die Ergebnisse besser waren, wenn mehrere Transplantate und relativ lange Transplantate zur Anwendung kamen, wahrscheinlich deswegen, weil die Anfrischung des Nervs in diesen Fällen großzügiger durchgeführt wurde. In einem Fall konnte kein distaler Stumpf gefunden werden, und es wurde daher eine Nerv-Muskel-Neurotisation des M. supraspinatus vorgenommen. Es wird immer wieder betont, daß die Regenerationsfähigkeit des M. supraspinatus wesentlich besser ist, als die des M. infraspinatus. Dies ist nur zum Teil durch die kürzere Distanz zu erklären, wesentlich wahrscheinlicher ist, daß das Fortschreiten der Regeneration zum M. infraspinatus durch die Enge im Bereiche des Lig. transversum scapulae inferius behindert wird. Man sollte daher fordern, daß diese Stelle aufgesucht wird, was allerdings technische Schwierigkeiten mit sich bringt und nur in Seitenlage in Frage kommt. Die Freilegung des Nervs beim Syndrom der Incisura scapulae erfolgt grundsätzlich in derselben Weise. Der dorsale Zugang (158) erleichtert die Darstellung des zum M. infraspinatus führenden Teils des Nervs, bringt aber größere Schwierigkeiten bei der Darstellung des proximalen Abschnittes und des Abganges aus dem Plexus. Dieser Zugang ist auch deswegen unpraktisch, weil, wie oben erwähnt, häufig der N. axillaris mitverletzt ist, zu dem man dann nur schwer Zugang findet. Aus dem gleichen Grund ist der ventrale Zugang (1088) unpraktisch und wird nur dann angewendet, wenn eine Läsion des Plexus brachialis vorliegt, und der Patient sich in Rückenlage befindet. Diese erbrachte im größten bisher publizierten Kollektiv von 27 Fällen bei 21 der 23 operierten Patienten sofortige Schmerzfreiheit. Es wurde der dorsale Zugang gewählt (158). Gegen den ebenfalls vorgeschlagenen ventralen Zugang (1088) spricht der hierbei weniger gute Einblick in den spinoglenoidalen Raum. In einer solchen eigenen Beobachtung (M.M.) fand sich beim Eingriff dann ein Ganglion (Abb. 6.**33**).

Die Prognose der isolierten Wiederherstellung des N. suprascapularis mit und ohne Beteiligung des N. axillaris, ist im allgemeinen sehr gut. Auch ein Nerventransfer auf den N. suprascapularis im Rahmen der Behandlung einer Plexusläsion führt in einem hohen Prozentsatz der Fälle zu einer Neurotisation des M. supraspinatus, seltener dagegen zur Neurotisation des M. infraspinatus.

Ersatzoperationen

Wenn die Funktion des M. supraspinatus ausbleibt, kann diese durch einen Transfer der Pars horizontalis des M. trapezius ersetzt werden. Bei Ausfall des M. infraspinatus fehlt die Außenrotation, was sowohl bei posttraumatischen Plexusläsionen im allgemeinen, aber auch bei geburtstraumatischen Plexusläsionen sehr häufig vorkommt. Es sind dann die im entsprechenden Abschnitt geschilderten Ersatzoperationen zur Wiederherstellung der Außenrotation zur Anwendung zu bringen.

Differentialdiagnose

Hier muß vor allem an die *Sehnenrupturen der Rotatorenhaube* gedacht werden, die allerdings zunächst von Schmerzen begleitet sind und bald eine ausgeprägte Atrophie der Mm. supra- und infraspinatus zur Folge haben (S. 259). Der M. supraspinatus spielt eine sehr wichtige Rolle in den ersten 30 bis 40° der Abduktion des Humerus. Bei einer totalen Ruptur seiner Sehne ist der M. deltoideus meistens unfähig, diese anfängliche Initialphase der Abduktion einzuleiten. Bei senkrecht herabhängendem Oberglied ist die Resultante der Deltoideuskräfte vertikal nach oben gerichtet, das heißt sie zieht den Humerus senkrecht nach oben, so daß der Humeruskopf durch die Sehnenrupturstelle gegen das Akromion stößt. Es kommt hierbei oft zu Schmerzen und nicht zur Abduktion. Man spricht auch vom „*Impingement*". Sobald aber bei nur teilweisen Rupturen diese Abduktion um etwa 30° möglich ist, kann anschließend daran der M. deltoideus wirksam werden und die Bewegung dann um etwa 50° weiterführen. Weil der Humeruskopf jedoch auch bei Teilrupturen nach oben entweicht, ist auch in diesen Fällen die Abduktion beeinträchtigt.

N. subscapularis (C5-C6)

Anatomie

In der Regel ziehen 2 getrennte, rein motorische Äste des N. subscapularis vom oberen Primärstrang und vom Fasciculus posterior zum *M. subscapularis* und *M. teres major* (Abb. 6.**34**). Diese Muskeln sichern das Schultergelenk und wirken außerdem als Innenroller (s. Abb. 6.**35**). Kleine Rr. articulares des N. subscapularis versorgen die dorsalen Anteile der Schultergelenkskapsel.

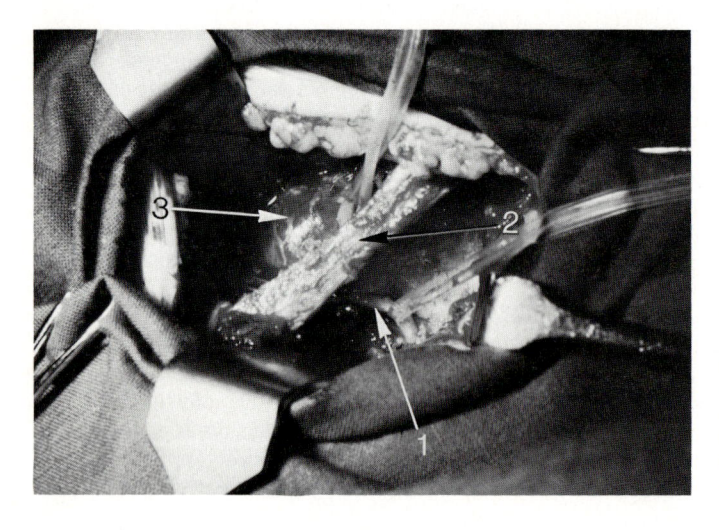

Abb. 6.**33** Im Operationsfeld ist der angeschlungene N. suprascapularis (1), welcher unter der Spina scapulae (2) hindurch verläuft, zu erkennen. Er wird links im Bild von einem vorquellenden Ganglion (3) komprimiert (Photographie Prof. M. Samii, Neurochirurgische Universitätsklinik Mainz).

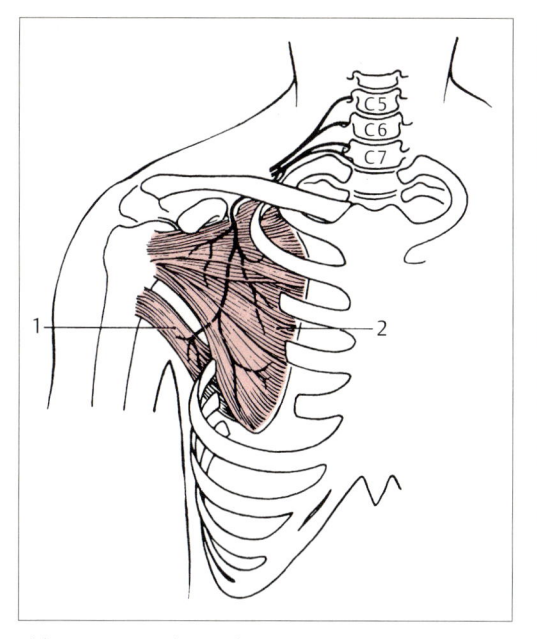

Abb. 6.34 N. subscapularis (C5–C8).

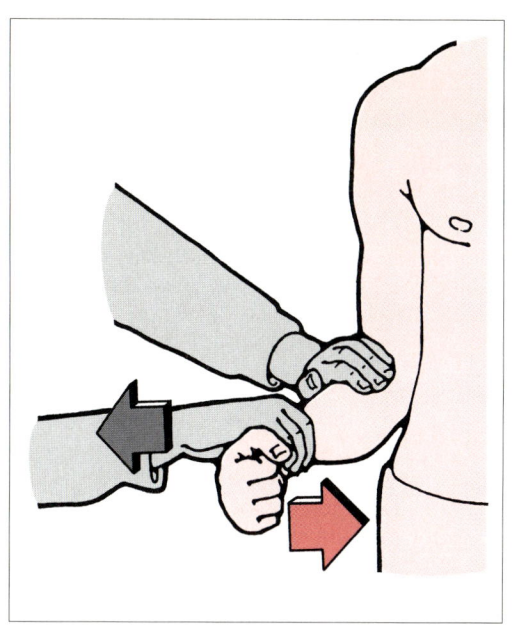

Abb. 6.35 Funktionsprüfung der Mm. subscapularis und teres major (N. subscapularis) bei der Innenrotation des Oberarmes.

Befunde

Klinik

Die vom N. subscapularis versorgten Mm. subscapularis und teres minor sind Innenroller des Oberarmes. Bei *Paresen* dieser beiden Muskeln verbleiben allerdings noch der M. pectoralis major, der M. latissimus dorsi und die vordere Portion des M. deltoideus als Innenrotatoren der Schulter. Eine *Atrophie* ist wegen der Lage der genannten Muskeln nicht sichtbar, hingegen kann man tief in der Axilla normalerweise die Kontraktion des M. subscapularis palpieren und beim Vergleich der gelähmten mit der gesunden Seite den Unterschied feststellen.

Klinische Teste

Man testet die Innenrotation im Schultergelenk bei herabhängendem Arm mit rechtwinklig flektiertem Ellenbogen (Abb. 6.35). Im Weiteren sind die Patienten nicht in der Lage, sich mit der Hand an der unteren Rückenpartie zu kratzen oder die Hand frei über der Lumbalgegend in der Luft hin und her zu bewegen.

Elektrophysiologische Befunde

Als elektrophysiologische Untersuchungen bietet sich einzig die Nadelmyographie der entsprechenden Muskeln an.

Synopsis

Eine zusammenfassende Darstellung der Symptomatologie bei einer N.subscapularis-Läsion findet sich in Tab. 6.14.

Ursachen

Eine isolierte Parese des N. subscapularis kommt praktisch kaum vor. Im Rahmen traumatischer Armplexuslähmungen wird dieser Nerv ausfallen, wenn die Läsion den proximalen Teil des hinteren Faszikels oder seine Wurzeln erfaßt bzw. der hintere Ast aus dem oberen Primärstrang (C5/C6) lädiert wird. Aber auch hier und im Rahmen der Operation von Plexus brachialis Läsionen schenkt man diesem Nerv keine Aufmerksamkeit.

Therapie

Eine Nervennaht kommt wegen der tiefen Lage des Nervs und wegen des Vorhandenseins mehrerer Äste kaum in Frage. Ersatzoperationen sind praktisch nicht notwendig. Der M. subscapularis ist ein Innenrotator. Die Wiederherstellung der Innenrotation durch andere Muskeln bedeutet kein Problem, im Gegenteil, es ist eher so, daß ei-

Tabelle 6.14 Synoptische Darstellung der Auswirkungen einer N.-subscapularis-Läsion

Läsionsort	Befund	Funktionsausfall
Stamm des Nervs	Eventuell fehlende Kontraktion des M. subscapularis bei der tiefen Palpation in der Axilla	Hand bei herabhängendem Arm etwas außenrotiert

ne Kontraktur dieses Muskels die Außenrotation behindert und entsprechende Maßnahmen erforderlich macht.

N. thoracicus longus (C5-C7)

Anatomie

Der Nerv (Abb. 6.36) liegt dorsal vom Plexus und der A. axillaris, durchbohrt meistens den M. scalenus medius und erreicht so die oberste Zacke des *M. serratus anterior* den er innerviert. Auf diesem, die mediale Wand der Achselhöhle bildenden Muskel zieht er abwärts und gibt zu jeder Serratuszacke einen feinen Ast ab. Er wird meist vom ventralen Rand des M. latissimus dorsi bedeckt. Der M. serratus anterior ist Bestandteil einer kräftigen, den medialen Skapularand gegen den Thorax fixierenden Muskelschlinge (Rhomboideus-serratus-Schlinge). Seine Lähmung hat zur Folge, daß sich die Skapula medial vom Thorax abhebt (*Scapula alata*). Seine obere Hälfte zieht die Skapula nach vorn, die unteren Zacken nach vorn unten. Im Liegestütz richtet sich diese Aktion gegen die Schwerkraft. Die unteren Zacken sind zudem in der Lage, den Angulus inferior nach lateral und ventral zu ziehen. Sie erweitern damit den Bewegungsumfang beim Armheben vorwärts und seitwärts. Bei fixiertem Schultergürtel kann der Muskel schließlich die Inspiration unterstützen.

Befunde

Klinik

Subjektiv sind gelegentlich dumpfe Schmerzen im Schulterbereich vorhanden, die wohl Ausdruck einer unphysiologischen Beanspruchung anderer Schultergürtelmuskeln sind. Objektiv steht bei einer Parese des N. thoracicus longus also in Ruhestellung der vertebrale Rand des Schulterblattes etwas vom Thorax ab und etwas zu nahe an der Mittellinie. Die Skapula ist leicht gedreht, wobei der Angulus inferior gegen die Mittellinie, das Akromion nach kaudal gerückt ist. Dies ist schematisch in der Abb. 6.37 dargestellt. Ein Patient mit Serratusparese ist in den Abb. 6.38 u. 6.39 gezeigt. Die Elevation des Armes nach vorn, eventuell gegen Widerstand, und das Stemmen gegen eine Wand verstärken das Abstehen des Schulterblattes, die Scapula alata (s. unten).

Klinische Teste

Schon durch das Armheben nach vorn zur Horizontalen wird die *Scapula alata* deutlich. Dies wird verstärkt, wenn der Patient mit den nach vorn gestreckten Armen sich gegen eine Wand stemmt oder wenn der Untersucher den nach vorne gehobenen Arm des Patienten herunter zu drücken versucht (Abb. 6.40). Bei mageren Individuen kann man hierbei manchmal auch die unte-

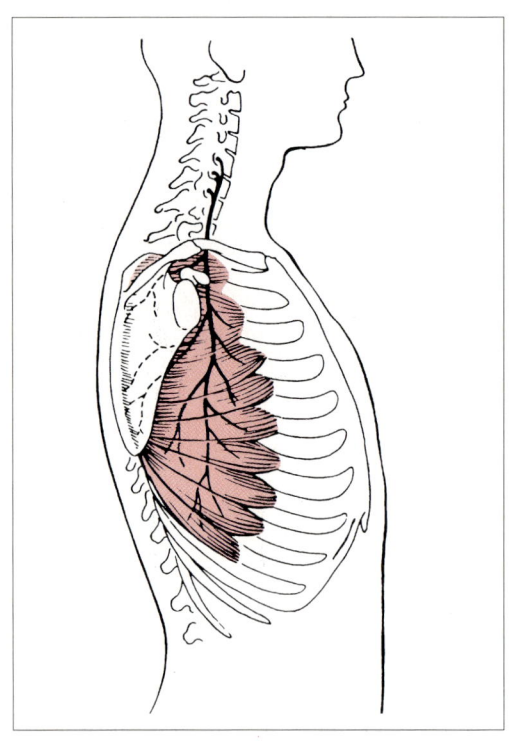

Abb. 6.36 N. thoracicus longus (C5–C7).

ren Ursprungszacken des M. serratus anterior an den Rippen 5–9 sehen und tasten. Die motorische Insuffizienz gerade dieser kaudalen Zacken – welche von der Wurzel C7 versorgt werden – kann besonders deutlich beim Senken des nach vorne ausgestreckten Armes bis hinunter auf Gürtelhöhe sichtbar gemacht werden.

Elektrophysiologische Befunde

Den M. serratus anterior kann man im Bereiche seiner Ursprungszacken an der 5.-9. Rippe auch *elektromyographisch* untersuchen. Die elektromyographische Untersuchung des M. serratus anterior, welche neurogene Veränderungen nachweisen kann, sollte wegen der Gefahr einen Pneumothorax zu verursachen, dem Geübten vorbehalten bleiben. Auch eine Messung der *Erregungsleitungsgeschwindigkeit* des N. thoracicus longus ist möglich; sie beträgt normalerweise 67 m/s. Dies erlaubt Rückschlüsse darauf, ob die Läsion vollständig bzw. ob eine Regeneration im Gang ist.

Synopsis

Eine zusammenfassende Darstellung der Symptomatologie bei einer N.-thoracicus-longus-Läsion findet sich in Tab. 6.**15**.

Ursachen

Mechanische Läsion. Diese ist – auch isoliert – nicht selten. Der lange Verlauf des N. thoracicus longus vom Ursprung aus den Wurzeln C5–C7 bis zum Eintritt in den M. serratus anterior entlang der Thoraxwand prädisponiert zu mechanischen Schädigungen. So werden Serratuslähmungen beim Tragen von Lasten, z.B. bei Transportarbeitern und bei Rucksacklähmungen (S. 239), besonders oft beobachtet. Serratuslähmungen sahen wir nach dem Anlegen eines besonders straffen Verbandes zum Abstillen. Sie wurden auch nach Gipskorsett und Abduktionsschiene beobachtet. Sie kommen vor nach Schlag auf die Schulter, aber nicht selten auch bei körperlich schwer arbeitenden Menschen auch ohne ein bestimmtes faßbares akutes Trauma oder eine präzise, pathogene Phase der Tätigkeit. Extrem wuchtige Schulterbewegungen, wie starke Schläge mit einer schweren Axt oder einem schweren Vorschlaghammer, können durch Zerrung ebenfalls eine Serratuslähmung herbeiführen. Dieselbe Wirkung können elektrische Traumata haben. Wenn bei einer traumatischen Armplexusparese auch der N. thoracicus longus mitbetroffen ist, weist dies auf eine prognostisch ungünstigere, meist proximale Schädigung hin, bei welcher bereits die Wurzeln C5–C7 des Plexus mitlädiert wur-

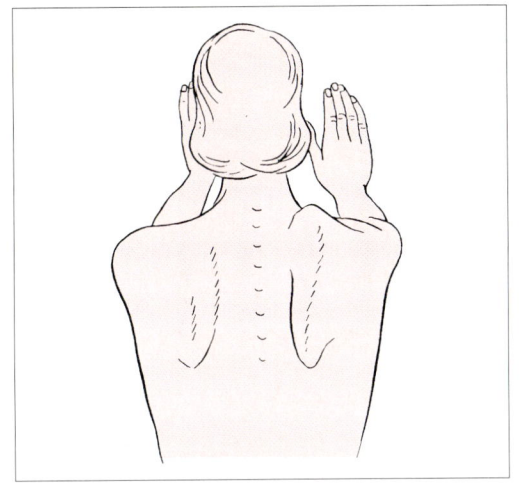

Abb. 6.**37** Fehlhaltung der Skapula bei Serratusparese. Das Schulterblatt steht etwas vom Thorax ab, etwas zu nahe an der Wirbelsäule und mit dem Angulus inferior leicht der Mittellinie zugedreht.

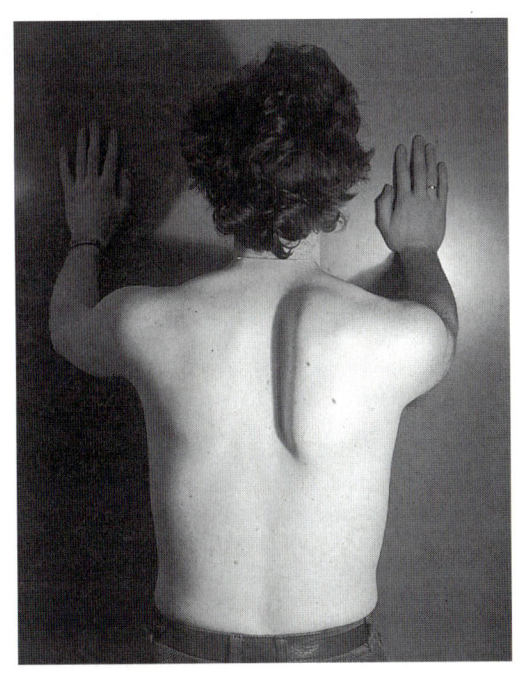

Abb. 6.**38** Scapula alata bei N. thoracicus longus-Läsion.

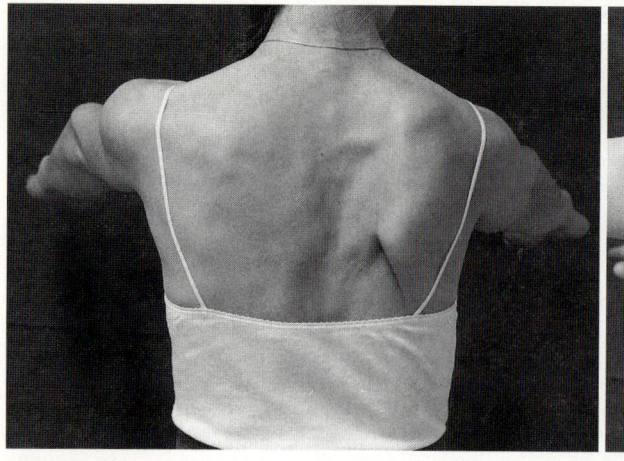

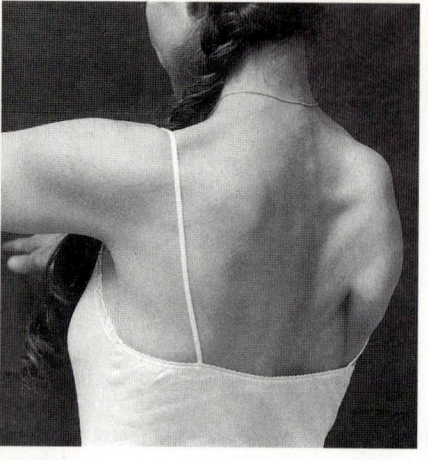

Abb. 6.**39a** u. **b** Serratus-Parese rechts bei 32jähriger Frau im Rahmen einer neuralgischen Schulteramyotrophie.

a Scapula alata beim Armheben nach vorne.
b Die Scapula alata ist von schräg hinten besonders gut sichtbar.

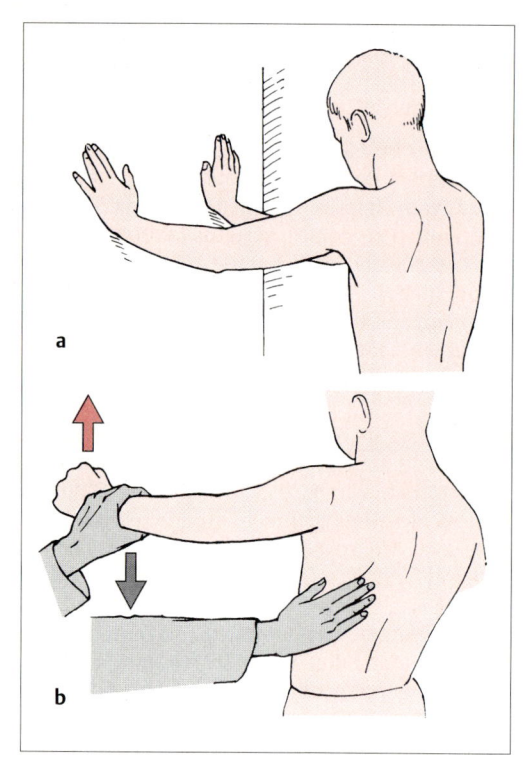

Abb. 6.**40a** u. **b** Funktionsprüfung des M. serratus anterior (N. thoracicus longus). Beim Drücken mit ausgestreckten Armen gegen eine Wand steht das Schulterblatt als Scapula alata vom Thorax ab (**a**). Prüfung durch Schieben des Armes nach hinten (**b**).

den. Wohl wegen dieser mechanischen Faktoren sind häufiger Männer betroffen, und es finden sich mehr rechtsseitige als linksseitige Paresen.

Iatrogen kann der N. thoracicus longus beim Ausräumen von Drüsenpaketen in der Axilla im Rahmen einer totalen Mastektomie, bei transaxillärer Resektion der 1. Rippe oder bei Thorakotomien ebenfalls verletzt werden. Beim Verdacht auf lagerungsbedingte Schädigung des Nervs nach Operation muß besonders sorgfältig auch die Möglichkeit einer neuralgischen Schulteramyotrophie (s. unten) erwogen werden. Die Schmerzen, welche letztere initial schon begleiten, werden entscheidend zu werten sein.

Entzündlich-allergisch ist der Nerv im Rahmen der *neuralgischen Schulteramyotrophie* besonders häufig befallen. Wenn man Fälle von klinisch scheinbar isolierter Serratuslähmung elektromyographisch untersucht, wird man nicht selten den leichten Befall anderer Schultergürtelmuskeln nachweisen können und die Parese der Krankheitsgruppe der neuralgischen Schulteramyotrophie (S. 249) zuordnen können. Auch nach *Infektionskrankheiten*, wie Fleckfieber, Diphtherie, Typhus, im Puerperium sowie nach Seruminjektionen wurden Paresen des N. thoracicus longus beschrieben. Es fragt sich in manchen dieser Fälle allerdings, wieweit nicht eine Druckschädigung (Lagerung, Narkose) vorlag. Andere schließlich sind eine isolierte Manifesta-

Tabelle 6.15 Synoptische Darstellung der Auswirkungen einer N.-thoracicus-longus-Läsion

Läsionsort	Befund	Funktionsausfall
Nervenstamm	Scapula alata. Abstehen vom Thorax durch Armelevation nach vorne und Druck gegen Widerstand akzentuiert	Durch ungenügende Fixierung der Skapula am Thorax Schwäche für Armheben nach vorn. Kein Sensibilitätsausfall

tion der familiären Armplexusneuropathie (887) (S. 251). Eine isolierte Parese des N. thoracicus longus wurde bei Borreliose beschrieben (760).

Prognose. Diese ist bei isolierten Lähmungen, allerdings mit Ausnahme der seltenen, traumatisch vollständigen Durchtrennung des Nervs, meist gut. Die Restitution kann allerdings bis zu 2 Jahre benötigen.

Therapie

Konservative Maßnahmen

Konservativ-expektativ wird man sich in jener Mehrzahl der Fälle verhalten, in welchen eine mechanische äussere Einwirkung, eine neuralgische Schulteramyotrophie oder keine faßbare Ursache dem Lähmungsbild zugrunde liegen.

Operative Maßnahmen

Eine Nervennaht wird nur in sehr seltenen Fällen mit klarer und lokalisierbarer Läsionsstelle in Frage kommen. Wir (H.M.) haben uns früher nicht gescheut, den N. dorsalis scapulae zu opfern, und damit den N. thoracicus longus zu neurotisieren. Jetzt wird die Neurotisierung des Nervs durch eine End-zu-Seit-Koaptation des N. thoracicus longus an den intakt belassenen N. dorsalis scapulae erreicht. Bei anderen Fällen haben wir den N. intercostalis II oder III auf den N. thoracicus longus im Thoraxbereich transferiert, um den M. serratus anterior zu neurotisieren.

Die Funktion des M. serratus anterior ist außerordentlich wichtig, und trägt entscheidend zur Elevation des Armes bei. Eine Wiederherstellung des N. thoracicus longus bei isolierten Läsionen ist daher unbedingt anzustreben. Bei Verwendung von Nerventransplantaten sollte eine Wiederherstellung der Kontinuität keine Schwierigkeiten bereiten. Im Rahmen einer Plexus brachialis Läsion spricht ein Ausfall des M. serratus anterior für einen Ausriß der Wurzeln C5, C6, C7, da die Fasern für den N. thoracicus longus die entsprechenden Spinalnerven sehr früh verlassen, und bei infraganglionären Läsionen in Ebene II unbeschädigt bleiben. Es sei hier erwähnt, daß eine Arthrodese des Schultergelenkes bei einer entsprechenden Lähmung nur dann sinnvoll ist, wenn der M. serratus anterior zusammen mit Trapezius und Levator scapulae die aktive Beweglichkeit der Skapula garantiert. Die Wiederherstellung der Funktion des M. serratus anterior ist daher in diesen Fällen von zentraler Bedeutung.

Ersatzoparationen werden in den meisten Fällen notwendig sein. Diese bestehen im wesentlichen darin, daß die Scapula alata durch Fesselung der betroffenen Scapula mit der Scapula der Gegenseite durch Einbringen eines Faszienstreifens, korrigiert wird. Die betroffene Skapula kann aber auch mittels eines Faszienstreifens an der 9. Rippe fixiert werden, wobei zusätzlich ein Muskelstreifen des M. latissimus dorsi an der Scapula verankert werden kann (Abb. 6.41). Es sind mir (H.M.) allerdings keine Berichte über Spätergebnisse mit diesen Methoden bekannt.

Differentialdiagnose

Eine isolierte C7-Läsion kann – nebst den anderen radikulären Ausfällen – auch eine Parese besonders der kaudalen Zacken des M. serratus lateralis und somit eine Scapula alata zur Folge haben (678). Eine Abgrenzung der neurogenen Scapula alata von der sehr häufigen *Scapula alata bei progressiver Muskeldystrophie* oder einer anderen primären Myopathie ist manchmal notwendig. In diesen Fällen ist die Stellungsanomalie aber praktisch immer beidseitig und von Paresen anderer Schultergürtelmuskeln begleitet. Das *Sprengel-Syndrom* (angeborener Schulterblatthochstand) ist zwar meist einseitig, es besteht aber eine knöcherne oder bindegewebige Fixierung des hochstehenden Schulterblattes an der Wirbelsäule. Bei Jugendlichen mit Morbus Scheuer-

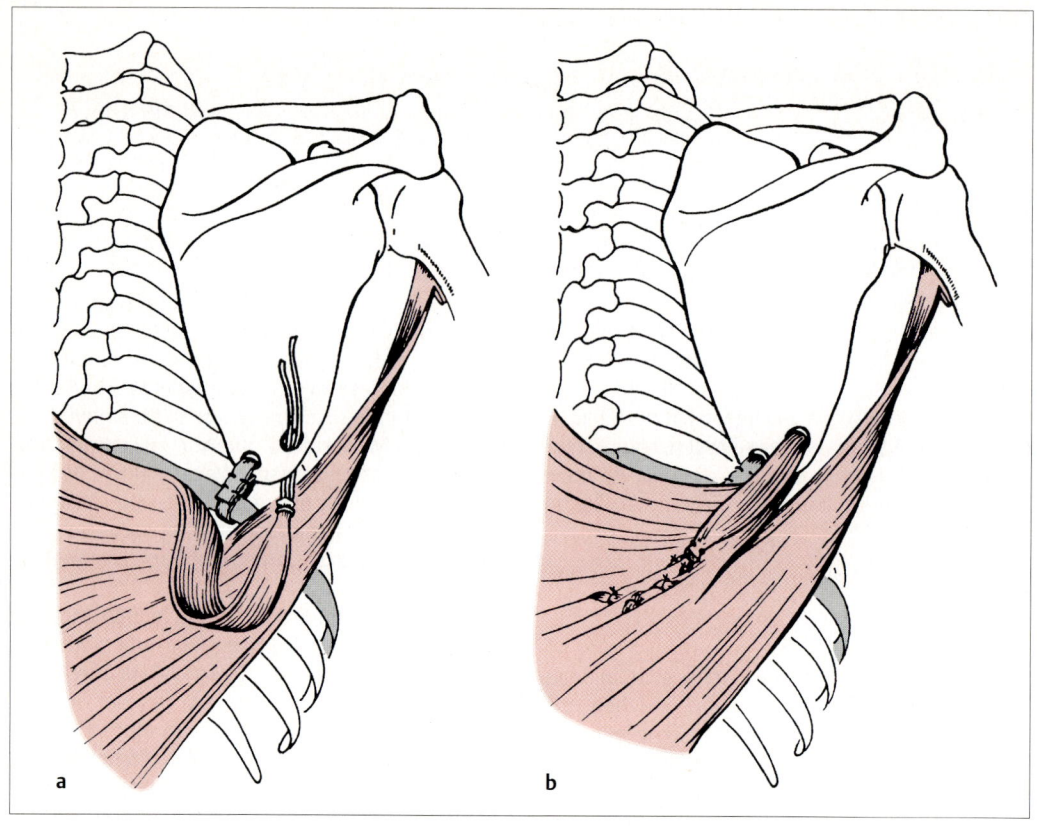

Abb. 6.**41a** u. **b** Ersatzoperation bei Serratusparese. Fixation der Skapula durch einen Faszienstreifen an die 9. Rippe und aktive Fixation durch ein Faserbündel aus dem M. latissimus dorsi.

mann und sekundärem *Flachrücken* springen die Skapulaspitzen infolge der aufgehobenen Brustkyphose vielfach auffallend stark hervor. Bei Kindern, die eine Geburtslähmung aufweisen und gut spontan ausgeheilt sind, kann man eine *Pseudo-Scapula-alata* beobachten: Der untere Winkel der Skapula steht nicht beim Abheben des Armes hervor, sondern wenn dieser senkrecht am Thorax herunterhängt. Dieses Phänomen ist mit einer Steife in Außenrotation im Humeroskapulargelenk verbunden. Die Säuglinge werden monatelang in Außenrotation und Abduktionsschienen ruhiggestellt. Man vernachlässigt die Mobilisierung dieser Gelenke und bemüht sich immer, die Außenrotation zur erreichen. Diese Kinder haben tatsächlich eine Rotationsmöglichkeit von nur etwa 10–20° zwischen Humeruskopf und Skapula in der extremen Außenrotationshaltung. Wenn ihr Arm in Innenrotation am Thorax herunterhängt, erfolgt die Bewegung nur zum Teil im Humeroskapulargelenk. Der größte Teil der Bewegung wird zwischen Thorax und Skapula aufgefangen. So muß die Skapula, sobald der Arm herunterhängt, schräg liegen mit hervorstehendem unterem Winkel. Das gleiche ist natürlich der Fall bei Schulterarthrodesen beim Versuch, den Arm in maximale Innenrotation zu bringen. Die diagnostische Zuordnung kann in solchen Fällen durch den elektromyographischen Nachweis einer Denervation im Serratus lateralis oder durch verzögerte distale Latenzzeit im N. thoracicus longus erleichtert werden.

N. thoracodorsalis (C6–C8)

Anatomie

Dieser Nerv verläßt den Plexus beim Fasciculus posterior, gelegentlich als Ast des N. axillaris oder des N. radialis. Er begibt sich zu dem in der hinteren Achselfalte verlaufenden *M. latissimus dorsi* und innerviert *manchmal* auch den *M. teres major,* sofern dieser nicht vom N. subscapularis versorgt wird. Er zieht, begleitet von den Aufzweigungen der A. und V. thoracodorsalis an der Innenfläche des vorderen Latissimus-dorsi-Randes kaudalwärts (Abb. 6.**42**).

Der M. latissimus dorsi und der M. teres major sind Adduktoren, Innenroller im Schultergelenk, und senken den zum Hochhalten erhobenen Arm. Wie der M. pectoralis major werden sie beim Schlagen, Werfen, Klettern, Hangeln usw. eingesetzt. Durch die breite Ursprungsfläche an der Wirbelsäule, am Becken und am Thorax gewinnt der M. latissimus dorsi eine ideale Ausgangslage für das Tragen des Körpergewichtes im Hang.

Befunde

Klinik

Äußerlich ist die Lähmung am fehlenden Relief der hinteren Axillarlinie sichtbar. Manchmal tritt auch der untere Skapulawinkel etwas hervor, da der bedeckende Gürtel des Latissimus dorsi erschlafft ist (s. Abb. 6.**43**). Der M. latissimus dorsi und der M. teres major sind Adduktoren, Innenroller im Schultergelenk, und senken den zum Hochhalten erhobenen Arm. Wie der M. pectora-

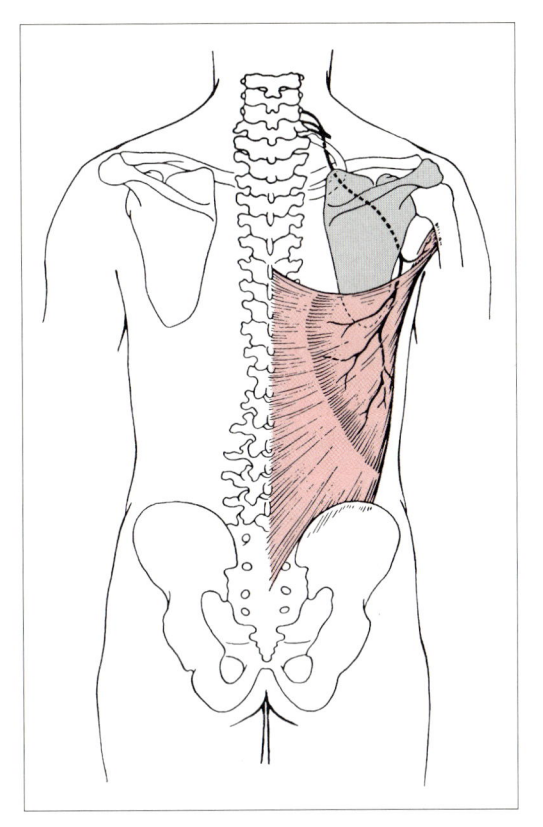

Abb. 6.**42** N. thoracodorsalis (C6–C8).

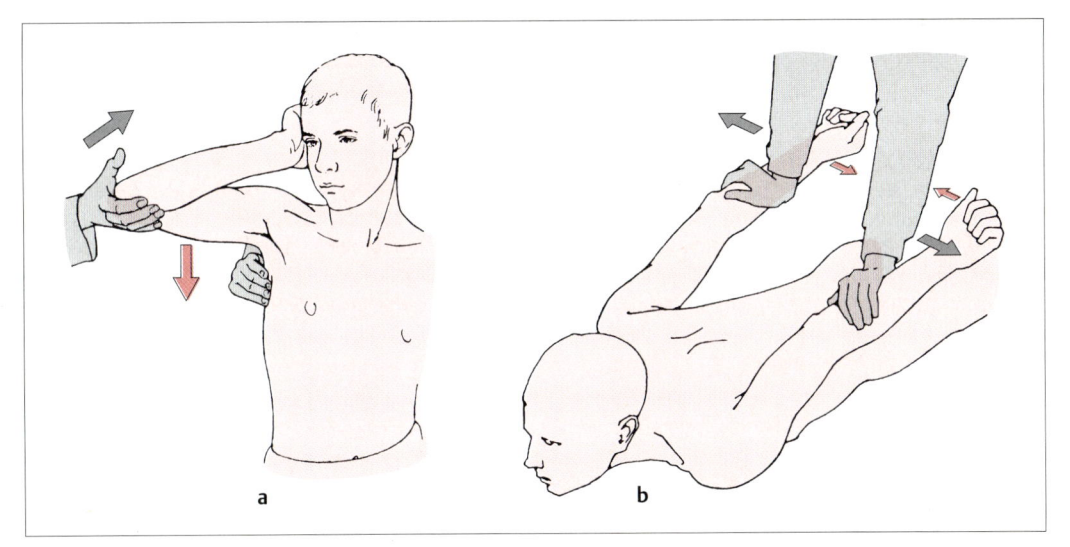

Abb. 6.**43a** u. **b** Funktionsprüfung des M. latissimus dorsi (N. thoracodorsalis). Der Oberarm wird aktiv nach unten und vorn gedrückt. Der Muskelbauch ist in der hinteren Axillarfalte tastbar (**a**). Vergleichende Prüfung beider Seiten in Bauchlage (**b**).

lis major werden sie beim Schlagen, Werfen, Klettern, Hangeln usw. eingesetzt. Durch die breite Ursprungsfläche an der Wirbelsäule, am Becken und am Thorax gewinnt der M. latissimus dorsi eine ideale Ausgangslage für das Tragen des Körpergewichtes im Hang. Praktisch-klinisch hat der Ausfall des M. latissimus dorsi auffallend wenig Folgen, vor allem weil für die Adduktion des Armes der intakte M. pectoralis major und der M. teres major genügen.

Klinische Teste

Bei einem Ausfall des M. latissimus dorsi kann der Patient zum Beispiel in Bauchlage die gestreckten und innenrotierten Arme (gegen Widerstand) nicht mehr kräftig nach hinten und medial bis zur Berührung der beiden Handflächen erheben (Abb. 6.**43**). Beim kräftigen Drücken gegen eine Wand mit gestreckten Armen (wie in Abb. 6.**40**) hat die Schulter auf der Seite der Parese die Tendenz, etwas höher zu stehen.

Elektrophysiologische Befunde

Als elektrophysiologische Untersuchungen bietet sich einzig die Nadelmyographie der entsprechenden Muskeln an.

Synopsis

Eine zusammenfassende Darstellung der Symptomatologie bei einer N.-thoracodorsalis-Läsion findet sich in Tab. 6.**16**.

Ursachen

Eine isolierte Parese des N. thoracodorsalis ist eine Seltenheit. Bei einer Plexuslähmung mit Läsion des Fasciculus posterior oder seiner (kaudaleren) zuführenden Bahnen ist auch dieser Nerv mitbetroffen. Er kann auch einmal im Rahmen einer neuralgischen Schulteramyotrophie paretisch sein.

Therapie

Operative Maßnahmen

Der M. latissimus dorsi wird in der Plastischen Chirurgie als freier Muskel- oder freier Muskel-Haut-Lappen vielfach verwendet, ohne daß durch die Entnahme des Muskels Nachteile entstehen. Der Muskel kann aber für Ersatzoperationen herangezogen werden. Der M. latissimus dorsi kann an seinem Nervengefäßstiel als Ersatz des M. biceps verlagert werden. Der sehnige Ansatz des Muskels zusammen mit dem M. teres major kann zur Wiederherstellung der Außenrotation zur dorsal-lateralen Seite des Humerus transponiert werden. Eine isolierte Parese des N. thoracodorsalis ist eine Seltenheit. Bei einer kompletten Plexusläsion sind naturgemäß auch der M. latissimus dorsi und der M. teres major ausgefallen. Aus den obengenannten Gründen sollte aber, wenn genügend Axonspender zur Verfügung stehen, auch der N. thoracodorsalis mit Nervenfasern versehen werden. Dies kann durch Verlagerung des II. oder III. Interkostalnervs und Anschluß durch Neurorrhaphie an den distalen Stumpf des N. thoracodorsalis geschehen.

Ersatzoperationen drängen sich wegen der geringen funktionellen Auswirkung eines isolierten Ausfalles des M. latissimus dorsi im Alltag nicht auf.

Nn. thoracales medialis et lateralis (C5-Th1)

Anatomie

Die rein motorischen Nn. thoracales (Abb. 6.**44**) gehen aus dem lateralen bzw. medialen Faszikel ab. Sie ziehen im Trigonum deltoideopectorale ventral über die A. und V. axillaris (oder auch zwischen beiden Gefäßen hindurch) zur vorderen Wand der Achselhöhle. Die Äste für den M.

Tabelle 6.**16** Synoptische Darstellung der Auswirkungen einer N.-thoracodorsalis-Läsion

Läsionsort	Befund	Funktionsausfall
Nervenstamm	Verschmächtigung der hinteren Axillarfalte. Leicht hervorstehender Angulus inferior der Skapula	Schwäche für das Drücken des Oberarms nach unten und vorne aus Seitwärtshaltung. Kein Sensibilitätsausfall

pectoralis major et minor durchbrechen gemeinsam mit der A. und V. thoracoacromialis die Fascia clavipectoralis und innervieren den M. pectoralis minor (der mediale Ast) und M. pectoralis major (N. pectoralis lateralis). Von beiden Nerven gehen Rr. articulares sowohl zu den oberen Anteilen des Schultergelenkes, wie zur Articulatio acromioclavicularis.

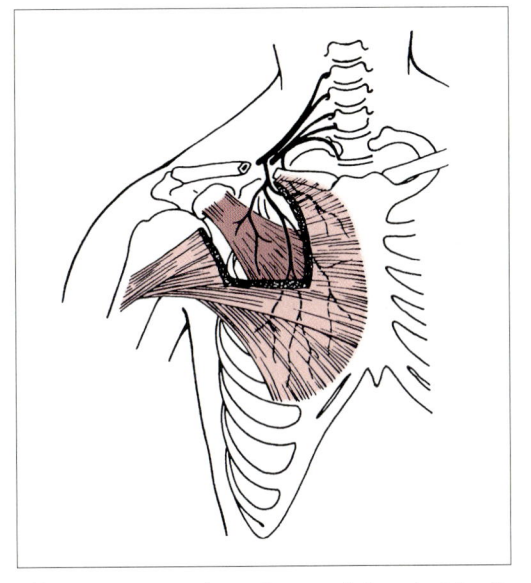

Abb. 6.44 Nn. thoracales medialis et lateralis (C5–Th1).

Befunde

Klinik

Beide Pektoralmuskeln ziehen das Schulterblatt nach ventral und unten, der *M. pectoralis minor* über den Ansatz am Processus coracoideus, der *M. pectoralis major* durch einen Zug am Humerus (Crista tuberculi majoris). Im Schultergelenk ist der große Brustmuskel ein Adduktor und Innenroller. Besonders wirkungsvoll kommt er beim Führen eines Schlages aus der Hochhalte und beim Schleuderwurf zum Einsatz (z.B. Speerwerfen). Gegen die Schwerkraft wird er beim Hangeln, Klettern, aber auch beim Abstützen des Körpers auf dem Reck oder am Barren eingesetzt. Bei fixiertem Schultergürtel wirken beide Mm. pectorales als Hilfsinspiratoren. Bei Läsion der Nn. pectorales ist vor allem die Atrophie des M. pectoralis major evident, ähnlich wie bei Läsionen einer seiner Hauptwurzeln (s. Abb. 5.**11**).

Entsprechend der Hauptfunktion der beiden Muskeln ist bei deren Ausfall die Adduktion des Armes etwas beeinträchtigt. Praktisch fällt dies aber im Alltag kaum ins Gewicht.

Klinische Teste

Entsprechend der Hauptwirkung der Pektoralmuskeln als Adduktoren testet man

- entweder die Adduktion des elevierten Armes gegen den Widerstand des Untersuchers und palpiert hierbei zugleich den Pektoralmuskel (Abb. 6.**45a**)

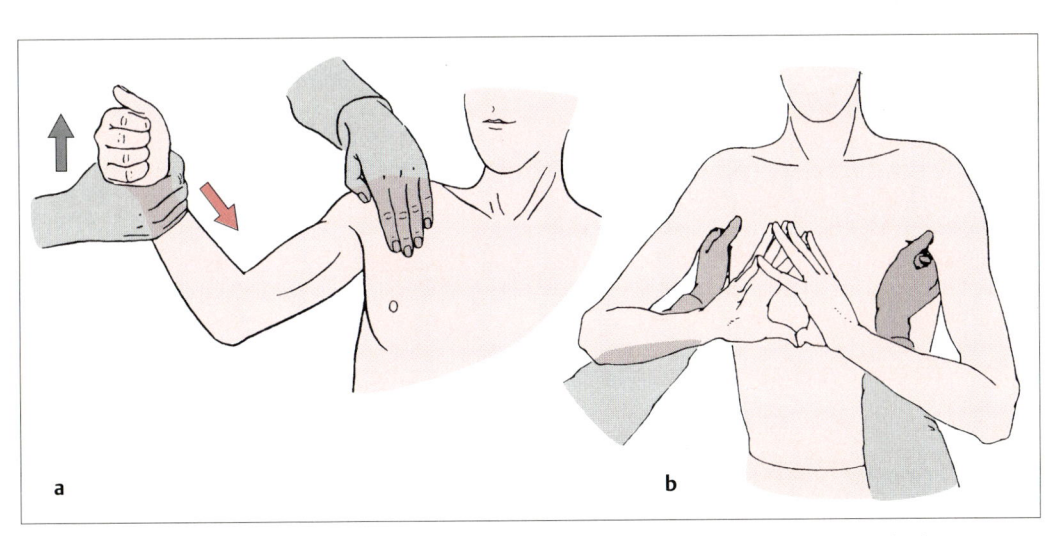

Abb. 6.**45** Funktionsprüfung des M. pectoralis major (Nn. thoracales medialis et lateralis). Bei gleichzeitiger Prüfung beider Seiten durch Aneinanderpressen der Fingerkuppen vor der Brust (**b**) kann eine leichte einseitige Schwäche manifest werden.

oder man läßt den Patienten seine beiden Hände vor der Brust zusammenpressen. Hierbei tastet man beidseits die Ränder des Pektoralmuskels und kann somit deren Kontraktion und deren Volumen vergleichend beurteilen (Abb. 6.**45b**).

Elektrophysiologische Befunde

Als elektrophysiologische Untersuchungen bietet sich einzig die Nadelmyographie der entsprechenden Muskeln an.

Synopsis

Eine zusammenfassende Darstellung der Symptomatologie bei einer Läsion der Nn. thoracales findet sich in Tab. 6.**17**.

Ursachen

Eine isolierte traumatische Läsion der Nn. pectorales, die in variabler Art aus den Fasciculi lateralis und medialis hervorgehen, gibt es kaum. Hingegen sind auch diese Nerven gewöhnlich bei ausgedehnten traumatischen Plexuslähmungen mitbetroffen.

Therapie

Der funktionelle Ausfall der Mm. pectorales fällt klinisch praktisch nicht ins Gewicht, so daß eine Ersatzoperation bei einer Pektoralisparese sich erübrigt. Da sie Fasern aus allen 5 Spinalnerven enthalten, sind der M. pectoralis minor und der M. pectoralis major bei Teillähmungen des Plexus brachialis in der Regel in ihrer Funktion erhalten. Die Mm. pectorales können daher für Ersatzoperationen verwendet werden. In bestimmten Fällen hat sich die Verlagerung des M. pectoralis minor, nach Ablösung des Ansatzes und des Ursprunges und Drehung des Nervs an seinem Nervengefäßstiel, zur Wiederherstellung der Außenrotation bewährt. Es wird dabei der abgelöste Ursprung an der 2. Rippe befestigt, während der abgelöste Ansatz am Knochen an die dorso-laterale Seite des Humerusschaftes gebracht, und dort verankert wird.

Der laterale Abschnitt des M. pectoralis major kann, nach dem Vorschlag von Clark isoliert zum Bizepsersatz verlagert werden (198).

Die isolierte Verlagerung des kostalen Teiles des M. pectoralis major kann einen Teil der Deltoideusfunktion ersetzen. Besonders bewährt hat sich uns (H.M.) bei Fällen von kompletter Läsion

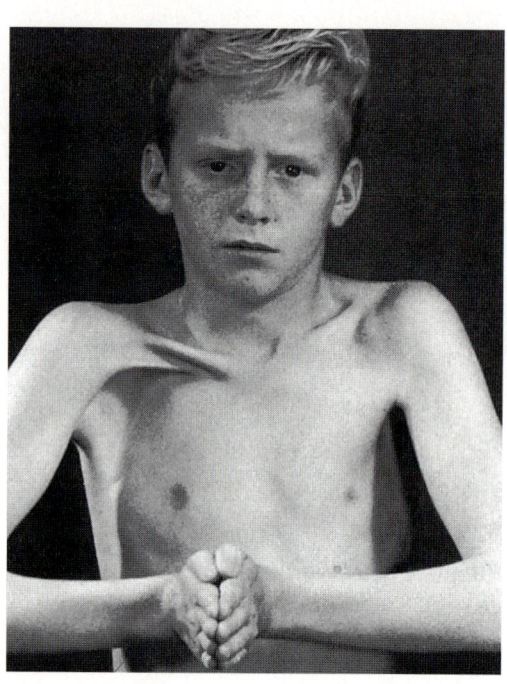

Abb. 6.**46** 14jähriger Knabe mit Agenesie des M. pectoralis rechts. Dies ist bei kräftiger Adduktion des Armes gegen Widerstand besonders deutlich sichtbar. Man sieht deshalb von vorne in der Axilla den kräftigen Wulst des M. latissimus dorsi. Der Knabe wurde mit Verdacht auf eine Muskeldystrophie zugewiesen (aus M. Mumenthaler: Didaktischer Atlas der klinischen Neurologie, 2. Aufl. Springer, Heidelberg, 1986).

Tabelle 6.**17** Synoptische Darstellung der Auswirkungen einer N.-pectoralis-Läsion

Läsionsort	Befund	Funktionsausfall
Hauptstamm oder Äste des Nerven	Atrophie der Mm. pectorales	Schwäche für die Adduktion des Oberarmes, besonders aus horizontaler Haltung des Armes. Kein Sensibilitätsausfall

des Plexus brachialis mit Ausriß von 4 oder 5 Wurzeln die Verwendung des M. pectoralis major zur Wiederherstellung der Außenrotation. Bei dieser Operation wird gleichzeitig eine Osteotomie des Humerus zur Derotation ausgeführt. Nach der Osteotomie hat man Gelegenheit, den Ansatz des M. pectoralis major in seiner ganzen Länge zu übersehen, den Muskel abzulösen, und zur dorsolateralen Seite des Humerus zu verpflanzen. Man kann dabei so vorgehen, daß man den schräg verlaufenden Teil der Fasern des M. pectoralis major für die Außenrotation, die quer verlaufenden Fasern für die Adduktion einsetzt und isoliert am Humerus befestigt. Nach dieser Maßnahme werden die beiden Stümpfe des Humerus in 60°-Außenrotation durch eine Platte miteinander verbunden. Aus diesem Grund wird bei schweren Plexusverletzungen immer eine Neurositation zumindest eines der Nn. pectorales durchgeführt.

Differentialdiagnose

Bei Atrophien der Mm. pectorales und bei Paresen derselben denke man differentialdiagnostisch vor allem auch an die nicht seltenen kongenitalen Aplasien dieses Muskels oder einzelner seiner Portionen (Abb. 6.46) sowie auch an ihren Befall im Rahmen der Schultergürtelform der progressiven *Muskeldystrophien*. Bei einer *Läsion der 7. zervikalen Wurzel* findet sich nicht selten eine Teilparese des M. pectoralis major (s. Abb. 5.11).

N. axillaris (C5-C6)

Anatomie

Mit den dorsalen Ästen des oberen Primärstranges gelangen seine aus C5 und C6 stammenden Fasern in den Fasciculus posterior. Dorsal von der A. axillaris teilt sich dieser in den N. axillaris und den N. radialis auf. Der N. axillaris (Abb. 6.47) wendet sich nach dorsal und verläßt gemeinsam

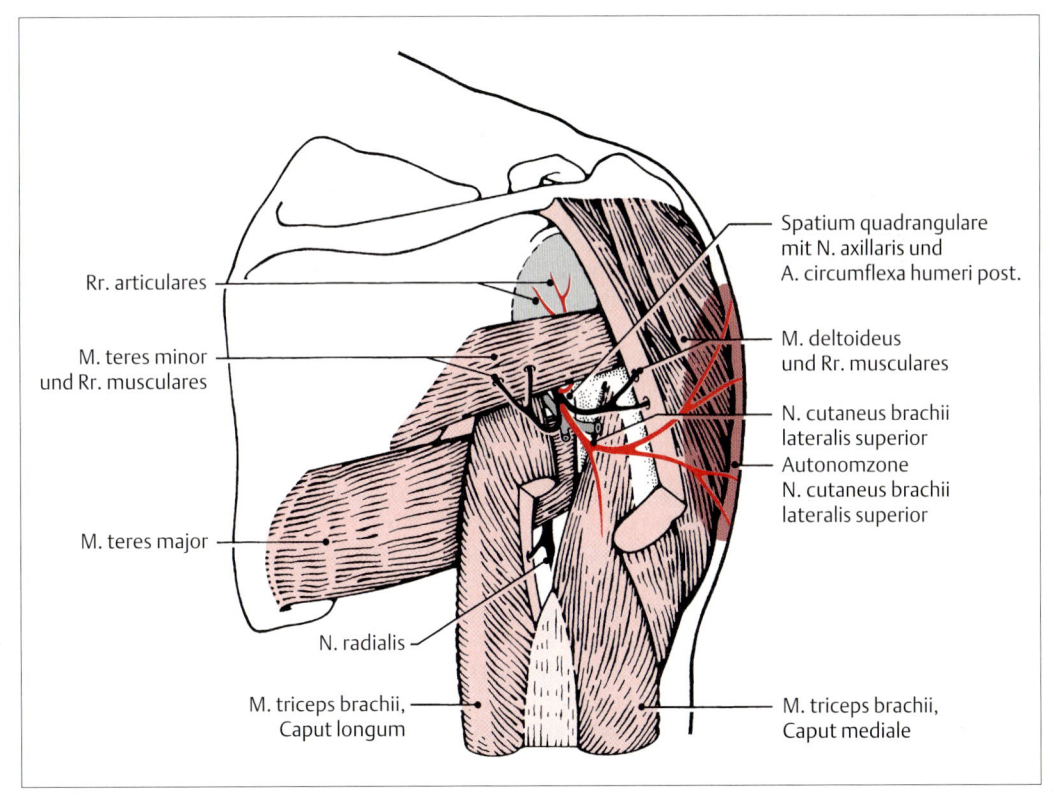

Abb. 6.47   N. axillaris (C5–C6). Sensibles Areal (N. cutaneus brachii lateralis superior. Der Nervenast ist hier nicht eingezeichnet). Schwarz die Autonomzone.

mit der A. circumflexa humeri posterior die Achselhöhle durch die laterale Achsellücke. Diese Öffnung wird kranial vom M. subscapularis und vom M. teres minor, medial vom langen Kopf des M. triceps und kaudal vom M. teres major begrenzt. Lateral wird sie vom Collum chirurgicum des Humerus abgeschlossen, um das der N. axillaris entlang der Innenfläche des M. deltoideus nach lateral und ventral verläuft. Beim Durchtritt durch die laterale Achsellücke liegt der N. axillaris dem Recessus axillaris der Schultergelenkskapsel dicht an und gibt an den unteren Teil der Kapsel zahlreiche sensible und vegetative *Rr. articulares* ab. Ein kleiner Muskelast versorgt von der lateralen Achsellücke aus den *M. teres minor*. Der *N. cutaneus brachii lateralis superior* zieht um den dorsalen Rand des M. deltoideus und durch die Fascia deltoidea zur Haut über dem M. deltoideus und an der dorsolateralen Seite des Oberarmes. Die Endäste des Nervs dringen von der Innenfläche in den M. deltoideus ein. Der Kontakt mit dem Collum chirurgicum humeri erklärt die Verletzungsmöglichkeit bei Frakturen, Luxationen und stumpfer Gewalteinwirkung.

Das sensible Innervationsfeld (s. Abb. 6.**47**) entspricht ungefähr der Außenfläche der Schulterwölbung, das autonome Gebiet ist aber auf ein kleines Areal distal vom Akromion beschränkt.

Befunde

Klinik

Die *Atrophie* des M. deltoideus bei einer Axillarisparese ist immer sehr eindrucksvoll. Die Schulter steht kantig hervor, und die Konturen von Akromion und Humeruskopf werden erkennbar (Abb. 6.**48**). Wenn auch der M. supraspinatus und die anderen Haltemuskeln des Schultergelenkes paretisch sind, kommt es zur Diastase dieses Gelenkes.

Man sieht dann eine eigentliche Delle zwischen dem Humeruskopf und dem Akromion. Der *M. deltoideus* wirkt mit seinen 3 Teilen (Partes clavicularis, acromialis und spinalis) auf alle Bewegungsachsen des Schultergelenkes. Die Pars clavicularis besorgt (zusammen mit dem M. coracobrachialis) die Elevation nach vorn bis 90°, die mittlere Portion (zusammen mit dem M. supraspinatus) die Abduktion im Schultergelenk (s. Abb. 6.**49**), und die hintere Portion zieht den horizontal gehobenen Arm nach hinten. Wenn nur eine isolierte Axillarisparese ohne Beteiligung anderer Schultermuskeln vorliegt, ist der funktionelle Ausfall unter Umständen relativ gering. Durch Einsatz des M. supraspinatus, des M. biceps (bei gleichzeitiger Pronation) und der Schulterblattrotatoren kann der Arm noch etwas gehoben werden. Der M. teres minor unterstützt den M. infraspinatus bei der Außenrotation im Schultergelenk (s. Abb. 6.**32**). Die *Sensibilität* ist keineswegs immer gestört, da der sensible Endast des N. axillaris, der N. cutaneus brachii lateralis superior, von der Endstrecke des motorischen Axillarisanteils unabhängig zwischen M. deltoideus und langem Trizepskopf durchtritt und die Haut an Schulter und Oberarmaußenseite versorgt. Er kann somit unter Umständen bei traumatischen Läsionen des N. axillaris verschont bleiben.

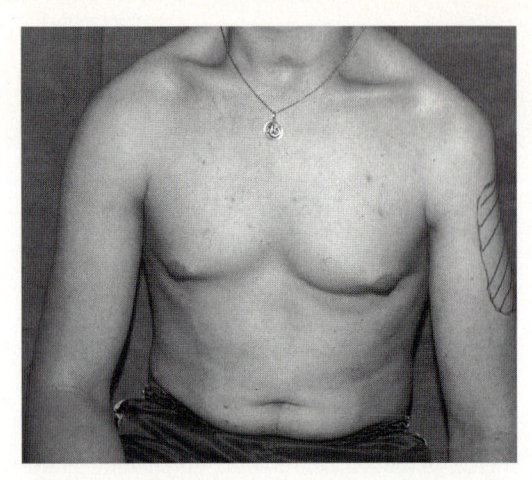

Abb. 6.**48**   26jähriger Patient mit linksseitiger N.-axillaris-Läsion. Der M. deltoideus links ist paretisch und atrophisch. Die Schulterkontur ist weniger abgerundet als rechts. Eingezeichnet ist der Sensibilitätsausfall im Ausbreitungsgebiet des N. cutaneus brachii lateralis superior, dem sensiblen Endast des N. axillaris.

Klinische Teste

Der M. deltoideus entfaltet seine Hauptwirkung bei der Seitwärtselevation des Armes erst ab etwa 15°. Deshalb testet man die Funktion seiner mittleren Portion am besten, indem der bereits um etwas 30° seitwärts gehobene Arm gegen den Widerstand des Untersuchers weiter abduziert wird (Abb. 6.**49**).

Elektrophysiologische Teste

Das verläßlichste elektrophysiologische Merkmal einer Läsion des N. axillaris ist der Nachweis neu-

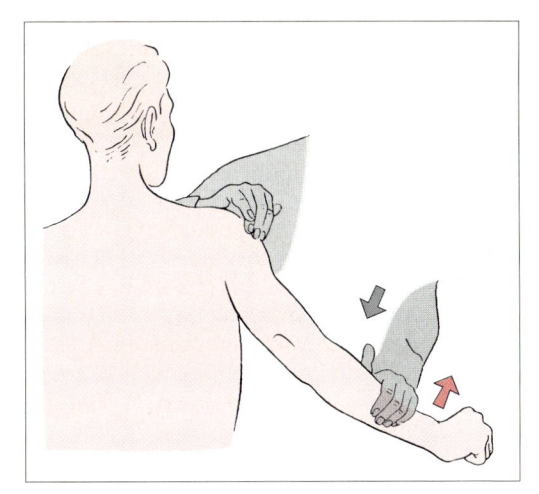

Abb. 6.49 Funktionsprüfung des M. deltoideus, mittlere Portion (N. axillaris).

rogener Veränderungen im M. deltoideus. Die obere Normgrenze für die Latenz zu diesem Muskel bei Reizung am Erb-Punkt beträgt 5,3 ms.

Synopsis

Eine zusammenfassende Darstellung der Symptomatologie bei einer N.-axillaris-Läsion findet sich in Tab. 6.**18**.

Ursachen

Die nicht seltene isolierte Axillarisparese ist in der Regel durch eine vordere untere *Schultergelenksluxation,* manchmal durch eine *Fraktur* des Collum chirurgicum humeri, selten durch eine Skapulafraktur verursacht. Der Nerv, der mit der A. circumflexa humeri posterior zusammen durch die laterale Achsellücke hindurchzieht, steht hier mit dem Humeruskopf in engstem Kontakt. Bei der Schulterluxation wird eine primär bestehende Lähmung oft verkannt, da vor der Reposition der Arm aktiv nicht bewegt werden kann. Um so wichtiger ist es, vor jeder Reposition die Schulter genau zu untersuchen, zumal sich fast regelmäßig zur motorischen auch eine sensible Lähmung gesellt, so daß dieser Ausfall deutlich erkannt werden kann. Das Festhalten dieses Befundes ist aus Haftpflichtgründen wesentlich, da naturgemäß auch durch ein unvorsichtiges Repositionsmanöver selbst eine Axillarislähmung erzeugt werden kann. Die *Häufigkeit* einer N.-axillaris-Läsion infolge Schulterluxation beträgt in einem stationären Krankengut etwa 10–15 %.

Ein *stumpfes Trauma* ohne Luxation des Schultergelenkes führt selten einmal nur zu einer Axillarisläsion, häufiger auch zu einer Schädigung anderer Armplexusanteile, besonders im Sinn einer oberen Plexusparese. *Drucklähmungen* im Schlaf auf dem Bauch mit über den Kopf emporgeschlagenem Arm und *geburtstraumatische* Paresen mit isoliertem Befall des N. axillaris sind beschrieben worden, ebenso Axillarisparesen durch Druck eines ungeschickt geformten Gipsbettes. Bei einer langdauernden *Narkose*, bei welcher der rechte Oberarm senkrecht nach oben gewendet und der Vorderarm horizontal aufgehängt wurde, stellte sich eine isolierte und vollständige Axillarisparese ein. Die in zunehmender Häufigkeit durchgeführten arthroskopischen Eingriffe im Bereich der Schulter, waren in einer Studie von Segmueller u. Mitarb. (1065) an 304 aufeinanderfolgenden Patienten bei 7 % von Sensibilitätsstörungen überwiegend im Hautareal des N. axillaris gefolgt; anläßlich einer Nachuntersuchung 8 Monate später, bestand die Hypästhesie noch bei 3,3 % der Patienten. Im Rahmen der *neuralgischen Schulteramyotrophie* (S. 249) wird

Tabelle 6.**18** Synoptische Darstellung der Auswirkungen einer N.-axillaris-Läsion

Läsionsort	Befund	Funktionsausfall
Nervenstamm	M. deltoides atrophisch	Schwäche für die Elevation des Armes nach seitwärts, vor allem jenseits von 15°. Schwäche auch für die Elevation nach vorn und nach hinten. Sensibilität auf der Schulterwölbung etwa Kleinhandteller-groß beeinträchtigt

auch der N. axillaris nicht selten mitbetroffen. Die meisten Lähmungen erholen sich innerhalb von Wochen spontan.

Das *Syndrom des Spatium quadrilaterale* ist ein eigentliches Engpaßsyndrom, das durch Schmerzen gekennzeichnet ist. Es geht meist nicht mit einer faßbaren Parese des N. axillaris einher. In der durch den M. teres major und minor, den langen Trizepskopf und den Humeruskopf abgegrenzten viereckigen Lücke verläuft der Nerv zusammen mit der A. circumflexa humeri posterior. Hier kann es besonders bei jungen Männern ohne Trauma zu einem Engpaßsyndrom kommen (156). Dasselbe ist durch dumpfe Schmerzen ventral im Schulterbereich und durch diffusen Schmerz und Parästhesien im ganzen Arm gekennzeichnet. Anteflexion und Abduktion sowie Außenrotation des Humerus verstärken die Beschwerden. Immer findet sich eine Druckdolenz hinten im Bereich des Spatium quadrilaterale. Diagnostisch entscheidend ist der Nachweis eines Verschlusses der A. circumflexa humeri posterior, wenn das Arteriogramm bei abduziertem und außenrotiertem Oberarm durchgeführt wird. Bei der operativen Revision werden die das Spatium ausfüllenden fibrösen Bänder durchtrennt, was zu Beschwerdefreiheit führt (156). Eine isolierte Läsion des N. axillaris im Spatium quadrilaterale mit objektivierbaren motorischen und sensiblen Ausfällen wurde bei Sportlern (Volleyball-Spielern) beschrieben (860).

Therapie

Konservative Maßnahmen

Der Arm muß während der Erholungsphase einer spontan sich zurückbildenden Axillarisparese passiv bewegt und der Muskel selber eventuell durch Elektrotherapie funktionsfähig erhalten werden. Da es sich beim M. deltoideus um einen Antigravitationsmuskel handelt, ist die Verhinderung einer Dehnung durch entsprechende Lagerung wesentlich.

Operative Maßnahmen

Im Rahmen einer kompletten Läsion des Plexus brachialis oder einer isolierten oberen Plexuslähmung bzw. einer peripheren Läsion des Fasciculus posterior ist der N. axillaris beteiligt. Die Aussicht auf Wiedererlangung der vollen Deltoideusfunktion ist allerdings gering. Dies hängt mit der komplexen Funktion des M. deltoideus zusammen. Eine wirkliche Abduktion in den unteren Winkelbereichen führt nur die Pars acromialis durch, während Pars clavicularis und Pars spinalis adduzieren. Sie dürfen daher bei der Abduktion nur wenig innerviert werden, gerade nur so viel, daß sie die Schienungsfunktion für den Humerus ausüben. Erst im höheren Winkelbereich wirken sie abduzierend. Dieses feine Zusammenspiel der einzelnen Teile geht durch das irreguläre Aussprossen der regenerierenden Nervenfasern verloren. Man sieht immer wieder Fälle, bei denen nur die Pars spinalis oder nur die Pars clavicularis regeneriert sind, und damit der Muskel eine adduzierende Wirkung übernimmt. Trotzdem versucht man den N. axillaris durch Transfer von Nervenfasern zu neurotisieren. Im Fall des Mangels an Axonspendern wird der Transfer zum N. suprascapularis dem Transfer zum N. axillaris vorgezogen. Dementsprechend richtet man auch bei Ersatzoperation zur Verbesserung der Abduktion das Augenmerk eher auf die Verpflanzung von Muskelfasern (Pars horizontalis mi. trapezii) auf die Supraspinatussehne oder auf direkte Verpflanzung der Pars horizontalis des Trapezius auf das Collum chirurgicum als auf den M. deltoideus. Sind jedoch Pars spinalis und Pars clavicularis des Deltoideus innerviert, können sie desinseriert und auf das Akromion verlagert werden, um so eine abduzierende Wirkung auszuüben.

Ganz anders ist die Situation bei isolierten Läsionen des N. axillaris bzw. Läsionen gemeinsam mit dem N. suprascapularis. Im Rahmen von schweren stumpfen Traumen, z.B. durch Verkehrsunfälle, kommt es zu einer Ruptur des Nervs, und die Wiederherstellung des Nervs durch Nerventransplantation ist angezeigt. Bei Traumen mit weniger kinetischer Energie, wie z.B. Schultergelenksluxationen, Oberarmfrakturen, erleidet der Nerv häufig einen Schaden I. oder II. Grades, und es kommt zu einer völligen Funktionsrückkehr. Bei einer stärkeren Schädigung (Grad III), besteht eine Operationsindikation auch bei erhaltener Kontinuität. In unserem Krankengut (H.M.) finden sich zahlreiche Fälle, bei denen die direkte Schädigung des Nervs relativ gering war, der Nerv jedoch durch das Trauma, z.B. durch eine Humerusluxation, verlagert wurde und durch Adhäsionen in der neuen Position festgehalten wurde. Auch bei einem Schaden I. oder II. Grades bleibt dann die Regeneration aus. Bei anderen Fällen haben wir eine enge Achsellücke gefunden, die offenbar durch Bildung von Adhäsionen weiter verengt wurde, so daß die weitere Regeneration verhindert wurde. In diesen Fällen ist eine Neurolyse nach den allgemeinen Richtlinien angezeigt.

Die Darstellung bei isolierter Läsion des N. axillaris erfolgt immer in Seitenlage, da man nur dadurch Zugang zu allen 3 Abschnitten des Nervs erhält (737, 880). Der erste Abschnitt nach der Bildung des N. axillaris aus dem Fasciculus posterior wird von einem bogenförmigen Hautschnitt über dem Sulcus deltopectoralis aus dargestellt. Der zweite Abschnitt wird von einem Hautschnitt unterhalb der Axilla erreicht, wobei man den M. latissimus dorsi darstellt und, dem oberen Rand dieses Muskels folgend, zur medialen Achsellücke gelangt. Der dorsale Abschnitt wird von einer Inzision im Sulcus deltoideus posterior aus dargestellt. Großzügige Anfrischung und Verwendung mehrerer langer Transplantate erhöhen die Erfolgsaussichten. Die Prognose ist auch bei kombinierter Läsion mit dem N. suprascapularis sehr gut. Mit der Indikationsstellung sollte nicht zu lange gewartet werden (206, 207), da die Prognose bei einem Intervall von mehr als 6 Monaten deutlich schlechter wird. Beim Ausbleiben einer faßbaren Reinnervation innerhalb einer nützlichen Frist, das heißt innerhalb von rund 3 Monaten (207), drängt sich die operative Revision auf. Die Katamnese eines großen Krankengutes von 57 operierten Fällen (207) zeigte die Bedeutung einer möglichst frühzeitigen Intervention: Von den Fällen, die spätestens 6 Monate nach dem Trauma operiert wurden, sind bei 71 % gute Resultate (mindestens M4) erzielt worden. Bei Operation vor Ablauf eines Jahres waren es nur noch 59 % und bei späteren Eingriffen von 6mal nur noch einer.

Ersatzoperationen. Bei irreversibler Lähmung des M. deltoideus und insbesondere bei vollständiger Lähmung sind sehr viele Muskelverpflanzungen vorgeschlagen worden. Die allermeisten recht schwierigen Transpositionen sind enttäuschend, weshalb für den praktischen Gebrauch die Arthrodese der Schulter nach Anfrischung der Gelenke durch Zugschrauben in guter Stellung die beste funktionelle Rekonstruktion darstellt. Nur bei partieller Lähmung des M. deltoideus kann durch Transposition des Ursprungs des noch innervierten Teils an eine günstigere Insertion ein brauchbarer funktioneller Gewinn erzielt werden. Die Idee der Verpflanzung des ganzen M. pectoralis major unter Belassung seines Gefäß-Nerven-Bündels ist bestechend. Technisch jedoch ist sie schwierig und riskant. Auch ist die Erfahrung noch zu gering, als daß diese Methode allgemein empfohlen werden dürfte.

Differentialdiagnose

Der M. deltoideus wird im Rahmen der *Dystrophia musculorum progressiva* bilateral mitbefallen. Bei einer *spinalen Muskelatrophie,* besonders im Rahmen einer myatrophischen Lateralsklerose, kann eine einseitige Deltoidesatrophie den Krankheitsprozeß einleiten. Faszikulationen und gesteigerte Muskeleigenreflexe werden die richtige ätiologische Zuordnung erlauben. Eine Deltoideusatrophie tritt als *arthrogene Muskelatrophie* (und als Inaktivitätsatrophie) bei chronischen Schultergelenksaffektionen auf. Schmerzhafte *Periarthropathien* der Schulter können eine Schwäche der mittleren Deltoideusportionen vortäuschen (S. 257). Eine *Ruptur der Rotatorenmanschette* nach Schultertrauma kann ebenfalls zum Ausfall der Rotation, der Elevation und Abduktion führen. Nur eine sorgfältige klinische, elektromyographische und arthrographische Untersuchung vermag den Anteil der arthrogenen und der neurogenen Komponente beim Zustandekommen der Lähmung zu differenzieren. Unter 13 eigenen Beobachtungen wiesen 5 eine zusätzliche Axillarisparese und 3 eine partielle obere Armplexusparese auf (HP.L.). Eine Rarität stellt die eigentliche *Ruptur des M. deltoideus* selber dar, wobei dann eine tiefe Delle unter der Haut sichtbar wird, die als Atrophie fehlgedeutet werden kann. Dieses Phänomen soll auch infolge vielfacher Cortisoninfiltrationen vorkommen.

N. musculocutaneus (C5–C7)

Anatomie

Der N. musculocutaneus (Abb. 6.**50**) verläßt als gemischter Nerv den Fasciculus lateralis in Höhe des lateralen Randes des M. pectoralis minor. Nach kurzem Verlauf in der Achselhöhle durchbohrt er den M. coracobrachialis und zieht zwischen dem M. biceps und dem M. brachialis distalwärts. Sein Hautast, der N. cutaneus antebrachii lateralis, tritt lateral zwischen M. brachialis und M. biceps durch die Fascia brachii. Für den *M. coracobrachialis* gibt der N. musculocutaneus kurz vor dem Eintritt und innerhalb des Muskelbauches 2 Äste ab. Je ein R. muscularis innerviert den *langen und den kurzen Bizepskopf,* und 3–4 Stämmchen dringen in den *M. brachialis.* Auch

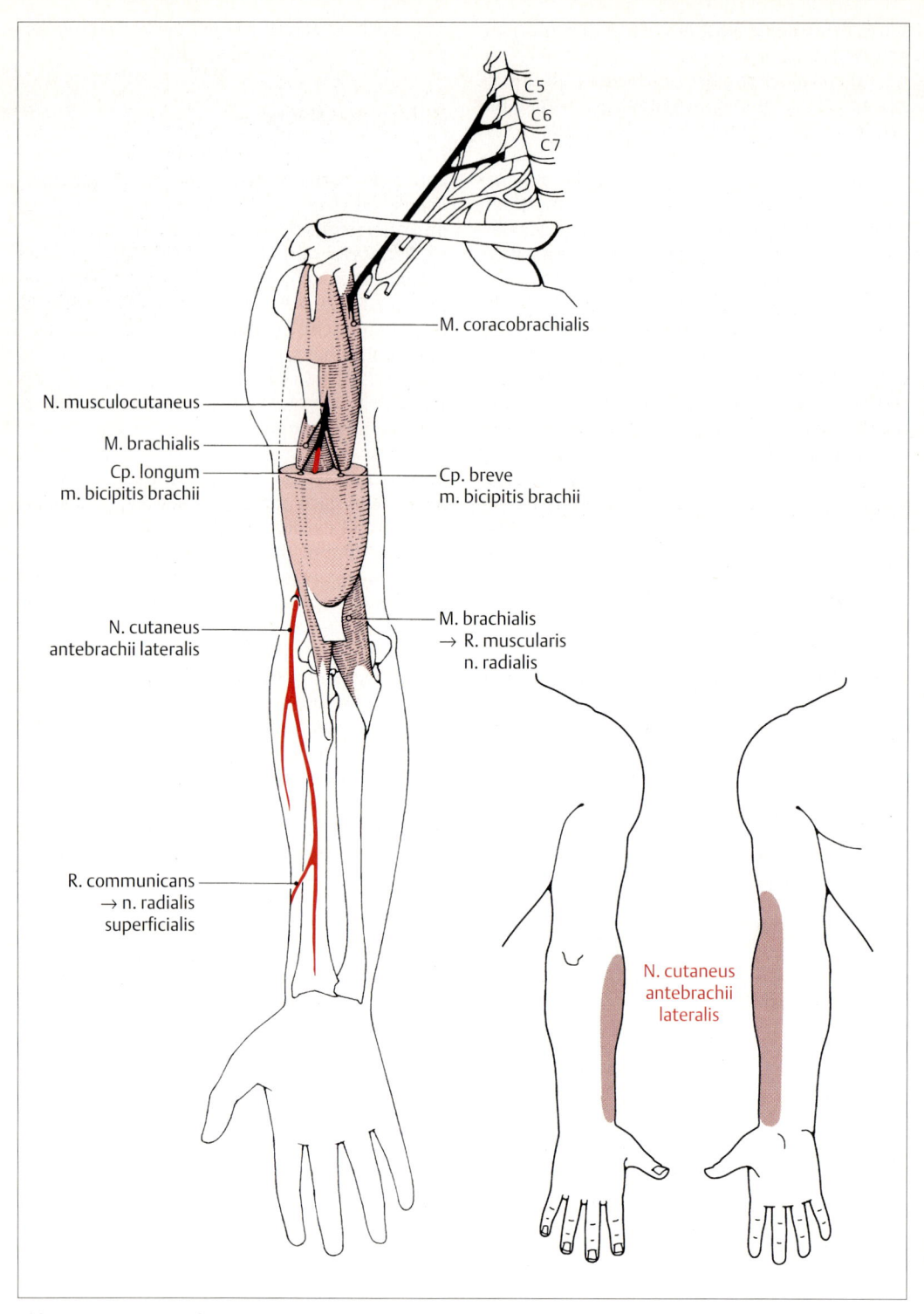

Abb. 6.**50** Anatomie des N. musculocutaneus.

die A. nutricia des Humerus erhält einen Begleitnerv, ferner wird vom N. musculocutaneus die Beugeseite des Ellenbogengelenkes innerviert. Der *N. cutaneus antebrachii lateralis* versorgt die Haut über der radialen Seite des Unterarmes, insbesondere die Beugeseite bis zur Basis des Thenar. Als autonome Zone wird aber lediglich ein schmaler Streifen über der distalen Hälfte des M. brachioradialis (bzw. seiner Sehne) angegeben. Es besteht regelmäßig eine Anastomose des N. cutaneus antebrachii lateralis zum R. superficialis n. radialis und im distalen Drittel des Oberarmes häufig auch zum N. medianus.

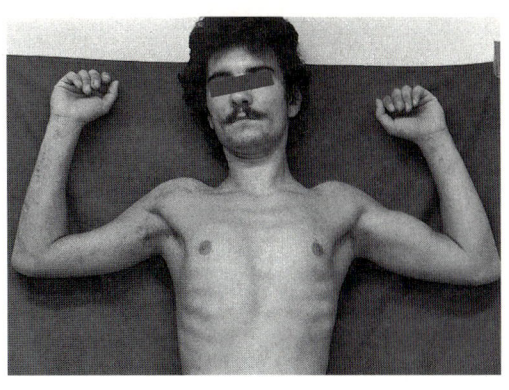

Abb. 6.**51** N.-musculocutaneus-Parese rechts bei 26jährigem Mann. Man beachte das Fehlen der Konturen des M. biceps brachii auf der rechten Seite.

Befunde

Klinik

Die *motorischen Ausfälle* beziehen sich auf den Vorderarm. Der M. brachialis ist ein reiner Beuger im Ellenbogengelenk, der M. biceps besitzt zusätzlich eine kräftige Supinationswirkung mit einem maximalen Drehmoment bei rechtwinklig gebeugtem Arm. Beide Muskeln werden bei der Flexion vom M. brachioradialis (N. radialis) und M. pronator teres (N. medianus) unterstützt. Bei dem seltenen Ausfall des N. musculocutaneus steht deshalb die Supinationsschwäche im Vordergrund, auch bei intaktem M. supinator (N. radialis). Aspektiv findet sich vor allem eine deutliche Verschmächtigung (Atrophie) des M. biceps und der Vorderarm wird in leichter Pronationsstellung gehalten (Abb. 6.51).

Bei einer proximalen Läsion des Nervs vor seinem Durchtritt durch den M. coracobrachialis sind alle 3 von ihm versorgten Muskeln paretisch. Dementsprechend tritt dann eine gewisse Schwäche für die Elevation des Armes nach vorn auf, vor allem aber eine ausgesprochene Parese für das Beugen im Ellenbogen bei supiniertem Vorderarm. Um kompensatorisch den M. brachioradialis einzusetzen, hat der Patient die Tendenz, beim Beugeversuch im Ellenbogen den Vorderarm in Mittelstellung zwischen Pro- und Supination zu halten (s. Abb. 6.59). Da der M. biceps den Vorderarm zusammen mit dem radialisinnervierten M. supinator besonders bei rechtwinklig gebeugtem Ellenbogen supiniert, wird auch diese Funktion beeinträchtigt sein.

Der N. musculocutaneus weist meistens eine Anastomose mit dem R. superficialis n. radialis auf. Aufgrund solcher Anastomosen ist der *Sensibilitätsausfall* bei Läsionen des N. musculocutaneus immer geringer, als es der anatomischen Ausdehnung des Innervationsbereiches nach zu erwarten wäre, und es kann selten einmal trotz erwiesener vollständiger Muskulokutaneus-Durchtrennung eine Sensibilitätsstörung fehlen. In Tab. 6.19 ist die Reihenfolge der Astabgänge dargestellt sowie die Entfernung der Nerveneintrittsstellen in die Muskeln, vom Ursprung

Tabelle 6.**19** Reihenfolge, in welcher die einzelnen Äste vom Hauptstamm des N. musculocutaneus abgehen. In Klammern ist der Abstand der Eintrittsstelle des Nervenastes in den Muskel, gemessen vom Ursprung des Nervs aus dem Fasciculus lateralis, in Zentimetern angegeben. Bei einer Auswachsgeschwindigkeit der Axone von 3 cm/Monat läßt sich aus den untenstehenden Distanzen der früheste Zeitpunkt einer Reinnervation des entsprechenden Muskels ableiten (nach Foerster)

Zum M. coracobrachialis (2,1–5,7)
    (kann auch selbständig aus dem Fasciculus lateralis des Armplexus entspringen)
R. periostalis humeri
Zum M. biceps, mehrere Äste (13,6–14,9)
Zum M. brachialis, Teilinnervation (19,6–22,0)
N. cutaneus antebrachii lateralis als sensibler Endast

des Nervs aus dem Fasciculus lateralis an gemessen.

Klinische Teste

Zur Prüfung der Kraft des M. biceps brachii muß der Vorderarm in Supinationsstellung gehalten werden, wodurch die Funktion des radialisinnervierten M. brachioradialis ausgeschaltet wird (Abb. 6.**52**). Die Supinationswirkung des Muskels wird bei gebeugtem Ellenbogen geprüft (Abb. 6.**53a**). Bei gestrecktem Ellenbogen wird die Supination durch den radialisinnervierten M. supinator bewerkstelligt (Abb. 6.**53b**). Der Sensibilitätsausfall an der Radialseite des volaren Vorderarmes ist meist sehr diskret, sie kann sogar ganz fehlen.

Elektrophysiologische Befunde

Bei einer Läsion des N. musculocutaneus werden in erster Linie neurogene Veränderungen im M. biceps brachii nachgewiesen. Die Latenz zu diesem Muskel bei Reizung am Erb-Punkt sollte 6,0 ms nicht übersteigen. Für die eigentliche motorische und sensible Neurographie dieses Nervs sei auf Lehrbücher der Elektromyographie verwiesen.

Synopsis

Eine zusammenfassende Darstellung der Symptomatologie bei einer N.-musculocutaneus-Läsion findet sich in Tab. 6.**20**.

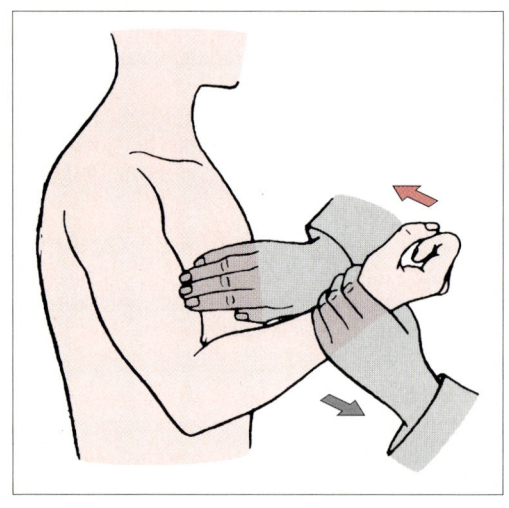

Abb. 6.**52** Funktionsprüfung des M. biceps brachii (N. musculocutaneus). Der Vorderarm muß in Supinationsstellung gehalten werden.

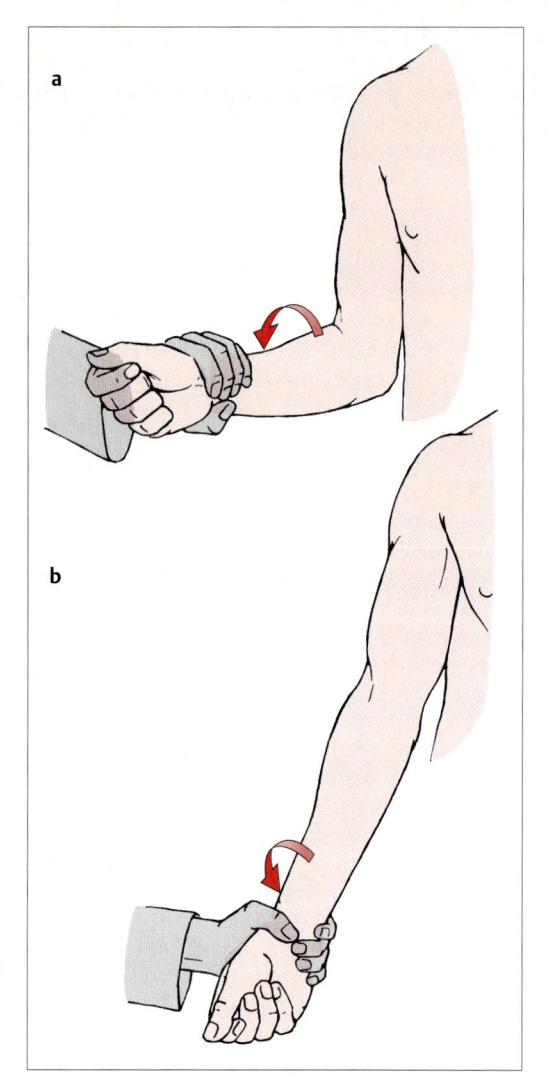

Abb. 6.**53a** u. **b** Untersuchung der Supinationswirkung des M. biceps brachii (N. musculocutaneus) bei gebeugtem Ellenbogen (**a**) und des M. supinator (N. radialis) bei gestrecktem Ellenbogen (**b**).

Ursachen

Eine isolierte Lähmung des N. musculocutaneus ist selten und dann in der Regel durch Stich-, Schnitt- oder Schuß*verletzungen* verursacht. Im Rahmen einer oberen Armplexuslähmung ist der N. musculocutaneus nicht selten mitbetroffen. Bei einer *neuralgischen Schulteramyotrophie* ist selten auch der M. biceps paretisch. Eine isolierte Muskulokutaneusparese unter Aussparung des

Tabelle 6.20   Synoptische Darstellung der Auswirkungen einer N.-musculocutaneus-Läsion

Läsionsort	Befund	Funktionsausfall
proximal vor dem Durchtritt durch den M. thoracobrachialis	Atrophie des M. biceps	Minimale Schwäche für Vorwärtselevation im Schultergelenk. Vor allem Flexionsschwäche Ellenbogen bei Supinationshaltung und Supinationsschwäche des Vorderarmes bei rechtwinklig gebeugtem Ellenbogen. Diskreter Sensibilitätsausfall radiale Volarseite des Vorderarmes
nach Durchtritt durch den M. thoracobrachialis	wie oben	Intakte Elevation nach vorne im Schultergelenk, Rest wie oben

M. coracobrachialis kann nach *angestrengter Betätigung der Armmuskulatur* auftreten und hat eine gute Prognose. Eine flüchtige, in wenigen Wochen defektfrei geheilte Lähmung des N. musculocutaneus konnten wir nach einer abrupten Retroflexion des halbabduzierten Armes beobachten. *Iatrogen* kommt eine Schädigung bei der Operation der habituellen Schulterluxation vor. Wir sahen eine linksseitige Parese im Anschluß an einen strammen Rucksackverband wegen Klavikulafraktur rechts. Nach Operationen kann am Narkosearm eine isolierte Muskulokutaneusparese auftreten, wobei der Durchtritt des Nervenstammes durch den M. coracobrachialis die Läsionsstelle sein dürfte. Die Rückbildung ist nicht immer befriedigend. Isolierte lokale *Druckschädigungen* werden ausnahmsweise beobachtet, und auch isolierte Schlafdrucklähmungen wurden beschrieben. Wir haben auch 2mal eine kryptogenetische, völlig isolierte einseitige Muskulokutaneusparese gesehen.

Therapie

Konservative Maßnahmen

Konservativ wird man sich zunächst in jenen Fällen verhalten, wo z.B. eine Druckläsion oder eine Parese ohne evidente Ursache vorliegen. Bei isolierter traumatischer Läsion wird man operativ vorgehen.

Operative Maßnahmen

Der N. musculocutaneus ist der Nerv, der die beste Regenerationstendenz aller peripherer Nerven aufweist. Es lohnt sich deshalb immer, in traumatischen Fällen die primäre oder sekundäre Nervennaht zu versuchen. Die Schnittführung geht entlang dem Sulcus deltoideopectoralis durch die Axilla und dann dem Sulcus bicipitalis medialis entlang nach distal. Auch hier gilt die allgemeine Regel, daß die Darstellung des Nervs weit nach proximal und distal von der Verletzungsstelle aus zu erfolgen hat. Der Abgang der verschiedenen motorischen Äste unterliegt großen Variationen, weshalb die Präparation besonders vorsichtig erfolgen muß.

Der N. musculocutaneus ist der wichtigste Nerv für die Funktion der oberen Extremität. Bei Läsionen des Plexus brachialis hat die Neurotisation des Nervs absoluten Vorrang. Bei isolierten Läsionen ist die Wiederherstellung der Kontinuität unbedingt anzustreben. Eine Neurorrhaphie gelingt nur bei glatter Durchtrennung. In der Regel wird eine Nerventransplantation auszuführen sein. Die Darstellung am Oberarm erfolgt von einem mitt-seitlichem Hautschnitt an der Innenseite des Oberarmes aus. Nach Durchtrennung der Faszie wird der Sulcus zwischen M. coracobrachialis und Bizeps aufgesucht, und hier der N. musculocutaneus dargestellt. Bei proximalen Läsionen stellt man den Nerv von einem Hautschnitt dar, der der distalen Inzision am Plexus brachialis entspricht. Der Nerv wird dann proximal bei seinem Abgang aus dem Fasciculus lateralis im Sulcus deltoideo-pectoralis dargestellt. Die Stelle des Durchtritts durch den M. coracobrachialis läßt sich von proximal und distal her aufsuchen. Läsionen des N. musculocutaneus haben eine sehr gute Prognose, obwohl es sich um einen gemischten Nerv handelt. Bei Nerventransfers im Rahmen von Wiederherstellungsoperationen nach Läsionen des Plexus brachialis ist die Prognose nicht so gut, da offenbar viele motorische Fasern in sensible Bahnen, und damit in den N. cutaneus antebrachii lateralis kommen. Wir (H.M.) haben daher fallweise den Nerventransfer durch Koaptation der proximalen Stümpfe mit den einzelnen Muskelästen direkt durchgeführt.

Ersatzoperationen kommen bei irreversiblen Lähmungen in Frage. Als Ersatz für die vom N. musculocutaneus gesteuerte Ellenbogengelenksbeugung kann der M. triceps brachii auf die Bizepssehne verlagert werden. Dies bringt bei der Behandlung von Plexus- brachialis-Läsionen Vorteile (s. dort). Es geht dabei allerdings die Streckfunktion im Ellenbogengelenk verloren. Bei isolierten, irreparablen Läsionen wird man den M. latissimus dorsi (1331) zum Ersatz heranziehen. Der Transfer des M. pectoralis major nach Clark (198) hat sich in unseren Händen weniger bewährt. Außerdem wird der M. pectoralis major für andere Ersatzoperationen benötigt. Bei oberer Plexusläsion C5, C6 kann die Ellenbogengelenksbeugung durch Verlagerung des humeralen Ursprunges der Unterarmbeuger auf den Humerusschaft verbessert werden.

Differentialdiagnose

Eine Schwäche des M. biceps ohne sensiblen Ausfall findet sich bei gewissen Formen der progressiven *Muskeldystrophie*, so besonders auch bei der fazio-scapulo-humeralen Form. Sie ist allerdings beidseitig und immer auch von anderen Muskelsymptomen begleitet. Der *Abriß der langen Bizepssehne* ist in seinem Erscheinungsbild typisch und geht übrigens ohne eigentliche Schwäche des Muskels einher.

N. radialis (C5-Th1)

Anatomie

Der N. radialis (Abb. 6.**54**) ist der kräftigste Ast aus dem für die Innervation der dorsalen Streckergruppe bestimmten Fasciculus posterior. Er führt Fasern aus den ventralen Ästen von C5–Th1. Im Gegensatz zum N. axillaris, der noch in der Achselhöhle den Gefäß-Nerven-Strang verläßt, begleitet der N. radialis die A. axillaris auf ihrer Dorsalfläche bis zum Oberarm. Nach dem Überqueren der hinteren, den M. latissimus und den M. teres major enthaltenden Achselfalte verläßt er zusammen mit der A. profunda brachii den Gefäß-Nerven-Strang und gelangt zwischen dem Caput longum und dem Caput mediale m. tricipitis auf die Dorsalseite des Oberarmes. Im Sulcus n. radialis windet er sich spiralig um den Humerus. Er liegt dabei direkt dem Periost auf. Der Sulcus n. radialis trennt die Ursprungsflächen des Caput mediale und des Caput laterale m. tricipitis. Diese Muskelbäuche ergänzen den Sulcus zu einem eigentlichen Kanal, in dem der N. radialis, umgeben von lockerem Bindegewebe und begleitet von der A. profunda brachii, etwas verschieblich eingebettet ist. Noch in der Achselfalte geht der *N. cutaneus brachii posterior* vom Radialisstamm ab. Dieser sensible Ast gelangt über den langen Trizepskopf auf die Streckseite des Oberarmes und innerviert die Haut auf der Dorsalseite bis hinab zum Olekranon. Auch die Äste für den *M. triceps* zweigen noch vor dem Sulcus n. radialis ab, am weitesten proximal derjenige für den langen Trizepskopf. Aus dem Nerv für das Caput mediale reichen einige Äste distalwärts, darunter ein *R. communicans ulnaris n. radialis,* der den N. ulnaris begleitet. Vom Ast für das Caput laterale aus zieht ein Stämmchen abwärts bis zum *M. anconaeus*.

Nach dem spiralig gewundenen Verlauf an der dorsalen und lateralen Fläche des Humerus durchbohrt der N. radialis das Septum intermusculare brachii laterale etwa am Übergang des mittleren in das distale Drittel des Oberarmes. Auf der Beugeseite liegt er zusammen mit der A. collateralis radialis zwischen dem lateralen Rand des M. brachialis und dem M. brachioradialis und

---

Abb. 6.**54**a u. **b**   N. radialis (C5–Th1).
a Reihenfolge der Muskeläste.
b Sensibilitätsareal. Schwarz: Autonome Zone.
 8 N. axillaris
 9 N. cutaneus brachii posterior
10 M. triceps brachii
11 R. zum M. extensor carpi radialis longus
12 R. zum M. brachioradialis
13 R. zum M. extensor carpi radialis brevis
14 M. brachialis
15 M. supinator
16 R. zum M. extensor digitorum
17 R. superficialis
18 R. zum M. extensor carpi ulnaris
19 R. zum M. extensor digit minimi
20 R. zum M. extensor pollicis longus
21 R. zum M. extensor pollicis brevis
22 R. zum M. abductor pollicis longus
23 R. zum M. extensor indicis

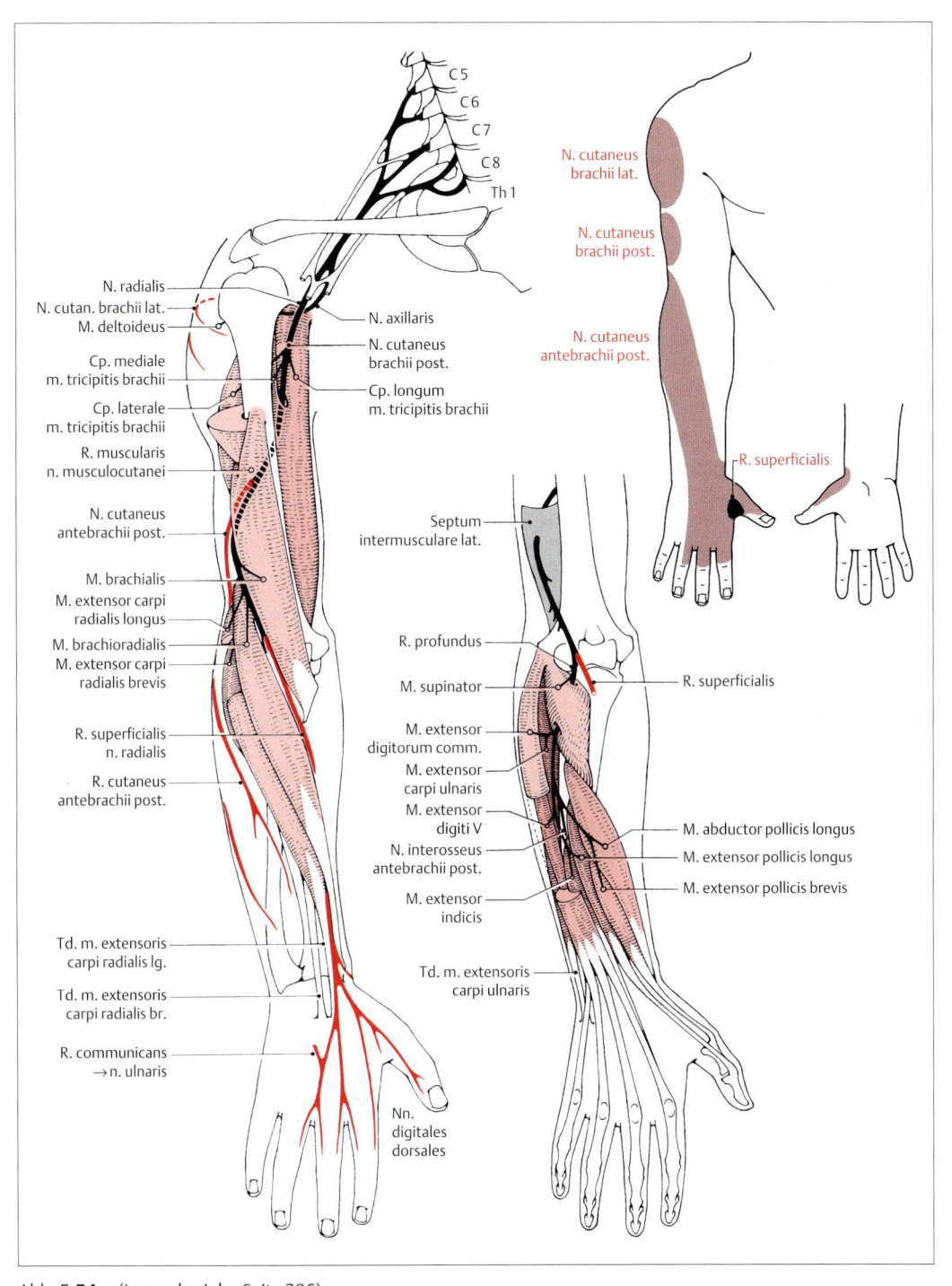

Abb. 5.54 (Legende siehe Seite 296)

gelangt so in die Fossa cubitalis. Der *N. cutaneus antebrachii posterior,* der noch innerhalb des Sulcus n. radialis den Stamm verläßt, durchbohrt das Septum intermusculare brachii laterale distal des Ursprungs des M. brachialis, liegt aber dann lateral dem M. brachioradialis auf und dringt noch oberhalb des Epicondylus lateralis durch die Fascia brachii. Er verzweigt sich in der Haut der Streckseite des Vorderarmes bis gegen das Handgelenk.

In der Fossa cubitalis, etwas proximal von dem Gelenkspalt, innerviert der N. radialis den *M. brachioradialis,* den *M. extensor carpi radialis longus* und den *M. extensor carpi radialis brevis.* Vereinzelt gehen auch Äste an den *M. brachialis* ab (S. 291). Oberhalb des Radiusköpfchens teilt sich der Nerv in seine Endäste, den sensiblen *R. superficialis* und den motorischen *R. profundus.*

Der *R. superficialis* setzt die Verlaufsrichtung des Stammes fort und liegt lateral von der A. radialis zunächst unter dem ventralen Rand des M. brachioradialis. Im distalen Drittel des Unterarmes tritt er unter der Sehne des M. brachioradialis hindurch auf die Streckseite über und verzweigt sich auf der Dorsalseite des Handgelenkes über der Tabatière und am Handrücken. Mit *5 Nn. digitales dorsales* versorgt er die Streckseite des Daumens bis zum Endglied und die Haut über dem Grundglied des Zeigefingers und der medialen Hälfte des Mittelfingers. Eine Anastomose stellt eine Verbindung zum R. dorsalis n. ulnaris her. Am Unterarm besteht eine Anastomose zum N. cutaneus antebrachii lateralis. Das Autonomgebiet kann daher sehr klein sein.

Der *R. profundus* kehrt aus der Fossa cubitalis auf die dorsale Seite des Unterarmes zurück, wo er die Streckmuskeln innerviert. Er zieht dabei spiralig um das proximale Ende des Radius, eingebettet in den M. supinator. Dieser Muskel entspringt am Epicondylus lateralis humeri, an der Gelenkkapsel und an der dorsalen Kante der Ulna. Als dünne Muskelplatte liegt er direkt dem Radius auf (s. Abb. 6.**54**). Der R. profundus n. radialis wird überall durch Muskelfasern vom Periost getrennt. Der Nerv kreuzt die Verlaufsrichtung der Muskelfasern, da sich beide spiralig, aber in entgegengesetztem Drehsinn, um den Radius schlingen. Der tiefe Ast des N. radialis liegt somit in einem muskulären Kanal, dessen Eingang und Ausgang sehnig umrandet sind. An diesen Stellen ist der Nerv relativ fest fixiert. Die bedeckende Muskellage erstreckt sich nicht über die ganze Länge des M. supinator, so daß der N. radialis nur auf einer Strecke von 3–4 cm intramuskulär liegt. Noch vor Eintritt in den Kanal gehen die Muskeläste für den *M. supinator* selber ab. Nach dem Austritt teilt er sich auf in die Äste für die 3 recht oberflächlich gelegenen *Mm. extensor carpi ulnaris, extensor digiti minimi* und *extensor digitorum.* Über tiefergelegene Äste innerviert er den *M. extensor indicis* und die Muskeln für den Daumen: *Mm. extensores pollicis longus* und *brevis, M. abductor pollicis longus.* Direkt auf der Membrana interossea gelangt schließlich der *N. interosseus antebrachii posterior* bis auf die dorsale Fläche der Handgelenke und zum Periost von Radius und Ulna.

Als Nerv der dorsalen Muskelgruppe versorgt der N. radialis sämtliche Strecker für Ellenbogen-, Hand- und Fingergelenke. Dazu kommen der M. supinator und die Strecker sowie der lange Abduktor für den Daumen. Als Beuger des Ellenbogengelenkes nimmt der M. brachioradialis unter den vom N. radialis innervierten Muskeln eine Sonderstellung ein. Seine Pronations- und Supinationswirkung fällt für die Beurteilung kaum ins Gewicht. Für die Funktionsprüfung ist wesentlich, daß die Supination in Streckstellung allein vom M. supinator übernommen wird, während bei gebeugtem Ellenbogen der M. biceps einspringen kann. Die Wirkung der Fingerstrecker zeigt sich eindeutig am Grundgelenk. Mittel- und Endgelenk können über die Mm. interossei und lumbricales gestreckt werden. Die sensible Innervationszone umfaßt einen dorsalen Streifen über dem Oberarm, dem Unterarm, der radialen Hälfte des Handrückens und der Streckseite des Daumens, des Zeigefingers und der radialen Hälfte des Mittelfingers. Die autonome Zone ist aber auf ein kleines Hautareal über dem 1. und 2. Metakarpale und dem 1. Spatium interosseum beschränkt. An der *Gefäßversorgung* des N. radialis beteiligen sich die A. axillaris, die A. profunda brachii und die A. recurrens radialis sowie die A. radialis (R. palmaris superficialis).

Je weiter proximal eine Läsionsstelle am Nerv sitzt, desto mehr Streckermuskeln sind betroffen. Die Reihenfolge der Astabgänge und der Abstand der Nerveneintrittsstellen in die Muskeln in Zentimetern (von der Bifurkation des Fasciculus lateralis in den N. axillaris und den N. radialis aus gemessen) sind in Tab. 6.**21** wiedergegeben.

Tabelle 6.**21**   Reihenfolge, in welcher die einzelnen Äste vom Hauptstamm des N. radialis abgehen. In Klammern ist der Abstand der Eintrittsstelle der Nervenäste in die Muskeln, gemessen von der Teilungsstelle des Fasciculus posterior in den N. radialis und den N. axillaris, in Zentimetern angegeben. Bei einer Auswachsgeschwindigkeit der Axone von 3 cm/Monat läßt sich aus den untenstehenden Distanzen der früheste Zeitpunkt einer Reinnervation des entsprechenden Muskels ableiten (nach Foerster)

> R. articularis humeri (für das Schultergelenk)
> N. cutaneus brachii posterior
>   (auf Höhe des Ansatzes des M. deltoideus zur Haut an der lateralen Oberarmrückseite gehend)
> Zum Caput longum des Trizeps (12,8–15,2)
> Zum Caput laterale des Trizeps (17,9)
> Zum lateralen Anteil des Caput mediale des Trizeps (20,5) und zugleich zum M. anconaeus
> R. collateralis medialis n. radialis zum Caput mediale des Trizeps (20,3–22,3)
> N. cutaneus antebrachii posterior
>   (tritt am lateralen Rand des M. deltoideus subkutan und versorgt die Haut bis zur Mitte der Vorderarmrückseite)
> Zum M. brachialis (laterale Portion, inkonstant)
> Zum M. brachioradialis
> Zum M. extensor carpi radialis longus
> Zum M. extensor carpi radialis brevis
> R. superficialis n. radialis (rein sensibel, zur radialen Partie des Handrückens)
> R. profundus (vorwiegend motorisch) mit folgenden Ästen:
>   zum M. supinator
>   zum M. extensor digitorum sowie zum M. extensor digiti minimi
>   zum M. extensor carpi ulnaris
>   zum M. abductor pollicis longus sowie zum M. extensor pollicis brevis
>   zum M. extensor pollicis longus sowie zum M. extensor indicis
>   N. interosseus posterior (Endast zum Periost von Radius, Ulna, einzelner Hand- und Fingerknochen)

Befunde

Klinik

Im Hinblick auf die häufigsten Lokalisationen der Radialisläsionen sollen im Folgenden die für jeden Läsionsort typischen klinischen Lähmungsbilder dargestellt werden.

Radialisläsion in der Axilla. Hier kommt es oft zunächst zu einer Schädigung des N. cutaneus brachii posterior. Es findet sich dementsprechend ein Sensibilitätsausfall an der Rückseite des Oberarmes (s. Abb. 6.**108**), der allerdings oft nur diskret ist, da meist eine starke Überlappung mit den Ausbreitungsgebieten des N. cutaneus brachii medialis und N. cutaneus antebrachii lateralis besteht. Vor allem aber ist schon der erste vom N. radialis versorgte Muskel, der M. triceps, paretisch. Hierdurch kommt es zu einer Streckerschwäche im Ellenbogen. Wenn ausnahmsweise eine Verletzung distal vom Abgang des Astes zum Caput longum den Radialisstamm trifft, wird die verbleibende Streckfähigkeit im Ellenbogen verbessert, sobald der Oberarm gehoben wird.

Läsion am Oberarm. Dies ist die wohl häufigste Radialisläsion. Hierbei, z.B. bei einer Parese im Rahmen von Schaftfrakturen des Oberarmes ist der M. triceps nicht paretisch. Der proximalste motorische Ausfall ist in diesen Fällen die Lähmung des M. brachioradialis, wobei sensibel lediglich ein Ausfall im Ausbreitungsgebiet des R. superficialis am Handrücken zu verzeichnen ist. Das eindrücklichste und typische Zeichen ist die *Fallhand*. Eine solche ist schematisch in Abb. 6.**55** dargestellt sowie in einer Patientenfoto in Abb. 6.**56**. Die Parese der Hand- und Fingerextensoren bewirkt funktionell aber auch einen ungenügenden Faustschluß, was leicht im Vergleich zur Gegenseite durch Betätigung zweier Sphingometer nachweisbar ist (Abb. 6.**57**).

Beim Vorliegen einer Fallhand findet sich manchmal auch auf dem Dorsum der Hand eine teigig-ödematöse Schwellung, die sogenannte Gubler-Schwellung, deren Ursache nicht bekannt ist.

Läsion am Vorderarm. In manchen Fällen (s. unten) wird der N. radialis proximal am Vorderarm lädiert, dort wo er durch den M. supinator hin-

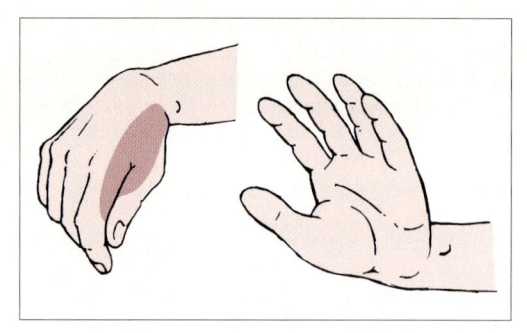

Abb. 6.55   Fallhand rechts bei Radialislähmung. Schraffiert: die Zone der autonomen Sensibilität (Zeichnung nach einer Photographie).

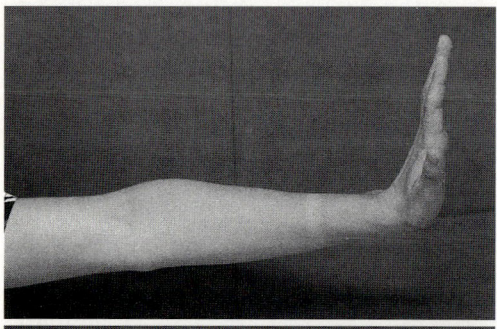

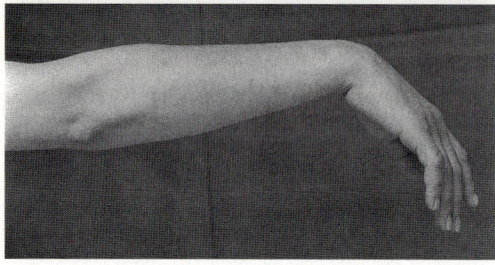

Abb. 6.56   Parese des rechten N. radialis am Oberarm. Während links (oben) Hand und Finger aktiv dorsalextendiert werden können, findet sich rechts eine typische Fallhand.

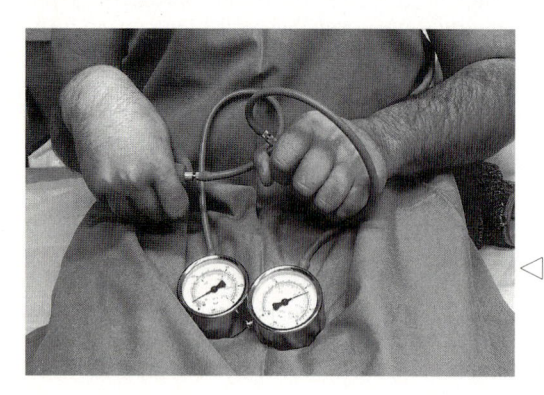

◁ Abb. 6.57   Faustschlußtest bei rechtsseitiger traumatischer vollständiger Radialisparese am Oberarm. Man beachte die Fallhand. Beim Faustschluß kippt die rechte Hand noch volar um. Der erzielte Druck rechts beträgt 0 bar.

durchtritt. Nebst dem M. triceps und dem M. brachioradialis bleiben dann der M. extensor carpi radialis longus und der M. extensor carpi radialis brevis verschont. Da der sensible R. superficialis den Radialisstamm hier ebenfalls schon verlassen hat, tritt eine *rein motorische* Lähmung auf. Sie ist einerseits durch eine partielle Fallhand gekennzeichnet, andererseits durch ein leichtes Radialabweichen der Hand, da die intakten M. extensor carpi radialis brevis und M. extensor carpi radialis longus gegenüber dem paretischen M. extensor carpi ulnaris überwiegen. Das dadurch entstehende *Supinatorlogensyndrom* wird unten auf S. 304 noch eingehender geschildert.

Distale Läsionen am Vorderarm. Wenn eine Läsion noch weiter distal liegt, können auch isoliert einzelne Radialismuskeln betroffen sein. Auch eine isolierte Läsion des sensiblen R. superficialis ist möglich, was lediglich eine Sensibilitätsstörung dorsal über dem ersten Spatium interosseum zur Folge hat.

Klinische Teste

Durch gezielte Prüfung der Funktionen der einzelnen vom N. radialis innervierten Muskeln kann der Ort der Nervenläsion lokalisiert werden. Für den M. triceps wird dessen Streckfunktion auf den Ellenbogen geprüft (Abb. 6.**58**). Der M. brachioradialis entfaltet seine maximale Beugefunktion auf den Ellenbogen, wenn der Vorderarm in Mittelstellung zwischen Pro- und Supination gehalten wird (Abb. 6.**59**). Die Mm. extensores carpi (radialis und ulnaris) testet man, indem man die Dorsalextension des Handgelenkes bei flektierten Fingern (wodurch die ebenfalls als Extensoren wirkenden langen Fingerstrecker ausgeschaltet werden) untersucht wird (Abb. 6.**60**). Der M. extensor carpi radialis (longus und brevis) muß unter Umständen auch einmal getrennt vom Extensor carpi ulnaris getestet werden, wenn es um die Frage eines Supinatorlogensyndromes geht (s. unten). Der M. extensor digitorum communis und der M. extensor indicis strecken die Langfinger im Grundgelenk (Abb.

6.61), der M. abductor pollicis longus den Daumen in der Ebene der Hand (Abb. 6.62). Der M. extensor pollicis longus streckt das Daumenendglied (Abb. 6.63a), der M. extensor pollicis brevis das erste Interphalangealgelenk des Daumens (Abb. 6.63b).

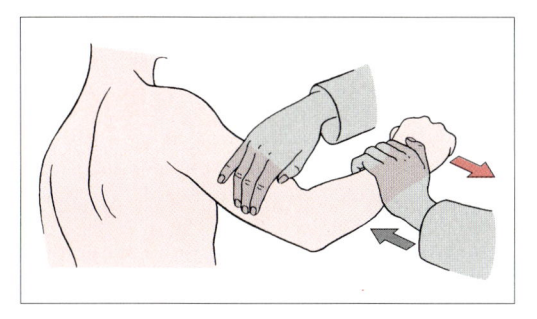

Abb. 6.58 Funktionsprüfung des M. triceps brachii (N. radialis).

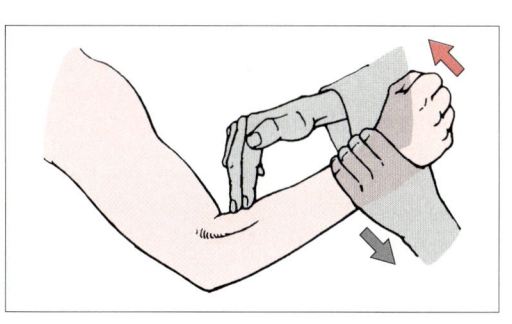

Abb. 6.59 Funktionsprüfung des M. brachioradialis (N. radialis). Vorderarm in Mittelstellung zwischen Pro- und Supination.

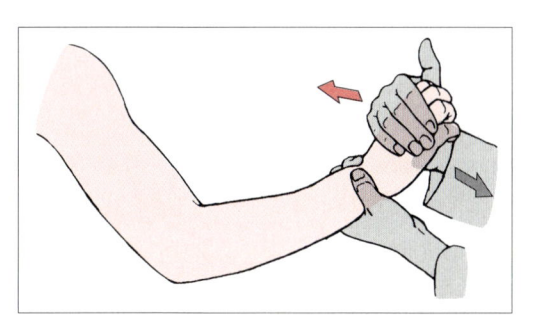

Abb. 6.60 Funktionsprüfung der Mm. extensor carpi radialis und extensor carpi ulnaris (N. radialis).

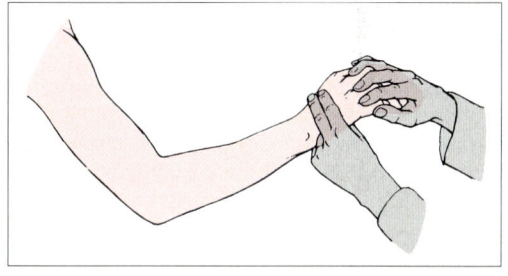

Abb. 6.61 Funktionsprüfung des M. extensor digitorum communis und des M. extensor indicis (N. radialis). Streckung der Fingergrundgelenke.

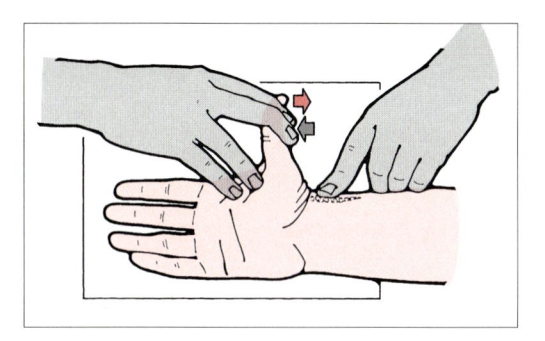

Abb. 6.62 Funktionsprüfung des M. abductor pollicis longus (N. radialis). Der Handrücken liegt flach auf einer Unterlage, und der Daumen wird gegen Widerstand in der Ebene der Metakarpalia II–V abduziert. Man tastet die Sehne knapp volar von der Radialkante des Vorderarmes und von der deutlich vorspringenden Sehne des M. extensor pollicis brevis (vgl. auch Abb. 6.84).

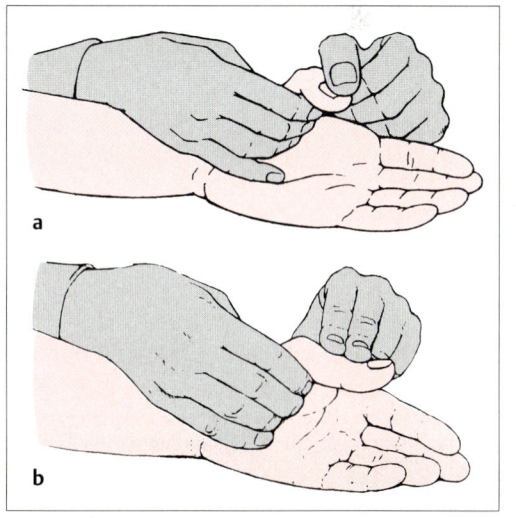

Abb. 6.63 Funktionsprüfung des M. extensor pollicis longus (**a**) und des M. extensor pollicis brevis (**b**) (N. radialis).

Bei einer in Rückbildung begriffenen Radialisparese kann eine Restlähmung noch durch 2 weitere Tests nachgewiesen werden. Wenn der Patient versucht, den Daumen an den Zeigefinger zu adduzieren, steht dieser auf der kranken Seite etwas weiter volar als die Langfinger, was am besten beim Vergleichen mit der gesunden Seite sichtbar wird (*Daumentest*). Wenn der Patient mit beiden Händen je eine Hand des Untersuchers fest erfaßt, wird auf der gesunden Seite zugleich eine leichte Dorsalextension sichtbar, nicht jedoch auf der paretischen Seite, auf welcher unter Umständen sogar eine Volarflexion im Handgelenk auftritt (*Test von Hallipré*).

Der Sensibilitätsausfall ist dorsal über dem ersten Spatium interosseum nachweisbar.

Elektrophysiologische Befunde

Für die Bestimmung der Läsionshöhe einer Radialisschädigung kann die systematische Untersuchung der verschiedenen von diesem Nerv versorgten Muskeln sehr nützlich sein. Im weiteren bieten sich auch motorische und sensible elektroneurographische Untersuchungen an (Normwerte s. Tab. 2.**6**). Beim Supinatorsyndrom bleiben die sensible Leitgeschwindigkeit und die sensiblen Nervenaktionspotentiale normal.

Synopsis

Eine zusammenfassende Darstellung der Symptomatologie bei einer N.-radialis-Läsion findet sich in Tab. 6.**22**.

Ursachen

Je nach Ort der Läsion sind unterschiedliche Ursachen hierfür möglich. Deshalb sollen sie topographisch gegliedert besprochen werden.

Läsionen in der Axilla

Die Ursachen sind hier so gut wie alle mechanischer Natur. Der N. radialis wird in der Axilla unter anderem relativ oft durch ein Trauma betroffen. 15 % der Nervenverletzungen im Zweiten Weltkrieg z.B. waren Radialisläsionen. Eine *Verletzung* in der Axilla kann zu einer isolierten Radialisparese führen; die entsprechende Symptomatologie ist weiter oben schon dargelegt worden. Durch den *Druck* von Krücken wird im Rahmen der sogenannten Krückenlähmungen der N. radialis in erster Linie betroffen. Wir sahen eine solche Lähmung auch bei einem Rekonvaleszenten nach Beinfrakturen, der im Eulenburg-Dreirad Gehversuche machte. Bei Metallprägern, die den langen Hebel des Prägewerkzeuges in der Achselhöhle halten und mit Kraft gegen die Form pressen, kann es zu einer professionellen Druckschädigung des N. radialis in der Axilla kommen (140). Wir sahen eine Radialisparese bei einem jungen Mädchen, das sich außergewöhnlich lange in einer überfüllten Straßenbahn mit hocherhobenem Arm an einem Griff festgehalten hatte sowie bei einem jungen Mann, der lässig in einem Designer-Lehnstuhl vor einer spannenden Fernsehsendung den Arm über die Lehne herunter baumeln ließ.

Tabelle 6.**22** Synoptische Darstellung der Auswirkungen einer N.-radialis-Läsion

Läsionsort	Befund	Funktionsausfall
proximal (Axilla)	Atrophie des M. triceps, brachioradialis und aller Handextensoren	Streckausfall des Ellenbogens, Flexionsschwäche des Ellenbogens in Mittelstellung, Fallhand. Sensibilitätsstörung dorsal über dem ersten Spatium interosseum
Oberarmmitte (z.B. Humerusschaftfraktur)	intakter Trizeps, Rest wie oben	bei guter Kraft für das Strecken im Ellenbogen, Rest wie oben
proximaler Vorderarm im Supinatorkanal	intakte Extension und pronatorische Flexion des Ellenbogens, intakte Sensibilität. Parese ulnare Handextensoren sowie Parese der langen Fingerextensoren	bei Extension der Hand abweichen nach radial (wegen des Ausfalles des M. extensor carpi ulnaris). Parese für das Strecken der Langfinger und des Daumens im Grundgelenk. Intakte Sensibilität

Läsionen am Humerusschaft

An der Dorsalseite des Humerus windet sich der Nerv im Sulcus n. radialis von innen oben nach unten außen herum. Obwohl bei *Frakturen* eine Radialisparese nur in einer kleinen Zahl von Fällen auftritt, ist dies immerhin doch die häufigste primäre Nervenläsion bei einem Knochenbruch. Bei Nervenläsionen im Rahmen von Oberarmfrakturen war in 70 % der Fälle der N. radialis betroffen, bei Vorderarmfrakturen jedoch nur in 35 % der Fälle. Wenn die Parese im Augenblick der Fraktur auftritt, handelt es sich in den allermeisten Fällen um eine Kontusion des Nervs, und eine spontane Rückbildung ist die Regel. Eine primäre Revision solcher Fälle ist deshalb nicht berechtigt und nur dann vertretbar, wenn eine Freilegung der Frakturstelle aus anderen Gründen ohnehin angezeigt ist oder wenn ein ganz außergewöhnlicher Unfallmechanismus oder eine sehr starke Dislokation die Chancen einer spontanen Restitution wesentlich verringert. In den allermeisten Fällen wird man aber selbst bei totaler Radialisparese zuwarten; erst wenn nach 3 Monaten kein einwandfreies Fortschreiten des Tinel-Zeichens nach distal faßbar ist und weder klinisch noch elektromyographisch im M. brachioradialis eine Reinnervation nachweisbar ist, wird man revidieren. Ein Zerreißen des Nervs ist auch in operativ revidierten Fällen eine Seltenheit. In der Regel wird der Nerv bei fehlender Restitution in ein narbiges Gewebe eingebacken sein, ganz ausnahmsweise in einen knöchernen Kallus. Eine sofortige Revision der Frakturstelle ist selbstverständlich angezeigt, wenn eine Parese erst sekundär Tage oder Wochen nach der Fraktur allmählich auftritt bzw. eindeutig zunimmt. Der Operateur sollte bei einer knochenchirurgisch begründeten Revision einer Oberarmschaftfraktur grundsätzlich auch den N. radialis aufsuchen und sorgfältig inspizieren. Die Prognose der operativ revidierten primären und sekundären Radialisparesen ist gut. Ein Zerreißen bei einer *supracondylären Fraktur* ist eine Rarität. Im Kindesalter betrafen nur 19 von 93 peripheren Nervenläsionen bei Oberarmverletzungen den N. radialis (314).

Operative Radialislähmung. Der N. radialis ist durch seine engen anatomischen Beziehungen zum Humerus und Radius nicht nur bei Frakturen dieser Knochen, sondern auch bei deren Reposition und Osteosynthese gefährdet. Am häufigsten sind Radialisparesen bei der operativen Versorgung von Oberarmschaftbrüchen sowie Pseudarthrosen mit Plattenosteosynthese, Nagelung, Rush-pin, Cerclage oder Humerusprothese. Weniger bekannt sind Radialisparesen nach operativer Versorgung vorwiegend von proximalen Unterarmbrüchen. Bei der Lösung radio-ulnarer Synostosen ist der N. radialis sowohl bei der Freilegung als auch bei der Korrektur der Dreh-Fehlstellung durch verstärkte Dehnung gefährdet, ebenso beider Synovektomie des Ellenbogengelenks mit radialem Zugang. Eine komplette Lähmung des R. profundus sahen wir auch nach Operation eines angeblichen Supinatorsyndroms. Läsionen der R. superficialis kommen u.a. bei der Spickung distaler Radiusfrakturen und bei Shuntoperationen zwischen A. radialis und V. cephalica antebrachii vor, außerdem bei der Operation einer Epicondylitis humeri radialis (1159). Im eigenen (M.S.) Patientengut traten die Radialisparesen im Rahmen einer Frakturbehandlung nur zu knapp 60 % bei der Erst- und zu über 40 % bei einer Wiederholungsoperation auf (Reosteosynthese, Spongioaplastik, Metallentfernung). Manche Patienten erleiden sogar sowohl bei der Erst- als auch bei der Re-Operation eine solche Lähmung. Die technisch besonders schwierigen Revisionsoperationen sollten deshalb nur von besonders erfahrenen Operateuren durchgeführt werden. Die Prognose der operativen Radialisparese wird unterschiedlich eingeschätzt. Eigenen Verlaufsuntersuchungen zeigten eine mäßige bis gute Besserung bei etwa 2/3, ein unbefriedigendes Ergebnis bei etwa 1/3 der Fälle. Sofern funktionell bedeutsame Lähmungen zurückbleiben, muß die Indikation zur Durchführung einer Radialisersatzplastik überprüft werden.

Druckläsionen am Oberarm sind in ihrer Symptomatologie der oben beschriebenen proximalen Lähmung analog und die häufigste Radialisparese überhaupt. Unter 103 Radialisparesen, wovon 45 % nicht unmittelbar traumatisch waren, fand sich eine Drucklasion in 21 % der Fälle (1159). Der Schlaf ist in der Regel aus irgendeinem Grund besonders tief gewesen (paralysie des ivrognes, Saturday night palsy), oder der Arm lag (zusätzlich) ungünstig auf einer harten Unterlage auf *(Parkbanklähmung)*. Beim Erwachen ist dann die Lähmung in voller Stärke ausgebildet, und der Patient realisiert die Behinderung beim Ankleiden und anderen Verrichtungen am Morgen. Unter 40 Fällen von Schlaflähmungen waren 32, also 80 %, Radialisparesen (114). Die Prognose dieser

Druckparesen ist gut und eine Rückbildung, die oft schon nach wenigen Tagen einsetzt, innerhalb einiger Wochen die Regel. Regloses Liegen bei Parkinson-Patienten, z.B. im Rahmen einer Off-Phase, kann ebenfalls eine Radialisdruckparese zu Folge haben (913). Auch beidseitige Drucklähmungen bei bewußtlosen Patienten wurden beobachtet, die ebenfalls durch eine vollständige Restitution gekennzeichnet waren. Wir sahen auch eine Schlafdrucklähmung des R. profundus, welche ein akut aufgetretenes Supinatorlogensyndrom (s. unten) mit guter Spontanprognose hervorgerufen hatte. Durch Lagerung bei Operationen betrafen 4 von insgesamt 36 Paresen den N. radialis (776). Bei Lastträgern im Vorderen Orient wurden auch doppelseitige Drucklähmungen des N. radialis beschrieben. Radialisdruckparesen wurden bei Rekruten nach längerdauernden Schiebungen beobachtet (1089). Ebenso wie andere Autoren konnten auch wir (789) bei Neugeborenen eine isolierte Radialislähmung durch intrauterinen Druck (Nabelschnur?) am Oberarm mit entsprechender Druckmarke und spontaner vollständiger Restitution innerhalb weniger Monate beobachten. Bei einer Frühgeburt erzeugte der Manschettendruck bei häufiger Blutdruckmessung eine Radialisparese. Die elektromyographische Untersuchung und insbesondere auch die Messung der sensiblen Erregungsleitungsgeschwindigkeit, die bei Lähmungen mit guter Prognose nicht verändert ist, kann von Nutzen sein. Radialislähmungen am Oberarm durch Injektionen kommen selten einmal vor (776, 1128) am Vorderarm durch Venenpunktion (776). Auch bei Tourniquet-Paresen ist der N. radialis oft mitbetroffen (101).

Eine chronische *Druckschädigung im Bereiche des lateralen Trizepskopfes* ist selten. Hier gelangt der N. radialis zwischen Humerus und lateralem Trizepsanteil nach volar. Auslösend kann eine besonders intensive Betätigung des Muskels sein (1152). In diesen Fällen sind – im Gegensatz zu dem Supinatorsyndrom (s. unten) – auch der M. brachioradialis und der M. extensor carpi radialis longus paretisch, und es besteht ein Sensibilitätsausfall am Handrücken. Spontane Besserung kann auftreten. Solche Fälle können auch familiär vorkommen. Beziehungen zur Epicondylitis radialis s. S. 306.

Es sei an dieser Stelle an die *familiäre Anfälligkeit gegenüber Druckläsionen* als eine seltene Mitursache peripherer Paresen und besonders auch einer Radialisparese erinnert (S, 118). Ähnliches gilt auch für die ebenfalls seltene *hypertrophische Mononeuropathie*. Hier finden sich zwiebelschalenartige Wucherungen der Schwann-Zellen, wie bei einer hypertrophischen Neuritis Déjerine-Sottas. Eine Generalisierung des Leidens scheint nicht vorzukommen.

Supinatorsyndrom

Dieser Schädigung des R. profundus des N. radialis bei seinem Durchtritt durch den M. supinator proximal am Vorderarm sei wegen seiner Wichtigkeit ein eigener Abschnitt gewidmet.

Klinisches Bild. Gemäß den anatomischen Gegebenheiten handelt es sich um eine rein motorische Lähmung. Die Mm. triceps, brachioradialis und die radialen Handextensoren bleiben ausgespart. Betroffen sind meistens der M. supinator selbst, immer die Mm. extensor carpi ulnaris sowie die langen Finger- und Daumenextensoren. Bei der chronischen Kompression fällt in der Regel zuerst eine Schwäche des M. extensor digiti minimi und später aller vom R. profundus n. radialis versorgten Finger- und Handextensoren auf. Im Einzelfall kann allerdings durchaus auch ein anderer Extensormuskel zuerst betroffen sein. Nach und nach werden auch die anderen betroffen. Dadurch resultiert schließlich ein Bild, wie es in Abb. 6.**64** dargestellt ist.

Läsionsursachen. Als *traumatische Ursachen* kommen Schnitt- oder Stichverletzungen an der Vorderarmrückseite in Frage, unsachgemäße intramuskuläre Injektion in den Vorderarm (Abb. 6.**65**), ausnahmsweise eine Luxation des Radiusköpfchens mit starker Dislokation, gelegentlich eine Monteggia-Fraktur mit Fraktur der Ulna und Dislokation des Radiusköpfchens. Bei den traumatischen Fällen ist diese Lähmung sofort nachweisbar und kann mit einer Ulnarisparese kombiniert sein. Eine operative Revision ist berechtigt, obwohl auch spontane Erholung beschrieben wurde. In einzelnen Fällen findet sich ein *Lipom* (171, 337, 688, 1314), das unter Umständen durch Weichteilröntgenbilder oder in einem CT sichtbar wird. Beim Vorliegen eines solchen Lipoms kann sich die Lähmung dann auch einmal akut beim Erwachen wie eine *Schlafdrucklähmung* präsentieren (343). Auch andere Tumoren der Nerven oder ihrer Umgebung, z.B. ein Ganglion der Ellenbeuge (694), können vorkommen. In anderen Fällen waren ursächlich eine rheumatoide Arthritis (185, 343, 800), eine Myositis ossificans (347), ein

Abb. 6.64 Supinatortunnelsyndrom rechts bei 71jähriger Frau. Es liegt eine deutliche Parese für die Elevation der Finger vor (**a**) bei teilweise (besonders radial) erhaltener Elevation der Hand (**b**).

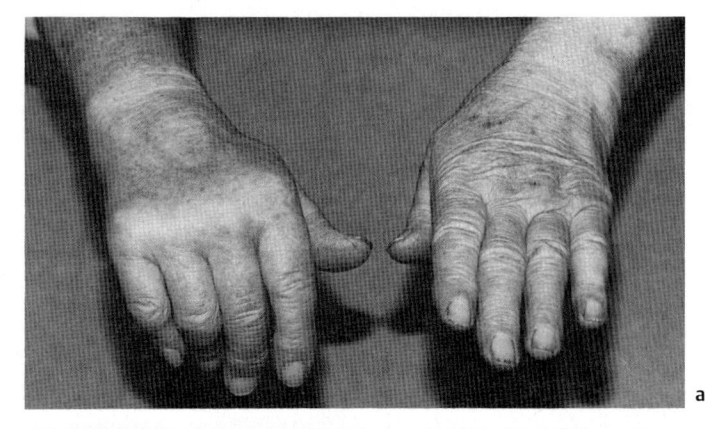

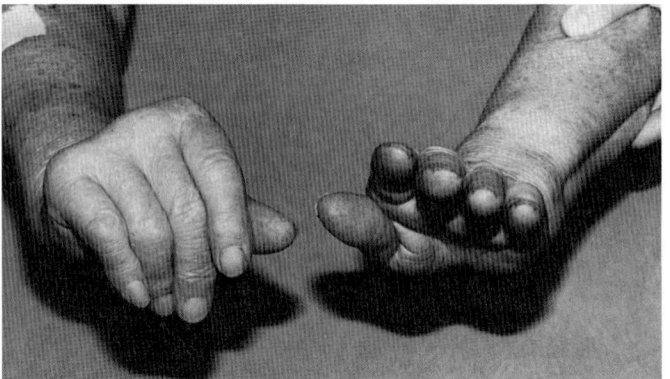

Aneurysma einer Arterie (920) oder eine Anomalie der Strukturen des Supinatorkanals (1113, 1115) verantwortlich. Auch bestimmte, meist repetitive Betätigungen können das Syndrom provozieren, so z.B. Tennisspielen (527, 966, 1115) oder Wurfsport (527, 966, 1115), aber auch das Geigespielen (675). Vereinzelt wurde das Syndrom nach Anlegen eines straffen Verbandes bzw. nach tiefer lokaler Massage einer Epicondylitis beobachtet (Mitteilung Dr. J. Magun).

Aber auch ohne eine solche manifeste Ursache kann ein *Supinatorlogensyndrom oder Supinatorkanalsyndrom spontan als progrediente Lähmung* sich manifestieren. Man muß dann annehmen, daß der M. supinator irgendwo beim Durchtritt des Nervs abnorm sehnig verhärtet ist und dadurch den Nerv mechanisch beeinträchtigt. Der sehnig ausgebildete Rand der Eintrittslücke des Nervs in den M. supinator wird als Arkade von Frohse (366) bezeichnet, so daß manche Autoren auch von einem *Frohse-Syndrom* sprechen (1112, 1113). Für ein derartiges mechanisches Moment spricht das Auftreten einer solchen Parese im Anschluß an intensiven und ungewohnten Gebrauch des Armes. Bei 11 Geigern wurde das rezidivierende Auftreten von Schmerzen und Schwäche der Hand- und Fingerstrecker auf eine intermittierende Funktionsstörung des R. profundus N. radialis zurückgeführt (675). Die Beschwerden sprachen auf Schonung und Entlastungshaltung an. Einzelne Autoren schreiben einer Entzündung der Bursa bicipitoradialis, welche sich zwischen Bizepssehne und Radius befindet, in solchen Fällen eine Rolle zu. Die Bursa liegt knapp medial vom Kanal für den N. radialis im M. supinator. Andere fanden in der Vorgeschichte ihrer Fälle eine viele Jahre zurückliegende Vorderarmfraktur (37, 494, 764), so daß von einer *Spätparese des R. profundus* gesprochen wurde. Ein Auftreten während der Gravidität sowie im Rahmen einer familiären Anfälligkeit gegenüber Druckschädigungen (S. 118) wurde ebenfalls beschrieben, ebenso ein auch von uns einmal beobachtetes spontanes beidseitiges Auftreten.

Eine Besonderheit stellt das Auftreten einer noch *weiter distal* als der Supinatorkanal *gelege-*

Differentialdiagnose. Dazu gehört der fokale Beginn einer Monopneuropathia multiplex. Wir sahen dies im Rahmen einer Sarkoidose und beidseitig als erste Manifestation einer chronisch inflammatorisch demyelinisierenden Polyneuropathie. Auch eine anfänglich fokale spinale Muskelatrophie muß erwogen werden.

Therapie. Diese sollte immer in der operativen Exploration bestehen. Sofern nicht ein Lipom oder eine andere abnorme Struktur vorliegt, wird man in der Regel eine Strikturierung des Nervs durch sehnige Anteile des M. extensor carpi radialis brevis bzw. des M. supinator finden. Auch im eigenen Krankengut lagen solche lokale Einengungen vor, wobei 2mal erst eine 2. gründlichere operative Exploration den vorher übersehenen Befund erbrachte und zur Heilung führte. Abb. 6.**66** zeigt den Operationsbefund eines unserer Fälle. Ziemlich regelmäßig läßt sich eine spindelige Schwellung des Nervenastes nachweisen, und zwar entweder am proximalen oder am distalen Ende des Supinatorkanals. Die Operationsergebnisse sind aber oft enttäuschend (533).

Läsion des sensiblen R. superficialis n. radialis

Zu einer isolierten Verletzung dieses Nervenastes kann es bei Schnitt- oder Schlagverletzungen dorsal und an der radialen Kante des distalen Vorderarmes kommen. Auch der Druck eines zu engen Uhrenbandes (92, 928), eines Schmuckarmbandes und von Handschellen kann unter anderem zu einer Druckschädigung des sensiblen R. superficialis führen (*Arrestantenlähmung* oder *Fessellungslähmungen* [695, 1145]). Auch Dauerausfälle wurden beschrieben (1149). Nach Shuntoperationen zwischen A. radialis und V. cephalica antebrachii bei Hämodialyse kann es zu Ausfällen des sensiblen Radialisastes kommen (813), die keine nennenswerten subjektiven Beschwerden machen. Wir sahen eine plötzlich aufgetretene Sensibilitätsstörung mit intensiven Schmerzen im Innervationsbereich dieses Endastes bei einem Ganglion am Karpometakarpalgelenk. Ohne andere Ursache scheint dies bei Diabetikern vorzukommen. Eine Rarität stellt eine Kompression des sensiblen Endastes in der Faszienlücke am Vorderarm durch erweiterte Lymphgefäße dar. Bei einem Kollektiv von 51 Fällen waren in einem Teil ein lokales Trauma, starke Beanspruchung des Handgelenkes bei der Arbeit oder ein Diabetes mellitus vermerkt

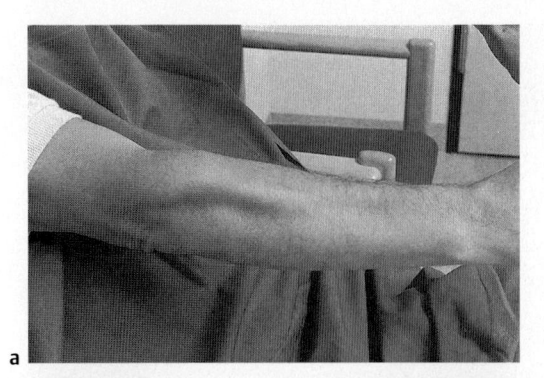

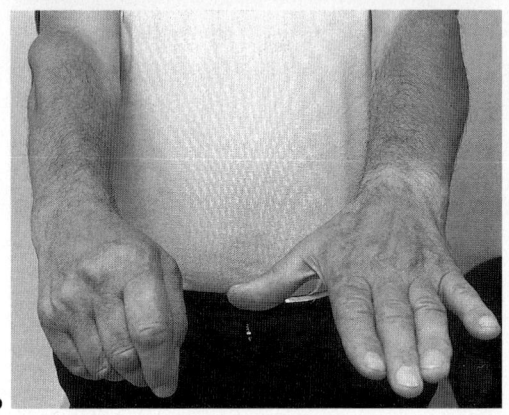

Abb. 6.**65** Läsion des R. profundus nn. radialis rechts nach Injektion eines Lokalanästheticums wegen Epicondylitis humeri radialis.
a Atrophie der radialen Streckermuskeln am Vorderarm.
b Partielle Fallhand rechts. Im Gegensatz zu einer proximalen Radialisläsion hält der noch intakte M. extensor carpi radialis longus das Handgelenk. Der Ausfall der ulnaren Fingerstrecker ist deutlicher als jener der radialen. Vergleiche auch Abb. 6.**57**.

nen *Druckschädigung des R. profundus* dar. Sie wurde beim einseitigen Tragen eines Rucksacks mit einem Riemen über die Schulter mit Druck des Riemens auf den gebeugten Vorderarm beobachtet (914). Sogar das Auftreten einer *Epicondylitis radialis* (Tennisellenbogen) wurde einem Supinatorlogensyndrom zugeschrieben (1205). Daraus wurden auch chirurgisch-therapeutische Konsequenzen abgeleitet (962). Wir teilen diese pathogenetische Interpretation der Epicondylitis radialis allerdings nicht und ordnen übereinstimmend mit anderen dieses Beschwerdebild den Überlastungsbrachialgien und pseudoradikulären Schmerzsyndromen zu (241).

Abb. 6.66a u. b Operationssitus bei Supinatorlogensyndrom. Parese des R. profundus des rechten N. radialis bei 24jähriger Frau. Im Operationsfeld links oben normal gefärbter M. extensor carpi radialis longus, in der Mitte die Inzision im M. supinator, rechts unten im Operationsfeld der pathologisch blasse M. extensor digitorum (**a**). Nach Inzision des M. supinator wird der diesen Muskel durchdringende R. profundus des N. radialis sichtbar (**b**).

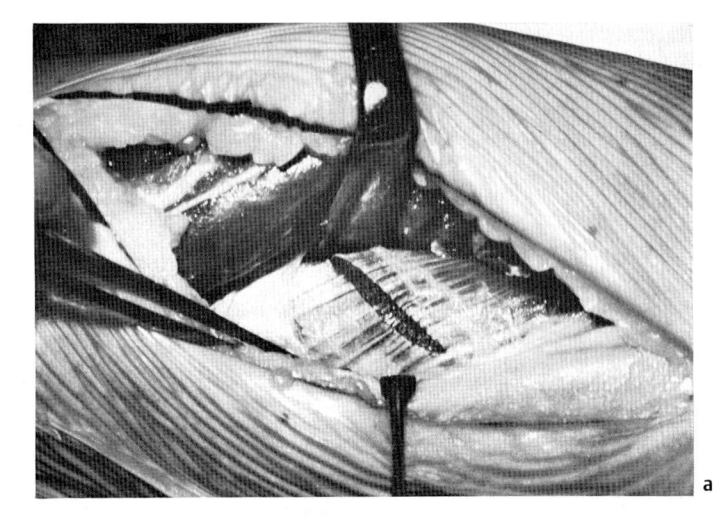

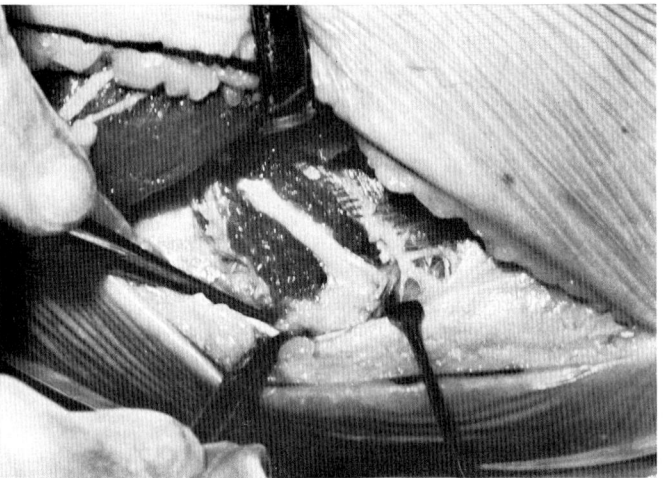

worden. Die Beschwerden wurden durch Pronation des Vorderarmes und Ulnarabduktion im Handgelenk verstärkt. Bei 32 chirurgisch behandelten Fällen mit Neurolyse in der Faszienlücke wurden 2/3 geheilt oder gebessert (259, 260).

Läsion des N. interosseus posterior

Eine isolierte Läsion des sensiblen Endastes, des N. interosseus posterior, ist eine Rarität (1073). Dieser sensible Endast des R. profundus n. radialis versorgt kein Hautareal, sondern lediglich das dorsale Handgelenk. Er kann durch ein Ganglion (254, 713) oder durch forcierte und wiederholte Beanspruchung des Handgelenkes gereizt werden. Dumpfe Schmerzen dorsal über dem Radiokarpalgelenk treten auf, die durch eine Leitungsanästhesie knapp proximal davon verschwinden.

Von 13 Fällen benötigten 6 eine operative Neurolyse mit Resektion eines Neuroms, die bei 5 vollständige Beschwerdefreiheit brachte (168).

Druckparese des sensiblen N. digitalis dorsalis

Bei chronischem Druck durch Arbeitsinstrumente, z.B. einer Schere, kann es zu einer Sensibilitätsstörung an der radialen Daumenseite kommen. Diese geht oft mit Dysästhesien einher und wurde von Wartenberg als „*Cheiralgia paraesthetica*" bezeichnet, übrigens in Überschneidung mit der Symptomatologie bei Läsion des sensiblen R. superficialis n. radialis. Seltener kommt das analoge Beschwerdebild auch an der ulnaren Daumenseite vor. Die **Therapie** besteht lediglich in der Unterbrechung der pathogenen Tätigkeit.

Radialisläsionen anderer Ursache

An unterschiedlichen Orten kann der N. radialis durch eine Reihe weiterer Ursachen lädiert werden. Eine Radialisparese kann bei der heute selten gewordenen *Bleiintoxikation* zustande kommen. Eine isolierte Radialisparese als einziges neurologisches Symptom, jedoch im Rahmen anderer internistischer Anzeichen einer allgemeinen Bleivergiftung war früher nichts Ungewöhnliches. Buchdrucker und Maler (Bleiweiß) waren am meisten gefährdet sowie Arbeiter, die mit der Lötlampe alte Mennigeanstriche abbrannten. Heute sind es vor allem Arbeiter in Akkumulatorenfabriken, bei welchen noch Bleilähmungen beobachtet werden. Die Parese ist meist rein motorisch, häufiger zunächst rechtsseitig und vielfach mit der Zeit beidseitig. Die **Therapie** deckt sich mit derjenigen der chronischen Bleivergiftung.

Der N. radialis liegt im Bereich der Oberarmrückseite unter dem Caput laterales des M. triceps brachii und kann in diesem Abschnitt bei *intramuskulären Injektionen* verletzt werden. Im Ellenbogenbereich sind Radialislähmungen bei versuchter Punktion der V. cephalica möglich. Der rein motorische R. profundus ist in seinem Verlauf durch die laterale Ellenbeuge bei paravenösen Injektionen oder Infusionen gefährdet, ebenso bei lokalen Einspritzungen z.B. infolge einer Epicondylitis humeri radialis. Bei Venenpunktion am lateralen distalen Unterarm ist der R. superficialis gefährdet und beim Einstich in eine Handrückenvene können die benachbarten Nn. digitales dorsales verletzt werden. Schädigungen des N. radialis – in Kombination mit solchen der Nn. medianus et ulnaris – wurden nach *Einsetzen eines a.v. Shunts* zwischen A. brachialis und Unterarmvenen beschrieben, wobei das mehrtägige freie Intervall und die stetige Progredienz im weiteren Verlauf an eine ischämische Schädigung denken lassen (109).

Die *Tumoren des Nervs* sitzen mit Vorliebe in Ellenbogennähe und können zu einer progredienten, oft vollständigen Radialislähmung führen. Meist handelt es sich um gutartige Tumoren oder um Ganglien. Eine isolierte Parese des R. profundus kann durch längere Druckeinwirkung eines harten Gegenstandes auf die Streckseite des Vorderarmes erzeugt werden. Eine Schlafdrucklähmung an dieser Stelle wurde oben erwähnt. Ein Injektionsschaden am Vorderarm ist eine Rarität, ebenso eine Parese nach einer Monteggia-Fraktur im Kindesalter. Eine hypertrophische Mononeuropathie – die übrigens einen Tumor des Nervenstammes vortäuschen kann – betrifft isoliert einmal auch den R. profundus des N. radialis. Eine Rarität ist eine schwere Radialisparese bei operativ nachgewiesener Striktur des Nervenstammes am distalen Oberarm, ohne äußere Einwirkung oder andere faßbare lokale Pathologie. Hierzu vergleiche auch die Beobachtung in Abb. 6.**85**.

Auch eine *Mononeuropathia multiplex*, z.B. bei Arteriitiden kann initial als Radialisparese imponieren. Eine *lokale Abkühlung* durch das Gebläse einer Kaltluftzufuhr bei einer Flugreise wurde für eine vorübergehende Radialisparese verantwortlich gemacht (930).

Beidseitige Radialisparesen

In 3 von 103 Fällen von Radialislähmungen sahen wir an der Neurologischen Klinik in Bern beidseitige Paresen (1158). In der Literatur sind 12 weitere Fälle beschrieben. Die häufigste Ursache waren beidseitige Druckparesen, meist am Oberarm, 4mal bei Neugeborenen, und die übrigen waren Engpaßsyndrome, meist ein Supinatorlogensyndrom. Wir sahen eine beidseitige Parese des R. profundus Nn. radialis bei einer Sarkoidose sowie bei einer entzündlich demyelinisierenden Polyneuropathie.

Therapie

Konservative Maßnahmen

Die Behandlung der Radialisparesen wurde z.T. oben bei der Besprechung der einzelnen ätiologischen Formen schon erwähnt. Konservativ wird man immer dann vorgehen, wenn eine Druckparese vorliegt und vielfach wird dies auch bei den Paresen nach Oberarmfraktur der Fall sein.

Operative Maßnahmen

Radialisläsionen kommen relativ häufig vor, und zwar meistens in Zusammenhang mit Frakturen des Humerus oder durch direkte Verletzung. Bei glatter Durchtrennung ist die Neurorrhaphie erfolgversprechend. Bei allen anderen Fällen ist eine Nerventransplantation vorzuziehen.

Nervenchirurgisches Vorgehen. Den proximalen Abschnitt des Nervs findet man am besten durch Eingehen im Bereich des Sulcus deltoideopectoralis bei seiner Bildung aus dem Fasciculus posterior. Der Abschnitt am Oberarm wird von einem mitt-seitlichen Hautschnitt aus dargestellt, wobei man das Nerven-Gefäß-Bündel nach vorn abschiebt und den Nerv dort darstellt, wo er an die Hinterseite des Humerus und von dort zur Radialseite des Oberarms gelangt.

Die Darstellung an der Lateralseite des Oberarms erfolgt durch Eingehen in den Sulcus zwischen M. brachialis und brachioradialis. Bei der häufigsten Läsionsform entlang dem Humerus im Rahmen der Humerusfraktur gehen wir von der lateralen Inzision im distalen Oberarm und von einer proximalen Inzision an der medialen Seite des Oberarmes aus und stellen eine Verbindung zwischen beiden Operationsgebieten her. Handelt es sich um einen sehr langen Defekt, werden der proximale und distale Stumpf nach vorn geleitet, und die Transplantate an der Vorderseite des Oberarmes eingebracht. Defekte von 16–20 cm Länge wurden erfolgreich überbrückt. Durch weitere Präparation nach distal an der Radialseite des Ober- bzw. Unterarmes kann man die Teilungsstelle des N. radialis aufsuchen und den R. superficialis genau definieren. Durch Verfolgung von da aus nach proximal kann man am distalen Stumpf exakt feststellen, welcher Teil die sensiblen und welcher Teil die motorischen Fasern enthält. Die Nerventransplantate werden natürlich mit den motorischen Faszikelgruppen des distalen Stumpfes in Verbindung gebracht.

Die Darstellung des N. radialis am Unterarm erfolgt von einem mitt-seitlichen Hautschnitt an der Radialseite aus. Man geht im proximalen Unterarmbereich zwischen Brachioradialis und Extensor carpi radialis longus und brevis, im mittleren Bereich zwischen Extensor carpi radialis brevis und Extensor digitorum longus ein, um die einzelnen Segmente des Nervs beim Eintritt bzw. beim Austritt aus dem Supinatorkanal darzustellen. Der R. superficialis findet sich in Nachbarschaft zur Brachioradialis Sehne im distalen Abschnitt des Unterarmes.

Der R. superficialis neigt zur Bildung schmerzhafter Neurome. Bei Durchtrennung des Nervs im Rahmen einer Schnittwunde im unteren Bereich, sollte daher unbedingt eine Neurorrhaphie ausgeführt werden. Bei intaktem N. medianus und N. ulnaris kann die Funktion des N. radialis sehr gut durch Muskel- und Sehnentransfers ersetzt werden. Aus diesem Grunde empfehlen manche Chirurgen, den Nerv gar nicht wiederherzustellen, sondern gleich eine Ersatzoperation auszuführen. Andererseits ist die Prognose in Bezug auf Funktionsrückkehr so gut, daß ich (H.M.) mich nur schwer entschließen könnte, auf die Wiederherstellung zu verzichten. Man kann allerdings, speziell bei älteren Patienten, gleichzeitig mit der Nerventransplantation einen Pronator-teres-Transfer (s. unten) zur Wiederherstellung der Dorsalextension ausführen, um die Zeit bis zur Funktionsrückkehr zu überbrücken und die Unterarmstrecker gegen Überdehnung zu schützen.

Ersatzoperationen. Bei den Ersatzoperationen geht es darum, folgende Funktionen zu ersetzen:

1. Die Dorsalextension im Handgelenk.
2. Die Streckung der Metakarpophalangealgelenke der Finger.
3. Die Streckung der verschiedenen Gelenke des Daumens.
4. Die Abduktion des Daumens.

Für die Handgelenksstreckung bewährt sich am besten die Verlagerung des Ansatzes des M. pronator teres auf die beiden radialen Handgelenksstrecker (723, 724) bzw. nur auf den Extensor carpi radialis brevis (847). Zur Aktivierung der langen Strecksehnen der Finger und des Daumens eignet sich am besten der Flexor carpi ulnaris, der entweder um die Ulna herum oder durch die Membrana interossea zur Dorsalseite verpflanzt werden kann. Für die Abduktion des Daumens läßt sich der Palmaris longus heranziehen. Wenn kein Palmaris longus vorhanden ist, wird eine Tenodese des Abductor pollicis longus ausgeführt. Boyes empfahl den Pronator teres für die Streckung des Handgelenkes, den Flexor carpi radialis zur Aktivierung des Extensor pollicis brevis und des Abductor pollicis longus, die Sehne des Flexor digitorum superficialis III zur Aktivierung des Extensor digitorum communis, und die Verwendung des Flexor digitorum superficialis IV zur Aktivierung des Extensor pollicis longus zu verwenden (121). In diesem Fall werden teilweise antagonistische Muskeln herangezogen. Die Patienten sollen aber relativ leicht umlernen.

Der M. triceps brachii ist bei Radialisläsionen nur selten gelähmt, da die Trizepsäste den Nerv schon weit proximal verlassen und, da mehrere vorhanden sind, nicht alle gleichzeitig verletzt werden. Irreversible Trizepsläsionen kommen aber vor allem bei hohen Querschnittsläsionen vor. Gerade bei diesen Patienten wäre aber die Streckung im Ellenbogengelenk besonders wichtig, damit sich diese Patienten im Sitzwagen aufrichten können. Nach Moberg wird die Ellenbogenstreckung in solchen Fällen dadurch hergestellt, daß die Pars spinalis des M. deltoideus durch Fasziastreifen verlängert und mit dem Ansatz der Trizepssehne verbunden wird (754).

Differentialdiagnose

Hier muß manchmal zunächst die Abgrenzung gegenüber einer *zentralen Lähmung,* das heißt also einer distalen Prädilektionsparese bei einem zerebralen Prozeß, vorgenommen werden. Auch derartige zentrale Paresen können eine Fallhand mit der Unmöglichkeit der vollständigen Dorsalextension der Hand zur Folge haben. Im Gegensatz aber zur peripheren Parese kann bei solchen zentralen Lähmungen eine Dorsalextension vielfach als unwillkürliche Mitbewegung beim festen Umklammern eines Gegenstandes ausgelöst werden (Abb. 6.**67**). Bewußt müssen auch die übrigen Zeichen einer zentralen Lähmung, wie Reflexsteigerung und pathologische Reflexe, gesucht werden. Eine *spinale Muskelatrophie* kann anfänglich mehr oder weniger isoliert die Extensoren der Hand betreffen und eine motorische (distale) Radialisparese vortäuschen. Ein *Wurzelsyndrom C7* hat eine motorische Schwäche des M. triceps, daneben aber eine Pronationsschwäche des Vorderarmes und nebst einem Extensorenauch einen Flexorenausfall zur Folge. Manchmal besteht eine Schwäche des Daumenballens. Außerdem werden ein zervikales Schmerzsyndrom und ein Sensibilitätsausfall auf die Diagnose hinweisen. Distale Muskelatrophien des Vorderarmes, z.B. im Rahmen einer *Dystrophia myotonica Steinert,* weisen genügend andere Merkmale einer Myopathie auf, um eine Unterscheidung gegenüber der Radialisparese leicht zu machen. Die Zuweisung von Patienten in eine neurologische Sprechstunde mit der Diagnose einer Radialislähmung geschieht erstaunlich oft nur deshalb, weil eine *Atrophie der radialen Interossei* im 1. Spatium interosseum von dorsal her sichtbar ist. Es muß deshalb darauf hingewiesen werden, daß dies selbstverständlich nicht Ausdruck einer Radialis-, sondern vielmehr einer Ulnarisparese ist. Vereinzelt können *lange Streckersehnen reißen*, besonders die Sehne des M. extensor pollicis longus. Dies kann sich 8–12 Wochen nach einer distalen Vorderarmfraktur, aber auch unabhängig davon, z.B. als *Trommlerlähmung*, abspielen. Bei den posttraumatischen Fällen kann in der Regel keine Verletzung der Sehnenscheidenfächer gefunden werden. Man nimmt an, daß anläßlich des Traumas eine Schädigung der Sehnenfasern stattfindet, die mit einer Latenz von Wochen zu einer Nekrobiose derselben führt. Derartige Sehnenrisse dürfen nicht mit einer neurogenen Muskelparese verwechselt werden. Dasselbe gilt für die *Tendosynovitis stenosans de Quervain* der langen Beugersehnen (schnellender Finger), bei welcher die Blockierung eines Langfingers in Beugestellung eine Streckerparese vortäuschen kann. *Ischämische Muskelnekrosen* am Vorderarm können in zweifacher Hinsicht eine Beeinträchtigung der Dorsalextension wie bei Radialisparesen verursachen. Zunächst kann die ischämische Verkürzung der Hand- und Fingerbeuger bei der *Volkmann-Kontraktur* (785) (S. 367) dies bewirken, dann aber auch das seltene *Kompartmentsyndrom der tiefen Vorderarmstrecker* (584). Wir (M.M.) haben auch bei Patienten, welche meist nach einer abgelaufenen *Polyarthritis* eine Abweichung der Langfingerachse aufweisen, wiederholt gesehen, daß die Sehne der langen Fingerstrecker neben die Fingergrundgelenke beim Flektieren derselben heruntergleitet; da sie dadurch neben oder sogar volar vom Drehpunkt dieses Gelenkes vorbeizieht, ist ein Strecken in den Grundgelenken nicht mehr möglich, was dann fälschlicherweise als Radialisparese interpretiert wird. Wenn die Streckersehne durch den Untersucher passiv in der richtigen Stellung auf

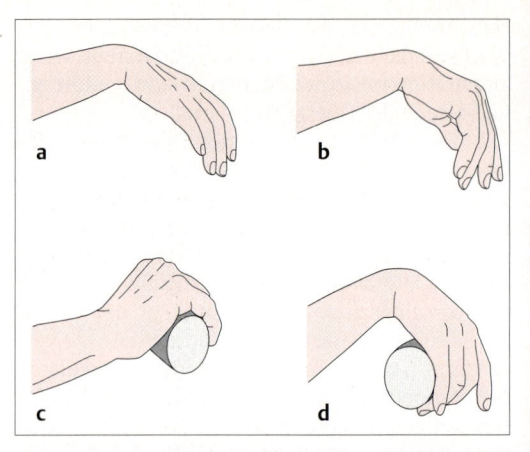

Abb. 6.**67a–d** Gegenüberstellung der Fallhand bei zentraler Parese (**a**) und bei peripherer Radialislähmung (**b**). In beiden Fällen kann die Hand aktiv nicht gehoben werden. Beim kräftigen Ergreifen eines Gegenstandes hingegen werden im Fall einer zentralen Fallhand als reflektorische Mitbewegung die Extensoren mitinnerviert (**c**), während dies bei einer peripheren Radialislähmung nicht geschehen kann (**d**) (nach Wartenberg).

der Kuppe des Grundgelenkes festgehalten und am Heruntergleiten gehindert wird, ist die sogenannte „Lähmung" behoben.

Durch gewisse Eigentümlichkeiten der recht komplizierten Mechanik der Hand- und Fingerbewegungen wird bei einer Radialisparese oft die zusätzliche *Mitbeteiligung eines anderen Nervs vorgetäuscht*. Der Patient kann die Langfinger in den Interphalangealgelenken nicht strecken, was einen Ausfall der ulnarisinnervierten Mm. interossei vermuten lassen könnte. In Wirklichkeit ist diese Funktionsstörung aber lediglich auf die fehlende Fixation des Grundgelenkes in Streckstellung zurückzuführen und kann durch passive Streckung der Grundgelenke kompensiert werden. Der sehr schwache Faustschluß bei Radialisparese könnte eine Medianuslähmung vermuten lassen. Er ist aber lediglich durch die ungünstige Funktionslage der langen Fingerbeuger beim Ausfall der Handextensoren zu erklären und kann durch passive Streckung des Handgelenkes behoben werden.

N. medianus (C5-Th1)

Anatomie

Der N. medianus (Abb. 6.**68**) geht aus der Vereinigung der beiden Medianuszinken hervor, die vom Fasciculus medialis und vom Fasciculus lateralis abgehen und die A. axillaris ventral umfassen. Auf diesem Weg erhält der N. medianus Fasern aus sämtlichen Segmenten des Plexus brachialis. Mit den Armgefäßen gelangt er am Ober-

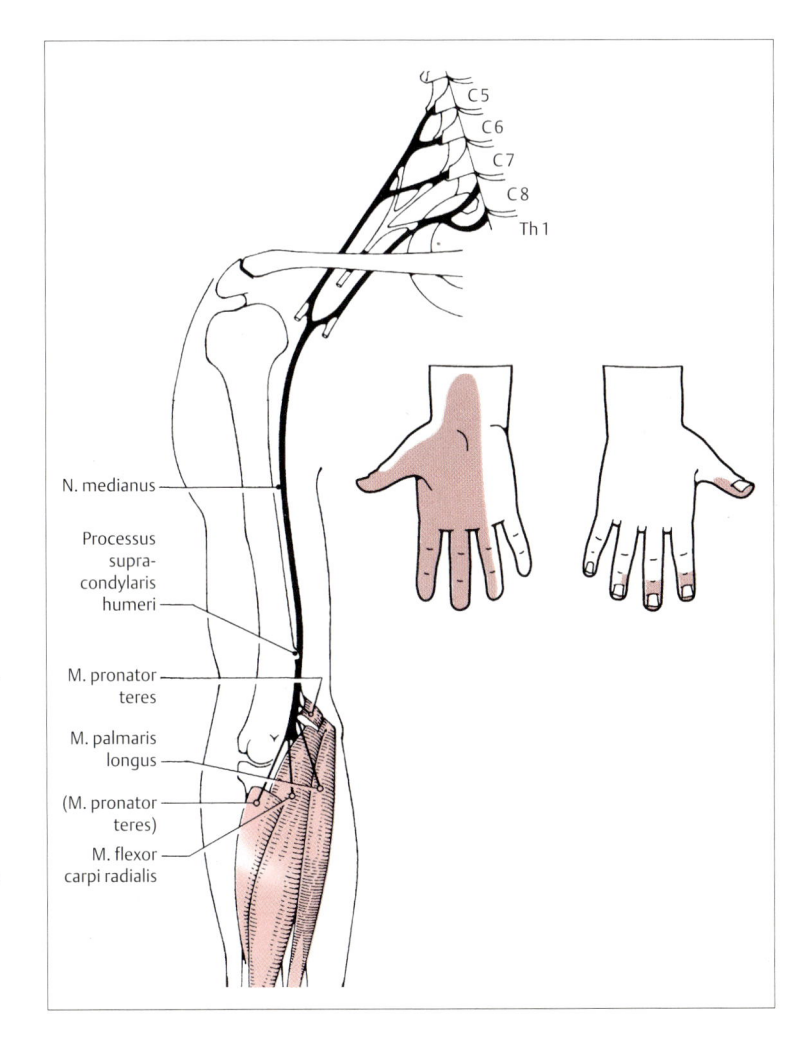

Abb. 6.**68** N. medianus (C5–Th1), allgemeine Übersicht
8 M. flexor carpi ulnaris
9 M. pronator teres
10 M. flexor carpi radialis
11 M. flexor digitorum superficialis
12 M. palmaris longus
13 M. flexor pollicis longus
14 M. pronator quadratus
15 M. abductor pollicis brevis
16 M. flexor digitorum profundus II–III

arm in den Sulcus bicipitalis medialis und rückt im weiteren Verlauf gegen die Ellenbeuge zu an die mediale Seite der A. brachialis. Dorsal liegt er dem Septum intermusculare brachii mediale und dem davon entspringenden M. brachialis auf. In seltenen Fällen enthält das Septum intermusculare brachii mediale einen Knochensporn, den Processus supracondylaris humeri (S. 321). In der Ellenbeuge zieht er unter die Aponeurosis m. bicipitis brachii (Lacertus fibrosus) und läuft dabei medial der A. brachialis resp. bei hoher Teilung dieser Arterie der A. ulnaris medial der Tendo m. bicipitis brachii. Unter dem Lacertus fibrosus gibt der N. medianus Äste zu einer Reihe von Vorderarmmuskeln ab (M. pronator teres, M. flexor carpi radialis. M. palmaris longus, M. flexor digitorum superficialis). Der Stamm des Nervs verläßt die Ellenbeuge, indem er zwischen den beiden Köpfen des M. pronator teres in die Tiefe tritt (Abb. 6.**69**). Diese entspringen am Epicondylus medialis humeri (Caput humerale) und am Processus coronoideus der Ulna (Caput ulnare). Das

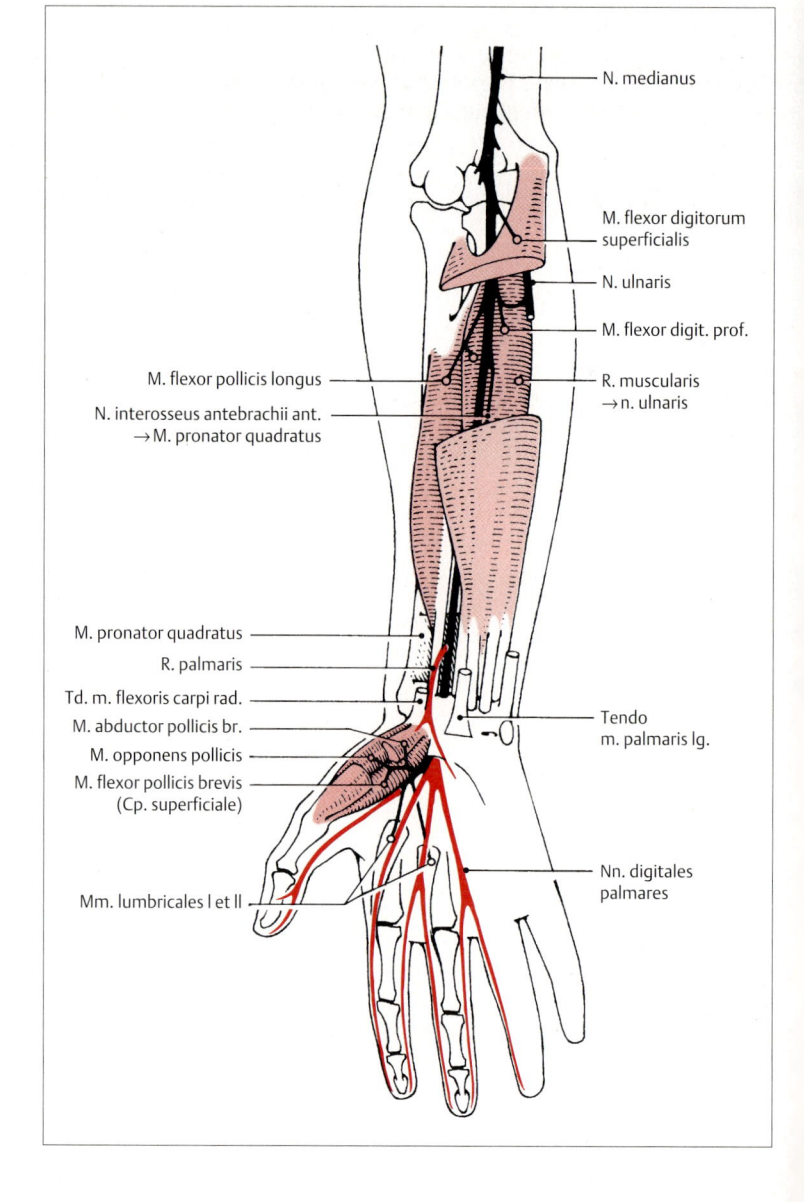

Abb. 6.**69** N. medianus (C5–Th1) in der Ellenbeuge.
1 R. articularis
2 R. zum M. pronator teres
3 R. zum M. flexor pollicis longus
4 R. zum M. flexor digitorum profundus
5 Processus supracondylaris humeri
6 M. pronator teres
7 R. zum M. flexor carpi radialis
8 R. zum M. palmaris longus
9 R. zum M. flexor digitorum superficialis
10 N. ulnaris
11 R. zum M. flexor digitorum profundus
12 N. interosseus anterior

Caput ulnare ist oft schmächtig, trennt aber den Nerv von der lateralen und etwas tiefergelegenen A. ulnaris. Der N. medianus und die Gefäße werden durch den M. brachialis gegen das Ellenbogengelenk abgepolstert. Dies verhindert in den meisten Fällen eine direkte Nervenverletzung bei Frakturen des Ellenbogens.

Durch den M. pronator teres gelangt der N. medianus unter die bogenförmige Ursprungssehne des M. flexor digitorum superficialis. An der Unterseite des oberflächlichen Fingerbeugers, aber in dessen Faszienhülle eingeschlossen, zieht er in der Medianlinie des Vorderarmes distalwärts. Distal vom M. pronator teres gibt er den *N. interosseus anterior* ab, der auf der Membrana interossea eingebettet zwischen dem M. flexor pollicis longus und dem M. flexor digitorum profundus bis zum M. pronator quadratus reicht. Er innerviert die genannten Muskeln mit Ausnahme der beiden ulnaren Bäuche des M. flexor digitorum profundus für die Finger IV und V, die vom N. ulnaris versorgt werden. Feine Äste gehen auch an die Unterarmknochen und an das Handgelenk.

Praktisch bedeutsam ist die topographische Lage des N. medianus beim Übergang in die Hand (Abb. 6.**70**). Proximal vom Handgelenk tritt er aus der geschützten Lage zwischen dem oberflächlichen und dem tiefen Fingerbeuger wieder an die Oberfläche. An der ulnaren Seite der Sehne des M. flexor carpi radialis liegt er direkt unter der Faszie. Unter dem Nerv befindet sich die Zeigefingersehne des M. flexor digitorum superficialis, ulnar von ihm, falls vorhanden, die Sehne des M. palmaris longus. Gegen den Karpalkanal hin wird der Nerv immer mehr abgeplattet und entläßt noch ca. 5 cm proximal vom Retinaculum flexorum einen R. palmaris, welcher die Faszie durchbohrt, radial vom Hauptstamm verläuft und die Haut über dem Thenar sowie in der radialen Hälfte der Vola manus versorgt. Variationen sind aber nicht selten.

Der Verlauf des N. medianus durch den *Karpalkanal* ist klinisch wegen der hier möglichen Raumbeengung wichtig. Die Wandung dieses osteofibrösen Kanals wird aus den Karpalknochen und dem Retinaculum flexorum (Lig. carpi transversum) gebildet. Dieses spannt sich zwischen den Tubercula ossis scaphoidei und ossis trapezii einerseits sowie Os pisiforme und Hamulus ossis hamati andererseits aus. Querschnittsform und Durchmesser des Kanals ändern sich von proximal nach distal. Die engste Stelle liegt etwa 2–2,5 cm distal vom Eingang. Auf dieser Höhe bilden die Karpalknochen eine schmale, aber tiefe Rinne; das Retinaculum flexorum ist hier ziemlich dick. Der Karpalkanal enthält, umhüllt von Sehnenscheiden, die Sehnen des M. flexor pollicis longus und der oberflächlichen und tiefen Fingerbeuger. Der dorsovolar abgeplattete N. medianus liegt volar vom Hohlhandsehnenscheidensack, jedoch nahe der Sehne des M. flexor pollicis longus unter den Ursprüngen der oberflächlichen Thenarmuskeln. Die genaue Lagebeziehung zu den Sehnen ändert sich von proximal nach distal, immer aber bleibt der Nerv in Kontakt mit der unter ihm liegenden Zeigefingersehne des M. flexor digitorum superficialis. Abgesehen von pathologischen Verengungen des Karpalkanals ändert sich seine Lichtung mit Stellungsänderung der Hand. Bei der Volarflexion verändert sich der Abstand zwischen dem proximalen Rand des Retinaculum flexorum und dem Radius und damit der Querschnitt der Eingangsöffnung.

Gleichzeitig springt das distale Ende des Os lunatum etwas in die Lichtung vor. Umgekehrt wird bei extremer Dorsalextension das proximale Teilstück dieses Knochens gegen das Innere des Kanals vorgetrieben. Druckmessungen im Inneren des Karpalkanals haben sowohl bei der Volarflexion als auch bei der Dorsalextension einen beträchtlichen Anstieg ergeben. Bei Dorsalextension kann dieser 3mal höhere Werte erreichen als bei der Neutralstellung. Besonders kritisch werden aber die Verhältnisse, wenn es durch Verdickungen der Wand, Formveränderungen des Kanals oder raumbeengende Prozesse in seinem Inneren zu einer Kompression des Inhalts kommt.

Nach dem Verlassen des Karpalkanals verzweigt sich der N. medianus im Mittelfach der *Palma manus*. Muskeläste zum Thenar gehen am Ausgang des Karpalkanals, oft noch das Retinaculum flexorum durchbohrend, nach radial ab. Sie versorgen den M. abductor pollicis brevis, den M. opponens und den oberflächlichen Kopf des M. flexor pollicis brevis. Bei etwa 2/3 der Fälle findet sich eine Anastomose zwischen dem R. profundus n. ulnaris und Medianusästen im Thenarbereich, welche für die nicht seltene Doppelinnervation der Thenarmuskeln verantwortlich ist und für welche die Bezeichnung „*Ansa thenaris*" vorgeschlagen wurde (456). Eine Erfassung solcher Doppelinnervationen bei Nervenverletzungen bzw. vor Nervenoperationen ist naturgemäß wichtig.

Inhalt Karpaltunnel:
N. medianus (C 5 – Th 1)
Tds. m. flexorum digitorum superf. et prof.
Td. m. flexoris pollicis lg.

Td. m. flexoris carpi radialis
R. palmaris n. mediani (sens.)
Tub. ossis scaphoidei
Tub. ossis trapezii

Motorische Innervation N. medianus:
M. opponens pollicis
M. abductor pollicis brevis
M. flexor pollicis brevis, Cp. superficialis

Mm. lumbricales I et II

Nn. digitales palmares n. mediani (sens.)

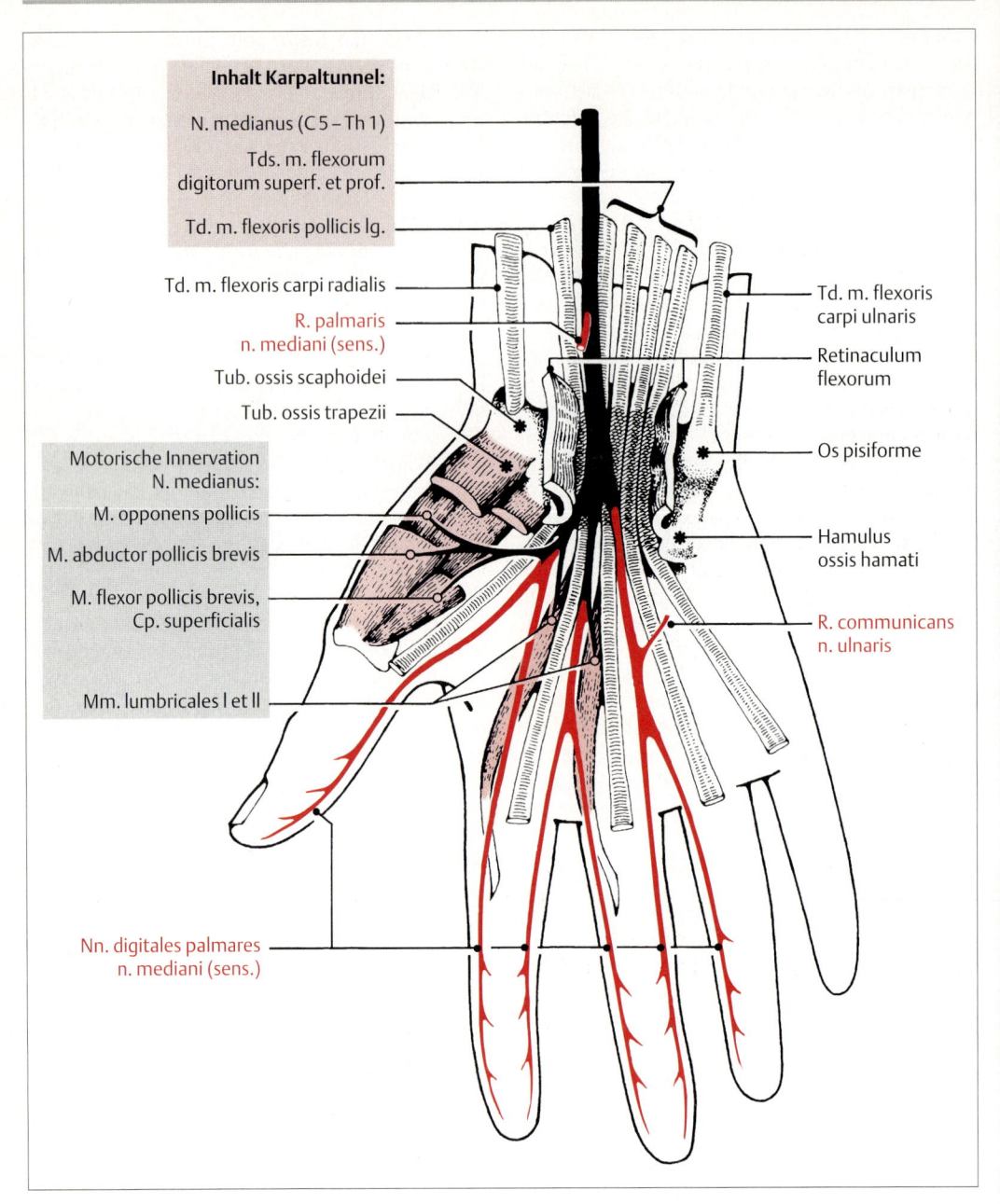

Td. m. flexoris carpi ulnaris
Retinaculum flexorum
Os pisiforme
Hamulus ossis hamati
R. communicans n. ulnaris

Abb. 6.**70**   N. medianus (C5–Th1) an der Hand.
0   Druckpunkt bei Karpaltunnelsyndrom
1   N. medianus
2   Tendo des M. flexor pollicis longus
3   Tendo des M. flexor carpi radialis
4   R. palmaris n. mediani
5   M. opponens pollicis (unter dem M. abductor poll. brevis)
6   M. abductor pollicis brevis
7   M. flexor pollicis brevis (Caput superficiale)
8   Mm. lumbricales I–II
9   N. interosseus anterior (n. median)
10   M. pronator quadratus
11   Tendines I–II des M. flexor digitorum profundus
12   Tendo des M. flexor digitorum superficialis
13   Tendo m. palmaris

Als *Endäste* sind die Nn. digitales palmares communes I, II und III anzusehen. Sie teilen sich auf in die Nn. digitales palmares proprii, welche den Daumen, Zeigefinger, Mittelfinger und die radiale Hälfte des Ringfingers innervieren. Am 2.–4. Finger versorgen sie nicht nur die Haut der Beugeseite, sondern auch die Streckseite über der Mittel- und Endphalanx. Motorische Äste gehen vom N. digitalis palmaris communis I und II an den 1. und 2. M. lumbricalis. Die Reihenfolge der Astabgänge vom Nervenstamm und die Distanz der Nerveneintrittsstellen in die Muskeln, von der Oberarmmitte aus gemessen, sind in Tab. 6.**23** festgehalten.

Ernährende *Blutgefäße* erhält der N. medianus im Oberarm aus der A. brachialis und ihren Ästen. Im Unterarm ist die von der A. interossea anterior abgehende A. mediana bemerkenswert. Normalerweise ist sie einzig für die Versorgung des N. medianus bestimmt. In etwa 1 % der Fälle kann sie zu einem kräftigen Längsstamm ausgebildet sein und mit dem N. medianus durch den Karpalkanal verlaufen, um sich mit dem Arcus palmaris superficialis zu verbinden. In diesen Fällen atrophiert die A. radialis zu einem dünnen, geschlängelten Ast. Der N. medianus gibt auf seinem Weg sensible Äste zur Synovialhaut von Ellenbogen und Handgelenk, zum Periost und Knochen von Ulna, Radius, Metakarpal- und Phalangealknochen ab. Vasomotorische Fasern verlassen den Nerv an Stellen, an denen er nahen Gefäßkontakt besitzt, das heißt im Sulcus bicipitalis medialis, in der Regio cubiti und in der Palma manus.

Befunde

Klinik

Eine Läsion des N. medianus wirkt sich ausschließlich auf die Motorik des Vorderarmes und der Hand aus. Auch die sensiblen Ausfälle beschränken sich auf die Radialseite der Hand. In der Ellenbeuge werden zunächst beide Pronatoren, der M. pronator teres und der M. pronator quadratus, vom N. medianus innerviert. Da der M. brachioradialis (N. radialis) den supinierten Arm nur bis zu einer Mittelstellung pronieren kann, ist der Ausfall der erwähnten Muskeln für

Tabelle 6.**23** Reihenfolge, in welcher die einzelnen Äste vom Hauptstamm des N. medianus abgehen. In Klammer ist der Abstand der Eintrittsstelle der Nervenäste in die Muskeln, gemessen von der Mitte des Oberarmes an, in Zentimetern angegeben. Bei einer Auswachsgeschwindigkeit der Axone von 3 cm/Monat läßt sich aus den untenstehenden Distanzen der früheste Zeitpunkt einer Reinnervation des entsprechenden Muskels ableiten (nach Foerster)

R. articularis cubiti
Zum proximalen Teil des Caput humerale des M. pronator teres (13,5)
Zum M. flexor digitorum superficialis für den Zeigefinger (16,5) und dann zum M. palmaris longus (18,6)
Zum distalen Teil des Caput humerale des M. pronator teres und dessen Caput ulnare (17,2)
Zum M. flexor carpi radialis (18,2)
Zum M. flexor digitorum superficialis des 3.–5. Fingers (19,2)
N. interosseus anterior:
   zum M. flexor digitorum profundus der Finger II–III (20,4–22,4)
   zum M. flexor pollicis longus (22,4)
   zum M. pronator quadratus (31,7–32,2)
     kleine Äste zur Membrana interossea, Gelenkkapsel und Periost von Handgelenk und Handwurzelknochen
Zum distalen Teil des M. flexor digitorum superficialis für den Zeigefinger (22,8–30,3)
R. palmaris n. mediani (zur Haut über der Handwurzel)
(R. terminalis lateralis): Von diesem entspringen folgende Äste:
   zum M. abductor pollicis brevis
   zum M. flexor pollicis brevis, Caput superficiale
   zum M. opponens pollicis
   Anastomose mit dem R. profundus n. ulnaris
   N. digitalis palmaris pollicis radialis
   N. digitalis palmaris communis I (teilt sich in N. digitalis palmaris pollicis ulnaris und N. digitalis palmaris indicis radialis I, von letzterem ein Ast zum M. lumbricalis I)
(R. terminalis medialis), der sich teilt in:
   N. digitalis palmaris communis II mit Ast zum M. lumbricalis II
   N. digitalis palmaris communis III

die topische Diagnostik von Läsionen proximal der Ellenbeuge wichtig (s. Abb. 6.**78**). In der Regio cubiti werden von den Handgelenkbeugern der M. palmaris longus und der M. flexor carpi radialis innerviert. Der vom N. ulnaris versorgte M. flexor carpi ulnaris zieht bei isolierter Kontraktion die Hand bei der Volarflexion gleichzeitig ulnarwärts (Ulnarduktion). Am Vorderarm innerviert der N. medianus die langen Fingerbeuger mit Ausnahme der ulnaren Köpfe des M. flexor digitorum profundus für den 4. und 5. Finger. Die Sehnen des oberflächlichen Fingerbeugers reichen bis zur Mittelphalanx, die des tiefen durch die oberflächlichen hindurch bis zur Endphalanx.

Die klinische **Symptomatologie** soll im Folgenden unter Berücksichtigung der Läsionsstelle geschildert werden.

Proximaler Ausfall des N. medianus. Wenn der Nerv am Oberarm oder aber in der Ellenbeuge vor dem Abgang seiner Äste zum M. flexor carpi radialis und zu den langen Fingerbeugern lädiert wird, führt dies beim Versuch zum Faustschluß zur charakteristischen *Schwurhand* (Abb. 6.**71** u. 6.**72**). Die Testung der einzelnen medianusversorgten Muskeln am Vorderarm wird in den Abb. 6.**74**, 6.**78**-6.**85** dargelegt werden.

Symptomatologie des Medianusausfalls an der Hand. Dies kann einerseits Teil einer ausgedehnteren Medianusparese bei proximaler Läsion des Nervenstammes sein. Praktisch wichtig ist aber die Kenntnis der auf die Hand beschränkten Ausfallsymptomatik, da eine Medianusschädigung am Handgelenk bzw. an der Handwurzel weitaus

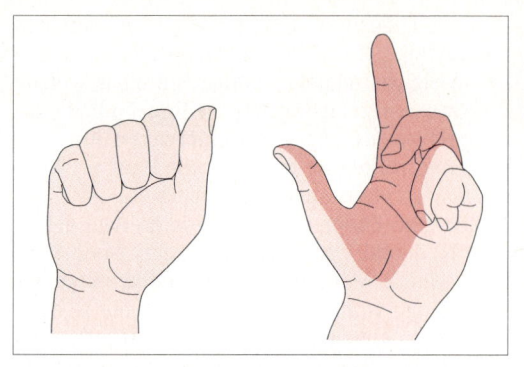

Abb. 6.**71** „Schwurhand" bei linksseitiger hoher Medianusparese.

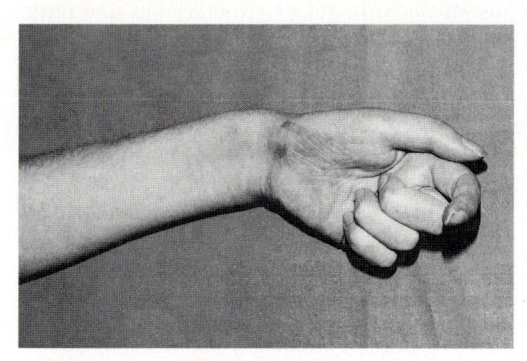

Abb. 6.**72** Schwurhand bei kompletter proximaler Medianusparese. Bei Aufforderung zum Faustschluß können die Finger I und II nicht in die Hohlhand eingeschlagen werden. (Bei einem Teil der proximalen Medianuslähmungen ist auch die Beugung des Mittelfinger ausgefallen; bei manchen Patienten – wie im vorliegenden Fall – wird dieser Anteil des M. flexor digitorum profundus durch den N. ulnaris innerviert.

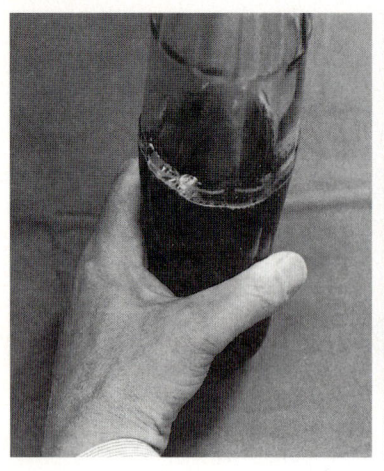

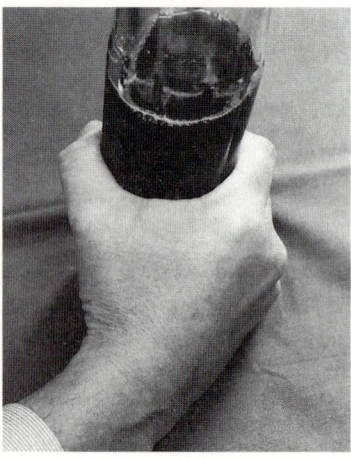

Abb. 6.**73** Positives Flaschenzeichen links. An der rechten gesunden Hand wird die Flasche vollständig durch den Daumen und Zeigefinger umschlossen und die dazwischen befindliche Hautfalte liegt fest an. An der betroffenen linken Hand sind die Abduktion und die Opposition des Daumens beeinträchtigt, so daß die Flasche nur unvollständig umfaßt wird.

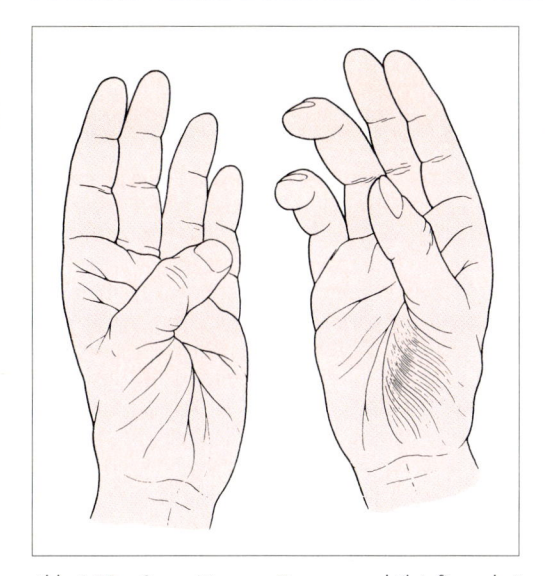

Abb. 6.74 Opposition von Daumen und Kleinfinger bei rechtsseitiger Medianusparese. Durch den Ausfall des M. opponens pollicis und des M. abductor pollicis brevis nähert sich nicht nur der Daumen ungenügend dem Kleinfinger, sondern es fällt auch die pronatorische Kreiselung des Daumens um seine Längsachse teilweise aus. Dadurch ist von oben her der Daumennagel nur im Profil sichtbar.

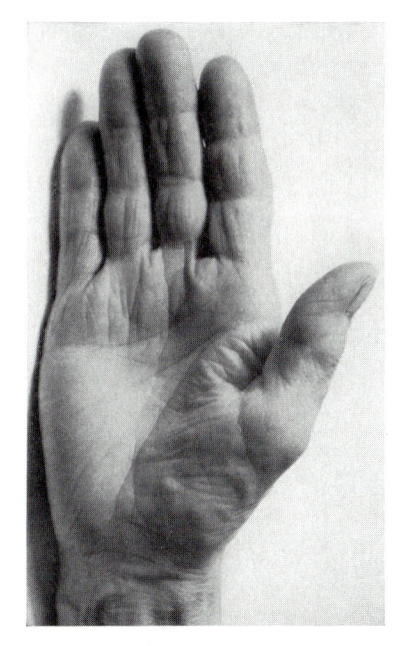

Abb. 6.75 Daumenballenatrophie bei Karpaltunnelsyndrom (Photographie der Chirurgischen Universitätsklinik B Zürich, damaliger Direktor Prof. H. U. Buff).

häufiger ist. In solchen Fällen findet sich motorisch am Thenar eine Parese des M. abductor pollicis brevis. Der M. abductor pollicis longus genügt nicht, um ihn zu ersetzen. Die Schwäche kann einerseits durch Testung der Abduktion senkrecht zur Handebene demonstriert werden (s. Abb. 6.**83**). Eindrucksvoll ist das ungenügende Abspreizen des Daumens beim Versuch, einen runden Gegenstand, z.B. eine Flasche, zu umgreifen (Abb. 6.**73**), so daß von einem „*Flaschenzeichen*" gesprochen wird. Die Parese des M. opponens pollicis äußert sich dadurch, daß die Opposition des Daumens bis zur Berührung der Volarfläche von Daumen und Kleinfinger bei flach auf einer Unterlage aufliegendem Handrücken erschwert ist. Vor allem aber ist die pronatorische Kreiselung des Daumens ungenügend. Dadurch sieht man bei Betrachtung von oben (Vergleich mit der Gegenseite!) nicht den ganzen Daumennagel, sondern lediglich denselben im Profil von der radialen Seite her (Abb. 6.**74**). Die Parese des medianusinnervierten oberflächlichen Kopfes des M. flexor pollicis brevis und der Mm. lumbricales I–II fällt praktisch kaum je ins Gewicht. In fortgeschrittenen Fällen imponiert die isolierte Abduktor-opponens-Atrophie des Daumenballens als deutliche Vertiefung in der lateralen Thenarpartie und erlaubt schon auf den ersten Blick die Diagnose einer Medianusläsion (Abb. 6.**75**), die allerdings differentialdiagnostisch gegen eine radikuläre Läsion C7–C8 (S. 150 f.) abgegrenzt werden muß.

Es sei darauf hingewiesen, daß nachgewiesenermaßen in seltenen Fällen die ganze Daumenballenmuskulatur vom N. ulnaris versorgt oder zu einem wesentlichen Teil mitversorgt wird. Hierbei hat dann eine vollständige Medianusdurchtrennung wider Erwarten keine Daumenballenparese zur Folge. Dasselbe gilt auch in einzelnen Fällen für die Ulnarismuskeln an der Hand, die ganz vom N. medianus versorgt sein können (781).

Bei einer peripheren Medianusparese ist die Sensibilitätsstörung so charakteristisch, daß sie oft ein wesentliches Element in der Diagnose darstellt. Ganz besonders muß auf die Ausfälle dorsal an den 2 Endgliedern der Finger II–III geachtet werden. Bei Läsionen im Karpalkanal ist in der Palma manus der größere Teil der Sensibilität noch erhalten, da der die distale Vorderarmfaszie durchbohrende R. palmaris ja nicht durch den Karpalkanal hindurch verläuft. Eine Sensibilitätsstörung findet sich dann nur über einer kleinen

Zone volar von den Grundgelenken von Daumen, Zeige- und Mittelfinger und radialer Ringfingerhälfte distalwärts sowie an deren Dorsalseite über den 2 Endphalangen. Über dem Thenar ist die Sensibilität intakt.

Der N. medianus ist besonders reich an vegetativen Fasern. Bei einer traumatischen Medianusläsion werden deshalb kaum je trophisch-vegetative Störungen vermißt. Diese können von ödematösen Veränderungen an Hand und Fingern über eine Schmerzhyperpathie, von einer aszendierenden Neuritis oder Algie diffusante bis zur eigentlichen Kausalgie reichen. Da auch die Fasern für die Schweißdrüsen mit den sensiblen Ästen zur Haut verlaufen, fällt bei Medianusverletzungen die Befeuchtung der entsprechenden Hautbezirke der Tastfinger aus. Nach Nervennaht kann dann der Regenerationsvorgang u.a. anhand der wiederkehrenden Schweißsekretion nachgewiesen werden (Abb. 6.76).

Symptomatologie bei isolierter Läsion des N. interosseus anterior. Dieser rein motorische Medianusast versorgt die Mm. flexor pollicis longus, flexor digitorum profundus zum Zeige- und Mittelfinger sowie den Pronator quadratus. Klinisch manifestiert sich sein Ausfall in der Unfähigkeit, die Endglieder von Daumen und Zeigefinger (sowie Mittelfinger) zu flektieren. Es gelingt somit nicht, mit Daumen und Zeigefinger einen gleichmäßigen Ring, ein schönes rundes „O" zu formen (Abb. 6.77). S. auch S. 304.

Klinische Teste

Gemäß den oben beschriebenen Funktionen der medianusinnervierten Muskeln können letztere einzeln getestet werden. Die eine Pronation bewirkenden Mm. pronator teres und – weiter distal – den Pronator quadratus prüft man bei rechtwinklig gebeugten Ellenbogen, wobei der Unterarm in Mittelstellung zwischen Pro- und Supination gehalten wird (Abb. 6.78). In dieser Stellung ist die pronatorische Wirkung des M. brachioradialis ausgeschaltet. Den M. flexor carpi radialis testet man, indem der Patient das Radiokarpalgelenk gegen Widerstand flektiert, wobei auch die Sehne des Muskels deutlich tastbar ist (Abb. 6.79). Der M. flexor digitorum superficialis beugt die Hand und vor allem die 2. Phalanx der Langfinger. Zur Testung seiner Funktion wird das Handgelenk in Neutralstellung fixiert und die benachbarten Finger werden zum Ausschalten der Funktion des M. flexor digitorum profundus durch den Untersucher gestreckt gehalten (Abb. 6.80). Nur die zum Endglied des Zeige- und Mittelfinger gelangenden Teile des M. flexor digitorum profundus werden vom N. medianus versorgt. Man prüft deshalb die Flexion der Endpha-

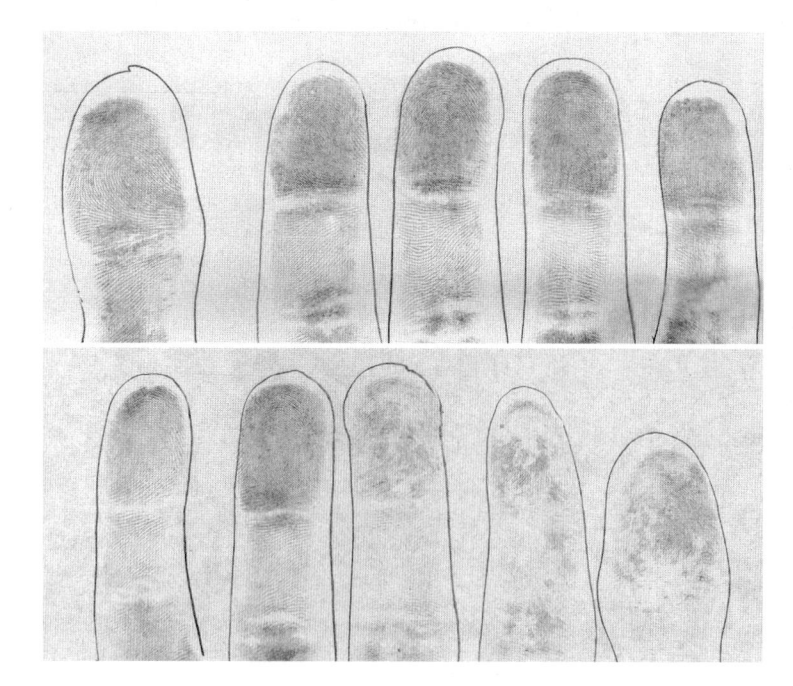

Abb. 6.**76** Ninhydrin-Test bei Status nach linksseitiger Medianus-Durchtrennung und Nervennaht. Partielle Reinnervation mit wieder vorhandener Schutzsensibilität. Oben normale Schweißsekretion der Fingerkuppen auf der rechten Seite. Unten Hypohydrose von Daumen, Zeige- und Mittelfinger der linken Hand.

Abb. 6.**77** 20jährige Rechtshänderin. Nach anstrengender Arbeit an der Schreibmaschine Schmerzen volar am Vorderarm und Auftreten einer Parese des N. interosseus anterior rechts. Die Endglieder von Daumen und Zeigefinger können im Gegensatz zu links nicht ein „O" formen.

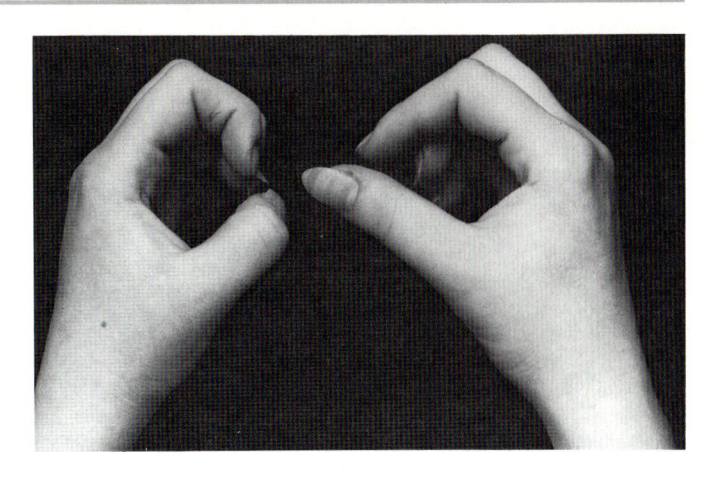

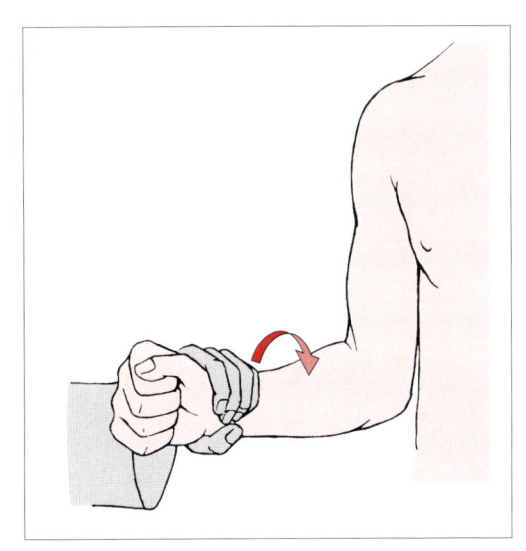

Abb. 6.**78** Untersuchung der Pronation des Vorderarmes bei gebeugtem Ellenbogen (Mm. pronator teres und pronator quadratus: N. medianus).

langen dieser 2 Finger (Abb. 6.**81**). Ähnlich geht man vor, um die Beugefunktion des M. flexor pollicis longus auf das Daumenendglied zu prüfen (Abb. 6.**82**). Die Funktion des M. abductor pollicis brevis prüft man, indem der Daumenstrahl in der Handebene gegen Widerstand abgespreizt wird (Abb. 6.**83**). Eine Insuffizienz dieses Muskels läßt sich auch dadurch demonstrieren, daß eine (dicke) Flasche nicht richtig umfaßt werden kann, wobei dann die ‚Schwimmhaut' zwischen erstem und zweitem Strahl auf der betreffenden Seite der Flasche nicht ganz anliegt (Abb. 6.**84**).

Elektrophysiologische Befunde

Bei Medianusläsionen am Vorderarm ist der Nachweis neurogener Veränderungen in den entsprechenden Muskeln meist zuverlässiger als die Verlangsamung der Leitgeschwindigkeit. Zur Abgrenzung vom Karpaltunnelsyndrom ist die Ableitung von Fibrillationspotentialen aus dem M. pronator quadratus besonders hilfreich. Zur Elektrophysiologischen Diagnostik des Karpaltunnelsyndroms s. unten S. 328.

Synopsis

Eine zusammenfassende Darstellung der Symptomatologie einer N.-medianus-Läsion findet sich in Tab. 6.**24**.

Ursachen

Diese sollen im folgenden, gegliedert nach dem Ort der Läsion, angeführt werden.

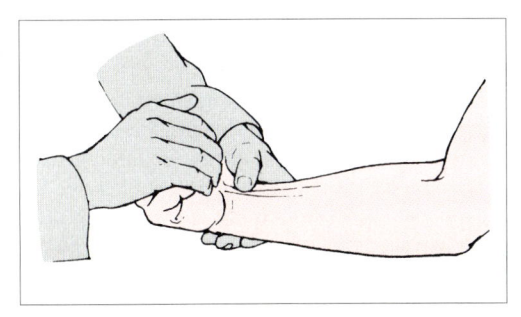

Abb. 6.**79** Funktionsprüfung des M. flexor carpi radialis (N. medianus).

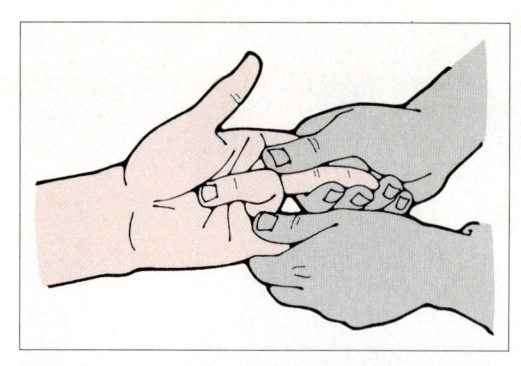

Abb. 6.80 Funktionsprüfung des M. flexor digitorum superficialis (N. medianus). Das Handgelenk wird fixiert und die benachbarten Finger zur Ausschaltung des M. flexor digitorum profundus gestreckt gehalten. Der Muskel beugt die Finger im ersten Interphalangealgelenk.

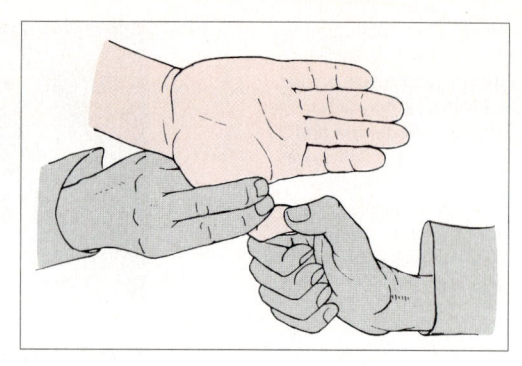

Abb. 6.82 Funktionsprüfung des M. flexor pollicis longus (N. medianus). Das Daumenendglied wird gebeugt.

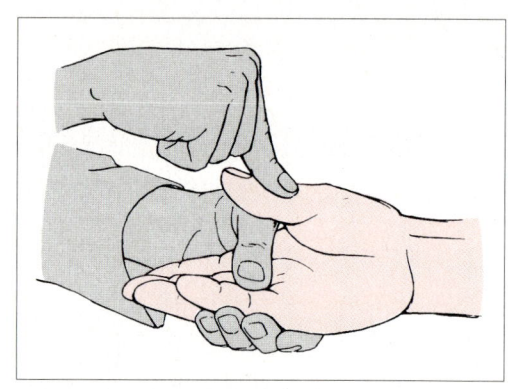

Abb. 6.83 Funktionsprüfung des M. abductor pollicis brevis (N. medianus). Die Mittelhand wird fixiert und der Daumen senkrecht zur Handebene abduziert (vgl. auch Abb. 6.**62**).

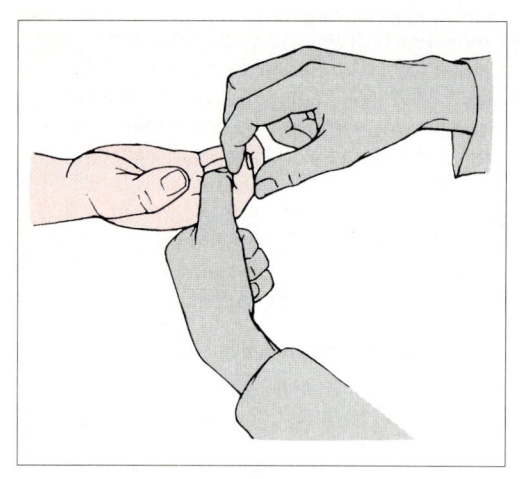

Abb. 6.81 Funktionsprüfung des M. flexor digitorum profundus für Finger II und III (N. medianus). Zeige- und Mittelfinger werden im Endgelenk gebeugt (vgl. auch Abb. 5.**95**).

Läsionen in der Axilla

Wir sahen Medianusparesen bei Arterienpunktionen in der Axilla bzw. am proximalen Oberarm, z.B. im Rahmen einer Angiokardiographie. Sie können im Anschluß an einen Axillarblock auftreten (1127, 543).

Läsionen am Oberarm

Hier kann selten einmal ein *Trauma* zu einer Medianusparese führen. Tatsächlich beziehen sich nur rund 8 % der Nervenläsionen bei Humerusfrakturen auf den N. medianus. *Drucklähmungen*, besonders im Schlaf, betreffen nicht nur den N. radialis, sondern seltener auch den N. medianus. Der Druck des Kopfes des schlafenden Partners kann eine Druckläsion des N. medianus verursachen *(paralysie des amants)*. Bei Eingriffen in Blutleere wird die Esmarch-Binde manchmal unter anderem zu einer Medianusparese führen, die praktisch immer voll reversibel ist. Im Verlauf durch den Sulcus bicipitalis medialis, erfolgt gelegentlich iatrogen eine Verletzung bei der *Osteosynthese von Humerusschaftfrakturen* und Pseudarthrosen. Resultiert hierbei eine Verletzung der A. brachialis mit Ausbildung eines Aneurysmas, ist eine intervallär einsetzende und im folgenden progrediente proximale Medianusparese (und Ulnarisparese) möglich.

Bei etwa 1 % der Menschen findet sich an der Innenkante des Humerus, 6 cm oberhalb des

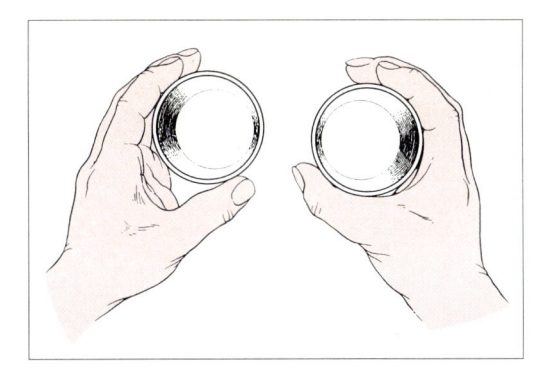

Abb. 6.84 Positives „Flaschenzeichen" links bei Medianusparese. Die Schwäche der Daumenabduktion äußert sich u.a. darin, daß beim Ergreifen einer Flasche die Hautfalte zwischen Daumen und Zeigefinger der Rundung der Flasche nicht anliegt (nach Lüthy).

Ellenbogengelenkes, ein *Processus supracondylaris humeri* als phylogenetischer Rest des Canalis supracondylaris gewisser Säuger (S. 312). Von seiner Spitze aus zieht ein fibröses Band zum Epicondylus medialis. Dieses Band wird als ‚Struthers ligament' bezeichnet. Der N. medianus zieht an der Basis dieses Prozesses und unter dem Band hindurch und wird auch von dem meist hier entspringenden oberflächlichen Kopf des M. pronator teres bedeckt. Eine Fraktur des Processus supracondylaris kann zu einer Läsion des N. medianus führen. Aber auch ohne ein Trauma muß man in einzelnen, seltenen Fällen vermuten, daß eine Reizung des Nervs durch den Knochensporn bewirkt wird (747, 781). Seltener kann auch der N. ulnaris betroffen sein (s. Tab. 6.27). Das oben genannte Band zwischen Spitze des Processus supracondylaris humeri und Epicondylus medialis humeri – das *Struthers Ligament* – kann auch allein, ohne knöchernen Processus, vorhanden sein. Es kann zu Medianussymptomen führen (1174), die nach Durchtrennen des Ligamentes verschwinden.

Läsionen im Ellenbogenbereich

Nur 21 von 93 Nervenverletzungen bei *Fraktur des Oberarmes* im Kindesalter betrafen den N. medianus (314). Bei *Frakturen des distalen Humerus*, insbesondere bei supracondylären Überstreckungsbrüchen mit starker Dislokation in p.-a. Richtung, kann es zu einer umschriebenen Läsion des N. medianus kommen. Diese soll bei Kindern in etwa 5 % der supracondylären Frakturen vorkommen und muß gezielt gesucht werden (529). Ein eigentliches Zerreißen liegt kaum je vor, vielmehr meist eine Kontusion des Nervs und ein perineurales Hämatom. Die Prognose ist in der Regel gut, und nur beim Ausbleiben von Regenerationszeichen über mehr als 5–6 Monate oder beim Vorliegen besonderer Verhältnisse sollte revidiert werden. Der Nervenstamm kann selten einmal nach Reposition einer *Ellenbogenluxation* zwischen Humerus und Ulna einge-

Tabelle 6.24 Synoptische Darstellung der Auswirkungen einer N.-medianus-Läsion

Läsionsort	Befund	Funktionsausfall
proximal bis und mit Ellenbogen	Atrophie radiale Anteile der volaren Vorderarmmuskeln und des lateralen Thenars	Pronationsschwäche, Schwäche Flexion Daumen und radiale Langfinger („Schwurhand"). Abduktionsschwäche des Daumens („Flaschenzeichen"). Sensibler Ausfall radiale Handfläche sowie 3 1/2 radiale Finger
Vorderarm, isolierte Läsion N. interosseus anterior	Atrophie radiale Beugermuskeln am Vorderarm	Flexionsausfall Endglieder Daumen und Zeigefinger. Sensibilität intakt
im Karpalkanal	Atrophie lateraler Thenar	Abduktionsschwäche Daumen mit positivem „Flaschenzeichen". Ungenügende pronatorische Kreiselung bei Opposition des Daumens. Sensibel über Thenar und Handvola kein Ausfall, jedoch Ausfall 3 1/2 radiale Finger

klemmt sein. Immer ist in solchen Fällen auch auf das eventuelle Vorliegen einer Volkmann-Kontraktur (S. 367) zu achten. Selten kann Jahre nach einer Ellenbogenfraktur eine Spätparese des N. medianus auftreten.

Schädigungen durch *Punktion und Injektion* sind besonders in der medialen Ellenbeuge möglich, und zwar durch Venenpunktionen, A.-brachialis-Punktion sowie paravenöse Injektionen oder Infusionen. Im Bereich der Ellenbeuge ist der N. medianus von der oberflächlichen Vene durch eine Bindegewebsaponeurose getrennt, so daß diese durchstochen werden muß, damit die Nadel den Nerv erreicht, was bei sachgerechtem Vorgehen nicht zu erwarten ist (84). Bei versuchter A.-brachialis-Punktion ist einerseits eine Direktschädigung des benachbarten N. medianus durch die Punktionskanüle möglich, andererseits erfolgen indirekte nach freiem Intervall auftretende Lähmungen im Gefolge einer konsekutiven Einblutung. Diese erfolgt dabei unter die Bizepsfaszie und muß von außen nicht sichtbar sein. Bei funktionell bedeutsamen bzw. progredienten Ausfallserscheinungen ist eine rasche Fasziotomie indiziert. Passagere Parästhesien wurden in einem Kollektiv von 660 Patienten insgesamt 10mal beobachtet. Eine indirekte Punktionsfolge stellt das Auftreten eines falschen Aneurysmas nach Katheterisierung der A. cubitalis zwecks Arteriographie dar. Das Aneurysma kann sekundär dann zu einer Kompression des N. medianus führen. Beim Punktieren in der Kubitalregion mit dicker Nadel oder Kanüle (Injektionen, Infusionen, i.a. Injektionen, Blutspenden) sahen wir partielle Medianusläsionen, z.T. auch verzögert auftretend. Eine *operative Revision* im Hinblick auf eine Nervennaht ist bei sofort aufgetretenen Ausfällen und wahrscheinlicher direkter Punktionsverletzung in der Regel angezeigt. Wenn die Möglichkeit einer Schädigung durch eine injizierte Flüssigkeit besteht, sollte aber zunächst abgewartet werden. Die Häufigkeit von Nervenverletzungen bei Venenpunktionen in der Ellenbeuge wird mit 1 auf 25000 Punktionen angegeben (84). Obwohl bei Venenpunktionen und intravenösen Injektionen in der Ellenbeuge der N. medianus am häufigsten verletzt wird (503), können auch der N. ulnaris sowie die Nn. cutanei antebrachii medialis und lateralis betroffen sein.

Läsionen am Vorderarm

An der Stelle, an welcher der Nerv unter dem M. pronator teres hindurchtritt, kann es besonders in Streckstellung und bei bestimmten Beschäftigungen zu einer chronischen mechanischen Reizung des N. medianus kommen. Man bezeichnet dies als *Pronator-teres-Syndrom*. Hierfür charakteristisch sind Schmerzen und Krämpfe der volaren Vorderarmmuskeln und Parästhesien der radialen Finger sowie eine Druckdolenz am Pronator teres (aber auch einen Druckpunkt am Thenar). Auch eine Schwäche der Mm. flexor pollicis longus und abductor pollicis brevis kann vorhanden sein, und die Erregungsleitung im Medianusstamm am Vorderarm ist verlangsamt. Kopell u. Thompson (575) konnten einen analogen Fall chirurgisch explorieren und fanden ein fibröses Band zwischen tiefem Kopf des M. pronator teres und dem M. flexor digitorum superficialis, welches den N. medianus komprimierte. Der Nerv erschien proximal davon spindelig verdickt, und die Beschwerden des Patienten verschwanden nach Durchtrennen des erwähnten Bandes vollständig. Ein Neurinom in diesem Bereich kann übrigens ein Pronator-teres-Syndrom imitieren (76). In anderen Fällen wurde ein Schreibkrampf auf diese Form der Medianuskompression zurückgeführt und operativ geheilt (573).

Auch durch die Aponeurose der Bizepssehne am Vorderarm, den *Lacertus fibrosus*, kann eine Kompression des N. medianus mit Schmerzen und motorischen Ausfällen verursacht werden. Operative Durchtrennen des Lacertus bewirkt Heilung (1180). In der Ellenbeuge wurde eine Kompression der Medianusäste durch eine spiralige Verdickung der Epineuralfasern beobachtet (s. Abb. 6.**75**). Hierzu ist auch eine besondere Technik des nervenchirurgischen Vorgehens vorgeschlagen worden (464).

Bei der *Osteosynthese von Unterarmfrakturen* werden sowohl Verletzungen des Hauptstamms als auch des zwischen Ulna und Radius auf der Membrane interossea verlaufenden N. interosseus anterior beobachtet, wobei der Ast zum M. flexor pollicis longus am vulnerabelsten ist.

Im Rahmen einer *Volkmannschen ischämischen Kontraktur* der Beugermuskeln am Vorderarm, z.B. nach suprakondylärer Humerusfraktur ist der N. medianus oft zugleich mit dem N. ulnaris ischämisch mitgeschädigt. Der neurogene Anteil der Parese erholt sich meist befriedigend, die durch die Muskelischämie bedingte Funktionsstörung bleibt jedoch bestehen (S. 367).

Vorderarmfrakturen, insbesondere Grünholzfrakturen beim Kind, führen nur ausnahmsweise zu einer Medianusschädigung, weil der Nervenstamm hier zwischen Muskelbäuchen gut geschützt liegt. Nur 24 % der Nervenlähmungen im Rahmen von Vorderarmbrüchen sind Medianusläsionen. Bei einer Fraktur am Übergang vom mittleren zum distalen Drittel sahen wir eine isolierte Läsion des Medianushauptstammes unter Aussparung des N. interosseus anterior. Es kann bei ausgedehnten Hämatomen sekundär zu einer bindegewebigen Einmauerung des Nervs kommen, so daß in derartigen Fällen einmal eine Neurolyse notwendig wird. Auch eine isolierte Läsion des N. interosseus anterior (s. unten) kann im Rahmen einer Vorderarmfraktur vorkommen.

Interosseus-anterior-Syndrom (Kiloh-Nevin-Syndrom)

Der oben schon erwähnte rein motorische Ast des N. medianus, der Nn. interosseus anterior, verläuft volar auf der Membrana interossea und versorgt die Mm. flexores pollicis longus und digitorum profundus zum Zeige- und Mittelfinger sowie den M. pronator quadratus. Eine isolierte Läsion dieses Medianusastes wird nach den Erstbeschreibern auch als *Kiloh-Nevin-Syndrom* bezeichnet (553).

Klinisches Bild. Es ist vor allem durch die Unfähigkeit im Endglied von Daumen sowie den Zeige- und Mittelfinger zu beugen, gekennzeichnet (s. Abb. 6.**77**) und wurde weiter oben beschrieben. In der Fachliteratur sind seit der Erstbeschreibung 1952 sehr zahlreiche Fälle publiziert worden (510, 788, 800, 814). Das Alter schwankte bei 46 Fällen zwischen 9 und 67 Jahren, und es waren 12 Männer und 34 Frauen betroffen (800). Von 53 Fällen, zum Teil aus der Literatur und auch eigene, konnten 49 in bezug auf die Ursache näher beurteilt werden (510). Nur 10 waren nach Vorderarmfraktur aufgetreten. 17mal waren verschiedene faßbare Ursachen vorhanden, bei 22 aber war die Lähmung spontan aufgetreten. Selten ist das Syndrom nach suprakondylärer Fraktur aufgetreten (728). Wenn nach Vorderarmfrakturen ein eigentliches Zerreißen des Nervs vorliegt, kann Heilung durch ein freies Transplantat erreicht werden (210). Eine Läsion des N. interosseus anterior wurde auch bei einer neuralgischen Schulteramyotrophie (S. 249) beschrieben. Ein postoperativ zugleich mit einem sehr schmerzhaften Armplexusbefall auftretender Fall wird als „Double-crush-Syndrome" angesehen, muß aber auch gegenüber einer postoperativen neuralgischen Schulteramyotrophie abgegrenzt werden (10).

Es können auch einmal nur einzelne der oben aufgeführten Muskeln betroffen sein, so z.B. lediglich der M. flexor pollicis longus. In 33 Fällen mit nur partiellem Syndrom war nur der M. flexor pollicis longus oder der M. flexor digitorum profundus zum Zeigefinger betroffen (487). Einzelne Patienten erholen sich spontan. Andere müssen operativ behandelt werden. In der Abb. 6.**85** ist ein hierbei erhobener Befund dargestellt.

Prognose. Von den ohne faßbare Ursachen aufgetretenen Fällen, erholen sich nicht wenige spontan. Dies war z.B. in allen Fällen einer Serie von 6 Beobachtungen der Fall (418). Eine operative Revision drängt sich deshalb zunächst nur bei den posttraumatischen Fällen auf. Bei der Exploration nicht traumatischer Fälle wurde mehrfach das Vorhandensein eines den Nervenstamm komprimierenden fibrösen Bandes beschrieben, dessen Durchtrennen möglicherweise die Erholung beschleunigte. Wir sahen einen Patienten, bei welchem die operative Revision (Prof. V. Meyer) eine den Nervenstamm durchbohrende kräftige A. interossea ergab.

Läsionen am Handgelenk

Eine *Verletzung* volar am Handgelenk führt häufig zu einer Medianusläsion, besonders bei Schnittverletzungen, seltener aber auch bei distalen Radiusfrakturen. Unter 565 distalen *Vorderarmfrakturen* („Colles fracture") wiesen 45, das heißt ca. 8 %, eine Läsion peripherer Nerven auf, wobei am häufigsten (41mal) eine Medianussymptomatologie sofort oder mit Latenz auftrat (214). Auch bei Luxationsfrakturen der Handwurzelknochen kann der N. medianus betroffen sein. Es handelt sich hierbei um Zerrungen und Quetschungen, während ein eigentliches Zerreißen eine große Seltenheit ist. Bei der Bennett-Fraktur mit starker Dislokation kann ausnahmsweise eine Schädigung bis zum Zerreißen des Thenarastes erfolgen. Bei Handwurzelverletzungen, insbesondere nach Lunatumluxationen und bei Skaphoidumpseudarthrosen, kann es zu Medianusläsionen kommen. Beim Mißlingen einer Reposition erfordern diese unter Umständen eine operative Exploration mit totaler Resektion der betroffenen Handwurzelknochen.

Der R. palmaris des N. medianus kann selten einmal im Rahmen von *Fesselungslähmungen*

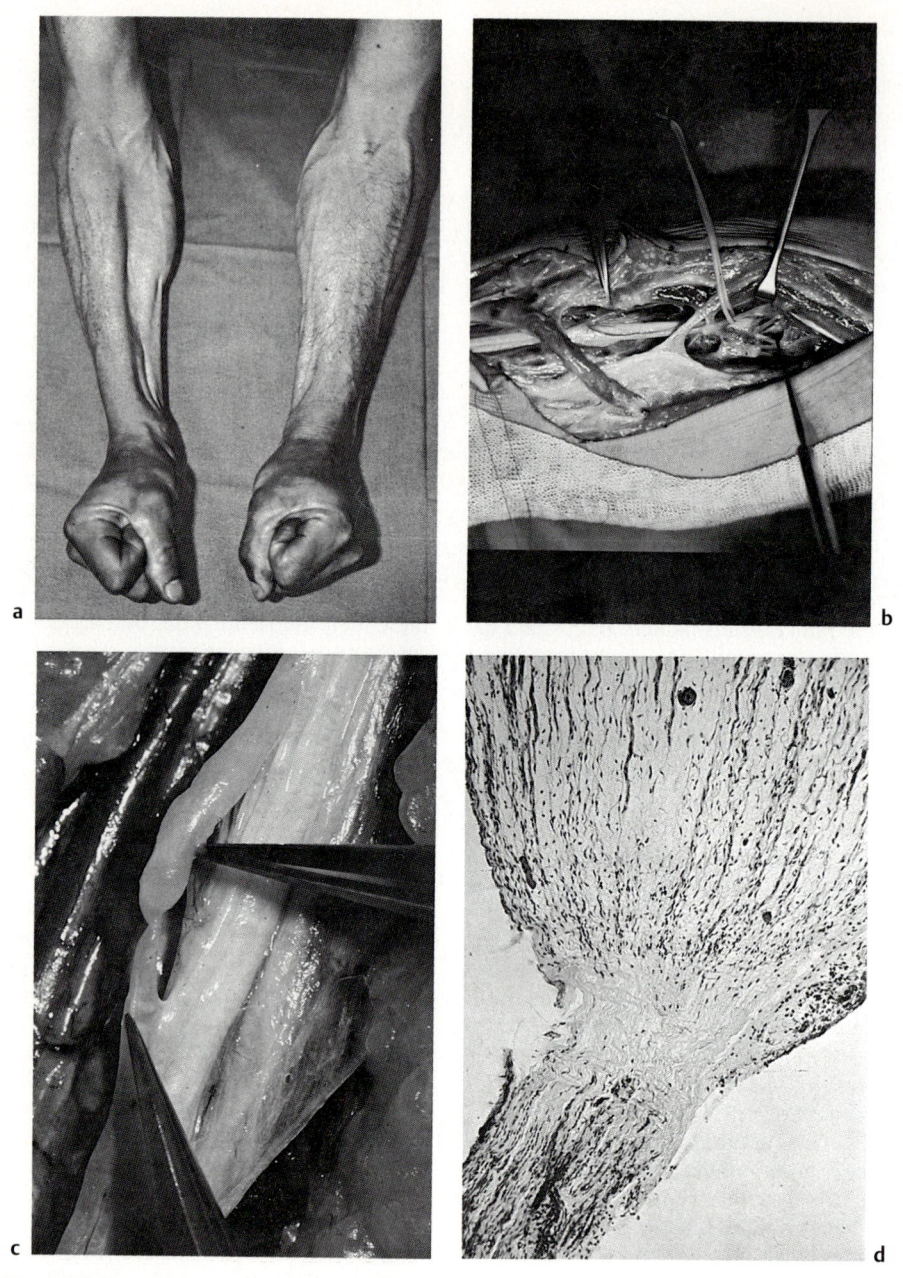

Abb. 6.85 37jähriger Mann mit einer über viele Monate progredienten, rein motorischen Lähmung und Atrophie der langen Fingerbeuger und der Mm. pronator teres und pronator quadratus (**a**). Bei der Operation fand sich auf Höhe der Ellenbeuge unterhalb der V. cubiti eine isolierte, scharf begrenzte Kompression der drei Faszikeln, die aus dem Medianusstamm kommend den N. interosseus anterior bilden (**b** u. **c**). Die Fasern des Perineuriums verliefen unter dem Operationsmikroskop schraubenförmig um die Faszikel. Da unter dem Mikroskop keine durchgehenden Strukturen mehr nachweisbar waren, wurde der Nerv reseziert und der Defekt mit einem Transplantat überbrückt. Histologisch (**d**) war die Einschnürung des Nervs sehr eindrücklich (die Abbildungen und der Fallbericht wurden in dankenswerter Weise von Prof. K. Kendel und PD. Dr. P. Haussmann zur Verfügung gestellt).

(1145) oder durch ein zu enges Uhrenband geschädigt werden. Bei den Fesselungslähmungen wird zwar meist der sensible R. superficialis des N. radialis lädiert, gelegentlich aber auch der N. medianus (933).

Karpaltunnelsyndrom

Definition

Wir verstehen darunter in etwas restriktivem Sinn die chronische Kompression des Nervs im Karpalkanal, das heißt bei seinem Durchtritt unter dem Retinaculum flexorum, ohne besondere äußere Einwirkung. Dies ist die weitaus häufigste Form einer Medianusläsion (67, 974). Pierre Marie u. Foix kommt das Verdienst der Erstbeschreibung zu, wobei sie 1913 auch die Verursachung durch eine Kompression des Nervs unter dem Retinaculum flexorum erkannten (687).

Epidemiologie

Im eigenen Krankengut fanden sich unter 3465 Läsionen peripherer Nerven 904 Medianusparesen, wovon 709 ein Karpaltunnelsyndrom waren (M.M.). In einer epidemiologischen Studie wurde in Holland die *Prävalenz* nicht diagnostizierter Fälle mit 0,6 % bei erwachsenen Männern und mit 6 % bei erwachsenen Frauen angegeben. Zu letzteren kamen noch 3 % bereits diagnostizierte Fälle hinzu (246, 249). Die *Inzidenz* (Fälle pro 100000 Einwohner pro Jahr) wurde in Rochester/Minnesota mit 99, alterskorrigiert für Männer mit 52 und für Frauen mit 149 angegeben (1122).

Anatomie

Es wurde oben schon darauf hingewiesen, daß der N. medianus im *Karpalkanal* bereits ohne den R. palmaris zusammen mit den Sehnen und Sehnenscheiden der langen Fingerbeuger in dem knappen Raum zwischen volarer Fläche der Handwurzelknochen und dem straffen Retinaculum flexorum verläuft (s. Abb. 6.**70**). Prädisponierend für das Auftreten klinischer Symptome wirkt sich eine konstitutionelle Enge des Karpalkanals aus. Diese kann mit der Computertomographie gemessen werden. Bei einer Gruppe von Handwerkern mit klinischen Symptomen betrug der Querschnitt des Kanals 1,75 plus/minus 0,21 cm^2, bei einer beschwerdefreien Kontrollgruppe 2,53 plus/minus 0,15. Der Umfang des Handgelenkes erlaubte nicht, auf den Querschnitt des Kanals zu schließen (100). Eine *pathogenetische Rolle* spielt die Druckerhöhung im Karpalkanal, z.T. abhängig von der Handstellung (383, 660). Druckmessungen mit dem Katheter im Kanal ergaben durchschnittlich signifikant höhere Drücke bei Patienten im Vergleich zu Kontrollen: In Neutralstellung 32 mmHg im Vergleich zu 25, bei Flexion des Handgelenkes um 90 Grad (s. Phalen-Test) stieg der Druck auf 94 (24) und bei 90°-Extension auf 110 (30) (383). Experimentell konnte an gesunden Probanden gezeigt werden, daß ein durch äußere Kompression bewirkter Druckanstieg im Karpalkanal schon bei 30 mmHg die ersten klinischen und elektrophysiologischen Zeichen eines Karpaltunnelsyndromes hervorrief. Bei 60 mmHg trat ein vollständiger Block der sensiblen Erregungsleitung auf und 10–30 Minuten später auch eine Unterbrechung der motorischen Erregungsleitung (660).

Zusätzliche auslösende Ursachen

Klinische Symptome können durchaus allein schon durch die soeben geschilderten anatomischen Besonderheiten im Karpalkanal verursacht werden. Manchmal aber lassen sich zusätzliche Faktoren eruieren. Gelegentlich stellt sich das chronische Kompressionssyndrom längere Zeit nach einer *Handwurzelfraktur* oder einer anderen Fraktur in der Nähe des Radiokarpalgelenkes ein. Eine mechanische Einengung kann auch durch eine tuberkulöse *Sehnenscheidenerkrankung*, durch *Gichttophi*, eine eosinophile *Fasziitis*, eine generalisierte Tendomyopathie oder *Sehnenscheidenverdickungen* mit schnellendem Finger bewirkt werden. Eine Rarität ist die Auslösung durch eine Leishmaniose (174). Wir sahen auch ein *Ganglion* und ein perineurales *Angiom*, das proximal vom Handgelenk bläulich durchschimmerte. Nach akuten *Infektionen der Hohlhand* kann es im Rahmen einer Schwellung des Gewebes im Karpaltunnel zu Medianussymptomen kommen, die auf eine Spaltung des Retinaculum flexorum hin prompt zurückgehen.

Anomalien volar am Handgelenk, wie ein abnormer Verlauf des M. flexor digitorum superficialis, können ein Karpaltunnelsyndrom verursachen. Auch ein atypisch verlaufender M. palmaris longus oder Muskelanomalien im Karpalkanal können zu einer Kompression des R. palmaris des N. medianus führen. Ein *Hämatom* unter Antikoagulantientherapie kann zu einer akuten Kompression des Nervs im Karpaltunnel führen, ebenso eine thrombosierte Arterie. Eine Makrodaktylie und ein Fibrolipom des N. medianus können gemeinsam als Ausdruck einer Phakomatose vorkommen oder ein *Tumor* des Perineuriums im Karpalkanal, vor allem aber ein interfibrilläres Lipom kann eine distale Medianusparese verursachen.

Etwa 10 % einer größeren Serie operierter Fälle traten bei *primär chronischer Polyarthritis* auf, etwa ein Drittel davon noch bevor das eigentliche rheumatische Leiden sich manifestierte (67, 68). Unter den zahlreichen peripheren Nervenkompressionssyndromen bei Patienten mit primär chronischer Polyarthritis (800) ist das Karpaltunnelsyndrom das häufigste und soll bei etwa 23 % dieser Patienten vorkommen (179). Von 70 wegen Karpaltunnelsyndrom operierten Polyarthritikern wiesen durchschnittlich 8 1/2 Jahre später nur noch jene 13 % Symptome auf, bei welchen eine rezidivierende Tendosynovitis im Spiele war (144).

Zu den *Zirkulationsstörungen* gehört eine Kompression durch eine persistierende A. mediana. Eine Thrombose einer solchen kann auch zu einem Karpaltunnelsyndrom führen. Es wurde auch eine ischämische Neuropathie von Medianus und Ulnaris bei einer Oberarmfistel beschrieben. Wir sahen eine Patientin, bei der die Symptome durch einen abnormen Arterienast verursacht wurden, der den N. medianus im Karpalkanal durchbohrte. Ein Karpaltunnelsyndrom wurde sowohl bei kongenitaler a.-v. Fistel als auch nach dem Anlegen einer Cimino-Brescia-Fistel am Vorderarm beobachtet, so daß es bei Patienten mit *Hämodialyse* keine Seltenheit mehr darstellt (1144, 1053). Der Pathomechanismus ist wohl plurifaktoriell, wobei Ischämie, urämische Polyneuropathie, aber auch eine histologisch nachgewiesene granulomatöse Tendosynovitits mit Ablagerungen von Amyloid eine Rolle spielen dürften. Im Tiermodell konnte die Verzögerung der Erregungsleitung nach Anlegen einer AV-Fistel gemessen werden, ebenso das Persistieren auch nach 10 Monaten nach Korrektur der Fistel (1998). Das Fehlen pathologischer Befunde in einem Kollektiv mit End-zu-End-Fistel ist bemerkenswert. Die Zeitspanne zwischen dem Anlegen der Fistel und dem homolateralen Auftreten des Karpaltunnelsyndromes schwankt zwischen 1 und 16 Jahren. Wenn sowohl klinische als auch elektrophysiologische Kriterien angewendet werden, so haben etwa 3/4 der Dialysepatienten Zeichen einer Medianusstörung. Klinisch waren von 145 Dialysepatienten nach 4 Jahren 15 %, nach 8 Jahren 43 %, vom 12. Jahr an 78 % an einem Karpaltunnelsyndrom erkrankt (1053). Fast 5 % der operierten Karpaltunnelsyndrome waren unter Dialyse symptomatisch geworden (1144). Die operative Dekompression beseitigt die Symptome (1144). Übrigens können bei einer A.-brachialis-V.-cubitalis-Fistel (bei bestehendem Diabetes mellitus) alle drei großen Armnerven Funktionsstörungen aufweisen (1316).

Stoffwechselstörungen und Endokrinopathien sind nicht selten von einem Karpaltunnelsyndrom begleitet. Bei einem Myelom, bei einer primären Amyloidose oder bei einer Mukopolysaccharidose im Kindesalter kann eine Ablagerung des Fremdstoffes zu einer Einengung des Karpalkanals führen. Bei Diabetes mellitus kann ein Karpaltunnelsyndrom durch die Zeichen der allgemeinen diabetischen Polyneuropathie maskiert werden. Beschwerden können auch durch Akromegalie und Hypothyreose ausgelöst werden. Die häufigste auslösende Ursache bei Frauen ist die Menopause, was auch epidemiologisch erwiesen ist (246, 247). Auch während der Schwangerschaft kann sich ein Karpaltunnelsyndrom erstmals manifestieren (1072). Das zur Behandlung einer Endometriose verwendete Danazol, ein Hemmer der Gonadotropinproduktion, kann ein Karpaltunnelsyndrom auslösen.

Verschiedene weitere Ursachen seien noch erwähnt. Ein Karpaltunnelsyndrom wurde im Anschluß an einen Insektenstich und nach Schlangenbiß beschrieben. Ein Karpaltunnelsyndrom wurde homolateral an einem kongenital hypertrophischen Arm beobachtet. Das Auftreten eines Karpaltunnelsyndromes bei abnormer Handhaltung bei einem langdauernden Dekortikationszustand oder bei 4 Patienten mit langdauernder Athetose war wohl auf den bei dauernder forcierter Flexionshaltung im Handgelenk erhöhten Druck im Karpalkanal (s. S. 325) zurückzuführen. Ein Manifestwerden nach einem toxischen Schock wurde auch beobachtet und dürfte ödematös-mechanisch bedingt gewesen sein. Das Auftreten zugleich mit einem Pseudotumor cerebri nach Danazolgabe ist wohl auf die Wasserretention zurückzuführen, welche dieser Inhibitor der hypophysären Gonadotropinproduktion verursacht. In 6 Fällen war ein Karpatunnelsyndrom erste und zunächst isolierte Manifestation einer Kollagenose (859).

Familiäre Fälle sind bei diesem häufigen Leiden nicht weiter verwunderlich. Es wurde dabei eine auffallende Verdickung des Retinaculum flexorum festgestellt. Daneben aber kommt ein Karpaltunnelsyndrom auch im Rahmen der familiären Drucklähmungen vor. Allerdings wurden auch beidseitige familiäre Fälle beschrieben sowie eine familiäre Kombination mit einem Tarsaltunnelsyndrom. In einer Serie von 205 operativ behandelten Patienten war bei 44 % derselben ein weiteres Familienmitglied, meist die Mutter, auch befallen (28). In einem *familiären Fall* fand sich eine Punktmutation, die zu einer anomalen Struktur des Amyloids Anlaß gab (794).

Klinik

Für die Diagnostik sind in den USA Standards ausgearbeitet worden (1345).

Initial bestehen nur subjektive Beschwerden im Sinne einer *Brachialgia paraesthetica nocturna*. Diese wohlumschriebene Form von Brachialgie, die am häufigsten auf ein Karpaltunnelsyndrom zurückgeht (249), stellt in großen Statistiken über Brachialgien übereinstimmend bei etwa der Hälfte der Fälle das Initialsymptom des Karpaltunnelsyndromes dar. Die Patienten erwachen in der Nacht, meist wenige Stunden nach dem Einschlafen, wegen eines diffusen Schwellungsgefühls und Parästhesien der ganzen Hand. Die Finger sind steif, und die Patienten empfinden sie als geschwollen und gespannt, obwohl meist keine objektiven Veränderungen sichtbar sind. Die Patienten schütteln und massieren die Hand, verlassen dabei oft das Bett und sind nach kurzer Zeit erleichtert. Die Angaben über momentane Erleichterung beim Schütteln der Handgelenke mit raschem Flektieren und Extendieren (Flicking) korrelieren übrigens meist mit pathologischen Werten bei der elektrodiagnostischen Untersuchung auf ein Karpaltunnelsyndrom. Nach erneutem vorübergehendem Einschlafen können sich die Beschwerden mehrfach in einer Nacht wiederholen und zu einer beachtlichen Störung des Schlafes führen. Nicht selten gehen die Beschwerden über das Handgelenk hinaus, so daß Schmerzen bis zum Oberarm, zur Schulter und sogar im Nacken auftreten können. Am Morgen beim Aufwachen ist die Hand in der Regel immer noch holzig und steif, und die ersten Verrichtungen des Tages, wie das Waschen und Ankleiden, sind noch während etwa einer Stunde erschwert. Die Brachialgie ist zu Beginn in der Regel einseitig – meist rechtsseitig –, aber später oft beidseitig, selbst wenn schließlich nur auf einer Seite objektive Medianussymptome auftreten.

Die Brachialgia paraesthetica nocturna ist derart charakteristisch, daß sie kaum mit anderen Armschmerzen verwechselt werden kann. Sie ist nach unserem Dafürhalten praktisch pathognomonisch für ein Karpaltunnelsyndrom und dürfte nur äußerst selten bei anderen Kompressionssyndromen der oberen Extremitäten ähnlich in Erscheinung treten. In einer epidemiologischen Studie aus Holland war die Aussagekraft einer nächtlichen Brachialgie für das Karpaltunnelsyndrom 38 %, bei Frauen allein 45 % (249).

Betroffen werden viel häufiger Frauen als Männer. Selten wird das Syndrom schon bei Kindern beobachtet, ausnahmsweise sogar bei Geschwistern. Die kindlichen Fälle sind besonders durch kurzdauernde und intensive Schmerzattacken gekennzeichnet (1001). Meist treten die Beschwerden im späteren Lebensalter (zwischen 40 und 50 Jahren) auf, vor allem im Klimakterium. Aber auch andere endokrine Umstellungen, wie insbesondere Gravidität und Puerperium, können für die Beschwerden auslösend sein, ebenso abnorme Gewichtszunahme. Verstärkt werden die Beschwerden in der Regel durch besonders intensive manuelle Arbeit am Vortage, bei Hausfrauen beispielsweise nach großer Wäsche oder Putzarbeiten. Das Auftreten in späteren Lebensjahren ist möglicherweise z.T. auf die nachgewiesene Zunahme des endoneuralen oder perineuralen Bindegewebes sowie auf die Veränderungen der Vasa nervorum mit zunehmendem Alter zurückzuführen.

Histologisch ließen sich am N. medianus im Karpalkanal bei Routineautopsien von früher klinisch symptomfreien Individuen regelmäßig eine Zunahme des Bindegewebes und bei etwa der Hälfte auch Veränderungen der Nervenfasern nachweisen. Für die Bedeutung von mechanischen Faktoren spricht die Tatsache, daß meistens die Arbeitshand betroffen ist. So war im eigenen Krankengut bei den Linkshändern in 2/3 der Fälle zuerst die linke Hand befallen. Es werden auch recht eigentlich arbeitsinduzierte Fälle beschrieben (54).

Verlauf

Eine derartige Brachialgia paraesthetica nocturna kann als einziges Symptom, das heißt also ohne subjektive oder gar objektive Zeichen einer sensiblen oder motorischen Medianusparese, während vieler Monate oder gar Jahre weiterbestehen. Gelegentlich finden sich aber schon in diesem Stadium Anomalien der sensorischen Erregungsleitung. In dieser unter Umständen während Jahren monosymptomatisch bleibenden Phase sind die Patienten während des Tages meist beschwerdefrei.

Später allerdings treten auch am Tage brachialgische Schmerzen auf, vor allem aber *Parästhesien und Gefühlstörungen,* besonders der Fingerkuppen von Daumen und Zeigefinger. Die Patienten werden in feineren Verrichtungen dadurch behindert, so z.B. beim Nähen. Eine *motorische Schwäche* der Thenarmuskulatur fällt den Patienten höchstens bei ganz bestimmten Beschäftigungen auf, so daß viele lediglich durch die *Muskelatrophie* des lateralen Daumenballens erschreckt werden. In diesem Stadium finden sich die weiter oben beschriebenen Symptome der sensiblen und motorischen Medianusparese an der Hand und außerdem in der Regel ein sehr *schmerzhafter Druckpunkt* in der Tiefe an der Wurzel des Thenars (s. Abb. 6.**70**). Es bei betont, daß in vielen Fällen die sensiblen Störungen, in anderen aber die motorische Parese ganz im Vordergrund stehen können. Dieses ist unter Umständen sogar ohne Schmerzen und ohne Sensibilitätsstörungen besonders dann der Fall, wenn der motorische R. thenaris nervi mediani schon weit proximal durch das Retinaculum flexorum tritt.

Vasomotorische Erscheinungen im Sinne eines Raynaud-Phänomens treten gelegentlich hinzu (67). Selten sind *trophische Störungen,* im besonderen bullöse und ulzeröse Veränderungen der Fingerkuppen oder gar Osteolysen, wobei vor allem die Endphalangen von Mittel- oder/und Zeigefinger betroffen sind. In einem allerdings aus einer rheumatologischen Institution stammenden Krankengut wurde bei Patienten mit Karpaltunnelsyndrom überdurchschnittlich häufig eine Epicondylitis humeri radialis gefunden.

Diagnostik

Tests. *Pletysmographisch* läßt sich eine gestörte Vasomotorik am Zeigefinger im Vergleich zum normalen Kleinfinger nachweisen. Die *Thermographie* ist zwar in etwas mehr als der Hälfte der Fälle pathologisch, sie ist aber weniger sensitiv als die elektrodiagnostischen Methoden und unterscheidet sich schlecht von einem Kompressionssyndrom des N. ulnaris.

Provokationsmethoden. Beklopfen des Karpalkanals erzeugt gelegentlich Parästhesien in den Fingerspitzen der radialen Finger, im Sinne eines positiven Tinel-Zeichens. Seine Positivität korreliert mit einer besonders ausgeprägten sensorischen Erregungsleitungsstörung bei der elektroneurographischen Untersuchung. In manchen Fällen kann die Diagnose dadurch gestützt werden, daß beim Erzeugen einer Ischämie durch eine aufblasbare Gummimanschette sehr bald Schmerzen und Parästhesien im Medianusgebiet ausgelöst werden. Von *Phalen* wurde eine weitere nützliche Methode zum Auslösen von Symptomen beschrieben (884). Wird das Handgelenk des Patienten passiv durch den Untersucher stark nach volar (oder nach dorsal) gebeugt gehalten, dann treten oft schon nach 30–40 Sekunden Parästhesien im Medianusgebiet auf. Hierbei sollten die Finger gestreckt gehalten werden, da bei dieser Stellung der N. medianus am weitesten in den Karpalkanal hineingezogen wird und bei Flexion im Radiokarpalgelenk der Druck durch den proximalen Rand des Retinaculum flexorum sich am stärksten auswirkt. Der Wert solcher Provokationstests erschien allerdings in einer systematischen Studie zweifelhaft (248).

Elektrophysiologische Diagnostik. Für die Diagnose des Karpaltunnelsyndroms stehen die Verlängerung der motorischen Latenz zu den Thenarmuskeln und die Verzögerung der sensiblen Leitgeschwindigkeit im distalen Segment weit im Vordergrund (Normwerte s. Tab. 2.**6**). In den proximalen Anteilen des Nervs sind die Leitgeschwindigkeiten normal, abgesehen von einer gelegentlich leicht verlangsamten motorischen Leitgeschwindigkeit im Vorderarmsegment. Verwirrende neurographische Befunde können bei Innervationsanomalien, z.B. einer Martin-Gruber-Anastomose, gefunden werden.

Im Laufe der Zeit sind zahlreiche Versuche gemacht worden, die elektrophysiologische Diagnostik des Karpaltunnelsyndroms sensitiver zu machen, das heißt falsch negative Befunde möglichst zu vermeiden. Keine dieser Methoden, die in den Lehrbüchern der Elektromyographie beschrieben werden, konnte sich aber bisher allgemein durchsetzen.

Bildgebende Untersuchungen. Diese spielen im Hinblick auf die meist eindeutige Beurteilung aufgrund der Klinik und der elektrophysiologischen Befunde kaum eine Rolle. In besonderen

Fällen kann allerdings z.B. eine Magnetresonanzuntersuchung hilfreich sein (1080).

Therapie des Karpaltunnelsyndromes

Konservative Maßnahmen. Im Stadium der Brachialgia paraesthetica nocturna soll die Therapie zunächst immer konservativ sein. Wir sehen meistens befriedigende Ergebnisse beim Anlegen einer volaren, gut gepolsterten *Schiene während der Nacht,* die das Handgelenk in neutraler Mittelstellung fixiert, die Finger jedoch freiläßt. Dieser therapeutische Effekt ist wohl mit der weiter oben beschriebenen Tatsache zu erklären, daß der Karpaltunnel sowohl durch Flexion als auch durch Dorsalextension des Handgelenkes anatomisch eingeengt wird. Da die erwähnte Schienung in der Nacht das Einnehmen von extremen Flexions- oder Extensionsstellungen im Handgelenk verhindert, fällt die mechanische Irritation des Mediannervs im Karpalkanal weg.

Dem Geübten gelingt es, mit der *Injektion von Hydrocortison* in den Karpalkanal langdauernde Beschwerdefreiheit zu erzielen (420). Man orientiert sich radial am Tuberculum ossis scaphoidei und Tuberculum ossis trapezii, ulnar am Os pisiforme und am Hamulus ossis hamati. Man sticht knapp ulnar von der Mittellinie zwischen diesen Bezugspunkten bei leicht dorsalextendierter Hand 1,5–2 cm in die Tiefe unter Injektion eines 1 %igen Anästhetikums ohne Adrenalin. Wenn hierbei allmählich auftretende Sensationen im Medianusgebiet angegeben werden, injiziert man 1 ml (25 mg) Hydrocortison. Die Injektion sollte nur einmal vorgenommen werden und nicht in Fällen mit nachweisbaren neurologischen Ausfällen bzw. pathologischen neurophysiologischen Befunden. Nicht alle Fälle sprechen gut an. Während einzelne Autoren sehr überzeugende Erfolge mit dieser Methode erzielten, sahen wir einige Fälle mit Verschlechterung oder neuauftretenden dauernden Sensibilitätsausfällen. Die Angabe von Rezidiven schwankten in der Literatur zwischen 0 und 94 % (420).

In einer Serie von 27 Nerven, die durch eine lokale Methylprednisolonacetat-Injektion behandelt wurden, sprachen zwar 92 % zunächst gut an, aber nach 2 Jahren waren nur 8 % noch gebessert (403). Wir selber wenden die lokale Cortisoninjektion lediglich dann an, wenn eine nur vorübergehende Symptomatik zu erwarten ist, z.B. während der Schwangerschaft, wenn eine Gegenindikation zu einem operativen Eingriff vorliegt oder wenn ein Patient die Operation ablehnt. Man kann dann alle 4–6 Monate auch über Jahre hindurch infiltrieren. Einer von uns (H.S.) wählt den Einstichort etwa 4 cm oberhalb des Handgelenkes, um von hier aus flach parallel zu den Beugesehnen die Nadel vorsichtig etwa 6 cm weit in den Kanal vorzuschieben. Dabei soll ständig während des Vorschiebens leicht injiziert werden. Bei der Behandlung eines Karpaltunnelsyndroms mittels lokaler Injektionen von Lokalanästhetika oder Kortikoiden, können Verletzungen des N. medianus oder einzelner seiner Faszikel resultieren, wobei bereits während der Injektion schmerzhafte Parästhesien verspürt werden.

Auch die *orale Behandlung* mit 15–20 mg Prednison während 3–4 Monaten ist mit Erfolg angewendet worden, ohne daß allerdings etwas über die Spätresultate einer solchen Therapie mitgeteilt worden wäre. Auch eine perorale kurzdauernde Prednison-Stoßtherapie wird empfohlen (481).

Operative Maßnahmen. Der Lokalbefund bei der Operation ist oft sehr eindrucksvoll (Abb. 6.**86**). Bei der operativen Behandlung eines Karpaltunnelsyndroms resultiert eine fehlende Symptombesserung bei unvollständiger Durchtrennung des Retinaculum flexorum. Dies war beispielsweise bei 49 % von 185 Nachoperationen der Fall (31). Operative Schädigungen können sowohl den Medianushauptstamm betreffen, als besonders auch den motorischen R. thenaris (der öfters einen atypischen Abgang aufweist) sowie den R. palmaris. Die Verwendung des Retinaculotoms nach Paine oder einer Modifikation desselben wird empfohlen und mit dieser Operationstechnik wurden in geübter Hand über 90 % befriedigende Resultate erzielt (857).

Bei endoskopischer Spaltung dürften derartige Ereignisse häufiger werden. Vorteile der endoskopischen Methoden sind dagegen die selteneren Narbenschmerzen, die kürzere postoperative Ruhigstellungsphase und möglicherweise eine geringere Häufigkeit sympathischer Reflexdystrophien. Die endoskopische Methode hat nur dann akzeptable Risiken, wenn sie vom sehr Erfahrenen ausgeübt wird. Auch dann ist sie teurer als die offene Methode, so daß sie in einer prospektiven Studie der monoportalen Technik an 88 Patienten letzten Endes nicht mehr Vorteile als die offene Methode hatte (24).

Diskussionen über die Vor- und Nachteile der „offenen" gegenüber der endoskopischen Methode zeigen, daß unter „offener" Methode

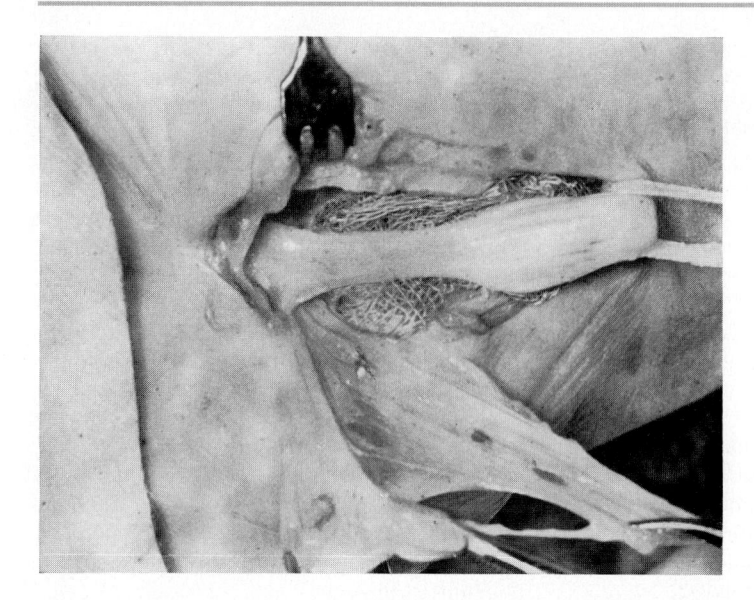

Abb. 6.86 Hochgradige Kompression des N. medianus bei Karpaltunnelsyndrom. Das Retinaculum flexorum ist gespalten und an einer Klemme zurückgeklappt worden. Der Nerv ist proximal angeschlungen (Operationsphotographie der Chirurgischen Universitätsklinik B Zürich, damaliger Direktor Prof. H. U. Buff).

durchwegs durchlaufende Schnitte mit den oben geschilderten Nachteilen gemeint werden. Diesen Schnitten gegenüber hat die endoskopische Methode zweifellos wesentliche Vorteile. Ich (H.M.) bin aber schon seit vielen Jahren von der durchlaufenden Schnittführung abgekommen und benütze weiterhin die offene Methode, allerdings unter Verwendung von 2 Hautschnitten. Der eine verläuft in der Thenarfalte der Hohlhand, der andere quer am distalen Unterarm. Die oben erwähnte Hautbrücke wird immer geschont. Trotzdem kann man von proximal und distal her den ganzen Verlauf des N. medianus einsehen. Diese halboffene Methode vermeidet die Nachteile der durchgehenden Schnittführung, hat aber gegenüber der endoskopischen Methode den Vorteil, daß Manipulationen am Nerv, wie Lösungen von Adhäsionen, Paraneuriotomie und Epineuriotomie, durchgeführt werden können.

Differentialdiagnose des Karpaltunnelsyndromes

Diese umfaßt zunächst die anderen Brachialgien. Beim sogenannten Hand-Arm Vibrationssyndrom, wie es bei Arbeitern die Preßluftgeräte bedienen vorkommt, sind nebst nächtlichen Brachialgien auch am Tage Parästhesien der Finger und ein Raynaud-Phänomen vorhanden (1189). Ein nächtlicher Gichtanfall, viel häufiger bei Männern als bei Frauen, ist in seiner Intensität kaum mit einer echten Brachialgia paraesthetica nocturna zu verwechseln.

Thenaratrophie und Paresen müssen gegen ein radikuläres Syndrom abgegrenzt werden bzw. gegen eine Schädigung des unteren Armplexus. Wir sahen bei C7–C8-Läsionen eine Beteiligung der Thenarmuskulatur, dazu aber einen Sensibilitätsausfall, der nicht dem Medianusgebiet entspricht. Eine Agenesie der Daumenballenmuskulatur kann alle zugehörigen Muskeln auch beidseitig betreffen (574, 1302) oder aber einseitig und hereditär sein (1068). Nicht selten sind andere angeborene Fehlbildungen der Knochen oder/und der Gefäße im radialen Strahl vorhanden (1075).

Läsionen in der Handvola

Hier können durch *chronischen Druck* rein motorische Lähmungen der medianusinnervierten Daumenballenmuskeln auftreten. Gewisse berufliche Betätigungen sind besonders prädisponierend, so z.B. das Zigarrenwickeln. Unter Umständen wird auch der N. ulnaris mitbetroffen. Bei den *Radfahrerlähmungen*, wie sie besonders bei zivilen Flüchtlingen während des 2. Weltkrieges beobachtet wurden, steht zwar eine Ulnarisparese im Vordergrund, aber der N. medianus ist bei sorgfältiger Untersuchung manchmal auch mitbefallen (781). Derartige rein motorische Lähmungen mit Atrophie – ähnlich übrigens den praktisch rein motorischen Formen des Karpaltunnelsyndroms – müssen differentialdiagnostisch gegenüber spinalen Muskelatrophien abgegrenzt werden.

Eine tiefe *Hohlhandphlegmone* kann mit oft langer Latenz durch chronische bindegewebige Umscheidung von Medianusästen, eventuell auch von Ulnarisästen, zu einer rein motorischen Parese kleiner Handmuskeln mit Atrophien führen. Als „*Keglerdaumen*" („bowlers thumb") wird ein schmerzhaftes Neurom des ulnaren N. digiti proprius des Daumens bezeichnet, wie es besonders bei Keglern vorkommen kann: Das Neurom ist als Verdickung tastbar, und bei mechanischer Reizung werden ein schmerzhaftes Elektrisiergefühl sowie Parästhesien an der ulnaren Daumenkante erzeugt. Wohl wird durch Perineurolyse eine Besserung erzeugt, aber der Verzicht auf das Kegeln oder eine andere pathogene Tätigkeit ist dennoch meist nötig. Bei *Tennisspielern* werden Gefühlsstörungen und Parästhesien an der radialen Seite des Zeigefingers sowie Druckdolenz über dem Metakarpophalangealgelenk des Zeigefingerstrahls beschrieben. Dies ist Ausdruck einer chronischen Druckschädigung des N. digitalis palmaris proprius durch den Griff des Schlägers.

Von großer praktischer Bedeutung sind *operative Verletzungen sensibler Fingernerven* bei der Entfernung von Ganglien, Eingriffen wegen Gelenksrheumatismus und besonders bei der chirurgischen Behandlung der Dupuytren-Kontraktur, die in 3–8% der Fälle mit Nervenläsionen einhergeht. Ebenso gefährden operative Eingriffe an den Fingern (Wundversorgung, Sehnennaht und -plastik, Synovektomie, Arthroplastik), die für das Tasterkennen wichtigen sensiblen Endäste. Falls die Durchtrennung eines Digitalnervs sofort bemerkt wird, sollte eine unmittelbare End-zu-End-Naht angeschlossen werden. Gravierender als die Sensibilitätsstörungen sind häufig passagere oder chronische Schmerzsyndrome, die weitgehend therapieresistent sein können.

Therapie der Mediamusläsionen

Konservative Maßnahmen

Diese sind immer zunächst beim Karpaltunnelsyndrom (s.oben) berechtigt sowie beim N.-interosseus-anterior-Syndrom. Ebenso trifft dies auch zu für jene Fälle, bei welchen der N. medianus oder einer seiner Äste druckgeschädigt wurde. In den meisten anderen Fällen wird allerdings eine chirurgische Therapie erfolgen.

Operative Maßnahmen

Nervenchirurgische Maßnahmen. Beim N.medianus kommt der Sensibilität eine größere Bedeutung zu, als der Motorik, denn ohne Schutzsensibilität ist die Funktion der Hand wenig wert, und für viele Funktionen benötigt man eine brauchbare stereognostische Sensibilität. Die Wiederherstellung des verletzten N. medianus ist daher in jedem Fall angezeigt, auch wenn seit der Verletzung schon Jahre vergangen sind, da trotz des langen Intervalles mit einer Rückkehr der Schutzsensibilität gerechnet werden kann. Am Oberarm wird der N. medianus am besten von einem mitt-seitlichen Hautschnitt an der Innenfläche des Oberarms dargestellt. Er findet sich hier im ventralen Anteil des Nervengefäßbündels, und zwar ventral der Arterie. In dieser Höhe sind die Nervenfasern für die verschiedenen Funktionen stark durchmischt. Im mittleren Drittel des Oberarmes liegt der Medianus medial, und im distalen Drittel dorsal der Arterie. Hier sind die für die Hand bestimmten motorischen und sensiblen Fasern eher in der Mitte, die Fasern für die Unterarmbeuger bzw. den M. pronator teres im vorderen bzw. im hinteren Abschnitt.

Auch in Höhe des Ellenbogengelenkes sind die für die Hand bestimmten Nervenfasern eher in der Mitte angeordnet, während sich die motorischen Fasern für die Unterarmbeuger und den Pronator teres ventral, medial und dorsal, entsprechend dem zu erwartenden Astabgang anordnen. Im dorsalen Abschnitt des Nervenquerschnittes findet man auch die Fasern für den N. interosseus anterior, der den N. medianus im proximalen Unterarmdrittel verlassen wird. In der Mitte des Unterarmes kann man rechnen, daß Faszikel, die motorische Fasern für die medianusinnervierten kurzen Handmuskeln und sensible Fasern für Daumen und Zeigefinger enthalten, in den volar radial, bzw. dorsal ulnar angelegten Faszikelgruppen vermehrt zu finden sind, während die sensiblen Fasern für den R. palmaris und die übrigen Finger, volar ulnar vermehrt vertreten sind. Je weiter man nach distal kommt, um so eher entspricht die Anordnung der Nervenfasern der kommenden Nerventeilung, und man findet die motorischen Fasern für die Thenarmuskeln palmar bzw. palmar/radial. Darüber hinaus gibt es aber auch andere Faszikel, die motorische Fasern enthalten, sie entsprechen aber eher den Muskelästen für die medianusinnervierten Lumbrikalmuskeln. Im distalen unteren Abschnitt sind mehr als 90 % der Fasern sensible

Fasern und ungefähr 6 % motorische Fasern für die Thenarmuskeln. Das Hauptproblem für die erfolgreiche motorische Regeneration und Rückkehr der Oppositionsfähigkeit liegt darin, die „richtigen" Faszikel des proximalen distalen Stumpfes, die die motorischen Fasern enthalten, mit den entsprechenden im distalen Stumpf zu verbinden. Hakstian hat vorgeschlagen, den Patienten in dieser Phase der Operation aufwachen zu lassen, und durch elektrische Reizung diejenigen Faszikel zu bestimmen, die eine motorische Antwort geben, und daher vorwiegend motorische Fasern enthalten (436). Dies funktioniert natürlich nur innerhalb der ersten Tage, bevor die Waller-Degeneration abgelaufen ist. Gleichzeitig werden die Faszikel des proximalen Stumpfes gereizt, wobei der jetzt wache Patient angeben kann, an welchem Finger er die Reize lokalisiert. Dieses Verfahren hat sich nicht durchgesetzt. Gruber und Zenker konnten zeigen, daß motorische Fasern vermehrt Acetylcholinesterase enthalten, und dadurch im Gefrierschnitt sichtbar gemacht werden können (427). Die Zeit für die Durchführung einer solchen Bestimmung konnte durch technische Verbesserung auf wenige Stunden herabgesetzt werden (428). Auch diese Methode funktioniert für den distalen Stumpf nur vor Ablauf der Waller-Degeneration. Je weiter der Defekt nach proximal reicht, um so weniger verläßlich ist diese Methode, da man im zunehmendem Maß nurmehr Faszikel antrifft, die sowohl motorische wie sensible Fasern enthalten.

Die verläßlichste Methode ist die retrograde Definition der Faszikelstruktur des distalen Stumpfes. Bei handgelenksnahem Durchtrennen wird der N. medianus bis zur Teilung in seine Äste freigelegt, und es wird der Verlauf der Fasern die den motorischen Thenarast bildet an der Oberfläche des Nervs nach proximal verfolgt und so die Lage dieser Faszikel exakt festgelegt. Durch vergleichende Betrachtung der Faszikelmuster des proximalen und des distalen Stumpfes werden auch die entsprechenden Faszikel im proximalen Stumpf definiert. Auch hier gilt, daß, je weiter man nach proximal kommt, um so weniger die Faszikelstruktur übereinstimmt, dafür aber die Durchmischung der Faszikel mit motorischen und sensiblen Fasern stärker wird, so daß man rechnen kann, daß auch bei nicht exakter Übereinstimmung motorische Fasern in die korrekte distale Bahn gelangen. Der Vollständigkeit halber soll erwähnt werden, daß man sensible Fasern mit Carboanhydrase gezielt anfärben kann (956).

Für die Darstellung des N. medianus am Unterarm werden verschiedene Schnittführungen angegeben, die alle mehr oder weniger dem Nervenverlauf entsprechend an der Palmarseite des Unterarmes bzw. des Ellenbogengelenkes liegen. Wegen der bekanntermaßen schlechten Narbenbildung an der Palmarseite an der Haut des Unterarmes werden diese Schnitte wellenförmig, zickzackfömig, oder bajonettförmig geführt. Ich (H.M.) ziehe für die Darstellung des N. medianus einen mitt-seitlichen Hautschnitt an der Ulnarseite des Unterarmes vor. Dieser Schnitt gibt in der Regel sehr gute Narben und hat den Vorteil, abseits des eigentlichen Operationsgebietes zu liegen. Der Nachteil besteht darin, daß man die Haut der Volarseite abpräparieren muß, um zum N. medianus in die Ellenbeuge zu kommen. Im weiteren Verlauf des Unterarmes wird der N. medianus bei Wahl dieser Schnittführung durch Eingehen zwischen Flexor carpi radialis und Flexor digitorum superficialis bzw. weiter distal durch Eingehen zwischen Flexor digitorum superficialis und Flexor digitorum profundus dargestellt, so daß der ganze Verlauf überblickt werden kann.

Auch bei Wahloperationen im distalen Abschnitt bevorzuge ich (H.M.) den mitt-seitlichen Hautschnitt, der, bei Verletzungen bis in den Karpalkanal oder in die Hohlhand hinein, durch einen Y-förmigen Hautschnitt in der Hohlhand ergänzt wird (735). Der mitt-seitliche Hautschnitt hat den Vorteil, daß man Hautwunde und Operation am Nerv trennen kann, und nicht im Bereich der, nach Verletzung am Unterarm in der Regel quer verlaufenden Unfallnarben, die Hautwunde setzen muß. Auf jeden Fall kommt es darauf an, die Haut über dem Retinaculum flexorum, die die Basis des Thenars mit der Basis des Hypothenars verbindet, zu schonen. Hier verlaufen Äste des R. palmaris, die bei einer durchgängigen Schnittführung durchtrennt werden und Anlaß für schmerzhafte Neurome abgeben können. Alle durchlaufenden Schnitte, ob wellen- oder zickzackförmig, in diesem Bereich halte ich für schlecht.

Diese Feststellung gilt auch für Operationen wegen Karpaltunnelsyndrom. Diese wurde oben schon auf S. 332 dargelegt.

Für die Darstellung eines Fingernervs eignet sich am besten der mitt-seitliche Hautschnitt am Finger. Dabei muß man allerdings darauf achten, daß der an der Palmarseite des Fingers in Höhe der Mittelphalange nach dorsal verlaufende Ast geschont wird. Sind beide Fingernerven involviert, verwendet man am besten einen zickzackförmigen Hautschnitt nach Bruner (148).

Beim N. medianus ist die Verlockung besonders groß, auch bei Vorliegen eines Defektes eine End-zu-End Koaptation anzustreben, da man durch Beugung des Ellenbogengelenkes, Verlagerung des Nervs in das Subkutangewebe und Beugung des Handgelenkes, scheinbar größere Defekte leicht überwinden kann. Um wieder die volle Beweglichkeit zu erlangen, muß jedoch der Nerv proximal und distal an der Nahtstelle gedehnt werden, was nachteilige Folgen für die Nervenregeneration hat. Eine ausgedehnte Mobilisierung des Nervs hat sich als ungünstig erwiesen. Bei End-zu-End Koaptation mit nachfolgender Dehnung des Nervs, muß man drei bis vier Wochen in der Beugestellung ruhigstellen und dann allmählich mobilisieren, um die gesunden Teile des Nervs zu dehnen, was wiederum mehrere Wochen in Anspruch nimmt. Bei Verwendung einer Nerventransplantation benötigt man lediglich eine Ruhigstellung von 8 Tagen und kann anschließend die aktive und passive Bewegung freigeben. Voraussetzung für eine erfolgreiche Nerventransplantation ist allerdings, daß der Arm vom Oberarm bis zur Hand in gestreckter Stellung 8 Tage lang immobilisiert wird, damit die Nerventransplantate in dieser Stellung einheilen können.

Bei glatter Durchtrennung ohne Verlust von Nervensubstanz, wenn also die Stümpfe nur auseinandergewichen sind und kein echter Defekt vorliegt, ist die End-zu-End Neurorrhaphie die Methode der Wahl. Dies gilt allerdings nicht mehr für sekundäre Wiederherstellung, wenn der Nerv wegen der traumabedingten Fibrose seine Dehnbarkeit verloren hat.

Die Angabe von Zentimeterstrecken, die durch End-zu-End Koaptation überwunden werden können, halte ich (H.M.) für nicht zielführend. Diese Strecken hängen von individuellen Faktoren und der exakten Lage der Läsionsstelle ab. Es muß daher in jedem Fall individuell entschieden werden.

Das Hauptproblem bei Läsionen des N. medianus im distalen Bereich des Unterarmes und in Höhe des Handgelenkes liegt darin, daß in der Regel auch Beugesehnen verletzt sind und daß gleichzeitig Sehnen-und Nervennähte gemacht werden müssen. Bei Vorliegen von Defekten und dadurch bedingter Nerventransplantation besteht die Gefahr, daß die Transplantate mit den Sehnen verwachsen und durch die Sehnenbewegungen irritiert werden, so daß die erwünschte Regeneration ausbleibt. In solchen Fällen empfiehlt sich ein zweizeitiges Vorgehen. Bei der Primärversorgung werden nur die Sehnen genäht und die Lage der Nervenstümpfe genau definiert. Bei der Sekundäroperation kann man dann durch quere Hautschnitte die Nervenstümpfe aufsuchen und entsprechend vorbereiten. Die Transplantate werden von einer queren Inzision zur anderen durch subkutane Tunnels eingebracht. Dadurch kann man einen Direktkontakt mit den Sehnen vermeiden.

Bei der Beurteilung von Ergebnissen ist es wichtig in Rechnung zu stellen, daß in 30–50 % der Fälle Teile der Thenarmuskulatur, die normalerweise vom Medianus innerviert werden, auch vom Ulnaris her eine Innervation erhalten. Bei diesen Fällen kommt es daher nicht zum Verlust der Oppositionsfähigkeit. Solche Patienten müssen selbstverständlich bei der Beurteilung der Ergebnisse von Nachuntersuchungen ausgeschieden werden, und dürfen nur in Hinblick auf die Sensibilitätsrückkehr ausgewertet werden. Meiner Erfahrung nach sind die funktionellen Ergebnisse seit den 60er Jahren entscheidend besser geworden. Das Evaluierungsschema nach Highet (M0 bis M5, und S0 bis S4) ist allerdings viel zu grob, um diese Veränderungen deutlich zu machen (1325). Besser bewährt hat sich das Punkteschema nach Millesi (739), das in zunehmendem Maß auch von anderen Autoren verwendet wird (677, 855, 856, 891). In diesem Schema wird die anatomische Funktion mit Punkten bewertet, während Sensibilität und Kraft als Faktor einfließen, und die durch die vorhandene aktive und passive Beweglichkeit bedingte anatomische Funktion multiplizieren. Man kommt dann zu einem Prozentsatz der erwarteten Funktion. Eine Nachuntersuchung von 20 Fällen zeigte, daß 18 der 20 Fälle hinsichtlich der anatomischen Funktion 90 % des erwarteten Wertes erreichten. Nur 2 Fälle erreichten dieses Niveau nicht. Hinsichtlich der Sensibilität ist die Situation ungünstiger. Zehn Patienten erreichten über 75 %, und alle 20 Fälle über 50 % des erwarteten Wertes. Auch bei der Kraft waren 5 Patienten über 90 %, insgesamt 24 Patienten über 75 % und alle 20 Patienten über 50 % des erwarteten Wertes.

Ersatzoperationen. Bei irreparablen peripheren Medianusläsionen geht es im Hinblick auf die Motorik um die Wiederherstellung der Opposition. Am komplizierten Bewegungsablauf der Opposition sind alle drei Nerven beteiligt, die wesentlichen Bewegungen sind allerdings Medianusfunktionen:

1. Die palmare Abduktion (Abductor pollicis brevis, Opponens pollicis, flexor pollicis brevis).
2. Die Pronation des Daumens (Abductor pollicis brevis, Opponens pollicis).
3. Die Adduktion in palmarer Abduktion (Opponens pollicis, Flexor pollicis brevis).
4. Beugung im MPI und IPI (Flexor pollicis brevis, Flexor pollicis longus).

Zur Wiederherstellung der palmaren Adduktion und Pronation eignet sich die Verlagerung der Sehne des Extensor pollicis brevis in verschiedenen Variationen (1327, 291, 1220). Die Abduktion wird in diesem Fall vom Flexor pollicis longus wahrgenommen. Fehlt diese Abduktion bei hoher Läsion, empfiehlt sich die zusätzliche Verpflanzung der Sehne des Flexor digitorum superficialis IV, distal des Retinaculum flexorum mit dem ulnaren Rand der Palmaraponeurose des Hypomochlion und zwar so, daß ein Zügel an der Streckseite des Metacarpale I am Knochen, ein zweiter Zügel in die Sehne des Extensor pollicis longus über der Grundphalange befestigt wird. Wenn dieselbe Wirkung mit einer einzigen Sehnenverpflanzung erzielt werden soll, so kann die Sehne des Flexor digitorum superficialis IV über den Flexor carpi ulnaris als Hypomochlion zum Daumen gebracht werden, um so beide Wirkungen zu erreichen. Die abduzierende Wirkung der Flexor pollicis longus Sehne kann durch eine Arthrodese des IP-Gelenkes erhöht werden.

Bei hoher Medianusläsion werden die ulnarisinnervierten Sehnen des Flexor digitorum profundis IV und V mit den Profundussehnen des 2. und 3. Fingers Seit-zu-Seit verbunden. Zusätzlich kann der M. brachioradialis auf die oberflächlichen Fingerbeuger übertragen werden (127). Der Extensor carpi radialis longus wird zur Aktivierung der Sehne des Flexor pollicis longus verwendet. Der Extensor carpi ulnaris kann zu einem Sehnentransplantat verlängert zur Radialseite des Daumengrundgelenkes gebracht werden, um Abduktion, Opposition und Pronation zu erreichen.

Die Verlagerung des M.abductor digiti quinti mit Nerven-Gefäßstiel zum Thenar stellt einen hervorragenden Ersatz der Funktion der Thenarmuskeln dar (506, 633, 817).

Eine stereognostische Sensibilität am Daumen und am Zeigefinger ist für bestimmte Berufe, z.B. Feinmechaniker, unabdingbar. Wenn eine irreparable Läsion des N. medianus vorliegt, kann diese Sensibilität durch Verpflanzung der normalerweise vom Ulnaris her innervierten Haut der halben Fingerkuppe des 4. Fingers bzw. einer halben Fingerkuppe des 5. Fingers auf Daumen und Zeigefinger übertragen werden. Dabei muß der entsprechende Fingernerv mit der begleitenden Arterie und Vene bis in die Hohlhand hinein freipräpariert werden, um einen genügend langen Stiel zur Verfügung zu haben (632, 756). Man kann dadurch tatsächlich eine sehr gute Sensibilität erreichen. Die Patienten sind jedoch nicht in der Lage, umzulernen, das heißt eine Berührung eines Insellappens am Daumen, der vom 4. Finger stammt, wird auch nach Jahren noch als Berührung am 4. Finger empfunden. Außerdem haben sich manchmal schmerzhafte Neurome in den Narben um den Lappen entwickelt. Meines Wissens (H.M.) werden solche Lappen heute nicht mehr verwendet. Wegen dieser Nachteile ist man dazu übergegangen, nach Verpflanzung eines derartigen Insellappens den zugehörigen Nerv zu durchtrennen und mit dem proximalen Stumpf des entsprechenden Fingernerves zu koaptieren. Man hat dann zwar eine Sensibilität von geringerer Qualität, die aber vom Patienten richtig lokalisiert wird. Diese Entwicklung hat dann dazu geführt, bei Narben einer Fingerkuppe nach Entfernung der ursprünglichen Narbe den entstandenen Defekt durch Zehenbeerenhaut mit Nervenanschluß zu ersetzen. Diese Transplantate können als freie Vollhauttransplantate, oder als mikrovaskuläre Lappen verpflanzt werden. In beiden Fällen ist die Deckung der jeweiligen Fingerbeere mit qualitativ entsprechender Haut gewährleistet und es wird ein hoher Grad von Sensibilität erzielt, der allerdings nicht einer normalen stereognostischen Sensibilität entspricht.

Differentialdiagnose

Während eine voll ausgebildete N.-medianus-Parese kaum mit einem anderen Krankheitsbild verwechselt werden kann, können gewisse andere Affektionen Teilsymptome einer Medianusläsion imitieren. Eine *Brachialgie* wie bei einem Karpaltunnelsyndrom im Anfangsstadium kann durch eine Reihe von rheumatologischen Affektionen ebenfalls verursacht werden (s. oben). Gelegentlich muß bei Arbeitern ein Karpaltunnelsyndrom von den Mißempfindungen des Hand-Vibrationssyndromes unterschieden werden

(874). *Sensible Ausfälle der radialen Finger* kommen bei einer Schädigung der Wurzel C7 und C8 vor. Die isolierte *Thenaratrophie* findet sich auch bei Wurzelläsionen C8 und D1, aber auch als kongenitale Aplasie oder beim seltenen Kompartmentsyndrom des Daumenballens. Beugersehnenverletzungen oder eine Tendosynovitis stenosans verunmöglichen die Beugung der medianusversorgten Finger und können eine *Schwurhand* vortäuschen. In *ätiologischer Hinsicht* kann eine entzündlich-infektiöse Neuropathie des N. medianus diagnostisch Schwierigkeiten bereiten, so z.B. eine Borreliose. In Mittelmeerländern, in den Tropen, aber auch bei unseren Gastarbeitern muß bei Auftreten von Medianus- und Ulnarissyndromen stets auch an die Möglichkeit einer *leprösen Neuritis* gedacht werden.

N. ulnaris (C8-Th1)

Anatomie

Über den Fasciculus medialis erhält der N. ulnaris (Abb. 6.**87**) Fasern aus den Segmenten C8 und Th1. Er folgt der A. axillaris an ihrer medialen Fläche in den Sulcus bicipitalis medialis. Bereits in der Mitte des Oberarmes tritt er durch das Septum intermusculare mediale auf die Streckseite über. Zwischen dem Septum und dem medialen Trizepskopf erreicht er den auf der Dorsalseite des Epicondylus medialis humeri gelegenen Sulcus n. ulnaris.

Der relativ exponierte Verlauf auf der Streckseite des Ellenbogengelenkes ist mit einer Reihe von Hilfs- und Führungseinrichtungen versehen. Eine sehnige Verstärkung der Faszie verbindet den Epicondylus medialis humeri mit dem Olekranon (Lig. collaterale ulnare) (781). Proximal steht dieser Bindegewebsstreifen insbesondere mit der Faszie des M. triceps in Beziehung und kann den N. ulnaris ein Stück weit nach proximal bedecken. Vom medialen Trizepskopf abgehende Sehnenfasern umfassen oft schlingenartig den Nerv. Gleichzeitig bildet dieses Ligament einen Sehnenbogen, der die beiden Ursprünge des M. flexor carpi ulnaris am Epicondylus medialis und am Olekranon in querer Richtung verbindet. Es entsteht dadurch gelegentlich ein eigentliches Lig. epicondyloolecranicum, welches selten durch Muskelfasern (M. epicondyloolecranicus) ersetzt wird. Unter dem Sehnenbogen tritt der N. ulnaris auf den Vorderarm über und kehrt, an der lateralen Seite seines Leitmuskels, dem M. flexor carpi ulnaris folgend, auf die Beugeseite zurück. Im Bereich des Epicondylus medialis gibt der N. ulnaris einen *R. articularis cubiti* zu den hinteren Anteilen des Ellenbogengelenkes ab. Unmittelbar distal vom Ellenbogengelenk gibt er die Äste zum *M. flexor carpi ulnaris* und zur *ulnaren Portion des M. flexor digitorum profundus* ab. Etwa in der Mitte des Unterarmes lagert sich die A. ulnaris, nachdem sie die oberflächlichen und tiefen Beuger unterkreuzt hat, dem Nerv an der radialen Seite an. Meist erst im distalen Drittel des Unterarmes geht ein *R. dorsalis* aus dem N. ulnaris ab. Dieser zieht unter die Sehne des M. flexor carpi ulnaris, über die ulnare Ansatzstelle des M. pronator quadratus und volar um den Processus styloideus ulnae herum wieder auf die Streckseite und überkreuzt auf diesem Wege die Sehnen des M. abductor pollicis longus und M. extensor pollicis brevis. Über dem Retinaculum extensorum teilt er sich in seine Endäste auf. Diese Äste sind die *Nn. digitales dorsales* für die Haut auf der Streckseite der ulnaren Hälfte des 3. sowie für die Haut des 4. und 5. Fingers. Die Hautareale der Nerven reichen dorsal nur bis zum Mittelgelenk. Der sensible *R. palmaris n. ulnaris* durchbohrt im distalen Drittel die Fascia antebrachii und versorgt die ulnare Partie der palmaren Fläche des Handgelenkes sowie des proximalen Hypothenars.

Der Stamm des N. ulnaris überquert das Handgelenk auf der Beugeseite (Abb. 6.**88**), wobei er radial teilweise von der Sehne des M. flexor carpi ulnaris bedeckt ist. Der Nerv liegt an dieser Stelle zwischen dem Retinaculum flexorum und Faserzügen, die vom Os pisiforme über den N. und die A. ulnaris an das Retinaculum flexorum ziehen (Lig. carpi palmare) und die hier einen fibrösen Kanal *(Loge de Guyon)* bilden. Beim Verlassen dieser Loge teilt sich der N. ulnaris in seine beiden Endäste, den R. superficialis und den R. profundus. Der *R. superficialis* gibt einen kleinen motorischen Ast zum M. palmaris brevis ab und teilt sich dann in die sensiblen Nn. digitales palmares communes IV und V. Aus diesen entspringen 3 Nn. digitales palmares proprii für die ulnare Hälfte des Ringfingers und für den kleinen Finger. Sie versorgen dort die Beugeseite und die Streckseite über der Mittel- und Endphalanx. Der *R. profundus* dringt durch den Ursprung des M. flexor digiti minimi brevis zum Boden des Mittelfaches der Hohlhand. Außer den Muskeln des Hypothenars innerviert er die Mm. lumbricales III

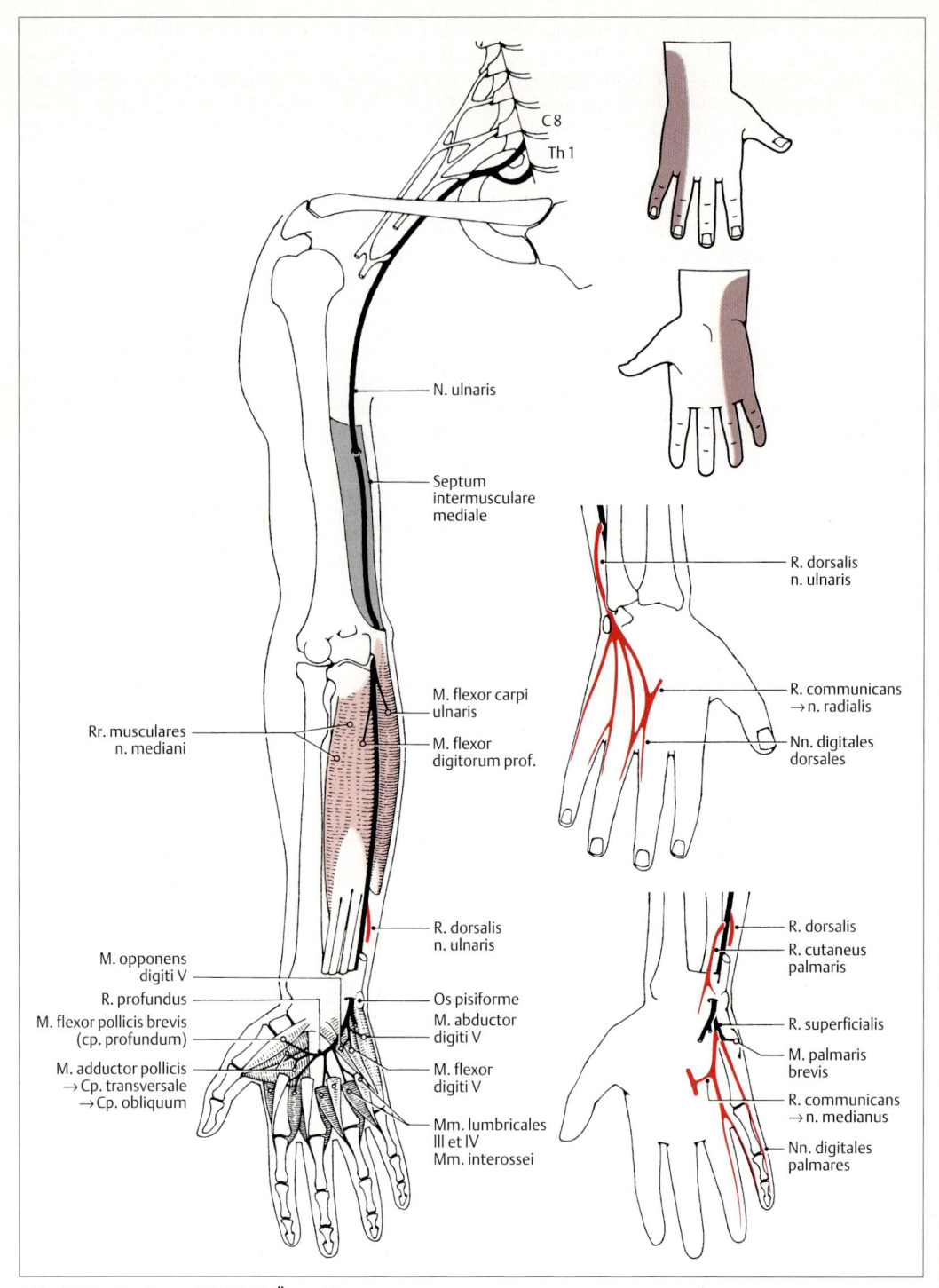

Abb. 6.**87** N. ulnaris (C8–Th1), Übersicht

und IV, alle Mm. interossei sowie den M. adductor pollicis und den tiefen Kopf des M. flexor pollicis brevis. Sowohl der oberflächliche als auch der tiefe Ast des N. ulnaris stehen über *Anastomosen mit dem N. medianus* in Verbindung. Abb. 6.**89** gibt eine Übersicht über die Verteilung der Endäste des N. medianus und des N. ulnaris an der Hand. In Tab. 6.**25** ist die Reihenfolge der Astabgänge des N. ulnaris vom Hauptstamm angegeben, ebenso der Abstand der Nerveneintrittspunkte in die

Tabelle 6.**25** Reihenfolge, in welcher die einzelnen Äste vom Hauptstamm des N. ulnaris abgehen. In Klammern ist der Abstand der Eintrittsstelle des Nervenastes in den Muskel, gemessen von der Mitte des Oberarmes an, in Zentimetern angegeben. Bei einer Auswachsgeschwindigkeit der Axone von 3 cm/Monat läßt sich aus den untenstehenden Distanzen der früheste Zeitpunkt einer Reinnervation des entsprechenden Muskels ableiten (nach Foerster)

R. articularis cubiti
Zum proximalen Teil des M. flexor carpi ulnaris (12,0–13,6)
Zum M. flexor digitorum profundus (13,7–15,6)
Zum distalen Teil des M. flexor carpi ulnaris
R. dorsalis n. ulnaris (sehr variable Abgangsstelle)
R. palmaris n. ulnaris
R. superficialis:
   zur Haut des Kleinfingerballens und der volaren Fläche der 1 1/2 ulnaren Finger
   zum M. palmaris brevis
R. profundus:
  zu den Kleinfingerballenmuskeln:
    zum M. abductor digiti minimi
    zum M. flexor digiti minimi brevis
    zum M. opponens digiti minimi
  zu den Mm. interossei palmares et dorsales
  zum M. adductor pollicis
  zum M. flexor pollicis brevis (Caput profundum)
  zu den Mm. lumbricales III–IV

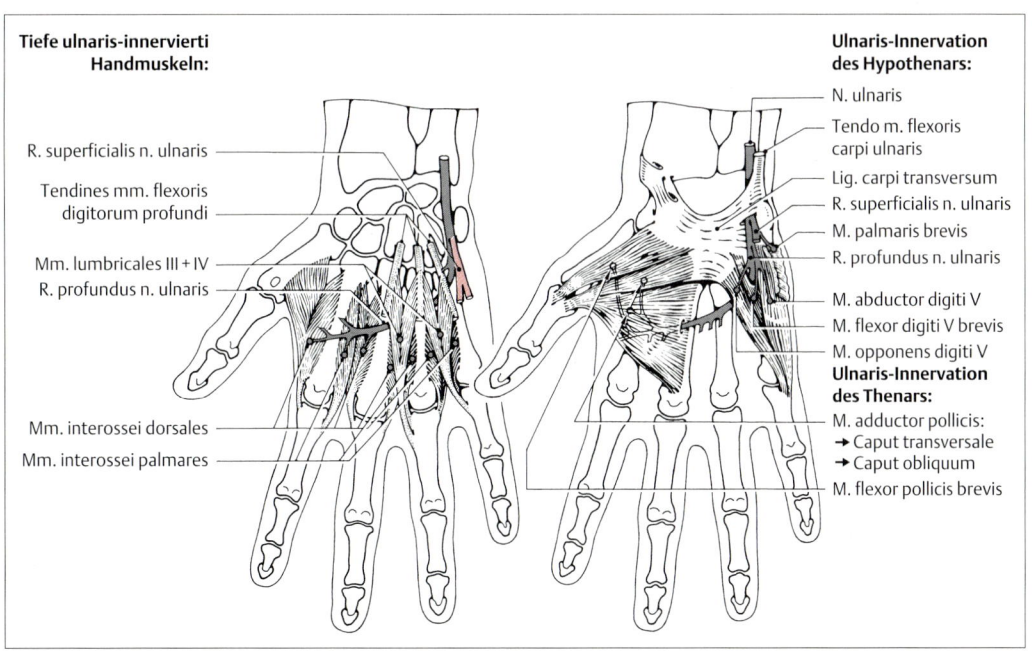

Abb. 6.**88** N. ulnaris (C8–Th1) an der Hand.

Muskeln, von der Mitte des Oberarmes aus gemessen. Das sensible Innervationsgebiet ergibt sich aus der Ausbreitung der Hautäste, wobei als autonome Zone die Haut über dem Kleinfinger und der anschließenden ulnaren Kante der Hand betrachtet werden kann. Fast immer läßt sich eine deutliche Grenze der Sensibilitätsstörung in der Mitte des Ringfingers nachweisen; auch gegen den Vorderarm ist die Sensibilitätsstörung am Handgelenk meist deutlich abgesetzt.

Die *arterielle Versorgung* des Nervs am Oberarm geschieht durch feine Äste der A. bra-

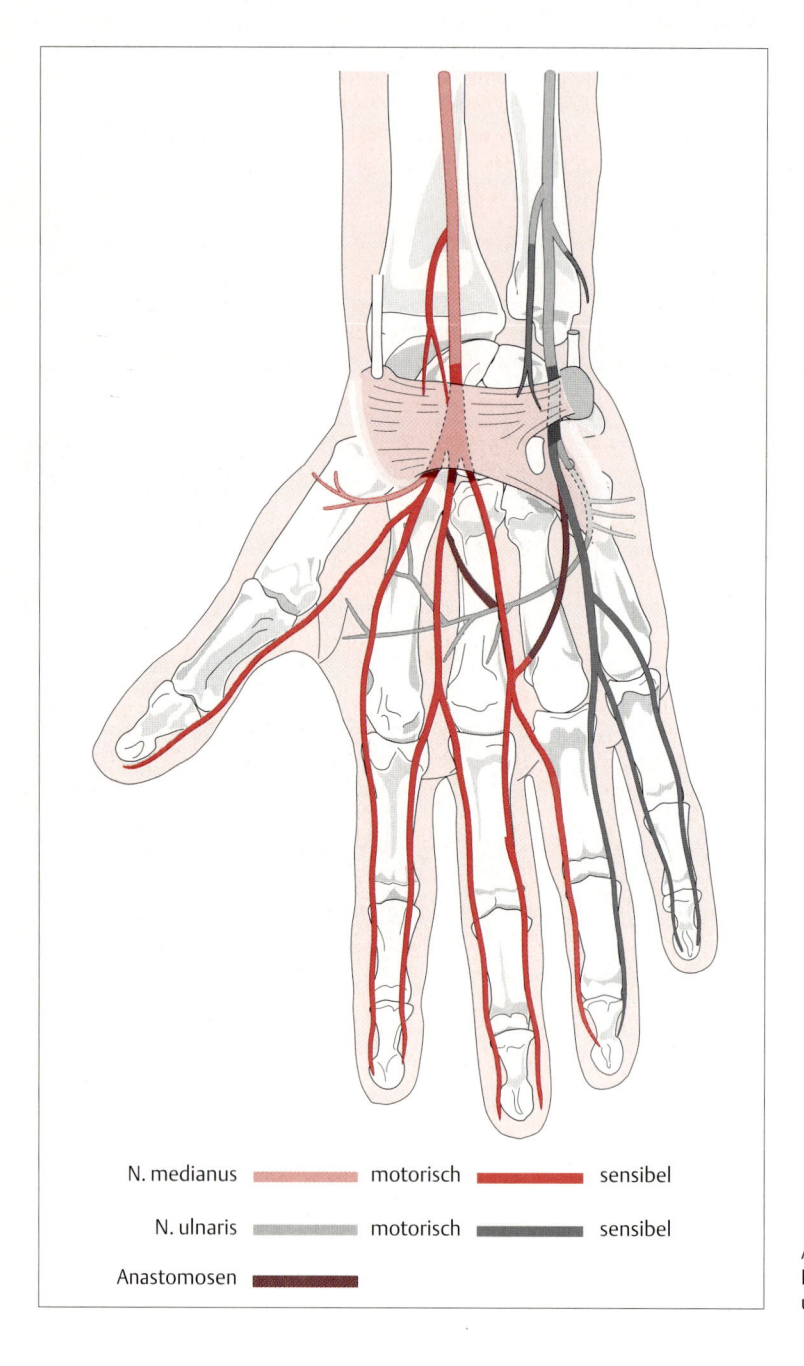

Abb. 6.**89** Schematische Darstellung von N. medianus und N. ulnaris an der Hand.

chialis und der Aa. collaterales ulnares superior und inferior. Am Vorderarm treten kleine Gefäße aus der A. ulnaris an den Nervenstamm.

Befunde

Klinik

Diese ergibt sich aus den *Funktionen der vom N. ulnaris am Vorderarm und an der Hand innervierten Muskeln*. Diese beteiligen sich an der Volarflexion und Ulnarduktion im Handgelenk (M. flexor carpi ulnaris) und an der Beugung der Finger IV und V (ulnare Köpfe des M. flexor digitorum profundus). Die Sehnen dieses Muskels setzen an der Endphalanx an, wobei seine Funktion besonders deutlich beim isolierten Beugen des Kleinfingerendgliedes beurteilt werden kann (s. Abb. 6.**95**). Distal vom Handgelenk wird der M. palmaris brevis vom R. superficialis versorgt. Durch seine Kontraktion verstärkt er die Wölbung des Hypothenars und erzeugt dabei charakteristische kleine Dellen und eine Hautfurche an der ulnaren Kante der Hand (s. Abb.6.**92**). Der R. profundus greift durch die Innervation der Mm. interossei dorsales und palmares ganz wesentlich ins Spiel der Finger ein. Diese Muskeln bewirken das Spreizen und Schließen der Langfinger. Gemeinsam mit den Mm. lubricales beugen sie die Grundphalanx und strecken durch den Übertritt der Sehnen in die Dorsalaponeurose der Langfinger die Mittel- und Endphalanx.

An der Hand kommen auch *Innervationsanomalien* vor. In seltenen Fällen können alle kleinen Handmuskeln vom N. medianus versorgt bzw. mitversorgt werden. So sahen wir operativ bestätigte vollständige Ulnarisdurchtrennungen am Ellenbogen mit nur angedeuteter Parese der üblicherweise vom N. ulnaris versorgten kleinen Handmuskeln (781) Wenn diese Anomalie zur Diskussion steht, kann eine Procainblockade des N. ulnaris (oder N. medianus) sowie die elektromyographische Untersuchung bei Stimulation der 2 Nervenstränge über die Innervationsverhältnisse Aufschluß geben.

Ebenso kommt es aber auch vor, daß praktisch alle kleinen Handmuskeln vom N. ulnaris versorgt werden, und dies ohne eine Anastomose zwischen N. medianus und N. ulnaris am Unterarm. Die sensible Zugehörigkeit der Finger entspricht hingegen dem klassischen anatomischen Verhalten (997).

Aus diesen anatomischen Fakten ergeben sich die *Lähmungsbilder*, die je nach Ort der Läsion des Ulnarnerven unterschiedlich sind. Dieselben sollen deshalb gemäss der Topographie der Läsion besprochen werden.

Läsion am Oberarm bis zur Ellenbeuge. Bei dieser Lokalisation sind alle vom N. ulnaris versorgten Muskeln betroffen. Der Ausfall des M. flexor carpi ulnaris und der ulnaren Anteile des M. flexor digitorum profundus hat funktionell nur sehr wenig Auswirkung, nämlich eine diskrete Schwäche für die Beugung der Handgelenke und der Endglieder von Klein- und Ringfinger (s. Abb. 6.**94** u. 6.**95**). Hingegen ergibt sich an der Hand das sehr eindrückliche und typische Bild der *Krallenhand (Griffe cubitale)* (Abb. 6.**90**). Diese Haltungsanomalie findet sich bei jeder Läsion des Nervs, die am Handgelenk oder höher lokalisiert ist. Der Geübte wird daraus sogleich auf eine Ulnarisparese schließen. Sie ist durch *folgende Eigentümlichkeiten* charakterisiert: Durch Ausfall

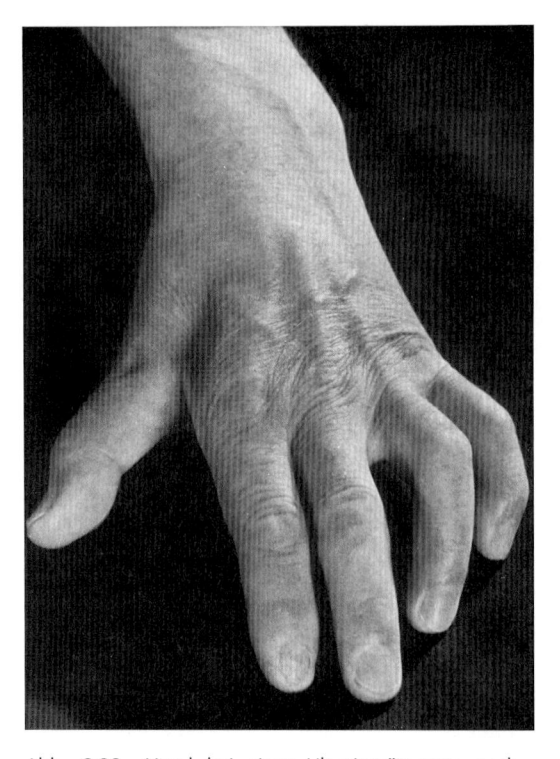

Abb. 6.**90** Hand bei einer Ulnarisspätparese nach Ellenbogenfraktur. Atrophie der Interossei, Hyperextension des Daumens im Grundgelenk (signe de Jeanne) und Krallenstellung, besonders der zwei ulnaren Finger (aus M. Mumenthaler: Die Ulnarisparesen. Thieme, Stuttgart 1961).

der Mm. interossei werden die Langfinger in den Grundgelenken hyperextendiert, in den Interphalangealgelenken leicht flektiert gehalten. Daher auch die Bezeichnung „*Kralle*". Diese Haltungsanomalie ist an den Fingern II und III am wenigsten ausgeprägt, da hier die medianusinnervierten Mm. lumbricales I und II zum Teil kompensierend wirken. Durch Überwiegen der Funktion der langen Fingerstrecker bei Ausfall der Interossei werden der Klein- und Ringfinger leicht abduziert gehalten. Der Daumen wird vielfach – wegen des Ausfalles des M. flexor pollicis brevis – im Grundgelenk hyperextendiert gehalten (signe de Jeanne) (Abb. 6.**91**). Zu dieser typischen abnormen Haltung kommt noch die *Muskelatrophie* hinzu, die besonders eindrücklich im 1. Spatium interosseum von dorsal her sichtbar ist, und außerdem auch die Hypothenaratrophie. Die *Sensibilität* ist im ulnaren Handbereich, an der ulnaren Hälfte des Ringfingers sowie am Kleinfinger sowohl dorsal wie volar beeinträchtigt (s. Abb. 2.**6** und 6.**87**).

Gelegentlich finden sich ohne klinische Zeichen einer Ulnarisparese dauernd sich wiederholende Kontraktionen des M. palmaris brevis, welche elektrophysiologisch die gleichen Charakteristika wie der hemifaziale Spasmus aufweisen (1078). Auch ein feiner Tremor der 2 ulnaren Finger wurde beschrieben, der nach operativer Dekompression im Guyon-Kanal verschwand (1151). In einem anderen Fall von 4–5 Hz-Tremor der ulnarisinnervierten Muskeln bei Pseudoneurom im Sulkus beeinflußte die operative Dekompression allerdings den Tremor nicht.

Läsionen am Vorderarm bis zum Handgelenk bewirken die typische Krallenhand. Hingegen werden der M. flexor carpi ulnaris und der ulnare Anteil des M. flexor digitorum profundus verschont. Bei distaler Läsion am Vorderarm bzw. Läsion am Handgelenk wird die Sensibilität im Ausbreitungsgebiete des R. dorsalis n. ulnaris intakt sein. Somit ist die Sensibilität am ulnaren Handrücken normal. Sehr weit distal lokalisierte Läsionen können unter Umständen auch den sensiblen R. palmaris aussparen, wobei dann auch die Sensibilität über der ulnaren Handvola und dem proximalen Hypothenar intakt ist.

Läsionen an der Handwurzel. Diese können entweder beide Endäste, den rein motorischen R. profundus und den gemischten R. superficialis betreffen oder lediglich den einen davon (s. Abb. 6.**89**). Im fibrösen Kanal, der *Loge de Guyon* werden beide betroffen. Es findet sich dann einerseits wegen der Beteiligung des *R. superficialis* eine Parese des M. palmaris brevis, so daß die normalerweise sichtbare Kontraktion desselben mit Einziehung der Haut über dem Hypothenar bei der Abduktion des Kleinfingers (Abb. 6.**91** u. Abb. 6.**92**) wegfällt. Dieser Hautmuskel kann übrigens nicht willkürlich innerviert werden. Zusätzlich ist die Sensibilität ulnar an der distalen Vola sowie an den Fingern 1/2 IV und V betroffen. Außerdem liegt ein Ausfall des rein motorischen R. profundus vor. Dies erzeugt eine Parese des Kleinfingerballens sowie auch aller anderen vom N. ulnaris versorgten kleinen Handmuskeln, im Besonderen der M. interossei. Ist allein der *R. profundus* proximal befallen, so sind bei intaktem M. palmaris brevis alle anderen ulnarisinnervierten kleinen Handmuskeln paretisch mit typischer Krallenhand (s. Abb. 6.**90**) bei intakter Sensibilität. Ist jedoch der *R. profundus etwas weiter distal* lädiert, nachdem also der Ast zum Hypothenar abgegangen ist, dann kontrastiert die Krallenstellung der Langfinger mit dem intakten Hypothenar (Abb. 6.**93**). Auch hier bleibt die Sensibilität völlig intakt.

Klinische Tests

Die Flexion im Handgelenk durch den M. flexor carpi ulnaris prüft man unter gleichzeitiger Beta-

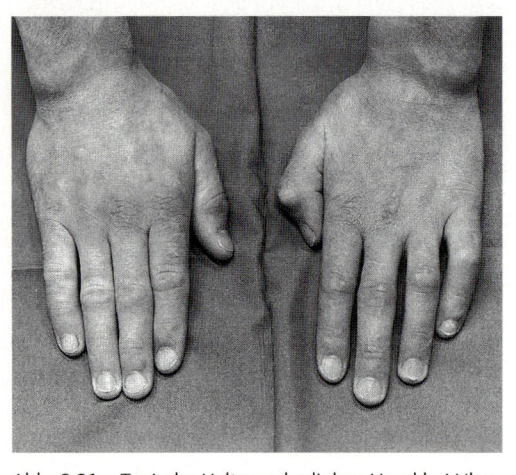

Abb. 6.**91** Typische Haltung der linken Hand bei Ulnarisläsion am Ellenbogen. Überstreckung der Fingergrundgelenke besonders V, IV, III. Die Haltung des Daumens (signe de Jeanne) ist charakteristisch. Die Läsion ist frisch und die Atrophie von Hypothenar und Interossei nur angedeutet.

Abb. 6.92 Normale Funktion des M. palmaris brevis. Beim Abduzieren des Kleinfingers werden grübchenförmige Hauteinziehungen und eine Fältelung des Kleinfingerballens sichtbar (aus M. Mumenthaler: Die Ulnarisparesen. Thieme, Stuttgart 1961).

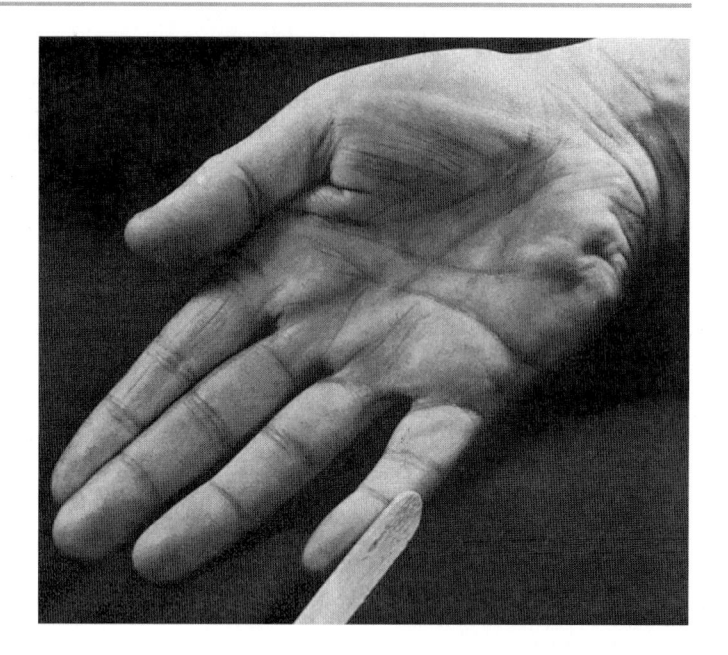

stung seiner Sehne vor ihrem Ansatz am Os pisiforme (Abb. 6.**94**). Der ulnare Teil des M. flexor digitorum profundus beugt die Endglieder von Klein- und Ringfinger, was bei gestreckter Grund- und Mittelphalanx geprüft werden sollte (Abb. 6.**95**). Die Mm. interossei dorsales üben vor allem eine Spreizwirkung auf die Langfinger aus, deren Kraft im Vergleich zwischen rechts und links besonders gut beurteilbar ist (Abb. 6.**96**). Die Lateralbewegungen – somit auch das Spreizen und das Zusammenklemmen der gestreckten Langfinger – werden z.T. aber auch durch den radialisinnervierten M. extensor digitorum communis bzw. den medianusinnervierten M. flexor digitorum superficialis mitbewerkstelligt. Einzig am Mittelfinger wirken sich diese langen Muskeln nicht als Ab- oder Adduktoren aus. Seine Lateralbewegungen werden somit einzig durch die Interossei bewerkstelligt und können als Ulnarisfunktion getestet werden. Die Mm. interossei flektieren aber auch (zusammen mit dem M. flexor digitorum superficialis) die Langfinger im Grundgelenk (Abb. 6.**97**). Der Ausfall der Streckfunktion durch die Mm. interossei auf die Interphalangealgelenke – besonders des 2. und 3. Strahls, wo auch die Ulnaris-innervierten Mm. lumbricales ausfallen – äussert sich in einer Schwäche der sog. Nasenstüberbewegung („chiquenaude') (Abb. 6.**98**). Der Ausfall des M. adductor pollicis äußert sich in einer Schwäche für die

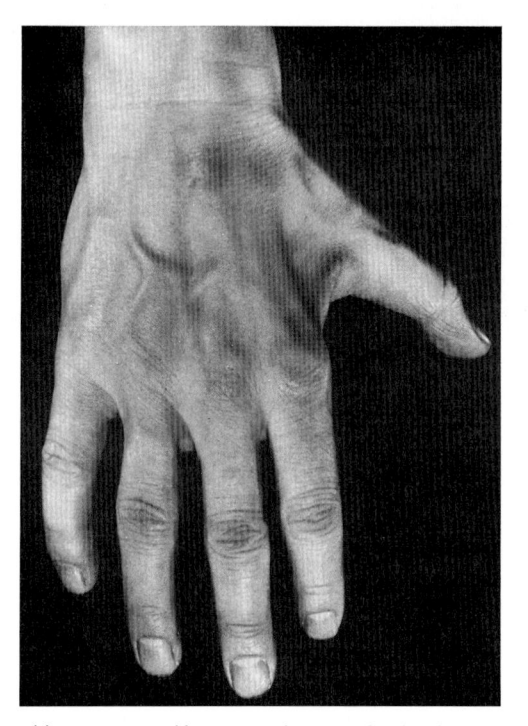

Abb. 6.93 Hand bei Läsion des R. profundus des N. ulnaris am Handgelenk. Die hochgradige Atrophie des ersten Spatium interosseum kontrastiert mit dem praktisch intakten Hypothenar. Keine Störung der Sensibilität (aus M. Mumenthaler: Die Ulnarisparesen. Thieme, Stuttgart 1961).

Adduktion des Daumens an das Zeigefinger-Grundgelenk. Um dennoch einen Gegenstand zwischen Daumen und Zeigefinger festzuklemmen, flektiert der Patient dann automatisch das Daumenendglied mit dem medianusinnervierten M. flexor pollicis longus. Dies ist beim Rechts/Links-Vergleich (z.B. beidseitiges Ziehen an einem zwischen die beiden Hände gelegten Spatel oder eine zusammengefaltete Zeitung) besonders gut sichtbar (Abb. 6.**99**) und wird als *Froment-Zeichen* genannt. Froment selber bezeichnete es allerdings als ‚signe de la préhension' oder ‚signe du journal' (367). Dies ist in Abb. 6.**100** in einer Patientenfotographie dargestellt.

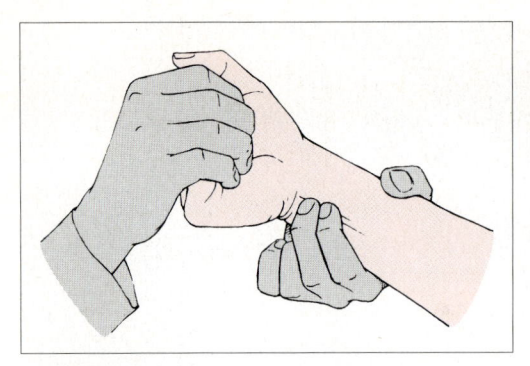

Abb. 6.**94**   Funktionsprüfung des M. flexor carpi ulnaris (N. ulnaris).

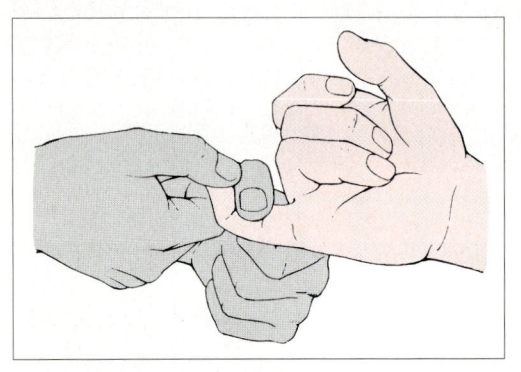

Abb. 6.**95**   Funktionsprüfung des M. flexor digitorum profundus des Kleinfingers (N. ulnaris). Flexion des Kleinfingers im Endgelenk (vgl. auch Abb. 6.**81**).

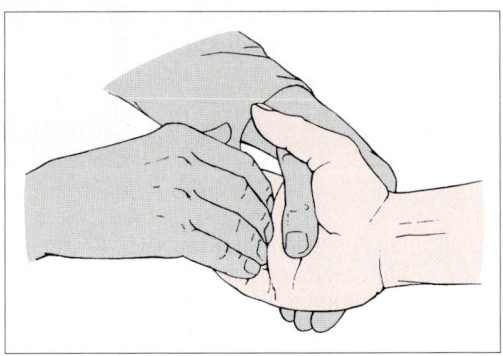

Abb. 6.**97**   Untersuchungen der Flexion der Langfinger im Grundgelenk (Mm. interossei: N. ulnaris).

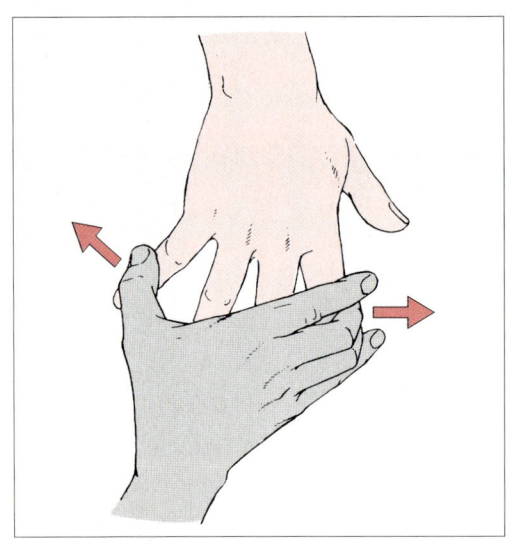

Abb. 6.**96**   Funktionsprüfung der Mm. interossei dorsales (N. ulnaris) durch Spreizen der Finger gegen Widerstand.

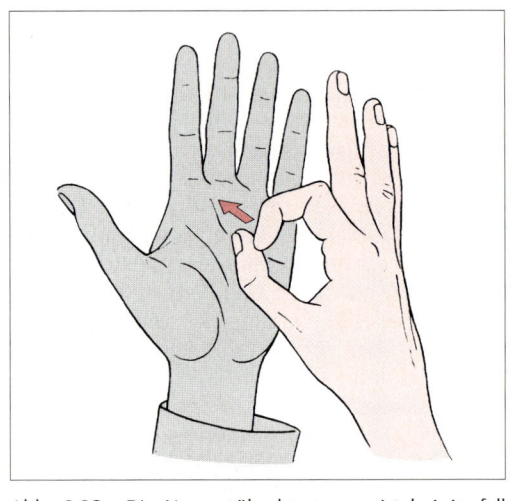

Abb. 6.**98**   Die Nasenstüberbewegung ist bei Ausfall der Mm. interossei (Strecken der Interphalangealgelenke im Rahmen einer Ulnarisparese) geschwächt („signe de la chiquenaude"). Der Untersucher spürt den schwächeren Anprall an seiner Handfläche.

Abb. 6.99 Positives Froment-Zeichen.

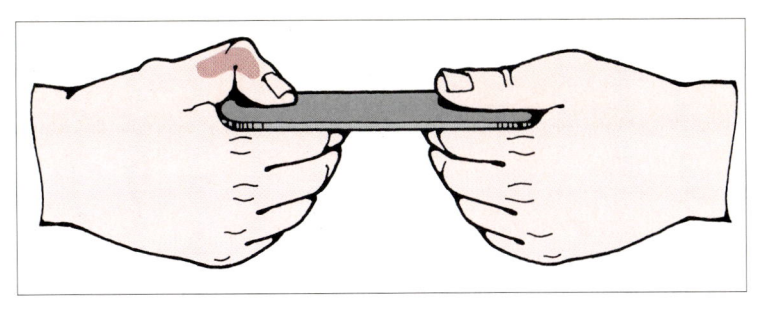

Bei scharfen Verletzungen des Handgelenkes prüft man auch immer die Durchgängigkeit der Arterien mit Hilfe des *Allen-Tests:* zuerst Faustschluß und Kompression der Aa. ulnaris und radialis, dann Öffnen der Faust und Freigeben nur der einen Arterie. Ein Blaßbleiben der Finger beweist eine ungenügende Blutzufuhr durch das Gefäß der freigegebenen Seite, also in der Regel eine Verletzung.

Elektrophysiologische Befunde

Für die elektrophysiologische Diagnostik einer Ulnarisläsion am Ellenbogen eignen sich vor allem die motorischen und sensiblen Leitgeschwindigkeiten, die in diesem Bereich ein Velangsamung zeigen (Normwert s. Tab. 2.**6**). Es ist zu beachten, daß die Leitgeschwindigkeit im Ellenbogenbereich schon normalerweise etwas langsamer ist als in den angrenzenden Segmenten. Relative Verlangsamungen dürfen daher nur mit Vorsicht interpretiert werden.

Bei Paresen des N. ulnaris am Handgelenk hängen die elektroyphsiologischen Befunde stark von der genauen Läsionstelle ab. Bei Läsionen nach Abgang des Astes zum M abductor digiti quinti sind die Befunde in diesem Muskel normal, während in den anderen ulnarisinnervierten kleinen Handmuskeln neurogene Veränderungen nachweisbar sind. Hilfreich ist die Bestimmung der Latenzdifferenz zum M. abductor digiti quinti und zum M. interosseus dorsalis I, die nicht mehr als 1,0 ms betragen sollte.

Synopsis

Eine zusammenfassende Darstellung der Symptomatologie bei einer N.ulnaris-Läsion findet sich in Tab. 6.**26**.

Ursachen

Häufigkeit einer Ulnarisparese

Unter Berücksichtigung aller Lokalisationen ist eine Ulnarislähmung die häufigste Parese eines peripheren Nervs überhaupt. Unter den traumatischen Lähmungen steht sie an erster Stelle, wobei z.B. 390 der 2037 Fälle von peripheren Nervenverletzungen von Seletz (1067) Ulnarisparesen waren und 32,1 % der 7050 operierten Fälle der amerikanischen Armee im 2. Weltkrieg diesen Nerv betrafen. Neben den direkt traumatischen Formen kommen häufig zwar mechanisch bedingte, aber nicht unmittelbar traumatische Ulnarisparesen vor. Eine Besprechung dieser Fälle erfolgt am besten nach topographischen und ätiologischen Gesichtspunkten. Tab. 6.**27** gibt einen Überblick über die Ätiologie aufgrund von 314 eigenen Fällen, wobei die üblichen direkt traumatischen Läsionen nicht berücksichtigt wurden.

Läsionen in Axilla und Oberarm

Das Lähmungsbild entspricht demjenigen bei Läsionen im Ellenbogenbereich (s. oben). Als Ursache kommt am Häufigsten ein direktes Trauma in Frage, wobei dann oft auch andere Plexusäste,

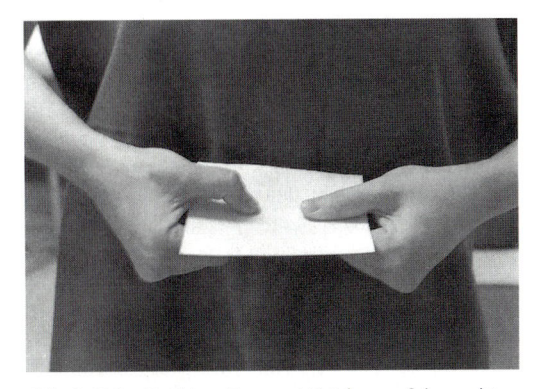

Abb. 6.**100** Positives Froment-Zeichen auf der rechten Seite bei vollständiger N.-ulnaris-Parese.

Tabelle 6.26 Synoptische Darstellung der Auswirkungen einer N.-ulnaris-Läsion

Läsionsort	Befund	Funktionsausfall
Ellenbogen oder weiter proximal	Atrophie ulnare Beuger am Vorderarm. Krallenstellung der Langfinger. Atrophie der Interossei und des Hypothenars	Schwäche für Beugung und Ulnarduktion im Handgelenk. Schwäche für Flexion Endglieder von Klein- und Ringfinger. Schwäche Fingerspreizen. Schwache Nasenstüberbewegung, positiver Froment. Schwäche Abduktion des Kleinfingers. Sensibilitätsausfall ulnare Seite der Handvola und des Handrückens sowie der Finger V und 1/2 IV
Vorderarm proximal	Krallenstellung der Langfinger, Atrophie der Interossei und des Hypothenars	Wie oben, jedoch bei intakter Beugung im Handgelenk und der Endglieder von Klein- und Ringfinger
Vorderarm distal bis Handgelenk (inkl. Ramus palmaris)	Krallenstellung der Langfinger, Atrophie der Interossei und des Hypothenars	Wie oben, jedoch Sensibilität dorsal an der Handvola intakt
Vorderarm noch weiter distal unter Aussparung des Ramus palmaris brevis	Krallenstellung der Langfinger, Atrophie der Interossei und des Hypothenars	Wie oben, jedoch Sensibilität auch an der ulnaren Handvola intakt
Handwurzel unter Aussparung des Ramus superficialis (nur R. profundus-Stamm)	Krallenstellung der Langfinger sowie Atrophie der Interossei und des Hypothenars	Wie oben, jedoch keine Aktivierung des M. palmaris brevis bei Abduktion des Kleinfingers gegen Widerstand, kein sensibler Ausfall an der Hand
distale Partie des R. profundus	Krallenstellung der Langfinger, Atrophie der Interossei, jedoch erhaltener Hypothenar	Parese der Interossei mit schwacher Nasenstüberbewegung und positivem Froment. Die Bewegungen des Kleinfingers jedoch sind intakt, ebenso die Sensibilität

speziell der N. medianus, mitbetroffen werden. In sehr seltenen Fällen kann beim Vorliegen eines Processus supracondylaris humeri (S. 321) am distalen Humerusende eine Ulnarislähmung damit kausal zusammenhängen (781). Ebenfalls sehr selten dürfte das Auftreten einer Ulnarisparese beim Abriß des lateralen Trizepskopfes sein, wie wir es einmal beobachteten. Ein traumatisches Aneurysma der A. brachialis kann den N. ulnaris zusammen mit dem N. medianus komprimieren. Wir sahen eine Druckparese des N. ulnaris (und des N. medianus) bei einem Mann, der bei der künstlichen Besamung von Rindern täglich während mehrerer Stunden den linken Arm in den Leib der Tiere einführen mußte. Hierbei kam es zu einer chronischen Druckschädigung im proximalen Drittel des Oberarmes. Eine isolierte Ulnarislähmung mit vollständig reversiblem, elektromyographisch nachgewiesenem Leitungsblock im Plexusbereich blieb ätiologisch unklar (536). Bei 4 postoperativ aufgetrenen Fällen, von denen sich 3 spontan erholten, wurde ein ähnlicher Mechanismus wie bei einer neuralgischen Schulteramyotrophie (s. S. 249) angenommen.

Läsionen im Ellenbogenbereich

Zum Lähmungsbild gehört nebst der typischen Krallenhand auch ein Befall der Mm. flexor carpi ulnaris und des ulnaren Anteiles des flexor digitorum profundus. Die Sensibilität ist an der Hand sowohl im Bereiche des volaren wie auch des dorsalen sensiblen Astes befallen. Näheres s. oben. Liegt keine mechanische Durchtrennung, sondern lediglich eine chronische Druckschädigung oder eine anatomische Veränderung des Sulkus vor, dann ist der motorische Ausfall der ulnaren Beuger am Vorderarm oft sehr geringfügig und die Sensibilitätsstörung am Kleinfinger am deutlichsten. Der unterschiedliche Befall der Fas-

Tabelle 6.27   Ätiologien bie 314 Fällen von Ulnarisparese (aus *M. Mumenthaler*: Die Ulnarisparesen. Thieme, Stuttgart 1961)

	Männer	Frauen	Männer und Frauen
Läsionen am Ellenbogen			
Processus supracondylaris humeri mit eigentlicher Ulnarisparese	3	1	4
Processus supracondylaris humeri ohne eigentliche Ulnarisparese	3	5	8
Spätparese nach Ellenbogenfraktur	36	7	43
Spätparese ohne sichere Fraktur	24	3	27
Parese bei Arthrose, Chondromatose und Ganglion des Ellenbogens	26	4	30
Mehr oder weniger unmittelbar posttraumatische Paresen	18	10	28
Druckparesen (ausgenommen bei Bettlägerigen)	16	7	23
Druckparesen (bei Bettlägerigen)	35	9	44
Ulnarisluxation mit Parese	36	5	41
Ulnarisluxation ohne eigentliche Parese	41	9	50
Parese bei abnormer funktioneller Belastung des Ellenbogens	9	7	16
Läsionen am Vorderarm	2	1	3
Läsionen an der Handwurzel	25	9	34
Fälle von Parese mit ungeklärter Pathogenese	43	18	61
Total	317	95	412*

* Da in einzelnen Fällen mehr als eine Ätiologie vorliegt, ist das Total größer als die Zahl der Fälle

zikel des Ulnaris im Sulkus kann auch elektromyographisch nachgewiesen werden.

Ursächlich sind neben den Fällen nach *direktem stumpfem Trauma* bei Schlag auf die Innenseite des Ellenbogens und bei Schnittverletzungen hier auch die *primäre Ulnarisschädigungen bei Frakturen* des Condylus medialis oder der Trochlea zu nennen, seltener bei suprakondylären Frakturen. Man findet solche primäre Ulnarisläsionen bei fast 4 % der Frakturen des distalen Humerusendes (781) und sogar bei 15–17 % der suprakondylären Humerusfrakturen im Kindesalter. Dennoch sind solche primäre Ulnarisschädigungen bei Frakturen wesentlich seltener als Läsionen anderer Nerven. Die Prognose der unmittelbar bei einer Fraktur auftretenden Ulnarislähmungen ist im ganzen gut, und es ist nur ausnahmsweise nötig, operativ zu revidieren.

Aber auch *iatrogen* kann der N. ulnaris im Sulkus z.B. durch eine hier gesetzte Leitungsanästhesie geschädigt werden. Deswegen wird übrigens auch die Wahl eines anderen Ortes für eine Nervenblockade empfohlen (706).

Sekundäre Paresen nennt man jene Fälle, bei welchen die Lähmung einige Wochen bis einige Monate nach der Fraktur aufgetreten ist. Sekundäre Nervenlähmungen betreffen selten den Ulnaris. In solchen Fällen ist die chirurgische Intervention und die Volarverlagerung des Nervs in die Ellenbeuge (S. 353) am Platze.

Die überwiegende Mehrzahl aller *operativen N. ulnaris Läsionen* erfolgen im Zusammenhang mit der operativen Versorgung ellenbogengelenksnaher Frakturen und Luxationsfrakturen. Supra-, dia- und transkondyläre Humerusfrakturen, Abrißfrakturen des Epicondylus medialis mit Luxation, Trümmerbrüche der gelenktragenden Elemente sowie Ellenbogen-, Radiusköpfchen- und Monteggia-Frakturen, führen bei ihrer Reposition bzw. Osteosynthese des öfteren zu einer Schädigung des benachbarten N. ulnaris, z.T. in Kombination mit einer solchen des N. radialis. Fast die Hälfte der eigenen Beobachtungen traten nicht bei der Erstoperation sondern anläßlich einer Reosteosynthese oder Korrektursteotomie bzw. bei der Metallentfernung auf.

Nach Anlage einer *a.v. Fistel,* zwischen A. brachialis und Unterarmvenen, entwickelt ein kleiner Teil der Patienten eine progrediente Ulnarisparese (begleitet von Ausfällen der Nn. medianus und radialis). Die Symptomatik beginnt in der Regel innerhalb einiger Tage mit Parästhesien oder Schmerzen, die nach Wochen bis Monaten von sensomotorischen Ausfallserscheinungen gefolgt sind. Nach Entfernung der Fistel resultiert in der Regel eine Besserung, jedoch können persistierende Störungen zurückbleiben. Die Ursache dieser Komplikation ist ungeklärt, zumal nur ein kleiner Teil der betreffenden Patienten diese Komplikation entwickelt und bei dieser Gruppe keine Risikofaktoren erkennbar sind (1316).

Druckläsionen sind die häufigste Ursache der Ulnarisparesen am Ellenbogen. Gelegentlich tritt dies nach einer *Narkose* in Erscheinung, wobei eine Lagerung des abduzierten gestreckten Armes mit gleichzeitiger Supination des Vorderarmes den Druck auf den Sulcus vermeidet (463). Besonders groß ist diese Gefahr bei einem flachen Sulcus bzw. einer Luxation des Nervs aus dem Sulcus. Begünstigt werden solche Druckschädigungen durch die intraneurale Topographie an dieser Stelle, mit Aufbau aus einem großen Faszikel und spärlichem epineuralen Bindegewebe (1170). Eine gleichzeitig vorhandene Luxation trägt zum Auftreten der Lähmung bei. Drucklähmungen des N. ulnaris in Allgemeinnarkose machen 10–25 % aller Ulnarisparesen aus und stellen eine der häufigsten lagerungsbedingten Lähmungen dar. Die Prognose der lagerungsbedingten Ulnarisparesen ist im allgemeinen günstig, mit völliger oder weitgehender Rückbildung der Lähmungen innerhalb eines halben Jahres. Funktionsbeeinträchtigende Restparesen sind bei etwa 20 % der Patienten zu erwarten.

Unter 226 in Zusammenhang mit operativen Eingriffen entstandenen peripheren Nervenläsionen waren 14 Lagerungsschäden, wovon nur einer den N. ulnaris betraf (463). In einer prospektiven Studie wurden 6538 operierte Patienten auf einen Ulnarisschaden genau untersucht. Bei 17, also bei 0,26 %, fand sich eine Ulnarisläsion. Diese Patienten wiesen beidseits, also auch auf der nicht betroffenen Seite, eine verzögerte Erregungsleitung im Sulcus auf, so daß eine Prädisposition vermutet wird. 1/3 der Fälle zeigte auch später noch Symptome (9). Eine eventuell beidseitige Ulnarisparese (und übrigens auch eine Plexusläsion, s. dort) kann bei Eingriffen, z.B. Diskushernienoperationen in Knie-Ellenbogen-Lage (sogenannte „Häschenstellung"), entstehen. Ob hierbei eine latente Vorschädigung des Nervs in der Ulnarisrinne von pathogenetischer Bedeutung ist (9) erscheint fraglich; eher sind die genannten anatomischen Varianten als disponierende Faktoren anzusehen. Solche Lagerungen, die aus Sicht des Patienten ungewöhnlich und mit einem wiederum für den Patienten unvorhersehbaren Risiko verbunden sind, unterstehen der ärztlichen Aufklärungspflicht (1190).

Bei *Syringomyelie* finden sich, nebst ulnarispareseähnlichen, aber medullär bedingten Bildern, an den Händen auch echte Ulnarisparesen. Diese können entweder Folge einer Arthropathie des Ellenbogens sein (781) oder aber echte mechanische Neuropathien mit verzögerter Erregungsleitung im Sulcus bei unkontrollierter mechanischer Belastung des Nervenstammes wegen Ausfalls nozizeptiver Mechanismen.

Auch das *Aufstützen des Ellenbogens* auf eine harte Unterlage bei bestimmten Arbeiten (781), bei längerem Bedienen des Telefons usw. kann zu einer Drucklähmung des Nervs führen. Bei Hohlglasschleifern, welche mit flektiertem und aufgestütztem Ellenbogen arbeiten, wies rund die Hälfte Ulnarissymptome auf (1307). Eine besondere Kategorie stellen die Druckparesen des N. ulnaris bei *Bettlägerigen* dar (781). Hierbei spielt es keine Rolle, aus welchen Gründen der Patient bettlägerig ist, und auch nicht, wie schwer krank er war. Meist treten nach Tagen bis Wochen Parästhesien und Einschlafgefühl der 2 ulnaren Finger auf, und manche Patienten geben eine gewisse Dolenz an der Ellenbogeninnenseite an. Später treten eine motorische Schwäche und Muskelatrophien an der Hand hinzu. Die Seite der Lähmung entspricht in den meisten Fällen derjenigen Seite, auf welcher das Nachttischchen neben dem Bett des Patienten stand. Bei der Untersuchung fällt neben der mehr oder weniger ausgeprägten Ulnarisparese oft eine Druckempfindlichkeit des Nervs im Sulcus auf.

Luxation des Ulnarnerven aus dem Sulcus

Auf diese Besonderheit muß bei Läsionen am Ellenbogen besonders sorgfältig geachtet werden. Die *Häufigkeit* dieser Anomalie ist weitaus grösser als allgemein angenommen wird. Unter 1200 19jährigen Rekruten der Schweizer Armee fanden wir bei 4,3 % eine beidseitige, spontane vollständige Luxation des Ulnarnervs beim Beugen des Ellenbogens, wobei der Nervenstamm dann bis auf die Spitze des Epicondylus medialis oder gar ventral davon zu liegen kam (M.M.). Eine solche Ulnarisluxation war zwar bei jenen jungen Männern (noch) asymptomatisch, sie ist aber später ein wichtiges pathogenetisches Moment für das Zustandekommen von Ulnarissymptomen. Manche Menschen mit abnorm empfindlichem Narrenbein gehören hierhier.

Daß der Ulnarnerv im Sulcus übrigens häufig akut mechanisch gereizt wird, ergibt sich schon daraus, daß jede Sprache hierfür eine eige-

Abb. 6.101 Luxierender N. ulnaris rechts. Der Nerv gleitet beim Beugen des Ellenbogens spontan über den Epikondylus nach vorn (aus M. Mumenthaler: Die Ulnarisparesen. Thieme, Stuttgart 1961).

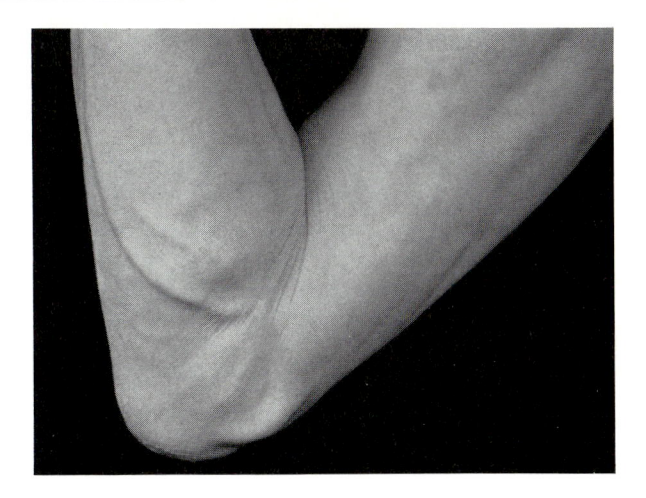

ne *volkstümliche Bezeichnung* hat. Auf Deutsch ist es das ‚Narrenbein', in der Schweiz spricht der Berner vom ‚Suribei', der Österreicher vom ‚Damischen Aderl'. Der Franzose nennt dies ‚le petit juif', der Engländer ‚the funny bone'. Die italienische Bezeichnung ‚il mal della vedova' (der Witwenschmerz) deutet das rasche Abklingen des intensiven Schmerzes an.

Das Luxieren des Nerven kann gelegentlich *inspektorisch* bei gebeugtem Ellenbogen schon sichtbar sein (Abb. 6.**101**). Es ist bei geeigneter *Untersuchungstechnik* immer nachweisbar. Hierfür sitzt der Untersucher dem Patienten gegenüber und betastet von innen her den Sulkus (am rechten Ellenbogen des Patienten mit der eigenen rechten Hand, am linken mit der linken Hand). Er hält mit der anderen Hand den Arm des Patienten so, daß sein Ellenbogen etwa in einem rechten Winkel gebeugt ist (Abb. 6.**102**). Es braucht etwas Übung, um den N. ulnaris durch die Palpation richtig zu erkennen und ihn in seinem Kaliber und in seiner Beweglichkeit zu beurteilen. Bei vollständiger Luxation kann man bei maximalem Beugen des Ellenbogens bei mageren Individuen manchmal den Nervenstrang an der Ellenbogeninnenseite über den Epicondylus medialis nach volar schnellen sehen. Solche Fälle von Ulnarisluxation sind so gut wie immer angeboren und beidseitig. Die traumatischen Fälle sind die große Ausnahme, und meistens wird es so sein, daß ein Trauma einen auf kongenitaler Basis luxierenden Nerv getroffen hat und dadurch erst die Luxation Beschwerden zu machen begann. Die Untersuchung der Gegenseite ist in solchen Fällen sehr wesentlich.

Vielfach bleibt eine Ulnarisluxation zeitlebens symptomlos. Die *Häufigkeit von Beschwerden* ist in Tab. 6.**28** zusammengefaßt. In einer großen Gruppe von Fällen traten *trophische Störungen* im ulnaren Handbereich und am Kleinfinger auf, die wir als Ausdruck der chronischen Ulnarisreizung interpretieren möchten. Hierzu gehören die Dupuytren-Kontrakturen, Klino- und Kamptodaktylien sowie Deformationen des Kleinfingernagels (781). Auf den Zusammenhang der Dupuytren-Kontraktur mit einer chronischen Nervenreizung wird auf S. 367 noch kurz hingewiesen werden. In anderen Fällen haben die Pati-

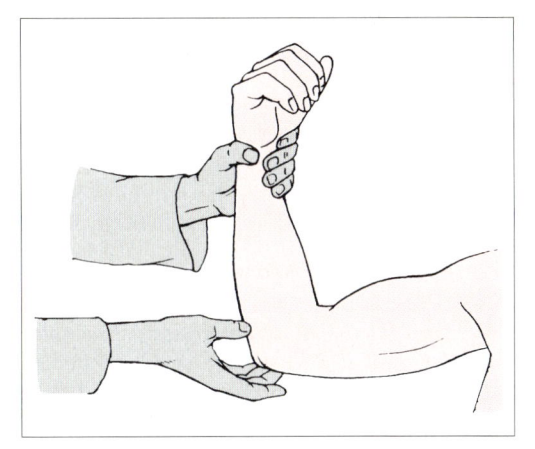

Abb. 6.102 Untersuchung auf Ulnarisluxation. Untersucher und Patient sitzen einander gegenüber. Der Arm des Patienten ist etwa rechtwinklig gebeugt. Der Sulkus wird am rechten Arm des Patienten mit der rechten Hand, am linken Arm mit der linken sorgfältig abgetastet.

Tabelle 6.**28** Hauptsymptome bei 91 Fällen von Ulnarisluxation (aus M. Mumenthaler: Die Ulnarisparesen. Thieme, Stuttgart 1961)

Motorische und sensible Ulnarisparese	28 (6 beidseits)
Nur sensible Ulnarisparese	10
Nur motorische Ulnarisparese	3
Dupuytren-Kontraktur	23 (22 beidseits)
Kleinfingerdeformitäten	16
„Knuckle pads"	1
Nur subjektive Symptomatologie	14
Total	95*

* in einzelnen Fällen war mehr als ein Symptom vorhanden

enten mit Ulnarisluxation nur gelegentlich subjektiv *Parästhesien*. Schließlich finden sich alle Abstufungen von *Ulnarislähmungen* – auch beidseitige –, wobei in einzelnen Fällen zur Luxation als weiteres pathogenes Moment eine Druckwirkung oder eine abnorme Beanspruchung des Ellenbogens hinzukommt.

Die *Therapie der Ulnarisluxation* besteht in der Vermeidung der zusätzlichen pathogenen Momente, im Tragen eines gut sitzenden Polsters an der Ellenbogeninnenseite, das den luxierenden Nerv vor Druck schützt, und in möglichster Vermeidung der Ellenbogenbeugehaltung. Dies kann z.B. in der Nacht durch eine innen gepolsterte Kartonröhre erreicht werden, die als Hülse über den Arm gestülpt wird. Es wird nur selten – z.B. bei immer wieder rezidivierenden Störungen oder wenn eine Vermeidung von Druckschädigungen aus äußeren Gründen nicht möglich erscheint – nötig sein, den Nerv operativ nach volar zu verlagern (S. 353). Bei einem solchen Eingriff kann unter Umständen das Luxieren des Ulnarnervs sehr gut demonstriert werden (Abb. 6.**103**).

Andere pathologische Veränderungen am Ellenbogen

Hierzu gehören *Veränderungen des perineuralen Bettes im Sulkus.* Dazu ist schon die sekundäre Lähmung nach Frakturen zu zählen, hierzu gehören aber vor allem die *Spätparesen nach alter Ellenbogenfraktur und -luxation* (781, 870). Auch die Lähmungen bei *Arthrosen und Chondromatosen* des Ellenbogens gehören hierher. *Seltenere Ursachen* sind z.B. ein persistierender M. epicondyloolecranicus oder eine bei Japanern beschriebene Hypoplasie der Trochlea (1183). Allen ge-

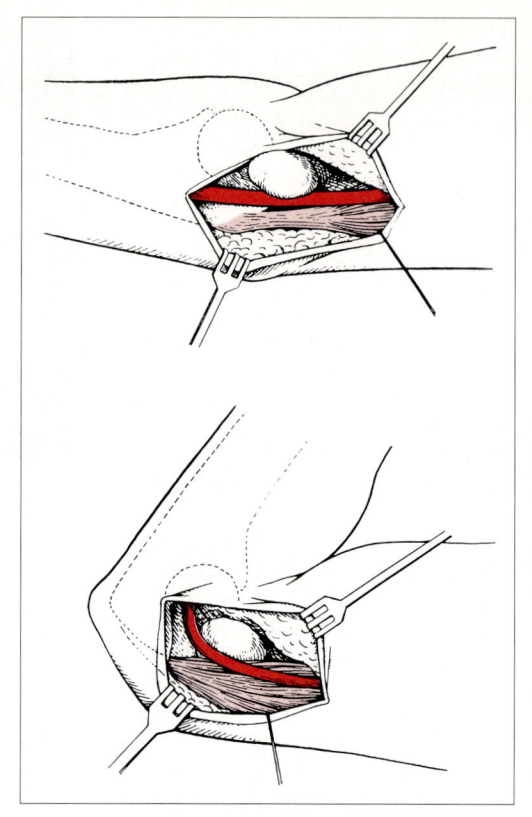

Abb. 6.**103** Mechanismus der Ulnarisluxation am Ellenbogen. In Streckstellung (oben) liegt der Nerv regelrecht im Sulkus hinter dem Epicondylus medialis. In Beugestellung wird der mediale Anteil des M. triceps in den Sulkus hineingezogen und verdrängt so den Nerv aus seinem Bett (unten). Bei Insuffizienz des Lig. collaterale ulnare (in der Zeichnung weggelassen) kommt es dadurch zu einer Luxation des Nervs (Zeichnung nach zwei Operationsphotographien).

meinsam ist *klinisch* die langsam progrediente Parese, wobei die Patienten erfahrungsgemäß meist zufällig eine Atrophie des 1. Spatium interosseum sehen oder gar erst durch ihre Umgebung darauf aufmerksam gemacht werden. Die *Muskelatrophie* und die *Parese* sind in der Regel ausgeprägter als die Sensibilitätsstörungen, die in Ausnahmefällen sogar ganz fehlen können. Manchmal ist dem Beginn der Symptome eine Zeit vermehrter Beanspruchung des Ellenbogens, selten auch ein lokales Trauma vorausgegangen. Nur ausnahmsweise klagen die Patienten über *Schmerzen* im Ellenbogenbereich. Solche Fälle werden dann gelegentlich als „Epicondylitis medialis" bzw. „ulnaris" bezeichnet (1054). Bei der Spätparese nach alten Ellenbogenverletzungen liegt eine Fraktur oder Luxation in der Regel Jahre oder gar Jahrzehnte zurück. Auffallend ist der oft nur *geringfügige Ausfall* der ulnarisinnervierten *Flexoren am Vorderarm*, selbst bei vollständigem Befall der Ulnarismuskeln an der Hand.

Für die Diagnose wesentlich ist in solchen Fällen die sorgfältige *palpatorische Beurteilung des Nervs* im Sulkus (s. Abb. 6.**102**), wobei immer mit der Gegenseite verglichen werden muß. Bei einiger Übung wird es gelingen, eine Verdickung des Nervenstranges zu tasten und eine abnorme Fixierung an seine Umgebung oder eine abnorme Druckempfindlichkeit festzustellen. Der Ellenbogen selber ist in der Regel deformiert und in seiner Beweglichkeit eingeschränkt. Vielfach, aber keineswegs immer liegt ein Valgus des Ellenbogens vor. In den meisten Fällen bestätigt das *Röntgenbild* eine alte Fraktur oder eine arthrotische Veränderung des Ellenbogengelenkes. Die Bedeutung eines pathologischen Röntgenbefundes wird im einzelnen Falle zusammen mit den übrigen klinischen Elementen abgeschätzt werden müssen. Manchmal vermag eine tangentiale Aufnahme des Sulkus diskrete Veränderungen aufzudecken (Abb. 6.**104**). In manchen Fällen wird aber eine chronische Schädigung durch perineurale Prozesse im Sulkus auch ohne röntgenologisch faßbare Veränderungen vorkommen, so z.B. bei intra- oder extraartikulären *Ganglien* oder bei Verwachsungen aufgrund *perineuraler Hämatome*, alter Weichteilwunden oder alter infektiöser Prozesse der Umgebung. In solchen Fällen vermag heute die Computertomographie wertvolle Informationen zu vermitteln (549).

Gerade bei einem Prozeß im Sulkus spielt die *elektromyographische Untersuchung* eine wichtige Rolle. Sie erlaubt eine präzise Lokalisation des Läsionsortes. So kann z.B. die meist geringere Beteiligung der Vorderarmmuskeln nachgewiesen werden. Dennoch erweist sich die sorgfältige nadelmyographische Untersuchung des M. flexor carpi ulnaris als wertvolles Element für die Beurteilung des Läsionsortes des N. ulnaris. Bestimmt man sowohl die motorische Erregungsleitung als auch die sensible, dann gelingt es damit, in 95 % der Fälle eine Läsion im Sulkusbereich zu dokumentieren. Sorgfältige Bestimmungen der Normalwerte liegen vor, wobei auf die Bedeutung der Ellenbogenstellung, in welcher die Erregungsleitungsbestimmungen durchgeführt werden, hinzuweisen ist (557).

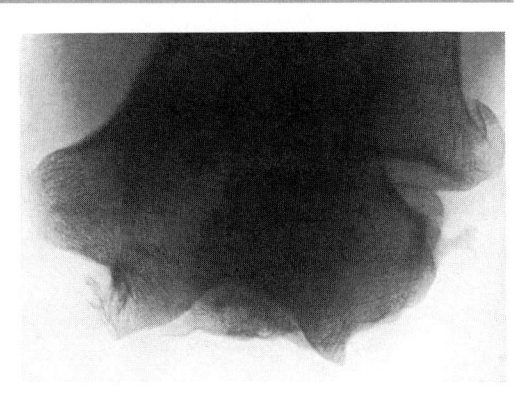

Abb. 6.**104** Ellenbogenarthrose rechts. In der tangentialen Röntgenaufnahme ist u.a. die in den Sulcus n. ulnaris (links im Bild) hineinragende arthrotische Zacke sichtbar (aus M. Mumenthaler: Die Ulnarisparesen. Thieme, Stuttgart 1961).

Bei all diesen chronischen Schädigungen des Ulnarnervs durch perineurale Prozesse im Sulkus ist die Behandlung operativ. Beim Eingriff findet sich in der Regel eine spindelige Auftreibung des Nervs im Sulkus, vor allem proximal von der eigentlichen Einschnürung, die als *Pseudoneurom* bezeichnet wird (Abb. 6.**105**). Es handelt sich um die Folge einer diffusen Zunahme des endoneuralen Bindegewebes, das nicht etwa mit einem echten Neurom verwechselt oder gar reseziert werden darf. Siehe auch Ausführungen zur chirurgischen Therapie auf S. 353.

So schlecht die Prognose ohne operativen Eingriff ist, so gut erholen sich die operierten Patienten, sofern die Parese vor dem Eingriff nicht allzu lange in ausgeprägter Form bestanden hatte (781). Die Zeit, die zwischen dem alten Trauma und dem Auftreten der Ulnarissymptome verstrichen war, spielt keine Rolle für die Indikationsstellung zur Operation und für die Prognose.

Es ist wenig bekannt, daß auch eine über viele Tage oder Wochen *andauernde Beanspruchung des Ellenbogens* durch gehäufte Beuge- und Streckbewegungen unabhängig von einer Luxation des Nervs zu einer Ulnarisparese führen kann. Ein derartiger Mechanismus liegt bei gewissen Fabrikarbeiten vor, z.B. bei der Bedienung der Hebel einer Bohr- oder Stanzmaschine (Abb. 6.**106**). Dies ist verständlich, wenn man sich noch einmal die *funktionelle Anatomie des Sulcus n. ulnaris* vergegenwärtigt (781). Während in Streckstellung der Nerv im Sulkus reichlich Platz hat und wegen des natürlichen Valgus an dessen Innen-

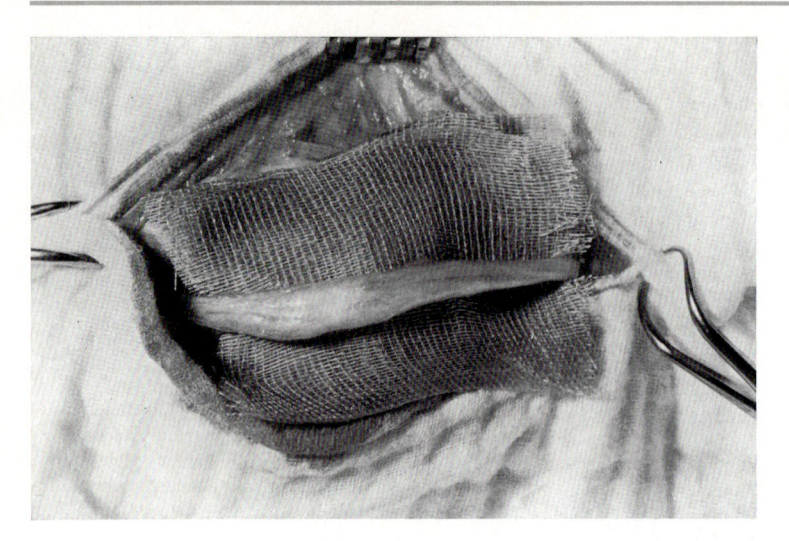

Abb. 6.105 Pseudoneurom des N. ulnaris. Spätparese bei (traumatischer?) Ellenbogenarthrose (aus M. Mumenthaler: Die Ulnarisparesen. Thieme, Stuttgart 1961).

seite liegt, wird in der Beugestellung der Valgus aufgehoben. Schon dadurch wird der Nerv nach medial gegen den Epikondylus gedrängt. Vor allem aber wird beim Beugen der mediale Trizepskopf in den Sulkus hineingezogen, schiebt sich von der Olekranonseite her unter den Nerv und hat die Tendenz, ihn aus seinem Bett nach medial herauszudrängen (s. Abb. 6.**103**). Dies wird normalerweise durch das Lig. collaterale ulnare verhindert, welches den Sulkus quer zur Verlaufsrichtung des Nervs überbrückt und bei der Beugebewegung noch zusätzlich angespannt wird (781). Während dies einerseits der natürlichen Tendenz zur Luxation des Nervs entgegentritt, wird andererseits der Nerv selbst bei jeder Beugebewegung des Ellenbogens erst recht zwischen tiefertretendem Trizeps und dem Lig. collaterale ulnare gequetscht. Daß hierdurch praktisch bei jedem beschwerdefreien Individuum eine chronische Schädigung des Nervs bewirkt wird, ergibt sich aus der in diesem kurzen Segment so gut wie immer verzögerten Erregungsleitungsgeschwindigkeit. Druckmessungen an der Leiche haben ergeben, daß der intraneurale Druck im Ulnarisstamm im Kubitalkanal in Streckstellung nur 7 mmHg beträgt, während er in Rechtwinkelstellung auf 11–14 mmHg, in maximaler Beugestellung bei gleichzeitig erhobenem Arm und extendiertem Handgelenk sogar auf 46 mmHg anstieg (872). Auch histologische Untersuchungen bei Autopsien von Individuen, die zu Lebzeiten keinerlei Symptome aufwiesen, haben mit großer Regelmäßigkeit eine Vermehrung des Bindegewebes im Nerv ergeben sowie bei fast der Hälfte der Fälle auch Veränderungen der Nervenfasern (809). Peroperativ konnte der Druck in 10 Fällen von Ulnarispathologie am Ellenbogen zwischen dem Nerv und der Sehnenarkade des Lig. collaterale ulnare gemessen werden (1285). Während er in Streckstellung zwischen 0–19 mmHg betrug, stieg er beim Beugen oder bei isometrischer Kontraktion des M. flexor carpi ulnaris auf Werte bis über 200 mmHg. Man könnte in solchen Fällen von einem Kubitaltunnelsyndrom sprechen (781, 1265). Dieses kann auch beidseitig auftreten. Auch elektrophysiologisch läßt sich der Ort der Läsion nachweisen. Spontan oder aber bei zusätzlicher Beanspruchung kann es auch zur funktionellen Dekompensation mit lokalen Schmerzen, Parästhesien und Paresen kommen. Nach unserem Dafürhalten müssen derartige Fälle als Berufskrankheit von den Sozialversicherungen anerkannt werden.

Therapeutisch führt die Unterbrechung der pathogenen Tätigkeit ohne weitere Maßnahmen in der Regel zum Verschwinden der Beschwerden. Dies bewies auch die Analyse von 128 konservativ behandelten Fällen (263). Dies gilt besonders für Patienten, die lediglich subjektive Symptome oder höchstens sehr diskrete elektrophysiologische Anomalien aufwiesen. Auch eine nächtliche Schienung des Ellenbogens wird als konservative Therapie empfohlen (1071).

Bei fehlender Spontanbesserung findet sich bei einer *operativen Exploration* eine Kompressi-

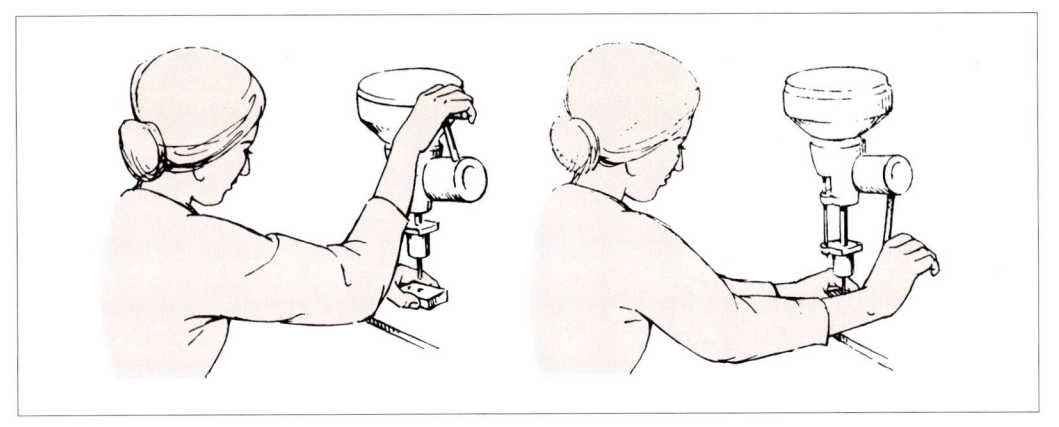

Abb. 6.**106**a u. **b** Gewisse Arbeiten, z.B. an der Bohrmaschine, bedingen sehr häufige Beuge- und Streckbewegungen des Ellenbogens. Die hierdurch verursachte Mikrotraumatisierung des N. ulnaris im Sulkus durch das Tiefertreten des M. triceps kann zu einer Ulnarisparese führen (vgl. auch Abb. 6.**103**) (Zeichnung nach einer Photographie).

on des Nervs unter der straffen bindegewebigen Arkade zwischen Epicondylus medialis humeri und Olekranon. Ziemlich regelmäßig läßt sich proximal davon eine Auftreibung des Nervs feststellen. Allerdings dürfte eine operative Intervention nur selten notwendig sein. Wenn ein operatives Eingreifen bei progredienter Symptomatologie einmal nötig ist, so genügt fast immer die einfache Dekompression mit Durchtrennung der straffen bindegewebigen Arkade, die am besten bei Ellenbogenflexion von 90° sichtbar ist (29). Die beim Vorliegen eines Pseudoneuroms mancherorts geübte mikrochirurgische interfaszikuläre Neurolyse scheint nach elektrophysiologischen Verlaufsuntersuchungen nicht sinnvoll (819).

Die bei Ulnarisrinnensyndromen häufig erfolgende Volarverlagerung des N. ulnaris, ist nicht selten von einer Zunahme der präoperativen Reiz- und Ausfallserscheinungen gefolgt. Außer einer unvorsichtigen Mobilisation des Nervs aus seinem Bett, dürfte hierfür in erster Linie eine nicht weit genug nach proximal reichende Verlagerung vor das Septum intermusculare brachii mediale verantwortlich sein. In diesem Fall reitet der Nerv auf dem scharfen Rand des Septums, und kann hierdurch eine weitere Schädigung erfahren. Erfolgt die Mobilisierung nicht weit genug nach kaudal, kann der Nerv abgeknickt werden und bei jeder Beugung im Ellenbogengelenk eine Mikrotraumatisierung erfahren. Umgekehrt birgt die langstreckige Mobilisation die Gefahr einer ischämischen Nervenschädigung, da hierbei Vasa nervorum geopfert werden müssen. In Fällen von Sulcus-ulnaris-Syndromen ohne anatomische Veränderung in der Ulnarisrinne, empfiehlt es sich aufgrund dieser Gefahren den Nerv in seinem Bett zu belassen und lediglich eine äußere Neurolyse in Kombination mit einer Spaltung des Eingangs zum Kubitaltunnel durchzuführen.

Bei Eingriffen im Bereich der Ulnarisrinne, kann auch der unmittelbar benachbarte N. cutaneus antebrachii medialis verletzt und zur Ursache schmerzhafter Parästhesien werden, so daß bei der Präparation besondere Vorsicht in Bezug auf eine Schonung dieses Hautnervs angebracht ist.

Seltenere Ursachen einer Läsion am Ellenbogen. Hier sei eine zunächst isolierte Ulnarisparese bei *Lepra* erwähnt (S. 109). Eine Neurolyse und Volarverlagerung führt zur Verminderung der Schmerzen und manchmal auch zu einer motorischen Erholung. Auch *Nervenischämien* bei Gefäßerkrankungen oder bei embolischen Arterienverschlüssen im Rahmen einer bakteriellen Endokarditis können zu einer Mononeuropathie des Ulnaris führen. Wir sahen eine Ulnarisparese nach *Röntgenbestrahlung der Ellenbogenregion* (1111).

Läsionen am Vorderarm

Das hierbei entstehende Lähmungsbild ist auf S. 340 dargelegt worden. Ursächlich sind traumatische Ursachen hier seltener, da der Nerv allseitig von Muskeln geschützt in der Tiefe liegt. Immerhin sind 51 % der Nervenverletzungen bei Vorderarmfrakturen Ulnarisläsionen. Neben solchen direkten traumatischen Läsionen des Nervs kann es im Anschluß an Frakturen der Vorderarmknochen selten einmal zur Entwicklung eines Aneurysmas der A. ulnaris mit sekundärer Ulnarisparese oder nach Vorderarmfraktur zu einer sekundären narbigen Einschließung des Nervs kommen. In solchen Fällen ist dann eine Neurolyse am Platze.

Der sensible *R. dorsalis n. ulnaris*, der in sehr wechselnder Höhe im Vorderarmbereich vom Hauptstamm abgeht und über die Ulnarkante nach dorsal zieht, kann traumatisch isoliert geschädigt werden. Dies führt dann zu einem Sensibilitätsausfall dorsal an der ulnaren Handkante und an den 2 ulnaren Fingern bis zum 1. Interphalangealgelenk (s. Abb. 2.**6** und 6.**87**). Eingriffe an der Ulnarseite des distalen Unterarms, z.B. Shunt- und Ganglienoperationen, führen nicht selten zu einer Verletzung des sensiblen R. dorsalis mit konsekutiven Sensibilitätsstörungen und teilweise Schmerzen am ulnaren Handrücken. Eine solche Sensibilitätsstörung kann auch einmal durch ein zu enges Uhrenarmband oder als *Fesselungslähmung* auftreten.

Läsionen am Handgelenk

Das Lähmungsbild kann aus der anatomischen Darstellung der topographischen Verhältnisse in dieser Zone abgeleitet werden und ist auf S. 340 im einzelnen beschrieben worden.

Ursächlich wird der N. ulnaris am Handgelenk relativ oft durch ein *direktes Trauma*, insbesondere durch Schnittverletzungen, betroffen. Aber auch rund 10 % der nicht unmittelbar traumatischen Ulnarisparesen werden durch eine Läsion an der Handwurzel bewirkt (vgl. Tab. 6.**27**). Neben direkten Verletzungen durch Schlag, Schnitt oder sogar Stich einer Eisscherbe kommen vor allem *chronische Druckläsionen* durch Arbeitsinstrumente in Frage. Die auf S. 330 erwähnten Radfahrerlähmungen sind in erster Linie durch eine distale Ulnarisparese gekennzeichnet (447, 781). Diese kann isoliert den R. profundus treffen und ist dann rein motorisch (447). In einer Reihe von Fällen findet sich bei der Exploration ein *Ganglion*. Ein solches kann durch eine CT-Untersuchung auch präoperativ nachgewiesen werden (405). Als *seltene Ursachen* wurden z.B. eine stark geschlängelte und sklerotische, erweiterte A. ulnaris (1064) oder eine Schlinge einer Begleitarterie im Guyon-Kanal beschrieben, ebenfalls ein intraneurales Ganglion, eine karpometakarpale Dislokation, eine Nervengeschwulst, ein Schaltknochen oder eine Riesenzellgeschwulst. Eine Rarität stellt eine (beidseitige) anatomische Variante dar, bei welcher der N. ulnaris zusammen mit dem N. medianus durch den Karpalkanal verläuft (325) und Anlaß zu beidseitigen Ulnarissymptomen gib. Ein Diabetes wird gelegentlich Teilursache für das Auftreten einer isolierten Parese des R. profundus n. ulnaris sein. An eine Fraktur des distalen Vorderarmendes mit Beeinträchtigung des Radioulnargelenkes (Colles-Fraktur) kann sich mit oder ohne Latenz eine Beeinträchtigung des N. ulnaris in der Guyon-Loge anschließen, die auch vorwiegend sensibel sein kann und durch Spaltung des Lig. carpi palmare über der Loge korrigierbar ist. Unter 565 solchen Frakturen fanden sich 6 Ulnarisparesen (214). Manchmal läßt sich allerdings *keine faßbare Ursache* eruieren, und man spricht dann mit Bezug auf die topische Lokalisation der Schädigung am Nerv von einem „*Syndrome de la loge de Guyon*" (434, 781, 810, 1143).

Die Therapie richtet sich naturgemäß nach der Pathogenese. Wenn eine chronische Druckschädigung vorliegt, genügt die *Unterbrechung der pathogenen Tätigkeit*. Ist dies nicht möglich, kann ein Arbeitshandschuh mit ausgiebiger *Polsterung* (eventuell unter Einschaltung einer Metallplatte zur Verteilung des Drucks) verwendet werden. Unter diesen Maßnahmen bilden sich die Druckparesen fast immer zurück. Ausnahmsweise kann es aber nach langdauernder Druckeinwirkung einmal auch zu Dauerausfällen kommen. Wenn es sich nicht um eine Druckparese handelt und nach 2 Monaten keine spontane Rückbildungstendenz nachweisbar ist, dann ist die sorgfältige *operative Exploration* des N. ulnaris an der Handwurzel angezeigt, wobei vor allem durch Bewegungen der Hand sub operationem bewußt nach einem Ganglion gesucht werden sollte.

Läsionen der Fingernerven

Sensible Ulnarisendäste können ebenso wie Medianusäste an den Fingern geschädigt werden. Eine Läsion der Nn. digitales palmares propii kann durch Schnittverletzungen zustande kommen, jedoch auch durch Gelenkveränderungen oder durch äusseren Druck. Wartenberg hat dieses Phänomen am kleinen Finger als *Digitalgia paraesthetica* bezeichnet.

Therapie

Diese ist z.T. oben schon bei den einzelnen Läsionsursachen und speziellen Syndromen besprochen worden (bei Schädigungen am Ellenbogen s. S. 248 u. 250, bei Schädigungen in der Loge du Guyon s. S. 252).

Chirurgische Therapie

Für diese gelten die allgemeinen Richtlinien mit einer Ausnahme. Durch die Verlagerung des N. ulnaris an die Palmarseite des Ellenbogengelenkes kann man etwa 2 cm an Länge gewinnen. Es ist daher möglich, bei einer Läsion des N. ulnaris im Ellenbogenbereich durch eine Palmarverlagerung einen Defekt von 2 cm spannungslos auszugleichen. Dies gilt bei gestrecktem Ellenbogengelenk. Der Längengewinn ist also relativ gering. Der scheinbare Längengewinn wird größer, wenn man gleichzeitig das Ellenbogengelenk beugt. Dies bedeutet aber, wie im Allgemeinen Teil ausgeführt, die Notwendigkeit einer postoperativen Dehnung. Wir (H.M.) haben daher in den letzten Jahren kaum mehr solche Palmarverlagerungen zum Längengewinn ausgeführt.

Die Darstellung des N. ulnaris erfolgt von einer mitt-seitlichen Inzision an der Medialseite des Oberarmes. Der N. ulnaris liegt dorsal im Nervengefäßbündel, das er im mittleren Drittel verläßt, um hinter das Septum intermusculare zu gelangen. Am Oberarm sind die für die Hand bestimmten Nervenfasern in größeren Faszikeln ventral eingeordnet, die Nervenfasern für den R. dorsalis dorsal und die Nervenfasern für die Unterarmuskeln dorsal radial und dorsal ulnar. Im proximalen Bereich des Unterarmes finden sich die motorischen und sensiblen Fasern für die Hand gemischt in der Mitte und an der radialen Seite des Nervs, die für den R. dorsalis bestimmten Fasern an der Ulnaseite. Im distalen Unterarmbereich hat der R. dorsalis den Nerv bereits verlassen. Die Nervenfasern für den R. superficialis finden sich in der Regel radial, die für den R. profundus ulnar. Am Unterarm und im Handgelenksbereich läßt sich der N. ulnaris am besten von einem mitt-seitlichen Hautschnitt an der Ulnarseite darstellen. Dieser Schnitt kann entsprechend der ulnaren Handkante weitergeführt werden, um die Loge de Guyon und den R. superficialis darzustellen. Auch der Abgang des R. profundus läßt sich so relativ leicht finden. Den weiteren Verlauf des R. profundus kann man von einem Y-förmigen Hautschnitt aus verfolgen, wobei man zwischen den Beugesehnen eingeht und in der tiefen Hohlhandfaszie präparieren muß.

Die heute zu erzielenden Ergebnisse sind gegenüber denen vor 20 Jahren wesentlich verbessert. Dies gilt vor allem für die Wiederherstellung der anatomischen Funktion, obwohl dies in dem üblichen Beurteilungsschema nicht zum Ausdruck kommt. Bei Verwendung des Punkteschemas nach Millesi ergab die Nachuntersuchung von 24 eigenen Fällen (H.M.) mit distalen Ulnarisläsionen, daß 22 Patienten über 90 % der zu erwartenden Funktion erreichten im Hinblick auf die anatomische Funktion. 21 von 24 Patienten erreichten 90 % der für die Sensibilität erwarteten Punktewerte, die beim Ulnaris natürlich eine weniger wichtige Rolle als beim Medianus spielt. Dagegen fiel die Auswertung der zurückgekehrten Kraft wesentlich ungünstiger aus. Nur drei Fälle erreichten über 90 %, 14 Fälle über 75 %, aber 23 der 24 Fälle waren hinsichtlich der Kraft über 50 % des zu erwartenden Wertes.

Auch nach chirurgisch-technisch gut gelungener Nervennaht, besonders bei Verwendung eines Interponates, neigen die regenerierenden Fasern des N. ulnaris zu Fehlsprossung. Dies ist auch verständlich, wenn man bedenkt, daß in dem Nervenstamm Faserbündel zu zahlreichen Handmuskeln enthalten sind. Es kommt dann zur *Mitinnervation und Masseninnervation* (s. S. 45), die bei den hohen Ansprüchen an die Koordination von Feinbewegungen der Finger sich sehr störend auswirken kann. Ähnliches gilt auch in Bezug auf die sensiblen Fasern, was allerdings bei den ulnaren Fingern sich weniger störend auswirkt, als bei den medianusinnervierten Tastfingern.

Ersatzoperationen. Bei irreparablen Ulnarisläsionen sollen durch Ersatzoperationen folgende Funktionen erreicht werden:

1. Beugung der Metakarpophalangealgelenke und Streckung der Interphalangealgelenke der Finger.
2. Stabilisierung des Metakarpophalangealgelenkes des Daumens zur Durchführung eines kräftigen Spitzgriffes.
3. Die Adduktion des Daumens in palmare Abduktion.
4. Die radiale Abstützung des Zeigefingers, um damit einen kräftigen Spitzgriff zu ermöglichen.

Der Ersatz der unter 1. genannten Funktion kann passiv dadurch erreicht werden, daß die Überstreckung der Metacarpophalangealgelenke der Finger verhindert wird. Dann wirken die langen, radialisinnervierten Fingerstrecker auch streckend auf die Interphalangealgelenke. Die Verhinderung der Überstreckung wird am besten durch die sogenannte „Kapsulodese nach Zancolli" erreicht, bei der die palmare Gelenkskapsel der Metakarpophalangealgelenke lappenförmig ausgeschnitten und am Schaft des jeweiligen Metakarpaknochens befestigt wird. Diese Methode entspricht den Anforderungen sehr gut, es kommt allerdings im Lauf von 2 Jahren zu einer Dehnung, so daß die Wirkung wieder verlorengeht. Aus diesem Grund verwende ich (H.M.) diese Methode als Zusatz bei Ulnariswiederherstellungen, um die Zeit bis zur Funktionsrückkehr der kurzen Handmuskeln zu überbrücken.

Die klassische Methode zur Behebung der Krallenhand bei irreparabler Ulnarisläsion ist die Verpflanzung einer oberflächlichen Beugesehne – nach Desinsertion und Zurückziehen in die Hohlhand und entsprechender Spaltung – auf die Seitenzügel der Streckaponeurosen der Finger. Ursprünglich hat man mehrere Sehnen (829, 1125, 152) verpflanzt, dabei aber in der Regel eine zu starke Wirkung erreicht, so daß die Finger in „intrinsic plus Stellung" kamen. Heute verwendet man nur mehr eine Sehne, die in mehrere Zipfel gespalten wird. Bewährt hat sich auch die „Lassomethode nach Zancolli", bei der die oberflächlichen Beugesehnen desinseriert und mit der fibrösen Sehnenscheide so verbunden werden, daß dadurch sogar eine aktive Beugung der MP-Gelenke erreicht wird. Die Stabilisierung des Metakarpophalangealgelenkes des Daumens zur Erzielung eines Spitzgriffes (Ersatz des Flexor pollicis brevis caput profundum) kann durch Verlagerung der oberflächlichen Beugesehne des 4. Fingers erreicht werden, wobei die Verlagerung in der Hohlhand dorsal der Beugesehnen erfolgt, so daß eine rein adduzierende Wirkung in der Hohlhandebene zustande kommt (1219). Der eine Zügel dieser Sehne wird in den Ansatz des M. adductor pollicis eingepflanzt, der zweite Zügel auf die Streckseite des Daumens gebracht und mit der Sehne des Extensor pollicis longus verbunden. Die Adduktion des Daumens kann auch durch Verpflanzung des Extensor carpi radialis longus, oder des M. brachioradialis erreicht werden (152).

Zur Erzielung einer radialen Abduktion des Zeigefingers wird die Sehne des Extensor indicis proprius zur Seitenfläche des Zeigefingers verlagert.

Bei hoher Läsion des N. ulnaris muß zusätzlich die Beugefunktion der Finger 4 und 5 ersetzt werden. Auch bei den Fingern 2 und 3 kann, wenn die tiefen Beuger rein vom Ulnaris innerviert sind, die Beugefunktion im distalen Interphalangealgelenk ausfallen, so daß diese Gelenke überstreckbar werden. In diesen Fällen wird eine Tenodese durch Befestigung der Profundussehne an der Plamarseite der Mittelphalange ausgeführt. Zum Ersatz der Funktion der Fingerbeuger können die Sehnen gelähmter Muskeln Seit-zu-Seit mit solchen, deren Muskeln vom Medianus her innerviert werden, oder verbunden werden. In anderen Fällen wird der M. brachioradialis für diesen Zweck herangezogen.

Kombinierte Läsionen des Medianus und Ulnaris im distalen Bereich stellen kein großes Problem dar, da genügend Kraftspender zur Verfügung stehen. Bei proximalen Läsionen ist die Situation wesentlich schwieriger, da in diesem Fall nur die vom N. radialis innervierten Muskeln für einen Transfer herangezogen werden können. Durch eine Arthrodese des Handgelenkes könnnten alle 3 Handgelenksstrecker freigemacht werden. Eine Arthrodese sollte aber wirklich nur als letzte Möglichkeit in Erwägung gezogen werden. P.W. Brand (127) schlägt folgendes Verfahren vor: Die Sehne des Extensor carpi ulnaris wird auf die Fingerbeuger, die Sehne des Extensor carpi radialis longus auf den Flexor pollicis übertragen. Der Extensor carpi radialis brevis bleibt als Handgelenks-strecker erhalten. Der Brachioradialis wird durch Sehnentransplantate verlängert und zur Beugung der MP-Gelenke der Finger herangezogen. Die Sehne des Extensor indicis proprius wird zur Ulnarseite des Daumens verpflanzt als Adduktor, während die Sehne des Extensor pollicis brevis zur Erreichung einer palmaren Antepulsion und Pronation des Daumens verwendet wird.

Differentialdiagnose

Diese umfaßt zunächst einmal *radikuläre Syndrome C8 und Th1* bzw. eine *untere Armplexusparese*. Diese sind jedoch in der Regel von einer motorischen Schwäche des Thenars sowie der langen Fingerbeuger begleitet. Außerdem ist ein Sensibilitätsausfall C8 nur äußerst selten in der Mitte des Ringfingers begrenzt, während dies praktisch ausnahmslos bei allen peripheren Ulnarislähmungen der Fall ist. Bei *Vorderhornprozessen*, sei es eine chronische spinale Muskelatrophie vom Typus Aran-Duchenne, sei es eine myatrophische Lateralsklerose, ist die Atrophie oft distal an den kleinen Handmuskeln lokalisiert. Sie ist höchstens zu Beginn einseitig, in der Regel bald aber beidseitig, betrifft auch den Thenar, zeigt Faszikulationen, ist nie von Sensibilitätsstörungen begleitet, geht unter Umständen mit einer Reflexsteigerung einher, und es finden sich früher oder später andere Zeichen der Systemaffektion.

Intramedulläre Prozesse, Tumoren, vor allem aber eine Syringomyelie, können zu Atrophien der kleinen Handmuskeln und zu Sensibilitätsstörungen führen. Die Verteilung dieser Ausfälle, das eventuelle Vorliegen einer dissoziierten Sensibilitätsstörung und Zeichen von seiten der langen Bahnen werden auf die richtige Spur führen. Es wird in der Regel nicht schwer sein, eine *distale Prädilektionsparese* eines Armes bei zerebralen Prozessen gegenüber einer Ulnarisparese zu unterscheiden, da ja Atrophien und eine scharf begrenzte Sensibilitätsstörung hierbei fehlen und die Reflexe gesteigert sind.

Übrige Nerven der oberen Extremitäten, insbesondere sensible Nerven

Die bisher nicht aufgezählten Nerven der oberen Extremitäten sind selten lädiert, und ihr Ausfall gibt kaum zu klinisch relevanten Störungen Anlaß. Der Vollständigkeit halber sei noch auf einige Punkte hingewiesen.

N. subclavius

Er bezieht seine Fasern aus C5 und C6 und geht aus dem oberen Primärstrang des Armplexus hervor. Er versorgt lediglich den M. subclavius motorisch und erreicht ihn, indem er ventral von der A. subclavia im hinteren Halsdreieck nach kaudal zieht. Die Funktion des M. subclavius besteht darin, daß er den lateralen Anteil der Klavikula nach kaudal und nach medial zieht und dadurch das Akromioklavikulargelenk stabilisiert. Eine Parese des M. subclavius ist praktisch ohne Bedeutung. Der Nerv wird zwar regelmäßig im Rahmen der Plexusdarstellung gesehen, ich (H.M.) hatte aber noch keine Gelegenheit, eine Operation an diesem Nerv auszuführen.

Hautnerven des Schultergürtels und der oberen Extremitäten

Diese können durch Verletzungen einzeln oder aber zugleich mit anderen Armplexusästen lädiert werden. Die dabei entstehenden Sensibilitätsausfälle sind in Abb. 2.**6**, und Abb. 6.**107** dargestellt worden. Es wurde versucht, jene Strecken herauszuheben, auf welchen die Nerven als isolierte Stämme mit rein sensiblen Fasern vom motorischen Anteil unabhängig verlaufen. Aus dieser Abbildung kann abgeleitet werden, wo eine Läsion zu rein sensiblen Ausfällen führen kann.

Nn. intercostobrachiales

Sie beziehen ihre Fasern aus dem 2., manchmal aus dem 1. und 3. Thorakalsegment und aus dem Fasciculus medialis des Armplexus. Sie durchbohren den M. serratus anterior und innervieren dann die Haut der Axilla und die Innenseite des Oberarmes (zusammen mit den N. cutaneus brachii medialis). Diese Nerven haben insofern Bedeutung, als sie bei Läsionen des Plexus brachialis unverletzt bleiben. Daher ist auch die Innenseite des Oberarmes nicht anästhetisch. In seltenen Fällen, wenn es, z.B. nach Eingriffen am Armplexus gelungen ist, einen Spitzgriff wiederherzustellen, die notwendige Schutzsensibilität aber fehlt, haben wir (H.M.) folgende Operation ausgeführt:
Durch mikrochirurgische Präparation wurden die Faszikel der Nn. digitales des Daumens und des Zeigefingers im N. medianus so weit wie möglich nach proximal verfolgt. Ein N. intercostobrachialis wird dargestellt und so weit wie möglich nach distal verfolgt. Mit Hilfe eines langen Transplantates kann man sensible Fasern des N. intercostobrachialis in das Versorgungsgebiet des N. medianus am Daumen und Zeigefinger bringen. Hierzu s.a. S. 331 f. und Abb. 6.**110**.

N. cutaneus brachii medialis

Dieser stammt aus dem Fasciculus medialis (C8–Th1) und kann ebenfalls zusammen mit dem Armplexus betroffen sein. Er tritt in der Axilla und am Oberarm mit Ästen durch die Faszie und versorgt die Haut in der Achselhöhle und an der medialen Fläche des Oberarmes bis zum Epicondylus medialis. Seine autonome Zone reicht von der Achselhöhle etwa handbreit distalwärts. Der Nerv kann von einem queren Hautschnitt im proximalen Oberarmbereich medial dargestellt und allenfalls auch als Transplantatspender verwendet werden.

N. cutaneus brachii lateralis

Dieser Nerv tritt durch eine Lücke in der seitlichen Obararmfaszie in die subkutane Region der

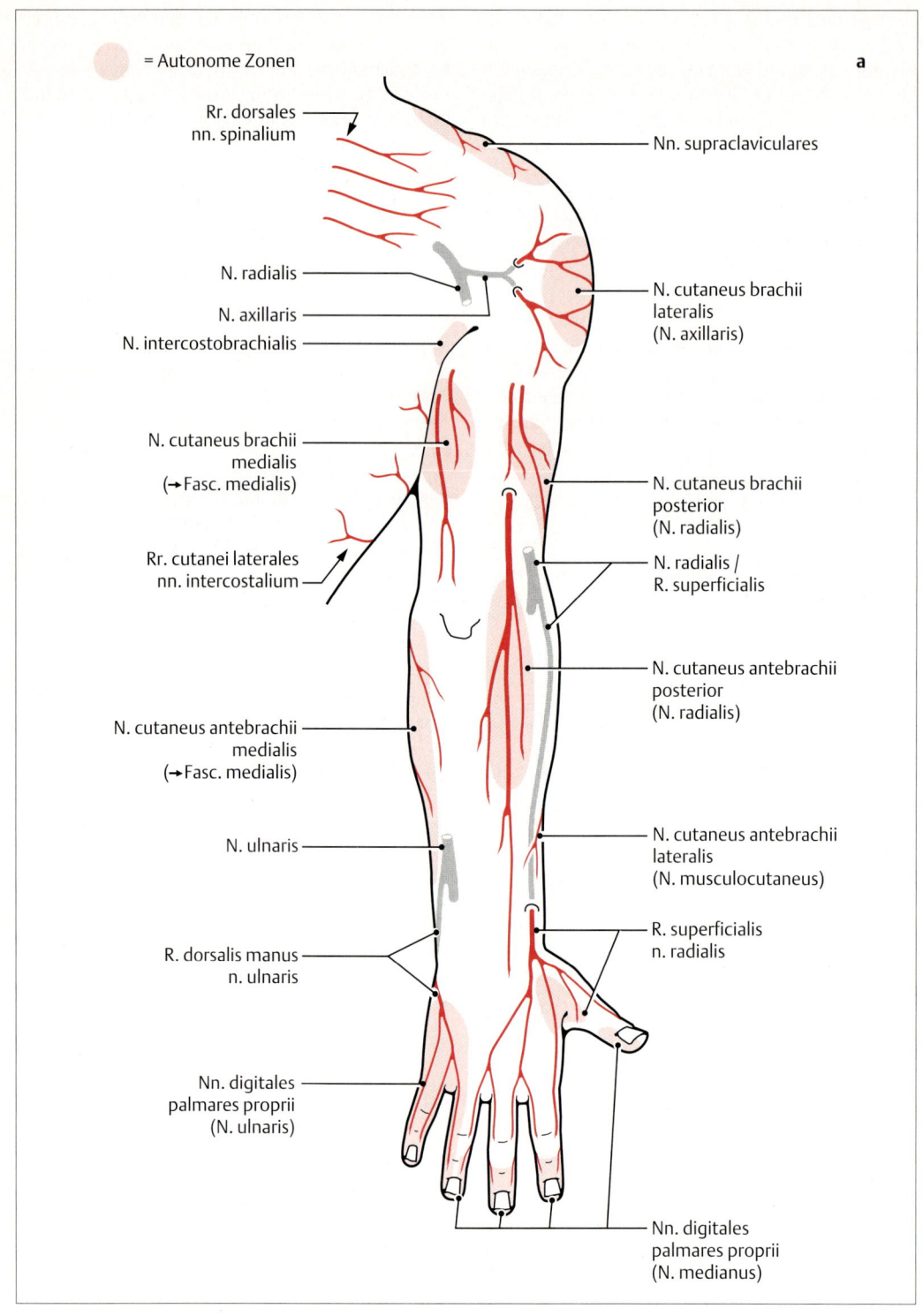

Abb. 6.**107a** Sensible Nerven an der oberen Extremität.

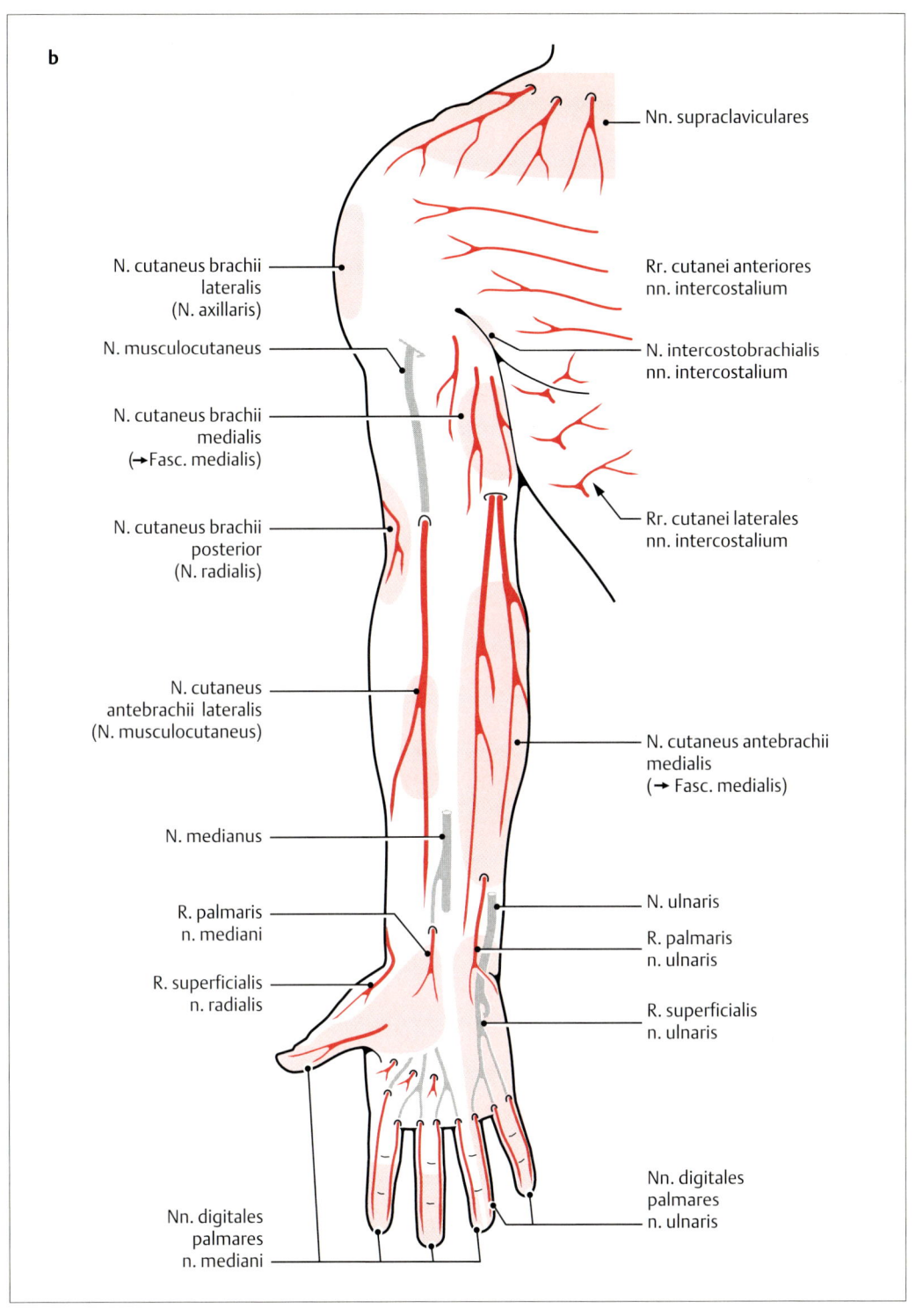

Abb. 6.107b

Oberarmaussenseite. Er kann hier mechanisch lädiert werden, wie dies z.B. bei einem Langstreckenläufer geschehen ist (Mitteilung Dr. A. Kleider, Darmstadt).

N. cutaneus antebrachii medialis

Auf die Läsionen des aus C8-Th1 stammenden Hautnerven sei besonders hingewiesen, da sie im Rahmen einer unteren Armplexusparese nicht selten vorkommen. Dieser Nerv stammt aus dem Fasciculus medialis, schließt sich am Oberarm der V. brachialis an und durchbohrt mit der V. basilica die Fascia brachii proximal von der Fossa cubitalis (Hiatus basilicus). Er teilt sich in einen *R. anterior* für die Haut der ulnaren Hälfte der Volarfläche des Vorderarmes und einen *R. posterior*, der die Haut des Vorderarmes entlang der ulnaren Kante und auf der ulnaren Hälfte der Streckseite versorgt. Sein autonomes Gebiet umfaßt einen Streifen über dem mittleren Drittel der Ulna. Wir sahen eine hartnäckige Dysästhesie dieses Nervenareals 7 Tage nach der paravenösen Injektion einer kleinen Menge von Colchicin in die Ellenbeuge auftreten. Bei einer anderen Patientin traten im Anschluß an das Tragen schwerer Tabletts Schmerzen und eine Sensibilitätsstörung in diesem Nervenausbreitungsgebiet auf dem Vorderarm auf. Dieser und andere Hautnerven waren bei 9 von 13 iatrogenen Läsionen durch Venenpunktion bzw. i.v. Injektionen betroffen (776). Bei 419000 Blutspendern wurden 66 mal Läsionen von Hautnerven beobachtet. Von 56 katamnestisch kontrollierten Fällen erholten sich 52 innerhalb von Tagen bis Monaten vollständig (816). Diesem Nerv kommt eine große Bedeutung als Transplantatspender zu. Der Nerv wird von mehreren Quereinschnitten aus dargestellt, und zwar zuerst proximal am Oberarm, wo er auf der V. basilica liegt. Die Darstellung reicht bis etwa in die Höhe des Ellenbogengelenkes, wo der Nerv bereits in einen R. anterior und den R. ulnaris geteilt ist. Eine weitere Verfolgung ist wegen des abnehmenden Kalibers nicht mehr zielführend.

Die zweite Bedeutung des Nervs liegt darin, daß der Nerv selbst, aber auch seine Äste, bei der Hautinzision und bei der Unterminierung der Haut der Ellenbogengegend des Unterarmes geschont werden müssen.

N. cutaneus antebrachii lateralis

Der N. cutaneus antebrachii lateralis verläuft an der Lateralseite des Unterarmes bis in die Nähe des Handgelenkes. Sein Versorgungsgebiet überdeckt sich hier fallweise mit dem Versorgungsgebiet des R. superficialis nervi radialis. Auch der N. cutaneus antebrachii lateralis kann im subkutanen Bereich nach Durchtrennen schmerzhafte Neurome bilden. Der N. cutaneus antebrachii lateralis kann als Nerventransplantat von etwa 8–10 cm Länge entnommen werden.

N. cutaneus antebrachii dorsalis

Dieser Nerv kann bei Verletzungen zu schmerzhaften Neuromen Anlaß geben. Es konnten aber auch Fälle von Schmerzsyndromen beobachtet werden, wenn der Nerv nach Traumen verschiedener Art durch Narbengewebe komprimiert wird.

Kompressionssyndrome von Hautnerven

Es ist denkbar, daß in vereinzelten Fällen ein Hautnerv beim Durchtritt durch die Faszie von Ober- oder Vorderarm einer chronischen Kompression ausgesetzt ist und hierdurch isolierte Sensibilitätsausfälle entstehen können. Dies wäre z.B. analog der mechanischen Saphenusneuropathie (S. 412) am Unterschenkel zu verstehen. Bei der primär chronischen Polyarthritis kann es unter anderem zu einer isolierten Schädigung eines oder mehrerer sensibler Fingernerven – die *Rr. digitales palmares proprii* – kommen; mit Mißempfindungen und Hypästhesie seitlich an einer oder an beiden Endphalangen, eventuell sogar an mehreren Fingern. Die Ursache ist eine Gefäßwandveränderung mit Verschlüssen digitaler Arterien.

Reflektorische Haltungsanomalien

Bei *Reizung einzelner Hautnerven* in einer Weichteilnarbe kann es – wie Foerster schon betonte – reflektorisch zu gewissen (entlastenden) Haltungsanomalien des Armes kommen. Ein Befall des N. cutaneus antebrachii lateralis z.B. bewirkt eine Flexionskontraktur im Ellenbogen mit Supination des Vorderarmes. Wenn der N. cutaneus antebrachii posterior befallen ist, kann eine Kontraktur in Flexions- und Pronationsstellung zustande kommen. Ist der N. cutaneus brachii medialis betroffen, kommt es zu einer Adduktionskontraktur in der Schulter.

Therapie der Hautnervenläsionen

Nur selten führen Verletzungen der sensiblen Äste zu einem Dauerausfall, da von der Nachbarschaft her eine Reneurotisation stattfindet. Der Ersatz aus Nervenästen der Nachbarschaft rechtfertigt es auch, daß größere Hautnerven für freie Transplantate verwendet werden können. Nach Verletzungen durch oberflächliche Wunden oder durch chirurgische Eingriffe entsteht manchmal ein schmerzhaftes Neurom im Narbengebiet, das durch Exzision entfernt werden muß. Nur im Bereich der Finger ist der sensible Ausfall bei Versagen der Nervennaht irreparabel. Während ein Sensibilitätsausfall im Ulnarisgebiet die funktionelle Einheit der Hand nur geringfügig beeinträchtigt, bedeutet der Sensibilitätsverlust von Daumen- und Zeigefingerkuppe für die Funktion der Hand eine schwere Beeinträchtigung. Ohne erhaltene Stereognose verliert die Hand ihren sehenden Griff. Um das Fingerspitzengefühl wiederherzustellen, kann aus normal innervierten Fingerkuppen (z.B. Finger III, IV oder V) eine Hälfte derselben unter Erhaltung der Gefäße und des dazugehörigen volaren Nervs als gestieltes Transplantat auf den 1. bzw. 2. Finger übertragen werden. Es handelt sich um einen schwierigen Eingriff, der sehr viel Geduld und Erfahrung voraussetzt. Bei Ablederungsverletzungen mit Teilamputationen des Daumens kann auch ein Verschiebelappen von dorsal her unter Mitnahme des Endastes des R. superficialis n. radialis für den 2. Finger eine genügende Sensibilität wieder herstellen. Autotransplantate aus dem N. cutaneus antebrachii lateralis brachten bei 42 verletzten Fingern bei allen eine Besserung und in 40 % eine vollständige Normalisierung der Sensibilität. Der Erfolg war um so besser, je jünger der Patient war (1194).

Kombinierte Läsion einzelner Armnerven

Durch bestimmte Schädigungsmechanismen können auch mehrere periphere Nerven an der oberen Extremität zugleich lädiert werden. Dies ist z.B. bei Schnittverletzungen möglich, namentlich bei solchen am Handgelenk. Hierbei werden dann sowohl der N. medianus wie auch der N. ulnaris betroffen. Auch Frakturen können eine Läsion mehrerer Nerven verursachen. Ein Splitterbruch des Oberarmes kann den N. radialis zugleich mit dem N. ulnaris oder medianus lädieren. Eine distale Fraktur des Unterarmes, eine Colles-Fraktur, kann den N. medianus zugleich mit dem N. ulnaris treffen. Äußere Druckeinwirkungen können kombiniert mehrere Armnerven zugleich beeinträchtigen. Dies kann z.B. bei *langdauernder Bewusstlosigkeit* in Seitenlage auftreten, wo am Oberarm durch das Gewicht des Körper alle drei Armnerven in unterschiedlicher Kombination komprimiert werden können.

Zu dieser Kategorie gehören auch die *Tourniquet-Lähmungen*. Die hierfür relevanten pathophysiologischen Elemente wurden auf S. 101 geschildert. Bei langer Belassung eines Tourniquets, z.B. im Rahmen einer Operation in Blutleere, kommt es zu einem lokalisierten Leitungsblock am Ort des chronischen Druckes. Hiervon werden zwar grundsätzlich alle drei Armnerven betroffen, jedoch in unterschiedlicher Häufigkeit und Intensität. Bei den heute verwendeten breiten Manschetten und der laufenden Kontrolles des Druckes sind solche Paresen sehr selten und meist von nur kurzer Dauer. Wenn allerdings zusätzliche Momente hinzukommen, so z.B. eine an den unteren Extremitäten in einem Fall beschriebene Infusion (277), kann es dennoch zu einer peripheren Nervenläsion kommen.

Auch eine *Fesselungslähmung* kann sowohl den R. superficialis des N. radialis als auch den R. palmaris des N. medianus lädieren (1145). Schließlich ist der gemeinsame Befall des N. medianus und des N. ulnaris bei der *Volkmann-Kontraktur*, dem Kompartmentsyndrom der volaren Muskelloge des Vorderarmes die Regel. Es entwickelt sich aufgrund der Ischämie eine beträchtliche Fibrose, die zur Kompression des faszikulären Gewebes führt. Wir führen daher bei entsprechenden Ausfällen gezielte Dekompressionen, wie Paraneuriotomie, Epineuriotomie und Epineuriektomie durch. In Extremfällen, wenn die Nerven die Faszikelstruktur verloren haben oder ein Stadium-III-C vorliegt, wird der betroffene Abschnitt reseziert und der Defekt durch Nerventransplantate überbrückt.

Näheres hierzu s. a. S. 129.

Synoptische Tabelle der Nervenläsionen an den oberen Extremitäten

Tab. 6.**29** gibt eine Übersicht über die Läsionen der peripheren Nerven der oberen Extremitäten, ihre Symptomatologie und die häufigsten Läsionsursachen.

Tabelle 6.29 Übersicht über die Plexuslähmungen und die Lähmungen der einzelnen peripheren Nerven an den oberen Extremitäten (aus M. Mumenthaler: Dtsch. med. Wschr. 87 [1962], 1887; 1967)

Nerv	Betroffene Muskeln	Sensibilitätsausfall
Oberer Armplexus C5–C6		
N. dorsalis scapulae C3–C5	M. rhomboideus major M. rhomboideus minor	
N. suprascapularis C4–C6	M. supraspinatus M. infraspinatus	
(N. axillaris, s. unten)		
(N. thoracicus longus, s. unten)		
(N. musculocutaneus, s. unten)		
(N. radialis, s. unten)		
Unterer Armplexus (C8) Th 1		
N. cutaneus brachii medialis C8–Th 1	ø	
N. cutaneus antebrachii medialis C8–Th 1	ø	
(N. medianus, s. unten)		
(N. ulnaris, s. unten)		

→

Fortsetzung Tabelle 6.29

Funktion	Besondere Tests	Ätiologie	Bemerkungen	Differentialdiagnose
Skapula an die Wirbelsäule adduzieren	stehend, Hand in Hüfte, Ellenbogen rückwärts			
Abduktion und Außenrotation im Schultergelenk	erste 15° der Schulterabduktion			
		Trauma (mit oder ohne Schulterluxation)	Motorradfahrer gefährdet	Abriß der Rotatorenhaube, Wurzelläsionen (Spondylose, Diskushernie), familiäre proximale neurogene Muskelatrophie
am häufigsten gestört bei oberer Plexusparese sind:		Rucksacklähmungen, Druck auf Schulter beim Tragen von Lasten	N. thoracicus longus häufig betroffen	
Abduktion in Schultergelenk, Beugung in Ellenbogengelenk, Supination des Vorderarmes (evtl. Außenrotation der Schulter)		neuralgische Schulteramyotrophie, serogenetische Neuritis	in einem Viertel der Fälle beidseitig	Armvenenthrombose myatrophische Lateralsklerose
		Infiltration durch Tumor		
Ad- und Abduktion der Finger, Beugung der Fingergelenke (Beugung des Handgelenkes)		Trauma Geburtstrauma Skalenussyndrom (mit und ohne Halsrippe), kostoklavikuläres Syndrom, „Pancoast-Tumor" der Lungenspitze, Infiltration durch Lymphome	u.U. mit Horner-Syndrom manchmal Symptome von seiten der A. subclavia frühzeitig Schmerzen und Horner-Syndrom	Wurzelläsionen, periphere Ulnarisparese, myatrophische Lateralsklerose, Myopathien mit distaler Muskelatrophie (z.B. Dystrophia myotonica) Syringomyelie

Fortsetzung Tabelle 6.**29**

Nerv	Betroffene Muskeln	Sensibilitätsausfall
N. thoracicus longus C5–C7	M. serratus anterior	
N. axillaris C5–C7	M. deltoideus M. teres minor	
N. musculocutaneus C5–C7	M. coracobrachialis M. biceps brachii M. brachialis (teilweise vom N. radialis versorgt)	
N. radialis C5–Th 1	Mm. triceps brachii und anconaeus M. brachioradialis M. brachialis (mit N. musculocutaneus) M. extensores carpi radialis brevis et longus M. supinator M. extensor digitorum M. extensor carpi ulnaris M. extensor digiti minimi M. abductor pollicis longus M. extensor pollicis longus M. extensor pollicis brevis M. extensor indicis	

1 N. axillaris
2 N. cutaneus antebrachii lateralis (aus dem N. musculocutaneus)
3 R. superficialis n. radialis

Fortsetzung Tabelle 6.**29**

Funktion	Besondere Tests	Ätiologie	Bemerkungen	Differentialdiagnose
Skapula nach lateral und ventral ziehend, Spitze rotierend	Anstemmen des ausgestreckten Armes gegen Wand (Scapula alata wird manifest)	operative Eingriffe in Axilla, Heben schwerer Lasten, Drucklähmungen (Rucksack), „entzündlich-allergisch"	Teil einer neuralgischen Schulteramyotrophie	Scapula alata bei (Schultergürtelform) der progressiven Muskeldystrophie
Abduktion im Schultergelenk Außenrotation im Schultergelenk	Seitwärtshochheben des Armes über 15°	Trauma (oft mit Schulterluxation)		Muskeldystrophie
vor allem Haltemuskeln des Schultergelenkes (Flexion und Adduktion des Oberarmes)				Abriß der Rotatorenhaube
Flexion Ober- u. Vorderarm, Supination des Vorderarmes	Beugen des Ellenbogens bei supiniertem Vorderarm	traumatisch		Abriß der langen Bizepssehne
Flexion Oberarm		selten isoliert ohne Trauma		
Strecken im Ellenbogen				
Flexion des Ellenbogens	in Mittelstellung zwischen Pro- und Supination			
Flexion des Ellenbogens				
Strecken (und Radialabduktion) im Handgelenk	mit gebeugten Fingergelenken	Oberarmfraktur	M. triceps ausgespart	
Supination des Vorderarmes und der Hand	bei gestrecktem Ellenbogen	Druckparese am Oberarm	spontane Erholung	
Extension der Fingergrundgelenke	Finger in Interphalangealgelenken gebeugt	„Bleineuritis"	oft rein motorisch	
Strecken (und Ulnarabduktion) des Handgelenkes	Finger gebeugt	isolierte Parese des R. profundus auf Höhe des M. supinator		
Kleinfingerstrecker				
Abduktion Grundphalanx I		Druckläsion des sensiblen Endastes am Daumen (Cheiralgia paraesthetica)		
Extension der distalen Daumenphalanx				
Extension der proximalen Daumenphalanx	distale Phalanx gebeugt			
Extension des Zeigefingers	andere Finger gebeugt			

→

Fortsetzung Tabelle 6.**29**

Nerv	Betroffene Muskeln	Sensibilitätsausfall
N. medianus C5–Th 1	Mm. pronator teres et quadratus M. flexor carpi radialis M. palmaris longus M. flexor digitorum superficialis M. flexor digitorum profundus (II–III) M. flexor pollicis longus M. flexor pollicis brevis (Caput superficiale) M. abductor pollicis brevis M. opponens pollicis Mm. lumbricales I–II	
N. ulnaris C8–Th 1	M. flexor carpi ulnaris M. flexor digitorum profundus (IV–V) M. palmaris brevis M. abductor digiti minimi M. opponens digiti minimi M. flexor digiti minimi brevis Mm. lumbricales III–IV Mm. interossei M. adductor pollicis M. flexor pollicis brevis (Caput profundum)	

Fortsetzung Tabelle 6.29

Funktion	Besondere Tests	Ätiologie	Bemerkungen	Differentialdiagnose
Pronation des Vorderarmes		traumatisch, z.B. suprakondyläre Humerusfraktur	Schwurhand bei proximaler Parese	
Volarflexion des Handgelenkes und Radialabduktion				
reine Volarflexion des Handgelenkes				
Beugung der Mittelphalanx der Finger	Abspreizen des Daumens beim Ergreifen eines Gegenstandes („Flaschenzeichen")	Druckparese am Oberarm	gute Prognose	Volkmann-Kontraktur
Beugung des Endgliedes von II und III		bei Processus supracondylaris humeri		
Beugung der distalen Daumenphalanx				
Beugung der Grundphalanx des Daumens		Schnittverletzung am Handgelenk	Beschwerdebild einer Brachialgia paraesthetica nocturna	(untere) Plexusläsionen
Abduktion des Metakarpale I		Karpaltunnelsyndrom		myatrophische Lateralsklerose
Rotation des Daumens	Berühren der Basis des Digitus V mit volarer Daumenkuppe	(professionelle) Druckparesen an der Handwurzel	oft rein motorisch	
Flexion im Grundgelenk, Extension der Interphalangealgelenke II und III				
Volarflexion und Ulnarabduktion Handgelenk	Abspreizen des Kleinfingers (Sehne tritt hervor)			
Flexion der Fingerendglieder IV und V				
„Hautmuskel" am Kleinfingerballen	grübchenförmiges Einziehen der Haut am Hypothenar beim Abspreizen des Digitus V	Druckläsionen am Ellenbogen	professionell, Bettlägerigkeit	Wurzelläsionen C8
Abduktion des Kleinfingers		Luxation des Nervs am Ellenbogen	mit oder ohne zusätzliches Trauma, Beidseitigkeit!	untere Plexusparese
Opposition des Kleinfingers		traumatisch bei Ellenbogenfrakturen	bes. Epicondylus medialis	Epicondylitis medialis
Flexion des Kleinfingers im Grundgelenk		Spätparesen nach alter Ellenbogenfraktur	bes. lateraler Teil Condylus radialis	Muskeldystrophie mit distalen Atrophien
Flexion im Grundgelenk und Extension der Interphalangealgelenke der Finger IV und V		Paresen bei Arthrosen und Chondromatosen des Ellenbogengelenkes	manchmal beidseitig	(Dupuytren-Kontraktur)
Ad- und Abduktion derselben	Lateralbewegung des Mittelfingers	Drucklähmungen an der Handwurzel	meist rein motorisch	myatrophische Lateralsklerose
Adduktion des Daumens	Froment-Zeichen	abnorm häufiges Beugen und Strecken des Ellenbogens	z.B. beim Stanzen und bei Arbeit an Bohrmaschinen	
Flexion des Daumengrundgelenkes				

Allgemeine Differentialdiagnostik der Nervenläsionen und der Schmerzsyndrome an den oberen Extremitäten

Manche Differentialdiagnose ist schon in den Abschnitten über die einzelnen Nervenläsionen aufgeführt worden. Hier seien lediglich noch einige Ergänzungen angebracht.

Die Abgrenzung gegenüber Wurzelläsionen

Dies stellt im Praxisalltag das häufigste differentialdiagnostische Problem dar. Sie wird aufgrund einer genauen Analyse der paretischen Muskeln möglich sein. Hierzu kann die Tab. 5.**2** eine Hilfe sein. Auch die exakte Beurteilung der sensiblen Störungen wird die Verteilung gemäss einem Dermatom und nicht gemäss einem peripheren Nervenareal zeigen (s. Abb. 2.**6**).

Differentialdiagnostisch zu erwägende Myopathien oder Vorderhornläsionen

Die Muskelschwäche und eventuell die Atrophie im Rahmen einer – definitionsgemäss rein motorischen – Myopathie oder Vorderhornläsion wird höchstens dort zu differentialdiagnostischen Schwierigkeit Anlaß geben, wo eine periphere Nervenläsion üblicherweise mit nur oder fast nur motorischen Ausfällen einhergeht. Auch hier wird die Beidseitigkeit einer Myopathie helfen, wobei allerdings spinale Muskelatrophien, besonders bei myatrophischer Lateralsklerose sehr wohl einseitig beginnen können. Verwechslungen können bei einer Deltoideusparese mit einer N. axillaris-Läsion vorkommen. Auch eine Läsion des R. profundus des N. radialis und eine solche des N. interosseus anterior (N. medianus) oder des R. profundus nervi. ulnaris können als spinale Muskelatrophie fehlgedeutet werden. Differentialdiagnostisch hilfreich sind hier der Mitbefall von Muskeln, die nicht zum betreffenden motorischen peripheren Nervenast gehören, die bei spinaler Muskelatrophie zu erwartenden Faszikulationen und die z.B. bei ALS zu erwartenden Reflexsteigerungen.

Differentialdiagnostisch zu erwägende Sehnenveränderungen

Gewisse motorische Funktionsausfälle im Bereich der Hand können bei intakter Innervation durch Veränderungen der Muskeln und Sehnen selbst bedingt sein. *Verklebungen einzelner Sehnen* untereinander oder mit einer Unterlage nach entzündlichen Prozessen oder nach Traumen können zu funktionellen Ausfällen führen. Solche Veränderungen sind durch Mitbewegung benachbarter Finger oder durch die Bewegung der Finger bei aktiver Beugung und Streckung des Handgelenkes wegen der Tenodesewirkung leicht zu differenzieren. Durch die Tenolyse mit gleichzeitiger Schaffung eines gesunden Gleitlagers können diese Zustände meistens behoben werden. Durch unerwartetes forciertes Beugen eines Endgelenkes bei gestrecktem Finger (z.B. beim Aufprallen eines Balles, beim Hängenbleiben mit dem Fingernagel bei plötzlichen Bewegungen) kann die *Streckaponeurose* mit oder ohne Knochenschale an ihrer Insertion *ausreißen*. Die Folge davon ist ein Streckausfall des Endgliedes, der langsam durch Überwiegen der Beuger zunimmt. Die einfachste und sicherste Behandlung dieser geschlossenen Ruptur ist die frühzeitige Transfixation des Endgelenkes durch einen zentralen Kirschner-Draht in überstreckter Stellung. Isolierte *Risse der Strecksehnen* im Bereich des Handrückens bedingen oft nur geringe Streckausfälle, da die einzelnen Sehnen distal untereinander verbunden sind. Der Ausfall wird erst bei Prüfung in starker Dorsalextension des Handgelenkes deutlicher. Sog. „spontane Rupturen" ohne eigentliches Trauma betreffen nur pathologisch verändertes Sehnengewebe. Jede Sehne kann davon befallen sein. Die häufigsten Ursachen sind die primär chronische Polyarthritis und die tuberkulöse Tenosynovitis. Auch im Rahmen einer Psoriasis und einer unspezifischen Tenosynovitis kann eine Sehnenruptur entstehen. Eine eigentliche mechanische Abscheuerung einer gesunden Sehne liegt der Ruptur der langen Beugesehnen oder der langen Extensorsehne des Daumens nach distaler Radiusfraktur zugrunde, auf welche schon auf S. 310 hingewiesen wurde. Wir (M.M.) sahen im Rahmen eines *Laxheitssyndromes* (Hypermobilitätssyndrom) ein seitliches Abgleiten der langen Streckersehnen neben das erste Interphalangealgelenk der Langfinger. Dadurch kamen sie unter den Drepunkt des Gelenkes zu liegen. Beim Streckversuch wirkte die Streckersehne dann als Beuger und fixierte die Finger in einer dystonen Haltung.

Dupuytren-Kontraktur und Kamptodaktylie

Diese Schrumpfung der Palmarfaszie mit Flexionsstellung einzelner, vor allem der 2 ulnaren Finger kann zunächst eine Haltungsanomalie der Finger auf paralytischer Basis vortäuschen. Wir haben an anderer Stelle die Frage diskutiert, wieweit die Dupuytren-Kontraktur *Ausdruck einer chronischen Nervenreizung* ist (781). Die *Therapie* ist chirurgisch: Exzision der veränderten Palmaraponeurose mit ihren Ausläufern bis zu den Interossei. Die vollständige Exzision der nichtveränderten Teile verbessert die Dauerergebnisse nur wenig, vergrößert aber das Risiko der Operation und weist mehr postoperative Komplikationen auf. Die Haut sollte nie exzidiert werden.

Eine nicht gelenkig fixierte Fehlhaltung, meist von Klein- und Ringfinger, mit Hyperextension im Grundgelenk und Flexion in den Interphalangealgelenken, die *Kamptodaktylie,* kann zunächst eine Krallenstellung bei Ulnarisparese vortäuschen. Sie ist allerdings meist beidseitig und kommt auch familiär vor. Wir haben an anderer Stelle die möglichen Beziehungen dieser Anomalie zu einer chronischen Ulnarisläsion geschildert (781). Als *Klinodaktylie* wird das meist beidseitige Abweichen der Endlieder des Kleinfingers nach radial bezeichnet.

Myostatische Kontrakturen

Diese entstehen beim *Unterlassen* einer entsprechenden *Schienung* oder physikalisch-therapeutischer Maßnahmen in den Antagonisten einer gelähmten Muskelgruppe. Wenn eine derartige anatomische Verkürzung der Antagonisten eingetreten ist, dann kann sie selbst nach Rückbildung der Lähmung noch als Hindernis für die normale Funktion der ursprünglich paretischen Muskeln wirken und eine Restlähmung vortäuschen. Kontrakturstellungen der einzelnen Gelenke werden nicht nur durch Verkürzung geschädigter Muskeln, sondern auch als Folge der trophischen Störungen im Rahmen eines *Sudeck-Syndroms* beobachtet. Die Funktionseinschränkung ist dann durch Schädigung der Gelenke selbst mit intraartikulären Verklebungen und mit kapsulären Kontrakturen bedingt. In fortgeschrittenen Fällen kann nur durch Teilresektion der Gelenkkapseln eine genügende Funktion wieder erreicht werden, während in leichten Fällen eine heilgymnastische Behandlung genügt. Es wird auch die Vermutung ausgeprochen, daß fokale Dystonien der Hände bei Musikern ursächlich mit einer Ulnaris-Neuropathie zusammenhängen könnten (977).

Ischämische Kontrakturen an den oberen Extremitäten

Als Folge eines Kompartmentsyndroms an den Armen oder Händen entstehen bei versäumter zeitgerechter Faszienspaltung ischämische Muskelnekrosen, die nicht selten mit isolierten Nervenschäden verwechselt werden. Das klinische Bild hängt von den betroffenen Kompartments (Muskellogen) ab. Es variiert zudem in Abhängigkeit von dem unterschiedlichen Befall der einzelnen Muskeln und dem Ausmaß der die Kontrakturen begleitenden Nervenschäden.

An den Unterarmen können anatomisch insgesamt 10 Kompartments abgegrenzt werden. Für klinische Belange ist eine Unterscheidung eines volaren und eines dorsalen Kompartments ausreichend (1026).

Kontraktur des volaren Unterarmkompartments (Volkmann-Kontraktur)

Diese wurde erstmals 1881 in der klassischen Arbeit von v. Volkmann als Komplikation suprakondylärer Humerusfrakturen beschrieben (1260). Sie kann aber auch nach anderen Frakturen, Gefäßverletzungen, Quetschungen und Verbrennungen entstehen (1026, 878). Nicht selten sind polytraumatisierte Patienten betroffen (1026). Die ausgebildete Volkmann-Kontraktur des Unterarmes zeigt neben einer Muskelatrophie, die oft stufenförmig im proximalen Drittel des Unterarmes beginnt, eine typische Beugestellung des Handgelenks und der Finger. Da sie Folge einer narbigen Schrumpfung der Beugemuskulatur ist, können die Finger nur bei gebeugtem Handgelenk voll gestreckt werden, während sie bei Übergang in die Handgelenksstreckung zunehmend einkrallen. Varianten des klinischen Bildes können durch zusätzliche Nervenschäden entstehen, die oft den N. medianus, weniger häufig den N. ulnaris betreffen. Hieraus resultiert eine Atrophie der gelähmten Handmuskeln, oft auch eine Veränderung der Fehlstellung der Finger (etwa Überstreckung der Langfinger im Grundgelenk). Zur operativen Behandlung s. S. 128 f.

Kontraktur der Unterarmstrecker (sogenannte inverse Volkmann-Kontraktur)

Diese ist sehr selten. Sie wird durch ähnliche Ursachen hervorgerufen. Betroffen sind vor allen die Mm. extensor digitorum proprius, extensor pollicis longus und brevis und abductor pollicis longus. Charakteristisch ist eine Unfähigkeit, bei gebeugtem Handgelenk den Daumen und den Zeigefinger zu beugen (453).

Ischämische Kontrakturen der Hand

Diese werden durch Quetschverletzungen, Frakturen, Verbrennungen, oft aber auch durch verschiedene ärztliche Eingriffe hervorgerufen, insbesondere durch paravenöse Injektionen und Infusionen (854, 1191). Nicht selten sind Unterarmkompartments mitbeteiligt. Charakteristisch ist eine Beugekontraktur der Fingergrundgelenke bei Streckstellung in den Interphalangealgelenken (sogenannte Intrinsic-plus-Position). Oft ist der Daumen in Adduktionsstellung vor dem 2. Mittelhandknochen fixiert, so daß der Zeigefinger beim Faustschluß nicht mehr gebeugt werden kann. Die Kontraktur der Mm. interossei läßt sich durch den Test nach Parkes verdeutlichen: Bei gestrecktem Grundgelenk können die Langfinger im Mittel- und Endgelenk nicht gebeugt werden (1191).

Durch plastisch-chirurgische Maßnahmen (151) kann bei voll ausgebildeten ischämischen Kontrakturen fast immer eine wesentliche Verbesserung erreicht werden, jedoch kaum jemals eine vollständige Wiederherstellung der Funktionen.

Übrige

Erwähnt seien hier die auf die ulnaren Finger begrenzten Raynaud-Phänomene, die als Folge gehäufter lokaler Traumen des volaren Hypothenars, vor allem Hämmern, zu einer Thrombose oder einer Aneurysmabildung der distalen A. cubitalis oder des ulnaren Anteils der oberflächlichen arteriellen Arkade der Handvola führen (1343).

6.3 Läsionen der Rumpfnerven

Anatomie

Topographie

Die ventralen Äste der im Thorakalbereich gelegenen Spinalnerven breiten sich als *Nn. intercostales* I–XI und als *N. subcostalis* in der Brust- und Bauchwand aus. Innerhalb der Interkostalräume ändern sich die topographischen Beziehungen dieser Nerven von dorsal nach ventral. Vom Rippenköpfchen bis zum Angulus costae liegen sie an der Innenfläche der Mm. intercostales externi, bedeckt von der Fascia endothoracica und der Pleura parietalis. Vom Angulus bis zur mittleren Axillarlinie sind sie zwischen den äußeren und inneren Interkostalmuskeln eingebettet. Von dieser Stelle an spaltet sich von den Mm. intercostales interni eine dritte, als Mm. intercostales intimi (intermedii) bezeichnete Schicht ab, die sich nunmehr der Fascia endothoracica anlegt. Die Interkostalnerven und Gefäße liegen dann zwischen den Mm. intercostales interni und intimi. In Höhe der Rippenknorpel liegen die Nerven schließlich an der Innenfläche der Mm. intercostales interni und werden hier von den Zacken des M. transversus thoracis bedeckt. Auf ihrem ganzen Verlauf folgen sie dem kaudalen Rand der Rippen. Die begleitende V. intercostalis liegt direkt am Periost im Sulcus costae, dann folgen nach kaudal die Arterie und der Nerv.

Äste der Interkostalnerven ziehen zu den Wirbel-Rippen-Gelenken, zur Pleura parietalis und zur Interkostalmuskulatur. *Rr. cutanei laterales* gelangen in der seitlichen Rumpfwand unter die Haut und teilen sich in einen vorderen und einen hinteren Ast. Die lateralen Hautäste der *ersten 6 Interkostalnerven* treten zwischen den Serratuszacken, die folgenden zwischen den Ursprungszacken des M. obliquus externus abdominis durch die Faszie. Die Endverzweigungen verhalten sich ebenfalls etwas verschieden. In den 6 oberen Interkostalräumen gelangen die Nerven bis zum Rand des Sternum, wo sie den M. transversus thoracis innervieren und in den Rr. cutanei anteriores enden. Diejenigen des 4., 5. und 6. Interkostalnervs geben noch Rr. mammarii mediales an die Brustdrüse ab. Die Rr. mammarii laterales stammen aus den vorderen Ästen der entsprechenden Rr. cutanei laterales.

Die *unteren 6 Nn. intercostales* treten zwischen den Ursprungszacken des Zwerchfelles und denjenigen des M. transversus abdominis in die Bauchwand über. Im Bindegewebe zwischen dem M. transversus und dem M. obliquus internus abdominis verlaufen sie schräg absteigend nach ventral und medial und innervieren sämtliche Muskeln der Bauchwand sowie die Mm. serrati posteriores. Sensibel werden das Peritoneum und die Haut versorgt. Die *Rr. cutanei anteriores* des 7., 8. und 9. verzweigen sich oberhalb, diejenigen des 10.–12. unterhalb des Nabels. Sie treten am lateralen Rand und nahe der Medianlinie durch die Rektusscheide.

Besondere Verhältnisse zeigen der *1. und 2. Interkostalnerv* sowie der N. subcostalis. Nach dem Austritt aus dem Foramen intervertebrale gibt der R. ventralis des 1. Thorakalnervs einen kräftigen Ast an den Plexus brachialis ab, der schräg ansteigend den Hals der 1. Rippe überquert. Ein kräftiger R. communicans albus führt dem Ganglion stellatum (cervicothoracicum) präganglionäre Fasern zu. Die präganglionären Fasern werden nur teilweise im Ganglion cervicothoracicum auf die postganglionäre Strecke umgeschaltet (z.B. den Plexus vasculosus der Armgefäße). Ein größerer Teil der präganglionären Fasern steigt in den Rr. interganglionares trunci sympathici bis zum Ganglion cervicale superius auf. Nach Umschaltung sind diese Fasern für die sympathische Versorgung der Kopf- und Hirngefäße, der glatten Muskulatur von Auge und Orbita, sowie sämtlicher Kopfdrüsen zuständig. Der dünne N. intercostalis I folgt dem Unterrand der 1. Rippe, ein R. cutaneus lateralis fehlt. Der 2. Interkostalnerv gibt ziemlich weit dorsal einen R. cutaneus lateralis ab, der als *N. intercostobrachialis* in die Subkutanschicht der Achselhöhle zieht und häufig mit dem N. cutaneus brachii medialis anastomosiert. Sein sensibles Areal umfaßt einen Teil der lateralen Thoraxwand, möglicherweise einen Teil der Achselhöhle und ein angrenzendes Feld in der medialen Oberarmhaut (s. Abb. 6.**110**). Der 12. Interkostalnerv, der *N. subcostalis*, zieht unter der Quadratusarkade des Zwerchfells in die Fascia transversalis (Lamina endabdominalis) ein und hat hier Kontakt mit dem retrorenalen Bindegewebe. Er durchstößt die Fascia thoracolumbalis und durchdringt schräg die einzelnen Muskelschichten der ventralen Bauchwand. Der Nerv verläuft in seinem Endabschnitt parallel zum Leistenband. Häufig zieht ein lateraler Hautast über die Crista iliaca und versorgt die Haut über der seitlichen Hüftregion bis zum Trochanter major.

Die von den Interkostalnerven versorgten *Dermatome* stimmen mit der Lage der Interkostalräume nicht überein. Sie sind ganz beträchtlich nach kaudal verschoben, so daß z.B. das Dermatom Th12 dorsal etwa in Höhe des Dornfortsatzes L5, lateral kaudal von der Crista iliaca und ventral oberhalb der Symphyse gelegen ist (s. Abb. 5.**3**).

Hinsichtlich der *Funktion der Interkostalmuskeln* muß erwähnt werden, daß diese in erster Linie die Interkostalräume verspannen. Erst bei forcierter Atmung greifen die Mm. intercostales externi als Rippenheber, die Interni als Rippensenker in die Thoraxbewegung ein. Ihr Tonus wirkt sich auf die From des Thorax und der Brustwirbelsäule aus. Nach einseitigen Resektionen wird die Wirbelsäule nach der intakten Seite zu geneigt. Die Bauchmuskulatur liefert einen bedeutenden Beitrag für die Stabilisierung des Rumpfes in der Körpermitte, die Stellung des Beckens und das Tragen der Eingeweide. Sie greift in vielfältiger Weise ins Bewegungsspiel des Rumpfes ein. Die schrägen Bauchmuskeln können beugen, seitwärts neigen und drehen. Der M. rectus ist der kräftigste Rumpfbeuger. Der M. transversus abdominis ist der typische Muskel für die Bauchpresse, bei der er aber von sämtlichen anderen Bauchmuskeln unterstützt wird. Es muß hier darauf hingewiesen werden, daß der Tonus der Bauchmuskeln für die Körperhaltung eine bedeutsame Rolle spielt („Ballonfunktion"). Die Bauchpresse bringt auch beim Aufrichten des Körpers, insbesondere beim Heben von Lasten, eine ganz beträchtliche aktive Unterstützung für den M. erector spinae. Darüber hinaus wird sie bekanntlich für die forcierte Exspiration, die Miktion, die Defäkation und in der Austreibungsperiode bei der Geburt eingesetzt.

Metamerie

Im Bereich der Rumpfnerven ist die primäre metamere Gliederung weit weniger modifiziert als im Bereich der Extremitäten. Größere Plexusbildungen kommen nicht vor, und die peripheren Verlaufsstrecken weichen von der primären metameren Ordnung der Spinalnervenmuskeln nicht nennenswert ab. Dies führt zu großen Überschneidungen des klinischen Bildes bei Läsionen der Wurzeln Th10-Th12 und bei distaler gelegenen Schädigungen. Deswegen werden sie hier zusammen diskutiert.

Beschwerden und Befunde

Sensible Reizerscheinungen

Klinisch führend sind zumeist Schmerzen und Parästhesien, die bei Läsion eines Thorakalnerven gürtelförmig angeordnet sind, die Breite des Dermatomrandes aber überschreiten können (s. Abb. 5.**5**). Bei Läsion des R. dorsalis oder des R. ventralis sind die Reizerscheinungen auf die entsprechenden Anteile des Dermatoms begrenzt. Sind sensible Endaufzweigungen betroffen, beschränken sich die Schmerzen und Parästhesien auf einen eng umgrenzten Bezirk. Eine sorgfältige Befragung des Patienten nach dem Ort sensibler Reizerscheinungen ist von großer diagnostischer Bedeutung. Lokalisatorisch entscheidend kann die Provokation der Schmerzen am Ort der Läsion sein (Triggerpunkt).

Sensibilitätsstörungen

Meist werden bei der Untersuchung nur geringe Sensibilitätsstörungen angegeben, am ehesten eine Dysästhesie oder Hypalgesie. Deren räumliche Anordnung erlaubt Rückschlüsse auf den Läsionsort. So zeigt ein frei bleibendes Areal des dorsalen Astes an, daß die Läsion distal von dessen Abzweigung gelegen ist.

Motorik

Motorische Ausfälle sind bei Läsionen einzelner Rumpfnerven meist wenig eindrucksvoll. Lähmungen der Interkostalmuskeln oder der autochthonen Rückenmuskulatur sind nur elektromyographisch zu erfassen. Klinisch erkennbare Lähmungen der Bauchwandmuskulatur werden im allgemeinen erst bei Läsion von zwei oder mehr benachbarten Rumpfnerven deutlich (Abb. 6.**108**). Sie äußern sich in einer umschriebenen Vorwölbung der seitlichen Bauchwand, die vor allem bei Betätigung der Bauchpresse (Husten; Anhebung der Beine in Rückenlage) sichtbar werden. Bei entsprechender Höhe der Lähmung ist der Bauchnabel bei Anspannen zur gesunden Seite gezogen. Paramediane Abschnitte der Bauchwand sind – vermutlich wegen der derben Rektusscheide – von der Vorwölbung ausgespart.

Reflexanomalien

Eine Läsion der Nn. intercostales 7–12 führt zu einem Verlust des segmententsprechenden Bauchhautreflexes. Die Stimulation muß etagenweise und entsprechend dem Dermatomverlauf erfolgen.

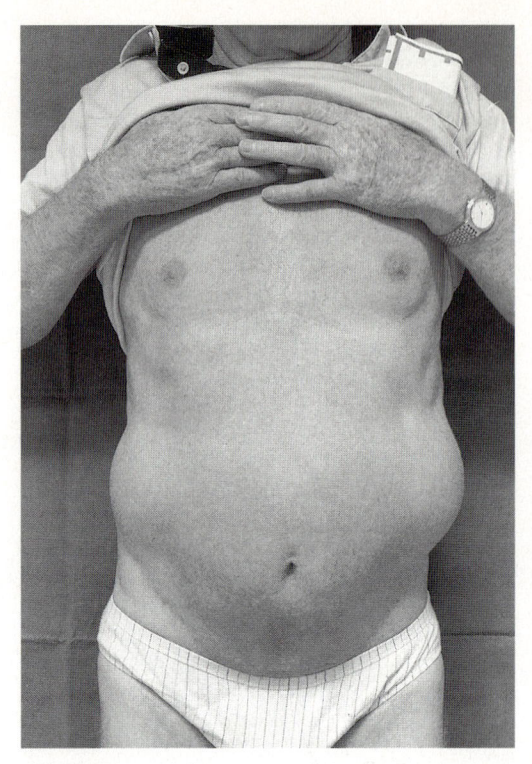

Abb. 6.**108** Linksbetonte Bauchwandparese bei Neuroborreliose mit ausschließlichem Betroffensein der unteren thorakalen Nervenwurzeln.

Vegetative Störungen

Findet man in einem Segment eine exakt begrenzte Störung der Piloarrektion sowie der Schweißsekretion, spricht dies für eine Läsion eines Rumpfnervs distal des R. communicans griseus, eine Läsion also außerhalb des Foramen intervertebrale.

Neurophysiologische Untersuchung

Durch elektromyographische Untersuchung kann eine neurogene Läsion in Muskeln erfaßt werden, die klinisch nicht beurteilt werden kann (Mm. intercostales, paraspinale Muskulatur). Bei Abgrenzungsschwierigkeiten erlaubt sie eine klare Unterscheidung zwischen einer Bauchwandlähmung und einer Narbenhernie. Bei speziellen Fragestellungen kann die Magnetstimulation hilfreich sein (193).

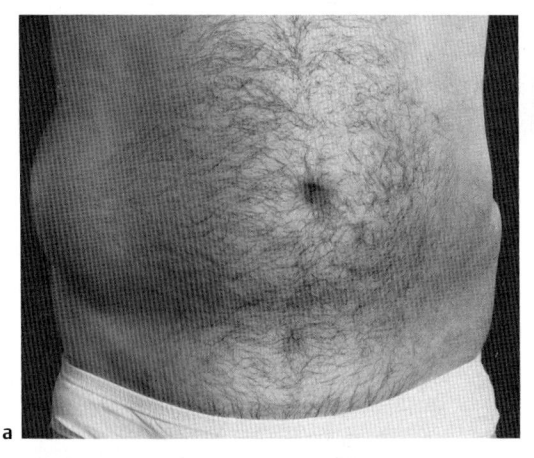

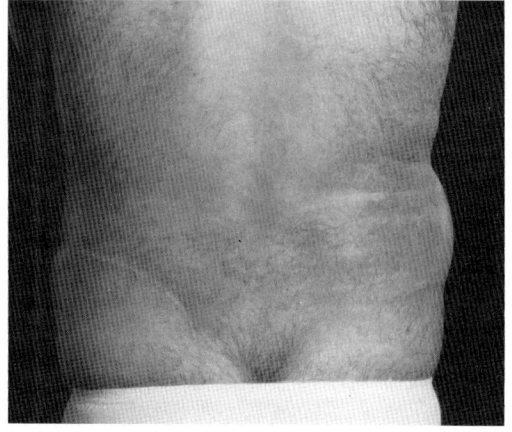

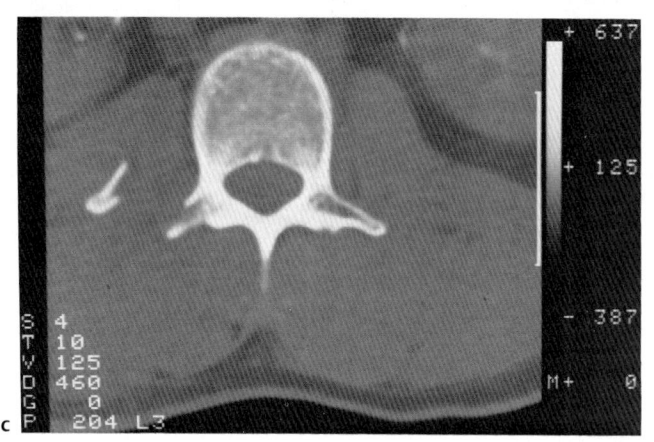

Abb. 6.**109** 33jähriger Mann, 7 Monate nach schwerstem Trauma von Wirbelsäule und Becken mit multiplen Beckenfrakturen. Parese der Bauchwandmuskulatur rechts, die besonders deutlich von ventral (**a**), aber auch dorsal (**b**) sichtbar ist. Elektromyographische Denervation. Im CT (**c**) Fraktur des rechtsseitigen Querfortsatzes eines Wirbels als Ursache einer Spinalnervenläsion.

Ursachen

Bandscheibenvorfall

Der thorakale Bandscheibenvorfall wurde unter den Wurzelläsionen besprochen. Nach Einzelbeobachtungen kann eine Läsion der Wurzel L2 durch einen (sehr seltenen) hohen lumbalen Bandscheibenvorfall eine Lähmung unterster Bauchwandabschnitte hervorrufen (50, 95).

Trauma

Unmittelbar traumatische Läsionen der Rumpfnerven sind selten. Stichverletzungen und Rippenfrakturen können die Interkostalnerven unmittelbar (Abb. 6.**109**) oder sekundär durch überschießende Kallusbildung schädigen. Hartnäckige Schmerzen als Folge einer Verletzung von Interkostalnerven treten oft erst nach einer Latenz von mehreren Wochen nach operativen Eingriffen im Bereich des Thorax in Erscheinung (1134).

Nach abdominalchirurgischen oder urologischen Eingriffen können neben Schmerzen gelegentlich auch Bauchwandlähmungen entstehen (s. Abb. 6.**117**). Eine Schädigung des R. dorsalis der Spinalnerven im Rahmen von Operationen an der LWS kann die Ursache von anhaltenden postoperativen Kreuzschmerzen sein (1092).

Entzündungen

Wurzelschädigungen können infolge Herpes zoster und Borreliose entstehen (s. Abb. 6.**108**). Rumpfnerven kommen nicht selten durch entzündliche Prozesse in der Nachbarschaft zu Schaden, etwa durch eitrige oder tuberkulöse Pleuritiden, aber auch infolge Narbenbildung nach Abklingen der akuten Erkrankung. Hartnäckige Neuralgien der untersten Thorakalnerven können als Narbensymptom nach paranephritischen und retroperitonealen perityphilitischen Abszessen vorkommen. Schließlich können die Rumpfnerven auch von Senkungsabszessen tuberkulöser Spondylitiden der Hals- und Brustwirbelsäule betroffen werden.

Tumoren

Zu den Läsionen von thorakalen Wurzeln bei spinalen Tumoren s. S. 181. Eine Läsion von Interkostalnerven mit hartnäckgen Schmerzen kann als Folge infiltrierend wachsender Malignome auftreten. Am häufigsten handelt es sich um kleinzellige, direkt in die Umgebung infiltrierende Bronchialkarzinome (insbesondere infiltrativ wachsendes Bronchialkarzinom der Lungenspitze, Pancoast-Tumor), Mammakarzinome, Pleuraendotheliome, paravertebrale Lymphome, sehr selten auch um Karzinome der Nebennieren. Retroperitoneal sich ausbreitende lymphogene Metastasierungen können untere Thorakalnerven erreichen. Plötzlich auftretende einseitige Brust- oder Bauchwandschmerzen im Verlauf von Leukämien, malignen Lymphomen oder Sarkomatosen können Ausdruck einer lokalen Tumorinvasion sein, werden aber noch häufiger durch einen „symptomatischen" Zoster hervorgerufen.

Diabetische thorako-abdominale (trunkale) Neuropathie

Umschriebene Läsionen von Rumpfnerven kommen bei Diabeteskranken nur selten vor. Meist sind Patienten mit langjährigem Diabetes (Typ I oder II) betroffen, gelegentlich handelt es sich aber um die Erstmanifestation der Erkrankung. In der Regel klagen die Patienten vor allem über heftige Schmerzen und unangenehme Parästhesien in mehr oder weniger großen Bezirken einer Brust oder Bauchwand. Nicht selten sind beide Seiten (asymmetrisch) betroffen. Die räumliche Anordnung ist sehr variabel (1123). Mitunter liegt eine Überempfindlichkeit gegen Berührungsreize nach Art einer Allodynie vor, so daß die Patienten kaum den Druck ihrer Kleidung tolerieren können. Bei der Minderzahl der Betroffenen tritt eine Bauchwandlähmung ein (869, 935). Bei der klinischen Untersuchung sind neben der variabel angeordneten Sensibilitätsstörung am Rumpf oft Zeichen einer latenten distalen symmetrischen Polyneuropathie nachweisbar. Da dieses Krankheitsbild wenig bekannt ist, ist bei vielen Patienten eine unnütze aufwendige Diagnostik unter dem Verdacht einer thorakalen oder abdominalen internistischen Erkrankung vorangegangen (360). Die Prognose ist nicht ungünstig. Mitunter bilden sich die Beschwerden aber erst innerhalb von 1–2 Jahren wieder zurück. Die Pathogenese ist nicht sicher aufgeklärt. Es werden Infarkte in thorakalen Spinalnerven oder deren Ästen angenommen.

Besondere Krankheitsbilder

Läsionen des N. intercostobrachialis

Diese kommen vor allem bei der operativen Ausräumung von Lymphknoten in der Achselhöhle bei Patienten mit Mammakarzinom (129, 566) oder bei der Operation eines Thoracic outlet-Syndroms vor (618). Gelegentlich kommt der Nerv auch durch Invasion von bösartigen Lungentumoren zu Schaden (685). Es entstehen unterschiedlich angeordnete sensible Ausfälle in der Achselhöhle und in angrenzenden Teilen der Thoraxwand und des Oberarmes (Abb. 6.**110**). Hauptbeschwerde sind die bei einem Teil der Patienten auftretenden, durch Bewegungen im Schultergelenk verstärkten Schmerzen, wodurch es sogar zu einer Teileinsteifung der Schulter kommen kann (618). Entgegen früheren Empfehlungen wird deshalb derzeit versucht, diesen Nerven bei operativen Eingriffen nach Möglichkeit zu schonen (129, 1192). Hierzu s.a. S. 355.

■ M.-rectus-abdominis-Syndrom (Neuropathie der Rr. cutanei mediales der Interkostalnerven)

Die 6 kaudalen Interkostalnerven senden einen ihrer sensiblen Endäste, den R. cutaneus medialis, durch die Faszien des M. rectus abdominis,

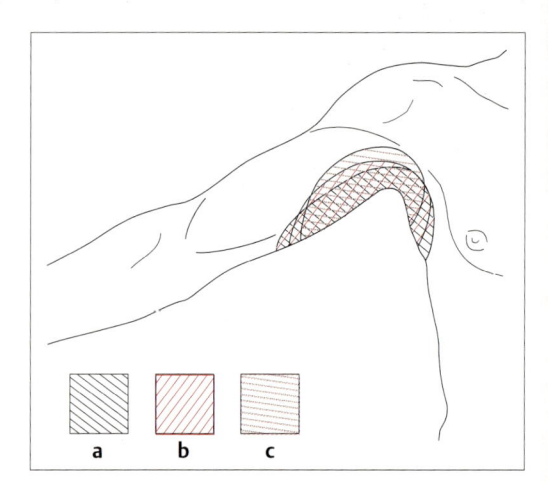

Abb. 6.**110** Unterschiedlich ausgedehnte Sensibilitätsausfälle bei Läsion des N. intercostobrachialis.

den sie auch motorisch innervieren, an die Hautoberfläche der paramedianen Bauchwand. Innerhalb dieser Passage kann es zu einer mechanischen Läsion kommen, deren Entstehung nur unzureichend geklärt ist (989, 1010, 1222). Die Patienten klagen über brennende Schmerzen in der paramedianen Bauchdecke, welche durch Anspannung des Muskels verstärkt werden. Diagnostisch wegweisend sind eine lokale Druckdolenz, mitunter eng umschriebene Sensibilitätsstörungen, im EMG Denervationszeichen sowie eine Schmerzfreiheit nach Injektion eines Lokalanästhetikum. Leider wird auch eine Rhabdomylyse der Rectus-muskultur ebenfalls als „M.rectus abdominis syndrom" bezeichnet (s. unten).

▪ Mechanische Neuropathie der Rr. dorsales (Notalgia paraesthetica)

Die Rr. dorsales der Spinalnerven können durch verschiedene Krankheitsprozesse zu Schaden kommen. Hierzu gehören degenerative Veränderungen in der Nähe der kleinen Wirbelgelenke (411), Kompression durch Fettgewebshernien und Lipome (950) oder Traumen (1304). In vielen Fällen bleibt die Ursache ungeklärt. Betroffen sind vornehmlich die Rr. dorsales Th2–6. Die Patienten klagen über fleckförmig begrenzte Schmerzen paramedian in Höhe des Schulterblatts (892). Nicht selten äußern sich die sensiblen Reizerscheinungen lediglich in einem hartnäckigen Juckreiz, weshalb die Patienten hautärztliche Hilfe aufsuchen (614, 1304). Am Ort der Schmerzhaftigkeit kann eine bräunliche Hyperpigmentierung vorhanden sein. Die Schmerzen werden durch Husten oder Niesen verstärkt. Schmerzfreiheit nach Infiltration des dolenten Punktes durch ein Anästhestikum bestätigt die Diagnose und bewirkt in vielen Fällen eine anhaltende Beschwerdefreiheit. Bei anderen Patienten ist eine operative Neurolyse erforderlich (411, 850).

Läsionen der Rr. cutanei laterales äußern sich in ähnlicher Weise in umschriebenen Schmerzen in der seitlichen Thoraxwand. Diagnostisch entscheidend ist ihr Verschwinden nach Lokalanästhesie (1084).

Differentialdiagnose

Segmentbeziehungen

Die Organe haben sehr konstante Segmentbeziehungen. Die wichtigsten sind in Tab. 6.**30** wiedergegeben.

Tabelle 6.30 Segmentbezug innerer Organe (nach Hansen und Schliack 1962 [Hansen und Schliack 62])

Herz, Perikard	(C3–C4) C8–Th8 li (re)
Aorta descendens, Aortenbogen	C3–C4, Th1–Th3 re/li
Lunge, Pleura	Th3–Th10
Oesophagus	Th1–Th8
Magen	Th5–Th9 li
Duodenum	Th6–Th10 re
Pankreas	Th7–Th9 li
Dickdarm	Th11–Th12
Leber, Gallenblase	Th6–Th10 re
Milz	Th7–Th10 li
Zäkum, Appendix	Th9–Th11 re
Niere	Th9–L2
Harnblase (Schleimh. & Hals)	S3–S4
Prostata	S1–S2, Th10–Th12
Adnexe	Th11–L1
Uterus (Muttermund)	S2–S4

Die in zwerchfellnahen Organen entstehenden Schmerzen strahlen – wohl durch Vermittlung des N. phrenicus – meist auch in die Segmente C3 und C4 ein. Am bekanntesten ist der rechtsseitige Schulterschmerz bei Gallenaffektionen.

Die Organe lassen stets auch diagnostisch wichtige Seitenbeziehungen erkennen. Bei den paarigen Organen sind diese Seitenbeziehungen durch ihre Lage festgelegt. Von den unpaaren Organen sind

- nach rechts orientiert: Leber, Gallenblase, Duodenum, Ilium, Zökum, Colon ascendens;
- nach links orientiert: Herz, Magen, Pankreas, Milz, Jejunum, Colon descendens und sigmoideum.

Gelegentlich kann diese Seitenregel durchbrochen werden. Der pektanginöse Schmerz z.B. wird in etwa 5 % aller Fälle ausschließlich nach rechts projiziert.

Head-Zonen

Bei der differentialdiagnostischen Beurteilung von Schmerzzuständen im Bereich des Rumpfes muß besonders an den *referred pain* bei Viszeralerkrankungen, also an die Head-Zonen, gedacht werden. Auf die interessanten physiologischen Probleme dieser Phänomene können wir an dieser Stelle nicht näher eingehen und verweisen auf die monographischen Darstellungen von Hansen u. Schliack (450) und von Head (469). Der akute Viszeralschmerz wird über viszerosensible Nervenfasern zu den Hinterhornzellen des Rückenmarks geleitet. Er konvergiert hier mit Schmerzimpulsen, die von der Rumpfwand her zu den gleichen Rükenmarkszellen gelangen. Reizverschmelzungen führen zu Fehlprojektionen der Organschmerzen in die Strukturen der Rumpfwand, vor allem also in die Haut (Headsche hyperalgetische Zonen) und in die Muskulatur (Mackenzie-Maximalpunkte). Der in der Rumpfwand empfundene Schmerz kann von dem eigentlichen Ort der Schmerzentstehung – dem erkrankten Organ – völlig ablenken.

Seltene Schmerzzustände am Rumpf

Pseudoradikuläre Schmerzzustände können im Bereich des Rumpfes z.B. als Interkostalneuralgie fehlgedeutet werden. Von der Brustwirbelsäule gürtelförmig nach ventral ausstrahlende Schmerzen sind zunächst immer auf eine intraspinale Raumforderung verdächtig.

Tietze-Syndrom (Costochondritis). Es liegt eine schmerzhafte Schwellung der parasternalen Rippenknorpel vor, deren Ursache unbekannt ist. Meist sind ein oder zwei Knorpel der obersten Rippen betroffen. (105). Computertomographisch lassen sich bei einem Teil der Patienten Verkalkungen nachweisen (305). Nicht selten wurden vor der Diagnose umfängliche vergebliche internistische Untersuchungen durchgeführt (105). Zur Behandlung werden lokale Injektionen von Cortison und Lokalanästhetika empfohlen. Es steht aber bisher nicht fest, daß dies den gutartigen Verlauf der Erkrankung tatsächlich beeinflußt.

Slipping rib syndrome (abnorm bewegliche 8. bis 10. Rippe). Als Folge abnorm beweglicher Verbindungen der Rippen-Knorpel-Gelenke (am häufigsten der 10. Rippe) können äußerst intensive Schmerzen im Bereich des Rippenbogens auftreten, die oft durch Rumpfbeugung oder Drehbewegungen provoziert werden (25, 1313). Es können sich auch anhaltend brennende Mißempfindungen oder dumpfe Schmerzen einstellen. Die sensiblen Reizerscheinungen werden mit einer Irritation der angrenzenden Interkostalnerven erklärt (1108). Bei der klinischen Untersuchung lassen sich die Schmerzen durch Verschieben des freien Rippenrandes auslösen. Eine Lokalanästhesie bewirkt zumeist eine vorübergehende Beschwerdefreiheit. Bei anhaltenden starken Beschwerden kann eine Teilresektion der betroffenen Rippe angezeigt sein.

Hernien. Immer wieder sieht man in der neurologischen Sprechstunde eine *Leisten- oder Schenkelhernie*, die unter dem Verdacht einer Neuralgie des N. ilioinguinalis oder des N. genitofemoralis eingewiesen wird. Der Arzt sollte stets an diese Möglichkeit denken und durch die Anwendung der bekannten Handgriffe die Situation aufklären. Weit größere Schwierigkeiten bereitet die Diagnose seltener Hernien, von denen hier nur 2 erwähnt werden: die *Spiegel-Hernie*, die suprapubisch lateral vom Ansatz des M. rectus abdominis einen umschriebenen Schmerz verursacht, und die *Petit-Hernie* oberhalb der dorsalen Crista iliaca unmittelbar lateral vom Ansatz des M. latissimus dorsi. In beiden Fällen besteht ein eng lokalisierter Spontan- und Druckschmerz. Manchmal kann man eine sicht- und tastbare Vorwölbung feststellen.

Rupturen des M. rectus abdominis. Diese treten meist bei älteren Menschen mit chronischem Husten auf. Die Risse ereignen sich einige Zentimeter oberhalb des Muskelansatzes am Schambeinast. Der akute Schmerz wird durch einen heftigen Hustenstoß oder beim Aufsitzen aus dem Liegen ausgelöst. Sehr selten tritt diese Ruptur auch am Ende einer Schwangerschaft auf. Der Schmerz wird oft als akute Appendizitis, Inguinalhernie, Stieldrehung einer Ovarialzyste fehlgedeutet. Er kann auch zu der fälschlichen Annahme einer akuten Spinalwurzelalteration bei Th12/L1 führen.

Kompartmentsyndrom des M. rectus abdominis. Unglücklicherweise wird der Begriff des „Rectus-abdominis-Syndrom" sowohl für das Kompressionssyndrom der Rr. cutanei mediales der Interkostalnerven (s.oben) als auch für das Kompartmentsyndrom des M. rectus abdominis verwendet (939, 1027). Betroffen sind vor allem untrainierte Menschen nach ungewöhnlicher sportlicher Belastung, etwa nach Bodybuilding. Das klinische Erscheinungsbild entspricht einem akuten Abdomen mit gespannten druckschmerzhaften Bauchdecken. Charakteristisch ist ein ekzessiver Anstieg der Kreatinkinase. Im Sonogramm zeigt sich eine vermehrte Echogenität (939). Der spontane Verlauf ist im allgemeinen günstig.

Schmerzzustände im Bereiche des N. pudendus s. S. 453.

6.4 Läsionen des Plexus lumbosacralis

Anatomie

Im Plexus lumbosacralis findet in gleicher Weise wie im Armplexus eine Umgruppierung der Axone aus den Wurzeln (Th12) L1-S3 (S4) auf die peripheren Nerven des Hüftgürtels und der unteren Extremitäten statt. Im *Plexus lumbosacralis* (Abb. 6.111) werden die ventralen Äste der Lumbal- und Sakralnerven zusammengefaßt unter Beteiligung des N. subcostalis und des N. coccygeus. Der Aufbau des langgestreckten Plexus ist charakterisiert durch die Ausbildung von Schlingen, welche die benachbarten Spinalnerven verbinden. Diese Schlingen werden gleich bezeichnet wie der kaudale der beiden miteinander verbundenen Nerven. Die erste Schlinge (Ansa lumbalis I) z.B. verbindet Th12 mit L1. Mit Rücksicht auf die Versorgungsgebiete und die topographische Lage der einzelnen Abschnitte wird der Plexus lumbosacralis weiter unterteilt. Der *Plexus lumbalis* reicht von (Th12) L1 bis L4. Der R. ventralis L4 ist mit L5 durch eine Nervenschlinge (N. furcalis) verbunden, welche den *Truncus lumbosacralis* formiert, der auf der Pars lateralis des Kreuzbeines in das kleine Becken übertritt und sich mit den Sakralnerven zum *Plexus sacralis* verbindet. Es empfiehlt sich, den Plexus sacralis weiter in den Plexus ischiadicus und den Plexus pudendus aufzugliedern, obwohl sich diese beiden in mehreren Segmenten überschneiden. Der *Plexus ischiadicus* versorgt Beckengürtel und untere Extremität und stammt aus L4-S3. Der *Plexus pudendus* (S2-S4) innerviert Haut und Muskulatur im Bereich des Beckenbodens, des Dammes und der äußeren Genitalorgane und führt außerdem Fasern des sakralen Parasympathikus an die Beckeneingeweide.

Die ventralen Äste von (Th12) L1-L4, welche den *Plexus lumbalis* bilden, liegen nach dem Verlassen der Intervertebralkanäle versteckt im M. psoas. Dieser wird durch den Plexus lumbalis in eine tiefe, an den Querfortsätzen entspringende Portion und in die oberflächlichere Hauptmasse unterteilt. Der M. psoas major entspringt mit charakteristischen Sehnenbögen in der Gegend der Zwischenwirbelscheiben des 1.-4. Lendenwirbels. Unter den Sehnenarkaden treten Rr. communicantes aus dem ventral der Spinalwurzeln gelegenen sympathischen Grenzstrang mit dem Plexus in Verbindung. Präganglionäre Fasern sind nur in den Rr. communicantes von L1 und L2 vorhanden, alle übrigen sind postganglionäre Rr. communicantes grisei. Variationen kommen vor allem im Sinne einer Kranial- oder Kaudalverschiebung des ganzen Plexus lumbosacralis vor. Analog zum Armgeflecht spricht man auch hier von einem präfixierten bzw. postfixierten Typus. Es kommen beachtliche Variationen des Plexus lumbalis vor.

Mit den Rr. communicantes verlaufen die Aa. und Vv. lumbales, welche auch die Körperwandung versorgen. Die Aa. lumbales sind segmentale Äste der Bauchaorta. Die Vv. lumbales III und IV verbinden die V. cava inferior mit den Vv. lumbales ascendentes, die in der unmittelbaren Nachbarschaft des Plexus lumbalis – ventral oder dorsal von den Nerven – kranialwärts zur V. azygos und zur V. hemiazygos ziehen. Infolge der Nachbarschaft zu diesen Gefäßen wird der Plexus lumbalis sehr gut mit Blut versorgt, jeder Nerv erhält eine Arterie aus der zugehörigen A. lumbalis oder aus dem R. lumbalis der A. iliolumbalis.

Als *Äste des Plexus lumbalis* sind zunächst kurze *Rr. musculares* für die Mm. intertransversarii, den M. quadratus lumborum und die Mm. psoas major und minor bestimmt. Die größeren Äste treten an verschiedenen Stellen aus dem M. psoas. Lateral vom Psoas kommen der *N. iliohypogastricus,* der *N. ilioinguinalis,* der *N. cutaneus femoris lateralis* und der *N. femoralis* zum Vorschein. Der *N. genitofemoralis* durchbohrt den Psoas und gelangt so auf seine ventrale Fläche. Am medialen Rand des Muskels verläuft der *N. obturatorius.* Der weitere anatomische Verlauf dieser Plexusäste soll weiter unten noch im einzelnen dargestellt werden.

Als Unterabschnitt des Plexus sacralis entsteht der *Plexus ischiadicus* aus dem Truncus lumbosacralis, dem mächtigen ventralen Ast des 1. Sakralnervs und aus Teilen der ventralen Äste von S2 und S3. Auf der Vorderfläche des M. piriformis vereinigen sich die Stämme des Plexus zu einer dreieckförmigen Platte, deren Spitze im Foramen infrapiriforme liegt. Der Plexus sacralis wird bedeckt von der Fascia pelvis parietalis, die eine Grenzschicht gegenüber dem die Beckeneingeweide umgebenden Bindegewebe darstellt.

Medial von der Austrittstelle der Sakralnerven aus den Foramina sacralia liegt der sakrale Anteil des Truncus sympathicus. Er steht durch Rr. communicantes mit dem Plexus in Verbin-

376 6. Klinik der Läsionen peripherer Nerven

dung. Vom vegetativen Plexus hypogastricus inferior (Plexus pelvinus) ist der Plexus sacralis durch die Äste der A. iliaca interna getrennt. Vom Plexus sacralis ziehen zahlreiche parasympathische Nn. splanchnici pelvici (Nn. erigentes) in den vegetativen Plexus ein. Die A. glutaea superior tritt auf ihrem Weg zum Foramen suprapiriforme in Kontakt mit dem Truncus lumbosacralis.

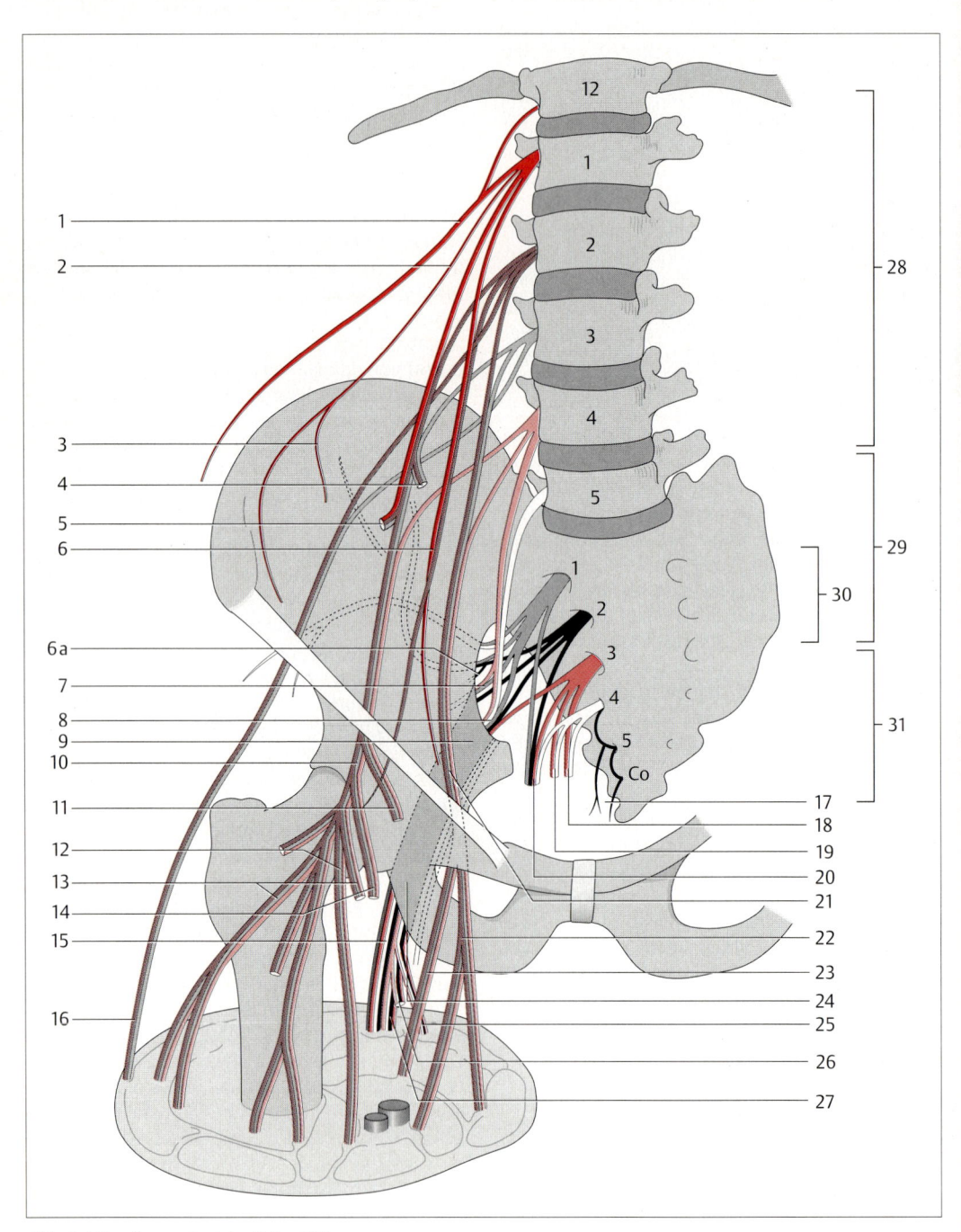

Abb. 6.**111**   (Legende siehe Seite 377)

Zwischen S1 und S2 (oder S3) verläuft die A. glutaea inferior und, ventral den Plexus kreuzend, die A. pudenda interna zum Foramen infrapiriforme. Von diesen Arterien zweigen feine Äste an den Plexus ab.

Der Plexus ischiadicus kann schematisch in einen ventralen und einen dorsalen Anteil gegliedert werden. Beide führen Fasern aus sämtlichen am Plexus beteiligten Spinalnerven (L4-S3). Aus dem ventralen Anteil geht der *N. tibialis,* aus dem dorsalen der *N. peroneus communis* hervor. Gelegentlich sind diese beiden Nerven schon beim Verlassen des kleinen Beckens geteilt. Der N. peroneus communis durchbohrt in diesem Falle fast immer den M. piriformis. Kurze Rr. musculares des Plexus ischiadicus versorgen den M. piriformis, die Mm. gemelli und den M. quadratus femoris. Einen etwas längeren Verlauf beschreibt der Ast für den M. obturatorius internus. Dieser verläßt das Becken im Foramen infrapiriforme, biegt mit dem N. pudendus um die Spina ischiadica herum und gelangt durch das Foramen ischiadicum minus an die mediale Fläche des Muskels.

Der *Plexus pudendus* bezieht seine Fasern aus den ventralen Ästen von S2, S3 und S4. Außer sympathischen Fasern, die er über Rr. communicantes vom sakralen Anteil des Grenzstranges erhält, führt er auch parasympathische Anteile. Diese verlassen das Rückenmark in den ventralen Wurzeln der 2.-4. Sakralnerven; sie sind für die Innervation der Beckeneingeweide bestimmt. *Kurze Äste* aus dem Plexus pudendus innervieren den M. levator ani und den M. coccygeus. Zur Hauptsache geht aus dem Plexus der *N. pudendus* hervor, der nach dem Austritt aus dem Foramen infrapiriforme um die Spina ischiadica herum ins Foramen ischiadicum minus einbiegt und von dort aus in der seitlichen Wand der Fossa ischioanalis ventralwärts zieht. Der Nerv und die ihn begleitenden Blutgefäße sind in einer Duplikatur der Fascia obturatoria interna, dem sogenannten

◁ Abb. **6.111** Der Plexus lumbosacralis.
1 **N. iliohypogastricus** L1 (Th12)
  Bauchmuskeln, unterer Teil
2 **N. ilioinguinalis** L1
  Bauchmuskeln, unterer Teil
3 R. iliacus
4 (N. femoralis, s. u. 10)
  Ast zum M. psoas
5 Ast zum M. iliacus
6 **N. genitofemoralis** L1, 2
  R. genitalis L2
  Kutaner Ast L1
  (R. femoralis)
6a N. cutaneus femoris posterior S1-S3
7 **N. glutaeus sup.** L4-S1
  M. glutaeus med.
  M. glutaeus min.
  M. tensor fasciae latae
8 **N. glutaeus inf.** L5-S2
  M. glutaeus max.
9 **N. ischiadicus** L4-S3
  N. peroneus communis L4-S2
  N. tibialis L4-S3
10 **N. femoralis** L1-4
  M. psoas L1-3
  M. iliacus L1-3
11 M. pectineus L2-4
12 M. sartorius L2-3
13 M. quadriceps L2-4
14 N. saphenus L2-4
15 **N. peroneus communis** L4-S2
  M. biceps (Caput brev.) L5-S2
  M. peroneus long. L5-S2
  M. peroneus brev. S1
  M. tibialis ant. L4-5
  M. extens dig. long. L4-S1
  M. extens. hall. long. L4-5
16 **N. cutaneus femoris lat.** L2-3
17 Nn. anococcygei
18 M. coccygeus
19 M. levator ani
20 **N. pudendus** S1-4
21 **N. obturatorius** L2-4
22 R. ant./M. add. brev. L2-4
  R. ant./Mm. add. lg./gracilis
23 R. post./Mm. add. min./magn. L3-4
24 **N. tibialis** L4-S3
25 Caput comm. der Beuger
  M. semitend, S1, 2
26 M. add. magn. L4-5
  M. semimembr. L4-S1
27 Caput long. m. bicipitis
  M. gastrocnem. S1, 2
  M. popliteus L4-S1
  M. soleus L5-S2
  M. flexor digit. long. L5-S1
  M. tibialis post. L5-S1
  M. flex. hall. long. L5-S2
  Mm. plant. ped. Abduktoren
  Adduktoren, Interossei
  Lumbricales usw. L5-S2
28 Plexus lumbalis
29 Plexus sacralis
30 „Plexus pudendus"
31 Plexus coccygeus

Alcock-Kanal, eingebaut. Die einzelnen Äste des N. pudendus verlassen den Alcock-Kanal an verschiedenen Stellen. Die *Nn. rectales inferiores* ziehen durch das Fettgewebe in der Fossa ischioanalis zum M. sphincter ani externus und zur Haut der Analregion. Die *Nn. perineales* und *scrotales (labiales) posteriores* innervieren die Haut der Dammgegend und des Skrotums (bzw. der Labia majora). Rr. musculares der Nn. perineales durchbohren die Fascia perinei superficialis und innervieren die Mm. transversus perinei superficialis, ischiocavernosus und bulbospongiosus. Der *N. dorsalis penis (clitoridis)* läuft als einziger Ast des N. pudendus durch die Pars interdiaphragmatica der Fossa ischioanalis. Rr. musculares durchstossen dabei die Fascia diaphragmatis urogenitalis inferior um den M. transversus perinei profundus und den M. sphincter urethrae externus zu innervieren. Der sensible Endast verläuft entlang dem unteren Schambeinast bis zum Lig. arcuatum pubis und von dort zum Dorsum penis bzw. clitoridis.

Vom Plexus pudendus aus wird also außer den genannten Muskeln vor allem die Haut der Anal-, Genital- und Gesäßregion innerviert. Die Dermatome der zum Plexus gehörenden Spinalnerven sind durch eine Hiatuslinie gegen die lumbalen Segmente abgegrenzt, insbesondere dorsal über dem Kreuzbein, wo das Dermatom S3 mit demjenigen des 2. Lumbalnervs in Kontakt tritt.

Der aus schmächtigen Anteilen von S3, S4, S5 und CO gebildete *Plexus coccygeus* beteiligt sich über die Nn. anococcygei an der Innervation des M. coccygeus und eines Teils des M. levator ani und gibt einige sensible Äste an die Haut über dem Steißbein und am Anus ab. Sein diskretes Innervationsgebiet kann gelegentlich schmerzhaft werden (Kokzygodynie, s.S. 172).

Typen der Beinplexusläsionen

Wie am Armplexus können wir auch am Beinplexus 2 Haupttypen von Lähmungen unterscheiden, die in mehr oder weniger reiner Form bei den verschiedenen noch zu besprechenden ätiologischen Gruppen vorkommen.

Läsionen des Plexus lumbalis. Dieser leitet sich aus den Wurzeln L1–L4, manchmal noch aus einer Portion der Wurzel Th12 ab und liegt im M. psoas eingebettet. Bei Läsionen werden einige sensible Äste zum Beckengürtel und zum Oberschenkel betroffen. Vor allem aber kommt es zu einer motorischen Lähmung der Hüftbeuger, der Kniestrecker sowie der Außenrotatoren und Adduktoren des Oberschenkels.

Läsionen des Plexus sacralis. Dieser wird aus den Wurzeln L5-S3 gebildet. Zu Läsionen kommt es bei Prozessen im kleinen Becken und in der Präsakralregion. Hierbei ist die Sensibilität vor allem an der Oberschenkelrückseite und am ganzen Unterschenkel und Fuß betroffen; es kommt zu einer motorischen Lähmung der Hüftstrecker und -abduktoren, der Kniebeuger und aller Muskeln des Unterschenkels und des Fußes (Abb. 6.**112**).

Läsionen des lumbalen Sympathikusgrenzstranges. Bei vielen retroperitonealen, paraaortalen Tumorinvasionen kann dieser Anteil des Sympathikus außer Funktion gesetzt werden. Die Erfassung solcher Syndrome ist diagnostisch von großer Wichtigkeit. Alle zerebrospinal-neurologischen Funktionen (Motorik, Sensibilität und Reflexe) können dabei intakt bleiben. Dennoch zeigen diffuse Beinschmerzen die nervale Irritation an. Man findet in solchen Fällen (gynäkologische Karzinome, Rektum-, Blasen- und Prostatakarzinome sowie Seminome und Lymphogranulomatosen) eine eindrucksvolle Temperaturerhöhung im betroffenen Fuß sowie eine totale Anhidrose der Fußsohle ohne jegliche Sensibilitätsstörungen (s. Abb. 7.**7**).

Postproktektomiesyndrom. Dieses findet sich besonders nach Rektumamputation wegen Malignoms. Es beginnt 6–10 Monate nach dem Eingriff. Zunächst stellt sich eine dumpfe Schmerzempfindung in der Steißbein-Kreuzbein-Gegend ein. Diese dehnt sich allmählich im Verlauf von Wochen oder Monaten nach kranial bis in die Lendengegend aus, ergreift dann den ganzen Beckengürtel und kann bei Männern krisenartig in den Penis ausstrahlen. Es treten Miktionsbeschwerden hinzu sowie ischialgische Schmerzen. Die gestörte sympathische Innervation führt zu den oben beschriebenen Schweißsekretionsstörungen der Fußsohle (Abb. 7.**7**). Dem Krankheitsbild liegt teilweise eine lymphogene Metastasierung des Malignoms zugrunde, die durch Lymphographie nachgewiesen werden kann.

Abb. 6.**112** Beinplexusparese links mit leichtem Betroffensein der lumbalen Anteile (geringe Quadrizepsatrophie) und ausgeprägter Lähmung der vom Plexus sacralis versorgten Muskeln (Gesäß-, ischiokrurale und Unterschenkel- und Fußmuskulatur).

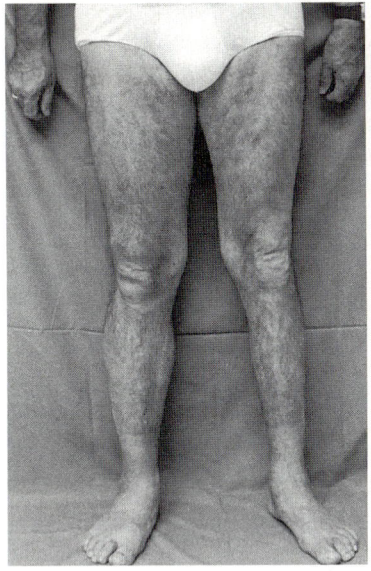

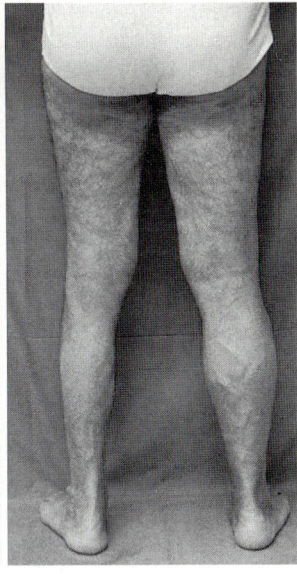

Topische Diagnostik der Beinplexusläsionen

Beinplexuslähmungen müssen einerseits gegen Beinnerven-, andererseits gegen lumbosakrale Nervenwurzelläsionen abgegrenzt werden. Bei Beachtung des Verteilungstyps der sensomotorischen Ausfälle und Zuhilfenahme elektrophysiologischer Methoden, ist in der Regel eine klare topische Zuordnung möglich.

Differentialdiagnose zwischen N.-femoralis- und Plexus-lumbalis-Läsionen

Erfahrungsgemäß werden Schädigungen des Plexus lumbalis häufig als Femoralislähmung verkannt, zumal in beiden Fällen die Kniestrecker- und Hüftbeugerschwäche sowie Sensibilitätsstörungen an der Ober- und Unterschenkelinnenseite dominieren. Hinweisend auf eine über den N. femoralis hinausgehende Läsion sind die Ausweitung der Hautempfindungsstörungen auf die Vorderaußenseite des Oberschenkels (das heißt auf das Versorgungsareal des N. cutaneus femoris lateralis), sowie die hinzutretende Schwäche der vom N. obturatorius innervierten Adduktoren. Die Feststellung einer Adduktorenparese kann allerdings bei nur partieller Lähmung schwierig sein; in solchen Fällen erlaubt allerdings die elektromyographische Registrierung von Denervierungszeichen oder Umbauvorgängen den Nachweis einer Beteiligung dieser Muskelgruppe.

Differentialdiagnose zwischen N.-ischiadicus- und Plexus-sacralis-Läsionen

Eine Plexus-sacralis-Schädigung wird häufig als N.-ischiadicus- oder gar als N.-fibularis-Parese fehldiagnostiziert, was vor allem mit der untersuchungstechnischen Vernachlässigung der Glutealmuskulatur zusammenhängt. Aus diesem Grund muß bei jedem Patienten mit den Symptomen einer Ischiadikuslähmung (Schwäche der gesamten Fuß- und Unterschenkel- sowie der ischiokruralen Muskulatur) eine sorgfältige motorische Funktionsprüfung der Strecker und Abduktoren des Hüftgelenks erfolgen. Im Fall einer Plexus-sacralis-Läsion weisen diese eine Parese auf. Bei nicht eindeutigem Befund – z.B. infolge mangelhafter Kooperation oder Schmerzschonung – ist eine elektromyographische Untersuchung der Mm. glutei maximus und medius vorzunehmen.

Differentialdiagnose zwischen Beinplexus- und lumbosakralen Nervenwurzel-Läsionen

Besonders bei inkompletten Paresen lassen sich eine Plexus-lumbalis-Läsion oft schwer von einem L3/4-Syndrom, eine Plexus-sacralis-Läsion von einem L5/S1-Syndrom abgrenzen. Erschwerend kommt hinzu, daß es z.B. bei diabetischen Schwerpunktneuropathien, Neuroborreliosen und intrapelvinen Tumorinfiltrationen ein kombiniertes Betroffensein von Plexus- und Wurzelanteilen im Sinne einer Plexo-Radikulopathie gibt. Genauere Aufschlüsse über die jeweils betroffenen Strukturen erhält man durch folgende Untersuchungsverfahren (1139):

1. Die *paravertebrale EMG-Ableitung* zeigt nur bei einer Nervenwurzelbeteiligung Denervierungszeichen und/oder Umbauvorgänge in der segmental zugeordneten paravertebralen Muskulatur, da diese vom R. dorsalis des Spinalnerven innerviert wird, welcher bereits in Höhe des Foramen intervertebrale abzweigt und deshalb bei Plexusläsionen verschont wird.
2. Die *sensible Neurographie* im Bereich eines hypästhetischen Hautareals ergibt bei einer Plexusläsion eine Erniedrigung des sensiblen Nervenaktionspotentials (z.B. des N. suralis, peroneus superficialis, saphenus und/oder plantaris medialis). Bei einer supraganglionären Schädigung – z.B. im Nervenwurzelbereich – bleibt die SNAP-Amplitude dagegen meistens unverändert, da der distale Fortsatz der bipolaren Spinalganglienzelle hierbei funktionstüchtig bleibt.
3. In analoger Weise ist auch die *Schweißsekretion* in hyp- oder anästhetischen Hautarealen bei Nervenwurzelläsionen regelrecht, während sie bei Plexuslähmungen vermindert bzw. aufgehoben ist – allerdings nur bei ausgeprägteren Schädigungen.

Mit Hilfe der genannten 3 Methoden läßt sich in der Regel eine lokalisatorische Zuordnung des Prozesses in den Bereich des Beinplexus, der lumbosakralen Nervenwurzeln oder aber in beide Strukturen treffen. Sobald die genaue Schädigungslokalisation festliegt, kann dann an der betreffenden Stelle gezielt nach der Schädigungsursache gefahndet werden. Im Bereich des Beckens stehen die Abdomen-Sonographie, die Computertomographie oder Magnetresonanztomographie des Beckens sowie die angiographische Darstellung der Aortengabel und Iliakalarterien zur Verfügung. Metabolische und entzündliche Plexopathien sind damit selbstverständlich nicht erfaßbar und stellen eine Domäne der klinischen Diagnostik dar.

Ursachen von Beinplexusläsionen

Beinplexusparesen sind zwar weniger häufig als Armplexusparesen aber keineswegs so selten wie vielfach angenommen wird. Die Schädigungsursachen sind dabei weitgehend identisch, jedoch kommen interessante Häufigkeitsunterschiede vor. So betreffen z.B. die entzündlich-allergischen Formen wesentlich häufiger den Armplexus, während umgekehrt eine diabetische Stoffwechselstörung ausschließlich zur Schädigung des Beinplexus (vor allem des Plexus lumbalis mit dem Syndrom der sog. asymmetrischen proximalen diabetischen Neuropathie oder diabetischen Amyotrophie) führt und ersteren verschont.

Traumen

Traumatische Beinplexusläsionen sind trotz der geschützten Lage des Beinplexus im Becken keineswegs selten. Vielmehr beruht die angebliche Seltenheit traumatischer Beinplexuslähmungen darauf, daß Läsionen des Plexus lumbosacralis wegen der Schwere der begleitenden Knochen- oder Weichteilverletzungen und der dadurch bedingten eingeschränkten Untersuchungsmöglichkeiten nicht diagnostiziert oder aber als Beinnervenläsionen verkannt werden (1127). Allerdings ist für eine Verletzung des Beinnervengeflechts eine heftige Gewalteinwirkung erforderlich, so daß Weichteilverletzungen wie Rupturen von Harnblase und Urethra, Darmrisse, Milzrupturen und Verletzungen von Iliakalgefäßen häufig sind (97). Besonders bei stumpfen Traumen des unteren Abdominalbereiches kommen auch retroperitoneale Hämatome vor.

In der Regel sind traumatische Beinplexuslähmungen mit Beckenfrakturen vergesellschaftet; allerdings kommen Einzelfälle ohne begleitende Knochenverletzung vor, so z.B. bei stumpfen Bauchtraumen, einem Sturz aus großer Höhe sowie bei Schußverletzungen. Unter den verschiedenen Formen von Beckenfrakturen dominieren die Beckenringfrakturen, die meist zu einer globalen Beinplexuslähmung führen und die Azetabulumfrakturen, die öfter eine isolierte oder zumindest bevorzugte Läsion des Plexus sacralis bewirken (1127). Bei Sprengung des Sakroiliakalgelenks mit kranieller Dislokation, ist besonders der Truncus lumbosacralis (aus L4 und L5) gefährdet. Eine Rarität sind geburtstraumatische Plexusläsionen, die bei Steißgeburten vorkommen können.

Angaben zur **Häufigkeit** machen Hersche u. Mitarb. (480), die bei 7 % aller Beckenringfrakturen mit Beteiligung des Os sacrum bzw. des Iliosakralgelenks neurologische Ausfallserscheinungen feststellten. Gibbons u. Mitarb. (394) fanden demgegenüber in 34 % aller Sakrumfrakturen eine Mitbeteiligung des Plexus lumbosacralis.

Das **eigene Patientengut** an traumatischen Beinplexusparesen (M. S.) umfaßt 31 Patienten die in einem Zeitraum von 3 Jahren zur Untersuchung kamen. Darunter fanden sich 15 Beckenfrakturen, 13 Azetabulumfrakturen und 10 Femurfrakturen. Das Ausfallsmuster entsprach in 13 Fällen einer isolierten Plexus sacralis-Parese, während in den übrigen Fällen auch lumbale Plexusanteile affiziert waren, wobei allerdings auch bei diesen Patienten die Ausfallserscheinungen von seiten des sakralen Plexus überwogen. Am stärksten betroffen waren vielfach die fibularisinnervierte Unterschenkel- und die seitliche Glutealmuskulatur, was mit der besonderen Vulnerabilität des Truncus lumbosacralis im Zusammenhang stehen dürfte (s. Pathogenese). 2/3 der Patienten wiesen ausgeprägte Sensibilitätsstörungen besonders im Hautversorgungsareal des N. ischiadicus auf. In Hautarealen mit ausgeprägter Sensibilitätsminderung ließ sich mittels des Ninhydrintests regelmäßig eine Hyphidrose als Hinweis auf eine infraganglionäre Schädigungslokalisation ermitteln. Bei einzelnen Patienten wies der zusätzliche Nachweis von Denervierungsaktivität in der paravertebralen Muskulatur auf eine ausgedehntere Schädigung mit Einbeziehung von Nervenwurzeln hin (1127). Eine Blasen-Mastdarm-Inkontinenz ist nur bei bilateralen Läsionen von S2 und 3 bzw. des Plexus pudendus zu erwarten.

Im Hinblick auf die **Pathogenese** muß man davon ausgehen, daß die Mehrzahl der traumatischen Beinplexusläsionen durch Traktion hervorgerufen werden. Hierfür sprechen räumlich ausgedehnte, sakrale und lumbale Plexusanteile (und eventuell ergänzend lumbosakrale Nervenwurzeln) einbeziehende Schädigungen. Weiterhin ist bei Beinplexusläsionen im Zusammenhang mit Azetabulum- und Femurfrakturen keine direkte mechanische Verletzung anzunehmen, sondern am ehesten Zerrungsmechanismen durch Hyperextension, Hyperflexion oder massive Rotation im Hüftgelenk. Aber auch bei Beckenfrakturen sind begleitende Beinplexusläsionen am häufigsten durch Traktion hervorgerufen, so in 21 von 40 Autopsiefällen von Huttinen (1972). Bei 15 weiteren Fällen waren Rupturen überwiegend im intraduralen Verlaufsabschnitt von Sakralwurzeln nachweisbar, während die selteneren Kompressionsschäden besonders die sakralen Rami ventrales an der Durchtrittsstelle durch die Foramina sacralia betrafen. Wurzelausrisse sind selten und betreffen überwiegend die Wurzeln L5 und S1 (268).

Bei besonderer Betrachtung der häufigen *Sakrumfrakturen* (Abb. 6.**113**) zeigen laterale Längsfrakturen (Ala ossis sacri) selten neurologische Komplikationen, während Frakturen im Bereich der Foramina sacralia sowie solche mit Einbeziehung des Canalis sacralis häufig mit neurologischen Ausfällen einhergehen. Hierbei wurden je nach der Schwere des Traumas ein- oder beidseitige Lähmungen der unteren Extremitäten sowie Blasen-, Mastdarm- und Sexualfunktionsstörungen beobachtet (268, 480). Besonders an-

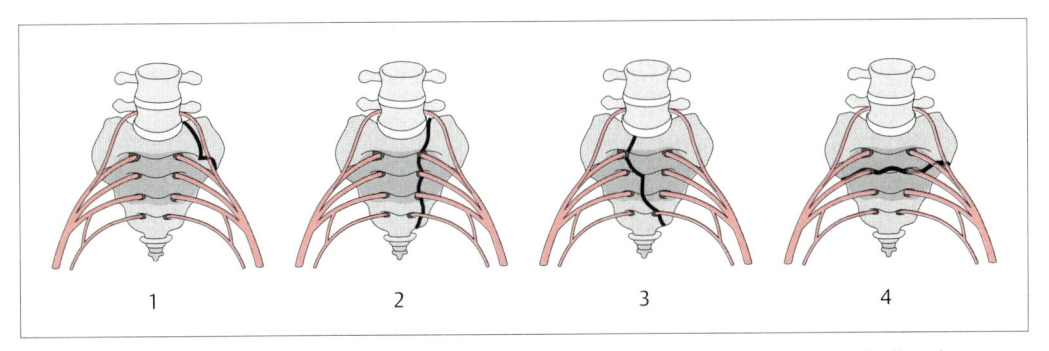

Abb. 6.**113** Beinplexusparesen bei Frakturen des Os sacrums: 1. laterale Sakrumfraktur. 2. Sakrumfraktur mit Einbeziehung der Foramina sacralia. 3. Vertikale Sakrumfraktur mit Einbeziehung des Sakralkanals. 4. Horizontale Sakrumfraktur mit Einbeziehung des Zentralkanals. Einzelheiten s. Text.

fällig gegenüber Traktionsschäden sind der Truncus lumbosacralis sowie der N. gluteus superior. Ersterer verläuft unmittelbar dem Kreuzbein aufliegend abwärts und ist besonders bei frakturbedinger kranialer Dislokation gefährdet.

Im Krankengut von Gibbons u. Mitarb. (394) führten 24 % der lateralen Frakturen und 29 % der Sakrumfrakturen mit Einbeziehung der Foramina zu einseitigen neurologischen Ausfällen in den Segmenten L5 und S1. Bei den horizontalen Sakrumfrakturen und den vertikalen Sakrumfrakturen mit Einbeziehung des Sakralkanals, lag die Häufigkeit neurologischer Komplikationen um 60 %, wobei häufig bilaterale Ausfälle und Blasen-Mastdarmlähmungen bestanden.

Bei einer Quetschung des Abdomens kommen kompressionsbedingte bilaterale Beinplexuslähmungen mit konsekutiver Paraparese der Beine vor, so daß die differentialdiagnostische Abgrenzung gegenüber Conus-Cauda-Läsionen Schwierigkeiten bereiten kann (307).

Die **Behandlung** der traumatischen Beinplexusparesen ist in der Regel konservativ. Ein operatives Vorgehen ist nur zu erwägen, wenn eine Kompression durch dislozierte Knochenfragmente, bzw. eine Einblutung vorliegen. Ca. 75 % der Patienten zeigen unter einer konservativen Behandlung eine befriedigende Rückbildung der Lähmungen, wobei im Bereich der Unterschenkelmuskulatur Besserungen noch nach 2 bis 3 Jahren möglich sind.

Operative Eingriffe

Eingriffe im Bereich des Hüftgelenks sind die häufigste Ursache operativer Beinplexuslähmungen und hierunter vorzugsweise der totale Hüftgelenkersatz. Bei diesem Eingriff wird das Bein beim Einbringen des Prothesenkopfs in die Pfanne nach kaudal gezogen und unter Innenrotation über den Pfannenrand in die Pfanne gehebelt. Besonders bei Prothesen mit langem Hals die zu einer realen Beinverlängerung führen, ist die hierbei angewandte Kraft beträchtlich und durchaus geeignet eine Überdehnung einzelner oder aller Plexusanteile hervorzurufen. Erleichtert wird eine solche Traktionsschädigung durch die Ausschaltung des reflektorischen Dehnungswiderstands der Muskulatur durch Narkose und Muskelrelaxation. In Einzelfällen kann sich die resultierende Dehnungsschädigung über den Plexus hinaus auf einzelne lumbale Nervenwurzeln ausdehnen (1127). Außer der direkten Auswirkung einer Nervendehnung auf die Axone, sind die hierbei resultierenden Minderungen der intraneuralen Durchblutung von pathogenetischer Bedeutung. Das klinische Bild ist vielfach durch ein Überwiegen der motorischen Ausfallserscheinungen charakterisiert, was auf der größeren Vulnerabilität der motorischen Nervenfasern gegenüber Dehnung beruhen dürfte (1171). Fehlende oder nur gering ausgeprägte Sensibilitätsstörungen erschweren besonders die Erkennung leichterer Lähmungen und deren Abgrenzung gegenüber Schmerzschonung oder Inaktivitätsatrophie.

Seltenere Ursachen sind scharfe Verletzungen, Austritt von Knochenzement oder Schrauben in das Beckeninnere sowie Hämatome, wobei letztere nach eigenen Beobachtungen noch zwei Wochen nach dem Eingriff manifest werden können und zwar teils spontan, teils unter Antikoagulation. Hinweisend auf eine dieser selteneren Ursachen ist oft ein bevorzugtes Betroffensein des Plexus sacralis, wobei eine frühzeitige Erkennung aufgrund der therapeutischen Konsequenzen vordringlich ist (776, 281, 1134).

Bei den traktionsbedingten Beinplexusparesen nach Hüftgelenkoperationen dominieren vielfach die Paresen der proximalen Muskelgruppen, besonders der Hüftbeuger und der Glutealmuskulatur. Dies beruht wahrscheinlich darauf, daß die kürzeren Nerven bzw. Plexusanteile eine geringere Dehnungstoleranz aufweisen; möglicherweise spielt auch deren steilerer Verlauf eine Rolle.

Die **Häufigkeit** klinisch relevanter Nervenläsionen bei Hüftgelenkersatz wird in der orthopädischen Literatur meist mit etwa 1 % angegeben. Eigene prospektive Untersuchungen an mehr als 100 Patienten zeigten dagegen bei fast der Hälfte operative Nervenschäden, die allerdings oft zu keiner wesentlichen Funktionseinschränkung führen und nur in etwa 10 % klinisch relevant sind. Ähnliche Erfahrungen werden von Weber u. Mitarb. aus der Mayo-Klinik berichtet, die bei etwa 2/3 ihrer Patienten postoperativ Denervierungszeichen im EMG feststellten.

Wesentlich seltener sind Beinplexusläsionen bei geschlossener oder offener **Reposition von traumatischen Hüftluxationen, Hüftgelenksarthrodesen, Umstellungsosteotomien** am Schenkelhals und **osteosynthetischer Versorgung von Azetabulum- und Schenkelhalsfrakturen** (1127). Hierbei ist in der Regel der Plexus sacralis, besonders dessen Ischiadikusanteil, stärker oder ausschließlich betroffen; bei Reposition einer hinteren Hüftluxationsfraktur beruht dies darauf, daß diese unter Längszug bei gebeugtem Hüftgelenk, das heißt vorgedehntem N. ischiadicus durchgeführt wird.

Eine seltenere Ursache operativer Beinplexusläsionen sind **Eingriffe an der Aorta abdominalis und den Iliakalarterien** wie z.B. ein Aorta descendens Ersatz bei Aneurysma dissecans, oder die Implantation einer Aorto-bifemoralen Prothese. Das Beinnervengeflecht bezieht seine Blutversorgung über von der Aorta abdominalis entspringende Lumbalarterien, die A. iliolumbalis sowie Äste der Aa. iliacae externa und interna (1170). Besonders bei großen und technisch schwierigen Eingriffen mit langen Abklemmzeiten können deshalb Nerveninfarkte im Bereich des Plexus lumbosacralis resultieren, und zwar teilweise in Kombination mit Nekrosen von Weichteilen und Beckenorganen (Abb. 6.**114**) (409; 1134). Eine Sonderform stellen Patienten mit ischämischer Beinplexusläsion nach Nierentransplantation dar, bei denen die A. iliaca interna zur Revaskularisation der Spenderniere verwendet wurde. Vermutlich ist eine vorbestehende Mikroangiopathie als Mitursache für die Ausbildung einer solchen Komplikation anzusehen die bisher nur bei Diabetikern in einer Häufigkeit von 14,8 % beobachtet wurde (471).

Selten resultieren Beinplexusläsionen im Zusammenhang mit **anderen intraabdominalen Eingriffen**, namentlich Hysterektomien mit postoperativem Hämatom sowie bei Eingriffen am Dickdarm (8, 1134). Bei der sogenannten Psoashitch operation wird bei der Rekonstruktion von Blase und Ureter die Blase mit einer Nahtschlinge an der Psoasmuskulatur fixiert, was zu einer Verletzung des Plexus lumbosacralis führen kann, besonders der Nn.genitofemoralis, ilioinguinalis und femoralis (975).

Differentialdiagnostisch müssen von operativen Plexus sacralis-Läsionen lagerungsbedingte Druckschäden abgegrenzt werden, die uni- und bilateral bei ungenügender Polsterung des Gesäßes vorkommen. Am häufigsten resultieren hierbei zwar Läsionen des N. ischiadicus, jedoch kommen gelegentlich Mitbeteiligungen der Glutealnerven (besonders des N. gluteus inferior) vor, die eine Plexus sacralis Schädigung imitieren können.

Intrapelvine Prozesse

■ Tumoren

Eine durch Kompression oder Infiltration hervorgerufene tumoröse Beinplexusläsion kommt besonders bei kolorektalen *primärenTumoren*, weiterhin bei Uterus-, Prostata-, Ovarial-Karzinomen sowie bei vom unteren Nierenpol ausgehenden Malignomen vor. Eine geringere Rolle spielen osteogene oder von den Weichteilen des Beckens ausgehende Tumoren, wie z.B. Sarkome, retroperitoneale maligne Lymphome, Dermoidzysten sowie Leiomyome des Uterus (281, 341). Bei der Endometriose zeigt sich eine zyklische Symptomatik mit Schmerzen und sensomotorischen Ausfallserscheinungen im Versorgungsareal des Plexus sacralis. Von der Nervenscheide ausgehende Neurofibrome oder -sarkome sind sehr selten, mit Ausnahme bei einem zugrundeliegenden Morbus Recklinghausen (s. Abb. 2.**18**).

Neben den genannten primären intrapelvinen Tumoren spielt ein *metastatischer Befall* des Beinplexus eine Rolle, u.a. bei Mamma-, Bronchial-, Hoden-, Nebennierenrinden- und Schilddrüsenmalignomen, Sarkom, Lymphom, Myelom und Melanom.

Die **Symptomatik** tumoröser Beinplexusläsionen ist initial durch zunehmende und meist starke Schmerzen gekennzeichnet, denen progrediente sensomotorische Ausfallserscheinungen im Versorgungsgebiet des Beinplexus nachfolgen. Ein Mitbefall des sympathischen Grenzstrangs zeigt sich an einer Trockenheit und Überwärmung des betroffenen Beins. Mit großer Regel-

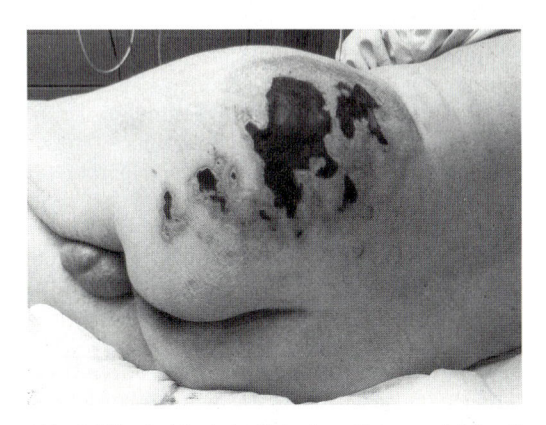

Abb. 6.**114** Ischämische Beinplexusläsion zugleich mit Weichteilnekrosen im Bereiche des linken Gesäßes in Folge eines operativen Eingriffes an der Aorta abdominalis.

mäßigkeit wird selbst bei positiver Tumoranamnese zunächst die Fehldiagnose „Ischias" gestellt, manchmal auch die einer Meralgia paraesthetica.

Die **diagnostischen Maßnahmen** umfassen eine rektale, gynäkologische und urologische Untersuchung, eine Abdomen-Sonographie sowie eine Computertomographie oder Kernspintomographie des Beckens, die meist bereits initial den Tumornachweis erbringen (134).

Die **Therapie** hängt von der Art und vom Stadium des Primärtumors ab und umfaßt operative Maßnahmen, Strahlen- und Chemotherapie. Obligat ist eine suffiziente Schmerztherapie (524).

■ Blutungen

Während Iliakushämatome lediglich eine Femoralislähmung zur Folge haben, führen *Einblutungen unter die Psoasfaszie* (s. Abb.6.**128**) zu einer Plexus lumbalis Läsion. Diese nur selten bilateral auftretenden Blutungen kommen besonders bei diversen Blutgerinnungsstörungen vor, so z.B. bei Hämophilie, Heparin- bzw. Marcumar-Therapie, Verbrauchskoagulopathien oder Thrombozytopenie, wobei leichtere Traumen oder Injektionen in die Bauchdecke als auslösende Faktoren eine Rolle spielen können. Außerdem kommen *retroperitoneale Blutungen* nach Hyperextensionstraumen der Hüfte und Aneurysmarupturen vor; auch die nach Hüftgelenkoperationen mit nachfolgender Antikoagulation beobachteten Hämatome, die zu isolierten oder schwerpunktmäßigen Plexus sacralis Lähmungen führen, sind retroperitoneal lokalisiert (1134).

Die **Symptomatik** ist durch Schmerzen in der Leiste mit Ausbreitung in die Innenseite des Beins, gefolgt von progredienten sensomotorischen Ausfallserscheinungen charakterisiert, wobei klinisch meist die Quadrizepsschwäche im Vordergrund steht. Bei gezielter Untersuchung finden sich jedoch eine darüber hinaus vorliegende Hüftbeuger- und Adduktorenschwäche sowie Hautempfindungsstörungen nicht nur im Hautareal des N. femoralis, sondern auch des N. cutaneus femoris lateralis.

Differentialdiagnostisch sind Psoasabszesse nach Laparotomie bzw. spezifischer oder unspezifischer Spondylitis sowie sehr selten ein Psoasinfarkt (1100) zu berücksichtigen, wobei diese Differenzierung computertomographisch möglich ist.

Therapeutisch ist eine absolute Ruhigstellung des betroffenen Beins und eine rasche Normalisierung der Gerinnungsverhältnisse, eventuell auch ein Blutersatz angezeigt. Eine operative Entlastung führt zu keiner Verbesserung der meist ohnehin günstigen Prognose.

■ Aneurysmen

Große Aneurysmen der Aorta abdominalis, der A. iliaca communis oder iliaca externa sowie der A. hypogastrica können die jeweils benachbarten Beinplexusanteile durch Kompression in Mitleidenschaft ziehen. Die Aneurysmen der Iliakalarterien lassen sich bei der rektalen Untersuchung teilweise als pulsierender Tumor tasten; in den übrigen Fällen gelingt der Aneurysmanachweis durch die sonographische oder computertomographische Untersuchung des Beckens bzw. durch Angiographie.

Die **Symptomatik** ist meist durch akut einsetzende Beinschmerzen charakterisiert, die oft als „Ischialgie" verkannt werden, wobei etwaige begleitende abdominelle Schmerzen differentialdiagnostisch hilfreich sind.

Neben direkten Kompressionsschäden sind Beinplexusläsionen möglich im Zusammenhang mit einer *Ruptur von Aneurysmen*; außerdem kommen im Zusammenhang damit *Verschlüsse* der den Beinplexus ernährenden Arterien mit konsekutiven ischämischen Schädigungen vor, wie dies auch im Rahmen der in der Regel indizierten operativen Behandlung der Fall sein kann.

■ Gravidität

Symptome einer Beinplexusläsion können gegen Ende einer Schwangerschaft oder während der Entbindung auftreten, wobei besonders der in den Plexus sacralis einlaufende Truncus lumbosacralis gefährdet ist. Es handelt sich hierbei um eine Druckschädigung durch den kindlichen Kopf im Bereich der Linea terminalis; die Kompression kann aber auch durch eine eingesetzte Zange oder – bei Steißlage – durch das Gesäß des Kindes ausgeübt werden. Prädisponierend hierfür sind ein großes Kind und ein enges Becken der Mutter, außerdem eine verlängerte Austreibungsperiode. In seltenen Fällen treten die Paresen beidseitig auf, oder sie rezidivieren bei jeder weiteren Entbindung.

Außer dem Truncus lumbosacralis können die Nn. obturatorius und gluteus superior betroffen sein; beim Auftreten einer Femoralisparese – besonders wenn sich diese bilateral manifestiert – ist dagegen eher an eine lagerungsbedingte Läsion zu denken (282). Nach elektrophysiologischen Untersuchungen von Feasby u. Mitarb. (339) soll außerdem die Wurzel S1 in die Schädigung einbezogen sein.

Initialsymptom einer Beinplexuskompression in der Gravidität durch die genannten Mechanismen ist meist ein in das Bein ausstrahlender Schmerz, mit bevorzugter Lokalisation an der Außenseite und am Fußrücken, gefolgt von progredienten sensomotorischen Ausfallserscheinungen. Ganz im Vordergrund steht meist eine Fuß- und Zehenheberparese, die mit einer leichteren Zehensenkerschwäche kombiniert ist. Fakultativ können die Adduktoren oder Abduktoren des Hüftgelenks sowie die femoralisinnervierte Muskulatur einbezogen sein. **Differentialdiagnostisch** ist besonders an lumbosakrale Nervenwurzelsyndrome (vor allem ein L5-Syndrom) sowie lagerungsbedingte Schädigungen des N. femoralis bzw. N. peroneus communis am Fibulaköpfchen zu denken.

Die **Prognose** ist in der Regel gut, mit einer Rückbildung der dominierenden Fußheberparese innerhalb einiger Monate, unter der Voraussetzung daß keine hochgradigen Paresen über einen längeren Zeitraum hinweg bestanden. Bei einer späteren Gravidität muß zur Vermeidung einer erneuten Schädigung eine rechtzeitige Schnittentbindung erwogen werden.

Strahlenspätsyndrome am Beinplexus

Radiogene Läsionen am Plexus lumbosacralis kommen nach einer *Bestrahlung* von Uterus-, Rektum-, Blasen- und Ovarial-Karzinomen, malignen Hodentumoren, M. Hodgkin und anderen infiltrierend wachsenden Tumoren im kleinen Becken vor (1134). Bei großflächiger Bestrahlung der paraaortalen und iliakalen Lymphknoten über dorsale und ventrale Gegenfelder, wurde die *Toleranzgrenze* der nervalen Strukturen mit 1400 ret errechnet, was einer Einstrahlung von 40 Gy in vier Wochen mit 20facher Fraktionierung entspricht. Eine Gesamtdosis über 60 Gy hat einen sprunghaften Anstieg der Komplikationsrate zur Folge, möglicherweise auch eine Kombination von externer und intrakavitärer Bestrahlung (397).

Das *Intervall* zwischen Abschluß der Bestrahlung und Auftreten der ersten Symptome ist sehr variabel und betrug im eigenen Patientengut zwischen 10 Monaten und 12 Jahren (m = 5,2 Jahre). Faktoren die die Manifestationszeit verkürzen sind hohe Gesamtdosis, kurzer Bestrahlungszeitraum, geringe Fraktionierung sowie Zweitbestrahlungen (1202).

Erste Symptome der so verursachten Plexusläsion können Schmerzen, Parästhesien, Hautempfindungsstörungen oder Schwächeerscheinungen sein. Das Verteilungsmuster der neurologischen Ausfälle ist variabel, wobei meist der gesamte Plexus lumbosacralis in die Schädigung einbezogen ist. Häufiger dominieren dabei die Ausfälle von seiten der lumbalen Plexusanteile, mit Hüftbeuger- und Kniestrecker-Lähmungen. Nur bei einzelnen der Patienten stehen die Ausfälle von seiten sakraler Plexusanteile mit dominierenden Lähmungen der Fuß-, Unterschenkel- und Glutealmuskulatur im Vordergrund (1157). Bei ca. der Hälfte der Fälle sind beide Beine von der Schädigung betroffen. Sehr selten bestehen begleitende Sphincterstörungen mit Inkontinenz (517).

Die **pathogenetisch** bedeutsame *radiogene retroperitoneale Fibrose* kann nicht nur eine Einmauerung der nervalen Strukturen, sondern auch der Gefäße und Ureteren hervorrufen, die sich mittels Phlebographie bzw. Urographie nachweisen lassen. Weitere fakultative Begleitsymptome sind Osteoradionekrosen am knöchernen Becken und Hüftkopf, die zur Fehldiagnose von Knochenmetastasen führen können. Entzündliche oder ulzeröse Veränderungen der Blasen- oder Rektumschleimhaut sind aufgrund deren ausgesprochener Radiosensibilität häufig.

Differentialdiagnostisch muß in erster Linie eine **Tumorinfiltration des lumbosakralen Nervengeflechts** erwogen werden. Hierfür sprechen folgende Faktoren: Rasche Progredienz der neurologischen Ausfälle, schlechter Allgemeinzustand, laborchemische Malignitätszeichen, Nachweis eines regionalen Tumorwachstums durch den gynäkologischen oder rektalen Tastbefund, bzw. durch Lymphographie, Urographie, MRT sowie ein Nachweis von Fernmetastasen. Eine Anhidrose der Fußsohle – bei erhaltener Sensibilität – ist ein Indiz für eine Tumorinfiltration des lumbalen Grenzstrangs, kann gelegentlich aber auch auf eine retroperitoneale Strahlfibrose zurückgehen. Umgekehrt kann man eine radiogene Plexopathie annehmen bei gutem Allgemeinzustand, fehlender Senkungsbeschleunigung, langsamer und schmerzloser Entwicklung der neurologischen Ausfälle sowie beim Nachweis einer retroperitonealen Fibrose (1134). Bestrahlungsfeld und Lokalisation des neurologischen Syndroms müssen dabei übereinstimmen. Erleichtert wird die Diagnose eines Strahlenschadens wenn die Toleranzdosis des Beinplexus eindeutig überschritten wurde. Außerdem spricht der elektromyographische Nachweis repetitiver Serienentladungen für die radiogene Nervenschädigung. Beim Vorliegen diagnostisch unklarer Knochenveränderungen im Bestrahlungsfeld, sind engmaschige Kontrollen nötig, um zwischen Knochenmetastasen und Osteoradionekrosen differenzieren zu können. Selten treten nach Latenzen von 4–41 Jahren **strahleninduzierte Nervenscheidentumoren** in Erscheinung.

Von der radiogenen Plexopathie muß eine Sonderform von Strahlenspätsyndromen unterschieden werden, die man als *radiogene Amyotrophie* klassifizieren könnte. Diese entwickelt sich besonders nach Bestrahlung der paraaortalen Lymphknotenkette bei Patienten mit malignen Hodentumoren, Lymphom, Hypernephrom und Wirbelkörpermetastasen. Die klinische Symptomatik ist durch eine langsam und schmerzlos einsetzende progrediente schlaffe Paraparese der Beine mit Muskelatrophie, Reflexverlust und Faszikulationen gekennzeichnet. Pathogenetisch muß eine bilaterale Schädigung der lumbosakralen Wurzeln unterstellt werden (1134). Dementsprechend zeigte der bisher einzige Autopsiefall ausgeprägte asymmetrische degenerative Veränderungen der die Cauda equina bildenden Nervenwurzeln, während die motorischen Vorderhornzellen lediglich retrograde Veränderungen in Form einer zentralen Chromatolyse aufwiesen (78).

Entzündliche Prozesse

Idiopathische Beinplexusneuropathie (Beinplexusneuritis)

Die Beinplexusneuritis oder idiopathische Beinplexusneuropathie tritt wie die häufigere Armplexusneuritis in jedem Lebensalter auf. Die **klinische Symptomatologie** beginnt akut bis subakut mit heftigen Schmerzen, die nach einigen Tagen von Lähmungen gefolgt werden, während die Schmerzen abnehmen. Vorzugsweise ist der Plexus lumbalis betroffen, mit Schmerzen an der Oberschenkelvorderseite, Paresen der Kniestrecker sowie der Beuger und Adduktoren im Hüftgelenk und einem Ausfall des Quadrizeps- und Adduktorenreflexes. Bei der selteneren Beteiligung des Plexus sacralis sind die Schmerzen an der Rückseite des Ober- und Unterschenkels lokalisiert, und die Paresen betreffen die Gesäß- und Unterschenkelmuskulatur. Parästhesien in den entsprechenden Hautarealen finden sich nur bei der Hälfte, Sensibilitätsstörungen nur bei 1/3 der Patienten (331; 1009).

Die **Diagnose** stützt sich auf den klinischen und/oder elektromyographischen Nachweis einer Beteiligung von Muskeln, die von mindestens 2 verschiedenen Beinnerven versorgt werden, wobei die EMG-Ableitung aus der paravertebralen Muskulatur in der Regel keine Denervierungszeichen ergibt (331). Der auf den Beinplexus hinweisende Verteilungstyp der Paresen beweist allerdings nicht, daß dieser den Läsionsort darstellt; denkbar ist auch ein multifokales Betroffensein einzelner dem Beinplexus entspringender Nerven. Gelegentlich manifestiert sich die Erkrankung bilateral mit meist unterschiedlichem Schweregrad. Betroffen sind sämtliche Altersgruppen einschließlich Kindern (1201).

Ergänzende Untersuchungen spielen in der Diagnose der idiopathischen Beinplexusneuropathie eine untergeordnete Rolle. Das EMG weist in den betroffenen Muskeln die Zeichen einer (meist partiellen) Denervierung auf; alle übrigen apparativen Untersuchungsbefunde sind normal. Auch die Liquordiagnostik ist in der Regel unergiebig. Lediglich bei einem im Zusammenhang mit einer Epstein-Barr-Virusinfektion aufgetretenen Sonderfall mit bilateraler Manifestation bestand eine Liquor-Proteinerhöhung (907). Ein Antikörpernachweis kann zu einer aetiologischen Diagnose führen, z.B. eine Borrelieninfektion beweisen (377).

Therapeutisch sind in der Regel symptomatische Maßnahmen ausreichend mit initialer Schmerztherapie und späterer krankengymnastischer Behandlung der Paresen, worunter meist eine spontane Rückbildung auftritt. Bei fehlender Besserung oder einem Rückfall wurden eindrucksvolle Besserungen unter einer hochdosierten intravenösen Immunglobulingabe beobachtet (1249, 1212). Die Rückbildung der Paresen kann Monate bis einige Jahre in Anspruch nehmen, wobei leichtere Restparesen verbleiben können.

Heroin-assoziierte Beinplexusläsion

Bei Heroinabhängigen wurden neben Armplexus- auch Beinplexusneuritiden beobachtet. Die Symptome entwickeln sich typischerweise wenn nach einer Abstinenzperiode erstmals wieder eine intravenöse Applikation von Heroin erfolgt. Die Symptomatik ist durch wochenlang persistierende brennende Schmerzen bevorzugt am Oberschenkel charakterisiert, während Paresen und Sensibilitätsstörungen eher zurücktreten. Ein Teil der Fälle weist eine Rhabdomyolyse z.T. in Kombination mit einem akuten Nierenversagen auf (181). Pathogenetisch wird am ehesten eine allergische Reaktion auf Heroin oder Begleitstoffe unterstellt (155). Die Langzeitprognose ist in der Regel günstig mit allmählicher Rückbildung der neurologischen Reiz- und Ausfallserscheinungen.

Differentialdiagnostisch müssen lagerungsbedingte Schädigungen des N. ischiadicus und der Nn. glutei in Kombination mit einer Druckschädigung der Weichteile des Gesäßes unterschieden werden, wie sie nach längerem Liegen oder Sitzen auf einer harten Unterlage vorkommen.

Vaskulitis

Eine Vaskulitis im Rahmen einer rheumatoiden Arthritis, Periarteriitis nodosa, Wegener-Granulomatose oder eines Churg-Strauss- bzw. Sjögren-Syndroms kann zu einer ischämischen Beinplexusläsion führen; allerdings sind hierbei Erkrankungen vom Typ einer Mononeuritis multiplex häufiger. Pathogenetisch liegt eine Ablagerung von Antigen-Antikörper-Komplexen in den Vasa nervorum zugrunde, die zu einer fibrinoiden Nekrose mit nachfolgendem Verschluß der Vasa nervorum führen. Die Affektion des Beinplexus äußert sich in akut beginnenden Schmerzen, kombiniert mit sensomotorischen Ausfällen, die sich im Verlauf schubweise verschlechtern können. Wichtige fakultative Begleitsymptome umfassen Purpura, Arthritis, Glomerulonephritis und Eosinophilie. **Differentialdiagnostisch** sind besonders tumoröse Beinplexusinfiltrationen zu erwägen, die jedoch meistens einen protrahierteren Verlauf aufweisen.

Psoasabszesse

Ein Psoasabszeß mit Plexus lumbalis Beteiligung entwickelt sich gelegentlich im Rahmen einer Spondylitis tuberculosa oder bakteriellen Spondylodiszitis, wobei diese öfters nach operativen Eingriffen im Bereich der Wirbelsäule bzw. paravertebralen Injektionen auftritt. Außer den Symptomen einer Plexus-lumbalis-Läsion bestehen bewegungsabhängig verstärkte Rückenschmerzen. Computertomographisch stellt sich die Psoasloge aufgetrieben und mit abnormer Strukturierung dar. Grundlage der Behandlung ist die antibiotische bzw. tuberkulostatische Therapie, eventuell in Kombination mit einer operativen Ausräumung.

Diabetische Plexo-Radikulopathien

Besonders bei älteren Diabetikern in der 6. und 7. Lebensdekade tritt eine unilaterale oder asymmetrisch-bilaterale proximale Neuropathie auf, die als diabetische Amyotrophie, proximale diabetische Neuropathie oder diabetische Plexo-Radikulopathie bezeichnet wird (281).

Die **Pathogenese** dieser Erkrankung ist bislang ungeklärt; manche neuropathologischen Studien sprechen für eine diabetische Mikroangiopathie der Vasa nervorum und nehmen demgemäß eine ischämische Plexusschädigung an (527). Gegen diese Interpretation spricht allerdings die Tatsache, daß besonders Patienten mit leichterer diabetischer Stoffwechselstörung betroffen sind, und daß andere vaskuläre Komplikationen wie Retinopathie oder Nephropathie nur ausnahmsweise damit vergesellschaftet sind (51). Außerdem kommen langsam progrediente symmetrische Formen mit herabgesetzter Nervenleitgeschwindigkeit des N. femoralis vor, bei denen eher eine bislang ungeklärte metabolische Störung zugrunde liegt (281). Die diabetische Plexo-Radikulopathie kann die Erstmanifestation einer Zuckerkrankheit darstellen; bei manchen Patienten mit gleichartiger Symptomatik ergeben sich keinerlei Hinweise auf eine diabetische Stoffwechsellage, so daß auch andersartige metabolische oder vaskuläre Veränderungen eine Rolle spielen dürften.

Die **Symptome** beginnen meist akut oder subakut, wobei in den ersten Tagen starke, in der Nacht exazerbierende Schmerzen und Dysästhesien, bevorzugt am ventralen Oberschenkel im Vordergrund stehen. Bereits nach einigen Tagen tritt eine oft erhebliche Muskelschwäche hinzu, die bevorzugt den M. quadriceps femoris betrifft, der in der Folgezeit eine oft ausgeprägte Atrophie entwickelt. Häufig sind auch die Hüftbeuger und die Adduktoren in stärkerem Maße betroffen. Der Quadrizeps- und Adduktorenreflex sind in der Regel abgeschwächt oder ausgefallen. Sensible

Ausfälle treten demgegenüber in den Hintergrund, jedoch werden öfter Berührungsmißempfindungen bevorzugt an der Vorderinnenseite des Oberschenkels angegeben. Außer diesen akuten Verläufen gibt es mehr subakut bis chronisch verlaufende, z.T. schmerzlose Krankheitsfälle mit proximalen Paresen an beiden Beinen. Insgesamt manifestiert sich die diabetische Plexo-Radikulopathie in mehr als der Hälfte der Fälle bilateral, wobei z.T. erhebliche Asymmetrien im Schweregrad die Regel sind.

Bei der Mehrzahl der Patienten besteht gleichzeitig eine meist leichte diabetische Polyneuropathie mit distal betonten symmetrischen sensomotorischen Ausfallserscheinungen an den unteren Extremitäten, mit bilateraler Abschwächung des Triceps-surae-Reflexes und einer Pallhyp- oder -anästhesie der Zehen. In über 50 % der Fälle findet sich ein teilweise erheblicher Gewichtsverlust sowie eine Reduktion des Allgemeinbefindens.

Im *Liquor* besteht häufig eine leichte bis mäßige Eiweißerhöhung, wobei der fehlende Nachweis von Tumorzellen wichtig ist bei der **Differentialdiagnose** gegenüber einer Meningeosis carcinomatosa mit multiradikulärem Befall. Eine Myelographie zum Ausschluß einer Kaudaläsion ist meist unnötig, da fehlende Rückenschmerzen, erhaltene Blasen-Mastdarm-Funktion sowie der Verlauf meist eine hinreichend sichere differentialdiagnostische Abgrenzung erlauben.

Elektromyographisch lassen sich in den betroffenen Muskeln Denervierungszeichen in Form von Fibrillationen und steilen positiven Wellen registrieren. Das Aktivitätsmuster bei Maximalinnervation ist entsprechend dem Ausmaß der Paresen gelichtet. Als Ausdruck einer Mitbeteiligung der Nervenwurzeln zeigt die paravertebrale Ableitung gleichfalls Denervierungsaktivität in mehreren Etagen. Aufgrund der meist vorliegenden diabetischen Hintergrundpolyneuropathie sind die motorischen und besonders sensiblen Nervenleitgeschwindigkeiten distal betont herabgesetzt. In einem Teil der Fälle soll darüber hinaus die Impulsleitung des N. femoralis verzögert sein (281).

Bei gründlicher klinischer und elektromyographischer Diagnostik finden sich gelegentlich nicht nur Veränderungen im Versorgungsgebiet des Plexus lumbalis – sowie der zugehörigen Spinalnerven – sondern auch rostral davon. Nicht selten sind thorako-abdominale Spinalnerven in die Schädigung einbezogen, die manchmal auch schwerpunktmäßig oder isoliert befallen sind *(thorako-abdominale diabetische Schwerpunktneuropathie)*. In diesen Fällen wird oft über vom Rücken in die untere Brust, bzw. in das Abdomen ausstrahlende Schmerzen geklagt, und es kann eine uni- oder bilaterale Bauchdeckenparese beobachtet werden.

Die **Therapie** beschränkt sich auf die Bekämpfung der Schmerzen, eine optimale Einstellung des Diabetes mellitus sowie eine krankengymnastische Übungsbehandlung beim Vorliegen funktionell bedeutsamer Paresen. Bei einem vollständigen oder weitgehenden Ausfall der Quadrizepsfunktion kann eine Stabilisierung des Kniegelenks (z.B. durch eine Orthese) zweckmäßig sein.

Die **Prognose** ist in der Regel günstig mit partieller oder vollständiger Rückbildung der Paresen innerhalb von 6 (-12) Monaten. Rezidive kommen in etwa 20 % der Fälle vor, und zwar meist nach einem freien Intervall von über einem Jahr, wobei öfter ein andersartiges Ausfallsmuster oder ein identisches Ausfallsmuster am kontralateralen Bein beobachtet wird (51).

Hefty u. Mitarb. (471) berichteten über akute lumbosakrale Plexopathien nach Nierentransplantation bei 4 Frauen mit insulinbedürftigem Diabetes mellitus, wobei in allen Fällen die A. iliaca interna zur Revaskularisation verwendet wurde. Die Patientinnen entwickelten innerhalb 24 Stunden postoperativ ipsilaterale Gesäßschmerzen in Kombination mit sensomotorischen Ausfällen in dem betreffenden Bein. Pathogenetisch wurde eine ischämische Beinplexusläsion bei zugrundeliegender diabetischer Mikroangiopathie unterstellt (s. auch S. 410).

Seltenere Ursachen

Injektionsschäden (intraarterielle Injektionen)

Direkte Spritzenschäden des geschützt im Becken liegenden Beinplexus sind nicht möglich; dagegen kommen gelegentlich indirekte Beinplexusläsionen bei versehentlicher intraarterieller Injektion in Äste der Iliakalarterien vor. Bei Neugeborenen werden gelegentlich vasotoxische Substanzen (z.B. Analeptika) in die *A. umbilicalis* – einem Ast der A. iliaca interna – eingespritzt und bei intraglutealen Injektionen kommen versehentliche Injektionen in eine der *Glutealarterien* vor, wobei hier besonders Antirheumatika und

Antibiotika eine Rolle spielen. Das klinische Bild ist in beiden Fällen gekennzeichnet durch Schmerzen und sensomotorische Ausfallserscheinungen im Versorgungsgebiet des Plexus lumbosacralis. Pathogenetisch ist eine toxische Angiopathie mit antero- und retrograd sich ausbreitenden Spasmen und Thrombosen anzuschuldigen (778, 1134, 1137). Dies erklärt, daß außer der ischämischen Beinplexusläsion weitere ischämische Schäden im Versorgungsbereich der Iliakalarterien vorkommen, z.B. gangränöse Veränderungen von Beckenorganen sowie diagnostisch oft wegweisende Hautnekrosen im Gesäßbereich, wie sie auch von der Injektion kristalliner Substanzen in eine der Glutealarterien als *Embolia cutis medicamentosa („Nicolau-Syndrom")* bekannt sind (s. Abb. 6.**143**).

Im Gegensatz zu den Spritzenschäden des N. ischiadicus fehlen die Symptome Sofortschmerz und Sofortlähmung, bzw. wenn bereits bei der Injektion Schmerzen auftreten, strahlen diese nicht ins Bein aus, sondern bleiben zunächst auf die Gesäßregion begrenzt. Manche Patienten berichten auch über ein initiales Wärmegefühl im Gesäß und im ipsilateralen Bein. Nach einem variablen Intervall von Minuten bis Stunden treten dann Beinschmerzen hinzu, die von progredienten Parästhesien und Paresen gefolgt werden. Zur Vermeidung dieser schwerwiegenden Komplikation einer intraglutealen Injektion, muß vor jeder Einspritzung ein Aspirationstest vorgenommen werden; außerdem empfiehlt sich zunächst die Gabe einer Testdosis mit Abbruch der weiteren Injektion, sofern dabei stärkere Schmerzen oder Hitzeempfindungen im Injektionsbereich oder gar außerhalb davon verspürt werden. Schließlich sollte die Indikation für intragluteale Injektionen – besonders im Hinblick auf Analgetika und Antirheumatika – strenger als bisher gestellt werden (778).

Ischämische Beinplexusläsionen nach Injektionen in die Iliakalarterien werden im nächsten Abschnitt berücksichtigt.

Ischämische Beinplexusläsionen bei Erkrankungen der Beckenarterien

Die Blutversorgung des Beinplexus erfolgt unter anderem durch die A. circumflexa ilium profunda (einem Ast der A. iliaca externa) und besonders durch Äste der A. iliaca interna (A. iliolumbalis, Aa. glutaea superior et inferior, A. sacralis lateralis). Akute ischämische Beinplexusläsionen resultieren aus hochgradigen Stenosen oder Verschlüssen der Iliakalarterien bzw. der vorgeschalteten Aorta abdominalis, wobei der A. iliaca interna eine bevorzugte Bedeutung zukommt. Garcia-Diaz u. Mitarb. (1988) beobachteten eine derartige Schädigung im Zusammenhang mit einer *Aortendissektion*. Häufiger treten solche Läsionen allerdings im Zusammenhang mit operativen *Eingriffen an der Aortenbifurkation* und den Beckenarterien auf, wo sie mit ischämischen Schädigungen von Beckenorganen und Weichteilen verbunden sein können (112) (s. Abb. 6.**114**). Auch nach Nierentransplantationen kommen ischämische Beinplexusläsionen vor, sofern die A. iliaca interna zur Revaskularisation der Niere herangezogen wird (471). (Auf die zusätzliche pathogenetische Bedeutung einer diabetischen Mikroangiopathie bei diesen Fällen wurde bereits weiter oben hingewiesen).

Malignome im Becken oder Oberschenkel werden neuerdings mit *intraarterieller Verabreichung von Zytostatika* (vor allem Cysplatin) über die Iliakalarterien behandelt. Hierunter wurden Beinplexusläsionen – seltener auch Läsionen einzelner Beinnerven – beobachtet, die auf eine toxische Schädigung kleinerer Arterien mit konsekutiven Nerveninfarkten zurückgeführt wurden. Initialsymptome sind innerhalb von 12 Stunden einsetzende Schmerzen, die von variablen sensomotorischen Ausfallserscheinungen gefolgt werden. Unklar ist weshalb nur ein Teil der Patienten diese Komplikation aufweist, ebenso weshalb betroffene Patienten teilweise erst auf die 2. oder 3. Gabe mit einer Nervenschädigung reagieren. Auch nach einer Embolisation gefäßreicher Tumoren (z.B. mittels Ethibloc) kommen analoge ischämische Neuropathien vor (1134).

Letztlich gehen auch die weiter oben beschriebenen Beinplexusläsionen nach intraarterieller Injektion vasotoxischer Substanzen auf eine Ischämie des Beinplexus zurück.

Außer strukturellen ischämischen Beinplexusschäden mit permanenten Ausfallserscheinungen, kommen *belastungsabhängig auftretende passagere Beinplexusischämien* als Sonderform einer Claudicatio intermittens vor (1156; 1132). Eigene Beobachtungen (M. S.) zeigen übereinstimmend eine zugrundeliegende hochgradige *Stenose oder einen Verschluß der A. iliaca communis oder – interna* bzw. Stenosen im Bereich der Aortenbifurkation (Abb. 6.**115**). In pathogenetischer Hinsicht muß man unterstellen, daß unter Ruhebedingungen eine ausreichende Perfusion des Beinplexus erfolgt, daß es aber bei Belastung des

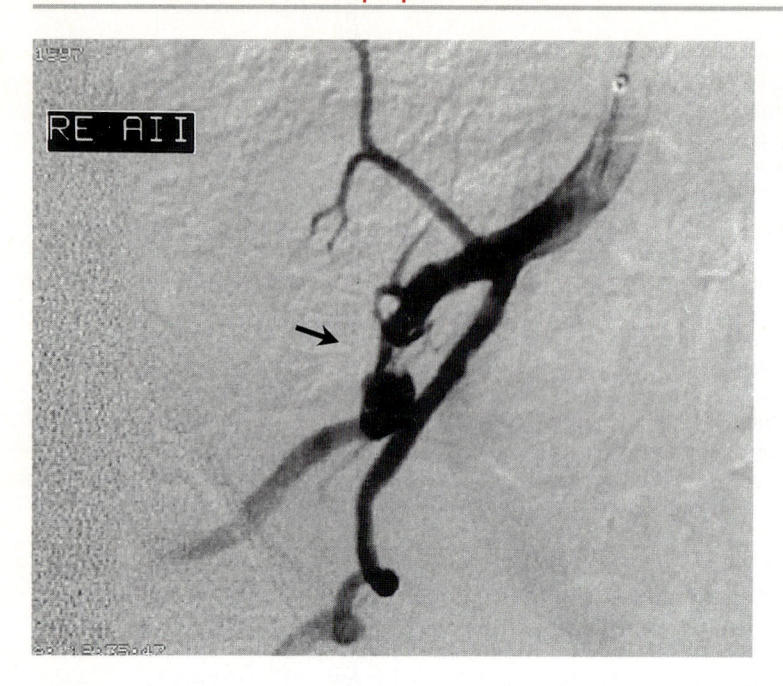

Abb. 6.**115** Claudicatio intermittens infolge ausgeprägter A. iliaca interna-Stenose mit belastungsabhängiger Ischämie des Beinplexus (Untersuchung durch Oberarzt Dr. Höpfner, Zentralklinikum, Augsburg, diagnostische Radiologie (Prof. Dr. K. Bohndorf)).

betroffenen Beines zu einem Steal-Phänomen zugunsten der arbeitenden Beinmuskulatur und zu Lasten der Beckenorgane kommt, das nach schmerzinduzierter Belastungspause reversibel ist. Die klinische Diagnose dieser Form von Claudicatio intermittens, die man als „belastungsabhängige Beinplexusischämie" bezeichnen könnte, stützt sich im wesentlichen auf 2 Besonderheiten (1132): Wie bei den häufigeren rein vaskulären Formen von Claudicatio intermittens, tritt die Symptomatik um so rascher und intensiver auf, je stärker die Beinmuskulatur beansprucht wird, so daß anfangs nur beim Treppensteigen oder Bergaufgehen Beschwerden einsetzen. Dies erlaubt eine klare Differenzierung von der neurogenen Claudicatio intermittens infolge Spinalkanalstenose bei der die Symptome eher beim Bergabgehen auftreten und die Patienten mit dem Fahrrad lange Strecken beschwerdefrei zurücklegen können. Im Unterschied zu den vaskulären Formen von Claudicatio intermittens zeigen Patienten mit belastungsabhängiger Beinplexusischämie jedoch keine ischämischen Muskelschmerzen, sondern nervale Reiz- und Ausfallserscheinungen wie Nervenschmerzen, Parästhesien, Paresen und einen Verlust von Beineigenreflexen. Diese unter Ruhebedingungen fehlenden Symptome können durch Belastung der Beine reproduzierbar provoziert werden. Zur Sicherung der Diagnose und Festlegung der Therapie ist eine transfemorale Aortographie erforderlich, wobei auf die A. iliaca interna und deren Abgänge besonders geachtet werden muß.

Lagerungs- und haltungsbedingte Läsionen

Bei schlecht gepolsterter Unterlage kann in Rückenlage und in semilateraler Position eine Druckschädigung des N. ischiadicus am Gesäß eintreten, besonders wenn der diesen bedeckende M. gluteus maximus erschlafft ist. Dies ist einerseits bei operativen Eingriffen in Narkose (und etwaiger Verabreichung von Muskelrelaxantien), andererseits bei komatösen oder intoxikierten Patienten der Fall. Langdauernde chirurgische Eingriffe in sitzender Position sind manchmal von ein- oder doppelseitigen Ischiadikusdruckschädigungen gefolgt, wobei ursächlich eine Kompression des Nervs zwischen Unterlage und Tuber ischiadicum anzuschuldigen ist. Die in enger Nachbarschaft zum N. ischiadicus aus dem Foramen supra- bzw. infrapiriforme aus dem Becken austretenden Nn. glutei und -cutaneus femoris posterior können eine Mitschädigung erfahren, so daß das Ausfallsmuster einer Plexussacralis-Lähmung entspricht (1126). Lachiewicz u. Latimer (698) fanden bei 6 einschlägigen Fällen zusätzlich eine Schwellung der Glutealmuskulatur mit Rhabdomyolyse; ähnliche Beobachtungen machten wir bei Intoxikierten (besonders Heroinabhängigen).

Bei längeren Arbeiten in knieender oder hockender Stellung sollen neben N. ischiadicus Läsionen auch Beinplexusläsionen vorkommen, die mit dem Namen „*Rübenzieherneuritis*" belegt wurden. Vermutlich handelt es sich hier um einen ähnlichen Pathomechanismus wie er bei den Ischiadicusschäden in Steinschnittlage bekannt ist (1134). Der um den M. obturatorius internus und die Mm. gemelli herumziehende N. ischiadicus wird bei starker Flexion im Hüftgelenk gedehnt und kann dadurch eine – meist rasch reversible – Traktionsschädigung erfahren. Eine Mitbeteiligung der Nn. glutei – und damit das Ausfallsmuster einer Plexus sacralis Parese – wurde im eigenen Krankengut bisher nicht beobachtet.

Therapie der Beinplexusläsionen

Konservative Maßnahmen

In der Regel werden die postoperativen Beinplexuslähmungen konservativ behandelt, da pathogenetisch meist Dehnungsschäden anzunehmen sind. Nur bei direkten mechanischen Schädigungen des Beinnervengeflechts, z.B. durch Blutungen oder intrapelvine Palakoszapfen ist ein operatives Vorgehen zu erwägen. Bei ca. 3/4 der Fälle tritt unter konservativer Therapie eine gute bis mäßige Rückbildung der Lähmungen auf (1134).

Operative Maßnahmen

Läsionen des Plexus lumbosacralis sind seltener als Läsionen des Plexus brachialis. Der Zugang ist allerdings bedeutend schwieriger. In unserem Krankengut sind Beckenbrüche die Hauptursache. Seltener gibt es iatrogene Läsionen im Rahmen der Hüftchirurgie, Verletzungen durch Schuß oder Stich, bzw. Läsionen des Plexus lumbalis im Rahmen von Operationen unter Verwendung einer lumbalen Schnittführung.

Läsionen eines **Plexus lumbalis** werden von einem Hautschnitt aus dargestellt, der von der Lendengegend oberhalb der Crista iliaca und oberhalb des Leistenbandes zum Os pubis führt. Die Bauchmuskulatur wird vom Ligamentum inguinale und von der Crista iliaca abgelöst, und die Peritonealblase zur Mitte hin abgeschoben. Man kann jetzt innerhalb des Beckens den N. ilioinguinalis bzw. iliohypogastricus sehen. Auch der N. genitofemoralis an der Oberfläche des M. psoas läßt sich darstellen. Durch Eingehen zwischen dem M. psoas und dem M. iliacus findet man den N. femoralis. Nach seiner Isolierung verfolgt man den N. femoralis und kommt dadurch automatisch zum Spinalnerv L3. Der N. obturatorius wird an der Medialseite des M. psoas aufgefunden, und ebenfalls nach proximal verfolgt. Man kann jetzt ohne Schwierigkeiten alle notwendigen Manipulationen ausführen.

Die Darstellung des **Plexus sacralis** erfolgt in Seitenlage. Mit einem großen bogenförmigen Hautschnitt, der die ganze Glutealgegend umfaßt und in den Sulcus am Übergang zwischen Glutealgegend und Oberschenkel führt. Dieser Schnitt kann zickzackförmig am Oberschenkel verlängert werden, wenn dies notwendig ist. Es wird nun der N. ischiadicus transgluteal, und wenn dies Schwierigkeiten bereitet, unterhalb des unteren Randes des Gluteus maximus dargestellt und nach proximal bis zum Foramen infrapiriforme verfolgt. Von hier kann man die Spinalnerven S2, S3 und S2 relativ gut darstellen und auch allfällige Wiederherstellungsmaßnahmen setzen. Schwierigkeiten bestehen dagegen in der Darstellung von S1 und in der Darstellung des Truncus lumbosacralis, der Nervenfasern von L4 und L5 zum N. ischiadicus bringt. Zur Darstellung dieses Teiles hilft auch die Resektion eines Teiles der Massa lateralis des Kreuzbeines nach Gilbert nicht. Eine Präparation in das Becken hinein ist wegen der Blutungsgefahr und der Schwierigkeiten, solcher Blutungen Herr zu werden, beeinträchtigt. Wir haben folgendes Verfahren für diese Fälle entwickelt. Von dem bogenförmigen Hautschnitt aus wird der M. gluteus maximus und der M. gluteus medius vom Darmbein und vom Kreuzbein abgelöst. In gleicher Weise wird subperiostal der M. iliacus von der Innenseite der Darmbeinschaufel abgelöst. Dadurch gelingt es, die Gefäße im Becken nach medial abzuschieben. Bei dem in Seitenlage befindlichen Patienten liegt jetzt die ganze Darmbeinschaufel frei. Es wird nun ein entsprechend großes Kochenfenster in der Darmbeinschaufel angebracht, das direkten Zugang zum Truncus lumbosacralis erlaubt. Nach Durchführung der entsprechenden Maßnahmen wird das Knochenstück replantiert, die Muskeln werden wieder in die ursprüngliche Lage zurückgebracht.

Bei **kompletten Läsionen des Plexus lumbosacralis** gehen wir zweizeitig vor. In der ersten Operation wird in Rückenlage der Plexus lumbalis und in der zweiten Operation in Seitenlage der

Plexus sacralis und Truncus lumbosacralis dargestellt.

In der Mehrzahl der Fälle unseres Krankengutes war die Kontinuität erhalten; es hat eine Dekompression und Neurolyse zur Funktionsverbesserung ausgeführt werden müssen. In seltenen Fällen waren auch Nerventransplantationen notwendig.

Allgemeine Differentialdiagnostik der Beinplexusläsionen und der Schmerzsyndrome im Beinbereich

Beinplexuslähmungen werden häufig als *Femoralis- oder Ischiadikuslähmung* verkannt, da eine gezielte Funktionsprüfung der Gesäßmuskulatur und der Adduktoren oft unterbleibt und eine Schwäche der am Hüftgelenk angreifenden Muskelgruppen vielfach als arthrogen interpretiert wird. Zur exakten Feststellung neurogener Paresen ist deshalb eine EMG-Untersuchung der Hüft-, Gesäß- und Beinmuskulatur erforderlich.

Weil echte Beinplexusläsionen selten sind, wird man sie um so sorgfältiger gegen die häufigeren Lähmungserscheinungen im Bereich des Beckengürtels und der unteren Extremitäten abgrenzen müssen. Ein *intraspinaler raumfordernder Prozeß* kann durch Kompression von Cauda equina und von Conus terminalis zu ausgedehnten Ausfällen, ähnlich wie eine Plexusläsion, führen. Die meist langsame Progredienz, die Beidseitigkeit der Symptome, das Vorhandensein von Miktionsstörungen und Liquorveränderungen werden in der Regel eine Unterscheidung gegenüber einer Beinplexusläsion erlauben. Ähnliches gilt für den entzündlichen Cauda-equina-Befall beim *Elsberg-Syndrom* (S. 190). Lumbale bzw. sakrale *Wurzelsyndrome* durch Diskushernie oder Tumoren sind vor allem durch die in der Regel monoradikulären Ausfälle und meist durch die mitvorhandene vertebrale Symptomatologie zu erkennen. Letzteres und das Röntgenbild werden auch die Erkennung der *Spondylolisthesis* (S. 175) mit radikulären Ausfällen erlauben. Die schmerzbedingten Pseudoparesen bei entzündlichen *Affektionen der Hüftgelenke* und des Sakroiliakalgelenkes (239), insbesondere die schmerzhafte akute Sakroileitis, werden trotz der hierbei gelegentlich vorhandenen (Inaktivitäts-)Atrophie des Quadrizeps (bei erhaltenem PSR) kaum je zu ernstlichen differentialdiagnostischen Schwierigkeiten Anlaß geben, ebensowenig die ganz schleichend progredienten, beidseitigen, rein motorischen Ausfälle beim Beckengürteltypus der Dystrophia musculorum progressiva oder bei anderen proximalen Myopathien.

Schwieriger ist manchmal die richtige Deutung von ischämisch bedingten Ausfällen bei partiellem oder totalem *Verschluß von Beckenarterien*. Eine Muskelatrophie der Gesäß- und Oberschenkelmuskulatur findet sich in den meisten Fällen. Dazu kommen die ischämisch bedingten Sensibilitätsstörungen, die bei Verschluß der Beinarterien meist im Ischiadikus- bzw. Tibialis- und Peroneusgebiet lokalisiert sind. Bei Stenosen der A. iliaca interna oder communis sind hingegen Glutäusparästhesien nach längerem Gehen charakteristisch. Die Abhängigkeit der Symptome vom Gehen und die sonstigen Zeichen einer Angiopathie werden die richtige Interpretation erlauben. Manchmal hört man bei sorgfältiger Auskultation ein Stenosegeräusch. Nötigenfalls wird eine Aortographie den Verdacht bestätigen. Eine korrekte Diagnose dieses fast nur Männer betreffenden Leidens ist im Hinblick auf die gefäßchirurgische Therapie besonders wichtig.

Zahlreiche nichtneurologische Affektionen können zu *Beinschmerzen* führen. Besonders erwähnt seien die lediglich durch Muskelüberlastung oder Muskelüberdehnung bewirkten Schmerzen (240, 1210).

6.5 Läsionen einzelner Nerven im Beckenbereich und an den unteren Extremitäten

Die *einzelnen Äste des Plexus lumbosacralis* werden im ganzen seltener lädiert als die peripheren Nerven an den oberen Extremitäten. Dies hängt mit der viel aktiveren Funktion des Armes im Alltag zusammen. Dennoch sind in der Praxis auch die Läsionen der peripheren Nervenstämme an den unteren Extremitäten keineswegs selten. Daneben werden wir allerdings im Folgenden auch einige seltenere Formen erwähnen müssen.

N. iliohypogastricus (Th12 und L1)

Anatomie

Dieser aus der 1. Lumbalwurzel, manchmal auch aus der 12. Thorakalwurzel hervorgehende gemischte Nerv (Abb. 6.**116**) verläuft auf einer kurzen Strecke zusammen mit dem N. ilioinguinalis, durchbohrt den M. psoas und zieht, schräg ventral dem M. quadratus lumborum aufliegend, nach kaudal bis zur Crista iliaca. Er kommt während dieses Verlaufes, mit dem Binde- und Fettgewebe an der Dorsalfläche der Niere in Kontakt. 3–4 cm vom lateralen Rand des M. quadratus lumborum entfernt dringt er durch den M. transversus abdominis hindurch und verläuft zwischen diesem und dem M. obliquus internus abdominis kranial über den Leistenkanal hinweg. Er versorgt teilweise die beiden letztgenannten Muskeln und sendet analog den Interkostalnerven einen Seitenast – den *R. cutaneus lateralis* – zur Haut über der Außenseite des Beckens und der Hüfte. Nach Abgabe der 2 Muskeläste durchbohrt der sensible Endast des N. iliohypogastricus als *R. cutaneus anterior* die Aponeurose des M. obliquus externus in Höhe des äusseren Leistenringes und versorgt die Haut in der Inguina und die Haut über der Symphyse.

Befunde

Klinik

Eine Parese des N. iliohypogastricus hat *motorisch* keine ins Gewicht fallenden Folgen, da die Mm. transversus abdominis und obliquus internus abdominis auch vom N. ilioinguinalis sowie von den letzten 2 Thorakalnerven mitversorgt werden. Wenn allerdings einmal beide Nerven zugleich lädiert werden, z.B. bei einer Lumbotomie, dann kann eine einseitige Parese des kaudalen Anteiles der schrägen Bauchwandmuskulatur sichtbar werden (Abb. 6.**117**). *Sensibel* kann es zu meist nur geringfügige bandförmige Ausfälle über dem Beckenkamm, in der Leiste oder über der Symphyse kommen.

Besondere klinische Teste

Beim Versuch aus Rückenlage aufzusitzen, wölbt sich unter Umständen der paretische Anteil der unteren Bauchwand hervor (s. Abb. 6.**117**). Der Bauchhautreflex wird hier isoliert fehlen. Die Testung der schrägen Bauchwandmuskulatur (s.

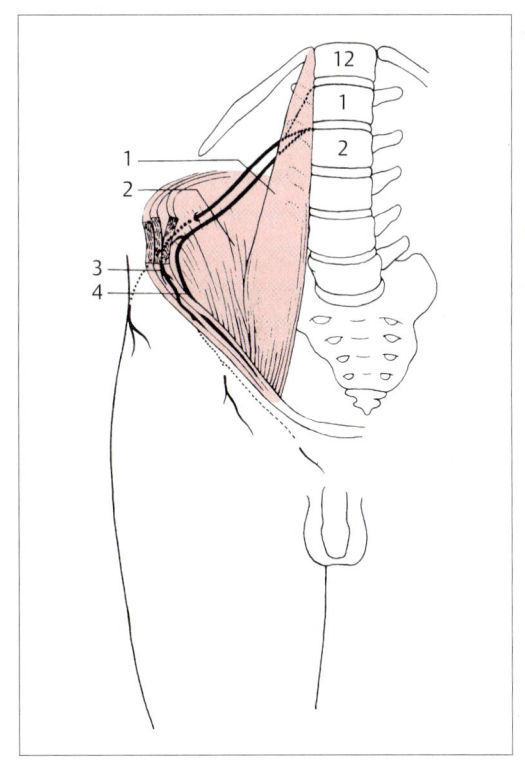

Abb. 6.**116** N. iliohypogastricus (Th12–L1) und N. ilioinguinalis (L1).
1 M. psoas major
2 M. iliacus
3 N. iliohypogastricus
4 N. ilioinguinalis

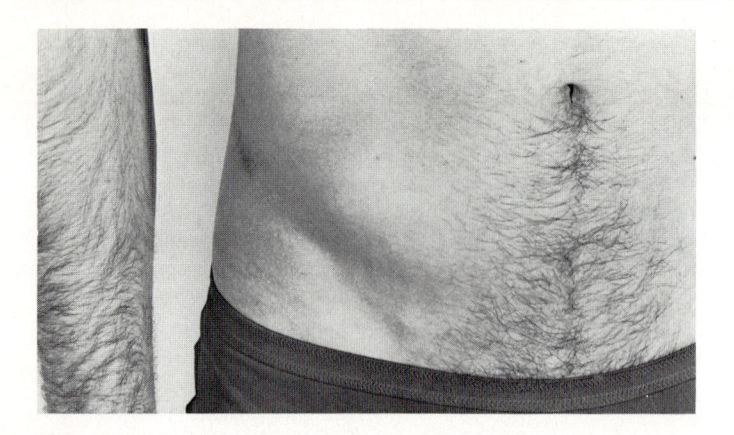

Abb. 6.**117** Parese der Abdominalmuskulatur rechts nach Flankenschnitt zur Nephropexie mit Ausfall der Nn. ilioinguinalis und iliohypogastricus bei 28jährigem Patienten.

Abb. 6.**118**) wird unter Umständen eine Schwäche im Vergleich zur Gegenseite ergeben.

Elektrophysiologische Befunde sind für diesen Nerven nicht bekannt.

Synopsis

Eine zusammenfassende Darstellung der Symptomatologie bei einer N.-iliohypogastricus-Läsion findet sich in Tab. 6.**31**.

Ursachen

Die seltenen Läsionen des N. iliohypogastricus können durch einen retroperitonealen Tumor bedingt sein oder aber auf eine iatrogene Läsion bei der Ausräumung von Nierentumoren zurückgehen. Beim Verschluß großer Flankenschnitte kann der Nerv in eine Naht geraten und dadurch geschädigt werden. Als Spätschädigung kann eine Läsion des Nervs auch im Gefolge von paranephritischen Prozessen auftreten (S. 375). Ein isolierter Sensibilitätsausfall im Bereich des R. cutaneus lateralis des N. iliohypogastricus kann bei mechanischer Kompression dieses Astes am Darmbeinkamm (Gürtel, haltungsbedingt) entstehen oder bei wiederholtem mechanischem Druck in der Leistengegend. Eine beidseitige Läsion wurde nach intraglutäaler Injektion (wohl aufgrund einer Injektion kranial des Darmbeinkammes) beschrieben. Wir sahen eine Iliohypogastrikusparese, verbunden mit unangenehmen Mißempfindungen, bei einem 14jährigen Jungen, der modisch enge Jeans trug, so daß dies auch als „Jeanskrankheit" bezeichnet werden könnte.

Therapie

Wenn überhaupt eine Therapie notwendig ist, dann kann es sich höchstens um den Versuch einer **operativen Therapie**, nämlich einer Neurolyse handeln, falls Verdacht auf eine Kompression in einem Operationsbereich besteht. Bei Operationen im Unterbauch kann der N. iliohypogastricus betroffen werden, und es kann sich ein Schmerzsyndrom entwickeln. Wenn die lokale Freilegung keine Besserung bringt, wird eine hohe Neurotomie im Becken ausgeführt.

Tabelle 6.**31** Synoptische Darstellung der Auswirkungen einer N.-iliohypogastricus und N.-ilioinguinalis-Läsion

Läsionsort	Befund	Funktionsausfall
wirbelsäulennahe (z.B. Lumbotomie)	Vorwölbung untere Bauchwandpartie	Sensibilitätsausfall über Beckenkamm und in Leiste. Bei Ilioinguinalisbefall auch Penis und Skrotum (Labium majus) und Oberschenkelinnenseite
im Leistenband	eventuelle Leistenschmerzen („Ilioinguinalissyndrom")	Nur sensibler Ausfall

Differentialdiagnose

Schmerzsyndrome in der Leistengegend, z.B. bei Leistenhernie, müssen in erster Linie erwogen werden. Auch muskulär bedingte Schmerzen, bei Überlastung oder bei Coxarthrose kommen in Frage und sind einer Triggerpunktbehandlung zugängig (244). Eine Parese von Bauchwandmuskeln kann auch einmal auf einer Borreliose beruhen (1250).

N. ilioinguinalis (L1)

Anatomie

Der N. ilioinguinalis (s. Abb. 6.**116**) ist ein metamerer Nerv der Bauchwand und stammt wie der N. iliohypogastricus ebenfalls aus dem R. anterior der ersten Lumbalwurzel, manchmal auch aus Fasern der 2. Wurzel. Er trennt sich bald vom Iliohypogastricus und verläuft etwas kaudal von diesem und zu ihm parallel. Beide Nerven können sich allerdings auch ein Stück weit zu einem einzigen Stamm zusammenschließen oder einander gegenseitig vertreten. Von den Nerven der dorsalen Bauchwand ist er der erste, der die Crista iliaca überschreitet und streckenweise in der Faszie des M. iliacus verläuft. Auch er versorgt motorisch die *Mm. obliquus internus* und *transversus abdominis*. Sein sensibler Endast – der *R. cutaneus anterior* – läuft unter der Aponeurose des M. obliquus externus abdominis über den Leistenkanal nach ventral, durchstösst die Aponeurose und versorgt die Haut oberhalb der Symphyse. Die Rr. scrotales (labiales) anteriores zweigen vom Hauptstamm des N. ilioinguinalis ab, wenn dieser den Inguinalkanal überkreuzt hat. Seine Fasern durchbrechen die mediale Wand des Leistenkanals und treten medial des Samenstranges, resp. Lig. teretis uteri am anulus inguinalis superficialis in die Haut über der Symphyse, der Peniswurzel, der proximalen Partie des Skrotums bzw. der Labia majora und einer kleinen daran anschließenden Zone an der Oberschenkelinnenseite. Ein sensibler *R. recurrens* versorgt im allgemeinen einen schmalen, bandförmigen Hautbezirk über dem Leistenband bis hinauf zum Darmbeinkamm (s. Abb. 6.**116**).

Befunde

Klinik

Eine Läsion dieses Nervs kann zu Sensibilitätsausfällen und neuralgischen Schmerzen in seinem Ausbreitungsgebiet führen. Obwohl der partielle Ausfall der Abdominalmuskulatur kaum je praktisch ins Gewicht fällt, sei an dieser Stelle auf die klinische Prüfung der Mm. obliqui externus und internus abdominis hingewiesen (Abb. 6.**118**).

Besondere klinische Teste

Es sind dies die gleichen wie oben beim N. iliohypogastricus erwähnt. Der sensible Ausfall muß in der Leiste sowie am Scrotum (Labius majus) und an der Innenseite des Oberschenkels gesucht werden.

Elektrophysiologische Befunde sind für diesen Nerven nicht bekannt.

Synopsis

Eine zusammenfassende Darstellung der Symptomatologie bei einer N.-ilioinguinalis-Läsion findet sich in Tab. 6.**31**.

Ursachen

Zu einer Schädigung des N. ilioinguinalis kann es ausnahmsweise bei einer zu weit kranial, also

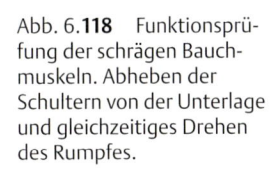

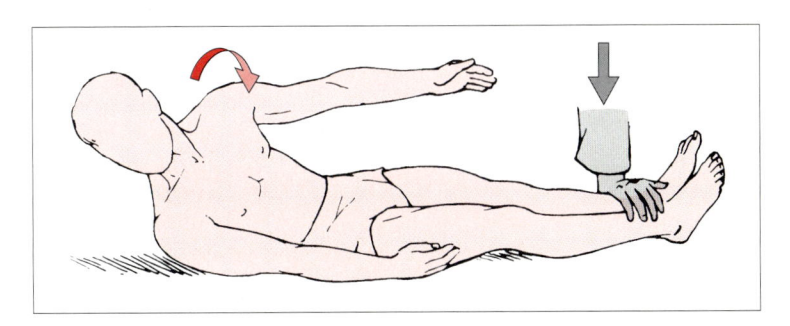

Abb. 6.**118** Funktionsprüfung der schrägen Bauchmuskeln. Abheben der Schultern von der Unterlage und gleichzeitiges Drehen des Rumpfes.

über dem Beckenkamm plazierten intraglutealen Injektion kommen. Eine Schädigung entsteht unter Umständen während einer Herniotomie bei der Präparation und der Versorgung eines indirekten Bruchsackes, wenn der Nerv in der Naht mitgefaßt wird. Als Spätfolge kann aber auch nach Jahren ein Schmerzsyndrom im Ausbreitungsgebiet des Nervs auftreten, wobei die Revision eine narbige Konstriktion zeigt und die Neurolyse zur Heilung führt. Dieses Kompressionssyndrom soll nachfolgend geschildert werden.

Ilioinguinalissyndrom

Kopell u. Mitarbeiter (575) haben ein nichttraumatisches Kompressionssyndrom des N. ilioinguinalis beschrieben, bei welchem der Nerv an den Durchtrittsstellen durch den M. transversus abdominis und obliquus internus abdominis mechanisch gereizt wird. In 2 von ihnen beobachteten Fällen bestanden Kreuz- und Leistenschmerzen, eine schmerzhafte Einschränkung der Innenrotation und Extension des Hüftgelenkes und vor allem eine vornübergebeugte Haltung beim Gehen, bei welcher jede Anspannung der Bauchdeckenmuskulatur vermieden wurde. Röntgenologisch hatten die Femurköpfe ihre abgerundete Form eingebüßt. Derartige Beschwerdebilder können auch als Spätfolge nach Eingriffen in der Leiste oder auch bei einer retrozoekalen Appendizitis oder einer Lumbotomie entstehen.

Therapie

Dort wo eine mechanische Kompression des Nervs durch eine Narbe, z.B. Herniotomie vorliegt, kann eine lokale Infiltration des Nervs bei seinem Durchtritt durch die Bauchdecken vorübergehende Erleichterung bringen. Eine **operative Therapie** mit lokaler Freilegung ist bei starken Schmerzen angezeigt. Wir (M.M.) konnten 5 derartige Fälle beobachten, die seit Jahren sehr intensive Beschwerden hatten und durch die operative Neurolyse völlig symptomfrei wurden. Wenn die lokale Operation keinen Erfolg gebracht hat, führen wir eine hohe Neurotomie im Becken durch. Dort wo die Neurolyse nicht möglich oder erfolglos ist – aber auch in Fällen von Leistenschmerzen bei Wurzelläsionen –, kann eine selektive Rhizotomie die Beschwerden lindern.

Differentialdiagnose

Die Abgrenzung gegenüber einer Läsion des N. iliohypogastricus ist gelegentlich nötig, ebenso das Erkennen von anderen Ursachen von Leistenschmerzen. Dazu gehört unter anderem auch eine Bursitis der Bursa ileopectinea (313) oder die oben schon beim Iliohypogastricus erwähnten muskulären Ursachen (244).

N. genitofemoralis (L1 und L2)

Anatomie

Der aus den Wurzeln L1 und L2 hervorgehende N. genitofemoralis (Abb. 6.**119**) zieht an der Vorderfläche des M. psoas major senkrecht abwärts und gabelt sich in in den R. genitalis und den R. femoralis. Diese laufen z.T. der A. iliaca communis und externa benachbart Der *R. femoralis* versorgt nach Durchtritt durch die Lacuna vasorum die Haut der Leistenbeuge über dem Trigonum femorale Scarpae. Der *R. genitalis* gelangt lateral des Samenstranges (bzw. des Lig. teres uteri) in das Skrotum (bzw. Labia majora) und versorgt die

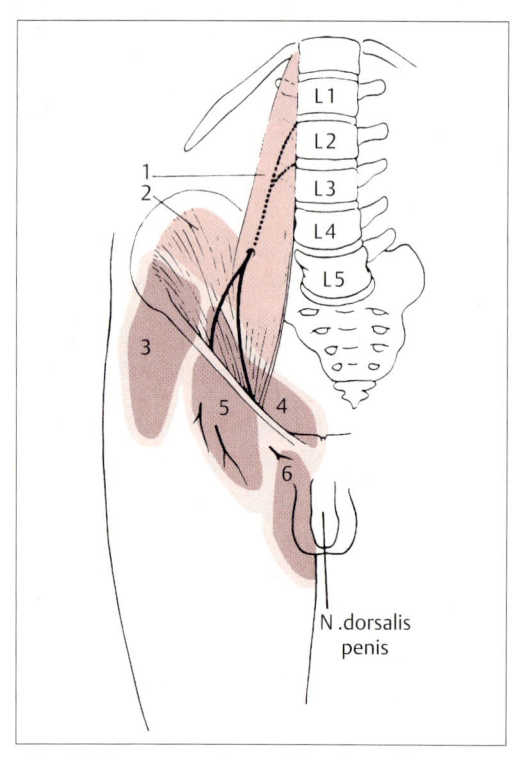

Abb. 6.**119** N. genitofemoralis und sensible Hautzonen der Leistengegend.

6.5 Läsionen einzelner Nerven im Beckenbereich und an den unteren Extremitäten

Tabelle 6.32 Synoptische Darstellung der Auswirkungen einer N.-genitofemoralis-Läsion

Läsionsort	Befund	Funktionsausfall
Nervenstamm	keine sichtbare Veränderung	Sensibilität an der medialen Partie der Leiste sowie am Skrotum (Labius major) und am Penis vermindert

Haut des Skrotums, die Hüllen des Hodens, eine kleine Zone medial am Oberschenkel sowie motorisch den M. cremaster.

Befunde

Klinik

Eine Läsion dieses Nervs führt wie beim N. ilioinguinalis zu Sensibilitätsausfällen und unter Umständen zu Schmerzen, die *Spermatikusneuralgie* genannt werden. Diese sind sehr intensiv und sind im Bereich des Hodens und des Penis bzw. im Labius majus und in der Vagina lokalisiert. Sie haben meist reissend-brennenden Charakter.

Besondere klinische Teste

Einzig die sorgfältige Untersuchung der Sensibilität ist hier entscheidend. Homolateral fehlt (einseitig) der Cremasterreflex.

Elektrophysiologische Befunde sind für diesen Nerv nicht bekannt.

Synopsis

Eine **zusammenfassende Darstellung** der Symptomatologie bei einer N.-genitofemoralis-Läsion findet sich in Tab. 6.**32**.

Ursachen

Der Nerv kann durch Tumoren im Bereiche des kleinen Beckens lädiert werden, ebenso durch chirurgische Eingriffe. Hierfür kommen z.B. gynäkologische Operationen, Prostatektomie oder Leistenoperationen in Frage.

Therapie

Bei intensiven Schmerzen (Spermatikusneuralgie), bei welchen die Läsionsursache bzw. der Läsionsort identifiziert werden können, ist eine **operative Therapie** mit Resektion des Nervs proximal von der Läsionsstelle indiziert. Auch bei diesem Nerv ist die Hauptindikation ein Schmerzsyndrom. Dementsprechend empfiehlt sich die lokale Exploration zur Behebung allfälliger Ursachen und, wenn dies nicht zum Ziel führt, eine hohe Neurotomie.

Die Darstellung der Nerven im Becken erfolgt so wie bei der Darstellung des Plexus lumbalis beschrieben.

Differentialdiagnose

Sie deckt sich mit jener des N. ilioinguinalis und z.T. jener des N. iliohypogastricus. Als Ursache von Schmerzen im Bereiche von Hoden bzw. von Vagina und Unterleib kommen auch ohne nachweisbare Sensibilitätsausfälle besonders Raumforderungen und Entzündungen des kleinen Beckens und des Urogenitalapparates in Frage.

N. cutaneus femoris lateralis (L2 und L3)

Anatomie

Der N. cutaneus femoris lateralis (Abb. 6.**120**) ist ein *rein sensibler Nerv*. Nach dem Verlassen des M. psoas berührt der Nerv den Ursprung des M. quadratus lumborum an der Crista iliaca, überquert diese und verläuft dann in einer Faszienduplikatur des M. iliacus gegen die Spina iliaca anterior superior zu. Medial von der Spina verläßt er das Becken und gelangt unter die Fascia lata. Hier liegt er zunächst in einem fibrösen Kanal, der durch die Fascia lata gebildet wird, teilt sich dann in einen ventralen und einen dorsalen Hauptast, durchbohrt die Faszie 2–3 cm distal vom Leistenband und versorgt die Haut an der anterolateralen Partie des distalen Oberschenkels.

Die *Austrittsstelle aus dem Becken* kann gelegentlich zum Ort mechanischer Läsionen werden. Dabei ist zu bedenken, daß das Lig. inguinale in der üblichen Beschreibung viel zu schematisch dargestellt wird. Es handelt sich nicht um ein zwischen der Spina iliaca anterior superior und

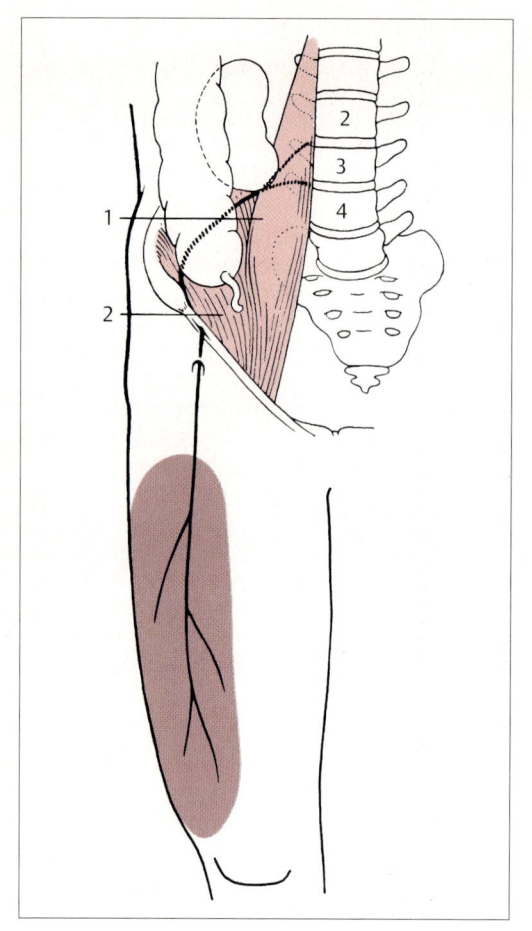

Abb. 6.120 N. cutaneus femoris lateralis (L2–L3). Der Nerv biegt beim Durchtritt durch das „Leistenband" beim Stehenden aus einer mehr oder weniger horizontalen Verlaufsrichtung in eine fast vertikale Richtung um.
 1 M. psoas major
 2 M. iliacus

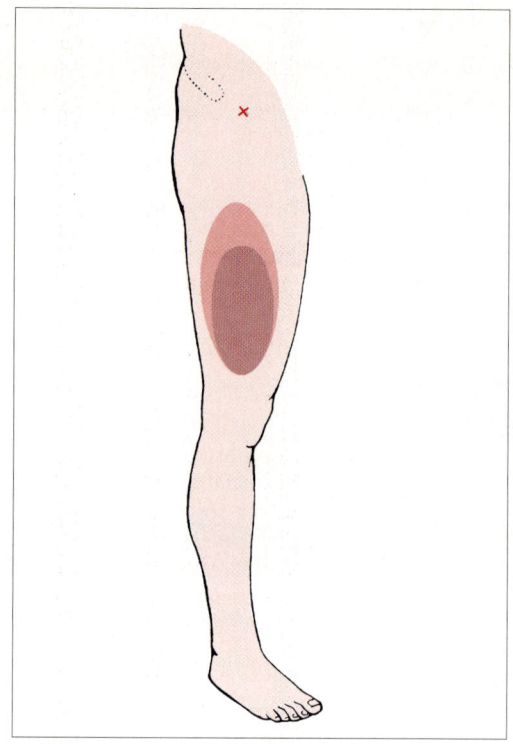

Abb. 6.121 Sensibles Versorgungsgebiet des N. cutaneus femoris lateralis. x = Druckpunkt bei der Meralgia paraesthetica.

dem Tuberculum pubicum ausgespanntes Ligament, sondern um eine Art Umbördelungsstelle der Aponeurose des M. obliquus externus. Das Lig. inguinale (Pouparti) bildet die verstärkte untere freie Kante der Aponeurose des M. obliquus externus abdominis, die sich lateral an der Spina iliaca anterior superior und medial am Tuberculum pubicum befestigt. Am Leistenband biegt die außen gelegene Aponeurose nach innen medial als Lig. inguinale reflexum (Collesi) um und bildet damit einen Teil des Bodens und der Rückwand des Leistenkanals. Das Lig. inguinale reflexum befestigt sich an der Linea alba. Der Faserverlauf dieses Ligamentes wird aussen durch die Fibrae intercrurales markiert, die sich als Verstärkung der ventralen Wand des Leistenkanals vom Lig. inguinale abspalten. Unter und zwischen diesen kräftigen ineinandergeflochtenen Sehnenfasern des Lig. inguinale tritt der Nerv auf den Oberschenkel über, wobei er je nach Beckenstellung um einen Winkel von 75–90° abgeknickt wird. Bei Extension des Hüftgelenkes wird er gedehnt, bei Beugung entlastet. Die relativ oberflächliche, durch wenig Fettgewebe gepolsterte Lage läßt auch die Möglichkeit einer Druckeinwirkung von außen zu.

Das *Versorgungsgebiet* des Nervs umfaßt die Haut an der lateralen Fläche des Oberschenkels bis auf Höhe des Kniegelenkes. Trotz einer gewissen Variabilität haben wir noch in keinem Fall gesehen, daß die Innervationszone nennenswert über die Mittellinie des Oberschenkels nach medial oder über den oberen Patellarrand hinaus nach distal reicht (Abb. 6.121).

Befunde

Klinik

Eine Läsion des N. cutaneus femoris lateralis hat lediglich Parästhesien bzw. Schmerzen und/oder einen Sensibiliätsausfall an der anterolateralen Partie des Oberschenkels zur Folge. In der entsprechenden Zone ist eine verminderte Schweißsekretion zu erwarten. Bei behaarten Individuen kann auf der befallenen Seite gelegentlich eine verminderte Dichte des Haarkleides festgestellt werden.

Besondere klinische Teste

Die Prüfung der Sensibilität ist das Wesentliche. Bei diskretem Ausfall läßt sich diese durch prüfen des Temperatursinnes besonders deutlich nachweisen. Unter Umständen kann der Ausfall durch den Nachweis einer lokalisierten Schweißsekretionsstörung mittels eines Schweißstestes (s. S. 470) ‚objektiviert' werden. Meist besteht bei der Meralgia parästhetica (s.unten) auch ein Druckpunkt im Leistenband, 2–3 Querfinger medial von der Spina iliaca anterior superior, sowie ein Dehnungsschmerz bei Überstreckung der Hüfte (‚umgekehrter Lasègue', s. S. 169 Abb. 5.**31**).

Elektrophysiologische Befunde

Es ist in den meisten Fällen möglich, bei Reizung am lateralen Oberschenkel von der Inguina sensible Nervenaktionspotentiale zu registrieren. Zur Diagnose der Meralgia parästhetica kann damit aber wenig beigetragen werden, besonders weil weiter proximale Registrierungen nicht möglich sind.

Synopsis

Eine zusammenfassende Darstellung der Symptomatologie bei einer N.-cutaneus-femoris-lateralis-Läsion findet sich in Tab. 6.**33**.

Ursachen

Gelegentlich ist eine **direkte Läsion des Nervs** für einen Ausfall des N. cutaneus femoris lateralis verantwortlich. Eine direkte Schädigung des Nervs kann bei der Knochenspanentnahme im Bereich des Beckenkammes nahe der Spina iliaca anterior superior, bei Myelotomien daselbst und beim vorderen Zugang zur Hüfte nach Smith-Petersen erfolgen. Wir sahen Ausfälle dementsprechend nach Hüftoperationen, sowohl nach Einsetzen von Prothesen als auch nach intertrochanterer Osteotomie. Auch der Druck eines nicht gut sitzenden Gürtels bei Extensionstherapie kann zu einer mechanischen Irritation des Nervs führen. Die Läsion des Nervs bei der Operation einer retrozökal gelegenen Appendix ist möglich. Eine Läsion sahen wir nach Druckverband in der Leiste im Anschluß an eine A. femoralis-Punktion und nach einer per secundam geheilten Sectio caesarea. Die als eigenes Krankheitsbild erstmals von Wartenberg beschriebene *disseminierte sensorische Neuropathie* (612) befällt nebst anderen sensiblen Häutästen besonders häufig den N. cutaneus femoris lateralis.

■ Meralgia paraesthetica

Viel häufiger als eine traumatische Läsion ist allerdings ein *Kompressionssyndrom*, das als Meralgia parästhetica bezeichnet wurde (23, 70, 1164). Dieses ist nicht selten und war schon im vorigen Jahrhundert bekannt (80a). Eine Meralgia parästhetica wurde bei rund 3 % der Patienten gefunden, bei denen wegen Kreuz- oder Oberschenkelschmerzen ein Neurologe konsiliarisch zugezogen worden war (1164). Die wohl berühmteste Persönlichkeit, die an diesem Syndrom litt, war Sigmund Freud. Er hatte übrigens den befallenen Nerven selbst sehr wohl identifiziert und eine Schädigung im Leistenband vermutet. Zwar kommt die Affektion in jedem Alter vor, sie tritt

Tabelle 6.**33** Synoptische Darstellung der Auswirkungen einer N.-cutaneus-femoris-lateralis-Läsion

Läsionsort	Befund	Funktionsausfall
Nervenstamm (meist bei Durchtritt durch Leistenband)	meist keine sichtbare Veränderung. Eventuell lokalisierte Anhidrose oder verminderte Behaarung. Schmerzhaftigkeit beim „umgekehrten Lasègue": Eventuell spontane Schonhaltung durch Flexion des Hüftgelenkes	Sensibilitätsausfall in handtellergroßem Bezirk ventrolateral am Oberschenkel (s. Abb. 6.**121**)

aber gehäuft im mittleren Erwachsenenalter auf. Männer sind etwa 3mal so häufig betroffen wie Frauen. Nur etwa 10 % der Patienten haben beidseitige Symptome. Im übrigen sind beide Seiten gleich häufig befallen.

Subjektiv klagen die Patienten zunächst über brennende Schmerzen und Parästhesien an der Oberschenkelaußenseite. Diese treten anfänglich meist intermittierend und oft im Zusammenhang mit längerem Stehen auf, um beim Bewegen des Beines oder bei Beugehaltung der Hüfte zunächst wieder zu verschwinden. Während dieser Schmerzschübe ertragen die Patienten kaum die Berührung der Kleidungsstücke auf der dysästhetischen Hautzone. Bei manchen Patienten bleibt es bei einem einzigen solchen Schmerzschub, häufiger wiederholt sich diese Störung aber mehrfach. In vielen Fällen wiederum kommt es anschließend an einen oder mehrere Schübe von schmerzhaften Parästhesien zu einem dauernden Sensibilitätsausfall. Vereinzelt liegt dann eine dauernde schmerzhafte Überempfindlichkeit auf Berührung vor, die mit einer funktionellen Umorganisation der Hinterhornzellen erklärt wird (828).

Auslösung. Die Beschwerden treten in einzelnen Fällen in deutlicher Abhängigkeit von lokalen Momenten auf, z.B. beim Tragen eines zu engen Gürtels oder Kleidungsstückes. Dies wurde insbesondere auch beim Tragen enger Jeans gesehen und als „Jeanskrankheit" bezeichnet (1014). Manchmal findet sich ein Zusammenhang mit einer abnormen Beanspruchung der Abdominalmuskulatur, so z.B. im Rahmen einer Schwangerschaft, während eines längeren forcierten Marsches oder auch nur bei starker Gewichtszunahme (Hängebauch). Recht häufig werden die Beschwerden schon dadurch ausgelöst, daß der Patient während kürzerer oder längerer Zeit mit gestrecktem Hüftgelenk still stehen oder ruhig liegen muß. In diese Gruppe gehören Patienten, bei welchen die Beschwerden während eines Krankenlagers oder im Anschluß an eine Nacht auf einem Bretterboden in Rückenlage auftraten. Bei anderen löste eine lang durchgeführte Yogaübung die Beschwerden aus und wurde als „Lotus Neuropathie" bezeichnet (700). Viele Patienten geben an, daß die schmerzhaften Parästhesien bald verschwinden, wenn sie das Hüftgelenk beugen, z.B. indem sie den Fuß auf einen Schemel oder Stuhl stellen. Eine überdurchschnittliche Häufung bei älteren Menschen mit Koxarthrose dürfte mit abnormer Anspannung gewisser Hüftmuskeln zusammenhängen. Ein Diabetes kann eventuell prädisponierend wirken. Die immer wieder beobachtete Meralgia paraesthetica nach intertrochanterer Osteotomie mit Ausgleich einer Beugekontraktur bei Koxarthrose wird durch die stärkere Dehnung des Nervs beim Durchtritt durch das Lig. inguinale verursacht. Sie kann auch auftreten bei Entnahme eines Knochenspans am Beckenkamm, wenn dies zu weit ventral erfolgt. Eine Rarität ist das vorübergehende Auftreten in Zusammenhang mit einer großen Retentionsblase (10). Als Berufskrankheit können jene Fälle gewertet werden, bei welchen der wiederholte Druck durch schwere Säcke oder harte Gegenstände im Rahmen einer bestimmten Beinhaltung zur Meralgia paraesthetica geführt hat (376). Eine traumatische Verursachung, z.B. durch eine transfemorale Angiographie (1106) ist selten. Obwohl vereinzelt entzündliche perineurale Infiltrate nachgewiesen wurden (698), bleibt die Ätiologie letztendlich unklar. Auch familiäre Fälle mit autosomal dominantem Erbgang wurden beschrieben (680).

Untersuchungsbefund. Es findet sich eine *Sensibilitätsstörung* in der oben beschriebenen Zone an der Vorder-Außen-Seite des distalen Oberschenkels. Sie umfaßt alle sensiblen Qualitäten, wobei die Ausdehnung der Temperatursinnstörung besonders in Fällen, die sich in einer Besserungsphase befinden, am größten ist oder als Restsymptom isoliert noch lange nachweisbar sein kann. Sehr selten finden sich im gleichen Gebiet auch *trophische Störungen*, nämlich eine Hypotrichose und verdünnte Haut. Etwa 2/3 der Patienten weisen einen *Druckpunkt* knapp medial von der Spina iliaca anterior superior auf, an jener Stelle also, an welcher der N. cutaneus femoris lateralis durch die Sehnenfasern des Leistenbandes hindurchtritt. Eine Hyperextension im Hüftgelenk und gleichzeitige Flexion im Kniegelenk in Seitenlage (*„umgekehrter Lasègue"*) (s. Abb. 5.**31**) provoziert beim Patienten oft Schmerzen in der dysästhetischen Zone. Der Patellarsehnenreflex ist nicht verändert.

Spontaner Verlauf. Dieser ist keineswegs konstant. Etwa ein Viertel der Patienten wird im Laufe von Monaten bis Jahren wieder beschwerdefrei. Diejenigen Patienten, die innerhalb der ersten 2 Jahre eine deutliche Besserung zeigen, haben die besten Chancen auf völlige Heilung. Das gleiche gilt für Fälle, bei welchen die Meralgie in Zusammenhang mit einem außergewöhnlichen Ereignis aufgetreten war. Wenn Symptome über Jahre oder gar Jahrzehnte bestehenbleiben, dann treten in der Regel die schmerzhaften Parästhesien in den Hintergrund, und es bleibt eine Hyp- oder Anästhesie zurück, die den Patienten meist nicht ernstlich stört.

Pathogenese. Diese läßt sich aus den anatomischen Ausführungen und aus den Angaben über die äußeren Umstände, unter welchen die Beschwerden auftreten, ableiten. Es handelt sich unseres Erachtens bei den meisten spontanen Fällen um ein *Leistenbandsyndrom*, das heißt um eine mechanische Schädigung des N. cutaneus femoris lateralis bei seinem Durchtritt zwischen den Sehnenfasern der Mm. obliqui abdominis, dort, wo der Nerv einen Knick um fast 90 Grad macht. Zahlreiche anatomische Varianten kommen an dieser Stelle vor (70). Die Abhängigkeit der Beschwerden von einer Beanspruchung der Abdominalmuskulatur, die Verstärkung durch eine Gestreckthaltung der Hüfte bzw. die Erleichterung beim Beugen derselben und die Druckdolenz am Leistenband sprechen in diesem Sinne. Ein gewichtiges Argument für die erwähnte pathogenetische Deutung stellen die Untersuchungen von Nathan an 60 Leichen dar (807). Dieser Autor fand in 10 Fällen eine spindelige Auftreibung und in 26 Fällen eine leichte Verdickung des Nervs an derjenigen Stelle, an welcher er durch das Leistenband hindurchtritt. Als eine der anatomischen Varianten, die zu einer Meralgia paraesthetica führen können, sei der Durchtritt des N. cutaneus femoris lateralis durch den M. sartorius knapp nach dessen Ursprung von der Spina iliaca anterior superior erwähnt. Die angeblich nach Appendizitis aufgetretenen Fälle, bei denen also eine intraabdominelle Reizung des Nervs vermutet werden könnte, erweisen sich bei näherer Betrachtung meist als komplexer. So war es in einzelnen Fällen zu Bauchdeckenabszessen mit langdauernden Eiterungen gekommen. Gelegentlich mögen weitere zusätzliche Momente zum Auftreten der mechanischen Schädigung prädisponieren, so z.B. eine Schilddrüsendysfunktion (518).

Therapie

Wir beschränken uns hier im Wesentlichen auf die Therapie der Meralgia paraesthetica (23). Eine solche ist allerdings in den meisten Fällen nicht notwendig, da die Beschwerden vorübergehend und mehr beunruhigend als behindernd sind. Hier genügt in der Regel die Aufklärung des Patienten und das Vermeiden der belastenden Streckhaltung in der Hüfte. Wo aber einmal die Intensität der Beschwerden eine aktivere Behandlung rechtfertigt, kann eine **Injektion von Novocain** am Durchtrittspunkt des Leistenbandes Erleichterung schaffen, bei wiederholter Injektion dann oft für Monate. Von Hydrocortison sahen wir einige Male Besserung, in anderen Fällen aber unangenehme Reizerscheinungen. Alles in allem gaben in einer Serie von 277 Patienten 91 % eine Besserung durch konservative Maßnahmen an (1293). Von Maßnahmen im peripheren Ausbreitungsgebiet des Nervs erwarten wir keinen Erfolg, ebensowenig von einer Resektion des Nervs am Oberschenkel. Hingegen sahen wir mehrmals völlige Beschwerdefreiheit nach einer **Neurolyse des N. cutaneus femoris lateralis** an seiner Durchtrittsstelle durch das Leistenband. Wesentlich ist, daß der Nervenstamm entweder von distal her gegen das Leistenband zu aufgesucht und genau identifiziert wird und daß das Dach des Kanals, in welchem der Nervenstamm zwischen den Fasern des Leistenbandes verläuft, gespalten und durch Zurücknähen der Ecken breit offen gelassen wird. Andere Autoren sehen in einem suprainguinalen Zugang, mit Aufsuchen des Nervenstammes von proximal her, den Vorteil der leichteren Identifizierbarkeit desselben (4). Bei abnormem Verlauf oder bei starker Vernarbung ist die Dorsalverlagerung nicht möglich, weshalb dann die Durchtrennung des Nervs vorgenommen werden muß. Andere Autoren befürworten in allen operativen Fällen die Resektion, wobei die damit verbundene Anästhesie an der Vorder-/Außenseite des Oberschenkels von den Patienten nicht als störend empfunden wird (1293).

Auch der N.cutaneus femoris lateralis kann ein **schmerzhaftes Neurom** entwickeln insbesondere dann, wenn er atypisch über dem Beckenkamm verläuft und z.B. im Rahmen einer Knochenentnahme am Beckenkamm verletzt wird. In diesem Fall empfehlen wir eine hohe intrapelvine Neurotomie.

Der N.cutaneus femoris lateralis kann aber auch als **Transplantatspender** verwendet werden. Man gewinnt Transplantate von etwa 20 cm Länge. Der Nerv wird unterhalb der Spina iliaca ventralis durch einen queren Hautschnitt dargestellt, und so weit wie möglich nach peripher verfolgt. Nach Ablösung der Bauchmuskulatur von der Crista iliaca kann man den Nerv auch einige Zentimeter in das Becken hinein verfolgen, um ein längeres Transplantat zu gewinnen.

Differentialdiagnose

Der *sensible Ausfall* bei einer Läsion des N. cutaneus femoris lateralis muß von einer radikulär bedingten Sensibilitätsstörung bei Ausfall der Wurzeln L3 oder L4 abgegrenzt werden. Man wird also auf ein vertebrales Syndrom und auf motorische Ausfälle sowie auf eine Abschwächung des PSR achten müssen (S. 154). *Schmerzhafte Reizerscheinungen* können auch bei einer L3-Läsion ähnlich lokalisiert sein wie bei einer Meralgia paraesthetica. Bei Koxarthrosen klagen die Patienten gelegentlich über Mißempfindungen an der Außenseite des Oberschenkels. Auch die auf S. 387 angeführte proximale diabetische Neuropathie kann zu Beginn von ähnlichen sensiblen Reizerscheinungen wie eine Meralgia paraesthetica begleitet sein.

N. femoralis (L1-L4)

Anatomie

Der N. femoralis (Abb. 6.**122**) versorgt motorisch den M. iliopsoas, die Extensoren des Kniegelenkes und sensibel die Haut an der Ventralfläche des Oberschenkels, an der medialen Fläche des Unterschenkels und der Fußwurzel. Versteckt hinter dem lateralen Rand des Psoas, gelangt er in die Rinne zwischen dem M. psoas und dem M. iliacus, immer von der Psoasfaszie bedeckt. Innerhalb dieses Fasziensackes durchquert er die Lacuna musculorum. Bereits proximal vom Leistenband gibt er eine Anzahl von Ästen ab, darunter *Rr. musculares* für den M. iliopsoas. Ein R. muscularis gelangt unter den Vasa femoralia an den M. pectineus. Kleine sensible Äste gehen an die Oberschenkelhaut und ein relativ konstanter Ast (*N. a. femoralis proprius*) an die Oberschenkelgefäße. Unter dem Leistenband zerfällt er in seine Endäste, welche den Fasziensack des Psoas verlassen und sich fächerförmig im Trigonum femorale aufteilen. Man kann eine laterale, eine mediale und eine tiefe Gruppe unterscheiden, zu der jeweils motorische und sensible Äste gehören. Nach lateral ziehen die motorischen Äste für den M. sartorius. *Rr. cutanei anteriores* durchbohren den M. sartorius oder treten an seinem medialen Rand auf verschiedener Höhe durch die Fascia lata. Sie laufen parallel zur V. saphena magna. Nach medial können retrovaskuläre Äste zum M. pectineus, eventuell zum M. adductor longus gelangen. Das Hüftgelenk wird über Rr. articulares coxae versorgt, die als stärkere Äste vom Stamm des N. femoralis abzweigen, aber auch streckenweise in der Perineuralhülle der Muskeläste für den M. rectus femoris und vastus medialis verlaufen. Kleiner Äste für Periost und Spongiosa des Femur verlaufen meist in Begleitung von Aufzweigungen der A. femoralis und A. profunda femoris. Über die Oberschenkelgefäße hinweg verzweigen sich sensible Äste in der Oberschenkelhaut zwischen dem Areal des N. genitofemoralis und des N. obturatorius. Zur tiefen Gruppe werden der N. saphenus und die Äste für den M. quadriceps femoris gerechnet (Tab. 6.**34**).

Die *Äste für den M. quadriceps* gliedern sich in einen Nerv für den M. rectus femoris, der diesen im proximalen Drittel erreicht. Die Äste für den M. vastus lateralis ziehen unter dem M. rectus hindurch. Dann folgen Äste zum M. vastus intermedius und die ziemlich weit absteigenden Äste für den M. vastus medialis, die bis zum Eingang des Adduktorenkanals zu den Vasa femoralia parallel laufen. Die Reihenfolge, in welcher die einzelnen Äste vom Hauptstamm des N. femoralis abgehen, ist nicht einfach darzulegen, da sich der Hauptstamm knapp nach dem Durchtritt durch die Lacuna musculorum fächerartig verzweigt. In Tab. 6.**34** soll deshalb vor allem der Abstand der Nerveneintrittspunkte in die einzelnen Muskeln von der Stelle, an welcher der N. femoralis am lateralen Rand des M. psoas sichtbar wird, angegeben werden. Der rein sensible *N. saphenus* ist weitaus der längste Ast des N. femoralis. Er begleitet die Oberschenkelarterie an ihrer Vorderfläche in den Canalis adductorius, verläßt diesen aber durch die Membrana vastoadductoria und folgt dem dorsalen Rand des M. sartorius. Distal vom Kniegelenk wird er epifaszial und schließt sich am Unterschenkel der V. saphena magna an. Proximal vom Condylus medialis femoris entläßt er den *R. infrapatellaris*, der die Haut medial am Knie bis unterhalb der Tuberositas tibiae versorgt. An der medialen Fläche des Unterschenkels gehen ventrale und dorsale Äste zur Haut bis an den medialen Fußrand.

Tabelle 6.**34** Äste des N. femoralis. In Klammern ist der Abstand der Nerveneintrittspunkte in die einzelnen Muskeln, gemessen von derjenigen Stelle aus, an welcher der Nervenstamm am lateralen Rand des M. psoas major heraustritt, in Zentimetern angegeben. Bei einer Auswachsgeschwindigkeit der Axone von 3 cm/Monat läßt sich aus den untenstehenden Distanzen der früheste Zeitpunkt einer Reinnervation des entsprechenden Muskels ableiten (nach Foerster)

Zu den Mm. psoas und iliacus (bis 9,9)
R. articularis coxae
Zum M. pectineus (13,6)
(N. a. femoralis proprius) (ziemlich konstant)
Rr. cutanei anteriores (zur Ventralseite des Oberschenkels)
Zum M. sartorius, proximaler Teil (14,3–15,9)
Zum M. rectus femoris (15,0–15,9)
Zum M. vastus lateralis (21,5–22,2)
Zum M. vastus intermedius (16,9–19,0)
Zum M. vastus medialis (22,8–34,3)
Zum M. sartorius, distaler Teil (29,0)
N. saphenus (zur Haut an der Medialseite des Unterschenkels)

Befunde

Klinik

Diese ergibt sich einerseits aus der *Parese der vom N. femoralis versorgten Muskeln*. Der vom 12. Brustwirbelkörper bis zum Trochanter minor reichende M. iliopsoas ist der kräftigste Beuger im Hüftgelenk und gleichzeitig in Nullstellung ein Adduktor und ein Außenroller. Über seine Ursprünge an der Wirbelsäule beteiligt er sich am Vorwärtsbeugen des Rumpfes, insbesondere auch am Aufsitzen aus der Rückenlage. Als Hüftgelenksbeuger wirken außerdem noch der M. sartorius, der ebenfalls ein Außenrotator ist, und der M. rectus femoris. Die Vastusgruppe ist ausschließlich als Strecker im Kniegelenk wirksam. Durch den Übertritt seiner Sehne in den Pes anserinus wird der M. sartorius im Kniegelenk zu einem Beuger und Innenroller.

Andererseits findet sich eine *Störung der Sensibilität in der vom N. femoralis innervierten Hautzone*. Diese erstreckt sich von der Ventralfläche des Oberschenkels über die mediale Knieregion und entlang der medialen Fläche des Unterschenkels bis an den medialen Fußrand. Als autonome Zone wird ein Hautstreifen über der medialen Fläche der Tibia angegeben, der sich übrigens weitgehend mit dem Dermatom L4 deckt.

Die **Lähmungsbilder** sind naturgemäß vom Ort abhängig, an welchem der Nervenstamm lädiert ist. Bei einer *Läsion des N. femoralis in seinem proximalen intrapelvinen Anteil* wird der M. iliopsoas teilparetisch sein. Er fällt nicht ganz aus, da insbesondere der M. psoas major auch durch direkte Plexusäste von L2 und L3 versorgt wird. Der Ausfall des M. iliopsoas äußert sich in einer Schwäche beim Beugen der Hüfte, wobei selbst bei völligem Ausfall des Iliopsoas noch eine Restfunktion vor allem durch die Mm. sartorius, rectus femoris und tensor fasciae latae gewährleistet ist. Dennoch ist der Patient beim Gehen und insbesondere beim Steigen behindert. Eine *Läsion des N. femoralis nach dem Abgang der Äste zum Iliopsoas* ist wesentlich häufiger. Es besteht dann eine Parese der Mm. quadriceps femoris, sartorius und pectineus. Wenn der M. sartorius am sitzenden Patienten bei gebeugtem Knie geprüft wird, ist er ein Beuger und zugleich ein Außenrotator der Hüfte. Der M. pectineus hilft bei der Adduktion der Hüfte mit. Der Ausfall der beiden Muskeln fällt praktisch jedoch kaum ins Gewicht, verglichen mit der Parese des M. quadriceps femoris. Diese hat die Unfähigkeit, das Knie aktiv zu strecken, zur Folge. Im Stehen wird die Patella etwas tiefer stehen als auf der gesunden Gegenseite (Abb.6.**123**). Auf ebenem Boden kann der Patient noch etwas mühsam mit leicht überstrecktem Knie gehen, indem er das Bein gewissermaßen als Stelze gebraucht. Jedes Hinaufgehen ist jedoch mit dem betroffenen Bein voraus nicht möglich, während beim Hinuntersteigen umgekehrt gerade das kranke Bein vorausgenommen werden muß.

Besondere klinische Teste

Die Funktion des M. ileopsoas, des wichtigsten Hüftbeugers wird am sitzenden Patienten geprüft. Der Patient stabilisiert seinen Rumpf durch

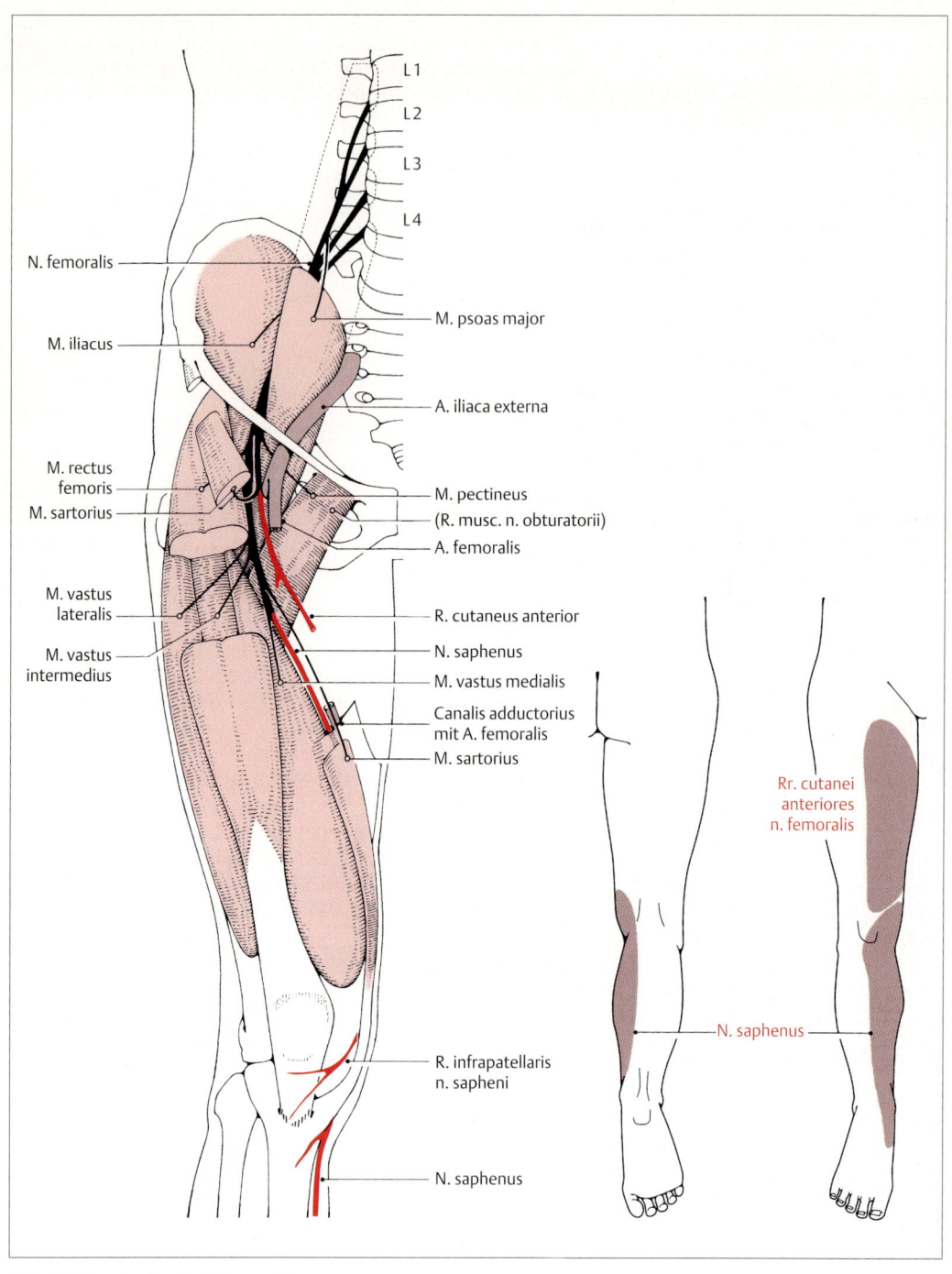

Abb. 6.**122** Anatomie N. femoralis.

Abstützen der Arme nach hinten und flektiert dann das Hüftgelenk gegen den Widerstand des Untersuchers (Abb. 6.**124**). Den M. sartorius prüft man, indem der Patient versucht, den ‚Schneidersitz' einzunehmen (flektieren von Hüfte und Knie und zugleich Innenrotation des Hüftgelenkes). Der Untersucher setzt diesen Bewegungen sowohl am Knie wie auch am Knöchel Widerstand entgegen (Abb. 6.**125**). Es sollten immer beide Seiten miteinander verglichen werden. Zum Prüfen der Kniestrecker liegt der Patient auf dem Rücken mit über dem Rand des Untersuchungstisches hinausragenden Unterschenkeln. Er widersteht dann dem Versuch des Untersuchers, seinen Unterschenkel im Knie zu flektieren (Abb. 6.**126**). In dieser Haltung können alle vom N. femoralis innervierten Kniestrecker, im Besonderen auch die am Becken entspringenden Mm. rectus femoris und sartorius, ihre Kraft optimal entfalten. Bei der Prüfung der Kraft der Kniestrecker am sitzenden Patienten wird der M. rectus femoris ausgeschaltet.

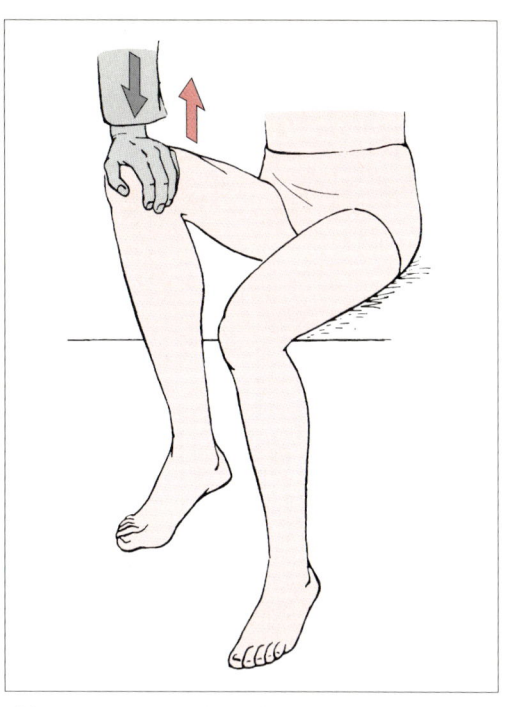

Abb. 6.**124** Untersuchung der Hüftbeuger (N. femoralis).

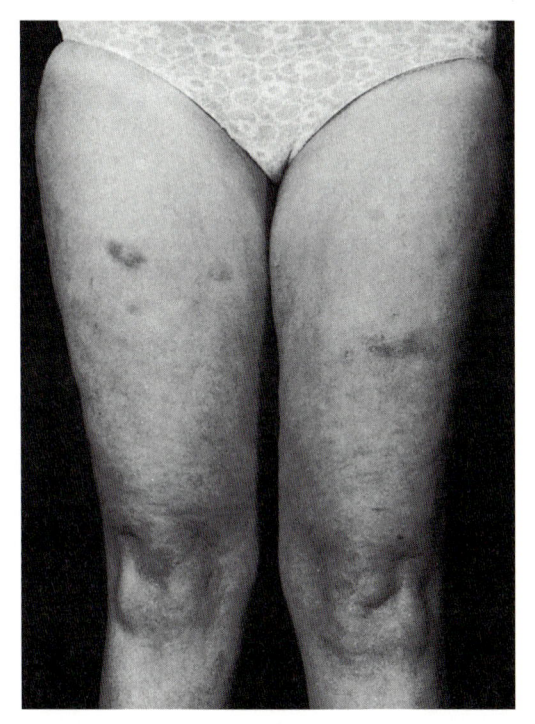

Abb. 6.**123** 52jährige Frau mit einer N.-femoralis-Läsion, wahrscheinlich vaskulär. Atrophie des linken M. quadrizeps femoris und Tiefstand der linken Patella (aus M. Mumenthaler: Didaktischer Atlas der klinischen Neurologie, 2. Aufl. Springer, Heidelberg, 1986).

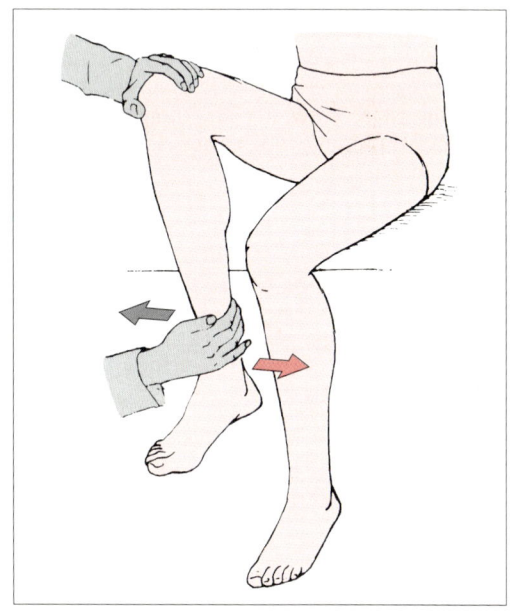

Abb. 6.**125** Funktionsprüfung des M. sartorius (N. femoralis). Außenrotation des Oberschenkels bei gebeugter Hüfte, wie dies zum Einnehmen des „Schneidersitzes" erforderlich ist.

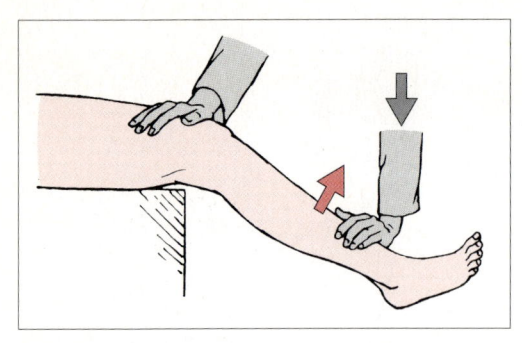

Abb. 6.126 Untersuchung der Kniestrecker (N. femoralis) aus Rückenlage bei frei herunterhängendem Unterschenkel. Durch diese Ausgangsstellung haben auch die am Becken entspringenden, zweigelenkigen Kniestrecker (M. rectus femoris und M. sartorius) einen optimalen Wirkungsgrad.

Beim Vergleich der Prüfungsergebnisse mit gebeugter und gestreckter Hüfte kann auf die Kraft des M. rectus femoris geschlossen werden. Der Patellarsehnenreflex ist bei einer Femoralisparese abgeschwächt oder nicht auslösbar.

Elektrophysiologische Befunde

Neurogene Veränderungen im M. quadriceps femoris können bei einer Läsion des N. femoralis nachgewiesen werden. Da neurographische Untersuchungen proximal der Inguina nicht möglich sind, ist es schwierig aufgrund elektrophysiologischer Befunde lokalisatorische Hinweise zu gewinnen.

Synopsis

Eine zusammenfassende Darstellung der Symptomatologie bei einer N.-femoralis-Läsion findet sich in Tab. 6.**35**.

Ursachen

Traumatisch

Unter den *Kriegsverletzungen* mit Beteiligung peripherer Nerven sind Femoralisläsionen eine Seltenheit. Von 7050 Nervennähten wurden in der amerikanischen Armee im 2, Weltkrieg nur 21 am N. femoralis ausgeführt, was die kleinste Zahl unter den Nervennähten an den Extremitäten überhaupt darstellt. Bei diesen Kriegsverletzungen hatte es sich meistens um Läsionen in der Leistengegend gehandelt.

Auch ein *stumpfes Trauma* bzw. eine starke Kompression von außen kann zu einer (meist reversiblen) Femoralisparese führen, sogar beidseits (229).

Selten kann es durch eine plötzliche, unkontrollierte *Überstreckung des Hüftgelenkes* bei einem Unfall oder beim Sport zu einer Zerrlähmung des N. femoralis kommen, die meistens eine schlechte Spontanprognose hat. Ein einziger der beschriebenen Fälle zeigte eine vollständige Restitution. Gut ist die Prognose hingegen bei Fällen mit chronischer bzw. wiederholter, aber kontrollierter Dehnung, so z.B. bei gewissen akrobatischen Übungen eines Tänzers (733) oder wie sie uns von einem Karate-Gymnasten mitgeteilt wurden (Dr. Seyberth in Hilpolstein).

Eine große Rarität stellt eine Femoralislähmung nach intraglutäaler *Injektion* dar, wobei durch eine 6–8 cm lange Nadel vom oberen äußeren Quadranten über den Darmbeinkamm die Wurzeln des N. femoralis erreicht werden können. Wir sahen bei einem 7jährigen Knaben eine Parese des motorischen Femoralisastes mit hochgradiger Quadrizepsschwäche nach dort applizierten intramuskulären Injektionen. Die Lähmung hatte sich nach 6 Monaten vollständig zurückgebildet, der Patellarsehnenreflex war noch deutlich abgeschwächt.

Tabelle 6.**35** Synoptische Darstellung der Auswirkungen einer N.-femoralis-Läsion

Läsionsort	Befund	Funktionsausfall
im Beckeninneren	Atrophie Oberschenkel	Hochgradige Parese für Flexion im Hüftgelenk sowie unten zusätzlich aufgeführte Ausfälle
in Leiste	Atrophie Oberschenkel	Parese aller Kniestrecker, leichte Schwäche für Flexion der Hüfte. Sensibilitätsausfall Oberschenkelvorderseite und Unterschenkelinnenseite

Postoperativ

Der Nerv ist bei der Operation eines retrozäkalen *Appendix* schon durchtrennt und sekundär wieder genäht worden. Er wurde aber auch schon in einer Naht miterfaßt, deren Lösung in einem 2. Eingriff dann zur vollständigen Erholung führte. Aber auch ohne primäre Intervention ist es bei Appendizitiden schon zu intensiven Reizzuständen des Nervs gekommen. In 2 Fällen ist durch periappendikuläre Narbenbildung eine Neuralgie und später eine Parese des N. femoralis entstanden, die bei einem Patienten auf Neurolyse hin sich zurückgebildet hat. Wir sahen ohne Nervennaht eine spontane Rückbildung einer Femoralisparese, welche sich im Anschluß an die Operation einer perforierten Appendizitis eingestellt hatte. Nach Einsetzen einer *Totalprothese des Hüftgelenkes* wurden Femoralisparesen beschrieben, die sich nicht immer zurückbildeten (1137). Bei einer eigenen Beobachtung war allerdings der M. iliopsoas postoperativ paretisch und im EMG teilweise denerviert, während der M. quadriceps intakt schien. Wir haben Femoralisparesen auch nach *Herniotomie* gesehen. Wenn nicht ein Hämatom zur Lähmung führt, dann ist wohl meist der Nerv durch die obere Bassini-Naht miterfaßt worden. In einem Fall konnten wir dies bei einer Revision bestätigt finden, und die Lähmung erholte sich nach der Neurolyse vollständig. Bei einem Patienten konnten wir unmittelbar im Anschluß an eine *Arteriographie* durch Punktion der A. femoralis eine vorwiegend sensible Femoralisparese mit Ausfällen im Bereich des N. saphenus und des R. infrapatellaris feststellen, die mit sehr hartnäckigen Schmerzen von kausalgiformem Charakter einherging. Andere Autoren beobachteten nach A.-femoralis-Punktion eine Parese des Nervs wegen eines Retroperitonealhämatoms (98). Nach *Installation aortofemoraler Kunststoffprothesen* kommt es gelegentlich zu hartnäckigen kontinuierlichen Schmerzen im Saphenusareal. Wenn solche Patienten längere Zeit sitzen, können flüchtige komplette Femoralislähmungen entstehen. Diese Funktionsstörungen beruhen auf Druckschäden, die die distalen Prothesenenden auf den Stamm des N. femoralis ausüben.

Auch nach einer totalen *Hysterektomie* durch *Pfannenstielschnitt* kommen Femoralisparesen vor. Hier sind die Lähmungen zunächst total mit entsprechendem Sensibilitätsausfall und fehlendem Patellarsehnenreflex, bilden sich aber innerhalb einiger Monate vollständig zurück. Hierbei und auch bei anderen intraabdominellen Eingriffen sind Druckschädigungen des N. femoralis durch Bauchdeckenspreizer möglich, wie sie besonders bei Hysterektomien verwendet werden. Der N. femoralis verläuft unmittelbar unter dem Operationsgebiet nur vom Peritoneum bedeckt. Nach Untersuchung an der Leiche wird durch das Blatt des Selbsthalters der M. psoas major nach unten gedrückt und damit ein Druck auf den N. femoralis etwa 4 cm proximal der Leiste ausgeübt. Eine zweite Läsionsmöglichkeit besteht in einer Kompression des M. psoas major und des N. femoralis gegen die seitliche Beckenwand, wobei auch die A. iliaca externa mit erfaßt werden kann. Beim Einsetzen des Bauchdeckenhalters ist deshalb auf eine etwaige Abschwächung des Femoralispulses zu achten. Ein normaler Femoralispuls schließt allerdings eine Nervenkompression nicht aus, da der lateral der A. iliaca externa gelegene N. femoralis isoliert komprimiert werden kann. Auch nach *Nierentransplantationen* wurden Femoralisparesen beschrieben und auf die Blätter des Selbsthalters zurückgeführt. In denjenigen Fällen, in welchen die Lähmung auf der Seite war, auf welcher der Assistent gestanden hatte, haben wir ursächlich einen Druck des Ellenbogens des Assistenten auf die Leistenbeuge der Patientin erwogen.

Ein ähnlicher Mechanismus ist möglicherweise auch für die bei *Entbindungen* auftretenden Femoralislähmungen verantwortlich, sofern ein längerdauernder Druck des kindlichen Kopfs gegen die Beckenwand erfolgt.

Ischämiebedingte N. femoralis Läsionen sind bei *gefässchirurgischen Interventionen* an der Aorta abdominalis und den Iliakalarterien möglich (112), wobei es sich aufgrund eigener Erfahrungen und theoretischer Ueberlegungen eher um Plexus lumbalis Paresen handeln dürfte. Bei gefäßchirurgischen Eingriffen im Beckenbereich sind aber auch mechanische Schädigungen des N. femoralis sowie eine Einbeziehung in Nähte möglich.

Auch eine Dehnung des Nervenstammes um das Leistenband herum durch langdauernde Beugung, Spreizung und Rotation des Oberschenkels in *Steinschnittlage* mag in einzelnen Fällen als pathogenetisches Moment eine Rolle spielen. Der gleiche Mechanismus wird bei Femoralisparesen – sogar bei doppelseitigen (776) – nach vaginaler Hysterektomie angenommen. Die Mitbeteiligung der Hüftbeuger kann entweder als Ausdruck einer Parese der als Flexoren wirkenden Mm. rectus femoris und sartorius angesehen oder auf ein intraoperativ entstandenes retroperitoneales Hämatom zurückgeführt werden. Auch das Anlegen eines *Tourniquets* zum Aufrechterhalten der Blutleere (bei Meniskusoperationen) kann reversible Femoralisparesen hervorrufen (776). Von 48 systematisch nach *Kniearthrotomie* in Blutleere daraufhin untersuchten Patienten wiesen immerhin 62,5 % klinisch bzw. elektromyographisch Zeichen einer Druckparese auf, meistens des N. femoralis. Die Zeichen waren um so diskreter, je geringer bzw. kurzdauernder der Manschettendruck war (1340). Seltener dürfte das direkte Einbeziehen des Nervs in eine Ligatur sein. In einem derartigen Fall allerdings ist die Revision und Lösung einer solchen Naht die Voraussetzung für die Restitution (1012).

Hämatome

Bei Blutgerinnungsstörungen ist der N. femoralis mit einer gewissen Prädilektion betroffen, z.T. sogar beidseitig. Das anatomische Substrat dieser Blutungen läßt sich durch anatomische Studien und Latexinjektionen klären (821). Es lassen sich bis zu 4 Faszienschichten parallel zur Faszie des M. iliacus nachweisen. Einzelne der so entstandenen Kompartimente dehnen sich bis zum Trigonum femorale unter dem Leistenband aus. Später zeigt sich deshalb nicht selten ein Hämatom in der Leiste (788). Ein Hämatom kann auch einmal nach Perforation der medialen Gelenkpfannenwand beim Anlegen einer Totalprothese entstehen. Beim Auftreten eines solchen Hämatoms im Rahmen einer subkutanen Heparinisierung wurde vermutet, daß eine der Heparininjektionen durch die Abdominalwand bis in den Raum zwischen Abdominalwand und Fascia transversalis gelangte, also in eine Fortsetzung der Fossa iliaca. Man kann sich aufgrund einer mündlichen Mitteilung (Dr. Kaspar, Interlaken) fragen, wie weit nicht ein Hämatom unter Aggregationshemmern zu einer reversiblen Femoralisparese führen kann.

Der Nervenstamm am Leistenband ist in solchen Fällen besonders druckdolent. In einer Abdomenleeraufnahme kann das Verschwinden des Psoasrandes auf der paretischen Seite auf die Lähmungsursache hinweisen (Abb. 6.**127**). Im Computertomogramm läßt sich das Hämatom gut darstellen (Abb. 6.**128**). Die *Therapie* kann konservativ sein. Die Lähmungen bildeten sich in unseren Fällen innerhalb mehrerer Monate zurück. Andere Autoren sahen nicht immer eine spontane Restitution. Bei großen Hämatomen wird deshalb eine operative Ausräumung empfohlen. Der Vergleich von 23 operierten mit 30 nichtoperierten Patienten fällt deutlich zugunsten der Operierten aus (916). Unter 27 Fällen einer von Chirurgen veröffentlichten älteren Serie wurden allerdings nur 2 der Operierten mit Erfolg behandelt, während bei 17 weiteren ohne Eingriff das Ergebnis als gut bezeichnet wurde (1284). Die Prognose hängt z.T. wohl auch davon

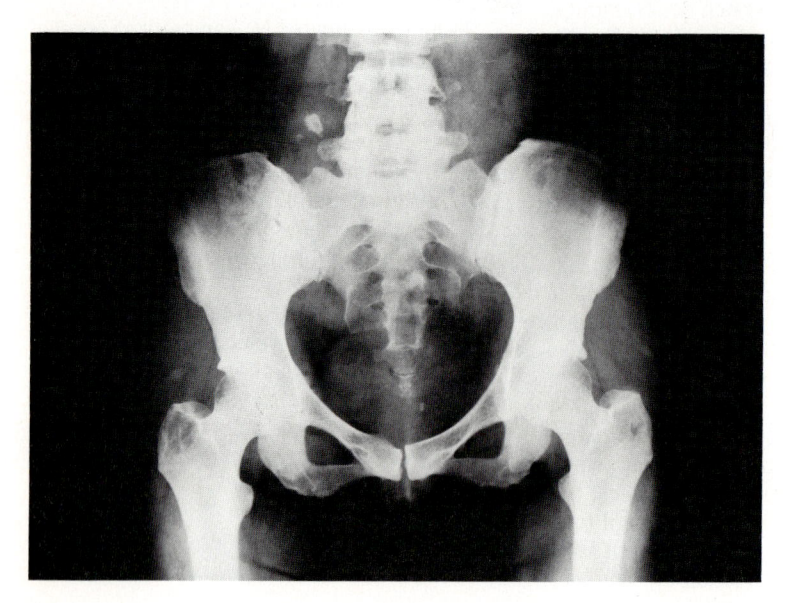

Abb. 6.**127** Psoashämatom links bei Antikoagulanzientherapie, das sich klinisch durch akute Schmerzen und eine Femoralisparese manifestierte. Der Psoasrand links ist nicht mehr sichtbar.

ab, ob das Hämatom sich außerhalb oder innerhalb der Nervenscheiden entwickelt hat. Einzelne Autoren nehmen z.B. bei Hämophilie einen Druck durch ein benachbartes Hämatom an (1284), wobei dasselbe bei isoliertem Befall des N. femoralis eher im M. iliacus als im M. psoas zu erwarten wäre (1284). Andere konnten jedoch eine intraneurale Blutung histologisch nachweisen. Unter 68 Koagulopathien der Berner Kinderklinik – Hämophilien A und B – mit neurologischen Komplikationen fanden sich 4 Femoralisparesen, 1 Parese des N. cutaneus femoris lateralis (bei Inguinalhämatom), 1 Lähmung des Plexus lumbalis und 2 Radialisparesen. Ähnliche Bilder können bei toxisch verursachter Blutungsneigung zustande kommen, wobei dann bei Beidseitigkeit der Ausfälle die Differenzierung gegenüber einer toxischen Polyneuropathie schwierig ist.

Andere Ursachen

Es kommen einerseits Prozesse in Frage, die den Nerv in seinem intraabdominalen Verlauf treffen. *Retroperitoneale maligne Lymphome* können ihn im Rahmen eines Befalles des Plexus lumbalis lädieren. Nach längerdauerndem *Koma* (einmal mit begleitender Rhabdomyolyse) wurden ein- und beidseitige Femoralisparesen beobachtet (22).

Bei einem abdominalen *Aortenaneurysma* kann ein infolge Ruptur entstandenes falsches Aneurysma zu einer Druckparese des N. femoralis führen. Eine *Druckparese* bei tiefem Koma ist eine Rarität.

Psoasabszesse, ein *appendizitisches Exsudat* oder ein *Aneurysma der A. femoralis* (850) können auch selten einmal zu einer reinen Femoralisparese führen. Im Rahmen einer zystischen *Bursitis* bei Osteoarthritis der Hüfte kann der N. femoralis mechanisch beeinträchtigt werden. Oppenheim beobachtete eine kongenitale Femoralisparese nach *Steißgeburt* (850).

Ein *Abszeß* nach einer proximalen gastrischen Vagotomie war einmal Ursache einer Femoralislähmung und konnte im Computertomogramm nachgewiesen werden. Eine Seltenheit ist eine Femoralislähmung nach *Herpes-simplex-Infektion* mit Eczema herpeticatum bei einem Kind, ebenso eine Mononeuropathie beim *Zoster* des Erwachsenen (211). Ein extraspinales *Neurinom* der lumbalen Wurzel L3 oder L4 oder gar des Femoralisstammes bzw. eines seiner Äste kann Ursache einer Femoralislähmung sein. Bei einem Mitbefall des N. femoralis durch ein *Sarkom* konnte neben der Parese auch das Auftreten von rhythmischen Myoklonien beobachtet werden.

Wir beobachteten einige ältere Patienten mit einer Femoralisparese, bei welchen eine Mit-

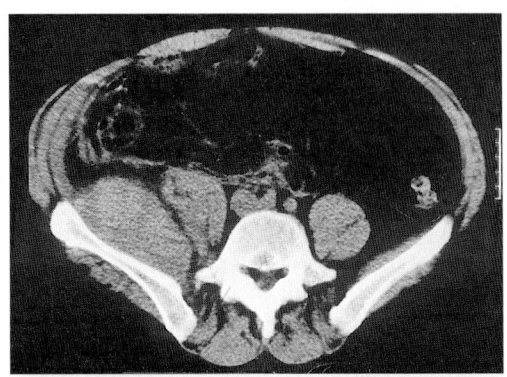

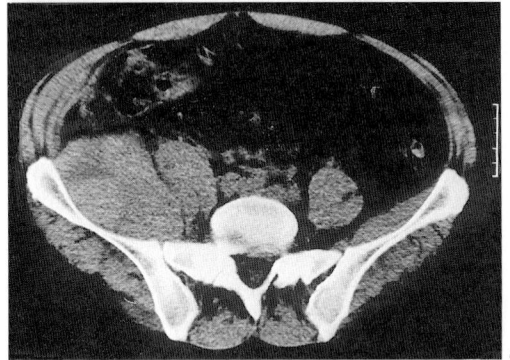

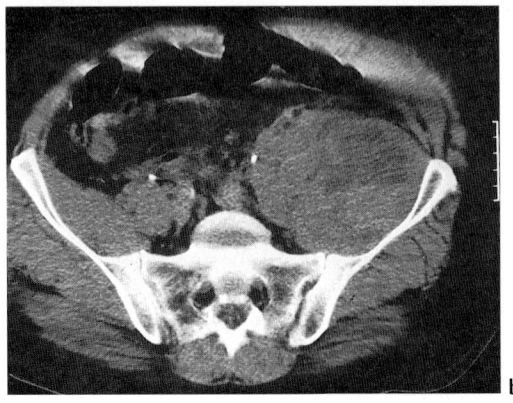

Abb. 6.**128** Retroperitoneale Hämatome
a 44jähriger Mann. Iliakushämatom rechts mit hoher Femoralisparese unter Phenprocoumon-Therapie zugleich mit Diclofenac und einem Quick von 8%.
b 51jähriger Mann. Psoashämatom links mit Plexus-lumbalis-Parese. Koagulopathie bei Hepathopathie.

beteiligung des M. iliacus, gelegentlich auch leichte Symptome von seiten anderer Anteile der Plexus lumbalis vorlagen. Diese Patienten hatten alle eine *schwere lumbale Spondylose*. Das Liquoreiweiß war in einzelnen Fällen erhöht. Ein Diabetes mellitus wurde ausgeschlossen. Die Prognose dieser Fälle war gut. Es scheint uns wahrscheinlich und wird auch durch andere Autoren gestützt (211, 1008), daß am Plexus lumbalis eine prognostisch günstige *neuralgische Amyotrophie* sich abspielen kann (S. 249), bei welcher mehr oder weniger ausschließlich das Bild einer Femoralisparese resultiert. Biemond (91) betrachtet derartige, auch von ihm beobachtete Fälle als kausal mit der lumbalen Spondylose zusammenhängend. Da es sich durchweg um ältere Patienten handelt, stellt sich auch die Frage einer *ischämischen Läsion* von Plexusanteilen (S. 388). Aber auch isolierte Schädigungen des peripheren Femoralisstammes mit entsprechender Quadrizepsparese und Sensibilitätsstörungen dürften nach den Untersuchungen Biemonds (91) ischämisch bedingt sein. Der intrapelvine Anteil des Femoralisstammes wird im wesentlichen durch einen einzigen dünnen Zweig des R. iliacus der A. iliolumbalis versorgt. Derartige Lähmungen treten vorwiegend bei alten Männern auf, die für längere Zeit eine ungünstige Stellung eingenommen hatten, wobei der Nervenstamm druckdolent und auf Dehnung empfindlich ist (umgekehrtes Lasègue-Zeichen, s. Abb. 5.**31**). Die Paresen bilden sich spontan innerhalb von Wochen bis Monaten vollständig zurück.

Etwas Besonderes stellt eine *Claudicatio intermittens des N. femoralis* dar, wie sie bei Verschluß der A. iliaca communis beobachtet wurde (1156). Eine isolierte Femoralisparese kann mit Latenz nach *Röntgentherapie* auftreten (1111). Bei einem Patienten sahen wir 11 Monate nach einer *Betatronbestrahlung* der Leistenbeugen wegen eines Seminoms eine beidseitige Femoralislähmung sich entwickeln, ohne Zeichen eines lokalen Tumorrezidivs. Auch eine irrtümlich durchgeführte *Röntgenbestrahlung* der Leiste (in der falschen Annahme eines Melanoms des Fußes) führte mit einer Latenz von 8 Monaten zu einer Femoralislähmung (1111).

Therapie

Operative Maßnahme

Der N. femoralis kann entweder im Becken beim Durchtritt durch die Lacuna musculorum, oder nach dem Austritt aus der Lacuna musculorum verletzt sein. Die Darstellung am Ausgang der Lacuna musculorum erfolgt durch einen queren Hautschnitt, der eventuell durch weitere parallele quere Hautschnitte weiter distal ergänzt wird, um den ganzen Verlauf der Äste des N. femoralis darzustellen. Die Darstellung proximal erfolgt durch einem Hautschnitt, wie unter Plexus lumbalis beschrieben. Der Nerv wird auch in genau gleicher Weise dargestellt. Bei den meisten Läsionen muß eine Darstellung des Nervs sowohl inner- wie außerhalb des Beckens ausgeführt werden. Die Behandlung des N. femoralis folgt den Grundsätzen der allgemeinen Nervenchirurgie. Fast immer müssen Transplantate verwendet werden, wenn die Kontinuität unterbrochen ist. Die chirurgische Behandlung von Läsionen des N. femoralis hat eine sehr gute Prognose und man kann in der überwiegenden Mehrzahl mit einer guten Funktionsrückkehr rechnen. Bei einem Schmerzsyndrom durch Fibrose des Nervs im Bereich der Lacuna musculorum wurde ein an der A. circumflexa iliaca superficialis gestielter Fettlappen zur Einhüllung verwendet. Die Prognose operierter Fälle ist nicht sehr gut. Bei 45 Fällen mit kompletter Parese wurde 13mal eine Neurolyse mit nur leichter Besserung durchgeführt. Bei 27 wurde ein Interponat eingesetzt, wobei die meisten 2 Jahre später eine gewisse Erholung zeigten (555).

Ersatzoperationen. Zum Ersatz eines Ausfalles der Hüftgelenksbeuger wurde die Verpflanzung des M. obliquus abdominis externus, der mittels Faszienzügel auf den M. iliopsoas übertragen wird, empfohlen. Eine Ersatzoperation zum Ersatz des fehlenden Quadriceps femoris ist mir (H.M.) nicht bekannt. Ich würde in so einem Fall eine freie Muskeltransplantation durchführen.

Differentialdiagnose

Diese umfaßt zunächst eine *Wurzelläsion L3/L4*, z.B. bei hoher lumbaler Diskushernie, mit Quadrizepsparese, abgeschwächtem PSR und einem sensiblen Ausfall an der Oberschenkelstreckseite. Bei reinen Femoralislähmungen bleiben Adduktorenfunktionen und -reflexe intakt, bei Wurzelläsionen L2-L3 finden wir auch hier Funktionsstörungen. Bei einer L4-Läsion ist der M. tibialis anterior mitbetroffen. Das vertebrale Syndrom und die Verteilung der Sensibilitätsstörung werden auf die richtige Spur führen. Die *Paresen* des Plexus lumbalis (S. 375) sind wegen ihres ausgedehnten Befalles der hüftnahen Muskulatur wohl meist leicht zu erkennen, wobei allerdings gerade bei der diabetischen proximalen Neuropathie der Befall des Femoralisgebietes sehr im Vordergrund stehen kann. Der isolierte Befall des M. quadriceps im Rahmen einer *Muskeldystrophie* kommt vor. Diese als Quadrizepsmyopathie bezeichnete, isolierte Form ist Ausdruck einer Dystrophin-assoziierten Myopathie (1258), ist eine Seltenheit und wird wegen des langsam progredienten Verlaufes, der Beidseitigkeit und des Fehlens von Sensibilitätsstörungen kaum je zu differentialdiagnostischen Schwierigkeiten Anlaß geben. Eine *Lipodystrophie nach Insulininjektionen* bei Diabetikern und die *arthritische Muskelatrophie* bei Kniegelenksaffektionen, die auch mit Anomalien im EMG einhergehen kann, werden wohl meist richtig gedeutet. Auch bei einem *Sarkom des proximalen Femurs* sahen wir eine hochgradige Quadrizepsatrophie. Eine Rarität ist die *ischämische Infarzierung der Kniestrecker* mit entsprechender Schwellung und Schmerzen bei fehlendem Patellarsehnenreflex bei Diabetes mellitus (41). Wir sahen bei einem Amateur-Radrennfahrer mit sehr voluminösen Quadrizepsmuskeln eine bei intensivem Trainieren immer wieder auftretende schmerzhafte Schwäche beider Muskelgruppen. Wir haben dies als Ausdruck eines *latenten Logensyndromes* interpretiert. Ein (beidseitiger) Abriß der M. quadriceps-Sehne führt zum Ausfall des Kniestreckers und kann eine Femoralisparese vortäuschen. Sie ist an einer, bei aktiver Kontraktion sichtbaren, Delle oberhalb der Patella zu erkennen (362). Nicht eine Parese, sondern eine *Kontraktur des M. quadriceps femoris* mit Beugehemmung des Kniegelenkes kann bei Säuglingen und Kleinkindern nach wiederholter Injektion in den Muskel beobachtet werden. Die mechanische Erzeugung einer Delle ventral am Oberschenkel, z.B. durch das häufige Anlehnen an eine Tischkante (*Lipoatrophia semicircularis*), kann zunächst einmal an eine Atrophie des Quadriceps denken lassen.

Isolierte N.-saphenus-Läsionen

Der sensible Endast des N. femoralis, der N. saphenus wird nicht so selten isoliert geschädigt. Zur **Anatomie** s. S. 402.

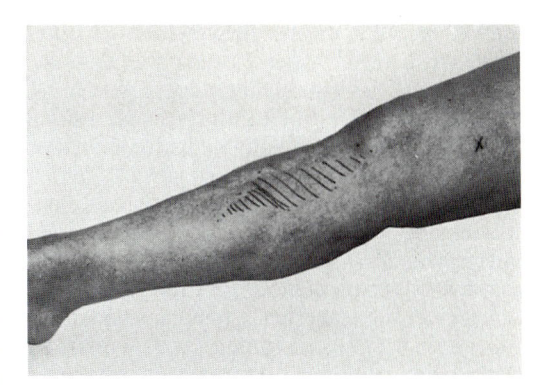

Abb. 6.**129** Bei einer 76jährigen Frau hat eine Einklemmungsneuropathie des N. saphenus im Hunter-Kanal zu hartnäckigen brennenden Schmerzen an der Innenseite des rechten Unterschenkels geführt. In dem schraffierten Bezirk ist die Sensibilität weitgehend aufgehoben und die Patientin schwitzt an dieser Stelle nicht. Mit einem X ist eine druckdolente Stelle markiert, die dem Austrittpunkt des Nervs aus dem Hunter-Kanal entspricht (aus M. Mumenthaler: Didaktischer Atlas der klinischen Neurologie, 2. Aufl. Springer, Heidelberg, 1986).

Klinisch

Es findet sich lediglich ein Sensibilitätsausfall und ein Fehlen der Schweissekretion an der Innenseite des Unterschenkels (Abb. 6.**129**).

Elektrophysiologische Befunde

Vom N. saphenus können sensible Nervenaktionspotentiale abgeleitet werden, die in einzelnen Fällen lokalisatorische Hinweise erlauben.

Ursachen und Therapie

Mechanische Verletzungen. Endäste des N. infrapatellaris werden in 2/3 der Fälle nach medialer Meniskektomie lädiert, wobei bei 44 % der Operierten noch 6 Monate später mehr oder weniger störende Mißempfindungen oder Sensibilitätsausfälle beobachtet wurden (1176). Bei der operativen Behandlung der Varizen wird der Stamm des N. saphenus selber durch das Herausreißen längerer Abschnitte der V. saphena magna immer wieder verletzt, ebenso aber bei operativen Eingriffen an der A. femoralis und bei der Entnahme von Venentransplantaten. Am Unterschenkel folgt er der V. spahena magna und wird deshalb bei Varizenoperationen verletzt. Eine Nachuntersuchung an 146 Patienten einer Universitätsklinik zwei Jahre nach meist beidseitiger

Varizenoperation ergab Folgendes: Bei 53 % der Patienten bzw. 44 % der Extremitäten Ausfälle, davon in 10 % das ganze Innervationsgebiet des N. saphenus betreffend (276). Der sensible Ausfall ist gering. Nur selten entsteht ein schmerzhaftes Neurom, das dann operativ freigelegt werden muß. Schmerzhafte lokale Zustände mit Neurombildungen werden auch nach Verbrennungen angetroffen. Nach Shuntoperationen bei chronischen Dialysepatienten, wenn der Shunt zwischen einer vorgelagerten A. femoralis und der V. saphena magna vorgenommen wurde, kann es zu N.-saphenus-Ausfällen kommen, die meist nur zu Beginn subjektive Beschwerden machen. Der N. saphenus kann auch bei Gefäßoperationen in Mitleidenschaft gezogen werden.

Saphenusneuropathie. Diese kann am häufigsten als Engpaßsyndrom durch eine mechanische Kompression im Hunter-Kanal oder bei Reizung durch eine Phlebitis der begleitenden V. saphena interna zustande kommen (771). Frauen sind viel häufiger als Männer befallen. Es treten Schmerzen und ein Schweregefühl des distalen Oberschenkels und des Unterschenkels auf, die beim Gehen zunehmen, und in fortgeschrittenen Fällen auch ein Sensibilitätsausfall an der Innenseite des Unterschenkels. Es findet sich im weiteren eine Druckdolenz des N. saphenus im distalen Drittel des Oberschenkels beim Durchtritt durch die Faszie und ein Schmerz bei der Hyperextension im Hüftgelenk (umgekehrtes Laségue-Zeichen). Auch eine beidseitige, spontan entstandene Saphenusneuropathie konnten wir beobachten. Gelegentlich nützt eine lokale Anästhesierung bzw. Hydrocortisoninjektion, sonst bringt die operative Spaltung des Hunterschen Kanals praktisch immer Beschwerdefreiheit (771).

Neuropathia patellae. Vom distalen sensiblen Endast des N. femoralis, dem *N. saphenus*, durchbohrt der *R. infrapatellaris* die Faszie knapp proximal des Condylus medialis femoris. An dieser Stelle kann er mit oder ohne vorausgegangenem Trauma mechanisch chronisch gereizt werden und in seinem sensiblen Ausbreitungsgebiet medial und distal vom Knie ein als *Neuropathia patellae* bezeichnetes Schmerzsyndrom erzeugen (575, 692). Es kommt auch simultan beidseits vor (692). Schon früher hatte Wartenberg dieses Syndrom als *Gonyalgia paraesthetica* bezeichnet.

Bei operativen Eingriffen im Bereich des Knies, so z.B. medialer Meniskektomie, Pes Transfer, Arthroskopie und Arthroplastik, kann der R. infrapatellaris verletzt werden; bei Kapselbandoperationen am Kniegelenk beträgt die Verletzungsrate 75 %. Nachuntersuchungen zeigten, daß es sich nicht nur um passagere sondern um persistierende Sensibilitätsstörungen handelt, wobei ein anästhetischer Bezirk im Zentrum und ein variabel ausgedehntes hypästhetisches Areal in dessen Umgebung vorliegen.

Außer direkten operativen Läsionen können sowohl der N. saphenus als auch dessen R. infrapatellaris eine postoperative Spätschädigung infolge einer Einbeziehung des Nervs in Narbengewebe erleiden. Im Vordergrund stehen hierbei meist belastungsabhängig verstärkte Schmerzen, die oft auch von einem Triggerpunkt im Narbenbereich ausgelöst werden können (1134). Auch der nach Knieoperationen vorkommenden regionalen sympathischen Reflexdystrophie, liegt nach Untersuchung von Poehling u. Mitarb. eine Läsion des R. infrapatellaris zugrunde. Der N. saphenus wird als Transplantatspender sowohl für freie, wie für vaskularisierte Nerventransplantationen herangezogen.

N. obturatorius (L2-L4)

Anatomie

Der N. obturatorius (Abb. 6.**130**) ist der motorische Nerv der Adduktorengruppe und versorgt ein Hautfeld distal an der medialen Fläche des Oberschenkels. Er verläßt den M. psoas an seinem medialen Rand, gelangt über die Articulatio sacroiliaca ins kleine Becken und zieht dann an der seitlichen Beckenwand entlang zum Canalis obturatorius. Beim Verlassen der Psoasfaszie wird er von den Vasa iliaca communes bedeckt. An der Seitenwand des Beckens liegt er in der Gabel zwischen der V. iliaca externa und der A. iliaca interna. Die A. obturatoria nähert sich ihm von kaudal her bis zur gemeinsamen Verlaufsstrecke im Canalis obturatorius.

Kurz vor dem Eintritt in diesen Kanal verbindet eine variable Anastomose über den Nerv hinweg die A. obturatoria mit der A. epigastrica inferior. Lymphknoten, welche parallel zu den genannten Gefäßen angeordnet sind, können mit dem Nerv in direkten Kontakt kommen. Auch der Ureter kreuzt nach dem Überqueren der Linea terminalis den N. obturatorius. Von den übrigen

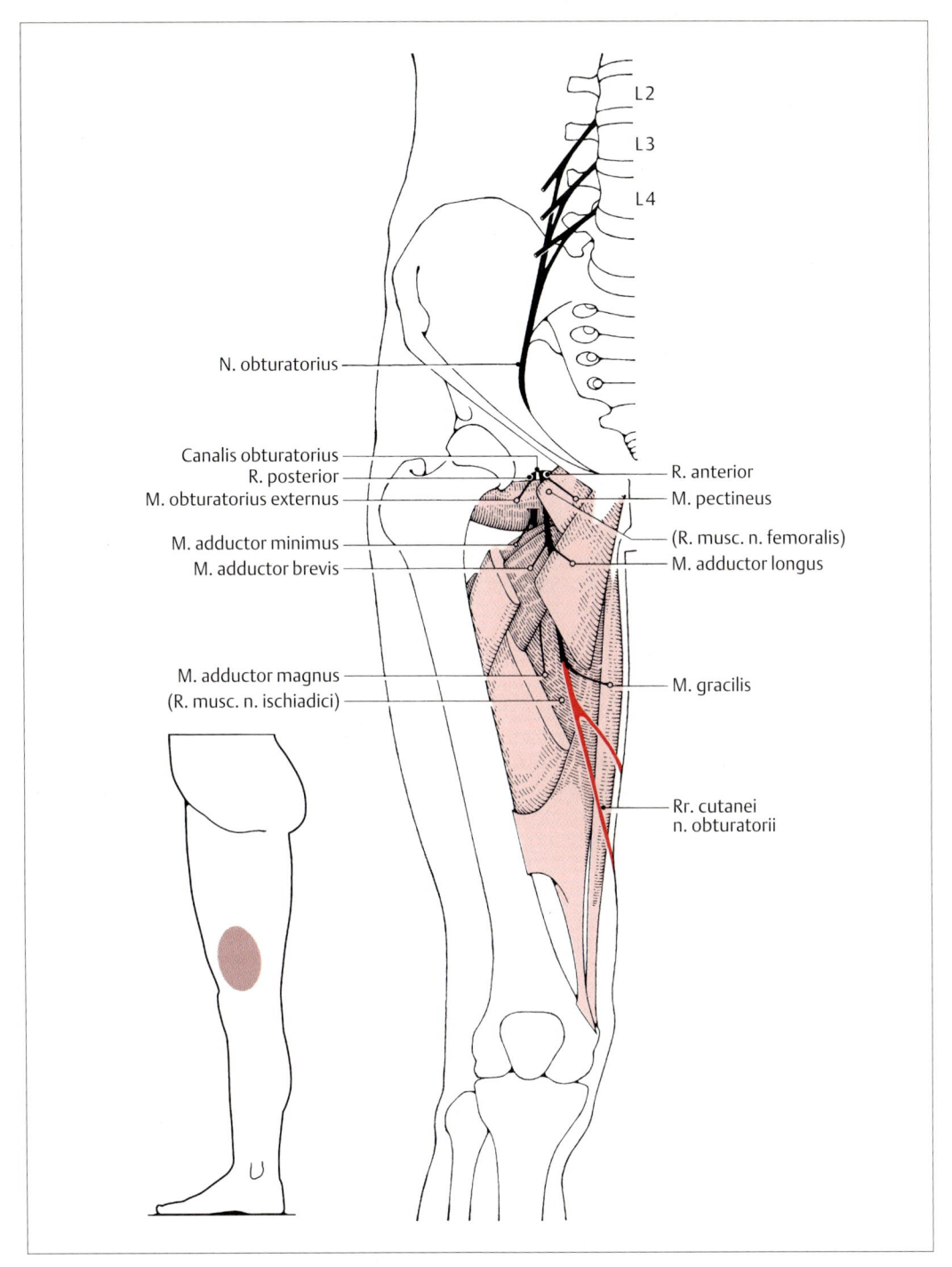

6.5 Läsionen einzelner Nerven im Beckenbereich und an den unteren Extremitäten

Abb. 6.**130** Anatomie N. obturatorius.

Beckenorganen ist insbesondere die Nachbarschaft zur Fossa ovarica und damit zum oberen Pol des Eierstockes zu erwähnen. In seltenen Fällen kann der Canalis obturatorius zur Bruchpforte werden (Hernia obturatoria). Im Inneren des Kanals folgen von kranial nach kaudal der Nerv, die Arterie und die Vene. Fettgewebe polstert den Inhalt gegen die Wandung ab. Der Kanal liegt lateral oben dem Corpus ossis pubis an und hinterläßt hier eine Einkerbung. Dieser Sulcus obturatorius kann durch Ausbildung stärkerer seitlicher Knochenvorsprünge (Tuberculum obturatorium anterius et posterius) den Kanal einengen.

Noch vor dem Austritt in die Adduktorengruppe erfolgt die Aufteilung des N. obturatorius in einen R. anterior und einen R. posterior. Außerdem zweigt für den M. obturatorius externus ein Ast ab. R. posterior und R. anterior werden nach dem Verlassen des Kanals durch den M. adductor brevis voneinander getrennt. Über der Vorderfläche des M. adductor brevis verzweigt sich der *R. anterior* an den M. pectineus, die Mm. adductores longus und brevis, den M. gracilis und endet im sensiblen *R. cutaneus*. Dieser Hautast tritt am Vorderrand des M. gracilis durch die Fascia lata zur Haut in der distalen Hälfte der medialen Fläche des Oberschenkels. Sein Innervationsgebiet kann im Einzelfall weitgehend von den Rr. cutanei anteriores des N. femoralis übernommen werden und umgekehrt. Der *R. posterior* verläuft zwischen dem M. adductor brevis und dem M. adductor magnus und ist für die Innervation dieser Muskeln sowie des M. adductor minimus bestimmt. Ein R. articularis coxae zieht in die kaudalen Anteile der Hüftgelenkskapsel, gibt dabei auch Äste zum Periost der Femursrückseite und zur Markhöhle des Knochens ab. Der längste Ast des N. obturatorius ist der R. articularis genu. Er durchbohrt den M. adductor magnus und liegt in der Fossa poplitea medial der Arterie. Seine vegetativen und sensiblen Neurone versorgen die dorsalen Anteile der Kniegelenkskapsel, das Lig. collaterale mediale und die Kreuzbänder.

Befunde

Klinik

Das Lähmungsbild ist aus den *Funktionen der vom N. obturatorius innervierten Muskeln* ableitbar. Deren Hauptaufgabe ist die Adduktion des Oberschenkels. Die kürzeren Vertreter dieser Gruppe (M. obturatorius externus, M. pectineus und M. adductor brevis) unterstützen außerdem die Außenroller. Durch seine Beteiligung am Pes anserinus wird der M. gracilis noch zu einem Beuger und Innenroller des Kniegelenkes. Für die Beurteilung der Ausfallerscheinungen ist es wesentlich zu wissen, daß sich an der Innervation des M. adductor longus der N. femoralis beteiligt und daß der M. adductor magnus auch vom N. ischiadicus mitversorgt wird. Die Lähmung des N. obturatorius ist schon beim Gehen sichtbar, da das Bein während der Schwungphase wegen des Übergewichtes der Abduktoren vermehrt zirkumduziert wird. Im Weiteren ist eine Atrophie der Adduktoren (am besten sichtbar von vorne am stehenden Patienten) sowie eine Abschwächung des Adduktorenreflexes vorhanden. Konstant besteht auch ein Ausfall der Sensibilität in einem Handteller-grossen Bezirk an der Innenseite des Knies (s. Abb. 6.**130b**).

Obturatoriusneuralgie (Howship-Romberg-Phaenomen)

Verschiedene Ursachen können auch zu Schmerzen im Kniegelenk führen, da dessen Hinterseite von einem Gelenkast aus dem R. posterior des N. obturatorius versorgt wird. Wenn z.B. als Komplikation nach einer urologischen Operation eine Ostitis pubis sich entwickelt, bewirken die Schwellung und der entzündliche Reiz unter Umständen Schmerzen im Obturatoriusgebiet und Adduktorenspasmen. Ähnliches wurde als Spätfolge einer traumatisch entstandenen Narbe an der Oberschenkelinnenseite beschrieben, wobei die ständige Innervation der Adduktorenmuskeln sogar zu einer hartnäckigen Knie- und Hüftgelenkskontraktur geführt hatte. Die operative Neurektomie führte zur Heilung. *Differentialdiagnostisch* müssen gegenüber einer echten Obturatoriusneuralgie ähnlich lokalisierte Schmerzsyndrome abgegrenzt werden (s.unten).

Besondere klinische Teste

Die Adduktoren des Oberschenkels können in *Rückenlage* getestet werden, wodurch auch ein Vergleich von rechts und links möglich wird (Abb. 6.**131a**). Beim Prüfen in *Seitenlage* versucht der Untersucher, den Patienten, der das Bein adduziert fixieren soll, an dessen Fuß in die Höhe zu heben: Das gestreckte Bein stellt dann einen Hebelarm dar. Bei intakten Adduktoren kann der ganze Patient ‚en bloc' von der Unterlage hochgekippt werden. Bei einer Adduktorenparese gibt das betroffene Bein im Hüftgelenk aber nach (Abb. 6.**131b**).

Abb. 6.131 Funktionsprüfung Oberschenkeladduktoren.

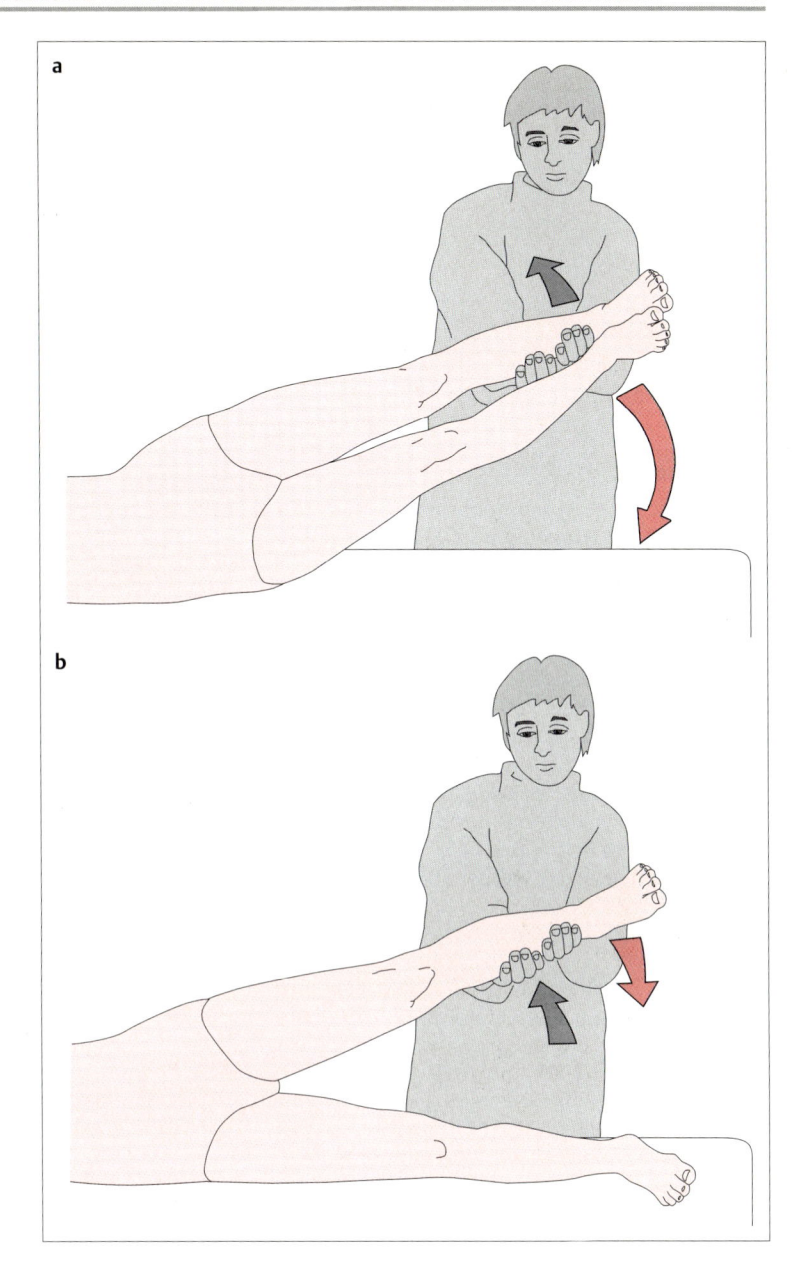

Elektrophysiologische Befunde

Als elektrophysiologische Untersuchungen bietet sich einzig die Nadelmyographie der entsprechenden Muskeln an.

Synopsis

Eine zusammenfassende Darstellung der Symptomatologie bei einer N.-obturatorius-Läsion findet sich in Tab. 6.**36**.

Ursachen

Traumatische Ursachen

Zu einer Parese des N. obturatorius kann es nach Beckenfrakturen, dann aber auch in der Schwangerschaft und bei der Geburt (850) kommen.
  Nach Totalexstirpation der inneren Genitalien wurde eine beidseitige Obturatoriusparese beschrieben. Im Rahmen einer Blasenplastik

Tabelle 6.36 Synoptische Darstellung der Auswirkungen einer N.-obturatorius-Läsion

Läsionsort	Befund	Funktionsausfall
Nervenstamm	Atrophie der Adduktoren. Beim Gehen vermehrte Zirkumduktion des Beines	Adduktion des Oberschenkels gegen Widerstand reduziert. Adduktorenreflex fehlend oder vermindert (Adduktor magnus wegen der Mitinnervation durch den N. ischiadicus nie vollständig gelähmt). Sensibilitätsstörung Innenseite Knie

kommen ein- und beidseitige Obturatoriusparesen vor.

Übrige Ursachen

Obturatoriusparesen kommen bei einer Hernie obturatoria, bei Tumoren des kleinen Beckens (965) oder bei Metastasen in der knöchernen Umrandung des Foramen obturatorium vor. Wir sahen eine schmerzhafte Obturatoriusparese bei einem 79jährigen Patienten durch ein mannfaustgroßes infrarenales Aortenaneurysma. Bei einer adipösen älteren Patientin trat dies nach einem längeren Fußmarsch auf und wurde auf das Austreten von präperitonealem Gewebe in den Canalis obturatorius zurückgeführt. Zur diagnostischen Klärung sollte mit der Durchführung einer Computertomographie oder eines MRI des Beckens nicht gezögert werden (965).

Therapie

Bei scharfer Durchtrennung, z.B. durch operative Eingriffe im Becken, kann eine Nervennaht erwogen werden. Die Indikation ist wegen der nicht sehr gravierenden Funktionsstörung sehr zurückhaltend zu stellen. Die Darstellung des N. obturatorius erfolgt wie beim Plexus lumbalis beschrieben. Der N. obturatorius wird an der Medialseite des M. psoas gefunden. Bei spastischen Adduktorenparesen, besonders im Rahmen einer Little-Krankheit, kann man einen oder beide Äste des N. obturatorius sowie die Mm. adductores longus und brevis an ihrem sehnigen Ursprung durchtrennen. Der N. obturatorius ist nur selten verletzt.

Differentialdiagnose

Die Zirkumduktion bei Obturatoriusparese kann gegenüber einer ähnlichen, in der Regel allerdings ausgeprägteren Gangart bei zentraler Hemiparese leicht abgegrenzt werden. Bei letzterer ist der Arm auch mitbetroffen und am Bein selber liegt eine zentrale spastische Lähmung vor. Das schmerzhafte Howship-Romberg-Phänomen (s. oben) ist gegenüber Schmerzen anderer Ursache abzugrenzen. In erster Linie kommen Affektionen des Knies, z.B. des inneren Meniskus in Frage.

Bei Funktionsstörungen der Symphyse oder bei Überlastung und Triggerpunkte im M. adductor magnus strahlen Schmerzen in die Beckenbodenmuskulatur und die Adduktorengruppe aus. Das *M.-gracilis-Syndrom* ist Folge einer aseptischen Knochennekrose am unteren Schambeinast, besonders bei Überbelastung, z.B. bei Fußballspielern. Bei Kindern im 7. und 8. Lebensjahr tritt als *von-Neck-Syndrom* eine aseptische Nekrose der Symphysensynchondrose mit ähnlicher Schmerzsymptomatik auf.

N. gluteus superior (L4-S1)

Anatomie

Der Nerv tritt mit der gleichnamigen Arterie und Vene durch das Foramen suprapiriforme und begibt sich in die Bindegewebsschicht zwischen dem M. gluteus medius und minimus (Spatium interglutaeale) (Abb. 6.**132**). Auf diesem Wege versorgt er die kleinen Glutäalmuskeln und erreicht mit seinem Endast den M. tensor fasciae latae. Hauptfunktion dieser Muskeln ist die Abduktion des Oberschenkels in der Hüfte (s. Abb. 6.**134**) sowie die Innenrotation im Hüftgelenk (s. Abb. 6.**135**).

Befunde

Klinik

Die bei der N.-gluteus-superior-Parese resultierende Abduktionsschwäche im Hüftgelenk äußert sich vor allem beim Gehen: Wenn das Bein der paretischen Seite als Standbein benutzt wird, sinkt in der Phase des Geh-Aktes das

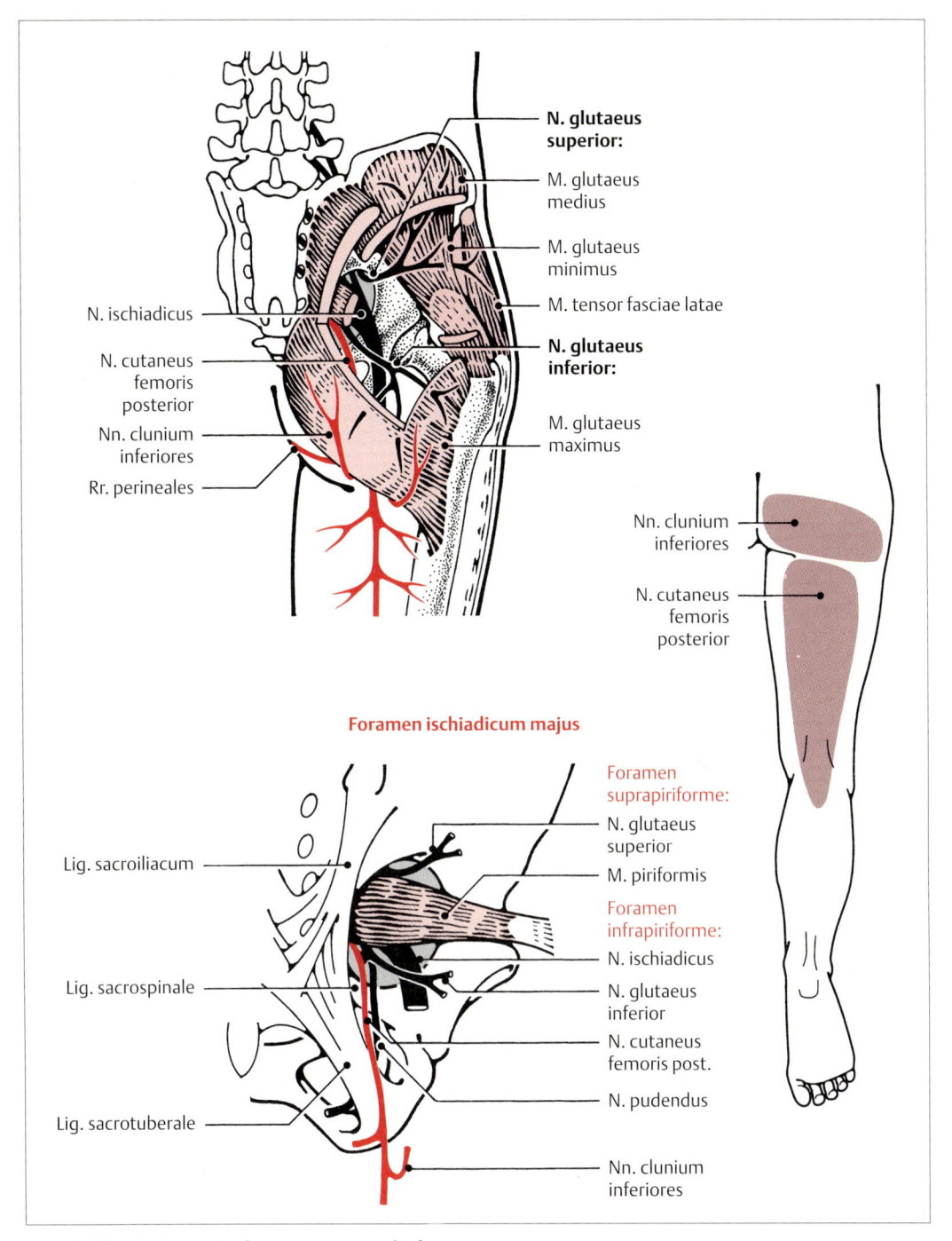

6.5 Läsionen einzelner Nerven im Beckenbereich und an den unteren Extremitäten

Abb. 6.**132** Anatomie N. gluteus superior und inferior.

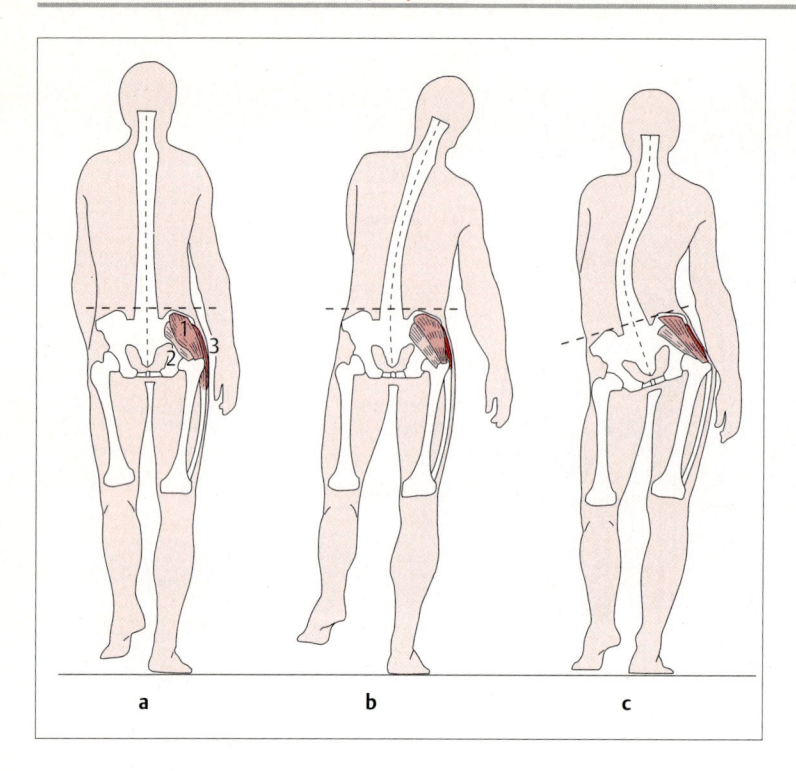

Abb. 6.**133** Gangstörung bei Schwäche der Hüftabduktoren (insbesondere des M. gluteus medius, N. gluteus superior). Normalerweise sinkt das Becken nicht auf die Seite des Schwungbeines ab (**a**). Bei leichter Parese wird durch Hinüberneigen des Oberkörpers auf die Seite des Standbeines ein Absinken des Beckens gegen die Schwungbeinseite hin verhindert (Duchenne-Hinken) (**b**). Bei starker Parese sinkt das Becken bei jedem Schritt auf die Schwungbeinseite hin ab (positives Trendelenburg-Zeichen) (**c**) (aus M. Mumenthaler: Neurologische Differentialdiagnostik, 3. Aufl. Thieme, Stuttgart 1987).
1 M. gluteus medius
2 M. gluteus minimus
3 M. tensor fasciae latae

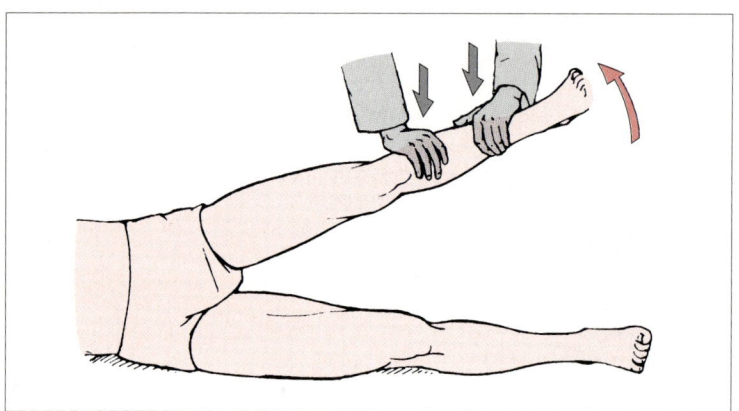

Abb. 6.**134** Untersuchung der Oberschenkelabduktoren (vor allem Mm. gluteus medius und minimus: N. gluteus superior) in Seitenlage.

Becken auf die Schwungbeinseite hin ab, da die paretischen Mm. glutaei medius und minimus es nicht zu halten vermögen. Dieses Seitwärtskippen des Beckens bei jedem Schritt, das *Trendelenburg-Zeichen*, der Watschelgang, ist in Abb. 6.**133** dargestellt. Manche Patienten kompensieren dieses Absinken des Beckens weitgehend, indem sie beim Belasten der paretischen Seite gleichzeitig den Rumpf abnorm stark auf diese Seite hinüberneigen (*Duchenne-Zeichen*) (Abb. 6.**133b**). Das Trendelenburg-Hinken ist klinisch oft schon eindrücklich. Bei vollständiger Durchtrennung stellt sich eine meist allerdings wenig ins Auge fallende Atrophie der lateralen Hüftpartie oberhalb des Trochanter major ein.

Besondere klinische Teste
Beim Gehen kann schon das Trendelenburg- oder das Duchenne-Hinken auffallen. Beim Einbeinstand sieht man von hinten entweder ein Absin-

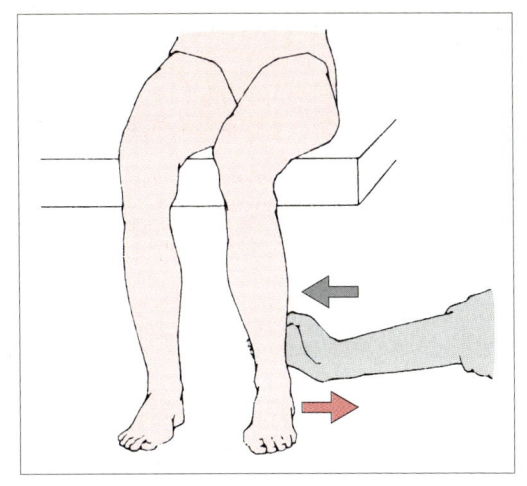

Abb. 6.135 Untersuchung der Innenrotation des flektierten Hüftgelenkes (vor allem M. gluteus medius: N. glutaeus superior).

ken des Beckens (die Hände des Untersuchers werden horizontal auf dem Beckenkamm des Patienten beidseits aufgelegt) oder der Patient muß – um dies zu verhindern – sich auf die Seite des Standbeines hinüberneigen. Am auf der gesunden Seite liegenden Patienten testet man die Kraft für die Abduktion des gestreckten Beines (Abb. 6.134). Am sitzenden Patienten kann die Funktion des M. gluteus medius als Innenrotator getestet werden (Abb. 6.135).

Elektrophysiologische Befunde

Als elektrophysiologische Untersuchungen bietet sich einzig die Nadelmyographie der entsprechenden Muskeln an.

Synopsis

Eine zusammenfassende Darstellung der Symptomatologie bei einer N.-gluteus-superior-Läsion findet sich in Tab. 6.37.

Ursachen

Diese decken sich weitgehend mit jenen bei Läsionen des N. gluteus inferior (s. unten).

Therapie

Die **operative Therapie** mit Darstellung des N. gluteus superior transgluteal ist schwierig. Insbesondere nach schweren Verletzungen, wenn ausgedehnte Narben vorliegen, besteht die Gefahr der Verletzung des Nervs während der Präparation. Ich (H.M.) ziehe daher die Darstellung des Foramen suprapiriforme durch Ablösung des M. gluteus maximus und medius, und Präparation entlang des Knochens bis zum Rand des Foramen suprapiriforme vor. Auf diese Weise kann der Nerv sicher dargestellt und im Falle einer direkten Verletzung wiederhergestellt werden.

Die vom N. gluteus superior versorgten Muskeln sind für die Stabilisierung des Beines beim Gehakt von entscheidender Bedeutung. Daher ist die Wiederherstellung dieses Nervs ein Hauptziel der oben erwähnten Darstellung des Truncus lumbosacralis, der einen Großteil der Fasern für den N. gluteus superior führt.

Der **Ersatz** des Gluteus maximus ist schwieriger. Durch Verlagerung des M. tensor fasciae latae, sowohl am Ursprung als auch am Ansatz nach dorsal, kann er in gewissem Maße als Strecker funktionieren. Einen kräftigeren Ersatz bildet die Erector-spinae-Plastik, wobei der freipräparierte M. erector spinae durch Interposition eines Faszientransplantates am Trochanter minor inseriert wird. Der M. sacrospinalis kann mittels Faszienzügel auf den Trochanter Major verpflanzt werden. Auch der M. tensor fasciae latae kann als Hüftstrecker funktionieren.

Differentialdiagnose

Hierzu gelten sinngemäß die Ausführungen, die im Zusammenhang mit der Differentialdiagnose

Tabelle 6.37 Synoptische Darstellung der Auswirkungen einer N.-gluteus-superior-Läsion

Läsionsort	Befund	Funktionsausfall
Nervenstamm	Atrophie seitliche Beckenregion oberhalb Trochanter major. Beim Gehen Absinken des Beckens (Trendelenburg-Zeichen) oder Hinüberneigen des Rumpfes (Duchenne-Hinken) auf die gesunde Seite	Abduktionsschwäche. Bein. Keine sensible Störung

einer N.-gluteus-inferior-Parese auf S. 422 gemacht werden.

N. gluteus inferior (L5-S2)

Anatomie

Der Nerv verläßt das Becken durch das Foramen infrapiriforme dorsal vom N. ischiadicus und zweigt sich in mehrere Äste auf, die den M. gluteus maximus innervieren (s. Abb. 6.**132**). Einzelne Äste gehen zur Kapsel des Hüftgelenkes. Eine Parese des N. gluteus inferior hat ausschließlich eine Lähmung des M. gluteus maximus zur Folge.

Befunde

Klinik

Durch eine Parese des N. gluteus inferior kommt es lediglich zu einem Ausfall des M. gluteus maximus. Dadurch wird die Streckung der Hüfte hochgradig behindert. Der Patient wird aus dem Sitzen nicht mehr aufstehen und nicht mehr eine Treppe hinaufgehen können. Die Infraglutäalfalte ist auf der paretischen Seite tiefer (s. Abb. 6.**136**), und die Vertiefung in der seitlichen Glutäalregion, dorsal vom Trochanter major beim Anspannen des Muskels, fehlt auf der gelähmten Seite. Es findet sich kein Ausfall der Sensibilität.

Besondere klinische Teste

Der auf dem Bauche liegende Patient wird aufgefordert, das gestreckte Bein gegen den Widerstand des Untersuchers von der Unterlage abzuheben (Abb. 6.**137**). Durch die Gestreckthaltung des Knies werden die ischiadikusinnervierten isciokruralen Muskeln gedehnt und haben auch stellungsbedingt einen geringeren Wirkungsgrad. Sie tragen damit weniger zur Streckung der Hüfte bei.

Abb. 6.**136a–c** 25jähriger Patient mit Morbus Recklinghausen. Klinisch bestand unter anderem eine Läsion des N. gluteus inferior mit Parese des M. gluteus maximus (**a**) sowie eine Läsion des N. gluteus superior, was zu einem Trendelenburg-Zeichen rechts (**b**) führte. Die ätiologische Diagnose ergab sich einerseits aus den zahlreichen Café-au-lait-Flecken (**a**), andererseits aus dem CT (**c**), welches das große Neurinom im linken kleinen Becken zeigte (aus M. Mumenthaler: Didaktischer Atlas der klinischen Neurologie, 2. Aufl. Springer, Heidelberg, 1986).

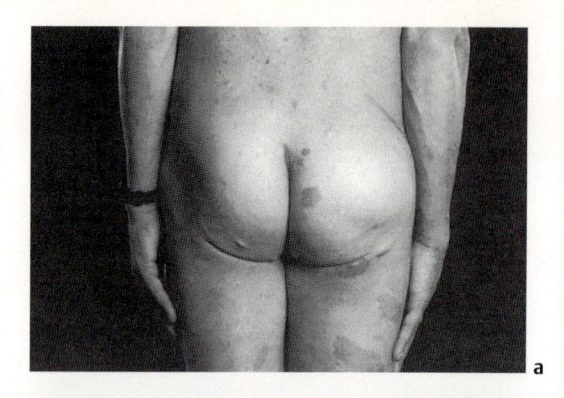

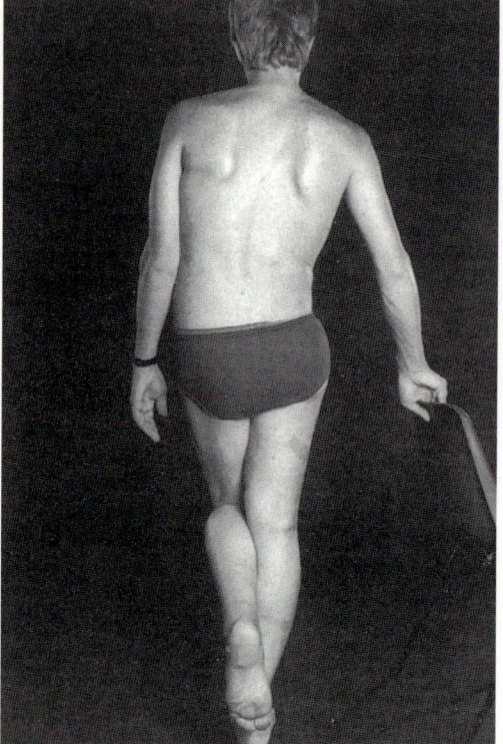

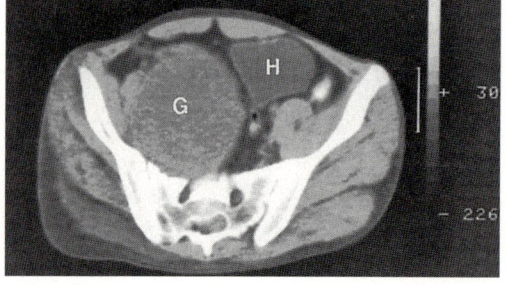

Abb. 6.**137** Untersuchung der Hüftstrecker (vor allem M. gluteus maximus: N. gluteus inferior).

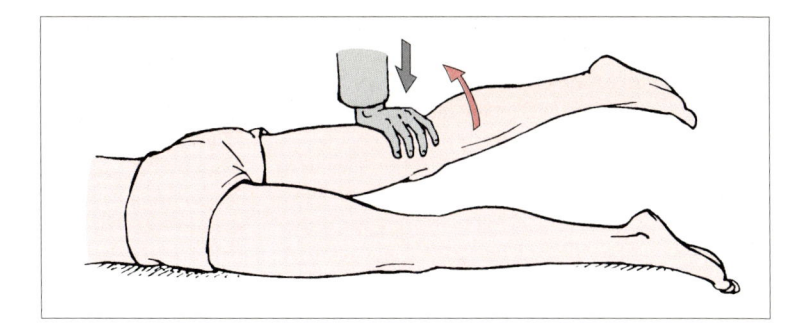

Elektrophysiologische Befunde

Als elektrophysiologische Untersuchung bietet sich einzig die Nadelmyographie der entsprechenden Muskeln an.

Synopsis

Eine zusammenfassende Darstellung der Symptomatologie bei einer N.-gluteus-inferior-Läsion findet sich in Tab. 6.**38**.

Ursachen

Eine Läsion des N. gluteus superior oder/und inferior kommt z.B. durch Schußverletzung beim Austritt der Nerven durch das Foramen ischiadicum majus zustande, wobei auch der N. ischiadicus oder der N. cutaneus femoris posterior mitbetroffen sein können. Auch im Rahmen der Entbindungslähmungen werden die Nn. glutaei gelegentlich mitbetroffen. Eine Einklemmungsneuropathie des N. gluteus superior (929), eventuell zugleich mit dem N. gluteus inferior (238) im Foramen infra- bzw. suprapiriforme, wurde bei Patienten mit Spondylolisthesis beschrieben. Eine hinzukommende Schenkelhalsfraktur (238) wurde auf die abnorme Haltung des Beckens, aber auch auf gestörte Trophik der durch den N. gluteus superior versorgten kranialen Anteile des Femurhalses zurückgeführt. Wir sahen bei einem 53jährigen Diabetiker nach einem Befall des N. femoralis und des N. obturatorius auf der einen Seite, später eine N.-gluteus-superior-Parese auf der Gegenseite. Alle Paresen bildeten sich vollständig zurück. Wir interpretierten dies als diabetische (vaskuläre) Mononeuritis multiplex. Der N. gluteus inferior kann – oft zugleich mit dem N. cutaneus femoris posterior – als Frühsymptom eines Rezidivs nach operiertem kolorektalem Karzinom betroffen sein. Er war zusammen mit dem N. ischiadicus und dem N. pudendus bei einer Antikoagulantienblutung in den M. piriformis betroffen (35).

Injektionslähmungen der Nn. glutaei

Zu einer manchmal isolierten Parese des N. gluteus superior und seltener des N. gluteus inferior kann es durch intraglutäale Injektion kommen (35, 778). Die Lähmung tritt meist sofort nach der Injektion in Erscheinung, wird aber – im Gegensatz zur N.-ischiadicus-Läsion – so gut wie immer im Verlauf von ein bis zwei Jahren befriedigend kompensiert. Bei korrekt im oberen äusseren Quadranten und in Achsenrichtung ausgeführter Injektion, kommt eine Lähmung mit Latenz höchstens dadurch zustande, daß die Injektionslösung zwischen Faszienblättern sich bis zum Nervenstamm ausbreitet, oder aber, wenn lediglich periphere Äste des N. gluteus superior betroffen werden. Eine korrekte Injektion in den oberen äußeren Quadranten des Gesäßes kann auch einmal zur isolierten Läsion der Muskeläste

Tabelle 6.**38** Synoptische Darstellung der Auswirkungen einer N.-gluteus-inferior-Läsion

Läsionsort	Befund	Funktionsausfall
Nervenstamm	Glutäalfalte steht tiefer. Beim Versuch zur Kontraktion fehlt die Einziehung hinter dem Trochanter major	Hochgradige Schwäche für das Strecken der Hüfte. Kein Sensibilitätsausfall

zum M. tensor fasciae latae mit permanenter Parese desselben führen. Auch eine ischämische Schädigung im Sinne eines Kompartmentsyndromes in der Loge des M. tensor fasciae latae wurde beschrieben (993).

Die Injektion in eine Arterie des Gesässes kann zum lokalen ischämischen Infarkt von Muskeln und anderen Weichteilen führen mit einer eindrücklichen Blauverfärbung der Haut. Es handelt sich um das *Nicolau-Syndrom* (775) (s. Abb. 6.**143**), das auf S. 432 beschrieben wird. Auf S. 103 ist auf die toxischen Nervenschäden nach Injektion schon im allgemeinen hingewiesen worden. Wir werden weiter unten auf S. 431 auf diese Spritzenlähmungen des N. ischiadicus noch kurz eingehen.

Injektionslähmungen des N. ischiadicus s. S. 431.

Therapie

Für die **operative Therapie** gelten sinngemäss die gleichen Ausführungen wie für Läsionen des N. gluteus superior.

Ersatzoperationen kommen bei einem irreparablen Schaden der kleinen Mm. glutaei in Frage. Wenn der M. gluteus maximus erhalten ist, kann ein Teil desselben sowohl an seinem Ursprung als auch an seinem Ansatz nach ventral verschoben werden, wobei der Ansatz direkt am Trochanter major fixiert wird. Dadurch kann das Hüfthinken – das Kippen des Beckens – deutlich vermindert werden. Eine Methode, die sich ebenfalls bewährt hat, besteht in der Verlagerung des Ursprunges des Vastus lateralis auf den Beckenkamm durch Interposition von fächerförmig ausgezogenen Faszienstreifen, nach Ablösen des Ursprunges in der subtrochanteren Gegend. Der M. obliquus externus abdominis kann großzügig freipräpariert und sein aponeurotischer Ansatz auf den Trochanter verlagert werden. Zur Kompensation des ausgefallenen M. gluteus medius und minimus wurden der M. latissimus dorsi (506) bzw. Teile des Erector trunci (1097) herangezogen. Bei uns (H.M.) hat sich in einem Fall die gestielte Verlagerung des Vastus lateralis bewährt.

Differentialdiagnose

Glutäusparesen müssen unter anderem von einer Beckengürtelform der progressiven Muskeldystrophie und anderen *proximalen Myopathien* abgegrenzt werden, da auch diese zu einer rein motorischen Parese der Glutäalmuskeln mit positivem Trendelenburg-Zeichen führen können. Der gleichzeitige Befall anderer Beckengürtelmuskeln, die langsame Progredienz des Krankheitsbildes, die Beidseitigkeit der Symptome und allenfalls die elektromyographische Untersuchung erlauben wohl immer die richtige Interpretation. Auch die Unterscheidung gegenüber einer *kongenitalen Hüftgelenksluxation* wird kaum Schwierigkeiten bereiten. Bei der kongenitalen Hüftluxation ist das betroffene Bein verkürzt, die Außenrotation ist eingeschränkt. Durch das Höhertreten des Trochanter major werden die Abduktoren der Hüfte insuffizient. Dadurch entsteht das typische Kippen des Beckens zur gesunden Seite, wenn das erkrankte Bein zum Standbein wird (positives Trendelenburg-Zeichen). Auch bei der Coxa vara congenita besteht trotz der Kongruenz des Gelenkes durch den Hochstand des Trochanter major eine relative Insuffizienz der Hüftabduktoren, die jedoch weniger ausgesprochen ist als bei der kongenitalen Luxation.

N. ischiadicus (L4–S3)

Anatomie

Der N. ischiadicus (Abb. 6.**138**) ist der kräftigste und längste periphere Nerv. Er wird aus sämtlichen ventralen Ästen des Plexus ischiadicus gebildet und verläßt das Becken durch das Foramen infrapiriforme. In der Gesäßregion zieht er zunächst etwas lateralwärts, um dann in die Längsrichtung des Oberschenkels umzubiegen. Dabei überquert er die Sehne des M. obturatorius internus mit den beiden Mm. gemelli und am Übergang zum Oberschenkel den M. quadratus femoris. An dieser Stelle liegt er etwa in der Mitte, häufig aber im medialen Drittel der Verbindungslinie zwischen Tuber ischiadicum und Trochanter major. Auf dieser ganzen Strecke wird der N. ischiadicus vom M. gluteus maximus bedeckt.

Unter diesem von einer kräftigen Faszie umhüllten Muskel liegt ein von lockerem Binde- und Fettgewebe gefüllter Raum, das *Spatium subglutaeale*. Das lockere Gewebe bildet ein Gleitlager und enthält außer den Nerven reichlich Arterien und Venen. Da sich innerhalb dieser Schicht Krankheitsprozesse – aber auch Injektionslösun-

6.5 Läsionen einzelner Nerven im Beckenbereich und an den unteren Extremitäten

gen – leicht ausbreiten und verteilen, ist die Kenntnis der Grenzen und Kommunikationen des Spatium subglutaeale von praktischer Bedeutung. Der M. gluteus maximus selbst ist von einer derben äußeren Faszie bedeckt, die um seinen kaudalen Rand auf seine Innenfläche übergeht.

Kräftige, zwischen den groben Muskelbündeln ausgespannte Bindegewebssepten bewirken eine ausgesprochene Kammerung. Blutungen, Entzündungen usw. bleiben innerhalb dieser Kammern lokalisiert, ganz im Gegensatz zu Prozessen, die ins Spatium subglutaeale übergreifen

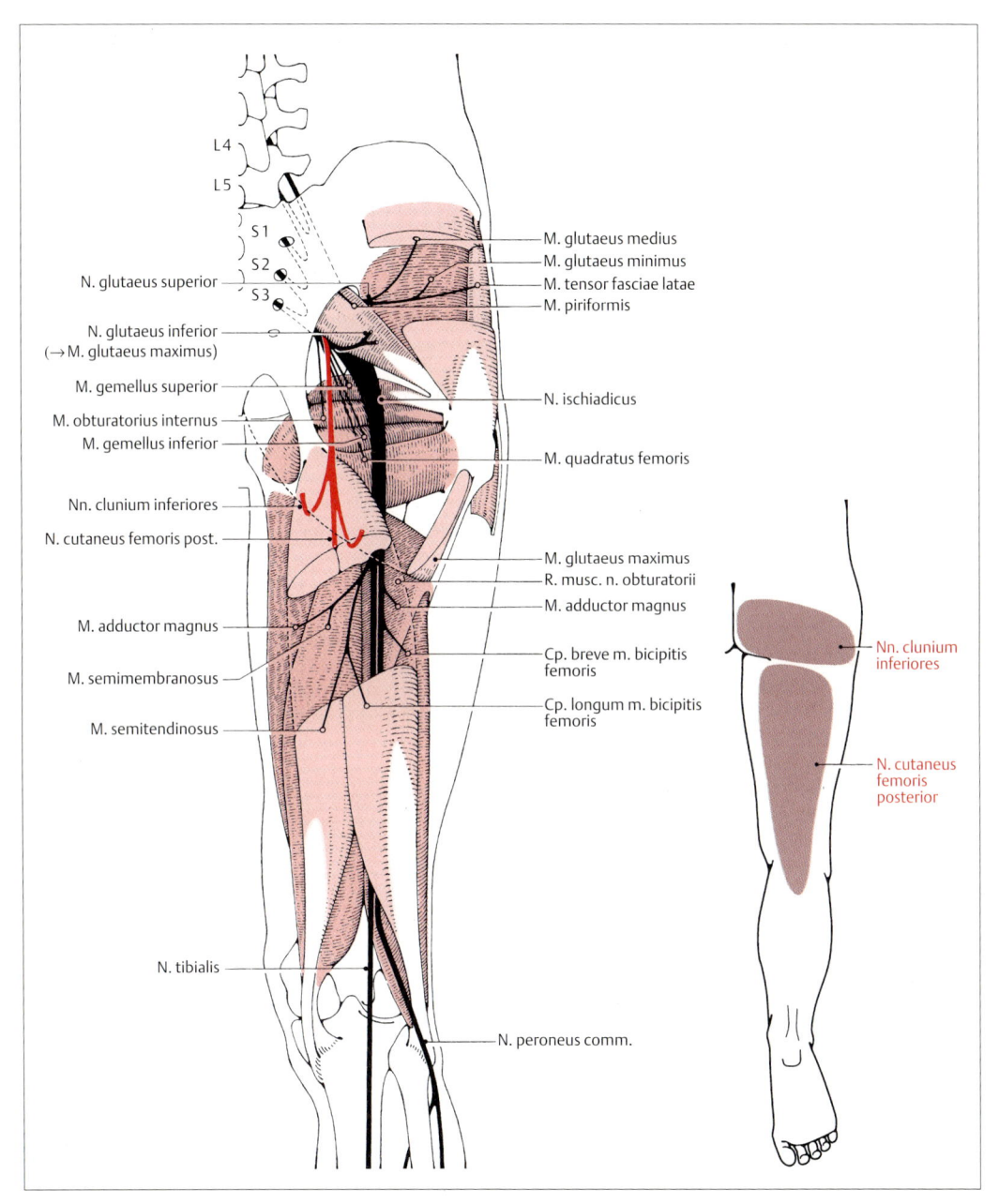

Abb. 6.**138** Anatomie N. ischiadicus.

und sich dort ungehindert ausbreiten. Dieser Umstand gefährdet auch den im Spatium subglutaeale gelegenen N. ischiadicus. Das lockere Füllgewebe steht überdies durch das Foramen ischiadicum majus mit dem subserösen Beckenbindegewebe in Verbindung. Kaudalwärts setzt es sich in das Bindegewebe der Flexorenloge des Oberschenkels fort bis hinab in die Fossa poplitea. Entlang des N. pudendus besteht eine Kommunikation mit dem Inhalt des Alcock-Kanals. Von der Fossa ischioanalis hingegen bleibt das Spatium subglutaeale durch die Fascia obturatoria getrennt.

Beim Verlassen des Spatium subglutaeale wird der N. ischiadicus spitzwinklig vom M. biceps femoris überkreuzt und liegt von da an in der Tiefe der Flexorenloge. In wechselnder Höhe des Oberschenkels, spätestens aber vor dem Übertritt in die Fossa poplitea, teilt er sich in seine beiden Endäste. Bereits proximal von der Teilungsstelle kann man die abgehenden Muskeläste der Tibialis- oder der Fibularisportion zuordnen. Aus der *Tibialisportion* werden der M. semitendinosus, der M. semimembranosus, der lange Kopf des M. biceps femoris und ein Teil des M. adductor magnus versorgt. Die *Fibularisportion* entläßt Rr. musculares zum Caput breve M. bicipitis und Rr. articulares zum Kniegelenk.

Der N. ischiadicus innerviert *motorisch* die ischiokrurale Muskulatur und sämtliche Muskeln des Unterschenkels und des Fußes. Beim vollständigen Ausfall des Nervs bleiben als Beuger im Kniegelenk nur die an den Pes anserinus einstrahlenden Mm. sartorius und gracilis übrig. Fuß und Zehen sind völlig gelähmt. Dennoch ist das Gehen bei intakter Funktion der Gesäßmuskeln, der Extensoren- und der Adduktorengruppe des Oberschenkels noch einigermaßen möglich. *Sensibel* wird vom N. ischiadicus ein großer Teil der Haut an der lateralen und der dorsalen Fläche des Unterschenkels sowie die Haut des Fußes versorgt, mit Ausnahme der medialen Knöchelregion und eines schmalen Streifens am medialen Fußrand, die vom N. saphenus innerviert werden.

Die *Gefäßversorgung des N. ischiadicus* erfolgt über die A. comitans n. ischiadici, einen Ast der A. glutaea inferior. Distalwärts anastomosiert diese mit Ästen aus der A. circumflexa femoris medialis und den Aa. perforantes.

Die Reihenfolge, in welcher die einzelnen Äste vom N. ischiadicus bzw. von den N. fibularis (peroneus) und tibialis abgehen, ist in Tab. 6.**39** dargestellt. Es soll hier auch der Abstand der Nerveneintrittspunkte in den Muskel, vom Foramen infrapiriforme bzw. von der Kniekehle aus gemessen, angegeben werden.

Endäste des N. ischiadicus. Es sind dies der N. fibularis (peroneus) communis und der N. tibialis. Die zu den beiden Ischiadikusästen gehörenden Nervenfasern sind weit proximal im Nervenstamm bereits gebündelt, und vielfach ist auch schon eine deutliche morphologische Trennung der 2 Hauptäste in Höhe des Austrittes durch das Foramen infrapiriforme feststellbar.

Befunde

Klinik

Eine Läsion des Stammes des N. ischiadicus hat zunächst eine Schädigung der im Ischiadicusstamm bereits als einheitliches Bündel verlaufenden Fasern seiner beiden Endäste, den N. peroneus (s. 6.5.12) und den N. tibialis (s. 6.5.11) zur Folge. Die daraus resultierende klinische Symptomatologie wird in den entsprechenden Abschnitten unten geschildert werden. Darüber hinaus führt eine proximale Schädigung des Ischiadicusstammes nach seinem Austritt aus dem Becken zu einer Parese der ischiokruralen Muskeln, das heißt des lateral am Unterschenkel ansetzenden M. biceps femoris und der medial ansetzenden Mm. semitendinosus und semimembranosus. Ein Ast des Tibialisanteiles innerviert auch den M. adductor magnus. Eine proximale Ischiadicusläsion wird also nebst den Ausfällen am Unterschenkel und Fuß auch eine hochgradige Parese für das Flektieren des Knies zur Folge haben. Der Reflex des M. biceps femoris und der Mm. semitendinosus und semimembranosus ist abgeschwächt oder aufgehoben. Selbst bei vollständigem Ausfall der ischiokruralen Muskelgruppe ist allerdings eine Beugung des Knies noch möglich, da diese durch den M. sartorius (N. femoralis) und durch den M. gracilis (N. obturatorius) bewerkstelligt werden kann. Damit ist das Gehen – bei intakten Gesäßmuskeln – selbst bei vollständiger Fußlähmung noch möglich.

Die sensible Versorgung der Haut über dem Gesäß (Nn. clunium inferiores) und an der Oberschenkelrückseite wird durch den N. cutaneus femoris posterior besorgt. Dieser geht selbständig aus dem Plexus sacralis hervor und ist nicht ein Ischiadicusast. Da er aber diesem benachbart ist und medial vom Ischiadicusstamm mit ihm zusammen aus dem Foramen infrapiriforme aus-

Tabelle 6.**39**   Astfolge des N. ischiadicus und der Nn. fibularis (peroneus) und tibialis. In Klammern ist der Abstand der Nerveneintrittspunkte in die Muskeln, gemessen vom unteren Rand des M. piriformis (für die Muskeln des Oberschenkels) bzw. von der Kniekehle 10 cm oberhalb des Caput fibulae (für die Unterschenkel- und Fußmuskeln) in Zentimetern angegeben. Bei einer Auswachsgeschwindigkeit der Axone von 3 cm/Monat läßt sich der früheste Zeitpunkt einer Reinnervation des entsprechenden Muskels ableiten (nach Foerster)

1. Während des Durchtrittes durch das Foramen infrapiriforme:
    zum M. quadratus femoris
    R. articularis coxae
    zum M. obturator internus und den Mm. gemelli

2. Nach dem Durchtritt durch das Foramen infrapiriforme:
    zum M. semitendinosus, proximaler Teil (10,6)
    zum M. semimembranosus (21,3) und zum M. adductor magnus
    zum M. biceps femoris (langer Kopf) (22,9) und zum M. semitendinosus (23,6)
    zum M. biceps femoris (kurzer Kopf) (29,5) (als einziger der bisher genannten aus dem peronealen Anteil des N. ischiadicus)
    R. articularis genus
    (Die Teilung des Hauptstammes in die Nn. fibularis und tibialis kann in variabler Höhe zwischen dem Foramen infrapiriforme und der Kniekehle erfolgen)

3. Aus dem N. fibularis communis
    R. articularis genus
    N. cutaneus surae lateralis (versorgt sensibel die Unterschenkelaußenseite)
    N. (peroneus) superficialis
    zum M. fibularis longus (14,1)
    zum M. (peroneus) brevis (21,5–26,1)
    Nn. cutanei dorsales intermedius und medialis (Endäste zur Haut des Fußrückens)
    N. fibularis profundus
    zum M. tibialis anterior (proximaler Teil) (14,9) und N. epiphysarius tibiae anterior
    zum Tibiaperiost
    zum M. extensor digitorum longus (16,9) und zum M. tibialis anterior (mittlere Partie)
    zum M. tibialis anterior (distale Partie) (22,1)
    zum M. extensor hallucis longus (proximale Partie) (23,8)
    zum M. extensor hallucis longus (distale Partie) (29,4)
    R. articularis talocruralis
    zum M. extensor digitorum und hallucis brevis
    Nn. digitales dorsales, hallucis lateralis et digiti secundi medialis als sensible Endäste zur Haut über dem 1. Zwischenknochenraum

4. Aus dem N. tibialis
    N. cutaneus surae medialis (vereint sich mit dem N. cutaneus surae lateralis zum N. suralis. Daraus Rr. calcanei laterales zur Fersenhaut und der N. cutaneus dorsalis lateralis zur Haut des lateralen Fußrandes und der Kleinzehe)
    zum M. gastrocnemius (medialer Kopf)
    zum M. gastrocnemius (lateraler Kopf) und zum M. soleus (dorsaler Teil)
    zum M. plantaris
    R. articularis genus
    zum M. popliteus und sensible Äste zur Tibia
    zum M. soleus (ventraler Teil)
    zum M. tibialis posterior und Äste zu Tibia und Fibula
    zum M. flexor digitorum longus
    zum M. flexor hallucis longus
    R. articularis talocruralis
    Rr. calcanei mediales zur Haut der Ferse und des medialen Fußrandes
    N. plantaris medialis
        Rr. cutanei zur Fußsohlenhaut
        Rr. musculares zu: M. abductor hallucis, M. flexor digitorum brevis, M. flexor hallucis brevis, Mm. lumbricales I–II

→

Fortsetzung Tabelle 6.**39**

> Nn. digitales plantares communes, Nn. digitales plantares proprii zur Haut der I. bis zur Medialseite der IV. Zehe
> N. plantaris lateralis
>   Rr. musculares zu: M. opponens digiti minimi, M. flexor digiti minimi, M. abductor digiti minimi, M. quadratus plantae. Hierauf Teilung in:
>   R. profundus zu Mm. interossei, M. adductor hallucis, M. flexor hallucis brevis (lateraler Kopf), Mm. lumbricales III–IV
>   R. superficialis:
>   Nn. digitales plantares proprii zur lateralen Hälfte der IV. und zur V. Zehe

tritt, kann er hier mit verletzt werden. Dann finden sich auch entsprechende sensible Ausfälle am Gesäss und dorsal am Oberschenkel.

Besondere klinische Teste

Die Funktion der Kniebeuger testet man beim auf dem Bauch liegenden Patient. Man kann hierbei auch die Anspannung der Sehnen tasten, Sehnen, die medial (Mm. semitendinosus und semimembranosus) bzw. lateral (M. biceps femoris) die Begrenzung der Kniekehle bilden (Abb. 6.**139**).

Elektrophysiologische Befunde

Als elektrophysiologische Untersuchungen bietet sich bei proximalen Ischiadicusläsionen einzig die Nadelmyographie der entsprechenden Muskeln an. Hierzu s.a.unten N. tibialis auf S. 436 und N. fibularis auf S. 444.

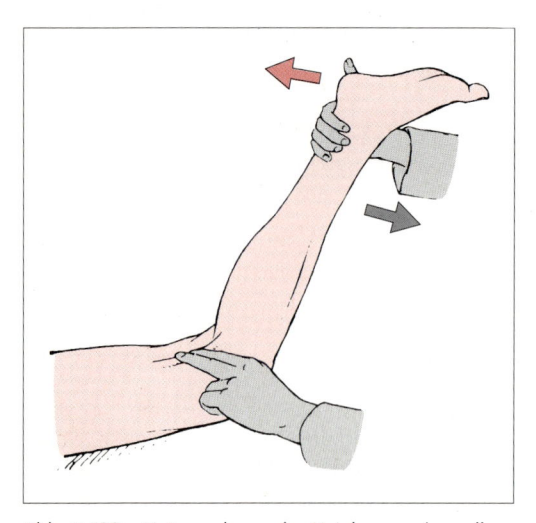

Abb. 6.**139** Untersuchung der Kniebeuger (vor allem Mm. semitendinosus, semimembranosus und biceps femoris: N. ischiadicus) in Bauchlage.

Synopsis

Eine zusammenfassende Darstellung der Symptomatologie bei einer N. ischiadicus-Läsion findet sich in Tab. 6.**40**.

Ursachen

Die **Häufigkeit** der verschiedenen Läsionsursachen hängt naturgemäss davon ab, aus welchem Krankengut sich die Fälle des einzelnen Autors rekrutieren. Unter 73 Patienten einer klinisch-neurophysiologischen Universitätsabteilung (1323) waren 22 % der Fälle nach Implantation einer Hüftprothese aufgetreten, 14 % waren durch äusseren Druck entstanden, 10 % wegen einer Durchblutungsstörung, 10 % waren durch einen Schuss verletzt worden, ebenso viele durch eine Fraktur des Beckens und 4 % durch eine Oberschenkelfraktur. Bei 16 % konnte die Ursache allerdings nicht geklärt werden.

Schußverletzungen des Nervs im Kriege sind nicht selten.

Operative Eingriffe. Bei zahlreichen operativen *Eingriffen am Hüftgelenk* und Oberschenkel, besonders bei hinteren Zugängen, ist der N. ischiadicus gefährdet. Bei Hüftgelenktotalendoprothesen kommen Durchtrennungen infolge unvorsichtige Ablösung der Aussenrotatoren neben Druckschäden durch Instrumente und abgesplitterte Knochenfragmente vor. Hitzeschäden mit Denaturierung von Nervenproteinen sind bei der Polymerisation von Knochenzement möglich. Tritt dieses durch tiefgesetzte Bohrlöcher aus, können hierdurch auch direkte Druckschädigungen entstehen. Die grösste pathogenetische Rolle spielen jedoch Dehnungs- und Zerrungsschäden bei Flexion von Hüftgelenk bzw. Extension des osteotomierten Oberschenkels nach distal. Nach

Tabelle 6.**40** Synoptische Darstellung der Auswirkungen einer N.-ischiadicus-Läsion (mit N.-fibularis- bzw. N.-tibialis-Befall)

Läsionsort	Befund	Funktionsausfall
Beckenausgang	(Summe von N. peroneus communis- und N.-tibialis-Stamm-Läsionen)	Praktisch keine aktive Flexion des Knies mehr. Rest wie Summe von Peroneus-communis- und Tibialisstamm-Läsion
N. peroneus communis (Kniekehle oder Fibulaköpfchen)	Fallfuß. Beim Gehen Steppern und Herunterhängen des lateralen Fußrandes in Supinationshaltung	Plegie für Dorsalextension des Fußes und der Zehen. Schwäche für Pronation des Fußes. Sensibler Ausfall lateraler Unterschenkel (bei Läsion proximal in Kniekehle und Fußrücken)
N. peroneus profundus	Fallfuß, jedoch keine Supinationshaltung	wie oben, aber kräftiges Anheben des lateralen Fußrandes möglich. Sensibilität nur dorsal an Fußrücken über erstem Spatium interosseum gestört
N. peroneus profundus am Fußrücken	Unauffällig	Plegie der kurzen Fußrückenmuskeln. Sensibilität wie oben
N. peroneus superficialis	Beim Gehen kein Steppern, aber Herunterhängen des lateralen Fußrandes	Schwäche für die Pronation des Fußes
N. tibialis proximal, z.B. in Kniekehle	Beim Gehen kein aktives Abrollen des Fußes. Krallenstellung der Zehen	Unfähigkeit den Fuß und die Zehen aktiv zu flektieren und den Fuß zu supinieren. Unfähigkeit, die Zehen zu spreizen. Sensibilitätsausfall dorsal am Unterschenkel und an der Fußsohle
N. tibialis mitte Unterschenkel	Krallenstellung der Zehen (s. Abb. 6.**146**)	Geringfügige Plantarflexionsschwäche des Fußes, eventuell Supinationsschwäche. Plantarflexionsschwäche der Zehen. Sensibler Ausfall ganze Fußsohle
N. tibialis hinter Malleolus internus	oft Schmerzsyndrom und trockene Fußsohlenhaut	Parese für das Spreizen der Zehen. Sensibilitätsausfall Fußsohle (eventuell aber nicht an der Ferse)

Hüftoperationen können übrigens nebst Ischiadikusläsionen auch Paresen des N. femoralis (1126), der Nn. glutaei (1135), des Plexus lumbalis und des N. cutaneus femoris lateralis auftreten.

Verlängerungsteotomien des Femurs führen bei einer Längenzunahme von mehr als 3 cm fast regelmässig zu Nervendehnungsschäden, sofern diese einzeitig erfolgen, während protrahierte Dehnungen in wesentlich größerem Ausmaß toleriert werden.

Mechanische Schädigungen des N. ischiadicus durch Halteinstrumente, Bohrer, Sägen bzw. durch abgesprengte Knochenteile oder ausgedehnte Hämatome, wurden nach Hüftarthrodese, intertrochanterer Osteotomie, Osteosynthese von Acetabulum-, Schenkelhals- und Femurfrakturen sowie Weichteiloperationen an Gesäß und Oberschenkelbeugeseite beobachtet, so daß sich hier immer eine Darstellung des Nervs empfiehlt. Im distaleren Verlauf des N. ischiadicus sahen wir bei Femurfrakturen der distalen Hälfte und bei suprakondylären Femurfrakturen, die meist mit einer Dislokation des distalen Fragmentes nach hinten einhergehen, eine Läsion des Ischiadikus oder eines seiner beiden Hauptäste. Auch bei

Frakturen zwischen proximalem und mittlerem Drittel des Femurschaftes mit starker Dislokation der Fragmente in der p.-a. Richtung sind vollständige Ischiadikusläsionen beschrieben worden (1098). In solchen Fällen ist die offene Reposition mit Revision des Nervs der geschlossenen Behandlung in der Regel vorzuziehen. Postoperative Ischiadikusläsionen können bei *Marknagelungen*, bei einer *Hüftarthrodese*, beim Einsetzen einer Metallplatte, bei Derotationsosteotomien und v.a. beim Einsetzen einer *Hüfttotalprothese* vor (1135). Ischiadikusverletzungen wurden bei geschlossener ischiofemoraler Arthrodese beschrieben. Die bei Hüfttotalprothesen entstandenen Ischiadikusläsionen sind meist wohl durch den Druck von Halteinstrumenten oder durch Zug am Nerven verursacht. Bei Patienten, bei welchen nach langjähriger schwerer Koxarthrose eine Totalprothese eingesetzt wird, kann die postoperativ durchgeführte starke Flexion im Hüftgelenk den die Dehnung nicht mehr gewohnten Nerv durch Zug schädigen. Manche Patienten erholen sich spontan gut oder befriedigend; die Restitution kann allerdings bis zu 3 Jahre beanspruchen.

Ebenso kann die Entfernung von Osteosynthesematerial von dieser Komplikation gefolgt sein. Bei der Femurmarknagelung sind beim Einschlagen des Nagels eine Distraktion der Fraktur mit Dehnung des N. ischiadicus sowie eine Absprengung von Knochenfragmenten möglich; ebenso treten Traktionsschäden bei der Reposition von Femurfrakturen am Extensionstisch auf. Auch während der bei flektiertem Hüftgelenk, das heißt vorgedehntem N. ischiadicus erfolgenden Reposition einer hinteren Hüftgelenkluxation, kann eine Überdehnung auftreten. Jede Reposition muß deshalb vorsichtig und dosiert ausgeführt werden; bei älteren Frakturen sollte offen reponiert werden, um übermässige Zugkräfte vermeiden zu können. Bei der Beckenosteotomie nach Chiari sind Ischiadikusläsionen beim Abrutschen des Meissels sowie durch Knochensplitter bekannt.

Beim *Kniegelenkersatz* und bei der *Korrekturosteotomie der Tibia*, kann sich eine Überdehnung proximal des Operationsgebiets auswirken und eine Läsion des N. ischiadicus in Höhe des Oberschenkels hervorrufen. Die Fälle, die nach herzchirurgischen Eingriffen auftreten, sind wahrscheinlich lokal-ischämischer Natur (705).

Hämatome. Ohne Knochenfraktur kann ein traumatisches Hämatom in der ischiokruralen Muskulatur mit Latenz zu einer Ischiadikusparese führen (1338). Eine solche wurde auch – zusammen mit einem Befall der Nn. gluteus inferior und pudendus – bei einer Antikoagulantienblutung in den M. piriformis beobachtet (35). Im Rahmen einer Antikoagulantientherapie kann es – manchmal nach einem Sturz aufs Gesäß – zu einer Hämatombildung in Nervennähe oder gar innerhalb der Nervenscheide kommen, was sich computertomographisch nachweisen läßt. Dies führt zunächst zu plötzlich einsetzenden, sehr intensiven Schmerzen („névralgies apoplectiformes") und zu einer Parese. Die wenigen beobachteten Fälle scheinen eine schlechte Rückbildungstendenz zu haben. In solchen Fällen mag auch einmal ein intraneurales Hämatom vorliegen. Nach Sturz aufs Gesäß kann sich mit Latenz ein fibröses Band ausbilden, das zu einem eigentlichen Kompressionssyndrom des Ischiadikus führen kann.

Vaskulär. Wir konnten eine einseitige schmerzhafte Ischialgie mit diffuser Atrophie der Beinmuskulatur und angiographisch nachgewiesener, hochgradiger *arteriosklerotischer Stenose der A. iliaca communis* bei einem älteren starken Raucher sehen, wie dies auch von anderen beschrieben wurde (843). Ein nach einer Beckenfraktur mit Latenz sich entwickelndes, aber auch ein nach bloßem Sturz aufs Gesäß entstandenes arterielles *Aneurysma* kann zu einer Ischiadikuskompression mit Schmerzen und Parese führen, jedoch auch ein nichttraumatisches Aneurysma der A. glutaealis inferior. Eine *vaskulitische Genese* einer Ischiadikusneuropathie kommt z.B. im Rahmen einer Kollagenose vor (711). Der ausstrahlende Schmerz macht auch eine Differenzierung gegenüber einer lumbalen Diskushernie nötig. Eine Suralis- oder eine andere Biopsie sichert die Diagnose. Häufiger sind aber aberrierende Gefäße, wie sie schon oben erwähnt wurden und auch in der Literatur als Ursache von meist schmerzhaften Ischialgien beschrieben werden (379, 725). Ungewöhnlich ist die Einbettung des Ischiadicus in ein Riesenaneurysma der A. iliaca (1209). Die ischämischen Ursachen der Ischiadicusläsion bei herzchirurgischen Eingriffen mit intraaortalem Ballon wurde oben schon erwähnt.

Tumoren. Nebst Ischiadikussymptomen bei Tumoren in Nervennähe finden sich nicht so selten im Ischiadikusstamm selber neurogene Tumoren, etwa je 1/5 Schwannome, 1/5 Neurofibrome und 3/5 das hochmaligne Neurofibrosarkom (597). Die Tumoren sind doppelt so häufig im Nerv am Oberschenkel als in der Gesäßregion. Die Symptome können während Jahren lediglich in Schmerzen im Fuß bestehen, erst später mit neurologischen Ausfällen kombiniert. Die Diagnose ist wegen der topographischen Dissoziation von Läsionsort und Symptomlokalisation nicht leicht. Bei sorgfältiger Befragung geben die Patienten gelegentlich an, daß sie beim Sitzen auf einer harten Stuhlkante ausstrahlende elektrisierende Sensationen bis in den Fuß verspüren. Sehr nützlich ist für den Nachweis das CT. Auch im MRT kann ein solcher gutartiger Tumor des Ischiadikusstammes nachgewiesen werden (Abb. 6.**140**). Selten ist auch eine Kompression des Nervs durch ein Lipom am Beckenausgang.

Auch vor dem Verlassen des Beckens kann der N. ischiadicus bzw. die denselben bildenden Aeste des Plexus sacralis durch einen Tumor lädiert werden, sodaß bei ungeklärten Ischiadicusparesen eine bildgebende Untersuchung auch des Beckens indiziert ist (Abb. 6.**141**).

Ischiadikusparese durch exogene Druckeinwirkung und Lagerung. Diese kommen durch Kompression in der Gesäßgegend vor. Die Kompression des Nervenstammes zwischen Trochanter minor und Sitzunterlage wird dafür verantwortlich gemacht (222). Wir sahen dies bei einem Patienten, der wegen einer paralytischen Poliomyelitis mit schlaff gelähmter Gesäßmuskulatur tagelang auf dem Rücken im Bett lag, und bei einem Patienten, der nach einem Suizidversuch mit Schlafmitteln 24 Stunden bewußtlos auf einem steinbedeckten Waldboden ausgestreckt gelegen hatte. Im Koma kann es auch zu einer Myoglobinurie kommen und es kann auch eine begleitende Druckparese der Nn. glutaei vorliegen (1126). Ebenfalls als Drucklähmung ist wohl die eigene Beobachtung bei einem 10jährigen Kind zu werten, das nach langem Sitzen auf einer Steinstufe eine Parese im Ischiadikusgebiet aufwies. Diese bildete sich innerhalb von 9 Monaten vollständig zurück. Wir sahen eine Ischiadikusparese bei einem Patienten, bei welchem in Narkose im Rahmen eines mehrstündigen Eingriffes eine Oberschenkelfraktur osteosynthetisch versorgt wurde, wobei das Gesäß bei flektierter Hüfte gegen eine ungenügend gepolsterte Stütze drückte. Druckläsionen des Peroneusanteiles des Ischiadikus mit Fallfuß nach verlängertem Sitzen adipöser Patienten auf der Toiletten-

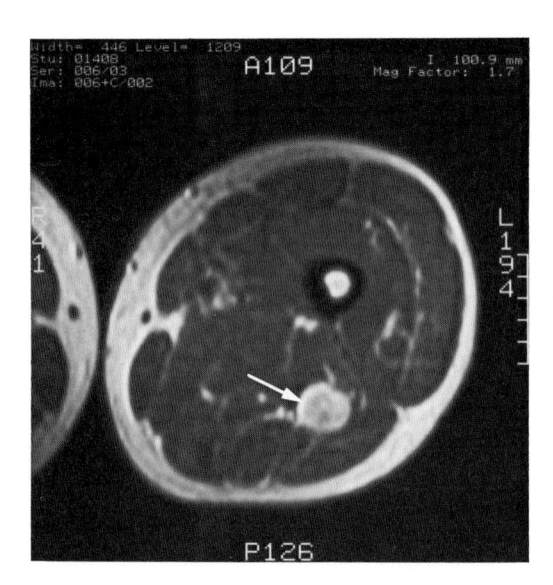

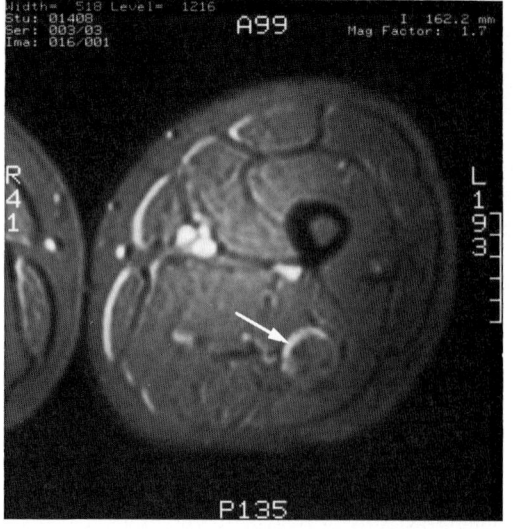

Abb. 6.**140** Im MRT läßt sich besonders deutlich in den T_2-gewichteten Sequenzen ein operativ bestätigtes, 3×3×2,5 cm messendes Neurinom des linken N. ischiadicus 18 cm distal des Tuber ischiadicum nachweisen. Der 57jährige Patient hatte hartnäckige Schmerzen im Ischiadikusgebiet links, aber auch elektrisierende Sensationen im linken Fuß beim Sitzen auf einer harten Stuhlkante (MRT aus dem Institut für Diagnostische Radiologie der Universität Bern, Direktor Prof. P. Vock).

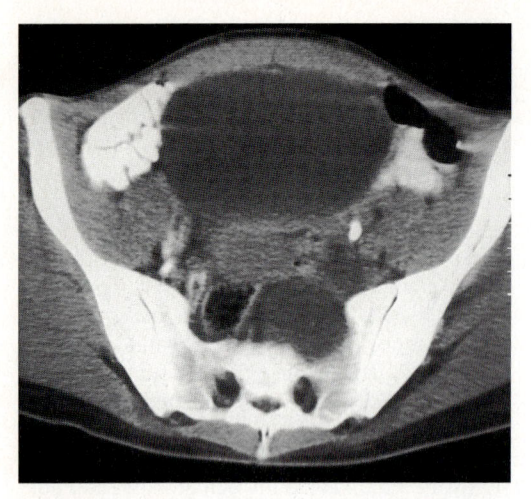

Abb. 6.**141** Von der linken hinteren Beckenwand ausgehendes Sarkom bei 18jähriger Frau. Klinisch bestand eine partielle Ischiadicus-Lähmung mit Parese von dessen Tibialisanteil. Dies wurde lange als S1-Syndrom fehlgedeutet.

schüssel wurden beschrieben. 2 Patienten waren in stark benommenem Zustand lange auf der Brille der Toilette gesessen und trugen eine, nur bei einem derselben reversible, Ischiadikusparese davon (1228). Bei einer jungen Frau, welche im Rahmen einer Yogameditation im Schneidersitz während Stunden beide Füße unter die eigenen Oberschenkel hielt, trat eine schwere, aber schließlich reversible Peroneusparese auf (1252). Wir sahen eine Ischiadikusläsion durch ein schlecht angepaßtes Bruchband.

Besonders bei Kindern und mageren Individuen reicht manchmal bereits das längere Sitzen auf einer harten Unterlage aus, um eine uni- oder bilaterale Druckschädigung hervorzurufen, sofern die initialen Parästhesien an den Füssen nicht beachtet werden.

Häufiger sind solche Kompressionsschäden bei komatösen oder narkotisierten Patienten nach längerem Liegen auf einer nicht ausreichend gepolsterten Unterlage in Rückenlage oder semilateraler Position, wobei die Erschlaffung des den N. ischiadicus bedeckenden M. gluteus maximus eine wichtige Rolle spielen dürfte (1126). Langdauernde neurochirurgische Eingriffe in sitzender Position sind gelegentlich von ein- oder beidseitigen Ischiadikusdrucklähmungen gefolgt, wobei ursächlich eine Kompression zwischen Unterlage und Tuber ischiadikum anzu-

schuldigen ist. Ein Teil dieser Nervendruckschäden ist von Haut- und Weichteilnekrosen am Gesäss oder proximalen Oberschenkel begleitet. Ähnliche Nervendruckschädigungen beobachten wir wiederholt bei intoxizierten Patienten (insbesonderen Drogenabhängigen), die längere Zeit auf einer harten Unterlage gesessen oder gelegen hatten, wobei teilweise massive Weichteilschwellungen, ein starker CK-Anstieg und eine Myoglobinurie hinzutreten.

Die Fälle von peripheren Nervenläsionen bei Heroinsüchtigen sind z.T. auch auf eine lokale Druckschädigung zurückzuführen. Für andere allerdings trifft diese Erklärung nicht zu (401). Elektromyographisch läßt sich der Ort der Läsion in vielen Fällen von ungeklärter Ischiadicusneuropathie präzisieren (519).

In Steinschnittlage auftretende Ischiadikusparesen beruhen auf einer Überdehnung des Nervs infolge starker Aussenrotation und/oder übermässiger Flexion der gestreckten Beine im Hüftgelenk. Der um den M. obturatorius internus und die Mm. gemelli herumziehende N. ischiadicus, wird in dieser Position um bis zu 7 cm gestreckt. Eine besondere Anfälligkeit besteht bei vorbestehenden heterotopen Ossifikationen in unmitelbarer Nachbarschaft des Nervs.

Ein eigentliches *Schmerzsyndrom* haben wir bei 2 älteren Männern beobachtet. Sie klagten über heftigste schmerzhafte „Krämpfe" in der Oberschenkelbeugeseite von jeweils sekunden- bis minutenlanger Dauer, die *durch Sitzen* (Druck der Sitzfläche des Stuhles gegen den Oberschenkel) oder durch bestimmte Bewegungen des Beines ausgelöst wurden. Neurologische Ausfälle ließen sich nicht nachweisen. In einem Falle wurden bei der operativen Revision abnorm verlaufende und abnorm starke Gefäße gefunden, die den N. ischiadicus mehrfach überkreuzten. Sie wurden entfernt, und die Beschwerden besserten sich schlagartig. Inwieweit hier vielleicht Beziehungen zu den auf S. 390 beschriebenen Beinplexusläsionen bestehen, vermögen wir nicht zu entscheiden.

Übrige Ursachen. Zyklisch-progrediente Schmerzen und Lähmungserscheinungen im Ischiadikusgebiet bei Frauen können bei *Endometriose* innerhalb der Nervenscheiden des Ischiadikusstammes auftreten. Lokale Exzision und Salpingoophorektomie bewirken Rückbildung der Symptome (1002). Eine Rarität ist eine Ischiaskompression durch eine Myositis (1342). Eine okkulte sakrale (ventrale) *Meningozele* kann auch einmal Ursache eines Ischiassyndromes sein, ebenso ein *Lipom*. Der N. ischiadicus dringt beim Austritt durch das Foramen ischiadicum majus in gewissen Fällen teilweise oder ganz *durch den M. piriformis* hindurch. In einzelnen Fällen steht der Nerv in abnormem mechanischem *Kontakt mit der Spina ischiadica*, besonders bei starker Lendenlordose und kompensatorischer Flexionshaltung der Hüfte. Hierdurch kann es nach Ansicht einzelner Autoren zu einer Reizung des Nervs und zu einem Ischiassyndrom kommen. In derartigen Fällen wird der Schmerz bei der Lasègue-Untersuchung durch gleichzeitige Innenrotation der Hüfte (dadurch Zug an den Mm. piriformis und obturatorius) verstärkt, durch Außenrotation aber vermindert. Eine Rarität stellt die Druckschädigung des Ischiadikus durch eine aberrierende *zusätzliche knöcherne Extremitätenanlage* in der Tiefe des Gesäßes bei einem Kleinkind dar, ebenso eine Kompression durch ein fibrovaskuläres Band, dessen Resektion zu einer Rückbildung der Ausfallssymptome führte (1245). Wir konnten einen Sportler beobachten, bei welchem im Anschluß an einen *Riß eines ischiokruralen Muskels* eine leichte Ischiadikusparese auftrat. Es ist auch schon eine intermittierende Ischiadikuslähmung durch Ruptur des. M. semitendinosus mit großer *Muskelhernie* beschrieben worden, die durch Exzision des ganzen Muskels zum Verschwinden gebracht wurde. Bei der operativen Behandlung eines *Flügelfelles der Kniekehle*, wie es z.B. im Rahmen des Ulrich-Syndromes vorkommen kann, wird unter Umständen der N. ischiadicus verletzt, da er in der Hautfalte zu liegen pflegt.

Geburtsverletzungen an der unteren Extremität mit Lähmung des N. ischiadicus oder des N. peroneus sind viel seltener als an der oberen Extremität. Es handelt sich fast durchweg um Zuglähmungen, die sich meistens innerhalb Wochen zurückbilden. Bei längerer Regenerationszeit wird es manchmal nötig sein, den Spitzfuß durch entsprechende Schienung zu korrigieren. Die Erkennung dieser Lähmung ist schwierig, da das Beinchen sowohl in der Hüfte als auch im Kniegelenk trotz der bestehenden Lähmung bewegt wird.

■ Piriformis-Syndrom

Dieses 1947 von Robinson (960) beschriebene Beschwerdebild ist durch das Auftreten intensiver lokaler Schmerzen in der Glutäalregion charakterisiert. Die Beschwerden entwickeln sich manchmal im Anschluß an ein Trauma der Gesäßgegend. Sie wurden auch im Anschluß an längerdauernden Druck durch eine Toilettenbrille, durch eine Brieftasche oder durch eine Münzbörse (77) beobachtet. Die Schmerzen strahlen zeitweise gegen das Sakrum, gegen das Hüftgelenk und manchmal auch in das Bein hinunter aus und werden durch Bücken und Heben von Lasten verstärkt. Bei der Untersuchung findet sich ein gut lokalisierbarer Druckschmerz im Bereich des Foramen ischiadicum majus und in der gleichen Zone eine Schmerzhaftigkeit bei forcierter Flexion der Hüfte und bei Innenrotation derselben. Selten tritt mit der Zeit eine Atrophie der Glutäalmuskulatur auf. Die Therapie besteht in der operativen Exploration mit Lösung von Verwachsungen des M. piriformis und partieller oder totaler Durchtrennung bzw. Desinsertion desselben etwa 4–5 cm proximal von seinem Ansatz am Trochanter major. Eine nicht traumatische, gewissermaßen symptomatische Form wurde bei einer aberrierenden Arterie, die den M. piriformis durchborte und dann den Ischiadicusstamm versorgte beschrieben (725). Unser Eindruck ist allerdings, daß dieses Syndrom eher zu oft diagnostiziert wird, was die Suche nach anderen Schmerzursachen im Glutealbereich verhindert.

■ Injektionsschäden des N. ischiadicus

Auf die Injektionsschäden des N. gluteus superior und inferior ist weiter oben schon hingewiesen worden (S. 6.5.9.8). An dieser Stelle sei näher auf verschiedene Aspekte dieser iatrogenen Läsion des N.ischiadicus eingegangen.

Häufigkeit

Unter den Schädigungen durch intramuskuläre Injektionen ist die Ischiadicusläsion die Häufigste. Sie machte 35 von 54 Nervenläsionen nach intramuskulären Injektionen bzw. von 87 punktions- und injektionsbedingten Schäden überhaupt aus (776).

Pathomechanismus

Immer wieder kommt es zu Schädigungen des N. ischiadicus durch Injektionen in die Glutäalgegend, zu den sogenannten *Spritzenlähmungen*. Auf S. 103 sind die allgemeinen Gesichtspunkte der toxischen Schäden nach Injektion schon dargelegt worden.

Das Auftreten solcher Spritzenlähmungen ist also vor allem von der Injektionsstelle und der Nadelrichtung abhängig (1256). Der N. ischiadicus verläuft nach seinem Austritt aus dem Becken unter dem M. gluteus maximus zur Rückseite des Oberschenkels. Eine Nervenläsion ist bei intraglutäaler Injektion im unteren medialen Quadranten möglich. Bei schräger Stichrichtung kann der Nerv auch beim Einstich in die übrigen Quadranten des Gesäßes erreicht werden.

Pathologische Anatomie

Es kommt zu einer intensiven Fremdkörperreaktion um den Nerv herum, und der Nerv wird durch das entstehende dichte narbige Bindegewebe stranguliert, wobei sich die Fibrose auch zwischen die Nervenfaserbündel hinein fortsetzt. Auch bei Nekrosen der Gesäßmuskulatur infolge intraarterieller Injektion öliger Lösungen kann es zusätzlich zu einer Schädigung des Ischiadikusstammes kommen. Spritzenläsionen des N. ischiadicus nach intraglutäaler Injektion sind auch bei Neugeborenen und Kindern beschrieben worden. Eine Besonderheit ist das Auftreten einer Ischiadikusspätparese Jahre nach wiederholten, sehr zahlreichen intraglutäalen Injektionen von Pentazocin.

Klinisches Bild

Die Spritzenlähmung des N. ischiadicus ist meist durch einen, während der Einspritzung auftretenden und in das Bein ausstrahlenden Sofortschmerz der oft vom Patient als ‚Stromschlag' bezeichnet wird, charakterisiert. Unmittelbar darauf folgen sensible und motorische Ausfallserscheinungen. Bei etwa 10 % der Fälle kommt es erst nach einem freien Intervall von Stunden oder gar Tagen zur *Paresen*. Da der Peroneusanteil des Nervs meist stärker geschädigt ist, dominieren in der Regel Paresen der Fuß- und Zehenstrecker neben Hautempfindungsstörungen am medialen Fußrücken. Es gibt aber auch Patienten, bei denen die Ausfälle von seiten des Tibialisanteils im Vordergrund stehen – im eigenen Patientengut 26 % – mit Paresen der Knie-, Fuß- und Zehenbeuger sowie einer Hypästhesie der Fußsohle. Bei Schädigungen nur eines oder weniger Nervenfaszikel können wie ausgestanzt wirkende Ausfälle vorkommen.

Ausprägung und Verlauf der Schmerzen sind variabel. Häufig sind die Schmerzen in Hautarealen von nur leicht geschädigten Nervenanteilen besonders intensiv. Bei Fällen von sofortigen schweren Ausfallserscheinungen, können Schmerzen – ausser dem initialen elektrisierenden Sofortschmerz – fehlen; hier muß man eine sofortige völlige oder weitgehende Leitungsblockade der lädierten Nervenanteile annehmen. In der Regel stellen sich jedoch einige Tage oder Wochen später Schmerzen ein, sobald eine partielle Funktionsrückkehr reversibel geschädigter Fasern stattgefunden hat. Im Einzelfall hängt es vom Schweregrad der Schädigung einzelner Faseranteile ab, ob Reiz- oder Ausfallserscheinungen bzw. eine Kombination beider das Krankheitsbild prägen. Im Verlauf können initiale Funktionasausfälle mit entretender Besserung von einer Zunahme der Irritationsphänomene, besonders der Schmerzen, begleitet sein, wobei diese meist dem Typ der Kausalgie und Hyperpathie entsprechen.

Der Schweregrad der Nervenschädigung variiert von der leichten, rasch reversiblen Irritation von Nervenfasern, über einen nach Wochen bis wenigen Monaten reversiblen Leitungsblock, bis hin zur Degeneration der lädierten Nervenanteile. In letzterem Fall ist die Prognose ungünstig, zumal sich die intraneurale Fibrose negativ auf die Regenerationsvorgänge auswirkt, so daß mit bleibenden Funktionsausfällen zu rechnen ist.

Die einfachste und sicherste Unterscheidungsmöglichkeit von Spritzenlähmungen des N. ischiadicus gegenüber radikulär bedingten Lähmungen sehen wir in der Beachtung der Schweißsekretion: Eine *Anhidrose* der Fußsohle beweist, daß die Läsion außerhalb der Wirbelsäule, also bei dieser Differentialdiagnose im N. ischiadicus, gelegen ist. Eine Dokumentation durch Ninhydrintest der Fußsohlen (Seitenvergleich) ist wegen den zu erwartenden versicherungsrechtlichen Auseinandersetzungen dringend geboten (S. 470).

Etwas Besonderes stellt das Auftreten einer oft ausgedehnten *Gewebsnekrose von Muskeln und Haut* nach einer intraglutäalen Injektion (775, 776) dar. Diese *Embolia cutis medicamentosa*, das *Nicolau-Syndrom*, ist auf eine unbeabsichtigte intraarterielle Injektion zurückzuführen, wobei der Injektionsort topographisch korrekt sein kann. Charakteristisch sind der intensive Sofortschmerz, eine lokale Schwellung, livide Marmorierung der Haut und bald eine Nekrose (Abb. 6.**142**). Die Prognose ist schlecht. In 10 von 38 Fällen waren zugleich auch Nervenläsionen aufgetreten (775). All diese Fälle sollten dazu mahnen, intramuskuläre Injektionen nur dann zu applizie-

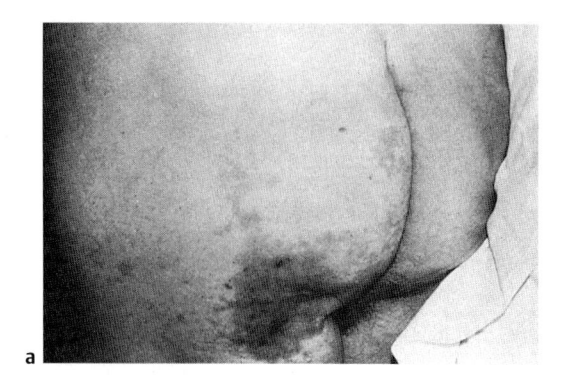

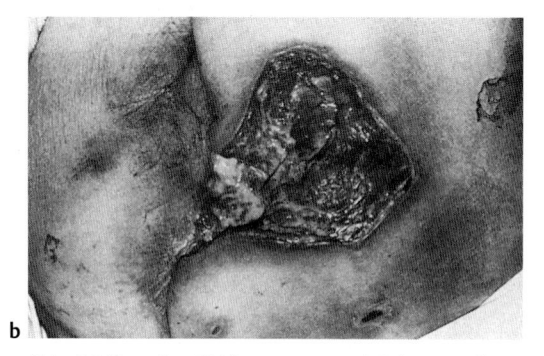

6.5 Läsionen einzelner Nerven im Beckenbereich und an den unteren Extremitäten

Abb. 6.**142a** u. **b** Livido racemosa mit Schwerpunkt im unteren inneren Gesäßquadranten (**a**). Lokaler Befund nach operativer Entfernung der faustgroßen demarkierten Weichteildemarkose (**b**).

Therapie der Spritzenlähmungen

Die Behandlung der Spritzenlähmungen kann zu Beginn, sofern die Situation sofort richtig eingeschätzt wird, in der Einspritzung von 50–100 ml physiologischer Kochsalzlösung unter den M. gluteus maximus zur Verdünnung des injizierten Medikamentes bestehen.

Bei den meisten Patienten ist die Schmerzbehandlung von vorrangiger Bedeutung. Beim häufigsten Schmerztyp, der Kausalgie, versagen die üblichen Analgetika oder zeigen nur einen kurzfristigen Effekt. Außerdem besteht bei langfristiger Gabe stark wirkdamer Analgetika die Gefahr der Abhängigkeit. Aus diesen Gründen empfiehlt sich eine thymoleptische Schmerztherapie, die bei heftigen Beschwerden stationär eingeleitet werden soll.

Bis zum Zeitpunkt der etwaigen Funktionsrückkehr, müssen Muskeln und Gelenke in einem funktionstüchtigen Zustand gehalten werden. Bei inkompletten Paresen ist eine konsequente krankengymnastische Übungsbehandlung indiziert, um Kontrakturen und Muskelatrophien entgegenzuwirken. Ist der Ausfall einer Muskelgruppe dagegen komplett, sind passives Durchbewegen der Gelenke und Reizstrombehandlungen unter isometrischen Bedingungen zweckmässig. Bei bestimmten Paresetypen sollte eine orthopädische Versorgung erfolgen, so z.B. die Anpassung einer Peroneusschiene.

Liegen anästhetisch-analgetische Hautbezirke vor, ist eine Aufklärung des Patienten über die damit verbundenen Verletzungsgefahren notwendig. Besonders wichtig ist dies im Bereich der Fußsohle, wo sich durch Druck, Verbrennung oder kleine Verletzungen schlecht heilende Ulzera entwickeln können. Eine sorgfältige Fußpflege sowie das Tragen ausreichend weiter Schuhe, ist in solchen Fällen vordringlich.

Sobald es klar ist, daß eine ausgedehnte Ischiadikusläsion gesetzt worden ist, empfehlen einzelne Autoren eine frühzeitige **Exploration und Neurolyse**, möglichst schon innerhalb von Tagen nach der Injektion. Manche Autoren warnen davor, länger zuzuwarten. Es darf allerdings nicht verschwiegen werden, daß eine solche frühzeitige Neurolyse zwar Argumente der pathophysiologischen Logik für sich hat, ihr Nutzen jedoch nicht wissenschaftlich einwandfrei durch Vergleichsstudien bewiesen wurde und wohl auch nie wird bewiesen werden können. Es muß von Fall zu Fall entschieden werden unter Berücksichtigung der Schwere der Symptome,

ren, wenn das Medikament nicht ebenso wirksam per os verabreicht werden kann und vor der Injektion zu aspirieren.

Auch eine *durch Ischämie bewirkte Läsion des Plexus lumbalis* kann bei intraglutäalen Injektionen selten einmal auftreten. Dies beruht auf Spasmen oder retrograder Füllung intrapelviner Arterienäste bei intraarterieller Injektion in der Glutäalmuskulatur.

der nervenchirurgisch-personellen und allgemeinmedizinischen Voraussetzungen. Wenn die Ausfälle und Schmerzen schon während Monaten bestanden haben, sind die Chancen einer wirksamen Neurolyse viel geringer. In einigen Fällen wurde auch eine Transplantation mit autologen Interponaten durchgeführt.

Operative Maßnahmen sind nach unserer Ansicht (H.M.) nur bei schwerwiegenden Lähmungen, die funktionell wichtige Muskelgruppen bzw. Hautgebiete betreffen, indiziert. Sie sind dann vertretbar, wenn aufgrund der klinischen und elektromyographischen Befunde keine spontane Besserung mehr zu erwarten ist. In erster Linie sollte eine operative Revision dann erwogen werden, wenn der Tibialisanteil des N. ischiadicus komplett ausgefallen ist. Der günstigste Operationszeitpunkt liegt in unserer Erfahrung (H.M.) bei drei bis vier Monaten nach Eintritt der Schädigung. Zur operativen Technik s. S. 124.

Prophylaxe

Spritzenschäden des N. ischiadicus sind bei Injektion in den oberen äusseren Gesäßquadranten vermeidbar, sofern der Einstich in Bauchlage und mit sagitaler Stichhaltung erfolgt. Als Alternative hat sich die von Hochstetter empfohlene ventrogluteale Technik bewährt, mit Injektion in den vorderen Anteil der Mm. gluteii medius et minimus, und zwar bei Seitenlagerung des Patienten (1256). Hierbei liegt der Handteller auf dem Trochanter major, während Zeige- und Mitelfinger gespreizt sind und auf der Spina iliaca anterior bzw. dem Darmbeinkamm aufliegen. Die optimale Einstichstelle innerhalb des dadurch gebildeten dreieckigen Injektionsfeldes zeigt die Abb. 6.**143**. Bei Säuglingen stellt der M. vastus lateralis im distalen Drittel des lateralen Oberschenkels den bevorzugten Injektionsort dar. Vorteile dieser beiden Injektionsstellen sind nicht nur die sichere Vermeidung größerer Nervenäste, sondern auch die relativ geringe Dicke der Fettgewebs-

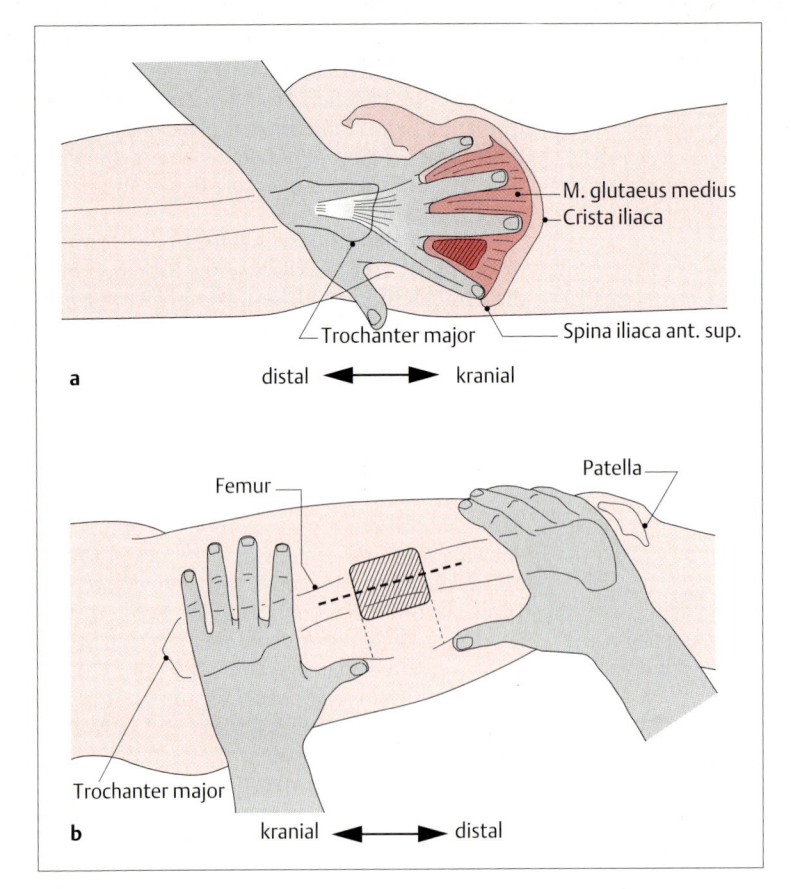

Abb. 6.**143a u. b** Technik der intramuskulären Injektionen. Der Injektionsort ist schraffiert hervorgehoben. Die Nadel soll senkrecht zur Körperoberfläche vorgestoßen werden. Die Injektion in den oberen äußeren Quadranten des Gesäßes (**a**) kann mit der gezeigten Technik auch beim Patienten in Rückenlage ausgeführt werden. Der Ansatz des M. gluteus medius ist unter der Hand des Arztes hindurch sichtbar gezeichnet worden. **b** Injektion in die laterale Oberschenkelmuskulatur (nach Müller-Vahl).

schicht, so daß die in der dorsalen Gesässpartie häufigen Injektionen in die Subkutis mit möglicher Ausbildung von Fettgewebsnekrosen vermieden werden. Die verwendeten Injektionslösungen spielen im Vergleich zum Ort der Injektion eine nur unbedeutende Rolle, und es sind mit den verschiedensten Medikamenten bei unsachgemäßer Injektion schon Schäden gesetzt worden. Dort wo der gleiche therapeutische Effekt auch durch eine andere Applikationsweise erreicht werden kann, sollte nicht eine intraglutäale Injektion vorgenommen werden.

Bezüglich der **Prophylaxe intraarterieller Injektionen** im Gesässbereich, gelten die gleichen Richtlinien, wie sie bei den Spritzenschäden des N. ischiadicus dargelegt wurden, da eine Injektion in den Hauptstamm der Glutealarterien nur kurz nach deren Austritt aus dem Becken in der medialen Glutealregion möglich sind und Injektionen in einzelne Arterienäste weniger gravierende Folgen haben. Obligat sind außerdem ein Aspirationstest und die anfängliche langsame Einspritzung einer Testdosis. Treten hierbei Schmerzen auf, ist die Injektion abzubrechen. Im übrigen sollte in jedem Einzelfall die Indikation für eine intraglutaeale Injektion überdacht werden, die sicher in vielen Fällen nicht gegeben ist.

Therapie der Ischiadikusverletzungen

Operative Maßnahmen

Der proximale Abschnitt des N. ischiadicus wird am besten von einer großen bogenförmigen Inzision ausgehend freigelegt, die die Glutealgegend im Gegenuhrzeigersinn umgreift und in die Hautfalte mündet, die die Glutealgegend vom Oberschenkel abgrenzt. Von hier kann die Inzision zickzackförmig an der Dorsalseite des Oberschenkels bis zum Kniegelenk verlängert werden, um den ganzen Verlauf des N. ischiadicus darzustellen. Man findet den N. ischiadicus am leichtesten, wenn man am kaudalen Rand des M. gluteus maximus in den Raum zwischen den ischiokruralen Muskeln und dem Biceps femoris eingeht. Wenn man zwischen Sitzbein und Trochanter major eine Linie einzeichnet, entspricht der Nervenverlauf der Grenze zwischen dem mittleren und dem medialen Drittel dieser Linie. Man verfolgt den N. ischiadicus unter dem Gluteus nach proximal und führt zusätzlich eine oder zwei transgluteale Inzisionen aus, um den ganzen Verlauf des N. ischiadicus bis zum Foramen infrapiriforme darstellen zu können. In dieser Höhe ist die Läsion in der Mehrzahl der Fälle durch Traktion bzw. Kompression durch Narbengewebe verursacht, der Nerv kann aber auch durch Knochenfragmente bzw. Osteosynthesematerial irritiert sein. Vollständige Durchtrennungen sind hier selten, in der überwiegenden Mehrzahl muß eine Neurolyse ausgeführt werden.

Am Oberschenkel bis zur Teilungsstelle oberhalb der Kniekehle erfolgen die Verletzungen am häufigsten durch Schnitt oder Schuß. Glatte Durchtrennungen und kleinere Defekte werden durch End-zu-End-Neurorrhaphie bei leichter Beugung des Kniegelenkes behandelt. Größere Defekte erfordern die Durchführung einer Nerventransplantation. Wir haben Defekte bis zu 20 cm Länge erfolgreich überbrückt (H.M.). Wegen der Dicke des Nervs werden allerdings viele Transplantate benötigt, um eine befriedigende Abdeckung des ganzen Querschnittes zu erreichen. Daher hat man gerade für den N.ischiadicus Alternativverfahren zur autologen Nerventransplantation entworfen. So wurde z.B. die Nervendehnung mittels Expander besonders für den N.ischiadicus entwickelt, und es wurde auch zur Wiederherstellung der Kontinuität eines Ischiadicusdefektes eine allogene Nerventransplantation mit immunsuppressiver Behandlung durchgeführt (673). Soweit mir (H.M.) bekannt, ist es aber nicht zu einer befriedigenden Regeneration gekommen.

Da die Aussicht auf Funktionsrückkehr im Bereich des N. fibularis geringer ist, als im Bereich des N. tibialis, hat man auch den ersteren als Neventransplantat zur Überbrückung des Tibialisanteiles des N. ischiadicus verwendet. Für viele Patienten mit kompletter Läsion des N. ischiadicus stellt das Ausbleiben einer ausreichenden Schutzsensibilität an der Fußsohle das Hauptproblem dar. Es entwickeln sich Exulzerationen und trophische Geschwüre mit schlechter Heilungstendenz. Man kann daher die Rückkehr einer ausreichenden Schutzsensibilität schon als Erfolg werten (Grad I). Wenn eine befriedigende Plantarflexion zurückgekehrt ist, kann man das als Grad II bezeichnen. Dabei soll es sich aber nicht nur um die reine Trizepsfunktion handeln, sondern es soll auch eine Beugefunktion der Zehen vorhanden sein. Als ein Ergebnis vom Grad III bezeichnen wird Patienten, bei denen nicht nur die Plantarflexion, sondern auch die Dorsalextension vorhanden ist. Diese Patienten können dann praktisch wieder normal gehen. Im Idealfall wird der Grad III durch Regeneration im Bereich der peroneusinnervierten Muskeln über den N. peroneus erreicht (Grad III P). Zu so guten Ergebnissen kommt es allerdings nur selten. Unter Grad III T verstehen wir eine Situation, bei welcher die fibularisinnervierten Muskeln nicht befriedigend regenerierten, die Dorsalextension aber durch gute Regeneration des M. tibialis posterior und Transfer dieses Muskels erreicht wurde.

Differentialdiagnose

Eine sorgfältige Untersuchung vorausgesetzt, kann kaum eine andere Monoparese eines Beines mit einer N.-ischiadicus-Läsion verwechselt werden. Eine halbseitige Läsion des unteren Thorakalmarkes wird nebst einer – allerdings spastischen – Monoparese des Beines eine dissoziierte Sensibilitätsstörung auf der Gegenseite verursachen. Eine beginnende myatrophische Lateralsklerose kann einmal verschiedene Muskeln nur eines Beines betreffen und damit eine Ischiadikusparese oberflächlich betrachtet vortäuschen. Es fehlen hier dann allerdings Sensibilitätsstörungen. Psychogene Monoparesen haben – zumindest anfänglich – keinen Reflexausfall und keine Muskelatrophie zur Folge. Ein Prozeß im Bereiche der Fissura interhemisferica bzw. an der Mantelkante (z.B. ein Meningeom) kann durchaus einen motorischen Ausfalle des Fußes mit Befall sowohl der vom Peroneus wie vom Tibialis versorgten Muskeln verursachen, allerdings ohne Sensibilitätsstörung und meist auch mit Pyramidenzeichen. Im übrigen s. auch die Differentialdiagnose der Tibialisläsionen (S. 444) und der Fibularisläsionen (S. 452).

N. tibialis (L4-S3)

Anatomie

Dieser Nerv entstammt der ventralen Schicht des N. ischiadicus (Abb. 6.**144**). Im Fall einer hohen Teilung verläßt er das Becken bereits als selbständiger Stamm durch das Foramen infrapiriforme. Spätestens beim Eintritt in die Fossa poplitea wird er zu einem selbständigen Nervenstamm, der in der Richtung der Längsdiagonale durch die Kniekehle zieht. Er liegt dabei direkt unter der Faszie: In der Tiefe und nach medial gestaffelt folgen die V. und A. poplitea. In der Kniekehle gehen aus dem N. tibialis 2 oder mehr Rr. articulares genu zum Kniegelenk ab.

In der proximalen Hälfte der Kniekehle gibt der N. tibialis den *N. cutaneus surae medialis* ab. Dieser wird von der Fascia poplitea und weiter distal von der Fascia cruris bedeckt. Erst in Höhe der Achillessehne durchbohrt er die Faszie und verbindet sich mit dem R. communicans peroneus (aus dem N. cutaneus surae lateralis) zum N. suralis. Der *N. suralis* zieht gemeinsam mit der V. saphena parva lateral von der Achillessehne in den retromalleolaren Sulkus, von wo er Hautäste an die laterale Fläche der Ferse (*Rr. calcanei laterales*), an den seitlichen Fußrand und an die Außenfläche der kleinen Zehe abgibt (*N. cutaneus dorsalis lateralis*). Das sensible Versorgungsgebiet dieser Nerven kann aber auch weiter nach medial übergreifen (Kompressionssyndrom s. S. 365). Distal in der Fossa poplitea zweigen vom N. tibialis zahlreiche Rr. musculares an die oberflächlichen Flexoren ab. Mit mehreren Ästen werden der mediale und laterale Gastroknemiuskopf, der M. soleus und der M. plantaris versorgt. Ein tiefer Ast für den M. popliteus setzt sich in den *N. interosseus cruris* fort, der auf der Membrana interossea distalwärts bis zum oberen Sprunggelenk reicht und auf diesem Wege die benachbarten Gefäße und Knochen innerviert.

Der *Stamm des N. tibialis* verläßt die Rautengrube unter den beiden Gastroknemiusköpfen und tritt unter dem Arcus tendineus m. solei in die tiefe Flexorenloge über. Innerhalb des Gefäßstranges behält er seine oberflächliche Lage bei und überquert unter dem Ursprung des M. soleus die Stelle, wo sich die Unterschenkelarterien voneinander trennen bzw. die Venen vereinigen. In der tiefen Flexorenloge formiert sich aus der A. und V. tibialis posterior und dem N. tibialis wieder ein Gefäß-Nerven-Strang, der mit den Sehnen der tiefen Beuger im Canalis malleolaris (medialis) an die Fußsohle zieht. Im Bereich des Unterschenkels liegen diese Leitungsbahnen zwischen dem langen Großzehen- und dem langen Zehenbeuger. Der Nerv hält sich an die laterale Seite der Arterie. Mehrere Äste gehen an die tiefen Flexoren (M. tibialis posterior, M. flexor digitorum longus und M. flexor hallucis longus) und an den M. soleus.

Im unteren Drittel des Unterschenkels, also im retromalleolaren Bereich, liegen Gefäße und Nerv ziemlich oberflächlich. In der Regio malleolaris medialis wird die Faszie derber und schließlich zum Retinaculum mm. flexorum verstärkt. Dieses haftet am Periost beider Unterschenkelknochen und gliedert zusammen mit bindegewebigen Septen den Canalis melleolaris medialis in mehrere Fächer. Das Fach für den Gefäß-Nerven-Strang liegt zwischen den Räumen für die Sehne des M. flexor digitorum longus und M. flexor hallucis longus. Am medialen Fußrand bildet an Stelle des Retinaculum mm. flexorum der M. abductor hallucis die Wandung des Malleolenkanals. Beim Eintritt in den Malleolenkanal durchbohren die für die Haut an der medialen Fläche der Ferse und den anschließenden Teil der Fußsohle bestimmten *Rr. calcanei mediales* das Retinakulum. Im Kanal selbst teilt sich der N. tibialis in seine beiden Endäste, den N. plantaris medialis und N. plantaris lateralis, die unter dem M. abductor hallucis zur Fußsohle treten.

Der *N. plantaris medialis* tritt in den von der Plantaraponeurose grösstenteils bedeckten Sulcus plantaris medialis zwischen M. abductor hal-

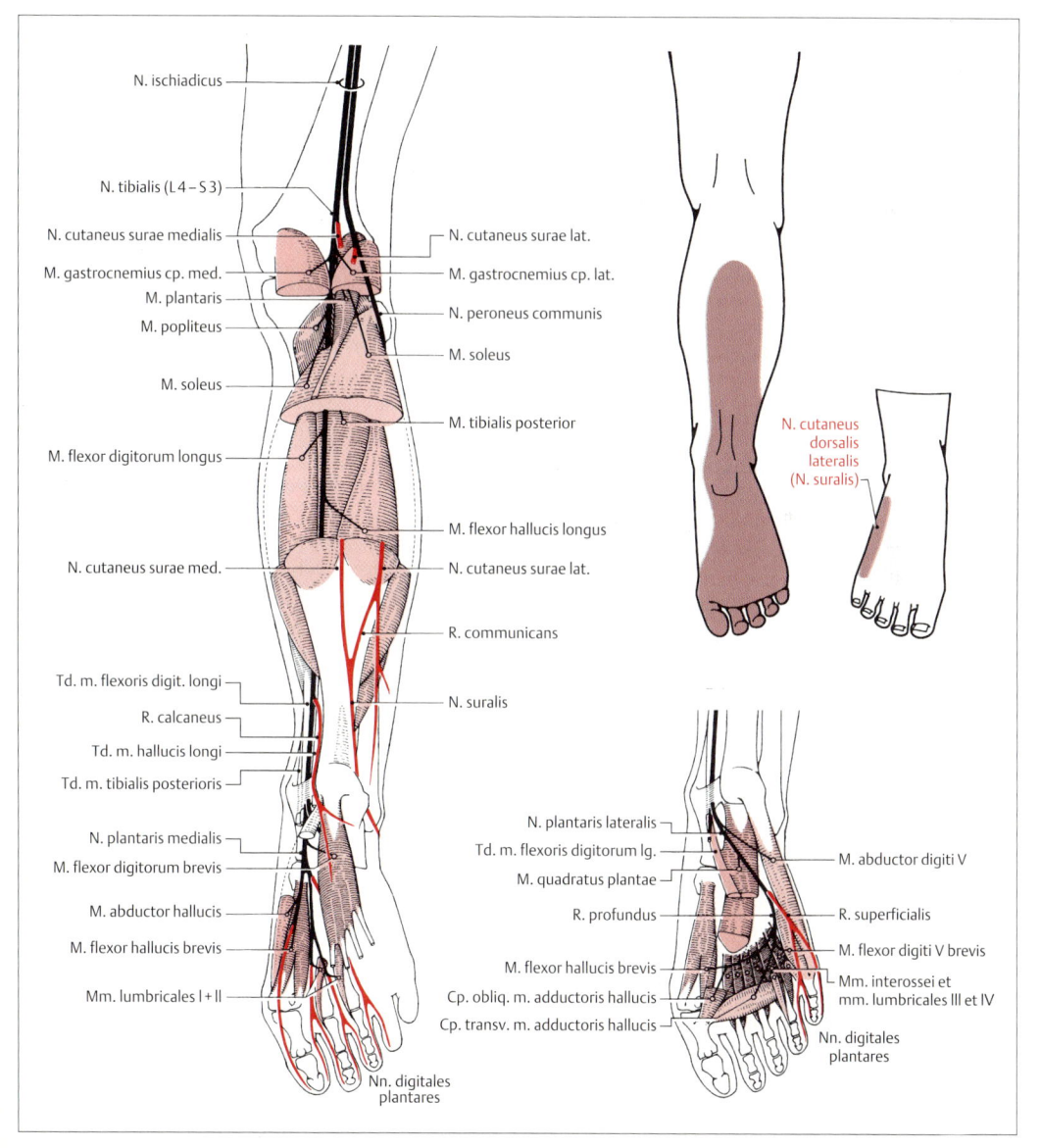

Abb. 6.**144** Anatomie N. tibialis.

lucis und M. flexor digitorum brevis ein. Hier gibt der Nerv zunächst einen medialen Zweig ab, der medial der Sehne des M. flexor hallucis longus zur medialen Seite der Grosszehe zieht. Ein lateral der vorgenannten Sehne verlaufender Ast zweigt sich in Höhe der Basen der Mittelfußknochen in Nn. digitales plantares communes und proprii auf, die die laterale Seite der Großzehe bis mediale Seite der 4. Zehe einschließlich des Nagelbettes innervieren. Rr. musculares gelangen zum M. abductor hallucis, dem medialen Kopf des M. flexor hallucis brevis, dem M. flexor digitorum brevis und den Mm. lumbricales I und II. Rr. articulares ziehen zu den Tarsal- und Metatarsalgelenken. In seinem Innervationsmuster erinnert der N. plantaris medialis an den N. medianus der Hand.

Der *N. plantaris lateralis* zieht zwischen M. flexor digitorum brevis und M. quadratus plantae in den Sulcus plantaris lateralis und gibt auf diesem Wege Rr. musculares für den M. quadratus plantae und den M. abductor digiti minimi ab. Danach teilt er sich in einen R. superficialis und R. profundus. Der oberflächliche Ast bildet den N. plantaris communis, der sich in die Äste für die Kleinzehe und den lateralen Bezirk der 4. Zehe aufteilt. Vom R. superficialis werden auch die Mm. flexor digitorum minimi brevis, opponens digiti minimi, sowie die beiden Mm. interossei des 4. Intermetatarsalraumes innerviert. Der R. profundus zieht mit dem gleichnamigen Ast der A. plantaris lateralis in eine Rinne zwischen Caput obliquum m. adductoris hallucis und Mm. interossei. Er innerviert die übrigen Interossei, sowie den M. adductor hallucis und die Mm. lumbricales II, III und IV. Das Innervationsmuster des N. plantaris lateralis erinnert an das Verhalten des N. ulnaris der Hand.

Das *sensible Innervationsgebiet* (s. Abb. 2.**6** sowie Abb. 6.**144**) erstreckt sich entlang der dorsalen Fläche des Unterschenkels über die Fersenregion auf die Fußsohle und die Beugeseite der Zehen. Wie bei den Fingern wird auch die Haut über der Streckseite des Zehenendgliedes von den Nerven der Beugeseite versorgt. Über den lateralen Fußrand greift die Innervationszone auf den Fußrücken über, insbesondere auch auf die Außenfläche und einen Teil der Streckseite der kleinen Zehe. Dagegen bleibt der mediale Fußrand dem N. saphenus überlassen. Als autonomes Feld des N. tibialis wird die Haut über der Planta pedis angegeben.

Befunde

Klinik

Der N. tibialis innerviert alle Flexoren von Fuß und Zehen am Unterschenkel sowie die kleinen Fußmuskeln mit Ausnahme der Peroneus-innervierten Zehenextensoren am Fußrücken. Mit seinen sensiblen Endästen versorgt der N. tibialis die Haut am distalen Teil der Unterschenkel-Rückseite, die Haut der Ferse sowie der Fußsohle und die distale Dorsalseite der Zehen II-IV. Die tibialisversorgten Muskeln des Unterschenkels wirken als Beuger auf das obere und das untere Sprunggelenk und damit zwangsläufig auch als Supinatoren und Adduktoren. Die stärkste Supinationswirkung besitzt der M. tibialis posterior. Auch das Beugen, Spreizen und Adduzieren der Zehen wird ausschließlich von den vom N. tibialis versorgten Muskeln ausgeführt. Außerdem verspannen die Muskeln der Planta pedis zusammen mit den Sehnen des M. flexor hallucis longus und M. flexor digitorum longus den Längsbogen des Fußgewölbes. Eine besondere statische Aufgabe erfüllt der M. tibialis posterior, dessen Sehne das „Pfannenband" im Boden der vorderen Kammer des unteren Sprunggelenkes unterfängt und damit den Taluskopf und den medialen Fußrand anhebt. Ein Überwiegen des Tonus der Extensoren und der Peroneusgruppe beim Ausfall der Beuger führt zur Hackenfuß- und Knickfußstellung.

Das Lähmungsbild ist sowohl im Rahmen einer Ischiadikusparese als auch z.B. bei isolierter Läsion in der Kniekehle, identisch. Wenn allerdings die *Läsionsstelle im Unterschenkelbereich* liegt, dann bewirken die intakten langen Zehenflexoren und die Peroneus-innervierten Extensoren eine Krallenstellung der Zehen (Abb. 6.**145**).

■ (Hinteres) Tarsaltunnelsyndrom

Dieses Lähmungsbild ist auf eine **Läsion des N. tibialis hinter dem Malleolus internus** zurückzuführen (472, 766). Er kann auch beidseitig auftreten (269). Es soll wegen seiner Bedeutung hier etwas ausführlich dargestellt werden.

Anatomie

Der N.-tibialis-Stamm verläuft zusammen mit den Sehnen des M. tibialis posterior und der Mm. flexores digitorum und hallucis longus sowie ihren Sehnenscheiden, zusammen mit der A. ti-

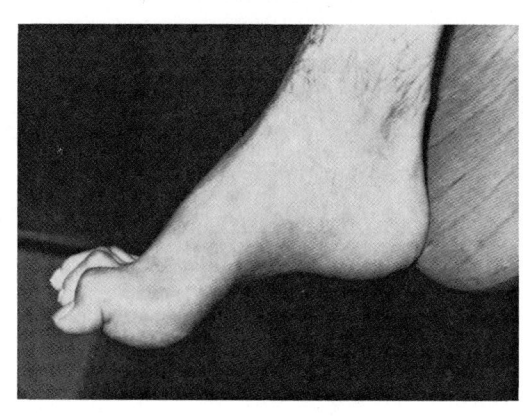

Abb. 6.145 21jähriger Mann mit Druckläsion des rechten N. tibialis am Übergang vom mittleren zum distalen Drittel. Die Parese der kurzen Fußmuskeln bei intakten langen Zehenflexoren und intakten (peroneusinnervierten) Mm. extensores breves führt zur eindrücklichen Krallstellung der Zehen (aus Fuhrmann u. Schliack: Krallenfußbildung bei distaler Tibialislähmung. Akt. Neurol. 7 [1980] 6).

durch das Gehen verstärkt werden. *Objektiv* finden sich Sensibilitätsstörungen im Ausbreitungsgebiet der Nn. plantares, verminderte oder fehlende Schweißsekretion an der Fußsohle und eine Parese der kleinen Fußsohlenmuskeln (Abb. 6.**146**). Wie bei jeder distalen Tibialisparese findet sich eine Krallenzehenstellung (vgl. Abb. 6.**145**). Oft besteht eine Druckempfindlichkeit entsprechend dem Verlauf des N. tibialis, manchmal kann man auch durch passive Hyperextension der Zehen oder durch forcierte Pronation des Fußes Schmerzen provozieren. Besonders oft besteht ein Pes varus, dessen Korrektur allerdings die Beschwerden nicht lindert. Das Syndrom kann wie gesagt beidseitig auftreten (269).

Außer dieser durch objektiv faßbare neurologische Ausfälle gekennzeichneten Form gibt es Fälle, in welchen *lediglich ein subjektives Beschwerdebild* vorliegt. Die Patienten klagen über schmerzhafte Sensationen in der Fußsohle, besonders beim Gehen. Man findet eine Dolenz des Tibialisstammes hinter dem Malleolus. Die Beschwerden verschwinden bei einer Anästhesie des Nervs. Derartige Fälle sind mit der Brachialgie ohne neurologische Ausfälle beim Karpaltunnelsyndrom vergleichbar. Die operative Heilung durch Neurolyse des N. tibialis hinter dem Malleolus medialis wurde auch in einem solchen Fall

bialis posterior und Begleitvenen hinter dem inneren Malleolus und unter dem Retinaculum musculorum flexorum (Lig. laciniatum). Anatomische Studien zeigen, daß das Retinaculum musculorum flexorum (das Lig. laciniatum) proximal in die Fascia cruris übergeht. Distal teilt es sich in ein oberflächliches und in ein tiefes Blatt, welche die Faszie des M. abductor hallucis bilden. In 55 von 60 Leichenpräparaten fand sich eine bindegewebige Scheidewand zwischen den Nn. plantaris medialis und lateralis (472, 473). Da die Kompression entweder den ganzen Stamm des N. tibialis posterior oder aber weiter distal isoliert nur einen der beiden Nn. plantares betreffen kann, unterscheidet man gelegentlich auch ein *proximales* von einem *distalen Tarsaltunnelsyndrom.* Die Aufteilung des Tibialisstammes in die Nn. plantaris medialis und lateralis fand sich an der Leiche in 17 von 31 Füßen auf der Malleolus-Kalkaneus-Achse, bei 5 innerhalb 1 cm distal, bei 6 innerhalb 1 cm proximal davon. Eine seltene Ausnahme ist eine bis zu 6 cm proximal gelegene Bifurkation.

Klinik

Durch eine Kompression des N. tibialis bzw. seiner Äste, der Nn. plantares lateralis und medialis, kommt es zu schmerzhaften Mißempfindungen der Fußsohle, manchmal auch in der Nacht, die

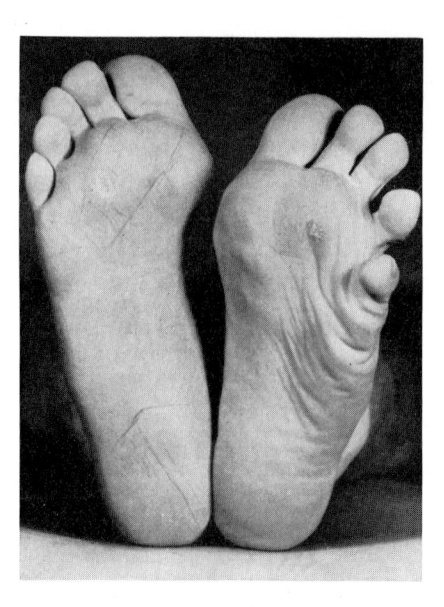

Abb. 6.146 Parese der kleinen Fußsohlenmuskeln rechts in einem Falle von Tarsaltunnelsyndrom (aus Mumenthaler u. Mitarb.: Schweiz. med. Wschr. 94 [1964] 681).

beschrieben. Dennoch wird bei solchen rein subjektiven Schmerzsyndromen die Diagnose eines Tarsaltunnelsyndromes erfahrungsgemäss zu häufig gestellt. Ein operatives Vorgehen in solchen Fällen sollte erst beim Vorliegen pathologischer elektrophysiologischer Zusatzbefunde erwogen werden.

Die isolierte Neuropathie des N. calcaneus inferior stellt eine Besonderheit dar. Es ist dies der erste Ast des N. plantaris lateralis. Er innerviert den M. abductor digiti quinti pedis und gelegentlich den M. quadratus plantae. Sensibel versorgt er zwar keine Hautareale, wohl aber das Periost des vorderen Kalkaneusanteiles. Eine chronische Läsion dieses Nervenastes kann hartnäckige Fersenschmerzen verursachen. Diagnostisch entscheidend ist die einseitige Parese des M. abductor digiti quinti und der elektrophysiologische medialis oder ein neurogenes *EMG im M. abductor hallucis* stützt die Diagnose. Ein normales EMG schließt sie aber nicht sicher aus (766). Am empfindlichsten ist die Messung der *sensiblen Erregungsleitung*, die in 96 % von 25 Fällen pathologisch verzögert und aufgesplittert war (839).

Zur Unterscheidung eines proximalen von einem distalen hinteren Tarsaltunnelsyndrom kann die Erregungsleitungsmessung in beiden Nervenstämmen beitragen. Ein distales Tarsaltunnelsyndrom (472, 473) hat dann lediglich im Ausbreitungsgebiet eines der plantaren Nerven eine Sensibilitätsstörung zur Folge (776). Die fehlende Schweißsekretion kann durch den *Ninhydrin-Test* (S. 70) sehr eindrücklich nachgewiesen werden (vgl. Abb. 7.**7**). Die Strukturen im Tarsaltunnel können sowohl im CT (473) als auch in der Magnetresonanz (323) sichtbar gemacht werden.

Pathogenese

Ein Tarsaltunnelsyndrom entsteht bei mindestens 1/4 der Fälle im Gefolge einer traumatischen Läsion der Knöchelgegend, oft auch bloß einer Distorsio pedis. Viel seltener tritt dies spontan und ohne weitere fassbare pathogene Momente auf. Gelegentlich finden sich zusätzliche Besonderheiten, so z.B. Stoffwechselerkrankungen wie Hyperlipidämie oder Hypothyreose. Auch kann sich im Tarsalkanal einmal ein Tumor entwickeln oder ein intraneurales Ganglion (900). Die gelegentlich angenommene pathogenetische Auswirkung von Langstreckenläufen („Joggers Food") (927) ist durch systematische Untersuchungen nicht bestätigt worden.

Hilfsuntersuchungen

Elektrophysiologisch erwartet man beim Tarsaltunnelsyndrom eine verlängerte distale Latenz und eine verzögerte sensible Leitgeschwindigkeit im distalen Segment (Normwerte s. Tab. 2.**6**). Vielfach sind die Ergebnisse der elektroneurographischen Untersuchung aber wenig ergiebig. Auch die elektromyographische Untersuchung der kleinen Fußmuskeln ergibt nicht immer zuverlässige Resultate. Die Erkennung von Fibrillationspotentialen ist hier erschwert, da viele Patienten Mühe haben, völlig zu entspannen und da die Potentiale motorischer Einheiten häufig sehr klein sind.

Eine Verzögerung der *motorischen Erregungsleitung* im N. tibialis hinter dem Malleolus

Therapie

Bei der *operativen Freilegung* dieser Gegend entspricht der Befund demjenigen des Karpaltunnelsyndroms. In den ausgeprägten Fällen findet man eine Pseudoneurombildung proximal der Durchtrittsstelle und eine vermehrte, pannusartige Gewebsreaktion. Selten liegt ein Ganglion dem Syndrom zugrunde. Die einfache Spaltung des fibrösen Daches ist kurativ. Um Rezidive zu vermeiden, wird der Schnitt nach proximal verlängert und der N. tibialis in seinem Verlauf im unteren Drittel des Unterschenkels mobilisiert. Postoperativ wird dann der Fuß in Dorsalextension und Eversion gebracht, so daß die Spannung auf eine längere Strecke des Nervs verteilt wird. Nach 14 Tagen wird die Immobilisierung aufgehoben, wonach bei Normalstellung des Fußes der Nerv an der kritischen Stelle gleichmäßig entspannt liegt. Der *Operationserfolg* war nach der Erfahrung anderer Autoren und nach unserer eigenen (M.M.) (787) gut. Unter 28 eigenen operierten posttraumatischen Fällen wurden 15 geheilt und 9 gebessert. Nur 4 zeigten keine Besserung oder eine Verschlechterung. 22 der Operierten waren voll, 4 teilweise arbeitsfähig. Die operative Entlastung ist auch dann erfolgreich, wenn ein anderes Grundleiden, z.B. eine Neuritis bei Lepra, für das Kompressionssyndrom mitverantwortlich ist. Eine Neuropathien verursachende Erkrankung kann auch einmal zur Entstehung eines Tarsaltunnelsyndroms in solchem Maße beitragen, daß die Beseitigung der Grundkrankheit auch das lo-

Morton-Metatarsalgie

Es ist dies der Ausdruck einer **isolierten Schädigung eines interdigitalen sensiblen Endastes des N. tibialis**. Dieses Schmerzsyndrom ist Ausdruck eines kleinen Neuroms eines Digitalnerven und wurde von Morton vor mehr als 120 Jahren erstmals beschrieben (765).

Klinik

4/5 der Patienten sind Frauen (547). Die Metatarsalgia Morton wird sehr häufig als sogenannte „Spreizfußbeschwerden" interpretiert und entsprechend mit Schuheinlagen mit retrokapitaler Abstützung und ähnlichen Maßnahmen behandelt. *Subjektiv* empfinden die Patienten neuralgiforme, oft brennende Schmerzen an der Fußsohle, die meist in der Region des Köpfchens des III. und IV. Metatarsale und in den entsprechenden 2 Zehen lokalisiert werden. Der Schmerz tritt zunächst beim Gehen auf. Mit der Zeit kann sich aber auch ein Dauerschmerz einstellen, der sich dann auch nach proximal auszudehnen pflegt. Bei genauer *Untersuchung* findet sich gelegentlich ein Sensibilitätsausfall an den einander zugewandten Seiten der entsprechenden Zehen. Es kann durch Druck von der Sohle her oder durch Verschieben der Köpfchen der Metatarsalia III und IV bzw. IV und V gegeneinander ein intensiver Schmerz ausgelöst werden.

Durch eine *Testinjektion* des entsprechenden plantaren Nervs an seiner Gabelungsstelle im entsprechenden Interdigitalspalt von dorsal her mit Procain werden die Beschwerden schlagartig behoben und gleichzeitig die Diagnose bestätigt.

Elektrophysiologisch kann die Affektion falls nötig auch bestätigt werden (840). Mit Nadelelektroden kann der Stimulus am Interdigitalnerv der Grundphalanx appliziert und das evozierte Potential hinter dem Malleolus internus abgeleitet werden. Die Erregungsleitung ist gegenüber den Normalwerten abnorm verlangsamt. Letztere betragen im Mittel 33 (bei älteren) bis 41 m/s mit der mittleren Standarddeviation von 3,1 resp. 2,8. Bei manchen Patienten war auch eine Amplitudenabnahme der sensiblen Aktionspotentiale festzustellen (840).

Therapie

In leichten Fällen kann durch Tragen geeigneter Schuhe, durch Schuheinlagen mit retrokapitaler Abstützung und durch vorübergehende Entlastung manchmal eine Besserung erreicht werden. In Frühfällen ist auch eine wiederholte Infiltration mit Anästhetikum und Steroiden von dorsal her in das Spatium interosseum angebracht. Diese brachte in 30 % von 65 Fällen Beschwerdefreiheit, in 50 % eine Besserung. Nach 2 Jahren waren noch 80 % der Fälle praktisch vollständig geheilt (422). Beim Fortbestehen störender neuralgiformer Schmerzen muß das Neurom exzidiert werden (Abb. 6.**147**). Der dorsale Zugang verlangt etwas mehr Präparation, hat aber den großen Vorteil, daß die Fußsohle sofort wieder belastet werden kann, während der einfachere plantare Zugang mit der erhöhten Gefahr einer Sekundärheilung behaftet ist. Die Heilungsquote betrug in einer Serie von 54 Fällen 74 % (30).

■ Läsion der Endäste digitaler Nerven

Bei Druck durch ungeeignetes Schuhwerk, insbesondere Ski- und Bergschuhen (484) (s. S. 365), oder beim Vorliegen von Osteophyten der Phalangen (110) kommen z.T. schmerzhafte Sensibilitätsstörungen im Ausbreitungsgebiet der Interdigitalnerven vor. Im Besonderen finden sich Parästhesien und Sensibilitätsausfälle an der Innenseite der Großzehe.

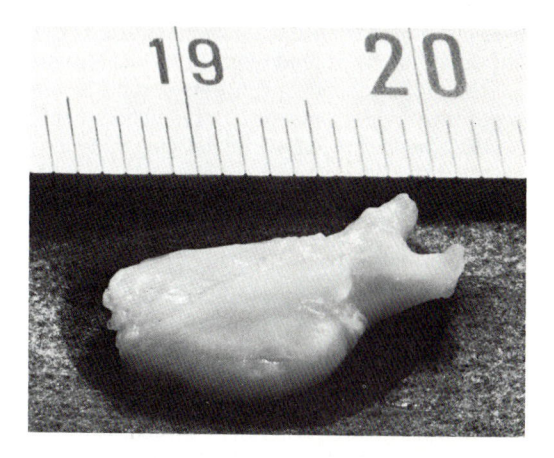

Abb. 6.**147** Exzidiertes Neurom eines Interdigitalnervs an der Verzweigung desselben in einem Fall von Morton-Metatarsalgie. (Operationspräparat Dr. A. Mumenthaler) (aus Mumenthaler, in Finke/Tölle: Aktuelle Neurologie und Psychiatrie. Springer, Berlin 1978).

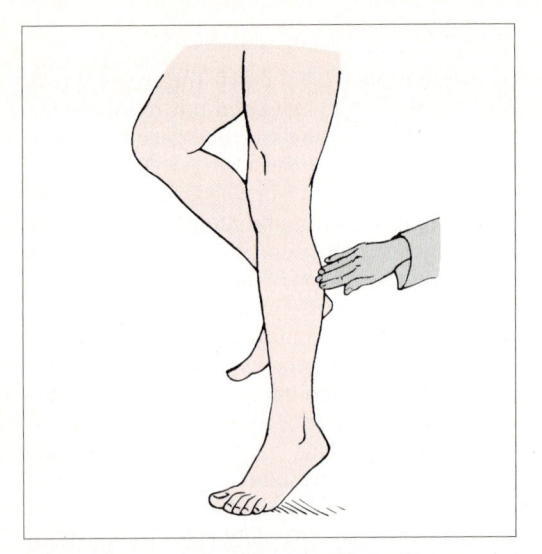

Abb. 6.148 Untersuchung der Plantarflexoren des Fußes (vor allen Mm. soleus und gastrocnemius: N. tibialis).

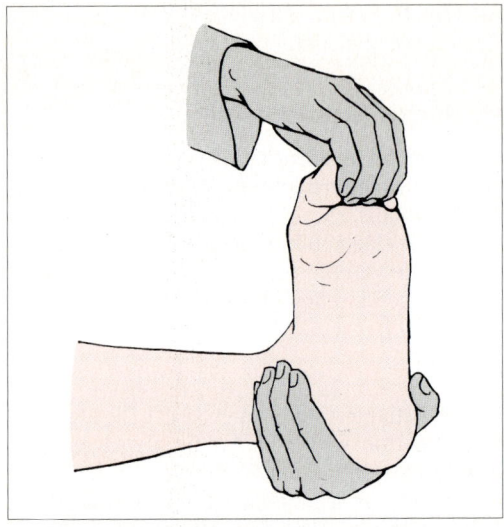

Abb. 6.149 Untersuchung der langen Zehenbeuger (N. tibialis), die in den Interphalangealgelenken flektieren.

Besondere klinische Teste

Bei einer N.-tibialis-Läsion kann zur Testung der üblicherweise sehr kräftigen Plantarflexoren des Fußes der Patient aufgefordert werden, sich auf nur einen Fuß zu erheben (Abb. 6.**148**). Der gesunde jüngere Mensch kann auch mühelos 10x auf einer Fußspitze hüpfen ohne dabei je die Ferse auf den Boden aufzusetzen. Zur Testung der langen Zehenflexoren, welche die Zehen in den Interphalangealgelenken beugen, flektiert der auf dem Rücken liegende Patient bei Rechtwinkelstellung des oberen Sprunggelenkes die Zehen gegen den Widerstand des Untersuchers (Abb. 6.**149**). Eine leichte Schwäche der langen Zehenbeuger, z.B. auch bei einer Läsion der Wurzel S1, kann man wie folgt nachweisen: Der Proband steht mit nackten Füssen auf einem glatten harten Boden. Man schiebt ein Blatt Papier nur unter seine Zehen. Der Gesunde kann das Papier so fest gegen die Unterlage klemmen, daß man es nicht ohne es zu zerreissen herausziehen kann. Bei auch nur leichter Flexionsschwäche kann das Blatt herausgezogen werden.

Der M. tibialis posterior setzt nicht wie der Triceps surae mit der Achillessehne am Fersenbein an, sondern geht hinter dem Malleolus internus an den medialen Fußrand und setzt hier an der medialen Fußwurzel am Os naviculare und am Os cuneiforme I (II und III) an sowie an Metatarsalia. Er flektiert den Fuß und hebt die mediale Fußkante, das heißt er supiniert ihn. Man testet seine Kraft, indem der Untersucher den Fuß des Patienten nach dorsal drückt und zugleich zu pronieren versucht (Abb. 6.**150**).

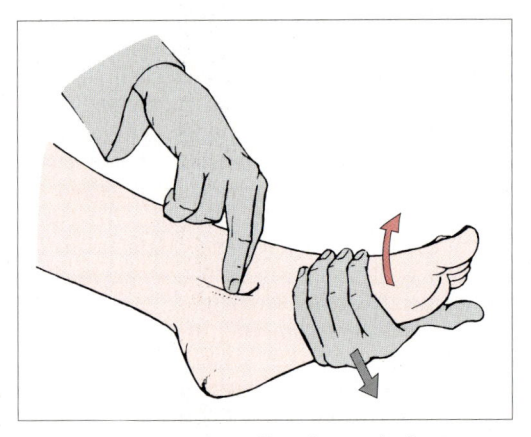

Abb. 6.150 Funktionsprüfung des M. tibialis posterior (N. tibialis). Der plantarflektierte Fuß wird supiniert (Heben des medialen Fußrandes).

Elektrophysiologische Befunde

Diese wurden weiter oben beim Tarsaltunnelsyndrom schon beschrieben.

Synopsis

Eine zusammenfassende Darstellung der Symptomatologie bei einer N.-tibialis-Läsion ergibt sich aus Tab. 6.**40**.

Ursachen

Direkte Verletzungen. Der N. tibialis liegt in der Kniekehle gut geschützt. Durch Schlag oder durch Schnittverletzungen wird er deshalb kaum je getroffen, wohl aber durch Schußverletzungen im Kriege.

Frakturen können ebenfalls zu Tibialisläsionen führen. Die Läsion des Ischiadikusstammes oder eines seiner beiden Äste bei suprakondylären Femurfrakturen wurde schon erwähnt. Bei Kniegelenkluxationen wird der N. tibialis weitaus seltener betroffen als der N. peroneus. Eine Tibialisparese nach Kniegelenkluxation ist in der Regel auch weniger vollständig und beruht seltener auf einer Zerreißung des Nervs, als dies bei den entsprechenden Läsionen des N. peroneus der Fall ist. Bei einer Tibiafraktur am Übergang vom proximalen zum mittleren Drittel mit genügender dorsaler Knickung oder Dislokation der Fragmente kann der Stamm des N. tibialis lädiert werden. In solchen Fällen ist die primäre Exploration gerechtfertigt. In anderen Fällen treten erst im Verlauf der Frakturheilung sensible Störungen an der Fußsohle und motorische Paresen im Tibialisgebiet auf, die auf perineurale Narbenbildung zurückgehen und ebenfalls eine operative Exploration rechtfertigen. Ähnlich ist die Situation bei Frakturen des distalen Tibiadrittels. Luxationsfrakturen des Talus, Frakturen des Malleolus medialis und der subtalaren Region können primär oder im Verlauf des Heilungsprozesses zu einer Schädigung des N. tibialis führen.

Ärztliche Eingriffe gefährden nur selten den N. tibialis. *Injektionsschäden* des N. ischiadicus tangieren zwar fast immer den Peroneusanteil, können aber einmal auch den N. tibialis treffen. Wir sahen eine Tibialisläsion nach Varizenverödung in der Kniekehle. *Operative Läsionen* des N. tibialis finden sich gelegentlich bei osteosynthetischer Versorgung von per- und suprakondylären Femurfrakturen, von Tibiafrakturen sowie bei Eingriffen am Kniegelenk einschließlich einem Kniegelenkersatz. Die bei Beugekontrakturen des Kniegelenks (z.B. infolge spastischer Paraparese oder Arthrogryposis multiplex congenita) erfolgende hintere Arthrolyse mit Beugesehenverlängerung disponiert zu Dehnungsschäden, die bei Korrekturen um mehr als 40° nahezu obligat sind, sofern keine zusätzliche Knochenresektion vorgenommen wird.

In seinem distalen Anteil ist der N. tibialis bei Osteosynthesen an der distalen Tibia und am Malleolus medialis gefährdet, außerdem bei Korrekturosteotomien, bei einer Reposition von Luxationsfrakturen des Talus, sowie einer Arthrodese im oberen Sprunggelenk. Als Spätsyndrom kann sich nach solchen Eingriffen ein Tarsaltunnelsyndrom infolge Kompression des N. tibialis unter dem Retinaculum flexorum entwickeln. Der N. tibialis wurde auch schon mit einer Sehne verwechselt und zur Rekonstruktion einer Sehnenruptur herangezogen.

Der an der Unterschenkelrückseite zum Aussenknöchel verlaufende N. suralis ist bei zahlreichen operativen Eingriffen gefährdet, so z.B. beim lateralen Zugang zum oberen Sprunggelenk und besonders häufig bei Varizenoperationen.

Tumoren und andere Raumforderungen können den N. tibialis noch im Ischiadicusstamm lädieren oder ihn weiter distal isoliert treffen. Wir sahen eine isolierte Atrophie des Gastrocnemius bei einem Neurinom des entsprechenden motorischen Tibialisastes. Während im Kniebereich ein Ganglion nicht selten den N. peroneus lädiert (S. 364), verursacht es nur ausnahmsweise eine Tibialisparese.

Druckschädigungen können den Tibialisstamm einmal in der Kniekehle treffen. Wir sahen bei einer chronischen Druckschädigung des Ischiasnervs am Gesäß durch Sitzen – bei einer alten Glutäalatrophie nach Poliomyelitis in der Jugend – eine eindrückliche Tibialislähmung. Bei gewissen Berufskategorien, die dauernde tretende Bewegungen (Näherinnen an Nähmaschinen, Töpfer, fußbediente Seifenpressen usw.) ausführen müssen, kann es aufgrund der anatomischen Beziehungen der Nn. tibialis und peroneus zu den Muskeln der Knieregion zu Paresen kommen.

Therapie bei Tibialisläsionen

Diese ist von den Läsionsursachen und vom Läsionsort abhängig. So wurde die Therapie des Tarsaltunnelsyndromes und jene der Morton-Metatarsalgie schon oben beschrieben.

Operative Maßnahmen

Die Freilegung des N. tibialis erfolgt von einem medial angelegten mitt-seitlichen Hautschnitt aus, der zickzackförmig in die Kniekehle verlängert werden kann. Als Alternative kann man den Nerv von multiplen queren Inzisionen mit Tunnelierung der Haut zwischen den Schnitten freilegen.

Die **Prognose** solcher Eingriffe ist im allgemeinen gut und es kommt sehr häufig zur Funktionsrückkehr des M. triceps surae, in vielen Fällen kehrt aber auch die Funktion der Zehenbeuger zurück. Der N. tibialis kann im Rahmen eines Kompartmentsyndroms am Unterschenkel geschädigt sein. Es sind dann ausgedehnte Neurolysen auszuführen. Besonders kritisch sind Läsionen im Bereich des Sulcus retromalleolaris medialis und des Tarsalkanales, da es hier zu Schmerzsyndromen kommen kann, die im Abschnitt über Schmerzsyndrome ausführlich geschildert wurden. Man sollte daher bei der Primärbehandlung alles unternehmen, um die Entwicklung solcher Schmerzsyndrome zu verhüten. Bei Sekundäroperationen im Bereich des Sulcus retromalleolaris und des Tarsalkanales führen wir eine bogenförmige Inzision dorsal vom Tarsalkanal durch, damit die Hautnarbe nicht genau über den Tarsalkanal zu liegen kommt. In solchen Fällen ist es häufig notwendig, die Wunde nicht direkt zu verschliessen, sondern ein Hauttransplantat anzubringen, um eine Querspannung der Haut über dem Nerv zu vermeiden.

Differentialdiagnose

Hier müssen vor allem andere Ursachen einer **Plantarflexionsschwäche des Fußes** berücksichtigt werden. Dazu gehören gewisse, immer beidseitige, langsam progrediente Myopathien, so z.B. die Duchenne'sche Dystrophie. Hier fehlen aber Sensibilitätsstörungen. Eine rasch progrediente Parese der Wadenmuskulatur kann einmal als Initialsymptom einer ALS auftreten. Akut führt ein meist schmerzhafter Riß der Achillessehne zu einer nicht ganz vollständigen Plantarflexionsparese des Fußes (der M. tibialis posterior wirkt auch als Flexor). Eine Läsion der Wurzel S1 hat eine oft deutliche Plantarflexionsschwäche der Füsse und der Zehen zur Folge.

Eine **Sensibilitätsstörung der Fußohle** findet sich – allerdings in der Regel beidseitig – z.B. bei einer Polyneuropathie.

Fußschmerzen kommen vor bei Knick-, Senk- und Spreizfüssen. Im Weiteren denke man an eine Fasciitis plantaris und ein Sinus-Tarsi-Syndrom. Als Ursache von Fersenschmerzen kommt ein Morbus Bechterew in Frage. Die Achillodynie kann Folge einer Ueberlastung des M. gastrocnemius sein.

N. fibularis (peroneus) communis (L4-S2)

Anatomie

N. fibularis (peroneus) communis (L4-S2). Dieser folgt innerhalb der Fossa poplitea dem medialen Rand des M. biceps bis zum Caput fibulae, wo er in die Peronäusloge übertritt. Diese wird durch ein Septum intermusculare posterius cruris gegen die Flexorengruppe, durch ein Septum intermusculare anterius cruris gegen die Extensorengruppe abgegrenzt. Im Bereich des Caput fibulae liegt der N. fibularis (peroneus) communis dem Periost direkt auf. Er verläuft in einem osteomuskulären Kanal, dessen Wandung von der Fibula und den Ursprüngen des M. fibularis (peroneus) longus gebildet wird. Dieser Muskel entspringt proximal am Caput fibulae. Eine zweite Ursprungsportion haftet am Fibulaschaft, dazwischen bleibt für den Nerv eine Lücke. Innerhalb dieses Kanals erfolgt die Aufteilung in einen N. fibularis (peroneus) profundus und superficialis. In der Kniekehle gehen vom Peroneusstamm außer den Rr. articulares für das Kniegelenk der N. cutaneus surae lateralis ab, welcher durch die Faszie an die Haut der lateralen Fläche des Unterschenkels bis zum Malleolus lateralis gelangt. Über einen R. communicans peroneus vereinigt er sich, im allgemeinen in Höhe der Achillessehne, mit dem N. cutaneus surae medialis zum *N. suralis*.

N. fibularis (peroneus) superficialis. Dieser liegt proximal unter dem M. fibularis (peroneus) longus, weiter distal am Vorderrand des M. fibularis (peroneus) brevis (Abb. 6.**151**). Er gibt Rr. musculares an die Peroneusgruppe ab, ferner Hautäste für den Unterschenkel, den Fuß und die Zehen. In etwa einem Viertel der Fälle versorgt ein Ast des N. fibularis (peroneus) superficialis – der *N. fibularis (peroneus) profundus accessorius* – partiell und selten allein einen oder beide Mm. extensores digitorum (hallucis) breves am Fußrücken, welche normalerweise vom N. fibularis (peroneus) profundus innerviert werden. Ein *N. cutaneus*

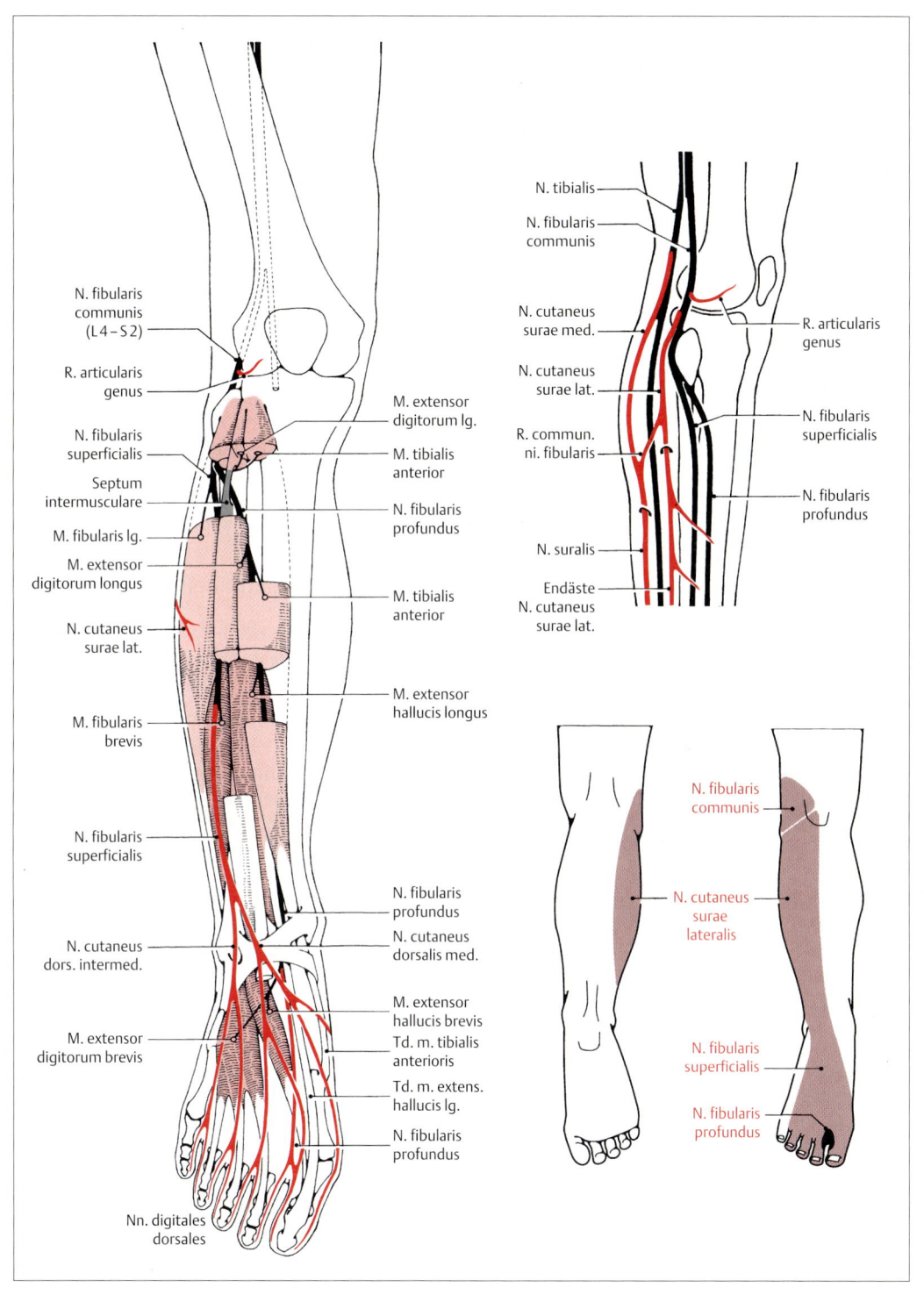

Abb. 6.151 Anatomie N. fibularis.

dorsalis medialis zieht über den Fußrücken an den medialen Fußrand und die mediale Fläche der großen Zehe und mit einem lateralen Ast in das Spatium zwischen den Zehen II und III. Die Kontaktfläche zwischen der 1. und 2. Zehe hingegen wird vom Hautast des N. fibularis (peroneus) profundus innerviert. Der *N. cutaneus dorsalis intermedius* übernimmt die Hautinnervation der Streckseite der lateralen Hälfte der 3. Zehe, dazu die 4. und die mediale Hälfte der kleinen Zehe. Die Außenfläche der kleinen Zehe hingegen wird vom N. cutaneus dorsalis lateralis aus dem N. suralis versorgt.

N. fibularis (peroneus) profundus. Es ist dies der motorische Nerv für die Extensorengruppe des Unterschenkels, die er nach dem Durchbohren des Septum intermusculare anterius erreicht (s. Abb. 6.**151**). Zwischen dem M. tibialis anterior und dem M. extensor hallucis longus zieht er auf der Membrana interossea distalwärts. Er gibt Äste an sämtliche Strecker und an einen eventuell vorhandenen M. fibularis (peroneus) tertius ab. Auf seinem Verlauf überkreuzt er von lateral nach medial die A. tibialis anterior, mit der er über die Sprunggelenke auf den Fußrücken gelangt. Dort innerviert er den M. extensor hallucis brevis und den M. extensor digitorum brevis. Er gelangt dann mit der A. dorsalis pedis zum ersten Metatarsalraum, wo er sich in zwei Nn. digitales dorsales pedis aufspaltet. Die Nerven versorgen die einander zugekehrte Flächen der I. und II. Zehe. Es besteht eine Anastomose zum N. cutaneus dorsalis medialis.

Befunde

Klinik

Bei einer Läsion des N. peroneus communis, sei es seines Anteiles im Ischiadicusstamm, sei es der distalere selbständige Nervenstamm, fallen alle langen Dorsalextensoren des Fußes und der Zehen, die Extensores digitorum und hallucis breves (Dorsalextension der Zehen I–IV im Grundgelenk) sowie die Mm. peronaei aus. Die ersteren sind Dorsalextensoren von Fuß und Zehen, die letzteren sind Plantarflexoren, zugleich aber auch Pronatoren des Fußes. Da die vom N. fibularis profundus innervierten Dorsalextensoren von Fuß und Zehen gelähmt sind, hängt der Fuß schlaff herunter, kann also nur noch mit der Spitze zuerst aufgesetzt werden. Damit er nicht bei jedem Schritt mit der Fußspitze hängenbleibt, muß der Patient das Bein beim Gehen abnorm stark anheben, was als *Steppergang* (Gangart des Pferdes bei gewissen Übungen der Hohen Schule) oder Hahnentritt bezeichnet wird. Wenn nur der N. peroneus superficialis betroffen ist und dadurch die Mm. peronei ausfallen, dann wird der Fuß beim Gehen in abnormer Weise mit dem seitlichen Rand zuerst aufgesetzt. Bei Peroneusparesen ist die Sensibilität an der Haut dorsal über dem 1. Spatium interosseum (R. profundus) sowie an der lateralen Unterschenkelseite und am Fußrücken gestört. Auf die partielle Innervation der kurzen Zehenextensoren am Fußrücken durch einen nicht seltenen N. peroneus profundus accessorius wurde auf S. 346 hingewiesen. Erhaltene Willküraktivität dieser Muskeln bei der klinischen oder elektromyographischen Untersuchung darf deshalb nicht ohne weiteres als Beweis einer unvollständigen Läsion des N. peroneus profundus oder als Hinweis für eine Reinnervation interpretiert werden.

■ Vorderes Tarsaltunnelsyndrom

So wird ein meist spontanes *Kompressionssyndrom* des gemischten Endastes des *N. peroneus profundus am Fußrücken* unter der Pars cruciformis vaginae fibrosae (Lig. cruciatum oder retinaculum extensorum) bezeichnet (393). Es ist durch Schmerzen und einen Sensibilitätsausfall über dem I. Spatium interosseum, Schmerzen über dem Fußrücken und eine subjektiv meist unbemerkte Parese der Mm. extensores digitorum breves gekennzeichnet. Möglicherweise fördert das Tragen hoher Absätze die Kompression. Anatomisch fand sich bei Untersuchungen an der Leiche keine völig überzeugende Erklärung für dieses Syndrom.

Suralisläsion s. S. 456.

Läsion von Hautästen am Fußrücken

Durch ein lokales Trauma kann der *N. cutaneus dorsalis intermedius* des Fußrückens betroffen sein und zu einem hartnäckigen Schmerzsyndrom, wohl auf der Basis eines traumatischen Neuroms, Anlaß geben. Die mechanische Kompression durch die Metallkappe von Arbeitsschuhen kann bei bleiexponierten Arbeitern (zusätzlich zur toxischen Einwirkung durch das Blei) zu einer lokalen Verlangsamung der Erregungsleitung an den *Peroneusendästen am Fußrücken* führen. Wir haben einige Male eine *Druckschädi*-

gung derselben durch zu enges Schuhwerk, meist hohe Berg- oder Skischuhe gesehen, die zu Dysästhesien und Hypästhesien führten. Eine sensible Lähmung der medialen Fläche der Halluxendphalanx entsteht durch den Druck harter Schuhe bei osteophytischer Veränderung der Tuberositas phalangis distalis oder auch bei Hallux valgus (484) (s. S. 441). Auf die Läsion des N. suralis wird unten auf S. 456 noch hingewiesen.

Besondere klinische Teste

Für eine *grob orientierende Prüfung*, ob eine einseitige leichte Personeusparese vorliegt, kann der folgende Test angewendet werden: Der Patient sitzt am Rand eines Stuhles, die Knie leicht flektiert, die Fersen in 30 cm Abstand voneinander auf dem Boden aufgestellt, die übrige Fußsohle leicht angehoben. Er muß dann rasche Pro- und Supinationsbewegungen in den Sprunggelenken ausführen, die ja beide von peroneusinnervierten Muskeln abhängen. Eine Verlangsamung und Ungeschicklichkeit dieser raschen Bewegungsfolge kann auf eine Beeinträchtigung der Peroneusfunktionen hindeuten, vorausgesetzt, daß keine zentrale Erkrankung des Nervensystems vorliegt.

Die Funktion des M. tibialis anterior wird am liegenden Patienten dadurch geprüft, daß der Fuß gegen den Widerstand des Untersuchers dorsal extendiert wird. Hierbei tastet man auch die Kontraktion des Muskels in der Tibialisloge und die Anspannung der Sehne über dem Sprunggelenk (Abb. 6.**152**). In ähnlicher Weise testet man die Extension der Großzehe (M. extensor hallucis longus) und der übrigen Zehen im Grundgelenk (M. extensor digitorum longus) (Abb. 6.**153**). Eine leichte Schwäche fällt gelegentlich auch auf, wenn der Patient mit bloßen Füssen auf dem Boden stehend, leicht nach hinten gestoßen wird:

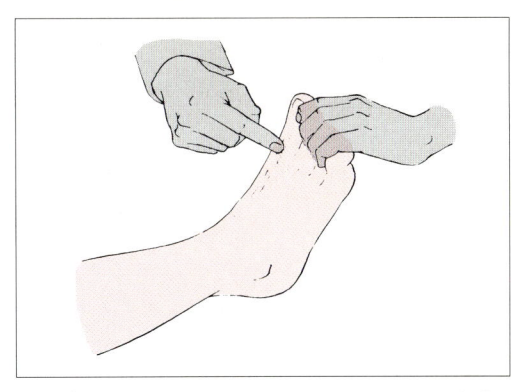

Abb. 6.**153** Funktionsprüfung der Mm. extensor hallucis longus und extensor digitorum longus (N. peroneus profundus), die in den Grundgelenken strecken.

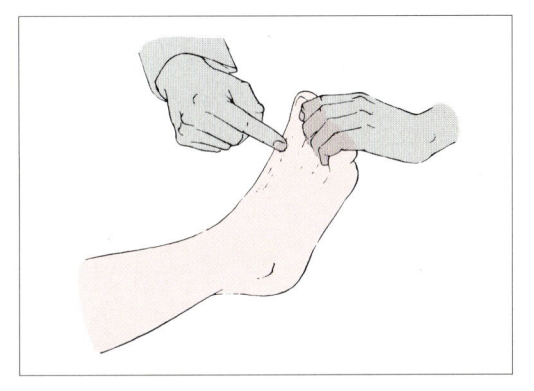

Abb. 6.**154** Funktionsprüfung der Mm. peroneus longus und peroneus brevis (N. peroneus superficialis). Der plantarflektierte Fuß wird proniert (Heben des seitlichen Fußrandes).

Beim Ausgleichen der Falltendenz springen auf der paretischen Seite die Sehnen der Dorsalextensormuskeln weniger deutlich hervor.

Die Mm. peronei longus und brevis pronieren den Fuß und extendieren ihn. Zum Testen ihrer Funktion muß der Patient diese kombinierte Bewegung gegen den Widerstand des Untersuchers ausführen (Abb. 6.**154**).

Elektrophysiologische Befunde

Bei Peroneusläsionen im Bereiche des Fibulaköpfchens kann häufig eine verzögerte Leitgeschwindigkeit in diesem Segment gefunden werden (Normwerte s. Tab. 2.**6**) (Abb. 6.**155**). Selbstverständlich können in den peroneusinnervierten Muskeln neurogene Veränderungen gefunden

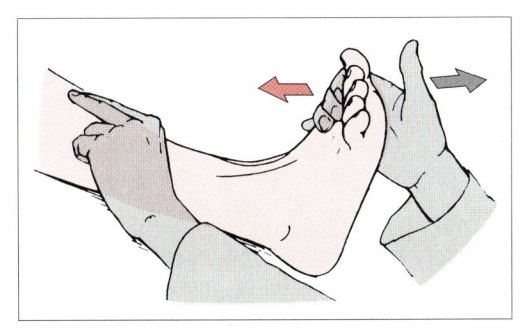

Abb. 6.**152** Funktionsprüfung des M. tibialis anterior (N. peroneus profundus).

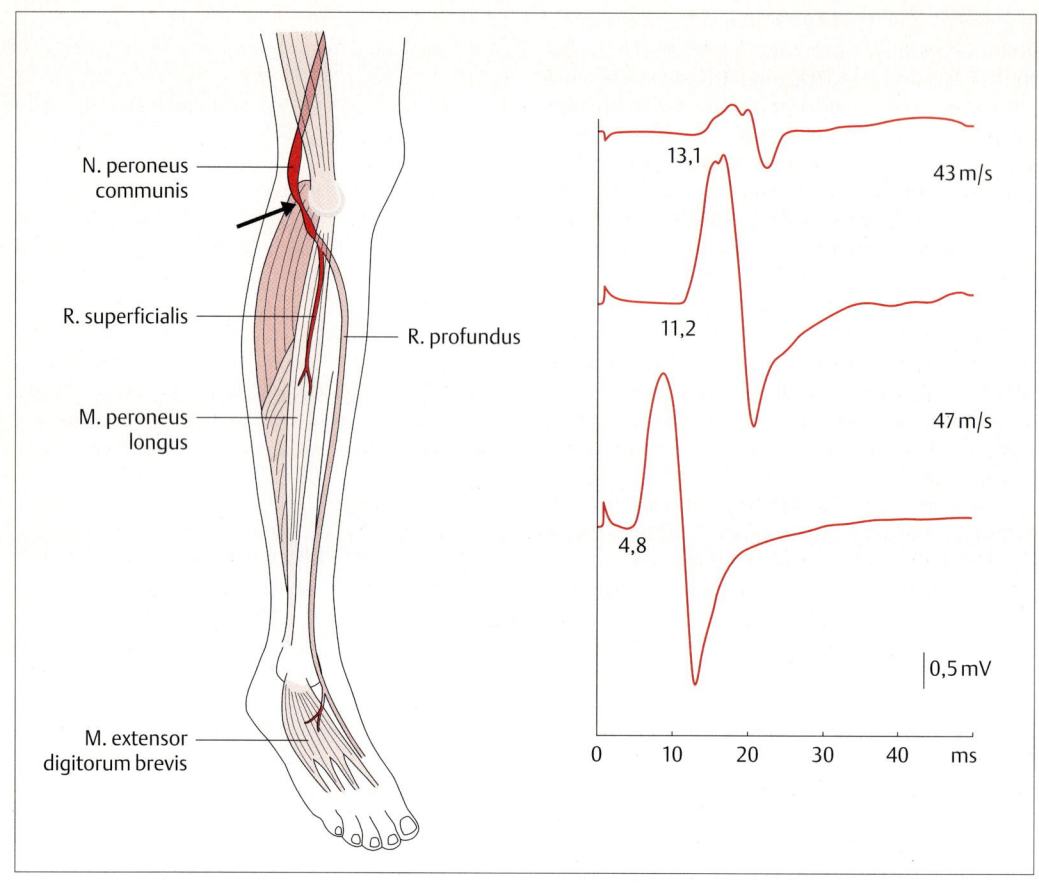

Abb. 6.155 Akute Druckschädigung des N. fibularis communis am Fibulaköpfchen mit inkomplettem Leitungsblock. Untersuchung 13 Tage nach Eintritt der Läsion. Starke Erniedrigung des Antwortpotentials im M. extensor digitorum brevis bei Stimulation des Nerven in der Kniekehle (Spur 1). Bei Fibularis-Stimulation distal des Fibulaköpfchens (Spur 2) und am Sprunggelenk (Spur 3) normale Antwortpotentiale. Die motorische Nervenleitgeschwindigkeit zwischen den einzelnen Reizstellen ist regelrecht (aus Stöhr, M. & M. Bluthardt: Atlas der klinischen Elektromyographie und Neurographie. 3. Aufl. Kohlhammer, Stuttgart, 1993).

werden sofern nicht eine rein demyelinisierende Läsion vorliegt. Falls bei einem Fallfuß die Differentialdiagnose zwischen einer Peroneusläsion und einer Wurzel L5-Schädigung zur Duskussion steht, empfiehlt sich die elektromyographische Untersuchung des M. gluteus medius und des M. tibialis posterior, die beide von der Wurzel L5, aber nicht vom N. peroneus versorgt werden.

Synopsis

Eine zusammenfassende Darstellung der Symptomatologie bei einer N.-fibularis-Läsion ergibt sich aus Tab. 6.**40**.

Ursachen

Fibularissymptome bei Läsionen des Ischiadicusstammes

Vorbemerkung. Wie oben auf S. 6.5.10.2 schon erwähnt, sind bei Läsionen des Ischiadicusstammes sehr oft ausschließlich oder ganz vorwiegend Peroneussymptome vorhanden. Diese größere Empfindlichkeit des Peroneus für schädigende Einflüsse hat man mit der Tatsache zu erklären versucht, daß im Peroneus zwar weniger Nervenfaserbündel vorhanden, aber in jedem einzelnen derselben mehr Nervenfasern enthalten sind. Gerhardt (391) umwickelte schon vor

100 Jahren im Tierexperiment den Ischiadikusstamm locker mit terpentingetränkten Wollfäden und fand, daß hierbei zunächst ausschließlich Peroneusparesen auftreten. Man hat auch eine schlechtere Gefäßversorgung des N. peroneus postuliert und durch temporäre Aortenkompression im Tierversuch in einzelnen Fällen Peroneusparesen bewirkt (391). Unabhängig davon, ob diese Deutungsversuche richtig sind oder nicht, ist es für den Kliniker wichtig zu wissen, daß die Ursache einer scheinbar isolierten Peroneusparese durchaus einmal auch in einer Läsion des proximalen Abschnittes des Ischiadikusstammes gesucht werden muß.

Frakturen. Beckenfrakturen und Femurfrakturen, häufiger noch Luxationsfrakturen und hintere Luxationen des Hüftgelenkes können zu einer Ischiadikusläsion führen. Dies kann klinisch eine Fibularislähmung zur Folge haben.

Somit kommen zunächst für eine Peroneussymptomatologie auch alle jene Lähmungsursachen in Frage, die beim N. ischiadicus auf S. 426 ff. schon aufgeführt wurden.

Schädigungen des Fibularisstammes selber

Druckschädigungen. Die häufigste Ursache einer isolierten Fibularislähmung ist eine Druckläsion des Nervs *am Fibulaköpfchen*. Er liegt hier unmittelbar dem Knochen auf und kann deshalb leicht geschädigt werden. Das Übereinanderschlagen der Beine, die ungeschickte Lagerung eines Bewußtlosen oder Bewegungsbehinderten, die Lagerung auf dem Operationstisch oder der Druck durch Schienen oder einen Gipsverband genügen. Schon bei Neugeborenen wurde dieser letztgenannte Pathomechanismus beobachtet, und bei einem Frühgeborenen führten wiederholte Blutdruckmessungen am Oberschenkel zu einer Peroneusparese. Auch zu enge Strumpfbänder oder bestimmte Betätigungen in kniender Stellung können zu Druckparesen des N. peroneus communis führen. Gefährdet sind besonders magere Individuen bzw. solche, die im Rahmen einer Abmagerungskur stark an Gewicht verloren haben. Manchmal kann eine durch Druck verursachte seichte Vertiefung in den Weichteilen über dem Fibulaköpfchen gesehen werden, in welche der Patellarrand der Gegenseite hineinpaßt. Wahrscheinlich haben diese Patienten die Gewohnheit, ungewöhnlich lange die übereinandergeschlagenen Beine nicht zu bewegen. Bei einem 10jährigen Mädchen sahen wir eine Peroneuslähmung in Zusammenhang mit endlosem Spielen an der Wäschestange auftreten, bei welchem das magere Kind sich in der Kniekehle an die Stange hängte oder das Rad machte. Wohl ebenfalls auf Druck oder auf einmaliges stumpfes Trauma sind die seltenen Peroneusparesen nach Elektroschocktherapie zurückzuführen. In einzelnen Fällen spielt eine besondere Empfindlichkeit der Nervenfasern auf Druckschädigung im Rahmen einer familiären Neuropathie (tomakulöse Neuropathie) eine Rolle. Wir sahen eine Peroneusparese, die durch einen nach Venenoperation angebrachten straffen Druckverband verursacht worden war. Auch beidseitige Peroneusdruckparesen kommen durch entsprechende Mechanismen, z.B. bei Lagerung während Operationen (550) und bei Geburten (1) vor. Eine axonale Schädigung scheint elektrophysiologisch am wahrscheinlichsten. Die *Prognose* solcher Drucklähmungen ist im allgemeinen gut.

Selten dürfte eine als *Kompressionssyndrom* zu wertende nichttraumatische Einengung des N. peroneus communis bei seinem Eintritt in die Muskelloge unter dem M. peroneus longus sein. Ein solches wurde auch als Folge einer intramuskulären Blutung nach Trauma bei einem Hämophilen beschrieben. Dies ist vor allem wegen der damit verbundenen intensiven, nach distal ausstrahlenden Schmerzen nicht leicht von einem radikulären Ischiassyndrom zu unterscheiden. Das Beschwerdebild kann spontan oder aber nach Verstauchung der Sprunggelenke auftreten, wobei hier wohl eine plötzliche Dehnung des Nervs bei der forcierten Inversion des Fußes angenommen werden muß.

Bei Feldarbeiten, die in hockender Stellung ausgeführt werden, sind Paresen des N. peroneus communis schon nach ein bis wenigen Tagen beschrieben worden (572). Diese werden darauf zurückgeführt, daß in kniender Stellung der Nervenstamm unter dem in dieser Stellung angespannten sehnigen Ursprung des oberflächlichen und des tiefen *Kopfes des M. peroneus longus* komprimiert wird. Die Spaltung der Eintrittsstelle führt sofort zur Schmerzfreiheit und zur Rückbildung der Lähmung. Auch die Möglichkeit, daß bei starker Flexion des Knies der Nervenstamm zwischen der Ansatzsehne des M. biceps femoris und dem Fibulaköpfchen komprimiert wird, ist erwogen worden (548). Wir beobachteten eine beidseitige Peroneuslähmung bei Arbeiten im Knien auf einer derb-elastischen Rolle. Bemerkenswert war die im M. tibialis anterior gegenüber den anderen reinnervierten Muskeln stark verzögerte Restitution. Dies dürfte auf eine gesonderte mechanische Kompression der von ventral her zum M. tibialis anterior ziehenden Nervenäste zurückzuführen sein.

Operative Fibularisläsionen. Intraoperativ kann der N. fibularis communis – z.T. gemeinsam mit dem N. tibialis – bei verschiedenen Eingriffen eine Verletzung erleiden: Osteosynthese per- und suprakondylärer Femurfrakturen, Kniegelenkarthrodese, subkapitale Tibiakorrekturosteotomien, Osteosynthese von Tibiakopf- und -schaftfrakturen sowie von Frakturen des Fibulaköpfchens und des Malleolus lateralis. Pathogenetisch wichtig sind die Kompression des Nervs durch Instrumente, Osteosynthesematerial oder Knochenfragmente.

Bei Unachtsamkeit oder ungenügenden anatomischen Kenntnissen komme es vor, daß eine Klammer für ein Abdecktuch am Fibulaköpfchen plaziert wird, und den N. peroneus communis verletzt. Bei Meniskusoperationen kommen Durchtrennungen des Nervs, Kompressionsschäden sowie eine Einbeziehung in Ligaturen vor, und zwar häufiger bei Meniskusreparaturen als bei Meniskektomie. Arthroskopische Knieoperationen können zu isolierten Verletzungen des N. peroneus profundus führen, da der tiefe und oberflächliche Ast in Höhe des Kniegelenkes bereits innerhalb der gemeinsamen Scheide des N. peroneus communis unterteilt sind; bei einem entsprechenden Ausfallsmuster braucht deshalb nicht nach einem weiter kaudal gelegenen Läsionsort gesucht zu werden.

Eine forcierte Extension des osteotomierten Unterschenkels nach distal, die intraoperative Streckung eines in Beugestellung versteiften Kniegelenks, oder eine starke Supination im unteren Sprunggelenk können eine Dehnungsschädigung hervorrufen. Das gleiche ist bei Korrektur einer X-Beinstellung der Fall. Bei stärkeren Korrekturen ist deshalb eine vorherige Mobilisierung des am Fibulaköpfchen bindegewebig fixierten N. peroneus communis ratsam. Nach Verlängerungsosteotomien des Femurs treten subakut einsetzende Peroneuslähmungen auf, wobei zunächst und auch im weiteren Verlauf am intensivsten die Zehenstrecker betroffen sind.

Drahtextensionen verursachen Nervenschäden bei zu starkem Zug, bzw. durch ein Anbohren des Nervs; die Bohrrichtung sollte deshalb am Knie immer von lateral nach medial gewählt werden. Bei totalem Kniegelenkersatz sind Peroneusläsionen häufig; ausgeprägte Peroneusparesen sollen jedoch angeblich nur in einer Häufigkeit von 0,3 % vorkommen.

Einer besonderen Erwähnung bedürfen **Läsionen des zum M. extensor hallucis longus ziehenden Nervenastes** mit isolierter Großzehenheberparese. Dieser Nervenast trat in einer anatomischen Untersuchung von Kirgis und Albrecht in 8 von 46 Fällen 7 bis 15 cm distal des Fibulaköpfchens von lateral her an den Muskel heran und lag dem Periost der Fibula unmittelbar an, so daß Verletzungen besonders bei Fibulaosteotomien geläufig sind (1140).

Differentialdiagnostisch muß gegenüber den operativen Läsionen des N. peroneus die lagerungsbedingte Druckschädigung am Fibulaköpfchen berücksichtigt werden, auf die bereits weiter oben eingegangen wurde. Solche Kompressionsschäden resultieren in Seiten- bzw. Halbseitenlage aus einer unzureichenden Unterpolsterung des Operationstischs, oder aus einem fehlerhaften Anbringen von Beinhaltern. Sie stellen die zweithäufigste Form von Nervendruckschäden in Narkose dar (1134).

Trauma. Nicht selten von einer Fibularissparese begleitet sind *Fibulaköpfchenfrakturen*. Auch bei *Luxationen des Kniegelenkes* wird der N. peroneus communis manchmal lädiert. Wenn schon die einwirkende Gewalt groß genug war, um zu einer Luxation des Knies zu führen und den Nerv zu schädigen, dann liegt erwartungsgemäß vielfach eine tiefgreifende Nervenläsion vor. Auch die *Zerreißung des Lig. collaterale fibulare des Kniegelenkes* bei Adduktionsverletzung des Knies kann zu einer Peroneusläsion führen, wobei die völlige Zerreißung des Nervs die Regel ist. Ein *Hämatom unter der Nervenhülle* des N. peroneus communis an der Bifurkation des N. ischiadicus wohl durch Zug und ohne lokales Trauma als Fernwirkung nach distalen Unterschenkelfrakturen wurde beschrieben. Der N. peroneus communis kann *bei Meniskektomie verletzt* werden. Die Revision ist in dieser Situation berechtigt, da meist eine Durchtrennung des Nervs stattgefunden hat. Nach *Tibiaosteotomien* zur Derotation kann eine Peroneusparese auftreten, sofern nicht gleichzeitig auch die Fibula osteotomiert wird. Zug, Gefäßverschluß oder Kompression durch Muskeln im fibularen Fach sind hierfür wohl verantwortlich. Auf eine *Zerrung des Nervenstammes* sind wohl Peroneusparesen bei Ausgleiten mit ruckartigen Abwehrbewegungen oder bei gewissen sportlichen Betätigungen (Servieren beim Tennisspielen) zurückzuführen. Peroneuslähmungen nach *Distorsion oder Frakturen des Sprunggelenkes* sind durch Zerrung oder Zerreißung verursacht und haben eine um so schlechtere Spontanprognose, je verzögerter sie auftreten und je schmerzhafter sie sind. Sie beruhen auf einer Zerrung von Nervenfasern, eventuell mit intraneuralem Hämatom. Die Mitwirkung eines Ganglions ist immer zu erwägen.

Ganglien und Zysten. Ein Ganglion geht in der Regel vom Tibiofibulargelenk aus und kann den N. peroneus communis am Fibulaköpfchen chronisch schädigen. *Klinisch* stehen zunächst Schmerzen im Vordergrund, später eine gemischte Parese, die innerhalb von Tagen vollständig werden kann oder – wie bei einem eigenen Fall – jeweils bei Märschen intermittierend auftrat. Meist sind Männer betroffen, und jede Altersgruppe ist vertreten. Ein Trauma spielt praktisch nie eine Rolle. Die entwicklungsgeschichtliche Beziehung der Ganglien zum Tibiofibulargelenk ist manchmal im Sinne eines Pedikels evident. Das Ganglion kann auch intraneural sitzen und muß dann eröffnet und ausgeschält werden. In der Kniekehle kann eine gut tastbare Baker-Zyste, von der Bursa gastrocnemio-semimembranosa ausgehend, sowohl auf den N. peroneus wie unter Umständen auch auf den N. tibialis Druck ausüben. Auch einfache oder gekammerte, schleimgefüllte Zysten in den Hüllen des Nervs, ohne jegliche Beziehung zu einem Gelenk, können zu gleichartigen Symptomen wie die Ganglien führen (969). Der Nachweis ist mittels bildgebenden Verfahren und auch mit Ultraschall (619) möglich.

Übrige Ursachen. Es ist auffallend, daß auch bei ausgedehnten kartilaginären *Exostosen am Fibulaköpfchen* nur äußerst selten Paresen beobachtet werden. Ein *Osteochondrom* und sogar eine *Muskelhernie* können beim Gehen zu einer Peroneusparese bzw. zu Schmerzen führen. Perineurale und intraneurale *Neubildungen* können ebenfalls Lähmungen verursachen. Eine Rarität stellt eine Peroneuslähmung durch ein intraneurales *Hämatom bei Antikoagulantientherapie* dar. Bei *Diabetikern* kann eine beidseitige Peroneusläsion mit entsprechenden motorischen, sensiblen und elektromyographischen Ausfällen – also nicht eine distale Polyneuropathie – auftreten. Dies ist als kombinierte Wirkung der Stoffwechselstörung und mechanischer Momente am Fibulaköpfchen zu interpretieren. Es sei daran erinnert, daß bei Diabetikern eine lokalisierte Verzögerung der Erregungsleitung an den physiologischen Engpässen nachgewiesen wurde. Selten kann sich einmal eine *Serumneuritis* als Peroneusparese manifestieren. Bei HIV-Positiven kommen vor allem Polyneuropathien vor, dann aber auch isolierte Mononeuropathien, z.B. des N. peroneus (621). Eine Hyperthyreose schien in einem Fall als prädisponierender Faktor mitzuspielen. Eine Häufung von Fibularisparesen bei Krebspatienten wurde als komibniert paraneoplastisch und mechanisch bedingt interpretiert (570). Eine Seltenheit stellt die *isolierte ischämische Neuropathie des N. peroneus communis* im Rahmen einer Durchblutungsstörung der unteren Extremitäten bei Ergotaminintoxikation dar.

Eine *isolierte Läsion des N. peroneus superficialis*, und zwar nur des sensiblen Endastes, kann einerseits traumatisch entstehen, andererseits aber als *spontanes Kompressionssyndrom* vorkommen. Auffallend oft gehen dem Beschwerdebeginn leichte Distorsionen des Sprunggelenkes voraus (547, 647). Seltener ist eine sekundäre Läsion nach Fibulafraktur. Die Patienten klagen über Schmerzen am Fußrücken und distalen Unterschenkel. Objektiv findet sich eine Dolenz am Ort der mechanischen Schädigung an der Durchtrittsstelle durch die Fascia cruris anterior im distalen Drittel des Unterschenkels und evtl. eine Sensibilitätsstörung im Ausbreitungsgebiet am Fußrücken. Eine Fettgewebshernie kann beim *Durchtritt durch die Faszienlücke* am distalen lateralen Unterschenkel zu Schmerzen führen.

Therapie

Diese hängt weitgehend von der Identifizierung der Lähmungsursache ab. Sie wurde z.T. schon im Zusammenhang mit den einzelnen ätiologischen Formen besprochen.

Konservative Maßnahmen

Bis zur Rückkehr der Funktion der gelähmten Dorsalextensoren wird manchem Patienten ein *Peroneusschuh* verschrieben, der durch eine Schiene oder Feder das Heruntersinken der Fußspitze bei jedem Schritt verhindert.

Operative Maßnahmen

Der N. fibularis communis hat der allgemeinen Meinung nach eine relativ schlechte Prognose. Dies trifft auch tatsächlich zu, da nach Wiederherstellungen häufig nur „akademische Resultate" erreicht werden, ohne daß es zu einer Dorsalextension des Sprunggelenkes in einem nützlichen Ausmaß kommt. Eine der Ursachen dafür scheint die Tatsache zu sein, daß die vom N. peroneus innervierten Muskeln gegen viel stärkere Antagonisten zu agieren haben, und daher in der Regeneration zurückbleiben. Bereits 1972 habe ich (H.M.) bei einer Serie von unbefriedigenden Ergebnissen nach Peroneuswiederherstellung einen Tibialis posterior-Transfer ausgeführt und feststellen können, daß durch diesen Transfer die Regeneration des Tibialis anterior, aber auch des Extensor hallucis longus und des Extensor digitorum longus positiv beeinflußt wurde. Bei einer Reihe von Fällen kam es zu einer so guten Funktionsrückkehr, daß der Tibialis posterior Transfer aufgelassen werden konnte. Aufgrund dieser Erfahrung führen wir daher gleichzeitig, oder kurz nach der Wiederherstellungsoperation am N. peroneus einen Tibialis posterior Transfer durch, und zwar immer dann, wenn das Intervall länger als drei Monate war, ein größerer Defekt vorlag, und es sich um einen erwachsenen Patienten handelt. Seither sind die Ergebnisse der Peroneuswiederherstellungen durchaus mit denen anderer Nerven vergleichbar.

Besonders ungünstig sind Traktionsschäden des N. peroneus, mit oder ohne Ruptur, die bei Kniegelenksverletzungen mit Aufklappung des Kniegelenkes entstehen. Bei diesen Patienten müssen oft sehr lange Defekte überbrückt werden. Der N. peroneus communis verläuft unterhalb des Fibulaköpfchens in einem engen Kanal. Auch der Eintritt in das laterale Kompartment und der Übertritt vom lateralen in das vordere Kompartment stellen Engstellen dar. Im Rahmen einer Kontinuitätswiederherstellung sollen diese Engstellen systematisch erweitert werden. Man sieht aber auch immer wieder bei Ischiadicusläsionen, daß die Regeneration in den N. tibialis fortschreitet, während sich entlang des N. peroneus communis ein starkes Tinel-Hoffmann-Zeichen entwickelt, und die Regeneration nicht weiter geht. Wir deuten dies so, daß der enge Kanal sich dem marklosen denervierten Nerv angepaßt hat und auf den Nerv ein solcher Druck ausgeübt wird, daß die Regeneration hier zum Stillstand kommt. Wir glauben daher, daß man auch bei Ischiadikusläsionen systematisch die Engstellen beheben sollte. Die Behandlung von Läsionen des R. superficialis bzw. des R. profundus des N. peroneus, hat eine gute Prognose.

Der N. peroneus ist am besten durch multiple quere Inzisionen mit Tunnelierung der Haut dazwischen freizulegen.

Für die aus dem N. peroneus stammenden Hautnerven des Fußes (N. cutaneus dorsalis intermedius, N. cutaneus dorsalis medialis) gilt, daß sie bei Verletzung fallweise schmerzhafte Neurome entwickeln, die sehr unangenehm sind. Diese Nerven sollten daher geschont werden und bei Verletzungen wiederhergestellt werden, um dem Auftreten eines schmerzhaften Neuromes entgegen zu wirken.

Ersatzoperationen. Bei irreparablen Fibularislähmungen muß der den Gang behindernde Spitzfuß behoben werden. Die subtalare Arthrodese mit gleichzeitiger hinterer Arthrorise des oberen Sprunggelenkes wird nur noch selten angewendet. Die Double-Arthrodese nach Lambrinudi mit keilförmiger Resektion des Talus hat sich gut bewährt. Gleichzeitig kann eine Tenodese der distalen Strecksehnen vorgenommen werden, wobei dieser zusätzliche Eingriff jedoch nur ausnahmsweise nötig ist. Durch eine Verlagerung des M. tibialis posterior durch die Membrana interossea hindurch auf die Streckseite des Fußes kann man in gewissen Fällen eine aktive Dorsalextension erreichen.

Differentialdiagnose

Diese ist nicht immer leicht. Auf die Ausfälle im Peroneusgebiet bei *Läsionen des Ischiadikusstammes* haben wir schon hingewiesen. Im weiteren haben *Wurzelsyndrome L5* eine Dorsalextensionsschwäche des Fußes und vor allem der Großzehe zur Folge (s. Abb. 5.**17** u. 5.**22**). Hierauf ist auf S. 154 besonders hingewiesen worden. In derartigen Fällen werden das vertebrale Syndrom, die Sensibilitätsstörung und eventuell die Liquoruntersuchung bei der Differenzierung mithelfen. Der M. extensor hallucis longus ist auch bei peripheren Peroneusparesen gelegentlich ganz vorwiegend befallen, besonders im Verlaufe einer Reinnervation, so daß bei oberflächlicher Untersuchung der Eindruck einer isolierten Parese dieses Muskels zustande kommt. Bei *Polyneuropathien* steht oft die Dorsalextensionsschwäche der Füße ganz im Vordergrund. Die

Beidseitigkeit der Symptome und die bei sorgfältiger Untersuchung immer nachweisbaren anderen Zeichen einer Polyneuropathie, wie z.B. Reflexabschwächungen und distale Sensibilitätsstörungen, erlauben wohl immer die korrekte Diagnosestellung. In Frühstadien allerdings können sich besonders Polyneuropathien bei Arteriitiden als „Mononeuritis multiplex" ganz vorwiegend als einseitige Peroneusläsion äußern. Die neurale Muskelatrophie Charcot-Marie-Tooth (peroneale Muskelatrophie, H. M. S. N.) ist aufgrund der Beidseitigkeit, der sehr langsamen Progredienz, des Ausfalles von Reflexen und der fehlenden oder diffusen Sensibilitätsstörung kaum je mit einer peripheren Peroneusparese zu verwechseln. Auch die distale Muskelatrophie bei der *Dystrophia myotonica Steinert* ist nie nur auf das Peroneusgebiet beschränkt und ist nicht von Sensibilitätsausfällen begleitet. Akute (z.B. Poliomyelitis) und chronische *Vorderhornprozesse* (z.B. myatrophische Lateralsklerose) können auch eine Peroneusparese imitieren, werden aber bei Berücksichtigung der Gesamtheit der Symptome leicht zu erkennen sein. Das Nachschleifen der Fußspitze bei einer *zentralen Lähmung* ist vom Steppergang bei Peroneusparese nicht schwer zu unterscheiden: Bei der zentralen Parese wird das Knie nicht kompensatorisch höher gehoben. Der Spastiker führt vielmehr das steifgehaltene Bein in einem Bogen nach vorn, er „zirkumduziert".

Das *Tibialis-anterior-Syndrom* ist eine ischämische Kontraktur der Muskeln in der Tibialisloge. Die dadurch entstandene Funktionsstörung der Mm. tibialis anterior, extensor hallucis longus und extensor digitorum longus, wird nicht so selten als Peronäusparese verkannt. Die typische Symptomatologie wird weiter unten geschildert.

Übrige Nerven des Plexus lumbosacralis

Eine Reihe weiterer Äste des Plexus lumbosacralis versorgen sensibel verschiedene Hautbezirke. In Abb. 6.**156** sind die rein sensiblen Nerven an der unteren Extremität insgesamt dargestellt und ihre Durchtrittsstelle durch Faszien oder andere Engpässe markiert.

Die Läsion einiger dieser Nervenstämme ergibt charakteristische Bilder, die nachfolgend besprochen werden sollen.

■ N. pudendus

Anatomie

Dieser Nerv formiert sich am unteren Rand des M. piriformis kaudal des Plexus ischiadicus. Er dient der Innervation der Beckenbodenmuskulatur, der Muskulatur des Perineum, sowie der Mm. sphincter ani externus und sphincter urethrae externus. Sensible Äste versorgen das Perineum, die Haut um den Anus sowie der äußeren Geschlechtsorgane. Dem Plexus pudendus lagern sich Fasern aus dem Plexus hypogastricus inferior (Plexus pelvinus) an, von denen vor allem die Nn. splanchnici pelvici (erigentes) zu nennen sind. Sie dienen der Innervation der Beckeneingeweide. Weitere Einzelheiten über Verlauf und Äste des N. pudendus s. S. 377.

Ursachen

Eine Läsion dieser Nerven kann durch Tumoren, selten durch operative Eingriffe bewirkt werden. Bei einem beidseitigen und teilweise auch bei einseitigem Befall kommt es zu Störungen der Blasenentleerung (Retention und dann Überlaufblase), des Analsphinkterschlusses und der Potenz. Perineale Äste des N. pudendus können bei Radfahrern chronisch komprimiert und geschädigt werden, häufiger aber nur vorübergehend durch Druck beeinträchtigt, so daß während Minuten Sensibilitätsstörungen auftreten. Wir beobachteten einen langdauernden Pudendusausfall bei einem Patienten, bei welchem im Rahmen einer Operation das Körpergewicht den Damm gegen eine Halterung andrückte. Ein vorübergehender Ausfall wurde durch Zug am Bein des Patienten bei Fixierung auf dem Frakturtisch und Druck auf die gegen den Damm gepreßte Stützen hervorgerufen. Dies äußert sich u.a. auch in einer meist vorübergehenden Impotenz (491). Ein- und auch beidseitige Pudendusläsionen können traumatisch durch Gewalteinwirkung gegen das Gesäß verursacht werden. Ein einseitiger Befall – zusammen mit einer Parese des Ischiadikus und des N. gluteus inferior – war bei einer Antikoagulantienblutung in den M. piriformis aufgetreten (35).

Als eigenes Krankheitsbild wird ein *Engpaßsyndrom in der Fossa ischiorectalis* (Alcock-Kanal) beschrieben (11). Charakteristisch ist eine Zunahme der perinealen Schmerzen im Stehen oder bei lokalem Druck im Sitzen. Die lokale Infiltration mit einem Corticoidpräparat unter CT-Kontrolle

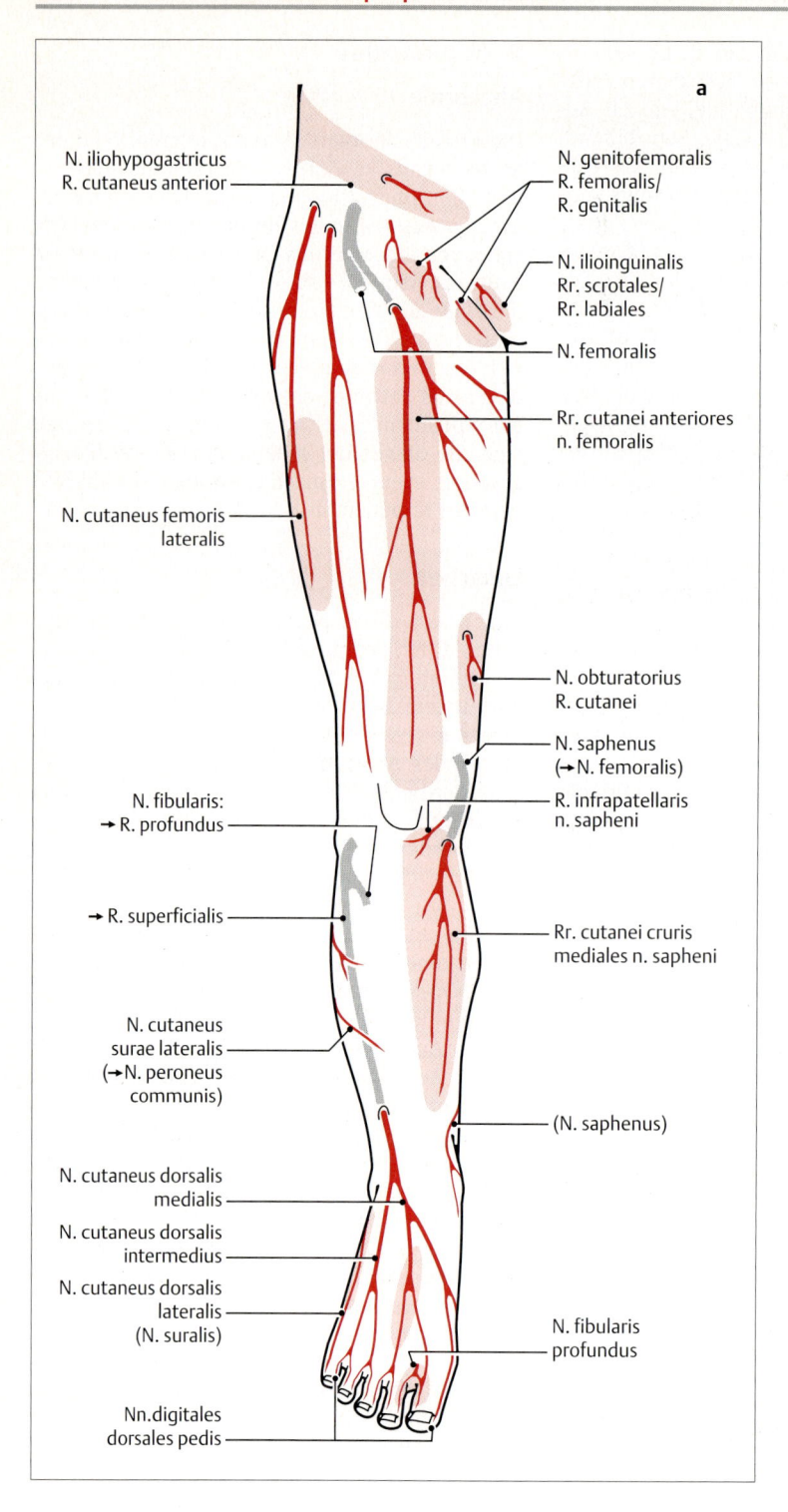

Abb. 6.156a Hautäste der unteren Extremitäten in der ventralen (**a**) und der dorsalen (**b**) Ansicht.

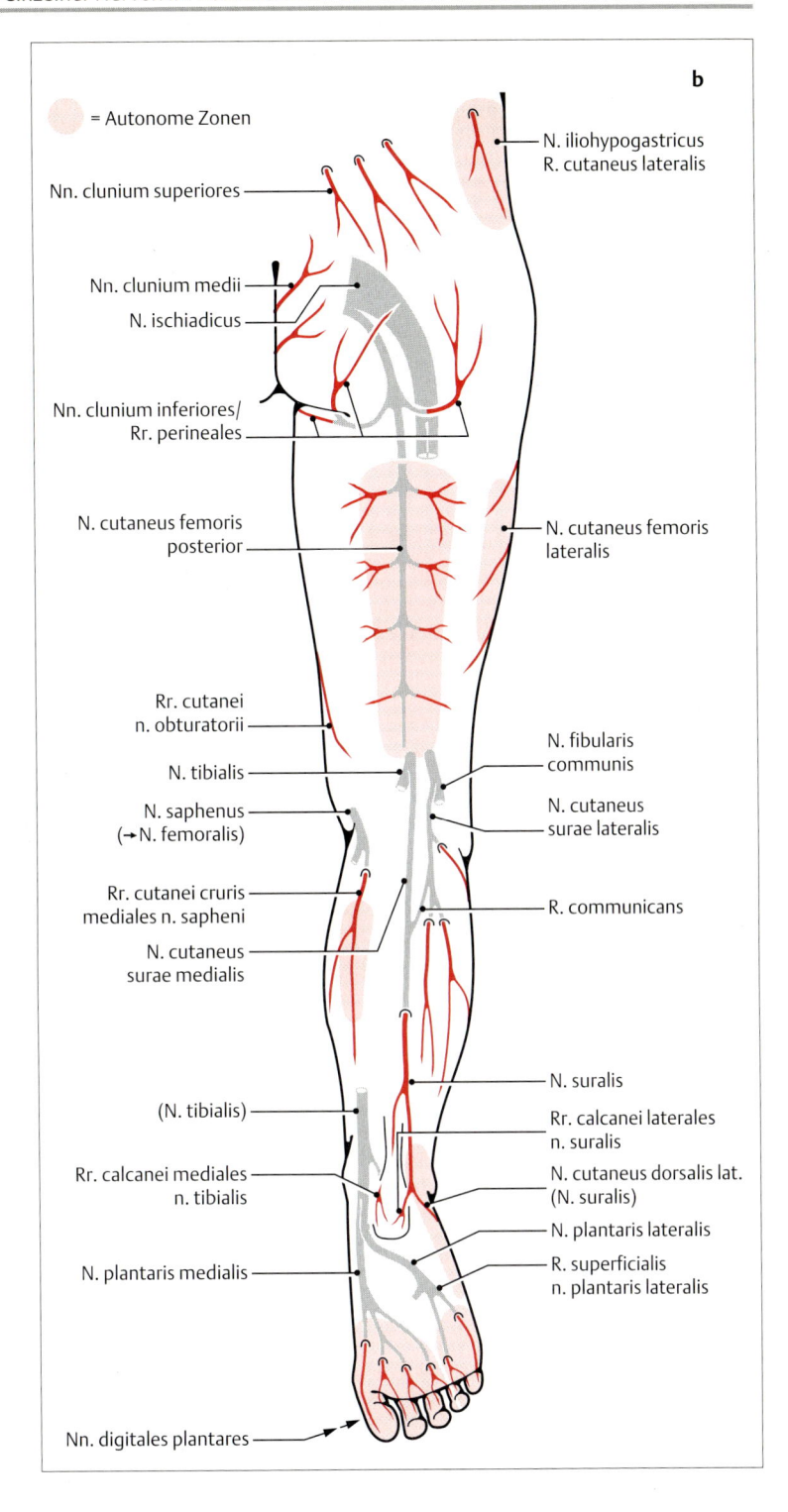

Abb. 6.**156b**

Abb. 6.156b

● = Autonome Zonen

- Nn. clunium superiores
- Nn. clunium medii
- N. ischiadicus
- Nn. clunium inferiores/ Rr. perineales
- N. cutaneus femoris posterior
- Rr. cutanei n. obturatorii
- N. tibialis
- N. saphenus (→ N. femoralis)
- Rr. cutanei cruris mediales n. sapheni
- N. cutaneus surae medialis
- (N. tibialis)
- Rr. calcanei mediales n. tibialis
- N. plantaris medialis
- Nn. digitales plantares

- N. iliohypogastricus R. cutaneus lateralis
- N. cutaneus femoris lateralis
- N. fibularis communis
- N. cutaneus surae lateralis
- R. communicans
- N. suralis
- Rr. calcanei laterales n. suralis
- N. cutaneus dorsalis lat. (N. suralis)
- N. plantaris lateralis
- R. superficialis n. plantaris lateralis

brachte in 9 von 15 Fällen eine Besserung (11). In einer retrospektiven Analyse von 170 Fällen mit mindestens einjähriger Katamnese wurden die Behandlungsresultate von Infiltrationen unter Bildschirmkontrolle oder CT-Kontrolle, sowie die chirurgische Operation in 27 Fällen verglichen. Alle Methoden hatten primär nur bei ca. 30–50 % der Fälle Erfolg und die Rezidivquote war hoch (10).

Operative Maßnahmen

Am N. pudendus habe ich (H.M.) mehrfach wegen eines Schmerzsyndroms durch Tumorinfiltration im Rahmen von Karzinomen im Beckenbereich intervenieren müssen. Durch eine entsprechende Neurotomie wurde Schmerzfreiheit erreicht.

■ N. cutaneus femoris posterior (S1 – S3)

Anatomie. Dieser Nerv geht direkt aus dem Plexus oder aus einem gemeinsamen Stamm mit dem N. gluteus inferior ab. Unterhalb des M. gluteus maximus liegt er medial vom N. ischiadicus, entläßt um den unteren Rand dieses Muskels die *Nn. clunium inferiores* und die *Rr. perineales*, welche die Haut im Bereich des Gesäßes, des Dammes und der medialen Oberschenkelfläche innervieren. Der Stamm zieht auf der Dorsalfläche des Oberschenkels unterhalb der Faszie bis zur Fossa poplitea und verzweigt sich dabei in Hautäste. Sein Innervationsareal reicht von der Gesäßregion nach medial und ventral bis zum Damm und Skrotum (bzw. Labium majus) und in der Mittellinie der Beugeseite des Oberschenkels bis in die Kniekehle. Als autonomes Feld kommt nur eine schmale Zone am oberen Rand der Fossa poplitea in Betracht.

Lähmungsursachen. Die Nervenäste können z.B. nach Sturz aufs Gesäß lädiert werden. Eine Läsion des Hauptstammes wurde durch Injektion beschrieben (776). Zusammen mit dem N. gluteus inferior kann der N. cutaneus femoris posterior beim Rezidiv eines kolorektalen Karzinoms befallen sein. Distale sensible Nerven der unteren Extremitäten können nach langdauernder Ischämie des Beines während vieler Monate Ausfälle aufweisen (1287).

■ N. suralis (S1-S2)

Klinik. Auch der aus dem N. cutaneus surae medialis (Ast des N. peroneus) und manchmal aus dem N. cutaneus surae lateralis (Ast des N. tibialis) entstehende *N. suralis* kann im Sinne eines spontanen Kompressionssyndromes (934) oder bei Druck durch ein Osteochondrom (761) oder durch ein Ganglion lädiert sein und zu Schmerzen an der lateralen Fußkante sowie im Bereich des lateralen Malleolus führen. Eine bestimmte Schnürweise eines Militärstiefels mit Knotung seitlich am Schaft führte zu einer kompressionsbedingten Suralisneuralgie („Kamerad-Schnürschuh-Syndrom") (483). Andere Fälle treten bei längerem Druck des Fußrandes gegen harte Kanten oder gar beim Tragen einer engen Fußgelenkskette auf (941).

Operative Maßnahmen. Der N. cutaneus surae medialis und der R. communicans peroneus dienen als Transplantatspender und haben sich in diesem Zusammenhang bewährt. Läsionen im subkutanen Bereich haben die Tendenz, wie alle Hautnerven, schmerzhafte Neurome zu bilden. Dies ist ein Grund für die Kontinuitätswiederherstellung bei Verletzungen. Andererseits haben wir (H.M.) bei vielen Nerventransplantationen unter Verwendung des N. peroneus als Transplantatspender keinen Fall mit einem schmerzhaften Neurom registrieren müssen. Wir haben allerdings als Vorsichtsmaßnahme immer den Nerv unterhalb der Kniekehle im Subfascialraum durchtrennt, und zwar auch dann, wenn nur ein kurzes Transplantat benötigt wurde und eine Nerventnahme aus dem Subkutanbereich genügte. Der N. suralis selbst, sowie sein Endast, der N. cutaneus dorsalis pedis lateralis, können bei Verletzung schmerzhafte Neurome bilden.

Synoptische Tabelle der Nervenläsionen an den unteren Extremitäten

In Tab. **6.41** sind alle bei den einzelnen Nervenlähmungen betroffenen Muskeln, die entstehenden Funktionsausfälle und die häufigsten Ätiologien nochmals synoptisch zusammengefaßt worden.

Allgemeine Differentialdiagnostik der Nervenläsionen und der Schmerzsyndrome an den unteren Extremitäten

Im Laufe der Besprechung der einzelnen Paresen wurde auf die Differentialdiagnose verschiedentlich schon hingewiesen. Hier seien lediglich noch einige Punkte ergänzend hinzugefügt.

Tabelle 6.41 Muskeln und Nerven in den Kompartments des Unterschenkels

Kompartment	Muskeln	Nerv
vorderes Kompartment	M. tibialis anterior M. extensor hallucis longus M. extensor digitorum longus	N. peroneus profundus
laterales Kompartment	M. peroneus longus M. peroneus brevis	N. peroneus superficialis
tiefes hinteres Kompartment	M. tibialis posterior M. flexor hallucis longus M. flexor digitorum longus	N. tibialis
oberflächliches hinteres Kompartment	M. triceps surae	

■ Distale Beinparesen

Diese kommen z.B. bei zerebralen Prozessen, z.B. bei einem parasagittalen Meningeom, vor und sind spastisch. Bei einem Querschnittssyndrom des Rückenmarkes bestehen neben einer beidseitigen motorischen Parese der Beine – die ebenfalls außer der akuten Schockphase spastisch ist – auch sensible Ausfälle mit charakteristischer Verteilung sowie Sphinkterstörungen. Auch Myopathien sind beidseitig und rein motorisch. Auf die ischämisch bedingten Paresen wurde weiter oben hingewiesen (S. 323 und S. 366).

■ Bewegungsbehinderung

Gelenksaffektionen werden bei korrekter Untersuchung wohl in der Regel als solche richtig erkannt. Jede *Instabilität des Kniegelenkes*, z.B. durch Läsion der Seitenbänder, der Kreuzbänder oder durch Subluxation der Patella sowie Affektionen des Hüftgelenkes, führen zu einer Atrophie des Quadrizeps und zu einem unsicheren Gang mit Neigung zum Einknicken im Knie. Die Differenzierung von einer echten Parese ist durch die Anamnese und durch die klinische Untersuchung des Kniegelenkes möglich.

Aplasien bzw. *Agenesien* einzelner Muskeln kommen auch an den unteren Extremitäten vor.

Bei der *operativen Versorgung* von Femurschaftfrakturen, bei welchen eine Ablösung des M. vastus lateralis notwendig ist, wird es sehr häufig unterlassen, das Bein postoperativ so zu lagern, daß sowohl die Hüfte als auch das Kniegelenk rechtwinklig gebeugt sind. Durch die übliche Lagerung mit fast gestrecktem Knie wachsen die Fasern des abgelösten Vastus zu weit proximal am Femurschaft an, so daß es faßt immer zu einer dauernden Beugebehinderung des Kniegelenkes kommt.

Ein sehr seltenes Krankheitsbild, das ebenfalls mit starker Einschränkung der Beugung der Kniegelenke einhergeht, ist die *fibröse Kontraktur des Vastus intermedius* beim Kleinkind. Durch die operative Durchtrennung der einzelnen fibrotischen Stränge kann wieder eine annähernd normale Beweglichkeit des Knies erreicht werden.

Aetiologisch nicht geklärt ist das Auftreten von schmerzlosen progredienten Schwächen im Ausbreitungsgebiet einzelner Nerven der unteren Extremitäten, die als *idiopathische progressive Mononeuropathie* bei jungen Menschen beschrieben wurde (317).

Lokalisierte Lähmungserscheinungen

Eine Reihe von *Kompartmentsyndromen* an den unteren Extremitäten können periphere Nervenlähmungen vortäuschen. Diese werden auf S. 458 noch zusammenfassend beschrieben werden. Hier sei an das von einer N.-peroneus-Parese abzugrenzende *Tibialis-anterior-Syndrom* (S. 458) erinnert. Ein *Kompartmentsyndrom der Mm. peronei* (S. 459) ist viel seltener. Von einer N.-tibialis-Läsion muß das seltene Kompartmentsyndrom der Wadenmuskulatur (S. 459) abgegrenzt werden. Noch schwieriger zu erkennen, ist das *Kompartmentsyndrom der tiefen Tibialisloge* (S. 459), das zu Krallenstellung mit entsprechender schmerzhafter Gehbehinderung führt. Wir sahen ein solches nach Venenstripping auftreten.

Schmerzsyndrome

Hartnäckige lokale Schmerzen an der Innenseite des Os ischii mit ischialgiformen Ausstrahlungen nach distal an der Rückseite des Beines sahen wir z.B. bei einem Zahnarzt, der auf einem sattelartigen Stuhl sitzend arbeitete. Die Schmerzen waren wohl durch eine chronische Reizung der Bursa ischioglutaealis bedingt. Es finden sich auch andere Reizzustände von Bursae, unter anderem die Bursa ischiadica, die zu Glutealschmerzen und ischialgiformen Beschwerden führen können. Auch ein subgluteales Lipom kann eine Ischialgie verursachen (1311). Myofasziale Triggerpunkte z.B. des M. gluteus können ebenfalls zu Verwechslungen mit Ischias-bedingten ausstrahlenden Schmerzen führen. Hüftschmerzen können bei Coxarthrose auftreten, bei Reizzuständen einzelner der Bursae im Bereiche des Hüftgelenkes, dann aber auch bei einer Periarthropathia coxae oder einer Algodystrophie der Hüfte. Schmerzen im Unterschenkelbereich können als nächtliche Crampi auftreten und sind dann durchaus banal. Wadenkrämpfe kommen aber auch gehäuft als Frühsymptom einer myatrophischen Lateralsklerose vor. Schmerzen im Fußbereich sind z.T. oben schon erwähnt worden. Beim restless legs-Syndrom findet sich eine schmerzhafte Bewegungsunruhe der Beine („anxietas tibiarum"), besonders nachts im Bett oder beim Sitzen auf einem weichen Sessel. Ergänzend sei ein Calcaneussporn erwähnt, ein Sinus tarsi-Syndrom oder die brennenden Fußschmerzen bei der Erythromelalgie und bei gewissen Formen der sensiblen Polyneuropathien („burning feet-Syndrom"). Besonders am Fuß kommen eine ganze Reihe von nicht neurogenen Ursachen in Frage (244). Ein Glomustumor kann am Bein lokalisiert sein und zu hartnäckigen, quälend dumpfen Schmerzen führen, besonders wenn das Bein herunterhängt.

Kompartmentsyndrome und ischämische Muskelnekrosen

Kompartmentsyndrome kommen am häufigsten am Unterschenkel vor. Hier werden 4 Kompartments unterschieden (Abb. 6.**157**, Tab. 6.**42**). Am anfälligsten ist das vordere Kompartment wegen seiner exponierten Lage gegenüber Traumen, aber auch wegen der besonders straffen Struktur seiner Faszie.

Im akuten Stadium, aber auch im Stadium der ischämischen Kontraktur kommt es nicht selten zu differentialdiagnostischen Schwierigkeiten. Die Diagnose eines Kompartmentsyndroms wird dann nicht verfehlt, wenn im akuten Stadium seine klassischen Symptome (ausgeprägte, durch Druck und Dehnung verstärkte Schmerzen, pralle Schwellung der Muskelloge) erkannt werden. Besondere Beachtung verdienen zudem die speziellen Auslösesituationen: dislozierte Frakturen, ausgedehnte Weichteilverletzungen und Gefäßverletzungen. Nur selten führt eine übermäßige Beanspruchung der Muskulatur zu einem Kompartment-Syndrom. Häufige Ursache hingegen ist eine lagerungsbedingte lokale Druckeinwirkung bei Bewußtlosen, gelegentlich auch eine ungünstige Lagerung bei einer langen Operation (19, 780, 601). Bei unsicheren klinischen Zeichen ist eine Messung des Gewebsdrucks von entscheidender diagnostischer Bedeutung (972).

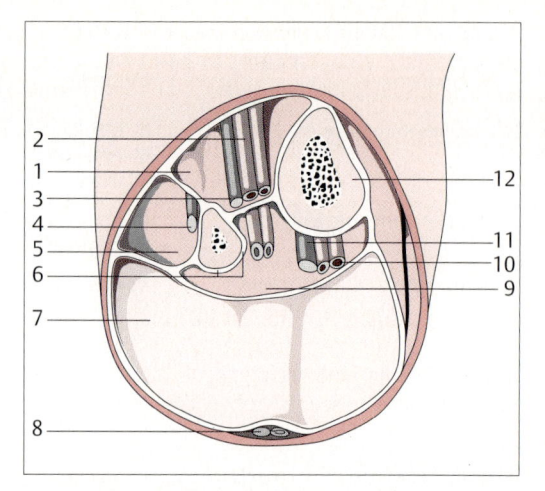

Abb. 6.**157** Unterschenkel mit Tibialisloge (modifiziert nach Lanz u. Wachsmuth). 1 M. extensor digitorum longus, 2 A. u. V. tibialis anterior, 3 N. fibularis profundus, 4 N. fibularis superficialis, 5 Mm. fibulares, 6 Fibula, 7 Wadenmuskulatur, 8 V. saphena parva und n. suralis, 9 M. tibialis poserior mit A. u. V. fibulares, 10 A. u. V. tibialis posterior, 11 N. tibialis, 12 Tibia.

Das Tibialis-anterior-Syndrom

Beim Syndrom des vorderen Unterschenkelkompartments (Tibialis-anterior-Syndrom) läßt sich dieses in der akuten Phase nur schwer von einer Schmerzschonung und von einer Läsion des N. peroneus profundus unterscheiden. Differentialdiagnostisch bedeutsam ist die Sensibilitätsstörung im 1. Interdigitalraum zwischen Großzehe und 2. Zehe. Im akuten Initialstadium kann allerdings durch eine ischämische Läsion des in der Tihialisloge verlaufenden N. peroneus profundus auch jener Endast am Fußrücken ausfallen. Im Defektstadium führt die ischämische Kontraktur der Fuß- und Zehenextensoren zu einer Fixierung des Sprunggelenks, etwa in Rechtwinkelstellung. Deswegen kann sich eine Parese des N. peroneus profundus nur wenig auswirken. Oft ist nicht der gesamte Inhalt der Muskelloge nekrotisch, und es bleiben proximale Anteile des M. tibialis anterior verschont. Mitunter besteht die Behinderung vornehmlich in einer Krallenstellung der Zehen, vor allem der Großzehe (Abb. 6.**158**).

■ Das laterale Kompartmentsyndrom

Die ischämische Nekrose der Musculi peronei ist als große Seltenheit ebenfalls beschrieben worden (786), eventuell von einer Ruptur des M. peroneus longus begleitet. Auch beidseitige Syndrome kommen vor. Auch dieses Kompartmentsyndrom kann infolge einer Überbeanspruchung der Muskulatur auftreten. Die Computertomographie erlaubt den Nachweis der Muskelischämie. Eine Spaltung der Faszie über den Muskeln ist angezeigt.

Beim lateralen Kompartmentsyndrom des Unterschenkels können Lähmungen beider N. Fibularisäste auftreten, da auch der N. peroneus profundus in seinem proximalen Anteil durch diese Muskelloge verläuft.

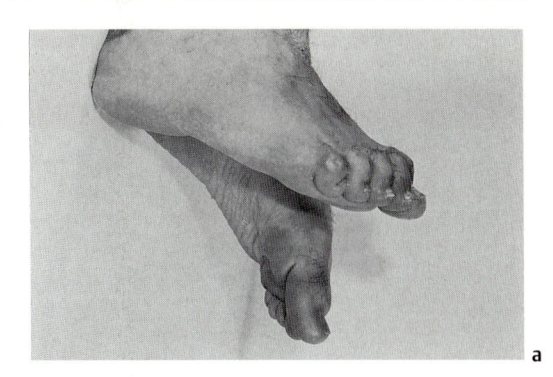

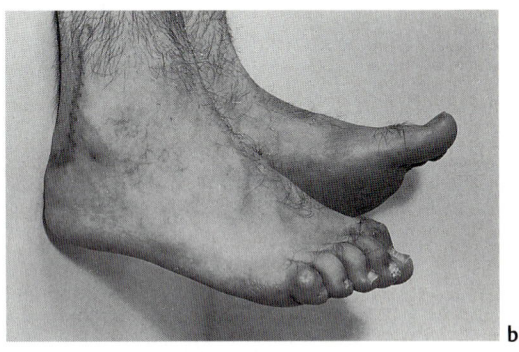

Abb. 6.**158** 40jähriger Mann mit Tibialis-anterior-Syndrom rechts nach Unterschenkelfraktur.
a Hammerzehenstellung besonders der Großzehe. Ungenügende Dorsalextension rechts im Vergleich zu links.
b bei der Aufforderung, den Fuß plantar zu flektieren, ist dies rechts wegen der Sklerosierung und Verkürzung der Muskeln in der Tibialisloge nicht möglich.

■ Das tiefe hintere Kompartmentsyndrom des Unterschenkels

Dieses ist im akuten Stadium schwer zu erkennen. Es führt zu einer schwerwiegenden Fußdeformität (Hohlfuß, Krallenzehen), die mit einer Tibialisparese einhergeht. Wir (M.M.) sahen ein solches partielles, vor allem den M. flexor hallucis betreffendes, nach einem Venenstripping auftreten. Es muß gegenüber einer distalen Tibialisläsion (s. Abb. 6.**145**) differenziert werden.

■ Syndrom der oberflächlichen hinteren Unterschenkelloge

Dieses kann zu einer Klumpfußbildung führen. Dieses Kompartment ist nur sehr selten isoliert betroffen (772).

■ Kompartmentsyndrome am Oberschenkel

Hier werden 3 Kompartments unterschieden, das vordere (mit dem darin verlaufenden N. saphenus), das hintere (mit dem N. ischiadicus) und das mediale Kompartment. Da die Logenräume des Oberschenkels einen beträchtlichen Volumenzuwachs kompensieren können, kommen Kompartmentsyndrome hier nur selten vor, etwa bei Polytraumatisierten mit ausgedehnten Weichteilverletzungen und Femurfrakturen. Wir sahen (M.M.) ein Kompartmentsyndrom von beiden Quadicepsmuskeln bei einem Amateur-Radfahrer nach intensivem Training. Im akuten Stadium können sensible Reizerscheinungen der durch die Kompartments verlaufenden Nerven auftreten. Motorische Ausfälle im Ischiadikusgebiet als Folge des Kompartment-Syndroms stellen eine Rarität dar (558, 1052).

Tabelle 6.42 Übersicht über die Plexuslähmungen und die Lähmungen der einzelnen peripheren Nerven an den unteren Extremitäten (aus M. Mumenthaler: Dtsch. med. Wschr. 87 [1962] 1887; 1967)

Nerv	Betroffene Muskeln	Sensibilitätsausfall
Plexus lumbalis L1–L4	vor allem Hüftbeuger (Rotatoren des Hüftgelenkes), Adduktoren des Oberschenkels, Kniestrecker	1 N. iliohypogastricus 4 N. obturatorius 2 N. cutaneus femoris posterior 5 N. ilioinguinalis 3 N. cutaneus femoris lateralis
Plexus sacralis L5–S3	vor allem Gesäßmuskeln, ischiokrurale Gruppe, Dorsalextensoren und Plantarflexoren von Fuß und Zehen	
N. femoralis L1–L4	M. iliacus, M. pectineus M. sartorius M. quadriceps femoris	
N. cutaneus femoris lateralis L2–L3	ø	
N. ilioinguinalis L1 (–L2)	ø	
N. glutaeus superior L4–S1	M. gluteus medius } M. gluteus minimus } M. tensor fasciae latae	6 N. saphenus 7 R. cutaneus anterior n. femoralis

→

Fortsetzung Tabelle 6.**42**

Funktion	Besondere Tests	Ätiologie	Bemerkungen	Differentialdiagnose
s. Muskeln		traumatisch, retroperitoneale Prozesse (Tumoren), Hockstellung, Diabetes mellitus		
s. Muskeln		Tumoren im kleinen Becken, Schwangerschaft und Geburt, operative Eingriffe		multiple Wurzelläsionen, Cauda-equina-Syndrome, Verschlüsse der Beckenarterien
Beugen und Innenrotation der Hüfte	Prüfung am sitzenden Patienten mit herabhängendem Bein	operative Eingriffe, Verletzungen, Überstreckung des Hüftgelenkes, Blutungen		hohe lumbale Diskushernie, progressive Muskeldystrophie (isolierter Befall des Oberschenkels), arthrogene Muskelatrophie bei Kniegelenksläsionen, Femoralisform der diabetischen Neuropathie
Flexion, Adduktion und Außenrotation der Hüfte				
Kniestreckung (und Hüftbeugung)				
rein sensibel	Druckdolenz knapp medial der Spina iliaca anterior superior, Beschwerden beim Überstrecken des Hüftgelenkes	mechanische chronische Schädigung an der Durchtrittsstelle durch das Leistenband	„Meralgia paraesthetica"	hohe lumbale Diskushernie
vor allem sensibel	Überstrecken des Hüftgelenkes	chronische mechanische Schädigung beim Durchtritt durch die Bauchmuskeln		Hüftgelenksaffektionen
Innenrotation der Hüfte bei leichter Beugestellung	Abduzieren des Beines bei Seitenlage, Absinken des Beckens auf Gegenseite beim Gehen (positiver Trendelenburg)	traumatisch, vor allem Spritzenlähmung		Beckengürtelform der progressiven Muskeldystrophie
Abduktion im Hüftgelenk				

→

Fortsetzung Tabelle 6.42

Nerv	Betroffene Muskeln	Sensibilitätsausfall
N. glutaeus inferior L5–S2	M. glutaeus maximus	
N. tibialis L4–S3	M. gastrocnemius	
	M. plantaris	
	M. soleus	
	M. popliteus	
	M. tibialis posterior	
	M. flexor digitorum longus	
	M. flexor hallucis longus	
	M. flexor digitorum brevis	
	M. flexor hallucis brevis	
	M. abductor hallucis	
	M. abductor digiti minimi	
	M. adductor hallucis	8 N. suralis
	M. quadratus plantae	9 N. tibialis 10 N. plantaris lateralis 11 N. plantaris medialis
	Mm. lumbricales	
	Mm. interossei	
N. fibularis communis L4–S2	M. tibialis anterior	
	M. extensor digitorum longus	
	M. extensor hallucis longus	
N. fibularis profundus	M. peronaeus tertius	
	M. extensor digitorum brevis	
	M. extensor hallucis brevis	12 N. peronaeus communis 13 N. peronaeus superficialis 14 N. suralis 15 N. peronaeus profundus
N. fibularis superficialis	M. peronaeus longus	
	M. peronaeus brevis	

→

Fortsetzung Tabelle 6.**42**

Funktion	Besondere Tests	Ätiologie	Bemerkungen	Differentialdiagnose
Strecken der Hüfte	Bauchlage, Kniebeugen 90 °, Abheben des Oberschenkels von der Unterlage			Muskeldystrophie
Planarflexion des Fußes (und Kniebeugung)	Flexion des Knies, erste 15 °	traumatisch in Kniekehle, u.U. isoliert bei Ischiadikusverletzungen		Diskushernie L5/S1
Beugung im Kniegelenk	Knie in Beugestellung 90 °			
Supination und Plantarflexion des Fußes	Zehenbeuger nicht betätigen			
Flexion der Endphalangen				
Flexion der Mittelphalangen				
Dorsalextension des Fußes				
Extension der Endphalangen und des Fußes				
	Hackengang	direktes Trauma		Diskushernie L4/L5, andere Wurzelläsionen, Polyneuropathien, peroneale Muskelatrophie, distale Muskelatrophie bei Myopathien (Steinert), (Arteria-)Tibialis-anterior-Syndrom
	Steppergang	Frakturen der Fibula		
Extension der Grundphalangen		Druckparese	gute Prognose	
		serogenetische Lähmung	selten	
Eversion und Plantarflexion des Fußes				

■ Kompartmentsyndromen der Glutäalmuskeln

Hier treten neurologische Schäden (N. ischiadicus) erst in einem späten Stadium auf (101).

Bei einer 19jährige Patientin trat nach osteosynthetisch versorgter dislozierter Femurschaftfraktur mit Latenz von 2 Tagen ein **3-Kompartments-Syndrom** der Tibialis-, Peroneus- und Trizepsloge mit Fehlen beider Fußpulse auf. Beim Eingriff quollen die völlig anämischen Muskeln aus allen drei Logen hervor. Trotz Normalisierung der Fußpulse mußte 6 Wochen später schließlich der Unterschenkel im Kniegelenk exartikuliert werden (Dr. U. Kaspar, Interlaken).

■ Chronische Form der Unterschenkellogensyndrome

Dies wird besonders bei Militärpersonen nicht so selten beobachtet („shin splint"). Im Gegensatz zur akuten Form bilden sich die schmerzhaften Erscheinungen und eventuell leichte Schwellung über der Tibialisloge nach Unterbrechung der Belastung langsam wieder zurück. Die kritischen unter diesen Fällen können evtl. durch eine direkte, invasive oder eine schonende Meßmethode (1291) erfaßt werden. Letztere besteht darin, daß durch Auskultation über der A. dorsalis pedis am liegenden Patienten in verschiedenen Positionen des Beines, zwischen horizontal und senkrecht erhoben, untersucht wird. Dies wird vor und nach Belastung ausgeführt. Das Auftreten der Korotkoff-Geräusche wird in Relation zur Höhe der Auskultationspunkte gebracht. Die Phlebographie der Unterschenkelvenen kann für die Diagnose der chronischen Formen und damit für die Erfassung der gefährdeten Individuen ebenfalls nützlich sein. Das Phlebogramm wird als pathologisch betrachtet, wenn die Vv. tibiales anteriores 2 und 4 Minuten nach Abschluß der Belastung keine Füllung aufweisen.

7. Läsionen des peripheren vegetativen Nervensystems

7.1 Das vegetative Nervensystem

Anatomie

Die thermoregulatorischen Nervenfasern entspringen in einem hypothetischen „Wärmezentrum", das *im Hypothalamus* vermutet wird. Die emotionellen, vom Kortex herkommenden Impulse haben bereits auf einem höheren Niveau hinübergekreuzt. Sie konvergieren im Hypothalamus mit den thermoregulatorischen Impulsen. Die *Sympathikusbahn* verläuft dann von hier aus ungekreuzt weiter und zieht im Seitenstrang des Rückenmarks abwärts etwa zwischen Pyramidenseitenstrang und Tractus spinothalamicus. Sie verlassen das Rückenmark über die vorderen Spinalnervenwurzeln, erreichen über die Rr. communicantes albi den *Grenzstrang,* werden hier in seinen Ganglien auf das letzte – distale – Neuron umgeschaltet und gelangen über die Rr. communicantes grisei zu den Spinalnerven zurück. Sie begleiten dieselben nun in enger Anlehnung an die *sensiblen Nervenfasern* bis zu den in der Kutis gelegenen Schweißdrüsen (Abb. 7.1).

Die Verteilung der Axone der Ganglienzellen im Nucleus intermedio-lateralis des Rücken-

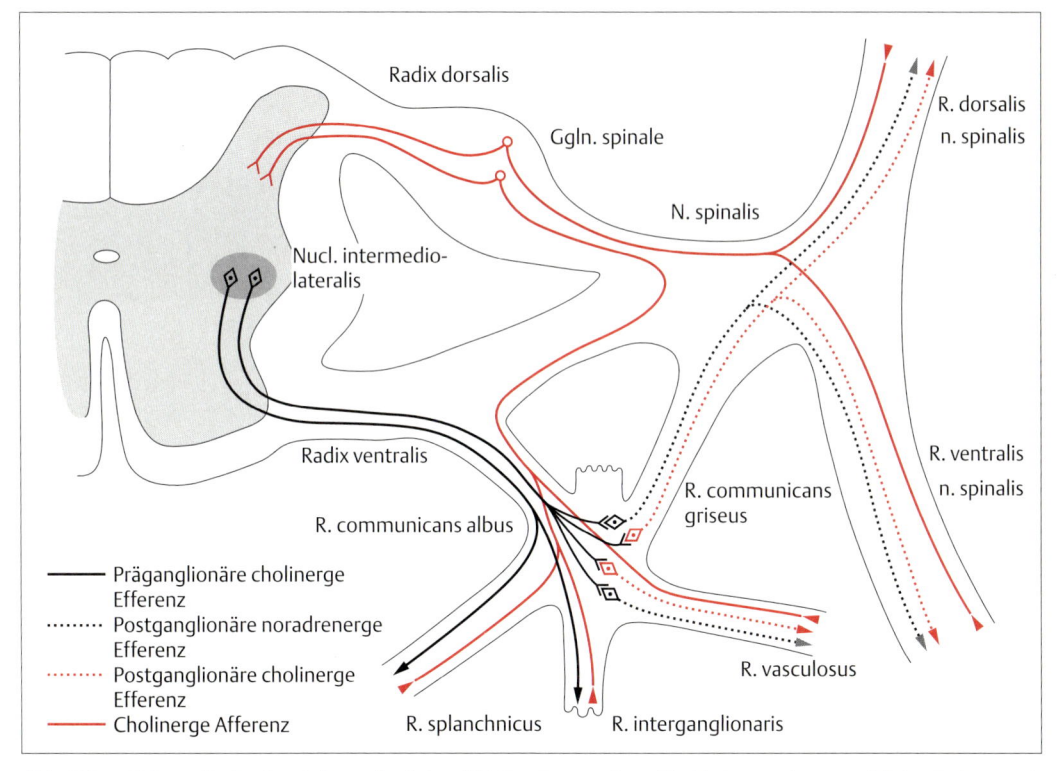

Abb. **7.1a** Schematische Darstellung der Schweißdrüseninnervation. Die Endverzweigung erfolgt mit den sensiblen Nervenfasern.
Abb. **7.1b** ▷

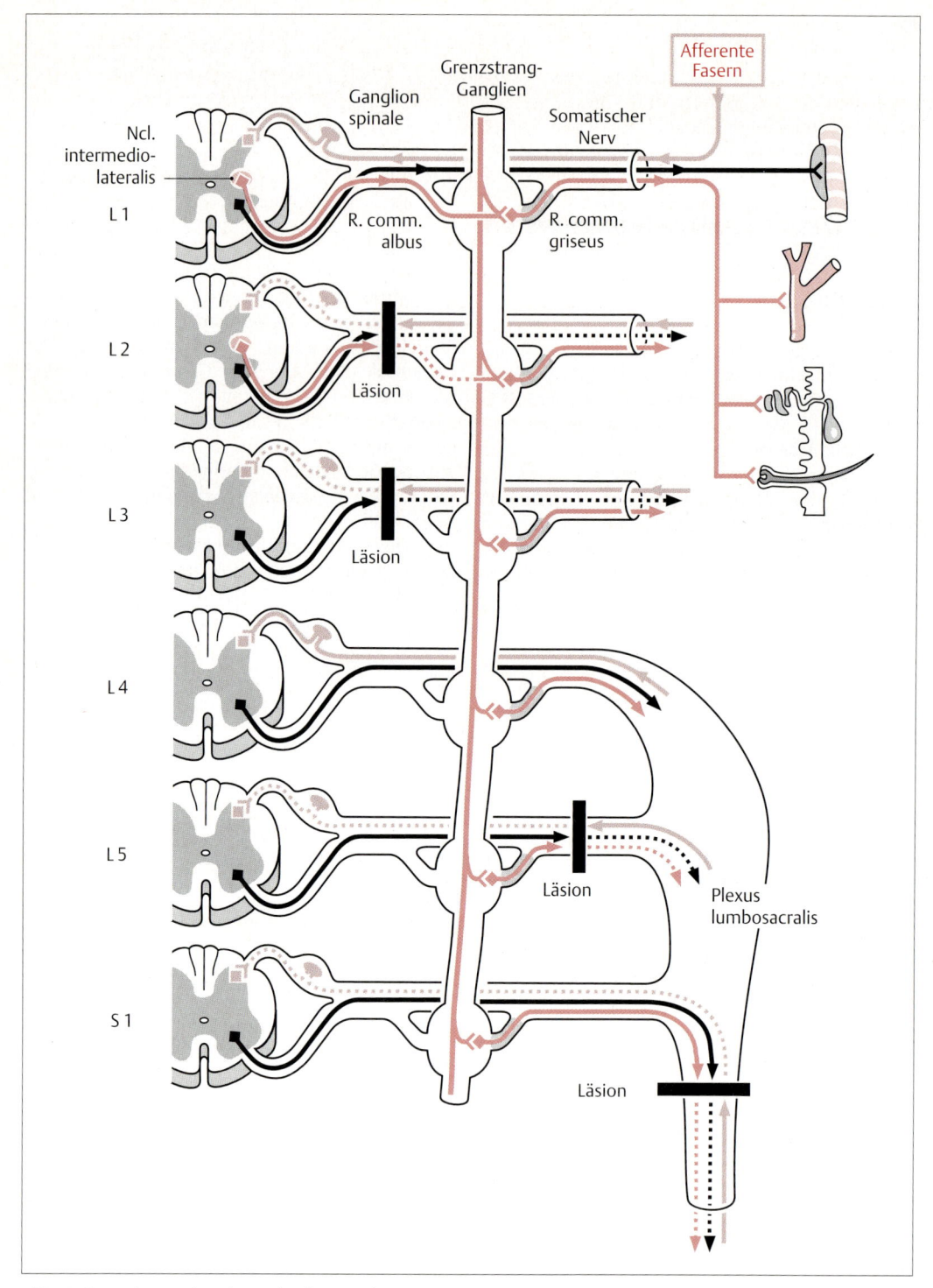

Abb. 7.1b Schema über die Verbindungen des Truncus sympathicus zum N. spinalis im Bereich der Pars thoraclis und Pars lumbalis.

markes bis hin in die Peripherie ist in der Abb. **7.1a** ersichtlich.

Die Verteilung der peripheren sudorisekretorischen Fasern im Bereich des *Gesichtes* weicht allerdings von diesem Schema ab. Wir gehen darauf nicht näher ein, weil die Läsionen der Hirnnerven hier nicht berücksichtigt werden. Eine Sonderstellung haben außerdem die Schweißdrüsen der *Handfläche* und der *Fußsohle*. Der Weg der hierher gelangenden sudorisekretorischen Fasern unterscheidet sich anatomisch nicht von dem oben dargestellten Verlauf. Nur funktionell unterliegen diese Drüsen anderen Impulsen. Sie dienen nicht der Thermoregulation und bleiben zum Beispiel trocken bei Heißluftschwitzbädern. Sie sprechen auf emotionelle Reize leicht an. Phylogenetisch sind sie auch älter als die ubiquitär verteilten ekkrinen Drüsen. Sie sind z.B. bereits bei allen Katzen vorhanden. Diese Schweißdrüsen erleichtern bei den Tieren die Haftfähigkeit der Tatzen bei der Flucht.

Da die sudorisekretorischen Fasern an die Strukturen des Grenzstranges gebunden sind, folgen sie auch der ihm eigenen Zuordnung zur Metamerie: Nur innerhalb der Segmente Th2/3 bis einschließlich L2/3 enthalten die vorderen Wur-

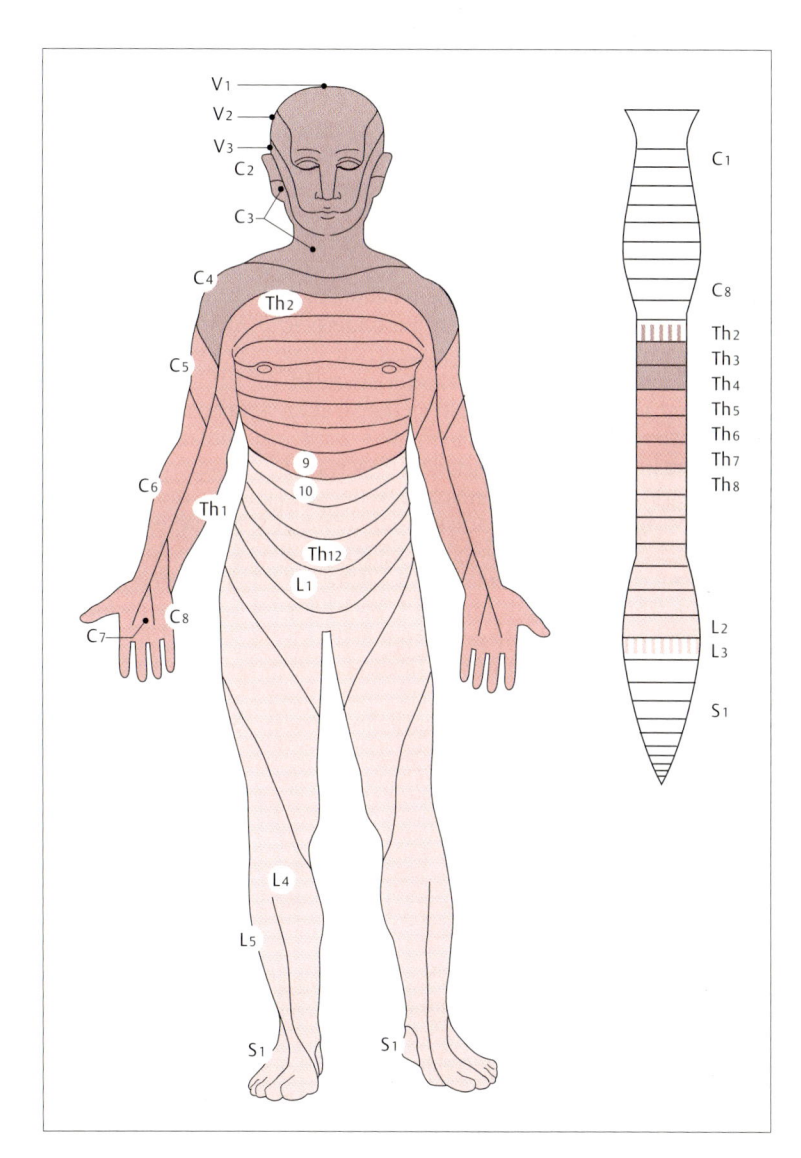

Abb. **7.2** Metamere Gliederung vegetativer Efferenzen.

zeln Schweißfasern. Das heißt, daß alle Körperabschnitte oberhalb des 2. Thorakalsegments bzw. unterhalb von L3 von den genannten Bereichen aus versorgt werden müssen. Die vegetative Versorgung weicht also in ihrer metameren Gliederung stark von der bekannten Dermatomeinteilung ab. Kopf und Hals erhalten ihre sudorisekretorischen Fasern aus Th3 bis Th4, die Arme einschließlich der Achselhöhle aus Th5 bis Th7 und die Beine aus Th10 bis L2/3 (Abb. 7.2). Bei hohen Querschnittsläsionen kann deshalb durch Ausfall der gesamten thermoregulatorischen Schweißsekretion und damit der Wärmeabgaberegulation ein zentrales Fieber, eine Wärmestauung, entstehen.

7.2 Funktionen des sympathischen Nervensystems und dessen neurologische Relevanz

Die beim Menschen diffus verteilten kleinen ekkrinen Schweißdrüsen stehen im Dienste der Thermoregulation. Diese Funktion unterliegt einer ununterbrochenen nervalen Steuerung. Der adäquate Reiz für die Aktivierung ist eine Erhöhung der Körpertemperatur. Für das praktische Verständnis aller bedeutsamen Funktionsstörungen der Schweißsekretion genügt die Kenntnis der oben beschriebenen Bahn sowie folgender paradox anmutenden Besonderheit: Die Übertragung der thermoregulatorisch bzw. emotionell gesteuerten sudorisekretorischen Impulse lehnt sich zwar anatomisch an die Strukturen des Grenzstranges an. Ihre Impulse werden am Endorgan aber cholinergisch übertragen. Man findet histochemisch im Bereich des nervalen Endnetzes an den Schweißdrüsen eine erhebliche Anreicherung an spezifischer Cholinesterase. Gaben von Parasympathikomimetika (Prostigmin, Pilocarpin) bewirken profuse Schweißausbrüche. Diese schweißtreibende Wirkung der Parasympathikomimetika führte zu der Annahme, daß es neben einer sympathischen Bahn eine zweite sudorisekretorische Hauptbahn gebe. Tatsächlich ist es aber die über den Grenzstrang verlaufende thermoregulatorische, schweißfördernde Hauptbahn selbst, sie sich am Erfolgsorgan cholinergischer Impulse bedient.

Bei der Beurteilung von Defekten der Schweißsekretion muß man zwischen den 2 folgenden, grundsätzlich verschiedenartigen Typen unterscheiden.

Isolierte Störung auf thermische Reize. Die Schweißsekretion fehlt auf die üblichen thermischen Reize (heißer Lindenblütentee und Überwärmung mit dem Lichtbogen), während die gleichen Bezirke auf Pilocarpingaben eine normale Schweißsekretion zeigen. Dies ist der Fall bei allen Unterbrechungen der Schweißbahn proximal vom letzten sudorisekretorischen Neuron, das heißt also proximal der Grenzstrangganglien. Man kann also diesen Typ als *zentrale Schweißsekrektionsstörung* bezeichnen.

Sistieren der Schweißsekretion auf alle bekannten Reize. Die Störung ist nicht nur auf Wärmereize, sondern auch auf Pilocarpin nachweisbar. Eine isolierte Störung des Schwitzens auf Pilocarpin bei erhaltenem thermoregulatorischen Schwitzen gibt es übrigens nicht. Dieser vollständige Ausfall des letzten Neurons heißt also ein Ausfall des Grenzstrangganglions selbst oder der zur Peripherie hinziehenden Neuriten. In diesen Fällen atrophiert nämlich das die Schweißdrüsen umspinnende cholinergische nervale Endnetz. Infolgedessen bleibt nun auch der Reizerfolg von Pilocarpin auf die Schweißdrüsen aus. Dies wäre also eine periphere Störung der Schweißsekretion.

Die Grenze zentral-peripher liegt im Falle der Schweißbahn aber nicht an der gewohnten Grenze Rückenmark-Spinalnervenwurzel, sondern weiter distal im Grenzstrangganglion.

Den *zentralen Typ* der Schweißsekretionsstörung findet man bei intramedullären Prozessen, bei intraspinalen Kompressionsschäden von Spinalnervenwurzeln (etwa durch Bandscheibenerkrankungen oder Tumoren) oder bei Wurzelausrissen. Bei Plexusläsionen hingegen oder peripheren Nervenschädigungen kommt es zum *peripheren Typ* der Schweißdefekte. Die Wurzelläsionen oberhalb von Th2/3 und unterhalb von L3 verursachen überhaupt keine Schweißsekretionsstörungen, da es in diesen Bereichen keine efferenten Schweißfasern gibt. Aber auch in-

Abb. 7.3 Schweißsekretionstest mit der Jod-Stärke-Methode von Minor. Spritzenläsion des N. cutaneus antebrachii lateralis. Zone der totalen Sensibilitätsstörung schwarz umrandet. Der anhidrotische Bezirk entspricht der gesamten Zone mit gestörter Sensibilität. Beachte die hyperhidrotische Randzone.

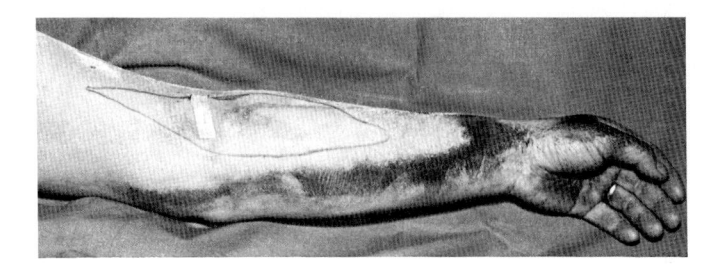

nerhalb von Th2/3 bis L3 verursachen Läsionen, die nur eine einzige Wurzel betreffen, niemals Schweißdefekte, da die Läsionen über Kollateralbahnen innerhalb des Grenzstranges kompensiert werden können.

Die Beobachtung der Schweißsekrektion spielt bei der *Objektivierung peripherer Totaldefekte* sensibler Nerven eine wichtige Rolle. In ihrer peripheren Verteilung sind die sudorisekretorischen Fasern eng an die sensiblen Hautnerven angelehnt. Bei Unterbrechungen sensibler Nervenstämme kommt es daher zu thermoregulatorischen und pharmakologischen Defekten der Schweißsekretion vom peripheren Typus, die in Form und Ausdehnung sehr genau mit den Sensibilitätsstörungen übereinstimmen (Abb. 7.3).

Diese Übereinstimmung von Schweißdefekten und Sensibilitätsstörungen ist bei peripheren Nervenunterbrechungen obligat: Wird in einem bestimmten Bereich eine totale Anästhesie und Analgesie angegeben, während die Schweißsekretion vollständig erhalten ist, so sind entweder die Angaben des Untersuchten falsch, oder es handelt sich nicht um eine periphere Nervenstammschädigung, sondern um eine Wurzelläsion. Das Wiederauftreten einer Schweißsekretion nach peripheren Nervenunterbrechungen, nach Nervennähten usw. geht mit der Regeneration der Sensibilität zeitlich etwa parallel. Gelegentlich sieht man im Regenerationsstadium eine monatelang anhaltende Hyperhidrose, ebenso bei partieller Nervendurchtrennung und bei Reizzuständen eines peripheren Nervs.

Schließlich können Störungen der Schweißsekretion unter Umständen wichtige *topisch-diagnostische Hinweise* geben: Isolierte Schweißsekretionsstörungen (und begleitende Störungen der Vasomotorik) einer Gließmaße können stationär oder progredient (isolierter) Ausdruck einer lokalisierten Rückenmarksläsion sein. Schweißsekretionsstörungen im (rechten oder linken) Kopf-Hals-Bereich bei unbestimmten Schulter-Arm-Schmerzen sind als Frühsymptom des Pancoast-Tumors beschrieben worden (S. 216). Im Bereich eines Beines können sie auf retroperitonäale Metastasierungen von Genital- oder Rektumkarzinomen hinweisen (S. 481). Bei Auftreten von Defekten der Schweißabsonderung wird in der Regel nicht der krankhafte Ausfall der Schweißdrüsenfunktionen als pathologisch empfunden, sondern das asymmetrische normale Schwitzen der gesunden Seite. Diese Fehlinterpretation ist besonders bei den Schweißsekretionsstörungen des Pancoast-Syndroms (S. 247) immer wieder auffällig.

Eigenartige Störungen der Schweißsekretion wurden in letzter Zeit beim *Adie-Syndrom* bekannt (s. unten).

Äußerst seltene extrem *hyperhidrotische Bezirke* (wir sahen sie bisher zweimal im distalen Unterschenkelbereich) kommen vor beim sogenannten Hydrangioma cutis, einer Malformation, die nichts mit Nervenläsionen zu tun hat. Die quälende Hyperhidrose läßt sich durch Resektion der sensiblen Nervenversorgung beseitigen, freilich um den Preis der Sensibilitätsstörung. Eine kontralaterale, einige Tage andauernde Hyperhydrose wurde selten nach Insult bzw. nach traumatischer Hirnverletzung beobachtet.

Mehr über die lokalisatorische Bedeutung einer Störung der Schweißsekretion und über Sympathikussyndrome s. S. 472.

7.3 Testen der Funktionen des sympathischen Nervensystems

Klinik

Schon durch Besichtigung und durch das Betasten eines Hautbezirkes können wir Schweißsekretionsstörungen feststellen. Die feinen Schweißperlen an Stirn, Wange und Lippen, vor allem auch an den Fingerbeeren und den Handflächen, lassen sich mit bloßem Auge oder bei Lupenbetrachtung erkennen. Leichte streichende Berührungen mit der Fingerkuppe oder dem Fingerrücken erlauben eine Unterscheidung auffällig trockener und somit glatter Bezirke von den normal durchfeuchteten Hautarealen.

Im Gegensatz zu den Störungen der Schweißsekretion haben die Störungen der Piloarrektion bisher nur wenig Beachtung gefunden, obwohl sie ohne irgendwelche Apparaturen mit einfachsten Hilfsgriffen innerhalb von wenigen Sekunden zu erkennen sind. Die Anatomie der für die Kontraktion der glatten Mm. arrectores pilorum verantwortlichen sympathischen Nervenfasern entspricht weitgehend derjenigen der sudorisekretorischen Fasern (S. 67), so daß sich eine erneute Darstellung erübrigt.

Wenn man bei einem entkleideten Patienten Kälte- oder Kitzelreize am Thorax oder am Rücken setzt, so löst man dadurch eine generalisierte, zentrogene Piloarrektion aus. Unterbleibt diese Reaktion in bestimmten Bezirken, so entspricht dies in seiner Wertigkeit etwa dem Ausfall der thermoregulatorischen Schweißsekretion. Dabei kann aber die direkte Auslösbarkeit der Piloarrektion durch lokal gesetzte Reize in dem gestörten Bezirk durchaus noch erhalten sein. Findet auch keine Piloarrektion mehr statt, wenn man den Reiz in einem Areal mit gestörter Sensibilität setzt, so spricht dies für eine Läsion im Plexus oder im peripheren Nerv. Dieses Symptom darf dann als ein objektives Kriterium für das Vorliegen postganglionärer Hautnervenunterbrechungen gewertet werden, ähnlich wie eine vollständige Anhidrose auf thermische und pharmakologische Reize. In bestimmten Phasen der Regeneration, in Randgebieten von Sensibilitätsdefekten und bei Partialläsionen, kann die lokale Piloarrektion übermäßig lebhaft sein.

Schweißtests

Verschiedene Methoden ermöglichen es, trockene und schwitzende Hautpartien farblich zu unterscheiden und davon dokumentarisch verwertbare Bilder aufzunehmen.

Untersuchungstechnik nach Minor (749)

Dieser Jod-Stärke-Versuch liefert gute Kontraste, die farbig oder auch auf einem orthochromatischen Schwarzweißfilm leicht photographisch festzuhalten (s. Abb. 7.**3**) und relativ „stabil" sind, das heißt nicht nach Verdunsten sogleich wieder „umschlagen". Die zu untersuchenden Körperteile werden zunächst mit der folgenden *Lösung* bepinselt:

- Jodi puri   1,5
- Olei ricini   10,0
- Spiritus 96 % 90,0

Glycerin anstelle von Rizinusöl bietet gewisse Nachteile: Es trocknet langsamer ein, der Puder haftet schlecht, und statt der braunschwarzen Färbung entsteht oft ein weißlichgelber Kleister. Nach Trocknen des Anstriches wird anschließend die Region mit Kartoffelstärkepuder gleichmäßig bestreut und die schweißtreibende Prozedur eingeleitet. Bei Auftreten von Schweißsekretion sieht man in der weißlichen Puderschicht sehr deutlich die dunklen punktförmigen Schweißperlen, die allmählich konfluieren. Die Photographien müssen im Anfangsstadium des Schwitzens gemacht werden, weil nach Eintreten einer allzu starken Schweißsekretion unschöne, verschmierte und verlaufene Bilder entstehen.

Chinizarinmethode

Bei dieser Technik werden die zu untersuchenden Hautbezirke gleichmäßig mit einem wie folgt zusammengesetzten Puder bestreut:

- Chinizarin-2,6-disulfonsaures Natrium 35,0
- Natr. carbon. sicc.   30,0
- Amyl. Oryz.   60,0

Das hellgraurötliche Pulver färbt sich bei geringster Wasseraufnahme dunkelblauviolett. Bei Beginn des Schwitzens erkennt man die einzelnen sezernierenden Schweißporen als blaue Punkte, die später konfluieren.

Ninhydrin-Test

Dieser von Moberg angegebene Test eignet sich zur Objektivierung und Dokumentation peripher bedingter Schweißsekretionsstörungen im Bereich der Hände und der Füße besonders gut (756, 1020). Er beschränkt sich auf die Feststellung spontaner Schweißsekretion. Provokationsversuche sind meistens entbehrlich.

Die Versuchsperson drückt ihre vorher gut mit Wasser und Seife gewaschene und sorgfältig getrocknete Hand oder nur die einzelnen Finger nebeneinander auf einen weißen Papierbogen. Besonders gut eignet sich Schreibmaschinenpapier. Der Druck soll nicht zu fest sein, damit der Abdruck nicht verschmiert wird. Die Konturen der Finger bzw. der Hand können mit einem Bleistift umfahren werden. Es ist ratsam, auch immer die gesunde Hand zu Vergleichszwecken mitzuregistrieren. Der Untersucher selber darf den Papierstreifen nie mit seinen Händen berühren. Er zieht deshalb am besten Gummihandschuhe an. Der Streifen wird dann durch eine 1 %ige Ninhydrin-Lösung in Aceton, der vor der Untersuchung einige Tropfen Eisessig zugeführt worden sind, einige Male durchgezogen und dann bei 110° C im Wärmeschrank oder Heißluftsterilisator erwärmt. Um die Färbung noch deutlicher hervortreten zu lassen, läßt man den Streifen noch 2 Tage an der Luft trocknen und fixiert ihn in folgender Lösung:

- Cupr. sulfuric.   1,0
- Aqua dest.   5,0
- Methanol   95,0
- Acidum nitr.   gtt. No V

Durch diese Fixierung werden die Abdrücke unbeschränkt haltbar. Um die Verunreinigung durch den Untersucher bei den einzelnen Schritten zu vermeiden, können die Streifen in einen kleinen Rahmen eingespannt werden.

Bei sauberer Technik, nicht saugfähigem Papier und sanftem Aufdrücken der Finger auf den Papierstreifen gelingt es, jedes Schweißpünktchen einzeln darzustellen (Abb. 7.4). Bei guter Darstellung der einzelnen Punkte ist sogar eine quantitative Erfassung der Schweißsekretion möglich. Diese kann zum Beispiel für die Lokalisation partieller Plexuslähmungen von Bedeutung sein. Analog wie für die Hand ist der Test auch zur Darstellung von Schweißsekretionsstörungen an der Fußsohle verwendet worden.

Der Test beruht auf der selektiven Färbbarkeit von Aminosäuren durch das Ninhydrin. Er ist auch dann anwendbar, wenn eine Mitarbeit durch den Patienten fehlt, z.B. bei Kindern, oder wenn eine Simulation ausgeschlossen werden soll. Das Festhalten des Befundes durch diese färberische Methode ist ganz besonders für die Beurteilung der Nervenregeneration bei Verlaufskontrollen nach Nervennähten wertvoll (s. Abb. 6.**76**).

Weitere Techniken

Messungen des *galvanischen Hautwiderstandes* (Vigourouxsches Phänomen) geben Hinweis auf die Durchfeuchtung der Haut. Sie geben dadurch einen Hinweis auf eine Störung der sensiblen Hautinnervation.

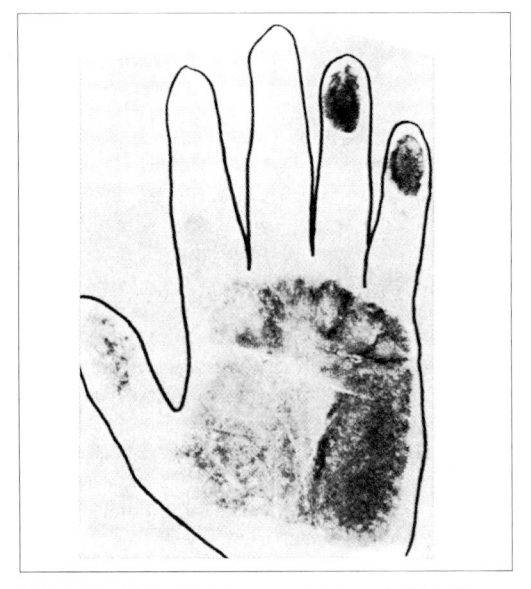

Abb. 7.**4** Ninhydrin-Test nach Moberg bei Medianusverletzung.

7.4 Klinische Bilder gestörter peripherer Sympathikusfunktionen und deren topisch-diagnostische Bedeutung

Die vegetativ gesteuerten Funktionen im Bereich der Haut – Schweißsekretion, Piloarrektion und Vasomotorik – sind bisher in der Differentialdiagnose peripher-neurologischer Syndrome zu Unrecht wenig beachtet worden. Ihre nervale Versorgung erfolgt durch Nervenfasern, die ausnahmslos über den Grenzstrang des Sympathikus verlaufen. Diesen vegetativen Funktionsstörungen kommt bei der Lokalisation peripher-neurologischer Läsionen eine wesentliche Bedeutung zu. Von allen diesen Funktionen sind die Schweißsekretion und ihre Störungen am sichersten zu erfassen und vor allem auch am eindrucksvollsten zu dokumentieren. Eine große praktische Bedeutung kommt aber auch den Störungen der Miktion und der Sexualfunktionen zu, die allerdings auch von zentralen Einflüssen wesentlich mit beeinflußt werden. Es scheint deshalb zweckmäßig, diese Phänomene nachfolgend ausführlicher darzustellen.

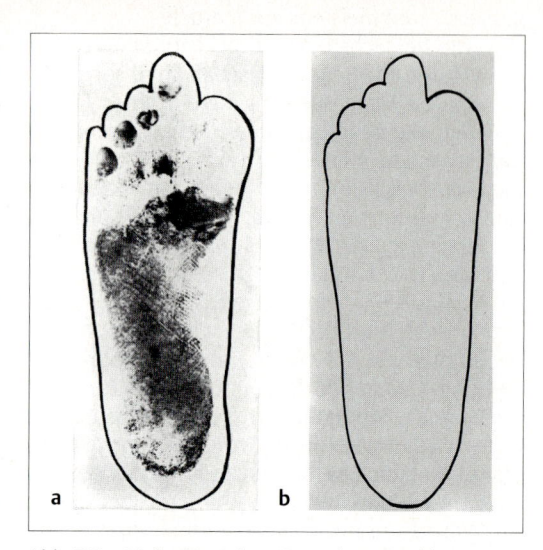

Abb. 7.**5** Ninhydrin-Schweißtest der Fußsohle. Normale Schweißabsonderung vor lumbaler Grenzstrangresektion (**a**). 3 Tage nach der Resektion, die wegen arterieller Durchblutungsstörungen durchgeführt wurde, bestand eine totale Anhidrose bei normaler Sensibilität (**b**) (aus R. Schiffter, H. Schliack: Fortschr. Neurol. Psychiat. 34 [1966] 33).

Generalisierte Krankheitsbilder

Hier zu gehören z.B. die Dysautonomie sowie der Status nach Sympathektomie. Fast experimentell sind die Beobachtungen nach Grenzstrangresektion (Abb. 7.**5**). Hyp- oder Anhidrosen des gesamten Körpers können eine komplexe Systemaffektion begleiten, z.B. eine idiopathische Hypotonie Shy-Drager. Einen mehr oder weniger großen Selbständigkeitsgrad erhalten Schweißsekretionsstörungen im Rahmen der akuten Pandysautonomie, dann aber auch im Rahmen der erworbenen chronischen idiopathischen Anhidrose (646, 792). Hitzeintoleranz, Flush, Schwindel und Dyspnoe, gelegentlich auch Pupillenanomalien charakterisieren dieses Bild. Die Störung dauert Jahre, scheint sich aber nicht auszuweiten.

Diese Krankheitsbilder sind jedoch im Rahmen der vorliegenden Monographie nicht relevant und sollten deshalb nicht näher dargelegt werden.

Horner-Syndrom, oberes Quadranten-Syndrom und Schweißsekretionsstörungen an den oberen Extremitäten

Für die neurologische topische Diagnose sind immer jene Abschnitte von besonderem Interesse, in denen bestimmte Fasersysteme isoliert verlaufen. Im Grenzstrang des Sympathikus liegen zwischen Th3 und L2/3 die Ursprungszellen der distalen Neuronen. Ihre Zerstörung bewirkt einen totalen Zusammenbruch der von ihnen abhängigen Funktionen. Es entstehen vegetative Defektsyndrome vom peripheren Typ. Das allgemein bekannte Horner-Syndrom wird durch eine Zerstörung des Ganglion stellatum oder des Halsgrenzstranges verursacht. Es ist meistens verbunden mit einer quadrantenförmigen, Gesicht, Hals und (je nach Höhe der Läsion) auch Arm, Hand, Achselhöhle umfassenden Anhidrose (Abb. 7.**6**). Dieser Schweißdefekt gehört als 4. Kardinalsymptom neben Miosis, Ptose und Enophthalmus zum Horner-Syndrom im strengen Sinne, denn er war dem aufmerksamen Zürcher Augenarzt Horner bereits 1869 nicht entgangen (501).

Oberhalb von Th3/4 und unterhalb von L2 durchlaufen die sudorisekretorischen Fasern den Grenzstrang, um Kopf, Hals und Arme bzw. Beine und Damm zu erreichen. Läsionen im Halsgrenz-

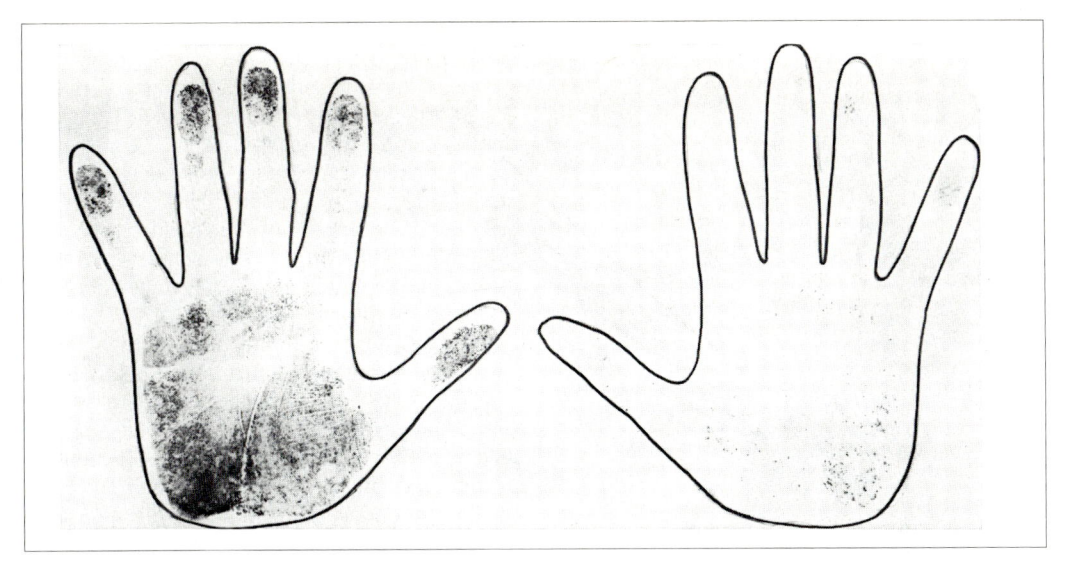

Abb. 7.6 Fast totale Anhidrose der rechten Hand infolge Kompression des Ganglion stellatum durch ein mandarinengroßes Neurinom der Spinalnervenwurzel Th1. Die Hand war sensibel und motorisch intakt (aus H. Schliack, R. Schiffter: Dtsch. med. Wschr. 96 [1971] 977).

strang und im Ganglion stellatum bewirken stets ein Horner-Syndrom und eine Anhidrose mit unterschiedlicher kaudaler Begrenzung. Totale halbseitige Anhidrosen von Kopf, Hals, Schulter, Arm und Hand ohne Horner-Syndrom sind Folge von Unterbrechungen des Grenzstranges direkt unterhalb des Ganglion stellatum. Horner-Syndrome ohne Anhidrosen sind möglich bei Läsionen der Wurzeln C8 bis Th2 medial, das heißt neurophysiologisch gesehen proximal vom Ganglion stellatum, da die zuständigen sudorisekretorischen Fasern durch die Wurzeln Th3 und tiefer das Rückenmark verlassen und unversehrt über den Grenzstrang aufwärts ziehen können.

Schweißstörungen im Thorakalbereich

Hier können durch paravertebrale Tumorinvasionen umschriebene halbseitige Anhidrosen entstehen, unter Umständen auch ohne jegliche Sensibilitätsstörungen, wenn die Interkostalnerven ungeschädigt bleiben und nur der Grenzstrang selbst betroffen wird. Solche Syndrome werden klinisch selten beobachtet. Wir konnten sie nach einem Herpes zoster im Bereich thorakaler Segmente finden.

Schweißstörungen im unteren Quadranten

In diesen Bereichen sind Defekte der Schweißsekretion durch Läsionen der lumbalen Grenzstranganteile häufig. Wir konnten sie bei Lymphogranulomatosen (Abb. 7.7) und vor allem bei retroperitonealen Tumorinvasionen finden, die von gynäkologischen Karzinomen sowie von Prostata-, Blasen- und Rektumkarzinomen ausgingen. Reversible Ausfälle des lumbalen Grenzstranges wurden nach einem Flankentrauma beschrieben. Die diagnostische Erfassung derartiger Störungen der Schweißsekretion ist denkbar einfach. Da solche Funktionsstörungen in den allermeisten Fällen vor allem die Fußsohle betreffen, genügt es für die Orientierung, mit der Rückseite der Finger die Fußsohle der Patienten vor allem unter den Zehen seitenvergleichend zu betasten. Der Unterschied ist bei einseitiger Störung stets evident.

Im allgemeinen ist der sympathisch denervierte Fuß auch deutlich wärmer als der andere. Man kann diese Anhidrosen mit Hilfe des Ninhydrin-Tests nach Moberg ohne Mühe dokumentarisch für die Krankenblattunterlagen fixieren. Auch diese Untersuchung ist leicht durchführbar. Die genauere Beachtung der Ausdehnung des anhidrotischen Bezirkes am Bein kann den Sitz der Läsion im Grenzstrang noch sicherer orten, was

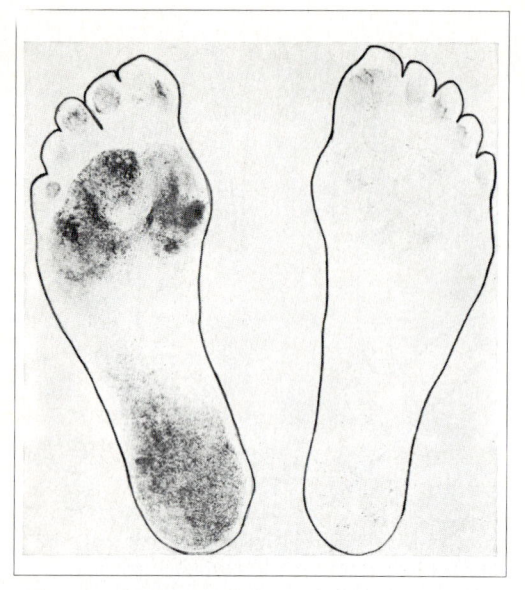

Abb. 7.7 Subtotale Anhidrose der rechten Fußsohle durch lymphogranulomatöse Infiltration (lymphographisch bestätigt) des rechten lumbalen Grenzstranges (aus H. Schliack, R. Schiffter: Dtsch. med. Wschr. 96 [1971] 977).

unter Umständen bei gezielter Bestrahlung wichtig sein kann. Die Feststellung von Schweißsekretionsstörungen in den proximalen Extremitätenbereichen oder am Rumpf ist allerdings nur mit dem etwas aufwendigeren Jod-Stärke-Verfahren nach Minor möglich. Liegen darüber hinaus bereits weitere neurologische Ausfälle vor, z.B. Sensibilitätsstörungen im Bereich der anhidrotischen Areale, motorische Funktionsstörungen und Ausfälle von Muskeldehnungsreflexen, so ist der Plexus lumbosacralis befallen. Das Verteilungsmuster des Defektes gibt dann Hinweise auf die Lokalisation der Unterbrechung. Die Therapiemöglichkeiten von Hyperhidrosen mittels Grenzstrangresektion wird unten beschrieben.

Schweißsekretionsstörungen als scheinbar selbständige Krankheitsbilder

An dieser Stelle soll noch auf einige Störungen der Schweißsekretion aufmerksam gemacht werden, die strenggenommen nicht als umschriebene lokalisierbare Läsionen peripherer Nerven oder als Läsionen des Grenzstranges aufgefaßt werden können, die aber differentialdiagnostische Probleme aufwerfen.

Wie schon oben angedeutet, kommen gelegentlich bei der Pupillotonie (Adie-Syndrom oder Holmes-Adie-Syndrom) großflächige, verschiedene Körperteile betreffende, gelegentlich bei einem Patienten multipel auftretende Areale verminderter Schweißsekretion vor. Auch kardiovaskuläre Anomalien werden hierbei beobachtet (38). Bei 17 Patienten mit Adie-Syndrom wurden multilokuläre Störungen der Schweißsekretion an Rumpf, Extremitäten und bei einigen auch am Hals und im Trigeminusbereich (Abb. 7.**8**) ohne Beteiligung der Sensibilität beschrieben (442). Die Anordnung der anhidrotischen Bezirke läßt auf umschriebene Läsionen im Bereich des Grenzstranges schließen. Man findet sie einseitig jeweils bis zur Mittellinie reichend, oft multipel in unterschiedlichen Höhen und dann auch seitenalternierend. Formal kann man diese Ausfälle als eine Neuropathia multiplex im peripheren vegetativen System deuten. Das Krankheitsbild wird nach seinem Erstbeschreiber auch als Ross-Syndrom bezeichnet (976). Diese Areale weisen keinerlei Sensibilitätsstörungen auf. Sie sind wahrscheinlich zu verstehen als Defekte der sympathischen Efferenzen. Der Sitz der Läsion ist im Grenzstrang zu vermuten (1306). Eine besondere Prädilektionsstelle wurde nicht beobachtet. Offenbar können alle Abschnitte des Grenzstranges betroffen sein. Als Harlequin-Syndrom wird eine einseitige Hyperhydrose von Gesicht und Arm bezeichnet, die mit einer Rötung besonders des Geichtes einhergeht. Es tritt u.a. nach Hirnstamminfarkt auf (287). Eine segmentale Hyperhydrose findet sich bei Syringomyelie (1165).

Eine isolierte Störung der Schweißsekretion und der Vasomotorik einer Gliedmaße kommt bei Rückenmarksläsion vor. Viel häufiger beschäftigen aber generalisierte oder jedenfalls systemische Störungen der Schweißsekretion den Neurologen. Auch hier gilt die Regel, daß die Patienten sich über Hyperhidrosen beklagen, und nicht selten sind diese Hyperhidrosen nur zu erklären als Kompensation bei Abschaltung anderer Bezirke aus dem System der Wärmeabgabe (Schwitzen und Verdunstungskälte). Dies kommt z.B. nach Sympathektomien vor (Abb. 7.**9**). Häufig wird besonders bei älteren Menschen ein profuses symmetrisches Schwitzen von Kopf, Hals und Thorax beobachtet ohne Beteiligung der Extremitäten. Man kann dies als Begleitsymptom einer peripheren, womöglich rein autonomen Polyneuropathie auffassen, z.B. bei Diabetes mellitus oder Amyloidose. Auch bei Polyradikulitiden

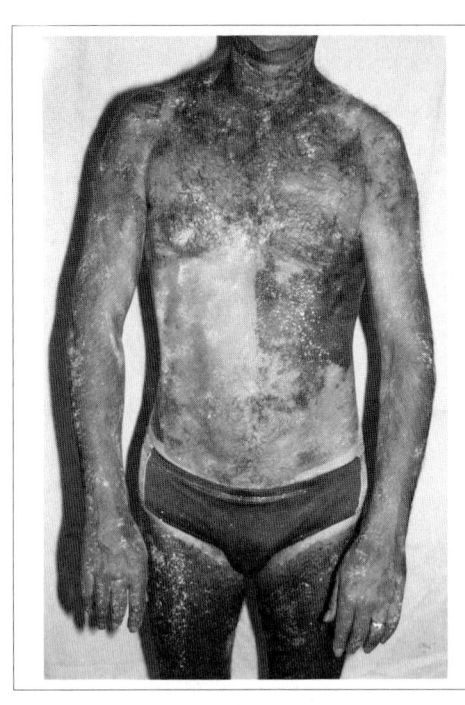

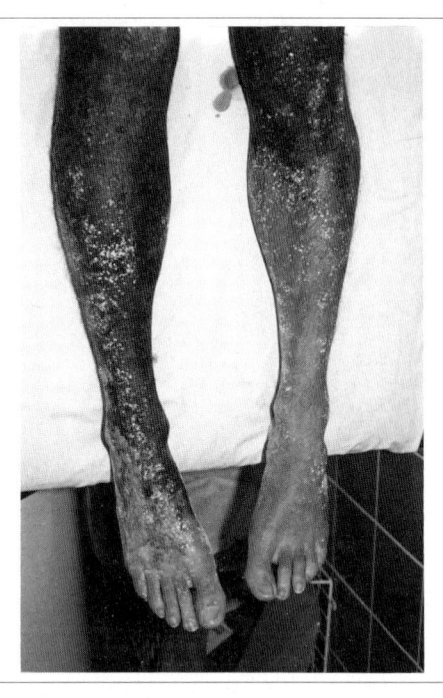

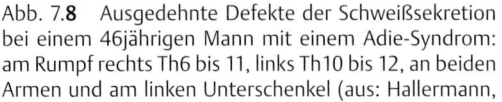

Abb. 7.8 Ausgedehnte Defekte der Schweißsekretion bei einem 46jährigen Mann mit einem Adie-Syndrom: am Rumpf rechts Th6 bis 11, links Th10 bis 12, an beiden Armen und am linken Unterschenkel (aus: Hallermann, W.: Schweißsekretionsstörungen beim Adie-Syndrom. Eine Neuropathia multiplex der peripheren autonomen Nerven? Akt. Neurol. 17 [1990] 181).

wurden Störungen der Schweißsekretion beobachtet, in akuten Fällen gelegentlich generalisierte distal betonte Hyperhidrosen.

Auffällige symmetrische Hyperhidrosen der oberen Körperhälfte sind beobachtet worden bei tumorösen oder auch entzündlich bedingten Läsionen des mittleren Thorakalmarkes. Man kann auch dieses Phänomen verstehen als kompensatorische Hyperaktivität der Schweißsekretion bei Abschaltung der Schwitzfunktion in der ganzen unteren Körperhälfte. Wir haben dieses Phänomen als Frühsymptom intramedullärer Tumoren im mittleren Thorakalmark beobachtet. Eine vorübergehende halbseitige, auch das Gesicht betreffende Hyperhydrose oder aber auch eine Hypohydrose kann manchmal nach Hirninfarkt beobachtet werden (579).

Eine vermehrte generalisierte Schweißsekretion entsteht, wie in allen internistischen Lehrbüchern nachzulesen, bei verschiedenen chronischen Infektionskrankheiten, bei chronischem Alkoholismus, bei der Hyperthyreose und nicht selten ohne erkennbare Ursache.

Therapie der Hyperhidrose

Hyperhidrosen machen gelegentlich therapeutische Maßnahmen erforderlich. Eine *medikamentös bewirkte allgemeine* Herabsetzung der Schweißsekretion ist meist unbefriedigend. Die üblichen Mittel (Atropin oder entsprechende synthetische Pharmaka) sind in wirksamen Dosen mit zu starken Nebenwirkungen belastet. Gelegentlich wirken das alpha-phenyl-alpha-(diäthyl-aminoäthyl)glutarsäure-imid-hydrochloricum (Aturbal) oder Salbeiaufbereitungen, wie das Salvysat, günstig.

Meistens sind *Lokalbehandlungen* mit resorcin- oder hexamethylentetraminhaltigen Mitteln erforderlich. Bei sehr intensivem Achselschweiß wurden auch Röntgenbestrahlungen angewendet.

Kux hat ein elegantes *operatives Verfahren* entwickelt, um quälende Hand- und Achselhyperhidrosen zu beseitigen. Er durchtrennt auf thorakoskopischem Wege – also ohne große Operation – den Grenzstrang in Höhe seines dritten thorakalen Ganglions. Damit erreicht man eine

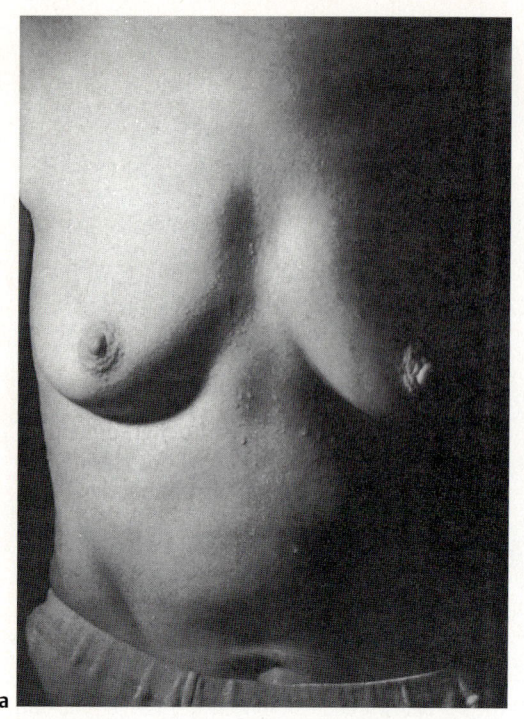

Abb. 7.9 Bei der 40jährigen Patientin wurde wegen eines „Morbus Raynaud" eine ausgedehnte beidseitige thorakoskopische Sympathektomie ausgeführt. Seither zeigte sie bei normaler Zimmertemperatur ein kompensatorisches profuses Schwitzen an einzelnen Rumpfpartien (**a**) und am rechten Unterschenkel lateral (**b**) (aus M. Mumenthaler: Didaktischer Atlas der klinischen Neurologie, 2. Aufl. Springer, Heidelberg, 1986).

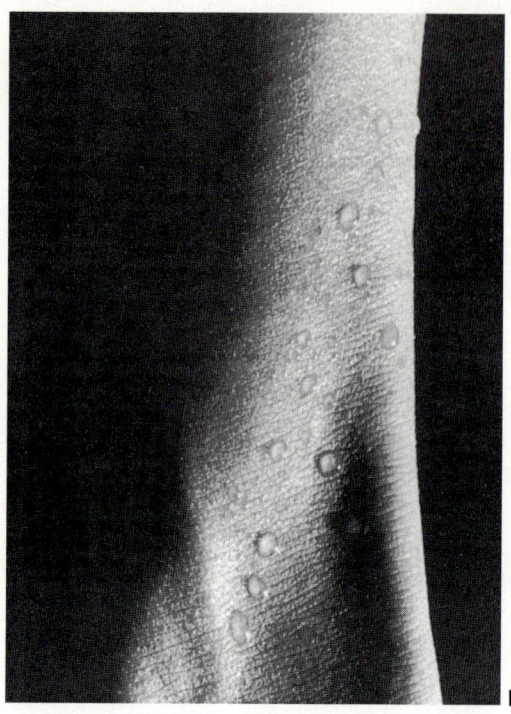

Unterbrechung aller zum Arm hinziehenden sudorisekretorischen Fasern, ohne ein Horner-Syndrom zu erzeugen, da das Ganglion stellatum bei diesem Eingriff unberührt bleibt. Auch andere Methoden der gezielten Grenzstrangresektion wurden beschrieben. Manchmal entsteht am unteren Rand des operativ gesetzten anhidrotischen Bezirks, also etwa in Th3/4, eine als sehr lästig empfundene gürtelförmige hyperhidrotische Randzone (s. Abb. 7.**3**).

7.5 Störungen der Blasen-Mastdarmfunktionen und der Sexualfunktionen bei Läsionen des peripheren Nervensystems

Neuroanatomie der Beckenorgane und des Beckenbodens

Die efferente vegetative Versorgung der Harnblase, der inneren Genitalorgane mit den Schwellkörpern und des Rektums erfolgt über sympathische Fasern aus den Rückenmarkssegmenten D12-L2 und über parasympathische Fasern aus den Rückenmarkssegmenten S2-S4. Die sympathischen Fasern erreichen die Zielorgane über den Plexus hypogastricus superior und Plexus pelvicus (= Plexus hypogastricus inferior), die parasympathischen Fasern über den Plexus pelvicus (Abb. 7.**10**). Vegetative Ganglienzellen und interneuronale Verschaltungen finden sich in den genannten Plexus und intramural in den Endorganen. Neben Noradrenalin und Acetylcholin wurden eine Vielzahl weiterer relevanter Transmitter (Substance P, Vasoactive intestinal peptide, Neuropeptid Y, Prostaglandine, Stickoxid) gefunden (504).

7.5 Störungen der Blasen-Mast-Darmfunktionen und der Sexualfunktionen

Abb. 7.10 Neuroanatomie der Beckenorgane. Es ist sowohl die zentrale wie auch die sympathische und parasympathische Innervation der Blase, der Beckenmuskulatur und der Abdominalmuskulatur dargestellt.

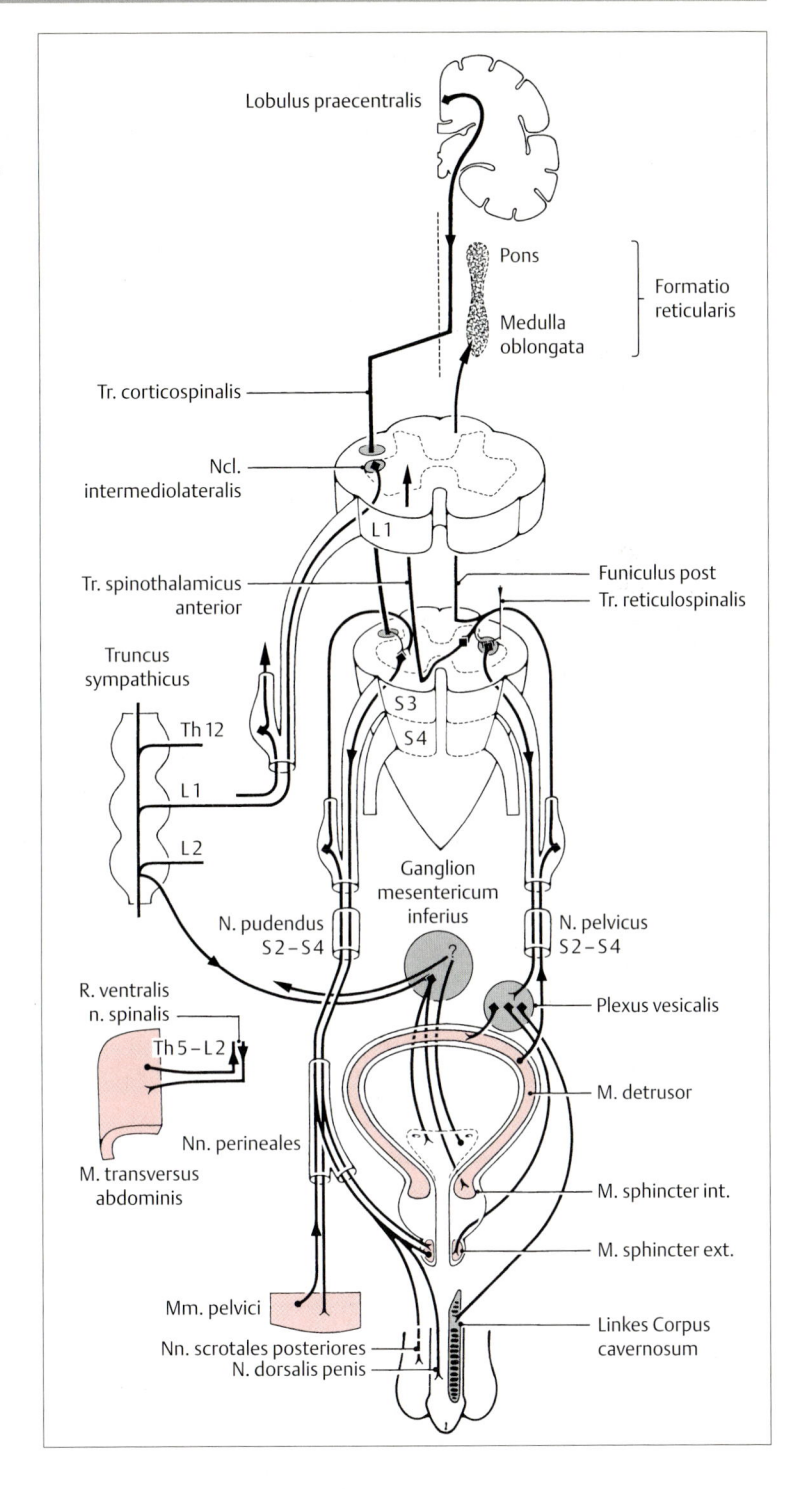

Die viszerosensiblen Afferenzen der genannten Organe verlaufen parallel zu den sympathischen bzw. parasympathischen Fasern über den Plexus hypogastricus bzw. den Plexus pelvicus zum Rückenmark.

Die Beckenbodenmuskulatur einschließlich der willkürlich steuerbaren äußeren Sphincteren der Blase und des Mastdarms wird somatomotorische vom N. pudendus versorgt, der sich aus den Rückenmarkssegmenten S2 bis S4 über den Plexus sacralis rekrutiert. Der N. pudendus versorgt darüberhinaus somatosensibel die Urethra, die Prostata, den Analkanal und die äußeren Genitalien.

Physiologie der Blasenfüllung und -entleerung

In der Füllungsphase aktivieren viszerosensible Afferenzen der Dehnungsrezeptoren der Blasenwand reflektorisch eine sympathische Efferenz im Thorakolumbalmark, die den glatten M. sphincter vesicae internus tonisiert (alpha-adrenerg) und den M. detrusor vesicae detonisiert (beta-adrenerg); im Sakralmark werden gleichzeitig die parasympathischen Efferenzen zum M. detrusor vesicae reflektorisch gehemmt und somatomotorische Efferenzen zum quergestreiften M. sphincter vesicae externus aktiviert. Dieser spinale Füllungsreflex kann unter dem Einfluß des pontinen Miktionszentrums aktiviert oder gehemmt werden (504, 236).

Zentralnervöse Afferenzen der Dehnungsrezeptoren verursachen das Gefühl der zunehmenden Blasenfüllung und ab einer bestimmten Schwelle des Harndrangs. Der im Hirnstamm (pontines Miktionszentrum) verschaltete Miktionsreflex kann dann über das frontal paramedian gelegene kortikale Miktionszentrum willkürlich gestartet (enthemmt) werden: Der pontine Miktionsreflex aktiviert in der Entleerungsphase die parasympathische Efferenz und damit den M. detrusor vesicae, während die sympathische Efferenz und damit der M. sphincter vesicae internus zusammen mit der somatomotorischen Efferenz zum M. sphincter vesicae externus gehemmt wird (236, 103).

Physiologie der Sexualfunktionen

Derzeit werden drei für die penile Erektion relevante vegetative Efferenzen unterschieden: Die klassische sakrale parasympathische erektile Efferenz, die in den letzten Jahren neu entdeckte lumbale sympathische erektile Efferenz und die sympathische antierektile Efferenz (138).

Das im Sakralmark lokalisierte parasympathische reflektorische Erektionszentrum wird über somatosensorische Efferenzen des N. pudendus durch taktile Reize und Vibration des Penis stimuliert. Bei der psychosexuell hervorgerufenen Erektion ist ein lumbales (sympathisches) spinales Zentrum beteiligt (236). Bei schlaffem Penis ist die Schwellkörpermuskulatur unter einem Überwiegen des Sympathikotonus kontrahiert (274). Die Füllung der Corpora cavernosa und damit die Erektion wird unter parasympathischem Einfluß durch eine NO-vermittelte Relaxation der glatten Muskelfasern des Corpus cavernosum ermöglicht (274, 922). Weiter verstärkt wird die Erektion durch eine über den N. pudendus vermittelte Anspannung der quergestreiften Beckenbodenmuskulatur (274, 236).

Die Sekretion von Prostata, Samendrüsen und Littre-Drüsen beim Mann und die perivaginale venöse Schwellkörperfüllung, vaginale Lubrikation und Sezernierung der Bartholini-Drüsen bei der Frau unterliegen parasympathischen und sympathischen Einflüssen (236).

Die Emission des Samens vom Nebenhoden in die proximale Urethra wird vom thorako-lumbalen Sympathicus gesteuert. Der Samenauswurf aus der Urethra wird durch vom N. pudendus vermittelte rhythmische Kontraktionen der Beckenbodenmuskulatur ermöglicht. Der Ejakulationsreflex erfordert ein synchronisiertes Zusammenspiel der sensiblen Afferenzen und motorischen Efferenzen des N. pudendus und seiner Zentren im Sakralmark mit dem sympathischen Ejakulationszentrum im Thorakolumbalmark (138).

Physiologie der Stuhlkontinenz und Defäkation

Rektum und glatter innerer Analsphincter werden vegetativ und viszerosensibel über die Plexus hypogastricus und pelvicus versorgt, Analkanal und äußerer Analsphincter somatomotorisch und somatosensibel über den N. pudendus. Die zentral- und periphernervöse Steuerung von Stuhlkontinenz und Defäkation ist weniger gut untersucht als die der Blasenfunktion. Bei abrupter intraabdomineller Drucksteigerung (Husten, Niesen) ermöglicht eine reflektorische Aktivitätszunahme im M. sphincter ani externus den Erhalt der Kontinenz (Kontinenzreflex). Bei zunehmender Füllung des Rektums tritt eine über einen intramuralen Reflex vermittelte Tonusabnahme des M. sphincter ani internus ein (rektoanaler inhibitorischer Reflex) sowie ab einem bestimmten Füllungsvolumen subjektiver Stuhldrang (532). Für die intakte Defäkation ist neben der Funktion der parasympathischen Efferenzen zum Rektum auch die Unversehrtheit viszerosensibler Afferenzen der Dehnungsrezeptoren nötig. Für die Kontinenz ist nicht nur die Funktion der somatomotorischen Efferenzen zum M. sphincter ani externus und zum M. levator ani des Beckenbodens wichtig, sondern auch die der sensiblen Afferenzen vom Analkanal.

Läsionen des Conus medullaris, der Cauda equina und des Plexus sacralis mit Plexus pelvicus

Traumatische Läsionen des Conus medullaris, der Cauda equina oder des Plexus sacralis haben eine Unterbrechung der parasympathischen Efferenzen zu den Beckenorganen, eine Läsion der viszerosensiblen Afferenzen, soweit diese über das Sakralmark verlaufen, und eine Läsion der somatomotorischen und somatosensiblen Innervation der Beckenbodenmuskulatur und der Genital- und Perianalregion zur Folge. Je nach Ausmaß der Schädigung (uni- oder bilateral, komplett oder inkomplett) kommt es daher zu folgenden Funktionsstörungen.

Blasenfunktionsstörungen

Die Harnblase entleert sich nicht aufgrund des Verlusts der parasympathisch vermittelten Funktion des M. detrusor vesicae. Das subjektive Gefühl der Blasenfüllung fehlt weitgehend, da die Afferenzen der Dehnungsrezeptoren über die sakralen Nervenwurzeln verlaufen. Während der sympathisch vermittelte Tonus des M. sphincter vesicae internus erhalten ist, besteht eine Parese des über den N. pudendus versorgten M. sphincter vesicae externus. Der Harnverhalt geht einher mit einer passiven Überlaufblase, wenn die Blasenfüllung soweit zunimmt, daß der passive Dehnungsdruck der Blasenwand den Sphinctertonus übersteigt. Die Harnblase ist ständig abnorm gefüllt und es kommt zum häufigen unwillkürlichen Abgang kleiner Urinmengen.

Sexualfunktionsstörungen

Erektionen sind aufgrund der unterbrochenen parasympathischen Efferenzen sowie der unterbrochenen somatosensiblen Afferenzen und somatomotorischen Efferenzen des N. pudendus meist nicht mehr möglich, so daß eine erektile Impotenz resultiert. Selten genügt die noch erhaltene sympathische thorakolumbale Efferenz über den Plexus hypogastricus, um für einen Koitus ausreichende psychosexuell vermittelte Erektionen zu ermöglichen (138). Die Ejakulationsfähigkeit fehlt wegen der Lähmung der Beckenbodenmuskulatur ebenfalls. Bei etwa 10 % der betroffenen Männer ist bei starken sexuellen Stimuli dennoch eine Emission von Samen ohne begleitende Kontraktionen der Beckenbodenmuskulatur möglich durch die erhaltene sympathische Efferenz, die die Samenemission vom Nebenhoden bis in die proximale Urethra über Kontraktionen des Ductus deferens und der Samenbläschen vermitteln (138). Bei der Frau fehlen die Füllung der venösen Schwellkörper, die Lubrikation und die rhythmischen Kontraktionen der Beckenbodenmuskulatur. Da das Orgasmusempfinden bei beiden Geschlechtern an die rhythmischen Beckenbodenkontraktionen gekoppelt ist, besteht eine Anorgasmie.

Anorektale Funktionsstörungen

Da sowohl die parasympathische und viszerosensible Innervation des Rektums unterbrochen sind, als auch die somatomotorische und somatosensible Innervation des analen Kontinenzorgans, ist eine willkürliche Steuerung der Stuhlentleerung nicht mehr möglich. Der Analsphincter kann klaffen, die Stuhlentleerung erfolgt unkontrolliert und passiv oder muß durch Manipulationen (Einläufe, Ausräumen) herbeigeführt werden.

Ursachen

Typische Ursachen eines Kaudasyndroms sind Traumen mit Frakturen der Lendenwirbelsäule, lumbale Bandscheibenmassenvorfälle, Tumoren im Bereich der Lendenwirbelsäule und des Canalis sacralis, lumbosakrale Radikulitiden bei Herpes genitalis (910) oder Borrelia-burgdorferi-Infektionen, oder eine Meningeosis neoplastica.

Seltene Ursachen eines Konus- oder Kaudasyndroms sind dysraphische Störungen des

Spinalkanals einschließlich des Tethered-cord-Syndroms (581) oder das Cauda-equina-Syndrom beim Morbus Bechterew (883, 611). Beim Tethered-cord-Syndrom besteht eine Anheftung des Conus medullaris bzw. des Filum terminale am kaudalen lumbosakralen Spinalkanal mit konsekutiver mechanischer Dehnung des kaudalen Rückenmarks und der Cauda equina. Häufig ist diese Anomalie mit einer Spina bifida oculta verbunden und an der kaudalen Anheftungsstelle findet sich ein fibröses Lipom, das durch eine Bogenschlußstörung in die Subcutis reichen kann. Das klinische Manifestationsalter des aus der mechanischen Dehnung resultierenden chronisch progredienten Conus- oder Caudasyndroms liegt zwischen 18 und 78 Jahren. Sexualfunktions- oder Blasenfunktionsstörungen sind nicht selten das Erstsymptom (581). Ein seltenes Spätsymptom einer Spondylitis ankylosans kann ein nur in diesem Zusammenhang bekanntes langsam progredientes Cauda-equina-Syndrom sein, das mit massiven zystischen Ausweitungen des lumbalen Duralsacks mit Wirbelkörperarrosionen einhergeht und dessen Pathogenese noch nicht zweifelsfrei geklärt ist. Auch hier kommen im Verlauf nicht selten Störungen der Blasen-, Sexual- und Mastdarmfunktionen vor (883, 611).

Besonders häufig sind Blasen-, Sexual- und Mastdarmfunktionsstörungen bei Längs- oder Querfrakturen des Os sacrum. Dabei liegt wahrscheinlich oft eine Kombination einer Läsion der Kaudafasern im Canalis sacralis mit einer Läsion des vor dem Os sacrum liegenden Plexus sacralis oder einer Läsion der Nervenwurzeln im Bereich der Neuroforamina vor (s. S. 180).

Läsionen des N. pudendus

Der N. pudendus rekrutiert sich aus den Wurzeln S2-S4, verläßt das kleine Becken durch das Foramen infrapiriforme, liegt dann eine kurze Strecke in der Gesäßgegend und gelangt um die Spina ischiadica durch das Foramen ischiadicum minus in die Fossa ischiorectalis. Hier verläuft er in einer Faszienduplikatur der Fascia obturatoria, dem Alcock-Kanal, nach vorne. Der N. pudendus teilt sich in die Nn. rectales inferiores, die den M. sphincter ani und die Analregion motorisch und sensibel versorgen, und die Nn. perinei, die die Dammregion versorgen. Der sensible Endast des N. pudendus ist der N. dorsalis penis bzw. dorsalis clitoridis.

Isolierte Läsionen des N. pudendus kommen vor bei Sitzbeinfrakturen. Perineale Äste des N. pudendus können bei Radfahrern akut oder chronisch komprimiert werden und zu transienten oder bleibenden Störungen führen (412). Ein- und auch beidseitige Pudendusläsionen können traumatisch durch Gewalteinwirkung gegend das Gesäß bewirkt werden (613). Ein vorübergehender Ausfall des N. pudendus wurde durch Zug am Bein des Patienten bei Fixierung auf dem Frakturtisch und Druck auf die gegen den Damm gepreßten Stützen hervorgerufen (1049, 491, 630). Beschrieben wurde auch eine einseitige Läsion des N. pudendus zusammen mit dem N. ischiadicus und dem N. glutaeus inferior bei einer Antikoagulantienblutung in den M. piriformis (35). Iatrogene Pudendusläsionen sind nach einer Samenleiterunterbindung mit Einblutung im Dammbereich und nach Operation einer Rektozele beobachtet worden (1143). Shafik (1081) beschrieb ein chronisches Kompressionssyndrom des N. pudendus im Alcock-Kanal, wobei die Nachweismethodik nicht überzeugte (532).

Läsionen des N. pudendus können aus 2 Gründen eine erektile Dysfunktion zur Folge haben: Durch die Unterbrechung somatosensibler Afferenzen entfällt die reflektorische Aktivierung des sakralen Erektionszentrums und durch das Fehlen der somatomotorischen Efferenzen zum M. bulbocavernosus und M. ischiocavernosus wird die durch die Kontraktion dieser Muskeln verursachte maximale Tumeszenzsteigerung der Corpora cavernosa unmöglich. Leichte perineale Pudendusläsionen beispielsweise bei Radfahrern verursachen lediglich sensible Störungen im Versorgungsgebiet.

Als häufigste Ursache einer isolierten Stuhlinkontinenz, die bei Frauen wesentlich häufiger als bei Männern auftritt, wird heute auf der Basis neurophysiologischer Untersuchungsbefunde, insbesondere neuropathischer EMG-Veränderungen des M. sphincter ani externus, eine chronische Dehnungsläsion des N. pudendus bzw. seiner Endäste zum M. sphincter ani externus, der Nn. rectales inferiores, angesehen (49, 1178, 532). Bei Frauen mit Streßinkontinenz der Harnblase wurden im Einzelfaser-EMG chronische Denervierungszeichen in der Bockenbodenmuskulatur nachgewiesen, so daß offenbar auch bei diesem Krankheitsbild eine Läsion der motorischen Pudendus-Fasern eine Rolle spielt (1301).

Isolierte Läsionen der sympathischen und parasympathischen Nervenversorgung der Beckenorgane

Isolierte Schäden der vegetativen Nervenplexus der Beckenorgane sind Folge von lokalen Tumorinfiltrationen oder von operativen Eingriffen. Zu letzteren gehören gefäßchirurgische Eingriffe im Bereich der distalen Aorta und der Aa. iliacae, abdominoperineale Rektumresektionen, retroperitoneale Lymphknotenentfernungen, radikale Zystekomien, Nephrouretrektomien, radikale Prostatektomien, Wertheim- Operationen und lumbalen Sympathektomien (57, 1134). Prozesse und Eingriffe im Bereich des prä- und paravertebralen Grenzstrangs oder des Plexus hypogastricus superior im Bereich des Promontoriums schädigen dabei isoliert die sympathische Nervenversorgung der Beckenorgane, während Prozesse im kleinen Becken den Plexus pelvicus (Plexus hypogastricus inferior) und damit sympathische und parasympathische Nervenversorgung gemeinsam schädigen.

Bei isolierten Läsionen des Sympathikus (bilaterale Grenzstrangläsionen oder Läsionen des Plexus hypogastricus superior) kommt es zu einem Fehlen der Samenemission in die proximale Urethra oder bei inkompletten Läsionen in einer retrograden Ejakulation in die Blase. Da die parasympathische Innervation über den Plexus pelvicus und die somatomotorische/somatosensible Innervation der Genitalorgane über die Nn. pudendi erhalten sind, sind Erektion, Beckenbodenkontraktionen und Orgasmusfähigkeit dabei nicht beeinträchtigt („trockener Orgasmus"; 138). In dieser Situation besteht eine Infertilität des Mannes. Unilaterale lumbale Sympathektomien haben meist keine derartige Störung zur Folge, bilaterale Sympathektomien aber bei etwa 50 % der betroffenen Männer (57).

Wenn die parasympathischen Fasern des Plexus pelvicus mitbetroffen sind, beispielsweise nach Rektumresektionen (1134) oder radikalen Prostatektomien, kommt es zur erektilen Impotenz und in schwereren Fällen auch zu Blasenentleerungsstörungen mit Harnretention bei schlaffer Blase und fehlendem Empfinden für die Blasenfüllung (areflexive Blase). Bei modernen nervenerhaltenden radikalen Prostataresektionstechniken kann in etwa 50 % der Fälle mit einer Schonung der Potenzfunktionen gerechnet werden (172). Nerval bedingte Blasenfunktionsstörungen nach Wertheim-Operationen sollen in 3 % der Fälle vorkommen (1019).

Neurophysiologische Diagnostik

Eine lokale Schädigung der Fasern des Parasympathikus im Plexus pelvicus ist neurophysiologischen Meßmethoden nicht zugänglich. Ausmaß und Lokalisation dieser Läsionen ist immer aus der Anamnese und aus der klinischen Symptomatik abzuleiten.

Ein- oder beidseitige Läsionen des lumbalen Sympathikus verursachen entsprechende ein- oder beidseitige Hypo- oder Anhidrosen der unteren Extremitäten, auf die in der Anamnese und bei der körperlichen Untersuchung sorgfältig zu achten ist. Objektiviert werden können die Schweißsekretionsstörungen mit Hilfe des Ninhydrin-Tests nach Moberg oder des Minor-Schweißtests der betroffenen Gliedmaßen (s. S. 470).

Der sympathische Hautreflex stellt eine elektrophysiologische Möglichkeit der Funktionsdiagnostik des Sympathikus im Bereich der Haut dar (1082). Verschiedene Autoren propagieren die Ableitung des sympathischen Hautreflexes vom Penis oder Damm in der Diagnostik der erektilen Dysfunktion (324, 532). Da die Sensitivität dieses Tests noch unklar ist, da der sympathische Hautreflex vom Damm auch bei Gesunden nicht in allen Fällen auslösbar ist und da die Meinungen darüber auseinandergehen, ob Amplitude und Latenz überhaupt eine verwertbare Aussagekraft besitzen, ist der Stellenwert dieses diagnostischen Tests in der Diagnostik vegetativer Innervationsstörungen der Beckenorgane noch unsicher (57, 532).

Als Corpus-cavernosum-EMG werden elektrische Potentialschwankungen von mehreren Sekunden Dauer bezeichnet, die mit Oberflächenelektroden oder Nadelelektroden vom Corpus cavernosum penis ableitbar sind. Gleichzeitige Registrierung des sympathischen Hautreflexes von einer Extremität hilft, Verwechslungen mit dieser ähnlich konfigurierten Aktivität zu vermeiden. Als Generator wird die glatte Muskulatur des Corpus cavernosum angenommen. Bei neurogenen Potenzstörungen sind Konfiguration und Rhythmik dieser Entladungen verändert. Der Stellenwert des Verfahrens in der Diagnostik der neurogenen Impotenz ist noch unklar (57, 719, 532)

Im Gegensatz zur vegetativen Innervation ist die somatomotorische und somatosensible Innnervation des Beckenbodens und der Urogenitalorgane der neurophysiologischen Diagnostik gut zugänglich: Die Nadelelektromyographie der quergestreiften Beckenbodenmuskulatur, insbesondere des M. sphincter ani externus, aber auch des M. sphincter vesicae externus, erlaubt eine zuverlässige Diagnostik neurogener Funktionsstörungen bei Läsionen des Conus medullaris, der Cauda equina, des Plexus sacralis oder des N. pudendus mit seinen Endästen (1139, 532). Mit Magnetstimulatoren oder elektrischen Hochvoltstimulatoren lassen sich die sakralen Nervenwurzeln stimulieren und die motorischen Latenzzeiten zur Beckenbodenmuskulatur bestimmen (532). Mit Hilfe einer speziellen Elektrodenanordnung, der St. Marks Pudendus-Elektrode, kann der N. pudendus transrektal stimuliert und die distale motorische Latenz zum M. sphincter ani externus bestimmt werden, ein Verfahren, das insbesondere in der Diagnostik der neurogenen analen Inkontinenz hilfreich ist (552, 532). Der Bulbokavernosusreflex bzw. der Sakralreflex oder der Analreflex erlauben die Funktionsdiagnostik eines Reflexbogens, der die somatosensiblen Afferenzen und motorischen Efferenzen des N. pudendus, des Plexus sacralis, der Cauda equina und deren Verschaltung im Sakralmark einschließt (52). Die somatosensible Innervation der Genitalorgane schließlich ist der Funktionsdiagnostik durch die Pudendus-SEP zugänglich (1134).

Therapie

Blasenentleerungsstörungen

Die idiopathische Streßinkontinenz der Frau – bei deren Entstehung neben mechanischen Faktoren ein Läsion motorischer Efferenzen des N. pudendus eine Rolle spielt – wird konservativ durch eine Übungsbehandlung mit Vaginal cones, medikamentös mit Alpha-Rezeptoragonisten (z.B. Midodrin) und in der Postmenopause mit Östrogenen, oder chirurgisch durch verschiedene gynäkologische Operationstechniken therapiert.

Die areflexive Blase (Überlaufblase) bei Läsionen des Conus medullaris, der Cauda equina oder des Plexus pelvicus ist einer medikamentösen Therapie kaum zugänglich. Therapieversuche mit direkt (z.B. Carbachol) oder indirekt (z.B. Neostigmin, Distigmin) wirkenden Parsympathomimetika enttäuschen in der Praxis. Bei inkompletten oder potentiell reversiblen Läsionen kann durch eine subkutane Injektion einer Testdosis von 0,25 mg Carbachol (Doryl) ein möglicher Erfolg einer oralen Therapie abgeschätzt werden. Wenn die zugrundeliegende Nervenschädigung irreversibel bleibt, ist zur Dauerbehahndlung der intermittierende Selbstkatheterismus die Therapie der Wahl (1301, 449). „Blasenschrittmacher", das heißt sakrale Vorderwurzelstimulatoren, erfordern die intakte Funktion der sakralen parasympathischen Efferenzen und haben hier keinen Nutzen.

Wenn in seltenen Fällen peripherer Blasenfunktionsstörungen (manchmal bei Spina bifida) überwiegend die motorischen Fasern zur Beckenbodenmuskulatur betroffen sind, der Detrusor vesicae aber parasympathisch noch aktivierbar ist, kann ein Inkontinenz resultieren, die durch die Implantation eines künstlichen Blasensphinkters behandelbar ist (822).

Sexualfunktionsstörungen

Die erektile Dysfunktion bei Läsionen von Conus medullaris, Cauda equina, Plexus sacralis, Plexus pelvicus oder der Nn. pudendi ist mit oralen Medikamenten derzeit nicht befriedigend behandelbar. Therapie der ersten Wahl bei erhaltener Libido und dem Wunsch beider Partner zum Sexualverkehr ist meist die Schwellkörperautoinjektionstherapie (SKAT) mit Papaverin oder Prostaglandin E1, die vom Patienten unter Anleitung erlernt und regelmäßig (bei Prostaglandin E1 bis zu 2mal wöchentlich) angewandt werden kann. Mögliche Nebenwirkungen sind lokaler Schmerz, Priapismus und lokale Fibrosen. In den USA als Medikament zugelassen, nicht ganz so wirksam, aber weniger invasiv, ist ein Prostaglandinpräparat, das in die Harnröhre instilliert wird. Andere Alternativen sind die passive Füllung der Corpora cavernosa mit Hilfe von Vakuumpumpen, oder aber Penisprothesen (138, 638).

Bei Männern mit fehlender Samenemission und damit verbundener Infertilität kann bei Kinderwunsch mit Hilfe transrektaler Elektrostimulatoren, die die postganglionären sympathischen Nervenfasern erregen, eine künstliche Samenemission hervorgerufen werden (138, 267).

Stuhlentleerungsstörungen

Bei kompletten Conus-, Cauda- oder Plexussacralis- Läsionen sind sowohl das Rektum als auch die Sphinkteren paretisch. In diesem Fall kann die Stuhlentleerung nur durch entsprechende hygienische Maßnahmen geregelt werden: durch Suppositorien, Klistiere oder Manipulation unterstützte Stuhlentleerung zu regelmäßigen Zeitpunkten.

Bei der idiopathischen Stuhlinkontinenz infolge chronischer Dehnungsläsion der motorischen Endäste des N. pudendus ist in leichteren Fällen ein Biofeedback-Sphinktertraining erfolgreich, in schwereren Fällen kommen operative Maßnahmen in Betracht wie der Post-anal-repair mit Raffung des Sphincter externus oder seit neuerem die „dynamische Gracilis-Plastik", bei der der äußere Sphincter durch einen aus dem M. gracilis eines Beines gebildeten Muskelring ersetzt wird, der durch einen implantierten, von außen telemetrisch steuerbaren Elektrostimulator zu tonischer Kontraktion angeregt wird (1308).

8. Invaliditätsgrade bei Läsionen peripherer Nerven und von Nervenwurzeln

8.1 Gutachterliche Einschätzungen

Nervenläsionen ergeben sich am häufigsten im Zusammenhang mit Unfallverletzungen. Bei Arbeits- und Wege-Unfällen besteht eine Zuständigkeit der *gesetzlichen Unfallversicherung,* die von den Berufsgenossenschaften, den Gemeindeunfallversicherungsverbänden, in der Schweiz von der Schweizerischen Unfallversicherungsanstalt SUVA und den Versicherungen nach dem eidgenössischen Unfallversicherungsgesetz UVG und ähnlichen Einrichtungen getragen wird. Bei manchen Verletzten muß zunächst der *Kausalzusammenhang* zwischen der Nervenläsion und einem versicherungspflichtigen Unfallereignis geklärt werden. Meistens ist dieser offensichtlich und es geht dann lediglich um die *Einschätzung der unfallbedingten Minderung der Erwerbsfähigkeit (MdE)* auf dem allgemeinen Arbeitsmarkt. Für die einzelnen Nervenläsionen wurden von verschiedenen Autoren Richtwerte erstellt, die in den Tab. 8.**1** u. 8.**2** nach eigenen Erfahrungen modifiziert zusammengestellt sind (932; 1140; 1163). Sofern keine Stützrente von einem früheren Unfall her vorhanden ist, werden in Deutschland Rentenleistungen aus der gesetzlichen Unfallversicherung erst ab einer MdE von 20 % gewährt. Dennoch sollte auch eine MdE in Höhe von 10 oder 15 % angegeben und nicht einfach von einer „MdE unter 20 %" gesprochen werden, da dies im Hinblick auf die angemessene Entschädigung eines etwaigen künftigen Unfallereignisses von Bedeutung sein kann. Darüber hinaus sollte bei der Begutachtung auch auf mögliche *Heilmaßnahmen* hingewiesen werden, sofern diese eine Besserung oder Kompensation der Unfallfolgen erwarten lassen.

Bei den *privaten Unfallversicherungen* richtet sich die Einstufung von Nervenverletzungen meist nach der sog. Gliedertaxe, d.h. die jeweilige Behinderung der betroffenen Extremität wird in Bruchteilen der vollständigen Gebrauchsunfähigkeit (wie sie z.B. beim Gliedmaßenverlust oder auch bei einer globalen Plexuslähmung vorliegt) angegeben. Dabei wird beim Arm- bzw. Beinverlust ebenso wie bei der vollständigen Lähmung einer Gliedmaße ein Invaliditätsgrad von 70 % zugrunde gelegt, und eine geringere Gebrauchsbeeinträchtigung in Bruchteilen dieses vollen Arm- bzw. Beinwerts von 1/1 gemessen. So wurde z.B. eine N. ulnaris-Lähmung mit einem Wert von 2/5 eingestuft.

Bei ausschließlichen Funktionsstörungen an der Hand bzw. am Fuß, wird der Bruchteil der teilweisen Gebrauchsunfähigkeit teilweise nicht anhand des Arm- bzw. Beinwerts sondern nach dem Hand- bzw. Fußwert beurteilt, wobei ein Verlust der Hand bzw. des Fußes einem Invaliditätsgrad von 55 bzw. 40 % (jeweils 1/1 gesetzt) entspricht. Eine Gebrauchsbehinderung in Höhe von „1/2 Fußwert" entspricht nach diesen Bemessungsgrundsätzen „2/7 Beinwert" bzw. einem etwa 20 %igen Invaliditätsgrad.

Beim Zusammentreffen mehrerer Verletzungen an verschiedenen Extremitäten wird jede Gliedmaße für sich beurteilt, ohne daß wie bei der MdE die Gesamtauswirkung auf den Betroffenen berücksichtigt wird. Die in den privaten Unfallversicherungen gültigen Invaliditätsgrade sind ebenfalls in den Tab. 8.**1** u. 8.**2** mit angeführt.

Im Unterschied zur gesetzlichen Unfallversicherung, die in der Regel erst Rentenleistungen ab einer MdE von 20 % gewährt, berücksichtigen die privaten Unfallversicherer auch geringgradige Unfallfolgen (von z.B. 1 %), sofern es sich dabei um einen Dauerschaden handelt. Der Versicherte hat in diesem Fall Anspruch auf Auszahlung des entsprechenden Prozentsatzes der Gesamtversicherungssumme, so daß auch geringgradige Verletzungsfolgen detailliert erfaßt und in ihren funktionellen Auswirkungen eingeschätzt werden müssen.

Nerven und Nervenwurzelläsionen spielen auch bei *Renten- und Versorgungsgutachten* sowie bei der Feststellung des Behinderungsgrades (GdBSchwbG) – in der Schweiz des Integritäts-

Tabelle 8.1 Invaliditätsgrade bei Armnervenläsionen (Prozentwerte bzw. Gliedertaxe)

Betroffener Nerv	Versorgungswesen (BVG)	Gesetzliche Unfallversicherung				Private Unfallversicherung (D)
		D GBH[1]	GEH[2]	CH GBH	GEH	
N. accessorius		20	15			
N. phrenicus		−20				
Armplexus (total)	80	75	65			1/1 Arm
” (oberer)	50	40	30	30		
” (unterer)	60	60	50	35		
N. axillaris	30	30	25	25		Arm
N. thoracicus longus	20	25	20	15		3/20
N. suprascapularis		15	10			
N. radialis	30		25	30	25	2/5 Arm
” (incl. Triceps)	20		20			
” (incl. Brachioradialis)	20		15			
” (R. profundus)						
N. musculocutaneus	20	25	20			3/10 Arm
N. ulnaris	30	25	20		2/5 Arm	
N. medianus	40	35	30	20	15	2/5 Arm
” (proximal)	30	30	25	15	15	
” (distal)						
Nn. radialis + axillaris	50	60	50			
Nn. radialis + ulnaris	50	60	50			3/5 Arm
Nn. radialis + medianus	50	60	50			3/5 Arm
Nn. medianus + ulnaris	50	60	50			3/5 Arm
Nn. radialis, medianus + ulnaris (Oberarm)		75	65			
dto. (Unterarm)	60	60	50			
Volkmann-Kontraktur		60	50			
Armverlust	80	80	80			70
” (Schulter)	70	70	70			
” (Ellenbogen)				50		
Handverlust	50	60	60	50	40	55

1) Gebrauchshand   2) Gegenhand

Tabelle 8.2 Invaliditätsgrade bei Beinnervenläsionen (Prozentwerte bzw. Gliedertaxe)

Betroffener Nerv	Versorgungswesen (BVG)	Gesetzliche Unfallversicherung		Private Versicherung
		D	CH	
Beinplexus (total)	80	75	50	1/1 Bein
Plexus lumbalis		40		
Plexus sacralis		60		
N. ischiadicus (proximal)	60	50		3/5 Bein
" (distal)	50	45		Bein
N. femoralis	40	35		2/5 Bein
N. obturatorius		10		
N. glutaeus superior		20		1/5
" inferior		20	10	1/5
N. cutaneus femoris lateralis		–10		
N. fibularis communis	30	25		1/3 Bein
" superficialis	20	15		
" profundus	30	20		
N. tibialis (proximal)	30			1/3 Bein
" (distal)	15			
Kompartmentsyndrom (Unterschenkel)				
– Extensorenloge		20		
– alle Muskellogen		50		
Beinverlust				
oberhalb Knie	80	80	50	70
unterhalb Knie	50	50		50
Blasenlähmung	50	50		
Mastdarmlähmung	30	30		
Erektile Dysfunktion		0–40		

schadens – eine Rolle, sind dort aber meist nur ein Teilfaktor innerhalb einer komplexeren Krankheitssymptomatik. Die für isolierte Nerven- und Nervenwurzelläsionen im Versorgungswesen gültigen Richtwerte sind in der Tab. 8.1 und der Tab. 8.2 mit aufgenommen.

Bei der adäquaten gutachtlichen Einschätzung von Nervenläsionen ist zu beachten, daß die angegebenen Richtwerte für einen kompletten Funktionsausfall gelten. Bei partiellen Lähmungen und Sensibilitätsstörungen sind diese Werte zu reduzieren, ebenso nach funktionsverbessernden operativen Eingriffen wie Ersatzoperationen. Umgekehrt ist eine höhere Einstufung angezeigt, sofern sekundäre *Weichteilveränderungen und Kontrakturen* hinzutreten, wie dies z.B. im Gefolge einer die Nervenläsion komplizierenden sympathischen Reflexdystrophie häufig der Fall ist.

Ebenso bedingen *begleitende Schmerzen* eine teilweise deutliche Anhebung der Invaliditätsgrade; so sollte z.B. eine funktionell belanglose Schädigung des R. superficialis nervi radialis die normalerweise mit einer MdE von 0–5% eingestuft würde mit 20–40 % bewertet werden, wenn sich ein chronisches Schmerzsyndrom in Form einer Allodynie hinzugesellt.

Die gutachtliche Einschätzung von *Nervenwurzelläsionen* (Tab. 8.3) ist insofern schwieriger, als hierbei wegen der plurisegmentalen Versorgung der meisten Muskeln selbst beim kompletten Funktionsausfall einer Nervenwurzel in der Regel nur Teillähmungen der hiervon versorgten Muskeln resultieren. Diese können sich allerdings in einer funktionell ungünstigen Weise addieren, so z.B. wenn bei einem L5-Syndrom eine Schwäche der Fußheber und der seitlichen Glu-

Tabelle 8.3 Minderung der Erwerbsfähigkeit (Invalidität). Grade bei Nervenwurzelläsionen

Spinalnerv	Wesentliche Funktionsstörung	Mde (%-Grade)
C4	Schulterblattmuskeln und Zwerchfell	5–10; bei stärkerer Atemstörung bis 30
C5	M. deltoideus sowie meist leichtere Paresen der Unterarmbeuger und Außenrotatoren im Schultergelenk	10–15
C6	Vor allem Unterarmbeuger	10–15
C7	Bevorzugt Unterarmstrecker; eventuell leichte Paresen der Unterarmmuskulatur	10–20
C8	Handmuskulatur, gering auch Fingerbeuger und -strecker	10–20
L3	Hüftbeuger, Adduktoren und Kniestrecker	10–20
L4	V.a. M. quadriceps femoris	10–20
L5	Fuß- und Zehenheber und seitliche Glutealmuskulatur	15–30
S1	Fußsenker, Mm. peronei und gluteus maximus	15–20
L5+S1	Gesäß- und Unterschenkelmuskulatur	30–40
Kaudalähmung	Blasenmastdarmlähmung, Gluteal- und Unterschenkelmuskulatur (bei einem Schädigungsniveau ab L4 und höher außerdem Quadriceps femoris)	100

tealmuskulatur mit ihren negativen Auswirkungen auf die Gehfunktion zusammentreffen. Darüber hinaus sind radikuläre Läsionen häufig mit chronischen Schmerzen kombiniert, die in den Richtwerten von Tab. 8.3 nicht berücksichtigt wurden und bei stärkerer Ausprägung eine deutliche Anhebung der genannten MdE-Grade bedingen.

9. Literaturverzeichnis

1. Adornato, B.T., W.G. Carlini: ‚Pushing palsy': A case of self-induced bilateral peroneal palsy during natural childbirth. Neurology 42 (1992) 936–937
2. Adson, A.W., J.R.Coffey: Cervical rib; a method of anterior approach for relieve of symptoms by division of the scalenus anticus. Ann. of Surg. 65 (1927) 839–857
3. Aguayo, A., G.M. Bray: Cell interaction studied in the peripheral nerves of experimental animal. In: Dyck, P.J., P.K. Thomas, E.H. Lambert, R. Bunge. Peripheral Neuropathy, 2nd. ed. Saunder, Philadelphia 1984, p.360–377
4. Aldrich, E.F., M. Med., C.M. Van Den Heever: Suprainguinal ligament approach for surgical treatment of meralgia parestethica. Technical note. J. Neurosurg. 70 (1989) 492–494
5. Alfonso, I., O. Papazian, M. Reyes et al.: Obstetric brachial plexus injury. Int. Pediatrics 10 (1995) 208–213
6. Allieu, Y., M. Benichou, S. Touchais et al.: Les formes neurologiques du syndrome du hile du membre superieur. Le rôle du scalène moyen. Ann. Chir. Main Mem. Superieur 10 (1991) 308–312
7. Al-Quattan, M.M., H.M. Clarke: A burn caused by the operating microscope light during brachial plexus reconstruction. J. Hand Surg. Brit. Vol. 19 (1994) 550–551
8. Alsever, J.D.: Lumbosacral plexopathy after gynecologic surgery: case report and review of the literature. Amer. J. Obst. Gyn. 174 (1996) 1769–1777
9. Alvine, F.G., A.E. Schurrer, S. Falls: Postoperative ulnar-nerve palsy. J. Bone Jt Surg. A 69 (1987) 255–259
10. Amarenco, P., P. Cohen, G. Amarenco et al.: Globe vésical à l'origine d'une méralgie paresthétique. Presse méd. 16 (1987) 1287–1288
11. Amarenco, G., Y. Lanoe, R.T. Ghniassia, H. Goudal, M. Perigot: Syndrome du canal d'Alcock et névralgie périnéale. Rev. neurol. 144 (1988) 523–526
12. Amarenco, G., J. Kerdraon, P. Bouju et al.: Traitements des névralgies périnéales par atteinte du nerf pudendal. Rev. Neurol. 153/5 (1997) 331–334
13. Amoiridis, G., L. Schöls, D. Pöhlau et al.: Drogeninduzierte Rhabdomyolyse und Läsionen peripherer Nervenstränge. Nervenarzt 67 (1996): 1023–1026
14. Amundsen, T., H. Weber, F. Lilleas et al.: Lumbar spinal stenosis. Clinical and radiological features. Spine 20 (1996) 1178–1186
15. Andersson, G.B.J.: The epidemiology of spinal disorders. In: Frymoyer, J.E. (Ed.): The adult spine. Principles and Practice. 2nd ed. Lippincott-Raven Publishers, Philadelphia (1997) 93–141
16. Ando, T., K. Mimatso: Traumatic lumbar disc herniation. A case report. Spine 18 (1993) 2355–2357
17. Andoniadis, G., S.A. Rath, L. Mir-Ali et al.: Erfahrungen mit der endoskopischen Operation zur Behandlung des Karpaltunnelsyndroms. Vorläufige Ergebnisse einer prospektiven Studie. Nervenarzt 68 (1997) 503–508
18. Andreadou Elisabeth, C. Yapijakis, P. Paraskevas et al.: Hereditary neuropathy with liability to pressure palsies: the same molecular defect can result in diverse clinical presentation. J. Neurol. 243 (1996) 225–230
19. Anglen, J., J. Banovetz: Compartment syndrome in the well leg resulting from fracture-table positioning. Clin. Orthop. 301 (1994) 239–242
20. Antia, N.H., S.C. Divekar, D.K.Dastur: The facial nerve in leprosy. I. Clinical and operative aspects. Int. J. Leprosy 34/2 (1966) 103–117
21. Antia, N.H., C.D. Enna, B.M. Daver: The surgical management of deformities in leprosy. Oxford University Press, Bombay 1992
22. Antoine, J.C., P. Girard-Madoux, P. Convers, D. Michel: Paralysies crurales au cours du coma. 2 observations. Presse méd. 16 (1987) 1862–1863
23. Antoniadis, G., V. Braun, S. Rath et al.: Die Meralgia paraesthetica und ihre operative Behandlung. Nervenarzt 66 (1995) 614–617
24. Antoniadis, G., H.P. Richter, E. Kast et al.: Juxtafacettenzysten als raumfordernde spinale Prozesse. Nervenarzt 68 (1997) 515–520
25. Arroyo, J.F., R. Vine, C. Reynaud et al.: Slipping rib syndrome: don't be fooled. Geriatrics 50 (1995) 46–49
26. Arts, W.F.M., H.F.M. Busch, H.J. Van den Brand et al.: Hereditary neuralgic amyotrophy. Clinical, genetic, electrophysiological and histopathological studies. J. neurol. Sci. 62 (1983) 261–279
27. Assal, F., P. Blanche, C. Lamy et al.: Atteinte du plexus brachial révélatrice d'un lupus érythémateux disséminé. Presse méd. 22 (1993) 598
28. Assmus, H.: Ist das Karpaltunnelsyndrom erblich? Akt. Neurol. 20 (1993) 138–141
29. Assmus, H.: Die Morton-Metatarsalgie. Ergebnisse der operativen Behandlung bei 54 Fällen. Nervenarzt 65 (1994) 238–240
30. Assmus, H.: Die einfache Dekompression des N. ulnaris beim Kubitaltunnelsyndrom mit und ohne morphologische Veränderungen. Erfahrungsbericht anhand von 523 Fällen. Nervenarzt 65 (1994) 846–853

31. Assmus, H.: Korrektur- und Rezidiveingriffe beim Karpaltunnelsyndrom. Nervenarzt 67 (1996) 998–1002
32. Atkinson, R., B. Ghelman, P. Tsairis et al.: Sarcoidosis presenting as cervical radiculopathy. A case report and literature review. Spine 7 (1982) 412–416
33. Atlas, S.J., R.A. Deyo, R.B. Keller et al: The Maine lumbar spine study, part II. 1-year outcomes of surgical and nonsurgical management of sciatica. Spine 21 (1996) 1777–1786
34. Atlas, S.J., R.A. Deyo, R.B. Keller et al.: The Maine lumbar spine study, part III. 1-year outcomes of surgical and nonsurgical management of lumbar spinal stenosis. Spine 21 (1996) 1878–1795
35. Augustin, P., N. Daluzeau, M. Dujardin, O. Clement: Hématome du muscle pyramidal. Complication d'un traitement anti-coagulant. Rev. neurol. 140 (1984) 443–445
36. Auroy, Y., P. Narchi, A. Messiah et al.: Serious complications related to regional anesthesia. Results of a prospective study in France. Anesthesiology 87 (1997) 479–486
37. Austin, R.: Tardy palsy of the radial nerve from a Monteggia fracture. Injury 7 (1976) 202–204
38. Bacon, P.J., S.E. Smith: Cardiovacular and sweating dysfunction in patients with Holmes-Adie syndrome. J. Neurol. Neurosurg. Psychiatry 56 (1993) 1096–1102
39. Ballantyne, J.P, M.J. Campbell: Electrophysiological study after surgical repair of sectioned human peripheral nerves. J Neurol Neurosurg Psychiat 36 (1973) 797–805
40. Bang, D., H. Wessel: Thoracic outlet syndrome: Neurosurg. 22 (1988) 105–121
41. Banker, Betty Q., Susan C. Chester: Infarction of thigh muscle in the diabetic patient. Neurology (Minneap.) 23 (1973) 667–677
42. Barkhaus, P.E., E.D. Means, R. Sawaya: Ligature injury to the accessory nerve. J. Neurol. Neurosurg. Psychiat. 50 (1987) 1382– 1383
43. Barnsley, L., S.M. Lord, B.J. Wallis et al.: The prevalence of chronic zygapophyseal joint pain after whiplash. Spine 20 (1995) 20–26
44. u. Barnsley, L., S. Lord, N. Bogduk: Whiplash injury.
47. Pain 58 (1994) 282–307
45. Baron, B., A.L. Goldberg, W.E. Rothfus et al.: CT Features of sarcoid infiltration of a lumbosacral nerve root. J. Comput. Assist. Tomogr. 13 (1990) 364–365
46. Barron, R., H. Blumberg, W. Jänig: Clinical characteristics of patients with complex regional pain syndrome in Germany, with spcial emphasis on vasomotor function. In: Jänig, W., M. Stanton-Hicks: Reflex Sympathetic Dystrophy: A Reappraisal. Brog. Pain Res. Management. Vol.6. IRSP Press, Seattle (1996) 25–48
48. Bartleson, J.D., M.D. Cohen, T.W. Harrington et al.: Cauda equina syndrome secondary to long-standing ankylosing spondylitis. Ann. Neurol. 14 (1983) 662–669
49. Bartolo, D.C.C., J.A. Jarratt, N.W. Read: The use of conventional EMG to assess external sphincter neuropathy in man. J. Neurol. Neurosurg. Psychiatry 46 (1983) 1115–1118
50. Bartolomei, L, V. Carbonin, G. Cagnin G et al.: Unilateral Swelling of the lower abdominal wall. Unusual clinical manifestation of an upper lumbar disc herniation. Acta Neurochir. 117 (1992) 78–79
51. Bastron, J.A., J.E. Thomas: Diabetic polyradiculopathy. Clinical and electromyographic findings in 105 patients. Mayo Clin. Proc. 56 (1981) 725
52. Bauer, Th., H. Schütz, R. Beer: Armplexusläsion durch traumatisches Aneurysma spurium der Arteria axillaris – Fallbeschreibung von zwei Patienten. Fortschr. Neurol. Psychiat. 60 (1992) 437–440
53. Bassoe, C.-F.: The skinache syndrome. J. Roy. Soc. Med. 88 (1995) 565–569
54. Beck-Föhn, M.: Das arbeitsinduzierte Karpaltunnelsyndrom. Nervenarzt 63 (1992) 467–472
56. Beck, R., C. Fowler: Neurophysiology of urogenital dysfunction. In: Rushton, D.N. (ed.): Handbook of Neuro-Urology. Mercel Dekker, New York (1994)
57. Beck, R., C. Fowler, C.J. Mathias: Genitourinary dysfunction in disorders of the autonomic nervous system. In: Rushton, D.N. (ed.): Handbook of Neuro-Urology. Mercel Dekker, New York (1994)
58. Beck, Th.: Die Galenischen Hirnnerven in moderner Beleuchtung. Sudhoffs Arch.Gesch.Med. 3 (1919) 110–114
59. Beggs, J., P.C. Johnsson, A. Olafsen et al: Transperineurial arterioles in human sural nerve. J Neuropath Exp Neurol 50 (1991) 704–718
60. Beggs, J., P.C. Johnson, A. Olafsenet al: Innervation of the vasa nervorum: changes in human diabetics. J Neuropathol Exp Neurol 51(1992) 612–629
61. Beghi, E., L.T. Kurland, D.W. Mulder: Brachial plexus neuropathy in the population of Rochester, Minnesota, 1970–1981. Ann. Neurol. 18 (1985) 320–323
62. Bell-Krotoski, J.A.: Light touch-deep pressure testing using the Semmes-Weinstein monofilaments. In: Hunter, J.M., L.H. Schneider, E.J. Mackin et al.: Rehabilitation of the Hand. Surgery and Therapy, 3rd ed. C.V. Mosby, St.Louis (1990a) 585–593
63. Bell-Krotoski, J.A.: Pocket filaments and specifications for the Semmes-Weinstein monofilaments. In: Amadio, P.C., V.R. Hentz: Year Book of Hand Surgery. C.V. Mosby, St.Louis (1990b) 293–294
64. Bell-Krotoski, J.A.: Advances in sensibility evaluation. Hand Clin. 7 (1991) 4
65. Beltinger, A., B. Riffel, M. Stöhr: Fehldiagnose „Lumboischialgie" bei Tumoren im Bereich lumbosakraler Wurzeln oder des Plexus lumbosacralis. Nervenarzt 60 (1989) 559–564
66. Benecke, R., J. Klingelhöfer, H. Rieke et al.: Minifestationsform und Verlauf von Plexusläsionen nach medianer Sternotomie. Nervenarzt 59 (1988) 388–392

67. Benini, A.: Das Karpaltunnelsyndrom und die übrigen Kompressionssyndrome des Nervus medianus. Thieme, Stuttgart 1975
68. Benini, A., G. Segmüller, U. Lemberger: Karpaltunnelsyndrom bei der progressiv-chronischen Polyarthritis. Schweiz. med. Wschr. 103 (1973) 1861–1866
69. Benini, A.: Ischias ohne Bandscheibenvorfall: Die Stenose des lumbalen Wirbekanals. 2 Aufl. Huber, Bern (1986)
70. Benini, A.: Die Meralgia paraesthetica. Pathogenese, Klinik und Therapie der Kompression des N. cutaneus femoris lateralis. Schweiz. Rundschau Med. 81 (1992) 215–221
71. Bennett, G.J.: The role of the sympathetic nervous system in painful peripheral neuropathy. Pain 45 (1991) 221–223
72. Bennet, G.C., A.J. Harrold: Prognosis and early management of birth injuries to the brachial plexus. Brit.med.J. (1976/I) 1520–1521
73. Benoist, M.: Hernie discale du sujet agé. Presse Méd. 22 (1993) 1854–1855
71. Berblinger, W.: Die Schussverletzungen des peripheren Nervensystems. In: Schjerning, O.v. (Hrsg.): Handbuch der ärztlichen Erfahrungen im Weltkriege 1914/18, Band 8. Leipzig (1921) 291–313
75. Berber, E.: Plexusparese und Pockenimpfung. Pädiat. Pädol. 14 (1979) 449–453
76. Berlit, P.: Pronator-teres-Syndrom durch Neurinom des Nervus medianus. Nervenarzt 60 (1989) 184–186
77. Berlit, P.: Car toll neuropathy. J. Neurol. Neurosurg. Psychiat. 56 (1993) 1329
78. Berlit, P., K. Schwechheimer K: Neuropathological findings in radiation myelopathy of the lumbosacral cord. Eur. Neurol. 27 (1987) 29–34
79. Berman, S.A., R.R. Young, M. Sarkavati et al.: Injury zone denervation in traumatic quadriplegia in humans. Muscle Nerve 19 (1996) 701–706
80. Berner, H.: Brachial palsy and television watching. Rediatrics 55 (1975) 293
80a. Bernhardt, M.: Neuropathologische Beobachtungen. Dtsch. Arch. klin. Med. 22 (1878) 362
81. Bernhardt, M.: Die Erkrankungen der peripherischen Nerven. In Nothnagel, H.: Spezielle Pathologie und Therapie. Bd. II/1. Holder, Wien (1895)
82. Bernhardt, M., R.A. Hynes, H.W. Blume et al.: Cervical spondylotic myelopathy. J. Bone Joint Surg. 75A (1993) 119–128
83. Bernsen, P.L.J.A., R.E. Wong Chung, H.M. Vingerhoets et al.: Bilateral neuralgic amyotrophy induced by interferon treatment. Arch. Neurol. 45 (1988) 449–451
84. Berry, P.R., W.E. Wallis: Venepuncture nerve injuries. Lancet 1977/I 1236–1237
85. Bertram, M., J.M. Schröder: Developmental changes at the node and paranode in human sural nerves: morphometric and fine-structural evaluation. Cell Tissue Res. 273 (1993) 499–509

86. Beurskens Anna, J., C. de Vet Henrica, Albère J. Köke et al.: Efficacy of traction for non-specific low back pain: a randomised clinical trial. Lancet 346 (1995) 1596–1600
87. Better, O.S., J.H. Stein: Early management of shock and prophylaxis of acute renal failure in traumatic rhabdomyolysis. N. Engl. J. med. 322 (1990) 825–829
88. Beuvon, F., J.L. Criscuolo, R.J. Salmon et al.: Neurosarcome radio-induit. Aspects clinique, histologique et immunohistochimique. Bull. Cancer 78 (1991) 619–626
89. Bhleps, B.E., E. Walter: Comparison of the finger wrinkling test results to establish sensory tests in peripheral nerve injuries. Am. J. Occup. Therapy 31 (1977) 565–572
90. Bielschowsky, M., E. Unger: Die Überbrückung großer Nervenlücken. Beiträge zur Kenntnis der Degeneration und Regeneration peripherer Nerven. J. Physiol. Neurol. 22 (1916–1918) 267
91. Biemond, A.: Femoral neuropathy. In P.J. Vinken, G.W. Bruyn: Handbook of Clinical Neurology, vol. VIII. North-Holland, Amsterdam 1970 (p. 303)
92. Bierman, H.: Nerve compression due to a tight watch band. New Engl. J. Med. 261 (1959) 237–238
93. Bigliani, L.U., J.R. Perez-Sanz, Ira N. Wolfe: Treatment of trapezius paralysis. J. Bone Jt. Surg. 57A (1985) 872–877
94. Bilbey, J.H., R.G. Lamond, R.F. Mattrey: MR imaging of disorders of the brachial plexus. J. Mag. Res. Imag. 4 (1994) 13–18
95. Billet, F.P.J, H. Ponssen, D. Veenhuizen: Unilateral paresis of the abdominal wall: a radicular syndrome caused by herniation of the L1–2 disc? J. Neurol. Neurosurg. Psychiatry. 52 (1989) 678–692
96. Binkovitz, L.A., B.F. King, R.L. Ehman: Sciatic endometriosis: MR appearance. J. Comp. Ass. Tomography 15 (1991) 508–510
97. Birchard, J.D., D.R. Pichora, P.M. Brown: External iliac artery and lumbosacral plexus injury secondary to an open book fracture of the pelvis: Report of a case. J. Trauma 30 (1990) 906–908
98. Bischoff, C., B. Holdorff: Kompression des Nervus femoralis aufgrund einer retroperitonealen Blutung als Folge einer A.-femoralis-Punktion. Nervenarzt 69 (1989) 181–183
99. Black, D., J. Stewart, C. Melmed: Sacral nerve dysfunction plus generalized polyneuropathy in herpes simplex genitalis. Ann. Neurol. 14 (1983) 692
100. Bleecker, M.L., M. Bohlmann, R. Moreland et al.: Carpal tunnel syndrome: role of carpal canal size. Neurology (Minneap.) 35 (1985) 1599–1604
101. Bleicher, R.J., H.F. Sherman, B.A. Latenser: Bilateral gluteal compartment syndrome. J. Trauma 42 (1997) 118–122
102. Blexrud, M.D., D.A. Lee, A.J. Windebank et al.: Kinetics of production of a novel factor after peripheral nerve injury. J. Neurol. Sci. 98 (1990) 287–299

103. Blok, B.F.M., A.T.M. Willemsen, G. Hostege: A PET study on brain control of micturition in humans. Brain 120 (1997) 111–121
104. Boden, S., D.O. Davis, T.S. Dina et al.: The incidence of abnormal lumbar spine MRI scans in asymptomatic patients: a prospective investigation. J. Bone Joint Surg. 72A (1990) 403–408
105. Boehme, M.W.J., W.A. Scherbaum, E.F. Pfeiffer: Tietze's syndrome – a chameleon and the thoracic abdominal pain syndromes. Klin. Wochenschr. 66 (1988) 1142–1145
106. Böhler, J.: Nervennaht und homoioplastische Nerventransplantation mit Milliporeumscheidung. Langenbecks Arch. Chir. 301 (1962) 900–905
107. Börnke, Ch., Th. Büttner, N. Heye et al.: Lumbosacral radiculitis (Elsberg's syndrome) with isolated angiitis of the central nervous system. J. Neurol. Bo. 243 (1996) 662–664
108. Bötzel, K.: Tuberkulöse Radikulomyelitis – gut therapierbar nur bei frühem Erkennen. Nervenarzt 64 (1993) 282–283
109. Bolton, C.F., A.A. Dirdger, R.M. Lindsay: Ischaemic neuropathy in uraemic patients caused by bovine arteriovenous shunt. J. Neurol. Neurosurg. Psychiat. 42 (1979) 810–814
110. Bonard, N.C.: Le syndrome des ‚cornes-de-rhinocéros' (Une forme particulière de neuropathie et d'arthrose des pieds). Rev. méd, Suisse rom. 107 (1987) 855–856
111. Bonnell, F.: Bases anatomiques et histologiques de la chirurgie du plexus brachial de l'adulte. Rev. Réadapt. Prof. Soc. 6 (1980) 36–41
112. Boontje, A.H., R. Haaxma: Femoral neuropathy as a complication of aortic surgery. J. Cardiovasc. Surg. 28 (1987) 286–289
113. Bose, K.S., S. Ghosh, N. Mukerjee: Decompression of nerves in the treatment of leprosy neuritis. J. Indian. Med. Assn. 42 (1964) 456–460
114. Both, R., G. Mühlau, V. Wieczorek: Schlaflähmung – eine spezielle Form der akuten Drucklähmung. Wiss. Z. Ernst-Moritz-Arndt-Universität Greifswald, Med. R. 32 (1983) 44– 45
115. Bottini, A., E.L. Seljeskog: Fractures of the sacrum. In: Doty, J.R., S.S. Rengachary (Eds): Surgical disorders of the sacrum. Thieme, New York (1994) 133–142
116. Bouché, R.T.: Chronic compartment syndrome of the leg. J. Am. Podiatric Med. Assoc. 80 (1990) 633–648
117. Boukobza, M., J.P. Guichard, M. Boissonet et al.: Spinal epidural hematoma: report of 11 cases and review of the literature. Neurosurgery 41 (1997) 483–487
118. Bourrel, P.: Place de la chirurgie dans le traitement et la réhabilitation des lépreux. Chirugie 108 (1982) 744–752
119. Bourrel, P., M. Bourges, P. Giraudeau: Neurolyse du nerf tibial postérieur au canal tarsien dans le traitement des maux perforants plantaires lépreux. Ann. Chir. Plast. 14/4 (1969) 341–345
120. Bowen, J., R. Gregory, M. Squier et al.: The post-irradiation lower motor neuron syndrome. Brain 119 (1996) 1429–1439
121. Boyes, J.H.: Tendon transfer for radial palsy. Bull Hosp. Joint Diseases 15 (1954) 97
122. u. 123. Bozzano, A., M. Galluci, C. Masciocchi et al.: Lumbar disc herniation: MR imaging assessment of natural history in patients treated without surgery. Radiology 185 (1992) 135–141
124. Braakman, R.: Management of cervical spondylotic myelopathy and radiculopathy. J. Neurol. Neurosurg. Psychiatry 57 (1994) 257–263
125. Bradley, W.G., R. Madrid, D.C. Trush et al.: Recurrent brachial plexus neuropathy. Brain 98 (1975) 381–398
126. Bradley, W.G., R.K. Bennett, P. Good et al.: Proximal chronic inflammatory polyneuropathy with multifocal conduction block. Arch. Neurol. 45 (1988) 451–455
127. Brand, P.W.: Tendon transfer for median and ulnar nerve paralysis in the palm. The Orthopaedic Clinics of North America. Saunders, Philadelphia, London, Toronto, (1970) 447–454
128. Brand, P.W.: Clinical Mechanics of the Hand. C.V. Mosby, St.Louis (1985)
129. Bratschi, H.U., U. Haller: Die Bedeutung des Nervus intercostobrachialis bei der axillären Lymphonodektomie. Geburtshilfe Frauenheilk. 50 (1990) 689–693
130. Braun, R.M.: Iatrogenic compression of the thoracic outlet. Johns Hopk. med. J. 145 (1979) 94–97
131. Braun, V., H.P. Richter, J.M. Schröder: Erstmaliger Nachweis der Möglichkeit einer spontanen funktionellen Regeneration motorischer Nerven beim Menschen. S. 48–51. In: Schmelzle, R., R. Bschorer (Hrsg.): Plastische und Wiederherstellungschirurgie – Ein Jahrbuch. Uni-MED, Lorch (1996)
132. Braune, H.J., G. Huffmann: M. tibialis anterior-Kennmuskel der Nervenwurzel L4? Akt.Neurol. 18 (1991) 34–35
133. Braverman, D.L., A. Ku, W. Nagler: Herpes zoster polyradiculopathy. Arch. Phys. Med. Rehabil. 78 (1997) 880–882
134. Breidahl, W.H., M.S. Khangure: MRI of lumbar and sacral plexus nerve sheath tumours. Austral. Radiol. 35 (1991) 140–144
135. Breidenbach, W.C., J.K. Terzis: Vascularized nerve grafts. A.S.P.R.S. Scholarship Contest (1983)
136. Breidenbach, W.C., J.K. Terzis: The anatomy of free vascularized nerve grafts. Clin. Plast. Surg. (1984) 65–71
137. Breidenbach, W.C., R. Gill: Management of sympathetic independent pain. Vortrag 452. Jahrestg. Am. Soc. f. Surgery of the Hand, Denver, Colorado, 11.-13.Sept.1997
138. Brindley, G.S.: Impotence and ejaculatory failure. In: Rushton, D.N. (ed.): Handbook of Neuro-Urology. Mercel Dekker, New York (1994)
139. Brinker, M.R., S.H. Weeden, T.S. Whitecloud: Congenital anomalies of the cervical spine. In:

Frymoyer, J.W. (Ed.): The adult spine: principles and practice. 2nd ed. Lippincott-Raven Publishers, Philadelphia (1997) 1205–1222
140. Brown, K.L.: Review of obstetrical palsies. Nonoperative treatment. Clin. plast. Surg. 11 (1984) 181–187
141. Brück, W.: The role of macrophages in Wallerian degeneration. Brain Pathol. 7 (1997) 741–752
142. Brügger, A.: Das sternale Syndrom. Huber, Bern (1971)
143. Brügger, A.: Die Erkrankungen des Bewegungsapparates und seines Nervensystems. Fischer, Stuttgart (1977)
144. Brumfield, R.H.: Carpal tunnel syndrome in rheumatoid arthritis. Orthop. Rev. 12 (1983) 69–71
145. Brunelli, G.: Direct neurotization of severely damaged muscles. Vortrag 36. Jahrestg. Am. Soc. f. Surgery of the Hand, Las Vegas, 23.-25. Febr. 1981
146. Brunelli, G., G. de Filippo, A. Vigasio et al.: Il lipoma interfibrillare capsulato del nervo mediano al polso. Minerva ortop. 35 (1984) 669–671
147. Brunelli, G.A., G.R. Brunelli: Preoperative assessment of the adult plexus patient. Microsurg. 16 (1995) 17–21
148. Bruner, J.: The zig-zag-volar digital incision for flexor tendon. The British Club for Surgery of the Hand, Tagung in Wien, 29.-30.Mai 1967
149. Brushart, T.M., W.A. Seiler: Selective reinnervation of distal motor stumps by peripheral motor axons. Exp. Neurol. 97 (1987) 290–300
150. Buchwald, D., D. Garrity: Comparison of patients with chronic fatigue syndrome, fibromyalgia, and multiple chemical sensitivities. Arch. Intern. Med. 154 (1994) 2049–2053
151. Buck-Gramcko, D., C. Fry: Ischämische Kontraktur des Unterarms und der Hand. Stadieneinteilung und Indikation operativer Behandlungsverfahren. Handchir Mikrochir. Plast. Chir. 23 (1991) 128–143
152. Bunnell, St.: Surgery of the intrinsic muscles of the hand other than those producing opposition of the thumb. J. Bone Jt. 24A (1942) 1–31
153. Bunnell, St.: In: Surgery of the Hand, hrsg. von J.H. Boyes, Lippincott, Philadelphia 1970
154. Burger, P.C., B.W. Scheithauer: Tumors of the Central Nervous System. In: Atlas of Tumor Pathology, 3rd Series, Fascicle 10. Armed Forces Institute of Pathology, Washington DC (1994)
155. Byrne, E.: Extended neuralgic amyotrophy syndrome. Aust. N. Z. J. Med. 17 (1987) 34–38
156. Cahill, B.R., R.E. Palmer: Quadrilateral space syndrome. J. Hand Surg. 8 (1983) 65–59
157. Callahan, A.: Sensibility testing: clinical methods. In Hunter J.M., L.H. Schneider, E.J. Mackin et al.: Rehabilitation of the Hand, 2nd ed. St. Louis, C.V. Mosby (1984)
158. Callahan J.D., T.B. Scully, S.A. Shapiro, R.M. Worth. Suprascapular nerve entrapment. A series of 27 cases. J. Neurosurg. 74 (1991) 893–896
159. Callaway, J.C., G.L. Fite, D.C. Riordan: Ulnar and median neuritis due to leprosy. Report of one hundred cases treated surgically. Int. J. Leprosy 32 (1964) 285–291
160. Campbell, J.B.: Operative Orthopedics. 2nd ed. C.V. Mosby, St Louis (1949)
161. Campbell, J.B., C.J. Andrew, J. Husby et al.: Microfilter sheathing in peripheral nerve surgery. J. Trauma I (1961) 139–155
162. Campion, E.R., D.K. Bynum, S.K. Powers: Repair of peripheral nerves with the argon laser. J. Bone Joint. Surg. 72A (1990) 715–723
163. Caputy, A.J., A.J. Luessenhop: Long-term evaluation of decompressive surgery for degenerative lumbar stenosis. J. Neurosurg. 77 (1992) 669–676
164. Carayon, A.: Décompression chirurgicale des névrites lépreuses I. Bases anatomo-cliniques et physio-pathologiques. Chirurgie 110 (1984) 219–224
165. Carette, S., R. Leclaire, S. Marcoux et al.: Epidural corticosteroid injections for sciatica due to herniated nucleus pulposus. N. Engl. J. Med. 336 (1997) 1634–1640
166. Carlstedt, T.P., R.G. Hallin, K.G. Hedström et al.: Functional recovery in primates with brachial plexus injury after spinal cord implantation of avulsed ventral roots. J. Neurol. Neursurg. Psych. 56 (1993) 649–654
167. Carlstedt, T., P. Grane, R.G. Hallin et al.: Return of function after spinal cord implantation of avulsed spinal nerve roots. Lancet 346 (1995) 1323–1325
168. Carr, D., P.H. Davis: Distal posterior interosseous nerve syndrome. J. Hand Surg. 10A (1985) 873–878
169. Carvalho, G.A., G. Nikkhah, C. Matthies et al.: Diagnosis of root avulsions in traumatic brachial plexus injuries: Value of computerized tomography myelography and magnetic resonance imaging. J. Neurosurg. 86 (1997) 69–76
170. Cassisdy J.D. 1995 siehe Spitzer W.O. et al
171. Castaigne, P., H. Laplane, H. Duclos et al.: Deux cas de paralysie de la branche postérieure du nerf radial due à la compression du nerf par un lipome. Rev. Neurol. (1975) 131
172. Catalona, W.J., J.W. Basler: Return of erections and urinary continence following nerve sparing radical retropubic prostatectomy. J. Urol. 150 (1993) 905–907
173. Cavanagh, J.B.: Prior X-irradiation and the cellular response to nerve crush; duration of effect. Exper. Neurol. 22 (1968) 253–258
174. Chagnon, A., P. Carli, J.F. Paris et al.: Carpian Tunnel Syndrome: A most unusual presentation of leishmaniasis. Eur. J. Med. 2 (1993) 314
175. Chaise, F., P. Boucher: Les résultats éloignés de la décompression chirurgicale du nerf tibial postérieur dans les neuropathies de la maladie de Hansen. J. Chir. 124/5 (1987) 315–318
176. Chaise, F., B. Roger: Neurolysis of the common peroneal nerve in leprosy. J. Bone Joint Surg. 67/3 (1985) 426–429
177. Chalk, C., H. Saacs: Recurrent spontaneous accessory neuropathy. J. Neurol. Neursourg. Psychiat. 53 (1990) 621

178. Chalk, C.H., P.J. Dyck: Ischemic neuropathy. In: Dyck, P.J., P.K. Thoams, J.W. Griffin et al. (Eds): Peripheral neuropathy. 3rd ed. Saunders, Philadelphia (1993) 980–989
179. Chamberlain, M.A., M. Corbett: Carpal tunnel syndrome in early rheumatoid arthritis. Ann. rheum. Dis. 29 (1970) 149–152
180. Chamberlain MC: Current concepts in leptomeningeal metastasis. Curr. Opinion Oncol. 4 (1992) 533–539
181. Chan, P., T.H. Lin, J.P. Luo et al.: Acute heroin intoxication with complications of acute pulmonary edema, acute renal failure, rhabdomyolysis and lumbosacral plexitis: a case report. Chinese Med. J. 55 (1995) 397–400
182. Chance, P.F., M.K. Alderson, K.A. Leppig et al: DNA deletion associated with hereditary neuropathy with liability to pressure palsies. Cell 72 (1993) 143–151
183. Chance, P.F., M.W. Lensch, H. Lipe et al.: Hereditary neuralgic amyotrophy and hereditary neuropathy with liability to pressure palsies. Two distinct genetic disorders. Neurology 44 (1994) 2253–2257
184. Chang, K.Y., S.T. Ho, H.S. Yu: Vibration induced neurophysiological and electron microscopical changes in rat peripheral nerves. Occupational and Environmental Medicine 51 (1994) 130–135
185. Chang, L., J. Gowans, C. Granger et al.: Entrapment neuropathy of the posterior interosseous nerve: Complication of rheumatoid arthritis. Arthritis Rheum, 15 (1972) 350–352
186. Chapman, J.R., P.A. Anderson: Cervical spine trauma. In: Frymoyer, J.W. (Ed): The adult spine. Principles and practice. Lippincott-Raven, Philadelphia (1997) 1245–1295
187. Charlesworth, C.H., L.E. Savy, J. Stevens et al.: MRI demonstration of arachnoiditis in cauda equina syndrome of ankylosing spondylitis. Neuroradiology 38 (1996) 462–465
188. Chaudhry, V., Lora L. Clawson: Entrapment of motor nerves in motor neuron disease: does double crush occur? J. Neurol. Neurosurg. Psych. 62 (1997) 71–76
189. Cheek, W.R. (Ed.): Pediatric neurosurgery. Surgery of the developing nervous system. 3rd ed. Saunders, Philadelphia (1994)
190. Cheng, S.W.K., R.J. Stoney: Supraclavicular reoperation for neurogenic thoracic outlet syndrome. J. Vascular Surg. 19 (1994) 565–572
191. Cherington, M., Claire Cherington: Toracic outlet syndrome: Reimbursement patterns and patient profiles. Neurology 42 (1992) 943–445
192. Chiu, D.T.W.: Autogenous vein graft as a conduit for nerve regeneration. Surg. Forum 31 (1980) 550
193. Chokoverty, S., A. Deutsch, C. Guha et al.: Thoracic spinal nerve and root conduction: a magnetic resonance stimulation study. Muscle Nerve 18 (1995) 987–981
194. Choo, P.W., K. Galil, J.G. Donahue et al.: Risk factors for postherpetic neuralgia. Arch. Neurol. 157 (1997) 1217–1224

195. Chu, C.R., R.M. Chesnut: Cervical conjoined nerve root variant: preoperative imaging and surgical confirmation. Case report. J. Neurosurg. 80 (1994) 548–551
196. Chuang, David, C.C.: Pediatric brachial plexus surgery. Vortrag Symposium of Pediatric Hand and Reconstructive Surgery, Taipei, 3. Febr. 1996
197. Clagett, O.D.: Research and prosearch. J. Thoracic Cardiovascular Surgery 44 (1962) 153–166
198. Clark, J.P.M.: Reconstruction of the biceps brachii by pectoral muscle transplantation. Brit. J. Surg. 34 (1946) 180
199. Clarke, H.M., C.G. Curtis, I.R. Abbott: An approach to obstetrical brachial plexus injuries. Hand Clin. 11 (1995) 563–581
200. Claus, D., P. Schaller: Engpasssyndrome peripherer Nerven bei Musikern. Fortschr. Neurol. Psychiat. 61 (1993) 201–207
201. Clemens, R.: Der Funktionsindex, ein Mass für den Schweregrad von Läsionen peripherer Nerven. Fortschr. Neurol. Psychiatr. 41 (1973) 462–474
202. Clemens, R.: Eine einfache Methode zur Quantifizierung des Schweregrades peripherer Nervenschädigungen. Akt. Neurol. 1 (1974) 46–50
203. Clodius, L., G. Uhlschmidt, K. Hess: Irradiation plexitis of the brachial plexus. In: Terzis, J.K.: Microreconstruction of Nerve Injuries. Saunders, Philadelphia (1987) 455–462
204. Cockerell, O.C., I.C.E. Ormerod: Focal weakness following herpes zoster. J. Neurol. Neurosurg. Psychiatry 56 (1993) 1001–1003
205. Cockett, S.A., J.A. Kiernan: Acceleration of peripheral nervous regeneration in the rat by exogenous trijodthyronine. Exp. Neurol. 39 (1973) 389–394
206. Coene, L.N.J.E.M.: Axillary Nerve Lesions and Associated Injuries. Kempenaer, Oegstgeest (1985)
207. Coene, L.N., A.O. Narakas: Surgical management of axillary nerve lesions, isolated or combined with other infraclavicular nerve lesions. Peripheral Nerve Repair and Regeneration 3 (1986) 47–65
208. Coene, L.N.J.E.M.: Mechanisms of brachial plexus lesions. Clin. Neurol. Neurosurg. 95 (1993) 24–29
209. Coessens, B.C., M.B. Wood: Levator scapulae transfer and fascia lata fasciodesis for chronic spinal accessory nerve palsy. J. reconstr. microsurg. 11/4 (1995) 277–280
210. Collins, D.N., E.R. Weber: Anterior interosseous nerve avulsion. Clin. Orthop. 181 (1983) 175–178
211. Compagnoni, L., A. Lanzetti, A. Laterza et al.: Problems of etiology in femoral neuropathies. Ital. J. neurol. Sci. 6 (1985) 37–41
212. Confavreux, C., J.P. Larbre, E. Lejeune et al.: Cerebrospinal fluid dynamics in the tardive cauda equina syndrome of ankylosing spondylitis. Ann. Neurol. 29 (1991) 221–223
213. Constans, J.P., E. De Divitis, Donzelli R et al: Spinal metastases with neurological manifestations. Review of 600 cases. J. Neurosurg. 59 (1983) 111–118

214. Cooney, W.P., J.H. Dobyns, R.L. Lindscheid: Complications of Colle's fractures. J. Bone Jt Surg. 62A (1980) 613-619
215. Cooper, C., L. Carbone, C.J. Michet et al.: Fracture risk with ankylosing spondylitis: a population based study. J. Rheumatol. 21 (1994) 1877-1882
216. Corey, L., P.G. Spear: Infections with herpes simplex viruses. N. Engl. J. Med. 314 (1986) 686-691, 749-757
217. Cornblath, D.R., J.C. McArthur, G.J.D. Parry et al.: Peripheral neuropathies in human immunodefiency virus infection. In: Dyck, P.J., P.K. Thomas, E.H. Lambert et al. (Eds): Peripheral neuropathy. 3rd ed. Saunders, Philadelphia (1993) 1343-1353)
218. Corral, I., C. Quereda, J.L. Casado et al.: Acute polyradiculopathies in HIV-infected patients. J. Neurol. 244 (1997) 499-504
219. Correale, J., D.A. Monteverde, J.A. Bueri et al.: Peripheral nervous system and spinal cord involvement in lymphoma. Acta Neurol. Scand. 83 (1991) 45-51
220. Cotugno, D.: De ischiade nervosa commentarium. Neapel (1764)
221. Créange,A., C. Saint-Val, L. Guillevin et al.: Peripheral neuropathies after arthropod stings not due to Lyme disease: a report of five cases and review of the literature. Neurology 43 (1993) 1483-1488
222. Crisci, C., M.K. Baker, M.B. Wood, W.J. Litchy, P.J. Dyck: Trochanteric sciatic neuropathy. Neurology 39 (1989) 1539-1541
223. Curtis, R.M., W.W. Eversman,jr.: Internal neurolysis as an adjunct to the treatment of the carpal tunnel syndrome. J. Bone Jt. Surg. 55A (1973) 733-740
224. Cusamino, M.D., J.M. Bilbao, S.M. Cohen: Hypertrophic brachial plexus neuritis: a pathological study of two cases. Ann. Neurol. 24 (1988) 615-623
225. Dahlin, L.B., K.F. Meiri, W.G. McLean WG et al.: Effects of nerve compression on fast axonal transport in streptozotocin-induced diabetes mellitus. An experimental study in the sciatic nerve of rats. Diabetologica 29 (1986a) 180-185
226. Dahlin, L.B., J. Sjöstrand, W.G. McLean: Graded inhibition of retrograde axonal transport by compression of rabbit vagus nerve. J. Neurol. Sci. 76 (1986b) 221-230
227. Dahlin, L.B., G. Lundborg: The neuron and its responce to peripheral nerve compression. J. Hand. Surg. (Br.) 15 (1990) 5-10
228. Dahlin, L.B., B. Rydevik: Pathophysiology of nerve compression. In: Gelberman, R.G. (Ed.): Operative nerve repair and reconstruction. Lippincott, Philadelphia (1991) 84 -866
229. D'Amelio, L.F., D.J. Musser, M. Rhodes: Bilateral femoral nerve neuropathy following blunt trauma. J. Neurosurg. 73 (1990) 630-632
230. Dandapatat, M.C., D.M. Sahu, L.M. Mukherjeeet al.: Treatment of leprous neuritis by neurolysis combined with perineural corticosteroid injections. Leprosy Review 62 (1991) 27-34
231. Dastur, D.K.: Pathology and pathogenesis of predilective sites of nerve damage in leprous neuritis. Neurosurgical Review 6 (1983) 139-152
232. Davis, R.A.: A long-term outcome analysis of 984 surgically treated herniated discs. J. Neurosurg. 80 (1994) 415-421
233. Dawson, M.D., M. Hallet, L.W. Millender: Entrapment Neuropathies. Little, Brown, Boston (1983)
234. De Coninck, A., S. Helou, Ely J. Bins: Le mal perforant plantaire - neurolyse interfasciculaire du nerf tibial posterieur. Ann. Chir. Plast. Esthét. 28/1 (1983) 81-84
235. de Gans, J., J. Stam, G.K. Van Wijngaarden: Rhabdomyolysis and concomitant neurological lesions after intravenous heroin abuse. J. Neurol. Neurosurg. Psychiat. 48 (1985) 1057
236. de Groat, W.C.: Neurophysiology of the pelvic organs. In: Rushton, D.N. (ed.): Handbook of Neuro-Urology. Marcel Dekker, New York (1994)
237. Deinsberger, W., C. Schindler, D.K. Böker: Juxta-facett-Zysten. Pathogenese, klinische Symptomatik und Therapie. Nervenarzt 68 (1997) 825-830
238. De Jong, P.J., T.W. van Weerden: Inferior and superior gluteal nerve paresis and femur neck fracture after spondylolisthesis and lysis: a case report. J. Neurol 230 (1983) 267-279
239. Dejung, B.: Iliosakralgelenksblockierungen - eine Verlaufsstudie. Manuelle Medizin 24, (1985) 109-115
240. Dejung, B.: Muskulär bedingter Schmerz. Diagnose und Therapie. Der Informierte Arzt 12 (1991) 1127-1132
241. Dejung, B.: Zehn Jahre manuelle Triggerpunktbehandlung in der Schweiz. SPV 1 (1994) 26-28
242. Dejung, B.: Triggerpunkte im M. glutaeus medius - eine häufige Ursache von Lumbosakralgie und ischialgiformem Schmerz. Manuelle Medizin 33 (1995) 74-78
243. Dejung, B.: Die Behandlung des akuten Hexenschusses. DIA-GM 9 (1995) 619-622
244. Dejung, B.: Die Therapie muskulär verursachter Leistenschmerzen. Pyhsiotherapie 9 (1996) 5-10
245. Dejung, B., M. Strub: Die Behandlung der lateralen Epicondylodynie. SPV 2 (1994) 4-7
246. De Krom, M.C.T.F.M.: Carpal tunnel syndrome. An epidemiological study. Thesis med., Maastricht 1989
247. De Krom, M.C.T.F.M., D.M. Kester, G.P, Knipschild, F. Spaans: Risk factors for carpal tunnel syndrome. Amer. J. Epidemiol. 132, Nr. 6 (1990) 1102-1110
248. De Krom, M.C.T.F.M., P.G. Knipschild, A.D.M. Kester et al.: Efficacy of provocative tests for diagnosis of carpal tunnel syndrome. Lancet 335 (1990) 393-395
249. De Krom, M.C.T.F.M., P.G. Knipschild, A.D.M. Kester et al.: Carpal tunnel syndrome: Prevalence in the general population. J. Clin. Epidemiol. 45 (1992) 373-376
250. Delamarter, R.B., J.S. Ross, T.J. Masaryk et al.: Diagnosis of lumbar arachnoiditis by magnetic resonance imaging. Spine 15 (1990) 304-310

251. Delamarter, R.B., M.J. Bolesta, H.H. Bohlman: Rheumatoid arthritis. Surgical treatment. In: Frymoyer J.W. (Ed.): The adult spine. Principles and practive. 2nd ed. Lippincott-Raven Publishers, Philadelphia (1997) 827–843
252. Delcker, A., R. Dux, H.C. Diener: Akute Plexusläsionen bei Heroinabhängigkeit. Nervenarzt 63 (1992) 240–243
253. Della Santa, D., A. Narakas, C. Bonnard: Late lesions of the brachial plexus after fracture of the clavicle. Ann. Chir. Main Mem. Superieur 10 (1991) 531–540
254. Dellon, A., S. Seif: Anatomic dissections relating the posterior interosseous nerve to the carpus and etiology of the dorsal wrist ganglion pain. J. Hand Surg. 3 (1978) 326–332
255. Dellon, A.L.: Clinical use of vibratory stimuli to evaluate peripheral nerve injury and compression neuropathy. Plast. reconstr. Surg. 65 (1980) 466–476
256. Dellon, A.L.: Evaluation of Sensibility and Re-education of Sensation in the Hand. Williams & Wilkins, Baltimore, London (1981) 65–91
257. Dellon, A.L.: Evaluation of Sensibility and Re-education of Sensation in the Hand. Williams & Wilkins, Baltimore, London (1981)123–139
258. Dellon, A.L.: Evaluation of Sensibility and Re-education of Sensation in the Hand. Williams & Wilkins, Baltimore, London (1981) 141–167
259. Dellon, A.L., S.E. Mackinnon: Radial sensory nerve entrapment in the forearm. J. Hand Surg. 11A (1986) 199–205
260. Dellon, A.L., S.E. Mackinnon: Radial sensory nerve entrapment. Arch. Neurol. 43 (1986) 833–835
261. Dellon, A.L., S.E. Mackinnon: An alternative to clinical nerve grafts for the management of short nerve gap. Plast. Reconstr. Surg. 82 (1988) 849
262. Dellon, A.L., J.N. Campbell, D. Cornblath: Stretch palsy of the spinal accessory nerve. J. Neurosurg. 72 (1990) 500–502
263. Dellon, A.L., W. Mament, A. Gittelshon: Nonoperative management of cubital tunnel syndrome: an 8-year prospective study. Neurology 43 (1993) 1673–1677
264. De Medinaceli, L.: Freeze trim repair. Vortrag Symposium on Peripheral Nerve, (1991)
265. De Medinaceli, L., R.J. Wyatt, W.J. Freed: Peripheral nerve reconnection: mechanical, thermal and ionic conditions that promote the return of function. Exp. Neurology 81(1983) 469–487
266. De Medinaceli, L., M. Merle: Cell surgery. Vortrag Symp. on Peripheral Nerves, (1991)
267. Denil, J., D.A.Ohl: Elektroejakulation bei neurogenen Samentransportstörungen. In: Stöhrer, M., H. Madersbacher, H. Palmtag: Neurogene Blasenfunktionsstörung. Neurogene Sexualstörung. Springer, Berlin (1997)
268. Denis, F., S. Davis, T. Comfort: Sacral fractures: an important problem. Retrospective analysis of 236 cases. Clin. Orthop. 227 (1988) 67–81
269. Denislic, M., J. Bajec.: Bilateral tarsal tunnel syndrome (letter to the editor). J. Neurol. Neursurg. Psychiat. 57 (1994) 239
270. Deyo, R.A.: Nonoperative treatment of low back disorders: differentiating useful from useless therapy. In: Frymoyer, J.E. (Ed): The adult spine. Principles and Practice. 2nd ed. Lippincott-Raven Publishers, Philadelphia (1997) 1777–1793
271. Deyo, R.A., J.D. Loeser, S.J. Bigos: Herniated lumbar intervertebral disc. Ann. Intern. Med. 112 (1990) 598–603
272. Denys, P., T. Albert, J. Kerdraon et al.: Méga-cul-de-sac dural: 2 observations de complications neuropérinéales. Presse Médicale 22 (1993) 1883
273. Denys, P., B. De Louvigny-Denys, P. Pradat-Diehl et al.: A propos d'un cas d'avulsions radiculaires post-traumatiques multiples. Ann. Readapt. Med. Phys. 36 (1993) 41–45
274. Derouet, H.: Anatomie, Physiologie und Pathophysiologie der männlichen Sexualfunktion. In: Jost, W. (Hrsg.): Neurologie des Beckenbodens. Chapman & Hall, Weinheim (1997)
275. Dieler, R., J.M. Schröder: Abnormal sensory and motor reinnervation of rat muscle spindles following nerve transection and suture. Acta Neuropathol (Berl) 80 (1990) 163–171
276. Dietrich, C.: Neurologische Komplikationen nach Varizenoperationen. Diss. med. Uni Zürich (1981)
277. Di Stefano V.J., V.R. Kalman, J.S. O'Malley: Femoral nerve palsy after arthroscopic surgery with an infusion pump irrigation system. A report of three cases. Am. J. Orthop. 25 (1996) 145–148
278. Doi, K.: Double free muscle transfer to reconstruct prehension following complete avulsion of brachial plexus. Video presentation: 11. Kongr. d. Int. Soc. of Plastic, Reconstructive & Aesthetic Surgery, Yokohama, 16.-22.April 1995
279. Doi, K.: Double-free muscle transfer for reconstruction of prehension following complete avulsion of brachial plexus: Long term results in reconstructive microsurgery current trends. Proc. 12th Symp. Int. Soc. Reconstr. Microsurg., Singapore, 5.–8. Sept. 1996
280. Dolan, G., J. Smith, J.T. Reilly: Extrapulmonary lymphomatoid granulomatosis presenting as Pancoast's syndrome. Postgrad. Med. J. 67 (1991) 914–915
281. Donaghy, M.: Lumbosacral plexus lesions. In: Dyck, P.J., P.K. Thomas (Hrsg.): Peripheral Neuropathy. 3. Aufl… Saunders, Philadelphia (1993)
282. Donaldson, J.O.: Neurology of Pregnancy. 2nd ed… Saunders, London (1988)
283. Donner, T.R., R.M. Voorhies, D.G. Kline DG: Neural sheath tumors of major nerves. J. Neurosurg. 81 (1994) 362–373
284. Doty, J.R.: Benign sacral meningeal cysts. In: Doty, J.R., S.S. Rengachary (Eds): Surgical disorders of the sacrum. Thieme, Stuttgart New York (1994) 124–132
285. Drasner, K.: Lidocaine spinal anesthesia. A vanishing therapeutic index? Anesthesiology 87 (1997) 469–472

286. Droupe, J., C.H. Cullen, G.Q. Chance: Posttraumatic pain and causalgic syndrome. J. Neurol. Psychiat. (London) 7 (1944) 33
287. Drummond, P.D., J.W. Lance: Site of autonomic deficit in Harlequin syndrome: Local autonomic failure affecting the arm and the face. Ann. Neurol. 34 (1993) 814-819
288. Dubuisson, A., D.G. Kline, S.S. Weinshel: Posterior subscapular approach to the brachial plexus. Report of 102 patients. J. Neurosurg. 79 (1993) 319-330
288a. Duchenne G.D.A.: L'électrisation localisée. 3ème édit. p. 357 Paris (1872)
289. Duchowny, M., L. Caplan, G. Silber: Cytomegalovirus infection of the adult nervous system. Ann. Neurol. 5 (1979) 458-461
290. Dunn, H.G., J.R. Daube, M.R. Gomez: Heredofamilial brachial plexus neuropathy (Hereditary neuralgic amyotrophy with brachial predilection) in childhood. Develop. Med. Child Neurol. 20 (1978) 28-46
291. Duparc, J.: Plaies des tendons des nerfs et des vaisseaux autour du poignet. Rev. Chir. Orthop. 46 (1960) 215
292. Dvorak, J., T. Ettlin, G. Jenzer et al.: Standortbestimmung zum Zustand nach Beschleunigungsmechanismus an der Halswirbelsäule. Z. Unfallchir. Vers. Med. 87 (1994) 86-90
293. Dyck, P.J.: Experimental hypertrophic neuropathy. Arch. Neurol. 21 (1969) 73
294. Dyck, P.J., P.K. Thomas et al.: Peripheral Neuropathy, 3rd ed, Vol 1 and 2. Saunders, Philadelphia (1993)
295. Ebeling, U., H.J. Reulen: Ergebnisse der mikrochirurgischen lumbalen Bandscheibenoperationen. Neurochirurgie 26 (1983) 12-17
296. Ebeling, U., H. Mattle, H.J. Reulen: Der extrem laterale lumbale Bandscheibenvorfall. Häufigkeit, Symptomatik und Therapie. Nervenarzt 61 (1991) 208-212
297. Ebeling, U., H.J. Reulen: Neurochirurgische Behandlung der lumbalen Stenose. Nervenarzt 63 (1992) 200-204
298. Eberhard, D.: Transposition of the bicipital tuberosity for treatment of fixed supination contracture in obstetric brachial plexus lesions. J. Hand Surg. 22 B (1997) 261-263
299. Eberhard, D., H. Millesi: Schmerzsyndrome des N. tibialis am Übergang Unterschenkel-Fußsohle. Wien. klin. Wschr. 105/16 (1993) 462-466
300. Eberhard, D., H. Millesi, J. Knabl et al.: Integumental stenosis as a cause for pain syndromes. In: Harii, K.: Transact. 11th Congr. Int. Conf. Plast, Reconstr. & Aesthetic Surg., Yokohama (1995) 16-21
301. Eberhard, D., R. Reihsner, H. Millesi: A new approach to the brachial plexus. In: Vastamäki, H.: Current Trends in Hand Surgery. Proc. 6th Congr. Int. Fed. Soc. for Surgery of the Hand, Helsinki. Elsevier Amsterdam, Lausanne, New York (1995) 283-288
302. Eberhard, D., H. Millesi: Split nerve graft. J. Reconstr. Microsurg. 12 (1996) 71-76
303. Ebersold, M.J., M.C. Pare, L.M. Quast: Surgical treatment for cervical spondylotic myelopathy. J. Neurosurg. 82 (1995) 745-751
304. Echtermeyer, V.: Das Kompartment-Syndrom. Diagnostik und Therapie. Springer, Berlin (1985)
305. Edelstein, G., R.G. Levitt, D.P. Slaker DP et al.: Computed tomography of Tietze syndrome. J. Comput. Assist. Tomogr. 8 (1984) 20-23
306. Efthimiou, J., J. Butler, C. Woodham et al.: Diaphragma paralysis following cardiac surgery: role of phrenic nerve cold injury. Ann. Thorac. Surg. 52 (1991) 1005-1008
307. Egel, R.T., J.P. Cueva, R.L. Adair: Posttraumatic childhood lumbosacral plexus neuropathy. Ped. Neurol. 12 (1995) 62-64
308. Eisenach, J.C.: Regional anesthesia: Vintage Bordeaux (and Napa Valley). Anesthesiology 87 (1997) 467-469
309. Ellenberg, M.R., M.L. Ross, J.C. Honet et al.: Prospective evaluation of the course of disc herniations in patients with proven radiculopathy. Arch. Phys. Med. Rehabil. 74 (1993) 3-8
310. Ellenberg, M.R., J.C. Honet, W.J. Treanor: Cervical radiculopathy. Arch. Phys. Med. Rehabil. 75 (1994) 342-352
311. Elliot, K.J.: Other neurological complications of herpes zoster and their management. Ann. Neurol. 35 Suppl. (1994) 57-61
312. Ellis, F.W.: Nominal standard dose and the ret. Br. J. Radiol. 44 (1971) 101
313. Emery, D., W. Griffiths: Ileopectineal bursitis: orthopaedic cause for a lump in the groin. J. Roy. Soc. med. 90 (1997) 158-159
314. Engert, J., K. Wilhelm, G. Simon: Nervenläsionen nach Verletzungen oberer Extremitäten im Kindesalter. Z. Kinderchir. 30, Suppl. (1980) 117-121
315. England, J.D., J. Sumner: Neuralgic amyotrophy: An increasingly diverse entity. Musc. and Nerve 10 (1987) 60-68
316. Engrav, L.H., J.R. Gottlieb, M.D. Walkinshaw et al.: Outcome and treatment of electrical injury with immediate median and ulnar nerve palsy at the wrist: a retrospective review and a survey of members of the American Burn Association. Ann. Plast. Surg.25 (1990) 166-8
317. Engstrom, J.W., R.B. Layzer, R.K. Olney et al.: Idiopathic, progressive mononeuropathie in young people. Arch. Neurol. 50 (1993) 20-23
318. Enna, C.D.: Neurolysis and transposition of the ulnar nerve in leprosy. J. Neurosurg. 40 (1974) 734-737
319. Enochs, W.S., R.W. Weissleder: MR imaging of the peripheral nervous system. J. Magn. Reson. Imaging 4 (1994) 251-257
320. Epstein, F.J., J.P. Farmer, D. Freed: Adult intramedullary spinal cord ependymomas: the result of surgery in 38 patients. J. Neurosurg. 79 (1993) 204-209

321. Erb, W.: Ueber eine eigentümliche Lokalisation von Lähmungen im Plexus brachialis. Verh. natur-hist.-med. Ver. Heidelberg 2 (1874) 130–136
322. Erb, W.: Die Krankheiten der peripheren cerebrospinalen Nerven. In: von Ziemssen, H.: Handbuch der speziellen Pathologie und Therapie, 2. Aufl., Bd. XII/1. Leipzig (1876)
323. Erickson, S.J., S.F. quinn, J.B. Kueeland et al.: MR imaging of the tarsal tunnel and related spaces: normal and abnormal findings with anatomic correlation. Amer. J. Roentgenol. 155 (1990) 323–328
324. Ertekin, C., N. Ertekin, S. Mutlu et al.: Skin responses recorded from the extremities and genital regions in normal and impotent subjects. Acta Neurol. Scand. 76 (1987) 28–36
325. Eskesen, V., J. Rosenorn, O. Osgaard: Atypical carpal tunnel syndrome with compression of the ulnar and median nerves. J. Neurosurg. 54 (1981) 668–669
326. Esses, S.I., W.J. Peters: Electrical burns: pathophysiology and complications. Can. J. Surg. 24 (1981) 11–14
327. Esteban, A., A. Traba: Fasciculation-myokymic activity and prolonged nerve conduction block. A physiopathological relationship in radiation-induced brachial plexopathy. Electroencephal. Clin. Neurophys. 89 (1993) 382–391
328. Estebe, J.P., Y. Malledant: The pneumatic tourniquet in surgery of the limbs. Ann. Fr. Anesth. Reanim. 15/2 (1996) 162–178
329. Etheredge, S., B. Wilbur, R.J. Stoney: Thoracic outlet syndrome. Amer.J. Surg. 138 (1979) 175–182
330. Eustace, S., C. McCarthy, J. O'Byrne et al. : Computed tomography of the retroperitoneum in patients with femoral neuropathy. Can. Ass. Radiol. J. 45 (1994) 277–282
331. Evans, B.A., J.C. Stevens, P.J. Dyck: Lumbosacral plexus neuropathy. Neurol. 31 (1981) 1327
332. Evans, P.A., H.T. Millington: Atraumatic brachial plexopathy following intravenous heroin use. Arch. Emerg. Med. 10 (1993) 209–211
333. Evans, R.W.: Whiplash injuries. In: Evans RW (ed): Neurology and Trauma. Saunders, Philadelphia (1996) 439–457
334. Fahrer, H., H.P. Ludin, M. Mumenthaler, M. Neiger: The innervation of the trapezius muscle. An electrophysiological study. J. Neurol. 207 (1974) 183–188
335. Falconer, M.A., F.W.P. Lie: Resection of the first rib in costoclavicular compression of the brachial plexus. Lancet 1 (1962) 59–63
336. Fam, A.G., J. Rubenstein: Another look at spinal tuberculosis. J. Rheumatol. 20 (1993) 1731–1740
337. Fardin, P., P. Negrin, S. Sparta et al.: Posterior interosseous nerve neuropathy. Clinical and electromyographical aspects. Electromyogr. Clin. Neurophysiol. 32 (1992) 229–34
338. Farrell, D.F., A. Starr: Delayed neurological sequelae of electrical injuries. Neurology 18 (1986) 601–606
339. Feasby, T.E., S.R. Burton, A.F. Hahn: Obstetrical lumbosacral plexus injury. Muscle Nerve 15 (1992) 937–940
340. Feldges, A., H. Wiedemayer, D. Stolke: Der thorakale Bandscheibenvorfall – Erfahrungen mit verschiedenen Operationstechniken auf dem Boden verbesserter diagnostischer Möglichkeiten. Akt. Neurol. 20 (1993) 49–53
341. Felice, K.J., J.O. Donaldson: Lumbosacral plexopathy due to benign uterine leiomyoma. Neurol. 45 (1995) 1943–1944
342. Fernandez, A.M., M.L. Tiku: Posterior interosseous nerve entrapment in rhumatoid arthritis. Semin. Arthritis. Rheum. 4 (1994) 57–60.
343. Fernandez, E., R. Pallini, G. Talamonti: Sleep palsy (Saturday-night-palsy) of the deep radial nerve. Case report. J. Neurosurg. 66 (1987) 460–461
344. Feurer, S., R. Stober: Thoracic-outlet-Syndrom. Ergebnisse von 54 operierten Patienten (5bds). Eine kritische Analyse von 59 postoperativen Verläufen. Abstract. Tagung der Schweiz. Ges. Handchir. Lugano, 27.10.1995
345. Filler, A.G., F.A. Howe, C.E. Hayes et al.: Magnetic resonance neurography. Lancet 341 (1993) 659–661
346. Filler, A.G., M. Kliot, F.A. Howe et al.: Application of magnetic resonance neurography in the evaluation of patients with peripheral nerve pathology. J. Neurosurg. 85 (1996) 299–309
347. Fitzsimmons, A.S., M.W. O'Dell, L.J. Guiffra et al.: Radial nerve injury associated with traumatic myositis ossificans in a brain injured patient. Arch. Phys. Med. Rehabil. 74 (1993) 770–773
348. Fizazi, K., B. Asselain, A. Vincent-Saloman et al.: Meningeal carcinomatosis in patients with breast carcinoma. Clinical features, prognostic factors, and results of a high-dose intrathecal methotrexate regimen. Cancer 77 (1996) 1315–1323
349. Flaschka, G., B. Sutter, F. Ebner et al.: Das spinale Epiduralhämatom. Langzeitergebnisse von 4 eigenen Fällen. Nervenarzt 61 (1990) 629–633
350. Flor, H., T. Elbet, S. Knecht et al.: Phantom-limb pain as a perceptual correlate of cortical reorganization following arm amputation. Nature 375/6531 (1995) 482–484
351. Foerster, O.: Vortrag Außerordentliche Tagung d. Dtsch. Orthopädischen Ges., Berlin, 2.-9. Febr. 1916. Mr. Med. Wochenschrift 63 (1916) 283
352. Foerster, O.: Die Symptomatologie und Therapie der Kriegsverletzungen der peripheren Nerven. Dtsch. Z. Nervenheilk. 59 (1918) 31–172
353. Foerster, O.: Kriegsverletzungen des Rückenmarks und der peripheren Nerven. In: Schjerning, O.v. (Hrsg.): Handbuch der ärztlichen Erfahrungen im Weltkriege 1914/18, Band 4. Leipzig (1922) 235–332
354. Foerster, O: Die Leitungsbahnen des Schmerzgefühls und die chirurgische Behandlung der Schmerzzustände. Urban & Schwarzenberg, Berlin und Wien, (1927)

355. Foerster, O.: Die Symptomatologie der Schußverletzungen der peripheren Nerven. In: Lewandowsky, M.: Handbuch der Neurologie, Erg-Bd II/2. Springer, Berlin(1929) 975
356. Foerster, O.: The dermatomes in man. Brain 56 (1933) 1–39
357. Foley, K.M., M. Woodruff, F.T. Ellis: Radiation-induced malignant and atypical peripheral nerve sheath tumors. Ann. Neurol. 7 (1980) 311–318
358. Fornage, B.D.: Sonography of peripheral nerves of the extremities. Radiol. Med. 85 (1993) 162–167
359. Fox, M.W., B.M. Onofrio, J.E. Kilgore: Neurological complications of ankylosing spondylitis. J. Neurosurg. 78 (1993) 871–878
360. Frank, B., J. Klingelhöfer, R. Benecke et al.: Die thorako-abdominale Manifestation der diabetischen Neuropathie. Nervenarzt 59 (1988) 393–397
361. Frank, B., E. Lorenzoni: Phantomerleben und Phantomschmerz. Fortschr. Neurol. Psychiat. 60 (1992) 74–85
362. Frey, M., C. Tranchant, B. Kastler, J.M. Warter: Un diagnostic différentiel du syndrome amyotrophique quadricipital: la déinsertion bilatérale du tendon quadricipital. Rev. Neurol. 147 (1991) 171–173
363. Friede, R.L.: Relation between sheath thickness, internode geometry, and sheath resistance. Exp. Neurol. 92 (1986) 234–247
364. Fritschy, J., A. Bollinger, P.W. Straub. Zur Rolle des kosto-klavikulären Kompressionssyndroms im Rahmen der fibrinolytischen Therapie tiefer Armvenenthromben. Schweiz. med. Wschr. 106 (1976) 847–853
365. Fritzmeier, C.U.: Tierexperimentelle Untersuchungen über den Einfluß von ionisierenden Strahlen auf autologe Nerventransplantate (Habilitationsschrift). Quintessenz, Berlin (1985)
366. Frohse, F., M. Frankel (Ed.): Die Muskeln des menschlichen Armes. Fischer, Jena (1908)
367. Froment, J.: La paralysie de l'adducteur du pouce et le signe de la préhension. Rev. neurol. 33 (1914/1915) 1236
368. Frymoyer, J.W.: Radiculopathies: Lumbar disc herniation. Patient selection, predictors of success and failure, and neurosurgical treatment options. In: Frymoyer, J.W. (Ed): The adult spine. Principles and Practice. 2nd ed. Lippincott-Raven Publishers, Philadelphia (1997) 1937–1946
369. Frymoyer, J.W. (Ed): The adult spine. Principles and Practice. 2nd ed. Lippincott-Raven Publishers, Philadelphia (1997)
370. Fuhrmann, H., H. Schliack: Krallenfussbildung bei distaler Tibialislähmung. Akt. Neurol. 7 (1980) 5–8
371. Fuller, G.N., J.P.R. Dick, i.R. Colquhoun: Brachial plexus compression by hematoma following jugular puncture. Neurology 44 (1994) 775–776
372. Gadan, B.R., D. Le Gars, H. Sevestre et al.: Les sciatiques non discales secondaires à une lésion kystique du ligament longitudinal postérieur. 10 observations. Presse Méd. 21 (1992) 2132–2134
373. Gallagher, K.J., R.R. Jeffrey, K.M. Kerr et al.: Pancoast syndrome: An unusual complication of pulmonary infection by Staphylococcus aureus. Ann. Thor. Surg. 53 (1992) 903–404
374. Gallant, P.E.: The direct effects of graded axonal compression on axoplasm and fast axoplasmic transport. J. Neuropathol. Exp. Neurol. 51/2 (1992) 220–230
375. Garbaccio, C., M.T. Gyepes, E.W. Fonkalsrud: Malfunction of the intact diaphragm in infants and children. Arch. Surg. 105 (1972) 57–61
376. Garcia-Albea, E., F. Palomo, J. Tejeiro, et al.: Occupational meralgia paraesthetica. J. Neurol. Neurosurg. Psychiat. 53 (1990) 708
377. Garcia-Monco, J.C., M.G. Beldarrain, L. Estrade: Painful lumbosacral plexitis with increased ESR and borrelia burgdorferi infection. Neurology 43 (1993) 1269
378. Garcia-Monco, J.C., J.L. Benach: Lyme neuroborreliosis. Ann. Neurol. 37 (1995) 691–702
379. Gasecki, A.P., G.C. Ebers, A.D. Vellet et al.: Sciatic Neuropathy Associated with Persistent Sciatic Artery. Arch. Neurol. 49 (1992) 967–968
380. Gathier, J.C., G.W. Bruyn: The serogenetic peripheral neuropathies. In: Vinken, P.J., G.W. Bruyn: Handbook of Clinical Neurology. Vol. VIII. North-Holland, Amsterdam (1970) 95–111
381. Gelberman, R.H. (Ed.): Operative nerve repair and reconstruction. Lippincott, Philadelphia (1991)
382. Gelberman, R.H., J.R. Urbania, D.S. Bright. et al.: Digital sensibility following replantation. J. Hand Surg. 3 (1978) 313–319
383. Gelberman, R.H., P.T. Hergenroeder, A.P. Hargens et al.: The carpal tunnel sydrome: A study of carpal canal pressures. J. Bone Joint. Surg. (Am.) 63 (1982) 380–383
384. Gelberman, R.H., R.Szabo, R. Williamson et al.: Tissue pressure threshold for peripheral nerve viability. Clin. Orthop. 178 (1983) 285–291
385. Gemma, M., M. Bricchi, M. Grisoli et al.: Neurologic symptoms after epidural anesthesia. Report of three cases. Acta Anaesthesiol. Scand. 38 (1994) 742–743
386. Gentili, M.E., J.P. Wargnier, F.C. Caillon: Complications neurologiques periphériques des blocs du plexus brachial. Cahiers Anest. 38 (1990) 561–567
387. Georgiou, A., P.W. Grigsby, C.A. Perez: Radiation induced lumbosacral plexopathy in gynecologic tumors: Clinical findings and dosimetric analysis. Int. J. Rad. Oncol. Bio. Phy. 26 (1993) 479–482
388. Gerancher, J.C.: Cauda equina syndrome following a single spinal administration of 5 % hyperbaric lidocaine through a 25-gauge Whitacre needle. Anesthesiology 87 (1997) 687–689
389. Gerard, J.M., N. Franck. Z. Moussa et al.: Acute ischemic brachial plexus neuropathy following radiation therapy. Neurology 39 (1989) 450
390. Gerbershagen, H.U.: Organisierte Schmerzbehandlung. Eine Standortbestimmung. Internist 27/1086 (1986) 459–479

391. Gerhardt jr., B.: Bericht auf der Wanderversammlung der Südwestdeutschen Neurologen und Irrenärzte am 26.5.1895. Arch. Psychiat. Nervenkr. 27 (1895) 972–973
392. Gerwin, R.D.: The management of Myofascial Pain Syndromes. J. Musculoskelet. Pain 1/3-4 (1993) 83–44
393. Gessini, L., B. Jandolo, A. Pietrangeli: The anterior tarsal syndrome. Report of four cases. J. Bone Jt Surg. 66A (1984) 786–787
394. u. 395 Gibbons, K.J., D.S. Soloniuk, N. Razack: Neurological injury and patterns of sacral fractures. J. Neurosurg. 72 (1990) 889–893
396. Giebler, R.M., R.U. Scherer, J. Peters: Incidence of neurologic complications related to thoracic epidural catheterization. Anesthesiology 86 (1997) 55–63
397. Gilbert, A.: Résultats de lésions ‚obstétricales' expérimentales du plexus brachial. Communication à la 7ème Réunion du Groupe pour l'Avancement de la Microchirurgie (GAM), Lausanne, Avril (1981)
398. Gilbert, A., N. Khouri, H. Carlioz: Exploration chirugicale du plexus brachial dans la paralysie obstétricale. Constatations anatomiques chez 21 malades opérés. Rev. Chir. orthop. 66 (1980) 33–42
399. Gilbert, A., J.L. Tassin: Réparation chirugicale du plexus brachial dans la paralysie obstétricale. Chirurgie 110 (1984) 70–75
400. Gilden, D.H., R.R. Wright, S.A. Schneck et al.: Zoster sine herpete, a clinical variant. Ann. Neurol. 35 (1994) 530–534
401. Gille, M., J. Delbecq, Anne Depré et al.: Painful sciatic neuropathy after heroin overdose. J. Neurol. 242 (1995) 478–483
402. Giraudeau, P., R. Corbeille, C. Nerot: Quinze années de chirurgie du nerf lépreux. Résultats de 644 interventions en fonction des formes évolutives. Acta Leprologica 86–87 (1982) 227–234
403. Girlande, P., R. Dattola, Chiara Venuto et al.: Local steroid treatment in idiopathic carpal tunnel syndrome: short- and long-term efficacy. J. Neurol. 240 (1993) 187–190
404. Girsch, W., U. Zifko, M. Rab et al.: Bilateral obstetrical phrenicus nerve lesion. Case report. Plast. Reconstr. Surg. (in review)
405. Giuliani, G., M. Poppi, E. Pozzati, A. Forti: Ulnar neuropathy due to a carpal ganglion: the diagnostic contribution of CT. Neurology, 40 (1990) 1001–1002
406. Glantz, R.H., R.K. Ristanovic: Abdominal muscle paralysis from herpes zoster. J. Neurol. Neurosurg. Psychiatry 51 (1988) 885–886
407. Glasby, M.A., S.E. Gschmeissner, R.J.I. Hitchcock et al.: A comparison of nerve regeneration through nerve and muscle grafts in rat. Neuro-Orthop. 2 (1986) 21–28
408. Gleave, J.R.W., R. MacFarlane: Prognosis for recovery of bladder function following lumbar central disc prolaps. Br. J. Neurosurg. 4 (1990) 205–210
409. Gloviczki, P., S.A. Cross, A.W. Stanson et al.: Ischemic injury to the spinal cord or lumbosacral plexus after aorto-iliac reconstruction. Amer. J. Surg. 162 (1991) 131–136
410. Goldfarb, S.J., C.C. Kaeding: Bilateral acute-on-chronic exertional lateral compartment syndrome of the leg: a case report and review of the literature. Clin. J. Sports Med. 7 (1997) 59–61
411. Gonzales-Darder, J.M.: Thoracic dorsal ramus entrapment. Case report. J. Neurosurg. 70 (1989) 124–125
412. Goodson, J.D.: Pudendal neuritis from biking. N.Engl.J.Med. 304 (1981) 365
413. Gordon, H., H. Rich, J. Deutschberger et al.: The immediate and long-term outcome of obstetric birth trauma. I. Brachial plexus paralysis. Amer. J. Obstet. Gynec. 117 (1973) 51–56
414. Gordon, T., R.B. Stein: Rematching of nerve and muscle porperties in cat motor units after reinnervation. In: Pette, D.: Plasticity of Muscle. De Gruyter, Berlin (1980) 238–296
415. Gorson, K.C., S. Musaphir, E.S. Lathi et al.: Radiation-induced malignant fibrous histiocytoma of the brachial plexus. J. Neuro-Oncol. 26 (1995) 73–77
416. Gosset, J., P. André, M. Levame: La prévention des neuromes d'amputation des doigts et des neuromes d'amputation en général. Mem. Acad. Chir. 89 (1963) 548–550
417. Gottschau, P., W. Trojaberg: Abdominal muscle paralysis associated with herpes zoster. Acta Neurol. Scand. 84 (1991) 344–347
418. Goulding, P.J., W. Schady: Favourable outcome in non-traumatic anterior interosseous nerve lesions. J. Neurol. 240 (1993) 83–86
419. Graif, M., A. Seton, J. Nerubai et al: Sciatic nerve: Sonographic evaluation and anatomic-pathologic considerations. Radiol. 181 (1991) 405–408
420. Green, D.P.: Diagnostic and therapeutic value of carpal tunnel injection. J. Hand Surg. 9A (1984) 850–854
421. Greenberg, M.K., A.L. McVey, T. Hayes: Segmental motor involvement in herpes zoster: an EMG study. Neurology 42 (1992) 1122–1123
422. Greenfield, J., J. Rea, F. Ilfeld: Morton's interdigital neuroma. Indications for treatment by local injections versus surgery. Clin. Orthop. 185 (1984) 142–144
423. Grobler, L.J., L.L. Wiltse: Classification, and nonoperative and operative treatment of spondylolisthesis. In: Frymoyer, J.W. (Ed): The adult spine. Lippincott-Raven Publishers, Philadelphia (1997) 1865–1921
424. Groen, R.J.M., H. Ponssen: The spontaneous spinal epidural hematoma. A study of the etiology. J. Neurol. Sci. 98 (1996) 121–138
425. Groen, R.J.M., H.A.M. van Alphen: Operative treatment of spontaneous spinal epidural hematomas: a study of the factors determining postoperative outcome. Neurosurgery 39 (1996) 494–509

426. Grube, B.J., D.M. Heimbach, L.H. Engrav et al.: Neurologic consequences of electrical burns. J. Trauma 30 (1990) 254-258
427. Gruber, H., W. Zenker: Acetylcholinesterase: histochemical differentiation between motor and sensory nerve fibers. Brain Res. 51 (1973) 207-214
428. Gruber, H., W. Happak, G. Burggasser et al.: Vortrag 3rd Vienna Muscle Symposium, 21.-23.6.1990
429. Grumme, T., D. Kolodziejczyk: Komplikationen in der Neurochirurgie. Bd 1: Wirbelsäulen-, Schmerz- und Nervenchirurgie. Blackwell, Berlin (1994)
430. Gu, Y.D., M.M. Zheng et al.: Phrenic nerve transfer for brachial plexus motor neurotization. Microsurgery 10 (1989) 1-3
431. Gu, Y.D., G.M. Zang, G.J. Yan: Seventh cervical root transfer from the lateral healthy side for the treatment of the brachial plexus. J. Hand Surg. 17B (1992) 518-521
432. Gurusinghe, N.T.: Spinal tumours. In: Critchley, E., A. Eisen (Eds): Spinal cord disease. Basis science, diagnosis and management. Springer London (1997) 501-543
433. Gutmann L.: Neurogenic muscle hypertrophy. Muscle Nerve 19 (1996) 811-818
434. Guyon, F.: Note sur une disposition anatomique propre à la face antérieure de la région du poignet et non encore décrite. Bull. soc. anat. Paris 36 (1861) 184-186
435. Hähnel, S., M. Forsting, A. Dörfler et al.: Radiologie der lumbalen Wirbelkanalstenose. Akt. Radiol. 6 (1996) 165-170
436. Hakstian, R.W.: Funicular orientation by direct stimulation. An aid to peripheral nerve repair. J. Bone Jt. Surg. 50A (1968) 1178-1186
437. Halata, Z.: The ultrastructure of the sensory nerve endings in the articular capsule of the knee joint of the domestic cat (Ruffini corpuscles and Pacinian corpuscles). J. Anat. 124 (1977) 717-729
438. Halata, Z.: Spezifische Innervation. In: Orfanos, C.E. (Hrsg.): Haar und Haarkrankheiten. Stuttgart, Gustav Fischer Verlag (1979)
439. Hales, T.R., B.P. Bernard: Epidemiology of work-related musculoskeletal disorders. Orthop. Clin. North Am. 27/4 (1996) 679-709
440. Hall, C.D., C.R. Snyder, J.A. Messenheimer: Peripheral neuropathy in a cohort of human immunodeficiency virus-infected patients. Arch. Neurol. 48 (1991) 1273-1274
441. Hall, S., J.D. Bartleson, B.M. Onofrio et al.: Lumbar spinal stenosis. Clinical features, diagnostic procedures and results of surgical treatment in 68 patients. Ann. Intern. Med. 193 (1985) 271-275
442. Hallermann, W.: Schweisssekretionsstörungen beim Adie-Syndrom. Akt. Neurol. 17 (1990) 179-183
443. Halperin, J.J.: Neurological manifestations of Lyme disease. In: Schlossberg, D. (Ed.): Infections of the nervous system. Springer, New York Berlin Heidelberg (1990) 304-311
444. Halperin, J.J., D.J. Volkman, B.J. Luft et al.: Carpaltunnel syndrome in Lyme borreliosis. Muscle Nerve 12 (1989) 397-400
445. Halperin, J., B.J. Luft, D.J. Volkman et al.: Lyme borreliosis. Peripheral nervous system manifestations. Brain 113 (1990) 1207-1221
446. Hampl, K.F., M.C. Schneider, W. Ummenhofer et al.: Transient neurologic symptoms after spinal anesthesia. Anesth. Analg. 81 (1995) 1148-1153
447. Hankey, G.J., S.S. Gubbay: Compressive mononeuropathy of the deep palmar branch of the ulnar nerve in cyclists. J. Neurol. Neurosurg. Psychiat. 51 (1988) 1588-1590
448. Hanley, E.N., B.H. Howard, C.D. Brigham et al.: Lumbar epidural varix as a cause of radiculopathy. Spine 19 (1994) 2122-2126
449. Hannappel, J.: Medikamentöse Therapie neurogener Blasenstörungen. In: Stöhrer, M., H. Madersbacher, H. Palmtag: Neurogene Blasenfunktionsstörung. Neurogene Sexualstörung. Springer, Berlin (1997)
450. Hansen, K., H. Schliack: Segmentale Innervation. Ihre Bedeutung für Klinik und Praxis. Thieme, Stuttgart 1962
451. Hanson, M.R., A.C. Breuter, A.I. Furlan et al.: Mechanism and frequency of brachial plexus injury in open-heart surgery: a prospective analysis. Ann. thorac. Surg. 36 (1983) 675-679
452. Happel, L.T., J.D. England, G.D. Kline: Potassium channel distributions in normal human nerve and neuromas 11. Meeting Sunderland Society, Vail, 6.-9. Sept. 1997
453. Hardegger, F., G. Segmüller: Ischämische Nekrose der tiefen Unterarmstrecker: ein seltenes Compartment-Syndrom. Schweiz. Med. Wschr. 112 (1982) 1549-1556
454. Hardy, R.W. (Ed). Lumbar disc disease. 2nd ed. Raven Press, New York (1993)
455. Hardy, R.W. Jr., A. Wilbourne, M. Hanson: Surgical treatment of compressive cervical band. Neurosurg. 7 (1980) 70-83
456. Harness, D., E.Sekeles: The double anastomotic innervation of thenar muscles. J.Anat. (Lond.) 109 (l971) 461-466
457. Harrington, J.F., M.J. Likave, A.S. Smith: Disc herniation in cervical fracture subluxation. Neurosurgery 29 (1991) 374-379
458. Harrington, J.F., A. Khan, M. Grunnet: Spinal epidural cavernous angioma presenting as a lumbar radiculopathy with analysis of magnetic resonance imaging: case report. Neurosurgery 36 (1995) 581-584
459. Harris, G.B.C.: Unilateral paralysis of the diaphragm in the newborn. Postgrad. Med. 50 (1971) 51-54
460. Harris. N.L., E.S. Jaffe, H. Stein et al.: A revised European-American classification of lymphoid neoplasms: a proposal from the International Lymphoma Study Group. Blood 84 (1994) 1361-1392

461. Harrison, M.J., M.B. Eisenberg, J.S. Ullmann et al.: Symptomatic cavernous malformations affecting the spine and spinal cord. Neurosurgery 37 (1995) 195–205
462. Hassler, W., S. Brandner, I. Slansky: Microsurgical management of lateral lumbar disc herniations: combined lateral and interlaminar approach. Acta Neurochir. (Wien) 138 (1996) 907–911
463. Haupt, W.F.: Intraoperative Lagerungsschäden des Nervus ulnaris bei anatomischen Varianten. Dtsch. med. Wschr. 114 (1989) 1789–1792
464. Haussmann, P.: Die faszikuläre Dekompression des Nervus medianus im Bereich des Ellenbogens. Operative Orthopädie und Traumatologie 5 (1993) 155–161
465. Hawke, H.B., L. Davies, R. Pamphlett: Vasculitic neuropathy. A clinical and pathological study. Brain 114 (1991) 2175–2190
466. Hawkes, C.H., J.W. Thorpe: Acute polyneuropathy due to lightning injury. J. Neurol. Neurosurg. Psychiatry 55 (1992) 388–390
467. Hawley, R.J.: Neurogenic muscle hypertrophy. Muscle Nerve 20 (1997) 390–391
468. Haymaker, W., B. Woodhall: Peripheral Nerve Injuries. Principles of Diagnosis, 2nd ed. Saunders, Philadelphia (1959)
469. Head, H.: Die Sensibilitätsstörungen der Haut bei Visceralerkrankungen. Hirschwald, Berlin(1898)
470. Head, H., A.W. Campbell: The pathology of herpes zoster and its bearing on sensory localisation. Brain 3 (1900) 353–523
471. Hefty, T.R., K.A. Nelson, T.R. Hatch et al.: Acute lumbosacral plexopathy in diabetic women after renal transplantation. J. Urol. 143 (1990) 107–109
472. Heimkes, B., P. Posel, S. Stotz, K. Wolf: The proximal and distal tarsal tunnel syndromes. Int. Orthop. (SICOT) 11 (1987) 193–196
473. Heimkes, B., S. Stotz, K. Wolf, P. Posel: Das Tarsaltunnelsyndrom. Orthop. 122 (1984) 221–224
474. Helfgott, S.M., D.A. Picard, J.S.Cook: Herpes zoster radiculopathy. Spine 18 (1993) 2523–2524
475. Helweg-Larsen, S., P.S. Sorensen: Symptoms and signs in metastatic spinal cord compression: a study of progression from first symptom until diagnosis in 153 patients. Eur. J, Cancer 30A (1994) 396–398
476. Hemrika, D.J., M.F. Schutte, P. Bleker: Elsberg syndrome: a neurologic basis for acute urinary retention in patients with genital herpes. Obstet. Gynecol. 68 Suppl. 3 (1986) 37–39
477. Henlin, J.L., J.P. Rousselot, G. Monnier et al.: Syndrome canalaire du nerf sus-scapulaire dans le défilé spino-glénoidiin. Rev. Neurol. 148 (1992) 362–367
478. Herkowitz, H.N.: Degenerative lumbar spondylolisthesis. Spine 20 (1996) 1084–1090
479. Herno, A., O. Airaksinen, T. Saari et al.: Lumbar spinal stenosis: a matched-pair study of operated and non-operated patients. Br. J. Neurosurg. 10 (1996) 461–465
480. Hersche, O., B. Isler, M. Aebi: Verlauf und Prognose von neurologischen Ausfällen nach Beckenringfrakturen mit Beteiligung des Os sacrum und/oder Iliosakralgelenks. Unfallchir. 96 (1993) 311–318
481. Herskovitz, S., A.R. Berger, R.B. Lipton: Low-dose, short-term oral prednisone in the treatment of carpal tunnel syndrome. Neurology 45 (1995) 1923–1925
482. Hetze, A., W. Berger, M. Schumacher et al.: Dissection of the vertebral artery with cervical nerve root lesions. J. Neurol. 243/2 (1996) 121–125
483. Heuser, M.: Das exogene Kompressionssyndrom des N. suralis. ‚Kamerad-Schnürschuh-Syndrom'. Nervenarzt 53 (1982) 223–224
484. Heuser, M., R. Radetzky: Podalgia parästhetica plantaris et dorsalis. Psycho 14 (1988) 37–42
485. Heuss, D., H. Lochmüller, C. Reimers et al.: Endogenes beidseitiges Kompressionssyndrom des Nervus suprascapularis. Uebersicht und Fallbericht. Nervenarzt 64 (1993) 677–680
486. Highet, W.B.: Highet's classification. See under: Zachary, R.B.
487. Hill, N.A., F.M., Howard, B.R. Huffer: The incomplete anterior interosseuous nerve syndrome. J. Hand Surg. 10A (1985) 4–16
488. Hiltselberger, W.E., R.M. Witten: Abnormal myelograms in asymptomatic patients. J. Neurosurg. 28 (1968) 204–206
489. Hinrichsen, K.V.: Humanembryologie. Springer, Berlin (1990)
490. Hoffmann, P.: Ueber eine Methode, den Erfolg einer Nervennaht zu beurteilen. Med. Klin. 11 (1915) 359
491. Hofmann, A., R.E. Jones, R. Schoenvogel: Pudendal nerve neurapraxia as a result of traction on the fracture table. J. Bone Jt. Surg. 64-A (1982) 136–138
492. Hogan, Q.H., S.E. Abram: Neural blockade for diagnosis and prognosis. A review. Anesthesiology 86 (1997) 216–241
493. Hollis, P.H., L.I. Malis, R.A. Zepalla: Neurological deterioration after lumbar puncture below complete spinal subarachnoid block. J. Neurosurg. 64 (1986) 253 only
494. Holst-Nielson, F., F. Jensen: Tardy posterior interosseous nerve palsy as a result of an unreduced radial head dislocation in Monteggia fractures: A report of two cases. J. Hand Surg. 9A (1984) 572–577
495. Holzgraefe, M., J. Klingelhöfer, S. Eggert, R. Benecke: Zur chronischen Neuropathie des N. suprascapularis bei Hochleistungssportlern. Nervenarzt 59 (1988) 545–548
496. Hoogeveen. J.F., D. Troost, J. Wondergem et al.: Hyperthermic injury versus crush injury in the rat sciatic nerve: a comparative functional, histopathological and morphometrical study. J. Neurol. Sci. 108 (1992) 55–64
497. Hopf, H.C.: Untersuchungen über die Unterschiede in der Leitgeschwindigkeit motorischer Nervenfasern beim Menschen. Dtsch. Z. Nervenheilk. 183 (1962) 579–588

498. Hopkins, A.: A novel cause of a pressure palsy: mobile telephone user's shoulder droop. J. Neurol. Neurosurg. Psych. 61 (1996) 346
499. Hopkins, S.J., N.J. Rothwell: Cytokines and the nervous system. I: expression and recognition. Trends Neurosci. 18 (1995) 83–88
500. Horiguchi, M.: The cutaneous branch of some human suprascapular nerves. L. Anat. 130 (1980) 191–195
501. Horner, J.: Ueber eine Form von Ptose. Klin. Mbl. Augenheilk. 7 (1869) 193–198
502. Horowitz, J., D.G. Kline, S.M. Keller: Schwannoma of the brachial plexus mimicking an apical lung tumor. Ann. Thor. Surg. 52 (1991) 555–556
503. Horowitz, S.H.: Peripheral nerve injury and causalgia secondary to routine venipuncture. Neurology 44 (1994) 962–964
504. Hoyle, C.H.V., J. Lincoln, G. Burnstock: Neural control of pelvic organs. In: Rushton, D.N. (ed.): Handbook of Neuro-Urology. Mercel Dekker, New York (1994)
505. Hsu, J.D.: Brachial plexus injury following barbiturate overdose. Report of three cases with five-year follow-up. J.Bone Jt. Surg. 61-A (1979) 1252–1253
506. Huber, E.: Hilfoperation bei Medianuslähmung. Dtsch. Z. Chir. 162 (1921) 271–275
507. Hudson, A.J., W.F. Brown, J.J. Gilbert: The muscular pain fasciculation syndrome. Neurology 28 (1978) 1105–1109
508. Hudson, A.R.: Nerve injection injuries. In: Terzis, J.K.: Microreconstruction of Nerve Injuries. Saunders, Philadelphia (1987) 173–179
509. Hudson, D.A., R. Boome, I. Sanpera: Brachial plexus injury after median sternotomy. J. Hand Surg. Amer. Vol. 18 (1993) 282–284
510. Huffmann, G., B. Leven: N. Interosseus-anterior-Syndrom. Bericht über 4 eigene und 49 Fälle aus der Literatur. J. Neurol. 213 (1976) 317–326
511. Hughes, R.A.C., T. Britton, M.Richards: Effects of lymphoma on the peripheral nervous system. J. R. Soc. Med. 87 (1994) 526–530
512. Huittinen, V.M.: Lumbosacral nerve injury in fracture of the pelvis. A postmortem radiographic and patho-anatomical study. Acta Chir. Scand. Suppl. 429 (1972) 1–43
513. Hume Adams, J., L.W. Duchen (Ed.): Greenfield's Neuropathology. 5th ed... Edward Arnold, Hodder & Stoughton, Sevenoaks, Kent, (1992)
514. Hunt, D.: Surgical management of brachial plexus birth injuries. Develop. Med. Child Neurol. 30 (1988) 824–828
515. Hutchinson, D.T., M.A. McClinton: Upper extremity tourniquet tolerance. J. Hand-Surg. USA 18/2 (1993) 206–210
517. Iglicki, F., B. Coffin, O.Ille et al.: Fecal incontinence after pelvic radiotherapy: Evidences for a lumbosacral plexopathy: Report of a case. Dis. Colon. Rectum 39 (1996) 465–467
518. Ijichi, S., K. Niina, M. Tara et al.: Mononeuropathy associated with hyperthyroidism. J. Neurol. Neurosurg. Psychiat. 53 (1990) 1109–1110
519. Inaba, A., T. Komori, K. Yamada et al.: Focal conduction block in compression neuropathy of the proximal sciatic nerve. J. Neurol. Neursurg. Psachiat. 58 (1995) 471–473
520. Ito, T., M. Yamada, F. Ikuta et al.: Histologic evidence of absorption of sequestration-type herniated disc. Spine 21 (1996) 230–234
521. Iwasaki, Y., T. Shiojima, M. Tagaya et al.: Effect of transforming growth factor ß, on spinal motor neurons after axotomy. J. Neurol. Sci. 147 (1997) 9–12
522. Jabaley,M.E., W.H.Wallace, F.R.Heckler: Internal topography of major nerves of the forearm and hand: A current review. J.Hand Surg. 5 (1980) 1–18
523. Jacobs, J.M., J.H.E. Laing, D.H. Harrison: Regeneration through a long nerve graft used in the correction of facial palsy. Brain 119 (1996) 271–279
524. Jaeckle, K.A.: Nerve plexus metastases. Neurol. Clin. 9 (1991) 857–866
525. Jenzer, G.: Klinische Aspekte und neurologische Begutachtung beim Zustand nach Beschleunigungsmechanismus an der Halswirbelsäule. Nervenarzt 66 (1995) 730–735
526. Jia, J., M. Pollock: The pathogenesis of non-freezing cold nerve injury. Observations in the rat. Brain 120 (1997) 631–646
527. Johnson, R.: Soft tissue injuries of the forearm and hand. Clin. Sports Med. 5 (1986) 701
528. Johnsson, K.E., I. Rosen, A. Uden A: The natural course of lumbar spinal stenosis. Clin. Orthop. 279 (1992) 82–86
529. Jones, E.T., D.S. Louis: Median nerve injuries associated with supracondylar fractures of the humerus in children. Clin. Orthop. 150 (1980) 181–186
530. Jones, S.J., C.B. Wynn-Parry, A.Landi: Diagnosis of brachial plexus traction lesions by sensory nerve action potentials and somatosensory evoked potentials. Injury 12 (1981) 376–382
531. Jopling, W.H., A.C. Mc Dougall: Handbook of Leprosy. Oxford, Heinemann Professional Publ. 1988
532. Jost, W. (Hrsg.): Neurologie des Beckenbodens. Chapman & Hall, Weinheim (1997)
533. Jürgens, R., W.F. Haupt: Das Supinatorsyndrom. Verlaufsuntersuchungen bei 20 Patienten und Therapieempfehlung. Nervenarzt 58 (1987) 30–32
534. Kaeser, H.E.: Elektromyographische Untersuchungen bei lumbalen Diskushernien. Dtsch. Zeitschr. Nervenheilk. 187 (1963) 285–299
535. Kaplan, J.G., T.G. De Souza, A. Farkash et al.: Leptomeningeal metastases: comparision of clinical features and laboratory data of solid tumors, lymphoma, and leukemias. J. Neurooncol. 9 (1990) 225–229
536. Katirji, M.B., P. Mason-Katirji: Proximal ulnar mononeuropathy caused by conduction block at Erbs point. Arch Neurol. 45 (1988) 460–461
537. Katoh, S., W.S. El Masry: Neurological recovery after conservative treatment of cervical cord injuries. J. Bone Surg. (Br) 76 (1994) 225–228
538. Katz, J., W. Nelson, R. Forest et al.: Cryoanalgesia for postthoracotomy pain. Lancet 1 (1980) 512–513

539. Kawasaki, T., S. Hukudas, A. Katsuura et al.: Lumboperitoneal shunt for cauda equina syndrome in ankylosing spondylitis. J. Spinal Disord. 9 (1996) 72–75
540. Kehrer, E.: Die Armlähmungen bei Neugeborenen. Enke, Stuttgart (1934)
541. Keller, J., J. Fossgreen, B. Barfod: Tarsaltunnelsyndromet – en upaagtet lidelse. Efterundersogelse af 23 tilfaelde. Ugeskr Laeg. 150 (1988) 1545–1547
542. Keith, W.S.: „Whiplash"-injury of the 2nd cervical ganglion and nerve. Can. J. Neurol. Sci. 13 (1986) 133–137
543. Kennedy, A.M., M. Grocott, M.S. Schwartz et al.: Median nerve injury: an underrecognised complication of brachial artery cardiac catheterisation? J. Neurol. Neurosurg. Psych. 63 (1997) 542–546
544. Kennedy, F., C.A. Elsberg, C.I. Lambert: A peculiar undescribed disease of the nerves of the cauda equina. Am J. Med. Sc. Phil. 147 (1914) 645–667
545. Kennett, R.P., R.W. Gilliatt: Nerve conduction studies in experimental non-freezing cold injury: I. local nerve cooling. Muscle Nerve 14 (1991) 553–562
546. Kent, K.C., M. Moscucci, S.G. Gallagher et al.: Neuropathy after cardiac catherization: incidence, clinical patterns and outcome. J. Vasc. Surg. 19 (1994) 1008–1014
547. Kernohan, J., B. Levack, J.N. Wilson: Entrapment of the superficial peroneal nerve. J. Bone Jt. Surg 67-B (1985) 60–61
548. Kesselring, J.: Am Arbeitsplatz entstandene Drucklähmungen peripherer Nerven. Analyse der SUVA aus den Jahren 1965–1977. Diss. med. Bern (1981) 1–45
549. Kessler, Ch., K. Wessel, K. Borgis, D. Kömpf: Computertomographie des Ellenbogens beim Sulcus-ulnaris-Syndrom. Nervenarzt 60 (1989) 448–450
550. Keykham, M.M., H. Rosenberg: Bilateral footdrop after craniotomy in the sitting position. Anesthesiology 51 (1979) 163–164
551. Khanna, R.K., G.M. Malik, J.P. Rock et al.: Spinal epidural abscess: evaluation of factors influencing outcome. Neurosurgery 39 (1996) 958–964
552. Kiff, E.S., M. Swash: Normal proximal and delayed distal conduction in the pudendal nerves of patients with idiopathic (neurogenic) faecal incontinence. J. Neurol. Neurosurg. Psychiatry 47 (1984) 820–823
553. Kiloh, L., S. Nevin: Isolated neuritis of the anterior interosseous nerve. Brit. med. J. 1952/I, 850–851
554. Killer, H.E., K. Hess: Natural history of radiation-induced brachial plexopathy compared with surgically treated patients. J. Neurol. 237 (1990) 247–250
555. Kim, D.H., D.G. Kline: Surgical outcome for intra- and extraplevic femoral nerve lesions. J. Neurosurg. 83 (1995) 783–790
556. Kim, L.Y.S.: Compression neuropathy of the radial nerve due to pentazocine-induced fibrous myopathy. Arch. Phys. Med. Rehabil. 68 (1987) 49–50
557. Kincaid, J.C., L.H. Phillips, J.R. Daube: The evaluation of suspected ulnar neuropathy at the elbow. Arch. Neurol. 43 (1986) 44–47
558. Kladny, B., M. Nerlich: Das Kompartment-Syndrom am Oberschenkel. Unfallchirurg 94 (1991) 249–253
559. Kleihues, P., P.C. Burger, B.W. Scheithauer: Histological typing of tumors of the central nervous system. 2nd ed. WHO, International Classification of Tumors. Springer, Berlin (1993)
560. Kleiner, J.B., W.F. Donaldson, J.G. Curd et al.: Extraspinal causes of lumbosacral radiculopathy. J. Bone Joint Surg. (Am) 73 (1991) 817–821
561. Klemm, H.: Das Perineurium als Diffusionsbarriere gegenüber Peroxydase bei epi- und endoneuraler Application. Z. Zellforsch. 108 (1970) 431–445
562. Kim, K.K.: Acute brachial neuropathy-electrophysiological study and clinical profile. J. Korean Med. Science 11 (1996) 158–164
563. Kline, D.G.: Civilian gunshot wound to the brachial plexus. J. Neurosurg. 70 (1989) 166–174
564. Kline, D.G., E.R. Hackett, L.H. Happel: Surgery for lesions of the brachial plexus. Arch. Neurol. 43 (1986) 170–181
565. Kline, D.G., Th.R. Donner, L. Happel et al.: Intraforaminal repair of plexus spinal nerves by a posterior approach: an experimental study. J. Neurosurg. 76 (1992) 459–470
566. Klingelhöfer, J., B. Conrad: Die Läsion des Nervus intercostobrachialis. Nervenarzt 56 (1985) 449–452
567. Klumpke, A.: Contribution à l'étude des paralysies radiculaires du plexus brachial. Rev. Méd. Paris 5 (1885) 519–596, 739–790
568. Knezevic, W., F.L. Mastaglia: Neuropathy associated with Brescia-Cimino arteriovenous fistulas. Arch. Neurol. (Chic.) 41 (1984) 1184–1186
569. Kobayashi, J., S.E. Mackinnon, O. Watanabe et al.: The effect of duration of muscle denervation on functional recovery in the rat model. Muscle Nerve 20 (1997) 858–866
570. Koehler, P.J., M. Buscher, C.A.M. Rozeman et al.: Peroneal nerve neuropathy in cancer patients: a paraneoplastic syndrome? J. Neurol. 244 (1997) 328–332
571. Koenig, E., A. Thron, V. Schrader et al.: Spinal arteriovenous malformations and fistulae: clinical, neuroradiological and neurophysiological findings. J. Neurol. 236 (1989) 260–266
572. Koller, R.L., N.K. Blank: Strawberrypickers' palsy. Arch. Neurol. (Chic.) 37 (1980) 320
573. Kómar, J., M. Szegavari: Der peripher-neurologische Hintergrund des Schreibkrampfes: mittlere N.-medianus-Läsion. Nervenarzt 54 (1983) 332–325
574. Kómar, J., G. Kiss: Die diagnostische Bedeutung der isolierten Thenarhypoplasie. Nervenarzt 58 (1987) 447–449
575. Kopell, H.P., W.A.L. Thompson: Peripheral Entrapment Neuropathies. Williams & Wilkins: Baltimore 1963

576. Kori, S.H.: Diagnosis and management of brachial plexus lesions in cancer patients. Oncology 9 (1995) 756–760
577. Kori, S.H., K.M. Folex, J.B. Posner: Brachial plexus lesions in patients with cancer. 100 cases. Neurology (Minneap.) 31 (1981) 45–50
578. Korn, G.: Neuropathologie. In: Neuenburger-Pagel: Handbuch der Geschichte der Medizin, Bd. I. Jena (1903) 717
579. Korpelainen, J.T., K.A. Sotaniemi, V.V. Myllylä: Asymetric sweating in stroke: A prospective quantitative sudy of patients with hemispheral brain infarction. Neurology 43 (1993) 1211–1214
580. Kost, R.G., S.E. Straus: Postherpetic neuralgia – pathogenesis, treatment and prevention. N. Engl. J. Med. 335 (1996) 32–42
581. Kothbauer, K., R.W. Seiler: Das Tethered-spinal-cord-Syndrom beim Erwachsenen. Nervenarzt 68 (1997) 285–291
582. Krämer, J., H. Fett: Bandscheibenoperation – was dann? Dtsch. Ärztebl. A88 (1991) 2471–2477
583. Krämer, J.: Bandscheibenbedingte Erkrankungen. Ursachen, Diagnose, Behandlung, Vorbeugung, Begutachtung. 4. Aufl. Thieme, Stuttgart New York (1997)
584. Krayenbühl, H., E. Zander: Ueber lumbale und zervikale Diskushernien. Docum. rheum. 1 (1953) 1–86
585. Kretschmer, H.: Traumatologie der peripheren Nerven. Springer, Berlin (1984)
586. Kriss, T.C., V.M. Kriss: Symptomatic spinal intradural arachnoid cyst development after lumbar myelography. Case report and review of the literature. Spine 22 (1997) 568–572
587. Kristiansen, T.K.: Fractures of the sacrum and coccygodynia. In: Frymoyer, J.W. (Ed.): The adult spine. Principles and practice. Lippincott-Raven Publishers, Philadelphia (1997) 2407–2420
588. Kroll, M.: Die neuropathologischen Syndrome, zugleich Differentialdiagnostik der Nervenkrankheiten. Springer, Berlin (1929)
589. Krstic, R.: Die Gewebe des Menschen und der Säugetiere. Springer Verlag, Berlin, Heidelberg (1978) 369
590. Krücke, W.: Erkrankungen der peripheren Nerven. In: Lubarsch, O., F. Henke, R. Rössle (Hrsg.): Handbuch der speziellen pathologischen Anatomie und Histologie, Band XIX, Teil 5. Springer, Berlin (1955) 1–248
590a. Krücke, W.: (1974) Pathologie der peripheren Nerven. In: Olivecrona, H., Tönnis, W., Krenkel, W. (Hrsg.: Handbuch der Neurochirurgie, Bd. VII/3. Springer Berlin Heidelberg New York, S. 1–267
591. Ku, A., E. Lachmann, R. Tunkel et al.: Neurosarcoidosis of the conus medullaris and cauda equine presenting as paraparesis: case report and literature review. Paraplegia 34 (1996) 116–120
592. Küker, W., M. Mull, L. Mayfrank et al.: Epidural spinal infection. Variability of clinical and magnetic resonance imaging findings. Spine 22 (1997) 544–551
593. Kukowski, B., S. Eggert, M. Holzgraefe: Zur Differentialdiagnose des Schulterschmerzes: Die chronische Neuropathie des N. suprascapularis. Z. Orthop. Grenzgeb. 131/4 (1993) 313–316
594. Kumar, K.: Surgical treatment of leprous ulnar neuritis. Clin. Orthop. Rel. Res. 163 (1983) 235–242
595. Kurt, E., S.H. Bakker-Niezen: Neurogenic claudication by epidural lipomatosis: a case report and review of literature. Clin. Neurol. Neurosurg. 97 (1995) 354–357
596. Kwan, M.K., S.L.Y. Woo: Biomechanical properties of peripheral nerve. In: Gelberman, R.H. (Ed.): Operative nerve repair and reconstruction. Lippincott, Philadelphia (1991) 47–54
597. Labauge, R., M. Pagés, J.M. Privat, J.M. Blard: Sciatique tronculaire. Neurofibrosarcome de la cuisse. Rev. Neurol. 145 (1989) 157–159
598. Lachiewicz, P.F., H.A. Latimer: Rhabdomyolysis following total hip arthroplasty. J. Bone Joint Surg. Brit. Vol. 73 (1991) 576–579
599. Lack, E.E.: Tumors of the Adrenal Gland and Extra-Adrenal Paraganglia. In: Rosai, J., L.H. Sobin (Ed.): Atlas of Tumor Pathology, 3rd Series, Fascicle 19. American Registry of Pathology, Armed Forces Institute of Pathology, Washington DC (1995) 1–468
600. Laehr, H.: Die Literatur der Psychiatrie, Neurologie und Psychologie von 1459 bis 1799, Bd. I-III. Reimer, Berlin (1900)
601. Lampert, R., E.H. Weih, E. Breucking et al.: Postoperatives bilaterales Kompartmentsyndrom der Unterschenkel nach ausgedehnten urologischen Eingriffen in Steinschnittlage. Anaesthesist 44 (1995) 43–47
602. Lang, C., K.-F. Druschky, U. Sturm et al.: Läsionssyndrome des N. suprascapularis. Dtsch. med. Wchsr. 113 (1988) 1349–1353
603. Lang, C.J., U. Neubauer, S. Qaiyumi et al.: Intraneural ganglion of the sciatic nerve: detection by ultrasound. J. Neurol. Neurosurg. Psychiat. 57 (1994) 870–871
604. Lang, J.: Über das Bindegewebe und die Gefäße der Nerven. Anat. und Embryol. 123 (1962) 61–79
605. Lang, J.: Topographische Anatomie des Plexus brachialis und Thoracic Outlet Syndrom. In: Hase, U., H.J. Reulen (Hrsg.): Läsionen des Plexus brachialis. De Gruyter, Berlin-New York (1985) 3–63
606. Lange, F.: Sehnenverpflanzung bei Lähmungen. Lehrbuch der Orthopädie, 3. Aufl. Gustav Fischer, Jena (1928) – Verh. Dtsch.Orthop.Ges. 24 (1929) 97
607. Lange, J.F.: Inferior brachial plexus injury during thoracoscopic sympathectomy. Surg. Endoscopy 9 (1995) 830
608. Langer, U.: Verbreitung und Behandlung neurologischer Erkrankungen und Schädigungen zwischen 1914 und 1945. Ein Beitrag zur Entwicklungsgeschichte des deutschen Sanitätsdienstes. Med. Diss. Leipzig (1991)
609. Lanska, D.J., Mary Jo Lanska: Lumbosacral polyradiculopathy associated with HIV infection. J. Neurol. 240 (1993) 259–260

610. Lantos, P.L., S.R. Vandenberg, P. Kleihues: Tumours of the nervous system. In: Graham, D.I., P.L. Lantos (Ed.): Greenfield's Neuropathology, Vol II, 6th ed. Arnold, London (1997) 583–879
611. Larner, A.J., H.S. Pall, A.D. Hockley: Arrested progression of the cauda equina syndrome of ankylosing spondylitis after lumboperitoneal shunting. J. Neurol. Neurosurg. Psychiatry 61 (1996) 115–116
612. Laterre, C., S. Ghilain, S. Tassin, J.M. Guérit: La neuropathie sensitive disséminée de Wartenberg. Rev. Neurol. 144 (1988) 358–364
613. Laubichler, W.: Traumatische Läsionen des N. pudendus. Akt. Neurol. 5 (1978) 47–50
614. Layton, A.M., J.A. Cotterill: Notalgia paraesthetica – report of three cases and their treatment. Clin. Exp. Dermatol. 16 (1991) 197–198
615. Learmonth, J.R.: A technique for transplanting the ulnar nerve. Surg. Gynec. Obstet. 75 (1942) 792
616. Ledermann, R.J.: Neuromuscular problems in the performing arts. Muscle Nerve 17 (1994) 569–577
617. Ledermann, R.J., A.C. Breuer, M.R. Hanson et al.: Peripheral nervous system complications of coronary artery bypass graft surgery. Ann. Neurol. 12 (1982) 297–301
618. Leffert, R.D.: Thoracic outlet-syndrome. In: Gelberman, R.H. (ed.): Operative nerve repair and reconstruction. Lippincott, Philadelphia (1992) 1177–1195
619. Leijten, F.S.S., W.-F. Arts, J.B.C.M. Puylaert: Ultrasound diagnosis of an intraneural ganglion cyst of the peroneal nerve. J. Neurosurg. 76 (1992) 538–540
620. Lemmens, B., L. Kouyoumdjian, P. Cotty et al.: Paralysie phrénique après manipulation vertébrale cervicale. Presse méd. 21 (1992) 1685–1686
621. Leport, C., M.-P. Chaunu, J. Sicre et al.: Neuropathie périphérique en relation avec l'infection par le rétrovirus LAV/HTLV III. Presse méd. 16 (1987) 55–58
622. Le-Quang, C.: Les lésions post-radiotherapiques du plexus brachial. Classification et résultats du traitement chirurgical. Chir. Mem. Acad. Chir. 119 (1994) 243–251
623. LeRoux, P.D., M.M. Haglund, A.B. Harris: Thoracic disc disease: experience with the transpedicular approach in twenty consecutive patients. Neurosurgery 33 (1993) 58–66
624. Leubuscher, R.: Handbuch der medizinischen Klinik, Bd. II. Engelmann, Leipzig (1861)
625. Levi-Montalcini, R.: The nerve growth factor 35 years later. Science 237 (1987) 1154–1162
626. Levin, K.H., H.J. Maggiano, A.J. Wilbourn: Cervical radiculopathies: comparison of surgical and EMG-localization of single-root lesions. Neurology 46 (1996) 1022–1025
627. Lewis, R.A., A.J. Sumner, M.J. Brown et al.: Multifocal demyelinating neuropathy with persistent conduction block. Neurology 32 (1982) 92–140
628. Liguori, R., C. Krarup, W. Trojabord: Determination of the segmental sensory and motor innervation of the lumbosacral spinal nerves. An electrophysiological study. Brain 115 (1992) 915–934
629. Linarte, R., A. Gilbert: Trans-sacral approach to the sacral plexus. Peripheral Repair and Regeneration 4 (1986) 17–20
630. Lindenbaum, S.D., L.L. Fleming, D.W. Smith: Pudendal-nerve palsies associated with closed intramedullary femoral fixation. J. Bone Jt Surg. 64-A (1982) 934–938
631. Lindgren, K.A., H. Manninen, H. Rytkonen: Thoracic outlet syndrome – A functional disturbance of the thoracic upper aperture? Muscle and Nerve 18/5 (1995) 526–530
632. Littler, W.: Neurovascular skin island transfer in reconstructive hand surgery. Trans. Int. Soc. Plast. Surg., 2nd Congr. London, 1959 (1960) 75
633. Littler, W., G.E. Cooley: Opposition of the thumb and its restoration by abductor digiti quinti transfer. J. Bone Jt. Surg. 45A (1963) 1389
634. Liu, H.M.: Growth factors and extracellular matrix in peripheral nerve regeneration, studied with a nerve chamber. J. Periph. Nerv. Sys. 2 (1996) 97–110
635. Liu, H.M., L.H. Yang, Y.J. Yang: Schwann cell properties: 3. C-fos expression, bFGF production, phagocytosis and proliferation during Wallerian degeneration. J. Neuropathol. Exp. Neurol. 54 (1995) 487–496
636. Livesey, F.J., J.P. Fraher: Experimental traction injuries of cervical spinal roots: a scanning EM study of rupture patterns in fresh tissue. Neuropath. Appl. Neurobiol. 18 (1992) 376–386
637. Liveson, Jay A., M.J. Bronson, M.A. Pollack: Suprascapular nerve lesions at the spinoglenoid notch: report of three cases and review of the literature. J. Neurol. Neurosurg. Psychiat. 54 (1991) 241–243
638. Löchner-Ernst, D.: Nichtoperative Therapie der neurogenen Erektionsstörung. In: Stöhrer, M., H. Madersbacher, H. Palmtag: Neurogene Blasenfunktionsstörung. Neurogene Sexualstörung. Springer, Berlin (1997)
639. Löfström, J.B., A. Wennberg, L. Widen: Late disturbance in nerve function after block with local anaesthetic agents. Acta Anaesthesiol. Scand. 10 (1966) 111–122
640. Logigian, E.L., R.F. Kaplan, A.C. Steere: Chronic neurologic manifestations of Lyme disease. N. Engl. J. Med. 323 (1990) 1438–1444
641. Loh, F.L., S. Herskovits, A.R. Berger et al.: Brachial plexopathy associated with Interleukin-2 therapy. Neurology 42 (1988) 462–463
642. Lonjon, M.M.C., P. Paquis, S. Chanalet et al.: Non-traumatic spinal epidural hematoma: report of four cases and review of the literature. Neurosurgery 41 (1997) 483–487
643. Louis, D.N., V. Ramesh, J.F. Gusella: Neuropathology and molecular genetics of neurofibromatosis 2 and related tumors. Brain Pathol. 5 (1995) 163–172
644. Love, J.G., M.N. Walsh: Protruded intervertebral disk. A report of 100 cases in which operation was performed. J. Amer. med. Ass. 111 (1938) 396–400

645. Love, S., S. Gomez: Effects of experimental radiation-induced hypomyelinating neuropathy on motor end-plates and neuromuscular transmission. J. Neurol. Sci. 65 (1984) 93–109
646. Low, P.A., R.D. Fealey, S.G. Sheps et al.: Chronic idiopathic anhidrosis. Ann. Neurol. 18 (1985) 344–348
647. Lowdon, I.M.R.: Superficial peroneal nerve entrapment. J. Bone Jt Surg. 67-B (1985) 58–59
648. Lubinska, L.: Early course of Wallerian degeneration in myelinated fibres of the rat phrenic nerve. Brain Res. 130 (1977) 47–63
649. Luce, E.A., W.O. Griffin WO: Shotgun injuries of the upper extremity. J. Trauma 18 (1978) 487–491
650. Luchetti, R., R. Schoenhuber, G. De Cicco et al.: Carpal tunnel pressure. Acta Orthop. Scand. 60 (1989) 397–399
651. Ludin, H.P.: Praktische Elektromyographie. 5. Aufl. Enke, Stuttgart (1997)
652. Ludin, H.P., W. Tackmann: Sensible Neurographie. Thieme, Stuttgart (1979)
653. Lundborg, G.: The intrinisic vascularization of human peripheral nerves: Structural and functional aspects. J. Hand Surg. 4/1979) 34–41
654. Lundborg, G.: Nerve injury and repair. Churchill Livingstone, Edinburgh (1988)
655. Lundborg, G.: Vortrag: 50. Jhrstag. Am.Soc. for Surgery of the Hand, San Francisco, Sept. 1995
656. Lundborg, G.: Vortrag: 4. Kongr. d. Fed. of Europ. Societies for Surgery of the Hand, Bologna, Juni 1997
657. Lundborg, G., B. Rydevik: Effects of stretching the tibial nerve of the rabbit: A preliminary study of the intraneural circulation and the barrier function of the perineurium. J. Bone Joint. Surg. (Br.) 55 (1973) 390–401
658. Lundborg, G., H.A. Hansson: Regeneration of a peripheral nerve through a preformed tissue space. Brain Rs. 178 (1979) 573
659. Lundborg, G., H.A. Hansson: Nerve lesions with interruption of continuity: Studies on the growth pattern of regenerating axons in the gap between the proximal and distal nerve ends. In: Gorio A., H. Millesi, S. Mingrino: Posttraumatic Peripheral Nerve Regeneration (Experimental Basis and Clinical Implications). Raven, New York (1981) 229–239
660. Lundborg, G., R.H. Gelberman, M. Minter-Convery et al.: Median nerve compression in the carpal tunnel: Functional response to experimentally induced controlled pressure. J. Hand. Surg. (Am.) 7 (1982) 252–259
661. Lundborg, G., R. Myers, H. Powell: Nerve compression injury and increase in endoneurial fluid pressure: A „miniature compartment syndrome". J. Neurol. Neurosurg. Psychiatry 4 (1983) 1119–1124
662. Lundborg, G., A.K. Lie-Stenstrom, C. Sollerman et al.: Digital vibrogram: a new diagnostic tool for sensory testing in compression neuropathy. J. Hand Surg. 11A (1986) 693–696
663. Lundborg, G., L.B. Dahlin, H.A. Hansson et al: Vibration exposure and peripheral nerve fibre damage. J. Hand Surg. (Am.) 15 (1990) 346–351
664. Lundborg, G., L.B. Dahlin, N. Danielsen: Ulnar nerve repair by the silicone chamber technique – case report. Scand. J. Plast. Reconstr. Surg 25 (1991) 79–82
665. Lundborg, G., B. Rosén, S.-O. Abrahamsson et al.: Tubular repair of the median nerve in the human forearm. Preliminary findings. J. Hand Surg. 19B (1994)
666. Lundborg, G., Q. Zhao, M. Kanje et al.: Can sensory and motor collateral sprouting be induced from intact peripheral nerve by end-to-side anastomosis? J. Hand Surg. 19B (1994) 277–282
667. Lundborg, G., L.B. Dahlin: Anatomy, function, and pathophysiology of peripheral nerves and nerve compression. Hand. Clin. 12 (1996) 185–193
668. Lundborg, G., M. Kanje: Bioartificial nerve grafts. A prototyp. Scand. J. Plast. Reconstr. Surg. 30 (1996) 105–110
669. Maas, J.J., M.F.C. Beersma, J. Haan et al.: Bilateral brachial plexus neuritis following parvovirus B19 and Cytomegalovirus infection. Ann. Neurol. 40 (1996) 928–932
670. Mackenzie, J.: Krankheitszeichen und ihre Auslegung (Symptoms and their Interpretation). Shaw, London (1909). Uebers. von E. Müller, hrgs. von J. von Müller, 3. Aufl. Kabitzsch, Würzburg 1917
671. Mackinnon, S.E.: Personal Communication, 1997.
672. Mackinnon, S.E., A.R. Hudson, R.E. Falk et al.: The nerve allograft response, an experimental model in the rat. Annals of Plastic Surgery 14 (1984) 334–339
673. Mackinnon, S.E., A.L. Dellon: Surgery of the peripheral nerve. Thieme, Stuttgart (1988)
674. Mackinnon, S.E., A.R.Hudson, J.R. Bain: The nerve allograft response in the primate immunosuppressed with Cyclosporin A. Vortrag Sunderland Society Meeting, Durham, N.C., Juli 1988
675. Maffulli, N., F. Maffulli: Transient entrapment neuropathy of the posterior interosseous nerve in violin players. J. Neurol. Neurosurg. Psychiat. 54 (1991) 65–67
676. Maier, C., R. Barron: Neuralgie (speziell nach Läsionen peripherer Nerven). In: Diener, H.Ch., Ch. Maier: Das Schmerztherapiebuch. Urban & Schwarzenberg, München, Wien, Baltimore (1997) 135–148
677. Mailänder, P., A. Berger, E. Schaller et al.: Evaluation of results after nerve repair by the Millesi score of hand function. Vortrag Symposium Peripheral Nerve Surgery Today – Turning Point Or Continuous Development ? Wien, 23.-26.Nov.1991
678. Makin, G.J.V., W.F. Brown, G.C. Ebers: C7 radiculopathy: importance of scapular winging in clinical diagnosis. J. Neurol. Neurosurg. Psychiat. 49 (1986) 640–644
679. Malamut, R.I., W. Marques, J.D. England et al.: Postsurgical idiopathic brachial neuritis. Muscle Nerve 17 (1994) 320–324

680. Malin, J.-P.: Familial meralgia paresthetica with an autosomal dominant trait. J. Neurol. 221 (1979) 133–136
681. Malin, J.-P.: Zur Ätiologie der Phrenicusparese. Bericht über 58 Fälle und Literaturüberblick. Nervenarzt 50 (1979) 448–456
682. Malin, J.-P.: H. Schliack: Eletrothermische Schädigung des Nervus ischiadicus während einer Operation. Akt. Neurol. 11 (1984) 208–209
683. Malin, J.P., E. Stark, U. Wurster: Borreliose-Radikulitis der Cauda equina. Akt. Neurol. 16 (1989) 201–203
684. Mallet, J.: Paralysis obstétricale du plexus brachial, traitement des séquelles revisé. Chirurgie Orthopédique 58/Suppl. 1 (1952) 166–168
685. Marangoni, C., M. Lacerenza, F. Formaglio et al.: Sensory disorder of the chest as presenting symptom of lung cancer. J. Neurol. Neurosurg. Psychiatry 56 (1993) 1033–1034
686. Marazzi Raffaella, D. Pareyson, A. Boiardi et al.: Peripheral nerve involvement in Churg-Strauss syndrome. J. Neurol. 239 (1992) 317–321
687. Marie, P., Ch. Foix: Atrophie isolée de l'éminence thénar d'origine névritique. Rôle du ligament annulaire antérieur du carpe dans la pathogénie de la lésion. Rev. neurol. 26 (1913) 647–649
688. Mariette, X., J. Leche, P. Lecanuet et al.: Paralysie de la branche postérieure du nerf radial due a un lipome. Rev. Neurol. 143 (1987) 690–692
689. Marmourian, A.C., C.A. Dickman, B.P. Drayer BP et al.: Spinal epidural abscess: three cases following spinal epidural injection demonstrated with magnetic resonance imaging. Anesthesiology 78 (1993) 204–205
690. Marquez, S., J.J.E. Turley, W.J. Peters: Neuropathy in burn patients. Brain 116 (1993) 471–483
691. Marra, T.A.: Recurrent lumbosacral and brachial plexopathy associated with schistosomiasis. Arch. Neurol. (Chic.) 40 (1983) 586–588
692. Martinelli, P., P. Montagna, G. Coccagna: Neuropathy of the infrapatellar branch of the saphenous nerve in the differential diagnosis of knee pain. Ital. J. Neurol. Sci. 2 (1982) 153–154
693. Maslen, D.R., S.R. Jones, M.A. Crislip et al.: Spinal epidural abscess. Optimizing patient care. Arch. Intern. Med. 153 (1993) 1713–1721
694. Mass, D., R. Tortosa, W. Newmeyer et al.: Compression of posterior interosseous nerve by a ganglion – a case report. J. Hand. Surg. 7A (1982) 92–94
695. Massey, E., A. Pleet. Handcuffs and cheiralgia paraesthetica. Neurology 28 (1978) 1312–1313
696. Mathew ,P., N.V. Todd: Intradural conus and cauda equina tumours: a retrospective review of presentation, diagnosis and early outcome. J. Neurol. Neurosurg. Psychiatry 56 (1993) 69–74
697. Matsen, F.A.: Compartmental syndromes. Grune & Stratton, New York (1980)
698. Matthews, W.B., M.V. Squier: Sensory perineuritis. J. Neurol. Neurosurg. Psychiat. 51 (1988) 473–475
699. Matthews, W.B.: Sarcoid neuropathy. In: Dyck, F.J., P.K. Thomas, J.W. Griffin et al. (Eds): Peripheral neuropathy. 3rd ed... Saunders, Philadelphia (1993) 1418–1423
700. Mattio, Th.G., T. Nishida, M.M. Minieka: Lotus neuropathy: Report of a case. Neurology 42 (1992) 1636
701. Mattle, H.P., Ch. W. Hess, H.-P. Ludin et al.: Isolated muscle hypertrophy as a sign of radicular or peripheral nerve injury. J. Neurol. Neurosurg. Psychiat. 54 (191) 325–329
702. Matz, P.G., N.M. Barbaro: Diagnosis and treatment of iatrogenic spinal accessory nerve injury. Am. Surg. 62/8 (1996) 682–685
703. Mayer, P.J., F.S. Jacobsen : Cauda equina syndrome after surgical treatment of lumbar spinal stenosis with application of free autogenous fat graft. A report of two cases. J. Bone Joint.Surg. (Am) 71 (1990) 1090–1093
704. McGillicuddy, J.E.: Brachial plexus compression. Thoracic outlet syndrome. 11th Congress of Neurological Surgery, Amsterdam, 6.-11.7.1997
705. McManis, P.G.: Sciatic nerve lesions during cardiac surgery. Neurology 44 (1994) 684–687
706. McQuillan, P.M., M.B. Hahn: Does location matter in ulnar and common peroneal nerve block? Lancet 348 (1996) 490–491
707. Medina, J.L., S. Chokroverty, M. Reyes: Localized myokymia caused by peripheral nerve injury. Arch. Neurol. (Chic.) 33 (1976) 587–588
708. Meier, C., H. Sollmann: Regeneration of cauda equina fibres after transection and end-to-end suture. J. Neurol. 215 (1977) 81–90
709. Meier, C., H. Sollmann: Glial outgrowth and central type myelination in spinal nerve roots after transection and suture. Light and electron microscopic study in the pig. J. Neuropath. Appl. Neurobiol. 4 (1978) 21–35
710. Meier, C., H.P. Ludin, M. Mumenthaler: Die vaskulitische Ischiasneuritis. Ein Beitrag zur Differentialdiagnose der lumbosacralen Bandscheibenhernie. Nervenarzt 53 (1982) 196–199
711. Meier, C., C. Moll: Hereditary neuropathy with liability to pressure palsies. Report of two families and review of the literature. J. Neurol. 228 (1982) 73–45
712. Meier, C., H. Grehl: Vaskulitische Neuropathie bei Garin-Bujadoux-Bannwarth-Syndrom. Dtsch. Med. Wschr. 113 (1988) 135–138
713. Meier, C., D.H. Schüpbach, M. Oetli et al.: Rucksack paralysis in military service. A catamnestic study of 81 swiss servicemen. Med. Corps. Intern. 3 (1989) 64–68
714. Meier, U.: Dorsal ganglion of the wrist joint: A trivial, minor surgery intervention? Helv. Chir. Acta 56 (1989) 73–77
715. Meller, I., D. Alkalay, M. Mozes et al.: Isolated metastases to peripheral nerves: Report of five cases involving the brachial plexus. Cancer 76 (1995) 1829–1832
716. Meier, J.L., S.E. Straus: Comparative biology of latent varicella-zoster-virus and herpes simplex infections. J. Infect. Dis. 166 (Suppl. 1) (1992) 13–23

717. Menezes, A.H., T.C. Ryken: Abnormalities of the craniocervical junction. In: Cheek, W.R. (Ed.): Pediatric neurosurgery. Surgery of the developing nervous system. Saunders, Philadelphia (1994) 139–158
718. Menger, H., H.O. Lincke, J. Remmers: Verlauf der meningealen Tumoraussaat – Analyse von 85 Patienten. Akt. Neurol. 20 (1993) 196–202
719. Merckx, L., E. Schmedding, R. De Bruyne et al.: Penile electromyography in the diagnosis of impotence. Eur. Urol. 25 (1994) 124–130
720. Merger, R., J. Judet: Paralysie obstétricale du plexus brachial. Prévention et traitement. Nouv. Presse méd. 2 (1973) 1935–1938
721. Merle, M., D. Gilles, St. Rehart: Chirurgie der Hand. Band 1. Thieme Stuttgart, New York (1977) 231–233
722. Merle, M.: Vortrag: Über die Chirurgie der peripheren Nerven. 4. Kongr. F.E.S.S.H., Bologna 17.6.1997
723. Merle d'Aubigné, R.M.: Traitement des pertes de substance des nerfs périphériques. J. Chir. Paris 62 (1946) 292
724. Merle-d'Aubigné, R.M., J. Benassy, J.O. Ramadir: Chirurgie orthopédique des paralysies. Masson, Paris (1956)
725. Merlo, I.M., T.E. Ploni, E. Alfonsi et al.: Sciatic pain in a young sportsman. Lancet 349 (1997) 846
726. Merskey, H., N. Bogduk (Ed.): Classification of chronic pain. Descriptions of chronic pain syndromes and definitons of pain terms. 2nd ed., perpared by the Task Force on Taxonomy of the International Association for the Study of Pain. IASP Press, Seattle (1994)
727. Métaizeau, J.P., C. Gayet, F. Plenat: Les lésions obstéricales du plexus brachial. Chir. Pédiat. 20 (1979) 159–163
728. Meya, U., W. Hacke: Anterior interosseous nerve syndrome following supracondylar lesions of the median nerve: clinical findings and electrophysiological investigations. J. Neurol. 229 (1983) 91–96
729. Meyer, R.-P., U. Kappeler (Hrsg): Fusschirurgie in der Praxis. Springer, Berlin (1996)
730. Midha, R., C.A. Munro, S.E. Mackinnon et al.: Motor and sensory specificity of host nerve axons influence nerve allograft rejection. J Neuropath. Exp. Neurol. 56 (1997) 421–434
731. Midroni, G., J.M. Bilbao: Biopsy diagnosis of peripheral neuropathy. Butterworth-Heinemann, Boston, Oxford (1995)
732. Mielke-Ibrahim, R., W. Deppe, Ch. Lücking: Armplexusläsionen und Rhabdomyolysen nach Heroinabusus. Hinweise auf eine immunologische Genese. Dtsch. Med. Wschr. 120 (1995) 55–59
733. Miller, E.H., F.E. Benedict: Stretch of the femoral nerve in a dancer. J. Bone Jt Surg. 67-A (1985) 315–317
734. Miller, R.F., J.D. Fox, P. Thomas et al.: Acute lumbosacral polyradiculopathy due to cytomegalovirus in advanced HIV disease: CSF findings in 17 patients. J. Neurol. Neurosurg. Psychiatry (61 (1996) 456–460
735. Millesi, H.: Zur Pathogenese und Therapie der Dupuytren'schen Kontraktur. Ergebnisse der Chirurgie und Orthopädie. Springer Verlag, Berlin, Heidelberg (1965)
736. Millesi, H.: Zum Problem der Überbrückung von Defekten peripherer Nerven. Wr. med. Wschr. 118 (1968) 112
737. Millesi, H.: Die Eingriffe an den Hand- und Fingernerven. In: Wachsmuth, W., A. Wilhelm: Allgemeine und spezielle chirurgische Operationslehre. Die Operationen an der Hand. Bd. 10/3 Springer, Berlin, Heidelberg, New York, (1972) 226–250
738. Millesi, H.: How exact should coaptation be? In: Gorio, A., H. Millesi, S. Mingrino: Posttraumatic Peripheral Nerve Regeneration (Experimental Basis and Clinical Implications). Raven Press, New York (1981) 301
739. Millesi, H.: Versorgungstaktik bei frischen Nervenverletzungen. In: Kuderna, H.: Frühjahrstagung d. Öst. Ges. f. Unfallchirurgie. Verlag Hans Huber, Bern, Göttingen, Toronto, Seattle (1989) 71–89
740. Millesi, H.: Chirurgie der peripheren Nerven. Urban & Schwarzenberg, München, Wien, Baltimore (1992)
741. Millesi, H.: Chirurgie der peripheren Nerven. Urban & Schwarzenberg, München, Wien, Baltimore (1992) 14–15
742. Millesi, H.: Die Eingriffe an den Hand- und Fingernerven. In: Wachsmuth, W., A. Wilhelm: Allgemeine und spezielle chirurgische Operationslehre. Bd 10/3, pp. 226–250. Springer Berlin, Heidelberg, New York (1972)
743. Millesi, H., J. Ganglberger, A. Berger: Erfahrungen mit der Mikrochirurgie peripherer Nerven. Chir. plastica 3 (1966) 47
744. Millesi, H., G. Meissl, H. Katzer: Zur Behandlung der Verletzungen des Plexus brachialis. Vorschlag einer integrierten Therapie. Bruns' Beitr. klin. Chir. 220 (1973) 429–446
745. Millesi, H., Dagmar Rinderer: A method for training and testing sensibility of the fingertips. Proc. World Fed. Occup. Ther. 7 (1979) 122–125
746. Millesi, H., G. Zöch, B. Balogh: Relation between integumental circumference and subcutaneous pressure in the upper extremity. Vortrag 5th Congr. Asian Pacific Section Int. Soc. Plast., Reconstr. Surg., Istanbul 7.-10.Sept. 1989
747. Mimoun, M., S. Baux, J.M. Kirsch et al.: L'apophyse sus-épitrochléenne, une source de compression du nerf médian. Ann. Chir. Main 5 (1986) 332–334
748. Minkowski, O.: Zur pathologischen Anatomie der rheumatischen Facialislähmung. Berl. klin. Wschr. 28 (1891) 665
749. Minor, V.: Ein neues Verfahren zu der klinischen Untersuchung der Schweissabsonderung. Dtsch. Z. Nervenheilk. 101 (1928) 302
750. Mira, J.C.: Effects of repeated experimental localized freezings in the distal stump of peripheral

nerves. In: Terzis, J.K. (Ed.): Microreconstruction of nerve injuries. Saunders, Philadelphia (1987) 53–67
751. Mircovic, S., M. Melany: A thoracolumbar epidural hematoma simulating a disc syndrome. J. Spinal. Disord. 5 (1992) 112–115
751a. Mitchell, S.W.: Injuries to nerves and their consequences. Philadelphia (1872)
752. Mitchell, S.W., G. Morehouse, W.W. Keen: Gunshot Wounds and Other Injuries of Nerves. Lippincott, Philadelphia (1864)
753. Mixter, W.J., J.B. Ayer: Herniation or rupture of the intervertebral disk into the spinal canal. New Engl. J. Med. 213 (1936) 385–393
754. Moberg, E.: Reconstructive hand surgery in tetraplegia, stroke and cerebral palsy. Some basic concepts in physiology and neurology. J. Hand Surg. I. 29 (1976) 29–34
756. Moberg, E.: Objective methods for determining the functional value of sensibility in the hand. J. Bone Jt. Surg. 40-B (1958) 454–476
757. Mondelli, M., P. Della-Porta, G. Martelli et al.: Mononeuropathy of the suprascapular nerve: Clinical and electrophyiological study of five cases. Riv. Neurobiol. 41/5 (1995) 823–828
758. Mondelli, M., C. Romano, P. Della Porta et al.: Electrophysiological evidence of ‚nerve entrapment syndromes' and subclinical peripheral neuropathy in progressive systemic sclerosis (scleroderma). J. Neurol. 242 (1996) 185–194
759. Mondelli, M., C.Romano, S. Passero: Effects of aciclovir on sensory axonal neuropathy, segmental motor paresis and postherpetic neuralgia in herpes zoster patients. Eur. Neurol. 36 (1996) 288–292
760. Monteyne, Ph., M.J.M. Dupuis, C.J.M. Sindic: Névrite du grand dentelé associée à une infection par borrelia burgdorferi. Rev. Neurol. 150 (1994) 75–77
761. Montgomery, P.Q., N.J. Goddard, H.B.S. Kemp: Solitary oseochondroma causing sural nerve entrapment neuropathy. J. roy. Soc. Med. 82 (1989) 761
762. Moossy, J.J., B.S. Nashold, D. Osborne et al.: Conus medullaris nerve root alvulsions. J. Neurosurg. 66 (1987) 835–841
763. Moritz, F.: Krankheiten der peripheren Nerven. In: von Merings, J.: Lehrbuch der inneren Medizin, 7.Aufl., Krehl L. (Hrsg.). Fischer, Jena (1911) 769
764. Morris, A.: Irreducible Monteggia lesion with radial nerve entrapment – a case report. J. Bone Joint Surg. 56A (1974) 1744–1746
765. Morton, T.G.: A peculiar and painful affection about the fourth metatarsophalangeal articulation. Amer. J. med. Sci. 71 (1876) 37–45
766. Mosimann, W.: Das Tarsaltunnelsyndrom. Ther. Umsch. 32 (1975) 428–434
767. Mosimann, W., M. Mumenthaler: Das posttraumatische Tarsaltunnelsnydrom. Mittelung von 35 eigenen Beobachtungen. Helv. chir. Acta 36 (1969) 547–560

768. Moulin, D.: Diagnosis and management of brachial plexus lesions in cancer patients. Oncology 9 (1995) 765
769. Mountcastle, V.B., I. Darian-Smith: Neural mechanisms in somesthesic. In: Mouncastle V.B.: Medical Physiology, 12.ed. C.V. Mosby, St. Louis (1968) Kap. 62
770. Mountcastle, V.B.: Physiology of sensory receptors. Introduction of sensory processes. In: Mouncastle, V.B.: Medical Physiology. 12ed. C.V. Mosby, St. Louis (1968) Kap. 61
771. Mozes, M., G.E. Quaknine, H. Nathan: La névralgie du nerf saphène interne. Une forme inhabituelle d'atteinte du nerf crural. Nouv. Presse méd. 4 (1975) 2099–2101
772. Mubarak, S.J., A.R. Hargens (Eds): Compartment syndromes and Volkman's contracture. Saunders, Philadelphia (1981)
773. Müller-Vahl, H.: Zur gutachterlichen Beurteilung von iatrogenen Läsionen peripherer Nerven. Akt. Neurol. 7 (1980) 179–184
774. Müller-Vahl, H.: Akzessoriuslähmungen. Akt. Neurol. 10 (1983) 18– 23
775. Müller-Vahl, H.: Aseptische Gewebsnekrose: eine schwerwiegende Komplikation nach intramuskulärer Injektion. Dtsch. med. Wschr. 109 (1984) 786–792
776. Müller-Vahl, H.: Mono-Neuropathien durch ärztliche Maßnahmen. Dtsch. Ärztebl. 83 (1986) 178–182
777. Müller-Vahl, H.: Über das Risiko neurologischer Schäden nach rückenmarksnaher Anästhesie – unter besonderer Berücksichtigung der Periduralanästhesie. In: Hempel, V., H. Nolte, J. Link (Hrsg.): Regionalanästhesiologische Aspekte. Astra, Wedel (1989) 153–172
778. Müller-Vahl, H.: Intramuscular injection: the medical procedure most frequently associated with liability claims. Iatrogenics 1 (1991) 22–27
779. Müller-Vahl, H., H. Schliack: Akzessoriuslähmungen nach ärztlichen Eingriffen am Hals. Dtsch. Ärztebl. 79 (1982) 23–28
780. Mullhall, J.P., A.D. Drezner: Postoperative compartment syndrome and the lithotomy position: A report of three cases and analysis of potential risk factors. Conn. Med. 57 (1993) 29–33
781. Mumenthaler, M.: Die Ulnarisparesen. Thieme, Stuttgart 1961
782. Mumenthaler, M.: Topographical diagnosis of peripheral nerve lesions. In: Handbook of Clinical Neurology, Vol.2, Vinken P.J. and G.W.Bruyn Edit., North-Holland Publ.Company, Amsterdam l969
783. Mumenthaler, M.: Der Schulter-Arm-Schmerz, Leitfaden für die Praxis. 2. Aufl. Huber, Bern (1982)
784. Mumenthaler, M.: Brachial plexus neuropathies. In: Dyck, P.J., P.K. Thomas, E.H. Lambert et al.: Peripheral Neuropathy. 2nd ed. Saunders, Philadelphia (1984) 1383–1394

785. u. 787. Mumenthaler, M.: Zosterinfektion des Nervensystems. Klinik und Therapie. Akt.Neurol. 12 (1985) 145–152
786. Mumenthaler, M.: Ischämische Muskelnekrose, klinische Typen und Verläufe. Wiss. Z. Friedrich-Schiller-Univ. Jena, Naturwiss. R 34 (1985) 256–267
788. Mumenthaler, M.: Atlas der klinischen Neurologie, 2. Aufl. Springer, Berlin 1987
789. Mumenthaler, M.: Neuropathies due to physical agents. In: Vinken, P.J., G.W. Bruyn, H.L. Klawans: Handbook of Clincal Neurology. Vol. 7, chapter 17. Elsevier, Amsterdam (1987) 133–142
790. Mumenthaler, M., A.O. Narakas, R.W. Gilliatt: Brachial plexus disorders. In: Dyck, P.J., P.K. Thomas, E.G. Lambert et al.: Peripheral Neuropathy. Vol. II. Saunders, Philadelphia (1984) 1383–1324
791. Mumenthaler, M., H. Schliack: Läsionen peripherer Nerven. Diagnostik und Therapie. 6. Aufl. Thieme, Stuttgart (1993)
792. Murakami, K., G. Sobue, S. Iwase et al.: Skin sympathetic nerve activity in acquired idiopathic generalized anhidrosis. Neurology 43 (1993) 1137–1140
793. Murakami, T., O. Ohtani, H. Outi: Suprascapular nerve with cutaneous branch to the upper arm. Acta Anat. Nipponica 52 (1977) 96
794. Murakami, T., S. Tachibana, Y. Endo et al.: Familial carpal tunnel syndrome due to amyloidogenic transthyretin Neurology 44 (1993) 315–318
795. Murase, T., H. Kawai, T. Masatomi et al.: Evoked spinal cord potentials for diagnosis during brachial plexus surgery. J. Bone Joint Surg. 75 (1993) 775–781
796. Myers, R.R., H.C. Powell, H.M. Heckman et al.: Biophysical and pathological effects of cryogenic nerve lesion. Ann. Neurol. 10 (1981) 478–485
797. Myers, R.R., H.E. James, H.C. Powell: Laser injury of peripheral nerve: a model for focal endoneurial damage. J. Neurol. Neurosurg. Psychiatry 48 (1985) 1265–1268
798. Nachemson, A.L.: Lumbar disc herniation – conclusions. Acta Orthop. Scand. Suppl. 251 (1993) 49–50
799. Nagano, A., N. Ochiai, S. Okinaga: Restoration of elbow flexion in root lesions of brachial plexus injuries. J. Hand Surg. 17A (1992) 815–821
800. Nakano, K.K.: The entrapment neuropathies of rheumatoid arthritis. Orthop. Clin. N. Amer. 6 (1975) 837–860
801. Narakas, A.O.: Surgical treatment of traction injuries of brachial plexus. Clin. Orthop. 133 (1978) 71–90
802. Narakas, A.O.: Brachial plexus surgery. Peripheral nerve injuries. Orthop. Clin. N. Amer. 12 (1981) 303–323
803. Narakas, A.O.: The effects on pain of reconstructive neurosurgery in 160 patients with traction and/or crush to the brachial plexus. In: Siegfried, J.: Phantom and Stump Pain. Springer, Berlin (1981)
804. Narakas, A.O.: Injuries to the brachial plexus. In: Bora jr. F.W: The Pediatric Upper Extremity. Diagnosis and Management. Saunders, Philadelphia (1986) 247–258
805. Narakas, A.O.: Plexus brachialis und naheliegende periphere Nervenverletzungen bei Wirbelfrakturen und anderen Traumen der Halswirbelsäule. Orthopäde 16 (1987) 81–86
806. Nater, B., Th. Kuntzer, F.Regli: Neuropathie ischémique monomélique par occlusion de l'artère sous-clavière. Rev. Neurol. 148 (1992) 232–234
807. Nathan, H.: Gangliform enlargement of the lateral cutaneous nerve of the thigh. Its significance in the understanding of the aetiology of meralgia paraesthetica. J. Neurosurg. 17 (1960) 843–850
808. Navarro, X., F.J. Rodriguez, R.O. Labradoret al.: Peripheral nerve regeneration through bioresorbable and durable nerve guides. J. Periph. Nerv. Sys. 1 (1996) 53–64
809. Neary, D., J. Ochoa, R.W. Gilliatt: Sub-clinical entrapment neuropathy in man. J. neurol. Sci. 24 (1975) 283–298
810. Neau, H.Ph., Th. Rivasseau, T. Rosolacci et al.: Neuropathies périphériques d'origine canalaire. Sem. Hôp. Paris 63 (1987) 2561–2566, 2625–2630
811. Necking, L.E., R. Lundström, G. Lundborg et al.: Skeletal muscle changes after short term vibration. Scand. J. Plast. Reconstr. Hand Surg.30 (1996) 99–103
812. Neumann-Schmidt, S., F. Jerusalem: Myalgie-Faszikulations-Crampus-Syndrom. Aktuelle Neurol. 22 (1995) 45–50
813. Neundörfer, B., W. Brittinger: Periphere Nervenlähmungen nach Shuntoperationen bei chronischen Dialysepatienten. Z. Neurol. 205 (1973) 145–152
814. Neundörfer, B., M. Kröger: The anterior interosseous nerve syndrome. J. Neurol. 213 (1976) 347–352
815. Neundorfer, B., D. Claus, D. Waller: Brachial neuritis in salmonellosis. J. Neurol. 231 (1984) 198–199
816. Newman, B.H., D. A. Waxman: Blood donation-related neurologic needle injury: Evaluation of 2 years' worth of data from a large blood center. Transfusion 36/3 (1996) 213–215
817. Nicolaysen, J.: Transplantation des M. abductor dig. V bei fehlender Opposionsfähigkeit des Daumens. Dtsch. Z. Chir. 168 (1922) 133
818. Nicholson, O.R., H.J. Seddon: Nerve repair in civil practice. Results of treatment of median and ulnar nerve lesions. Brit. med. J. II (1957) 1065
819. Nielsen, V.K., O. Osgaard, W. Trojaborg: Interfascicular neurolysis in chronic ulnar nerve lesions at the elbow: an elektrophysiological study. J. Neurol. Neurosurg. Psychiat. 43 (1980) 272–280
820. Niethard, F.U.: Kinderorthopädie. Thieme, Stuttgart New York (1997)
821. Nobel, W., S.C. Marks, S. Kubik: The anatomical basis for femoral nerve palsy following iliacus hematoma. J. Neurosurg. 52 (1980) 533–540

822. Noll, F., F. Schreiter, M. Goepel: Der artefizielle Sphinkter bei neurogener Blasenentleerungsstörung. In: Stöhrer, M., H. Madersbacher, H. Palmtag: Neurogene Blasenfunktionsstörung. Neurogene Sexualstörung. Springer, Berlin (1997)

823. Nores, J.M., F. Merle, A. Redondo et al.: Surgical management of leprous neuritis: results of 114 operations. Annals of Tropical Medicine and Parasitology 83/2 (1989) 163-165

824. North, R.B., J.N. Campbell, C.S. James et al.: Failed back syndrome: 5-year follow up in 102 patients undergoing repeated operation. Neurosurgery 28 (1991) 685-691

825. Novak, C.B., E.D. Collins, S.E. Mackinnon: Outcome following conservative management of thoracic outlet syndrome. J. Hand-Surgery 20/4 (1995) 542-548

826. Novak, C.B., S.E. Mackinnon: Thoracic outlet syndrome. Orthop.Clin.North.Am. 27/4 (1996) 747-762

827. Nucci, F., L. Mastronardi, M. Artico et al.: Tuberculoma of the ulnar nerve: case report. Neurosurgery 22 (1988) 906-907

828. Nurmikko, T., A. Pertovaara: Painful hyperaesthesia following resection of the lateral cutaneous nerve of the thigh. J. Neurol. Neurosurg. Psychiat. 47 (1984) 320-321

829. Nußbaum, A.: Sehnenplastik bei Ulnarislähmung. Zbl. Chir. (1916) 978-979

830. Nussbaum, E.S., D. Rigamonti, H. Staniford et al.: Spinal epidural ebscess: a report of 40 cases and review. Surg. Neurol. 38 (1992) 225-231

831. Ochiai, N., Y. Mikami, S. Yamamoto et al.: A new technical advancement in direct intercostal nerve crossing. Vortrag V. Int. Congr. of Hand Surgery, Paris 25.-28.Mai 1992

832. Ochoa, J., G. Danta, T.J. Fowler et al.: Nature of the nerve lesion caused by a pneumatic tourniquet. Nature 233 (1971) 265-266

833. Ochoa, J., T.J. Fowler, R.W. Gilliatt: Anatomical changes in peripheral nerves compressed by a pneumatic tourniquet. J. Anat. 113 (1972) 433-455

834. Ochoa, J., L. Marotte: The nature of the nerve lesion caused by chronic entrapment in the guinea-pig. J. Neurol. Sci. 19 (1973) 491-499

835. Ochoa, J.L., D. Yarnitsky: The triple cold syndrome – cold hyperalgesia, cold hypoaesthesia and cold skin in peripheral nerve disease. Brain 117 (1994) 185-197

836. Oestern, H.J.: Kompartmentsyndrom. Definition, Ätiologie, Pathophysiologie. Unfallchirurg 94 (1991) 210-215

837. Ogata, K., M. Naito M: Blood flow of peripheral nerve, effects of dissection, stretching and compression. J. Hand Surg. (Br.) 11 (1986) 10-14

838. Ogon, M., W.E. Goebel, A.E. Trappe: Rezidivierende Ischialgien durch „conjoined nerve roots". Diagnostik, Therapie, Verlauf. Nervenarzt 62 (1991) 378-382

839. Oh, S.J., P.K. Sarala, T. Kuba et al.: Tarsal tunnel syndrome: Electrophysiological study. Ann. Neurol. 5 (1979) 327-330

840. Oh, S.J., H.S. Kim, K. Ahmad: Electrophysiological diagnosis of interdigital neuropathy of the foot. Muscle and Nerve 7 (1984) 218-225

841. Ohlsson, K., R.G. Attewell, B. Palsson et al.: Repetitive industrial work and neck and upper limb disorders in females. Am. J. Ind. Med. 27/5 (1995) 731-747

842. Okino, S., H. Miyaji, M. Matoba: The quadrilateral space syndrome. Neuroradiology 37/4 (1995) 311-312

843. Olivares, J.P., P. Piquet, G. Heurley et al.: Sciatalgie d'origine vasculaire. Presse méd. 19 (1990) 1194

843a. u. 845. Olmarker, K., M. Hasue: Classification and pathophysiology of spinal pain syndromes. In: Weinstein J.N., Rydevik G.L., Sonntag V.K.H. (eds): Essentials of the spine. Raven Press, New York 1995 (p 11-25)

844. Olmarker, K., B. Rydevik: Pathophysiology of sciatic. Orthop. Clin. North. Am. 22 (1991) 223-234

846. Olsen, N.K., P. Pfeiffer, L. Johannsen et al.: Radiation-induced brachial plexopathy: neurological follow-up in 161 recurrence-free breast cancer patients. Int. J. Rad. Onc. Bio. Phys. 26 (1993) 43-49

847. Omer, G.E.: Evaluation and reconstruction of the forearm and hand after acute traumatic peripheral nerve injuries. J. Bone Jt. Surg. 50A (1968) 1454-1478

848. Omer, G.E.: Nerve injuries associated with gunshot wounds of the extremities. In: Gelberman, R.H. (Ed.): Operative nerve repair and reconstruction.Lippincott, Philadelphia (1991) 659-670

849. Oppenheim, H.: Ergebnisse der kriegneurologischen Forschung. Berl. klin. Wschr. 52 (1915) 1154-1156

850. Oppenheim, H.: Lehrbuch der Nervenkrankheiten. 1. Aufl. Karger, Berlin 1894: 7. Aufl. 1923

851. O'Rain, S.: New and simple test of nerve function in the hand. Brit. Med. J. 3 (1973) 615-616

852. Osenbach, R.K., J.C. Godersky, V.C. Traynelis et al.: Intradural extramedullary cysts of the spinal canal: Clinical presentation, radiographic diagnosis, and surgical management. Neurosurgery 30 (1992) 35-42

853. Otte, A., T.M. Ettlin, E.U. Nitzsche et al.: PET and SPECT in whiplash syndrome: a new approach to a forgotten brain? J. Neurol. Neurosurg. Psych. 63 (1997) 368-372

854. Ouellette, E.A., R. Kelly: Compartment syndromes of the hand. J. Bone Joint. Surg. (Am) 78 (1996) 1515-1522

855. Pachucki, A.: Zur Indikation zur primären direkten Naht des N.medianus und des N.ulnaris anhand von Spätergebnissen. Vortrag 38. Jahrestag. Öst. Ges. f. Chirurgie Innsbruck, 29.-31. Mai 1997. Acta chir. Austriaca 19/Suppl. 130 (1997) 48-49

856. Pachucki, A., H. Matuschka, F. Russe: Results of primary nerve sutures on upper extremity – a comparison of Highet's scheme and Millesi's scheme. Vortrag Symposium Peripheral Nerve Surgery Today – Turning Point or Continuous Development? Wien, 23.-26. Nov. 1991
857. Pagnanelli, D.M., St.J. Barrer: Carpal tunnel syndrome: surgical treatment using the Paine retinaculatome. J. Neurosurg. 75 (1991) 77–81
858. Pagni, C.A., S. Canavero: Pain, muscle spasms and twitching fingers following brachial plexus avulsion. Report of three cases relieved by dorsal root entry zone coagulation. J. Neurol. 240 (1993) 468–470
859. Pal, B.: Carpal tunnel syndrome as a herald of autoimmune rheumatic disorders. J. Roy. Soc. Med. 90 (1997) 216–217
860. Paladini, D., R. Dellantonio, A. Cinti et al.: Axillary neuropathy in volleyball players: report of two cases and literature review. J. Neurol. Neurosurg. Psychiatry 60 (1996) 345–347
861. Palande, D.D.: Notre experience de la chirurgie de la nevrite lépreuse. Médecine tropicale 37/4 (1977) 501–503
862. Palande, D.D., M. Azhaguraj: Surgical decompression of the posterior tibial neurovascular complex in treatment of certain chronic plantar ulcers and posterior tibial neuritis in leprosy. Int. J. of Leprosy 43/1 (1975) 3640
863. Panse, F.: Electrical lesions of the nervous system. In: Vinken, P.J., G.W. Bruyn: Handbook of Clincal Neurology. Vol. VII/1. North-Holland, Amsterdam (1970) 344–387
864. Pareyson, D., L. Morandi, V. Scaioli et al.: Neurogenic muscle hypertrophy. Report of two cases. J. Neurol. 236 (1989) 292–295
865. Pareyson, D., V.Scaioli, F. Taroni et al.: Phenotypic heterogeneity in hereditary neuropathy with liability to pressure palsies associated with chromosome 17p11.2-12 deletion. Neurology 46 (1996) 1133–1137
866. Park, T.A., D.R. del Toro: Isoleted inferior calcaneal neuropathy. Muscle Nerve 19 (1996) 106–108
867. Parry, G.J.G.: Mononeuritis multiplex. Muscle Nerve 8 (1985) 493–498
868. Parry, G.J., D.J. Linn: Conduction block without demyelination following acute nerve infarction. J. Neurol. Sci. 84 (1988) 265–273
869. Parry, G.J., J. Floberg: Diabetic truncal neuropathy presenting as abdominal hernia. Neurology 39 (1989) 1488–1490
870. Paul, U.: Zur Entstehung, Erkennung und Behandlung der Spätlähmung des N. ulnaris. Beitr. Orthop. Traum. 31 (1984) 84– 88
871. Pearce, J.M.S.: Polemics in whiplash injury. Neurology 44 (1994) 1393–1397
872. Pechan, J., I. Julis: The pressure measurement in the ulnar nerve. A contribution to the pathophysiology of the cubital tunnel syndrome. J. Biomech. 8 (1975) 75–79
873. Pellegrino, J.E., T.R. Rebbeck, M.J. Brown et al.: Mapping of hereditary neuralgic amyotrophy (familial brachial plexus neuropathy) to distal chromosome 17q. Neurology 46 (1996) 1128–1132
874. Pelmear, P.L., W. Taylor: Carpal tunnel syndrome and hand-arm vibration syndrom – a diagnostic enigma. Arch. Neurol. 51 (1994) 416–420
875. Paredes, J.P., J.L. Puente, J. Potel: Variations in sensitivity after sectioning the intercostobrachial nerve. Am. J. Surg. 160 (1990) 525–528
876. Pereira, J.H., D.D. Palande, S.E. Gschmeissner: Mycobacteria in nerve trunks of long-term treated leprosy patients. Leprosy Rev. 62 (1991) 134–142
877. Perno, J.R., E. Rossitch: Extreme lateral lumbar disc herniation. NCMJ 54 (1993) 224–226
878. Peters, C.L., S.M. Scott: Compartment syndrome in the forearm following fractures of the radial head or neck in children. J. Bone Joint. Surg. (Am) 77 (1995) 1070–1074
879. Petrera, J.E., W. Trojaborg: Conduction studies along the accessory nerve and follow-up of patients with trapezius palsy. J. Neurol. Neurosurg. Psychiat. 47 (1984) 630–636
880. Petrucci, F.S., A. Morelli, P.R. Raimondi: Axillary nerve injuries – 21 cases treated by nerve graft and neurolysis. J. Hand Surg. 7 (1982) 271–278
881. Pettersson, C.A.V.: Sheaths of the spinal nerve roots. Acta Neuropathol. 85 (1993) 129–137
882. Pfister, H.W., B. Wilske, K. Weber: Lyme borreliosis: basic science and clinical aspects. Lancet 343 (1994) 1013–1016
883. Pfister, R., M. Stöhr, O. Rave et al.: Cauda-equina-Syndrom bei Spondylitis ankylosans. Dtsch. Med. Wochenschr. 114 (1989) 138–141
884. Phalen, G.S.: The carpal tunnel syndrome. Clinical evaluation of 588 hands. Clin. Orthop. 83 (1972) 29–40
885. Phelip, X., B. Toussier, J.P. Chirossel: La nucléotomie percutanée automatisée dans le traitement des hernies discales lombaires. Presse méd. 21 (1992) 1603–1605
886. Philips, L.H., T.S. Park: The frequency of intradural conjoined lumbosacral dorsal nerve roots found during selective dorsal rhizotomy. Neurosurgery 33 (1993) 88–90
887. Phillips, L.B.: Familial long thoracic nerve palsy: a manifestation of brachial plexus neuropathy. Neurology 36 (1986) 1251–1253
888. Phillips, L.H., T.S. Park: Electrophysiologic mapping of the segmental anatomy of the muscles of the lower extremity. Muscle Nerve 14 (1991) 1213–1218
889. Phookan, G., R.A.W. Lehman, K.R. Kuhlengel: Cervical spinal epidural haematoma: the double jeopardy. Ann. Med. 407 (1996) 407–411
890. Pizzutillo, P.D., M. Woods, L. Nicholson et al.: Risk factors in Klippel-Feil syndrome. Spine 19 (1994) 2110–2116
891. Plecko, M., T. Diethard: Evaluation of hand function after complex palmar hand injuries with nerve involvement. Vortrag Symposium Peripheral

Nerve Surgery Today – Turning Point or Continuous Development. Wien, 23.-26. Nov. 1991
892. Pleet, A.B., E.W. Massey: Notalgia paresthetica. Neurology 28 (1978) 1310–1312
893. Pöllmann, W., M. Keidel, V. Pfaffenrath. Kopfschmerzen und die Halswirbelsäule. Nervenarzt 67 (1996) 821–836
894. Pohlemann, T., A. Gänsslen, H. Tscherne: Die Problematik der Sakrumfraktur. Klinische Analyse von 377 Fällen. Orthopäde 21 (1992) 400–412
895. Pohlmann-Eden, B., P. Berlit, B. Janta: Das Syndrom der schmerzhaften Muskelfaszikulationen. Nervenarzt 59 (1988) 304–308
896. Poletti, C.E.: C2 and C3 dermatomes in man. Cephalgia 11 (1991) 155–159
897. Poletti, C.E.: Third cervical nerve root and ganglion compression: clinical syndrome, surgical anatomy, and pathological findings. Neurosurgery 39 (1996) 941–949
898. Polk, J.L., V.A. Maragos, J.J. Nicholas: Cervical spondylotic myeloradiculopathy in dystonia. Arch. Phys. Med. Rehabil.73 (1992) 389–392
899. Pollack, I.F., J.J. Mulvihill: Neurofibromatosis 1 and 2. Brain Pathol. 7 (1997) 833–836
900. Poppi, M., G. Giuliani, E. Pazzati et al.: Tarsal tunnel snydrome secondary to intraneural ganglion. J. Neurol. Neurosurg. Psychiat. 52 (1989) 1014–1015
901. Porter, R.W.: New test for fingertip sensation. Br. Med. J. 2 (1966) 927–928
902. Porter, R.W.: Spinal stenosis and neurogenic claudication. Spine 21 (1996) 2046–205
903. Postacchini, F.: Results of surgery compared with conservative management for lumbar disc herniations. Spine 21 (1996) 1383–1387
904. Postacchini, F.: Management of lumbar spinal stenosis. J. Bone Joint 78 (Br) (1996) 154–164
905. Postacchini, F., M. Massobrio: Idiopathic coccygodynia. Analysis of fifty-one operative cases and a radiographic study of the normal coccyx. J. Bone Joint Surg. (Am) 65 (1983) 1116–1124
906. Pou Serradel, A., V.J. De Paiva, F. Alameda et al.: Paralysie récidivante familiale du plexus brachial. Neuropathie tomaculaire. Rev. Neurol. 148 (1992) 123–128
907. Pou Serradell, A., I. Royo, J.M. Aragones et al.: Radiculo-plexopathie lombaire douloureuse bilaterale associée à une infection par le virus d'Epstein-Barr. Rev. Neurol. 152 (1996) 483–485
908. Powell, H.C., R.R. Myers: Pathology of experimental nerve compression. Lab. Invest. 55 (1986) 91–100
909. Prandoni, P., P. Polistena, E. Bernardi et al.: Upper extremity deep vein thrombosis. Risk factors, diagnosis and complications. Arch. Intern. Med. 157 (1997) 57–62
910. Prange, H.W., B. Kitze: Neurologische Komplikationen anogenitaler Herpes-simplex-Infektionen. Dtsch. Ärztebl. 91 (1994) B 2398–2401
911. Prestar, F.J.: Zur Frage des lumbalen und zervikalen „traumatischen Bandscheibenvorfalls". Akt. Traumatol. 23 (1993) 27–31

912. Prestar, F.J.: Anomalies and malformations of lumbar spinal nerve roots. Minim. Invas. Neurosurg. 39 (1996) 133–137
913. Preston, D.N., J.D. Grimes: Radial compression neuropathy in advanced Parkinson's diesease. Arch. Neurol. (Chic.) 42 (1985) 695–696
914. Pringle, C.E., A.H. Guberman, P. Jacob: Another kind of knapsack palsy. Neurology 46 (1996) 585–586
915. Prusick, V.R., L.C. Samberg, D.P. Wesolowski: Klippel-Feil syndrome associated with spinal stenosis. A case report. J. Bone Joint Surg. (Am) 67 (1985) 161–164
916. Puschmann, E., B. Neundörfer, J. Bauer: N. femoralis-Läsion unter Heparintherapie. Fortschr. Neurol. Psychiat. 59 (1992) 286–292
917. Radanov, B.P., J. Dvorak: Impaired cognitive functioning after whiplash injury of the cervical spine. Spine 21 (1996) 392–397
918. Radhakrishnan, K., W.J. Litchy, M.O. O'Fallon et al.: Epidemiology of cervical radiculopathy. A population-based study from Rochester, Minnesota, 1976 through 1990. Brain 117 (1994) 325–335
919. Raghavan, N., A.J. Barcovich, M. Edwards et al.: MR Imaging in the tethered spinal cord syndrome. AJR 152 (1989) 843–852
920. Rahimizadeh, A.: Unusual delayed radial nerve palsy caused by a traumatic aneurysm of a collateral radial artery: report of two cases. Neurosurgery 30 (1992) 628–630
921. Raja, S.N.: Nerve blocks in the evaluation of chronic pain. A plea for caution in their use and interpretation. Anesthesiology 86 (1997) 4–6
922. Rajfer, J., W.J. Aronson, P.A. Bush et al.: Nitric oxide as a mediator of relaxation of the corpus cavernosum in response to nonadrenergic, noncholinergic neurotransmission. N. Eng. J. Med. 326 (1992) 90–94
923. Ramirez-Lassepas, M., J.W. Tulloch, M.R. Quinones et al.: Acute radicular pain as a presenting symptom in multiple sclerosis. Arch. Neurol. 49 (1992) 255–258
924. Ramon y Cajal, S.: Degeneration and Regeneration of the Nervous System. Vol. I. Oxford University Press, London (1928)
925. Ranney, D., R. Wells, A. Moore: Upper limb musculoskeletal disorders in highly repetitive industries: Precise anatomical physical findings. Ergonomics 38/7 (1995) 1408–1423
926. Rao, K.S., M.K. Siddalinga Swamy: Sensory recovery in the plantar aspect of the foot after surgical decompression of the postrerior tibial nerve. Possible role of steroids along with decompression. Lepr. rev. 60 (1989) 283–287
927. Rask, M.R.: Medial plantar neurapraxia (joggers foot). Report of 3 cases. Clin. Orthop. 134 (1978) 193–195
928. Rask, M.: Watchband superficial radial neurapraxia. JAMA 241 (1979) 2702
929. Rask, M.R.: Superior gluteal nerve entrapment syndrome. Muscle Nerve 3 (1980) 304–307

930. Rasmuson, T.: Do not go flying in short sleeves. Lancet 349 (1997) 1630
931. Rath, Th., J.K. Terzis, H. Millesi: Perineuriotomy – a new therapeutic approach in the treatment of injection neuropathies (in print)
932. Rauschelbach, H.-H., K.-A. Jochheim: Das neurologische Gutachten. 2. Aufl... Thieme, Stuttgart New York (1995)
933. Rayan, G.M., D.E. Foster: Handcuff compression neuropathy. Orthop. Rev. 13 (1984) 527–530
934. Raynor, K.J., E.K. Raczka, P.A. Sone et al.: Entrapment of the sural nerve. J. Amer. podiatr. med. Ass. 76 (1986) 401–403
935. Read, R.C., W.S. Metzer, D. Johnson et al.: Repair of posterolateral ventral herniation caused by diabetic truncal neuropathy. Surgery 111 (1992) 703–705
936. Redfern, A.B., N.B. Zimmerman: Neurologic and ischemic complications of upper extremity vascular access for dialysis. J. Hand Surg. (Am. 20 (1995) 199–204
937. Reigel, D.H., D.G. McLone: Tethered spinal cord. In: Cheek, W.R. (Ed.): Pediatric neurosurgery. Surgery of the developing nervous system. Saunders, Philadelphia (1994) 77–95
938. Reik, L.: Peripheral neuropathy in Lyme disease. In: Dyck, P.J., P.K. Thomas, J.W. Griffin et al. (Eds): Peripheral neuropathy. 3rd ed. Saunders, Philadelphia (1993) 1401–1411
939. Reimers, C.D., M. Haider, G. Mehltretter et al.: Rectus abdominis-Syndrom. Dtsch. Med. Wochenschr. 117 (1992) 1474–1478
940. Reinsel, T.E., E. Goldberg, D.B. Granato et al.: Spinal subdural hematoma: a rare cause of recurrent postoperative radiculopathy. J. Spinal Disord. 6 (1993) 62–67
941. Reisin, R., Ana Pardal, V. Ruggieri et al.: Sural neuropathy due to external pressure. Report of three cases. Neurology 44 (1994) 2408–2409
942. Remak, E.: Die Beschäftigungsneurosen. In: Eulenburg, A.: Realenzyklopädie der gesamten Heilkunde. Bd. XVII. Urban & Schwarzenberg. Wien (1898) 270
943. Remak, E.: Neuritis. In: Eulenburg, A.: Realenzyklopädie der gesamten Heilkunde. Bd. XVII. Urban & Schwarzenberg, Wien (1898) 112
944. Remak, E., E. Faltau: Neuritis und Polyneuritis. In: Nothnagel, H.: Specielle Pathologie und Therapie. Hölder, Wien (1900)
945. Remak, R.: Ueber Neuritis. Oest. Z. prakt. Heilk. 6 (1860) 769–776
946. Reulen, H.J., A. Müller, U. Ebeling: Microsurgical anatomy of the lateral approach to extraforaminal lumbar disc herniations. Neurosurgery 39 (1996) 345–351
947. Richter, A.G.: Die spezielle Therapie, nach den hinterlassenen Papieren des verstorbenen A.G. Richter. Bd. II. Nicolai, Wien (1829)
948. Richter, H.P.: Tierexperimentelle Untersuchungen über die Restitution der Skelettmuskulatur und Nervennaht – mit besonderer Berücksichtigung der späten Sekundärnaht. Habil.-Schrift. Ulm (1980)
949. Richter, H.-P.: Entfernung der 1. Rippe beim Thoracic-outlet-Syndrom. Ist sie sinnvoll? Ist sie ungefährlich? Nervenarzt 67 (1996) 1034–1037
950. Richter, H.R.: Einklemmungsneuropathien der Rami dorsales als Ursache von akuten und chronischen Rückenschmerzen. Ther. Umschau 34 (1977) 435–438
951. Ricer, K., R. Rohkamm, R.T. Moxley: Hypertrophy of the calf with S-1 radiculopathy. Arch. Neurol. 45 (1988) 660–664
952. Riddoch, G. (1940) quoted by Seddon, H.J.: Surgical Disorders of the Peripheral Nerves. Williams &Wilkins, Baltimore (1972) 53
953. Riggs, J.E., A.H. Moss, D.A. Labosky et al.: Upper extremity ischemic monomelic neuropathy: A complication of vascular access procedures in uremic diabetic patients. Neurology 39 (1989) 997–998
954. Riggs, J.E., S.S. Schochet, L. Gutmann: Benign focal amyotrophy. Arch. Neurol. (Chic.) 41 (1984) 678–679
955. Rigler, M.L., K. Drasner, T.C. Krejcie et al.: Cauda equina syndrome after continuous spinal anesthesia. Anesth. Analg. 72 (1991) 275–281
956. Riley, D.A., D.H. Lang: Carbonic anhydrase activity of human peripheral nerves: possible histochemical aid to nerve repair. J. Hand Surg. A9 (1984) 112–120
957. Rizzolo, S., M.R. Piazza, J.M. Cotler et al.: Intervertebral disc injury complicating cerebral spine trauma. Spine 16 Suppl (1991) 187–189
958. Robert, R., R. Lebatard-Sartre, F. Resche et al.: Conduite à tenir vis-à-vis des tumeurs nerveuses primitives tronculaires des membres. Nouv. Presse Méd. 9 (1980) 2725–2727
959. Robertson jr., W.C., P.L. Eichman, W.G. Clancy: Upper trunk brachial plexopathy in football players. J. Amer. med. Ass. 241 (1989) 1480–1482
960. Robinson, D.R.: Piriformis syndrome in relation to sciatic pain. Am. J. Surg. 73 (1947) 355–358
961. Röhrich, F., A. Kollmannsberger: Atypisches Engpaßsyndrom des N. suprascapularis distal der Incisura scapulae. Fallbeschreibung und Übersicht über die Literatur. Nervenarzt 66 (1995) 638–642
962. Röttger, K.S.: Die kombinierte chirurgische Therapie bei chronischem lateralen Ellbogenschmerz und Supinator-Syndrom. Diss. med. München (1993)
963. Röyttä, M., V. Salonen: Long-term endoneurial changes after total axotomy. Acta Neuropathol. 76 (1988) 35–45
964. Rogers, L.R., G.P. Borkowsky, J.W. Albers et al.: Obturator Mononeuropathy caused by pelvic cancer: six cases. Neurology 43 (1993) 1489–1492
965. Rohr, H.: Segmentinnervation des Cervicalgebietes. Springer, Wien (1963)
966. Roles, N., R. Maudsley: Radial tunnel syndrome. J. Bone Joint Surg. 54B (1972) 499

967. Romanowski, L., H. Reich, F. McGlynn et al.: Brachial plexus neuropathies after advanced laparoscopic surgery. Fertil. Steril. 60 (1993) 729–732
968. Romberg, M.H.: Lehrbuch der Nervenkrankheiten. Duncker, Berlin (1840–1846)
969. Rondepierre, P., L. Martini, G. Wannin et al.: Kyste intraneural: une cause rare de paralysie du nerf sciatique poplité externe. Rev. Neurol. 146 (1990) 375–376
970. Roos, D.B., J.C. Owens: Thoracic outlet syndrome. Archives of Surgery 93 (1966) 71–74
971. Roos, D.B.: The place for scalenectomy and first-rib resection in thoracic outlet syndrome. Surgery 92 (1982) 1077–1083
972. Rorabeck, C.H.: Compartment syndromes. In: Browner, B.D., J.B. Jupiter, A.M. Levine et al. (Eds): Skeletal trauma. Vol 1. Saunders, Philadelphia (1992) 285–309
973. Rosen, I., T. Strömberg, G. Lundborg: Neurophysiological investigations of hands damaged by vibration: comparison with idiopathic carpal tunnel syndrome. Scand. J. Plast. Reconstr. Hand Surg. (27 (1993) 209–216
974. Rosenbaum, R.B., J.L. Ochoa: Carpal Tunnel Syndrome and Other Disorders of the Median Nerve. Butterworth-Heinemann, Boston (1993)
975. Rosenow, F., W.F. Haupt, P. Marong: Schäden des Plexus lumbosacralis bei der Psoas-hitch-Operation. Nervenarzt 67 (1996) 160–162
976. Ross, A.T.: Progressive selective sudomotor denervation. A case with coexisting Adies syndrome. Neurology 8 (1948) 809–817
977. Ross, M.H., M.E. Charness, D. Lee: Does ulnar neuropathy predispose to focal dystonia? Muscle Nerve 18 (1995) 606–611
978. Rossi, Livia N., F. Vassella, M. Mumenthaler: Obstetrical lesions of the brachial plexus. Natural history in 34 personal cases. Europ. Neurol. 231 (1982) 1–7
979. Roth, G., J. Rohr, M.R. Magistris et al.: Motor neuropathy with proximal multifocal persistent conduction block, fasciculations and myokymia. Evolution to tetraplegia. Eur. Neuro. 25 (1986) 416–423
980. Rothschuh, K.E.: Geschichte der Physiologie. In: Trendelenburg, W.: E. Schütz: Lehrbuch der Physiologie in zusammenhängenden Einzeldarstellungen. Springer, Berlin (1953)
981. Roullet, E., V. Assuerus, J. Gozlan et al.: Cytomegalovirus multifocal neuropathy in AIDS. Neurology 44 (1994) 2174–2182
982. Rousseau, J.H., T. Parker, R.M. Engelman et al.: Phrenic nerve paresis associated with the use of iced slush and the cooling jacket for topical hypothermia. J. Thorac. Cardiovasc. Surg. 89 (1985) 921–925
983. Rousseau, J.J., G. Franck. Les complications neurologique de la mononucléose infectieuse. Acta neurol. belg. 77 (1977) 25–40
984. Royer, J.M., M. Freysz, P.J. Regnard et al.: Paralysie grave du membre superieur apres bloc plexique axillaire. Ann. Franc. Anest. Reanimat. 10 (1991) 168–170
985. Ruf, H.: Ueber die Verwertbarkeit des Hoffmannschen Klopfzeichens. Nervenarzt 15 (1942) 377–381
986. Russegger, L., U. Schröder: Sakrale intradurale arachnoidale Zysten als Ursache des Lumbalsyndroms. Nervenarzt 67 (1996) 1030–1033
987. Russel, J.W., A.J. Windebank: Brachial and lumbar neuropathies. In: McLeod, J.G. (Ed): Baillière's clinical neurology. Vol 3, Nr 1: Inflammatory neuropathies. London (1994) 173–191
987a. Russell, D.S., L.J. Rubinstein: (1989) Pathology of Tumours of the Nervous System 5th Ed., revised by Rubinstein L.J. Edward Arnold: London, Melbourne, Auckland
988. Russi, E.G., S. Pergolizzi, M. Gaeta et al.: Palliative-radiotherapy in lumbosacral carcinomatous neuropathy. Radiotherapy Oncology 26 (1993) 172–173
989. Rutgers, M.J.: The rectus abdominis syndrome: a case report. J. Neurol. 223 (1986) 180–181
990. Rydevik, B., W.G. McLean, J. Sjöstrand: Blockage of axonal transport induced by acute graded compression of the rabbit vagus nerve. J. Neurol. Neurosurg. Psychiatry 43 (1980) 69 -698
991. Rydevik, B.L., M.K. Kwan, R.R. Myers et al: An in vitro mechanical and histological study of acute stretching on rabbit tibial nerve. J. Orthop. Res. 8 (1990) 694–701
992. Rydevik, B.: Spinal stenosis – conclusions. Acta Orthop Scand Suppl 251 (1993) 64–65
993. Rydholm, U., A. Brun, L. Ekelund, A. Rydholm: Chronic compartment syndrome in the tensor fasciae latae muscle. Clin. Orthop. 177 (1983) 169–171
994. Saadeh, I.K., L.S. Illis, A.R. Jamshidi et al.: Reversible motor and sensory neurophysiological abnormalities in cauda equina claudication. J. Neurol. Neurosurg. Phsychiatry 57 (1994) 1252–1254
995. Sabin, T.D., T.R. Swift, R.R. Jacobson: Leprosy. In: Dyck, P.J., P.K. Thomas, J.W. Griffin et al. (Eds): Peripheral neuropathy. 3rd ed. Saunders, Philadelphia (1993) 1354–1379
996. Sabo, R.A., P.T. Tracy, J.M. Weinger: A series of 60 juxtafacet cysts: clinical presentation, the role of spinal instability, and treatment. J. Neurosurg. 85 (1996) 560–566
997. Sachs, G.M., E.M. Raynor, J.M. Shefner: The all ulnar motor hand without forearm anastomosis. Muscle & Nerve 18 (1995) 309–313
998. Sadeh, M., G. Martinovits, Y. Goldhammer: Occurrence of both neurofibromatoses 1 and 2 in the same individual with a rapidly progressive course. Neurology 39 (1989) 282–283
999. Saffar, P.: Compression du nerf radial au coude. Rhumatologie 48/9-10 (1996) 287–290
1000. Said, G., C. Lacroix, P. Chemouilli et al.: Cytomegalovirus neuropathy in acquired immunodeficiency syndrome: a clinical and pathological study. Ann. Neurol. 29 (1991) 139–146

1001. Sainio, K., J. Merikanto, T.A. Larsen: Carpal tunnel syndrome in childhood. Develop. Med. and Child. Neurol. 29 (1987) 794–797
1002. Salazar-Grueso, E., R. Roos: Sciatic endometriosis: a treatable sensorimotor mononeuropathy. Neurology 36 (1986) 1360–1363
1003. Salazar-Gruesco, E.F., B.G.W. Arnason: Peripheral nerve disease caused by infection, toxins, and postinfectious syndromes. In: Schlossberg, D. (Ed.): Infections of the nervous system. Springer, New York (1990) 192–204
1004. Salonen, K.A., T. Telaranta, S. Ryöppy: Early reconstruction of birth injuries of the brachial plexus. J. pediat. Orthop. 1 (1981) 367–370
1005. Salzberg, C.A., R.G. Salisbury: Thermal injury of peripheral nerve. In: Gelberman, R.H. (Ed.): Operative nerve repair and reconstruction. Lippincott, Philadelphia (1991) 671–678
1006. Samii, M.: The use of microtechniques in peripheral nerve surgery. Experience with over 300 cases. p. 255 In: Microsurgery, Igabu Shoin, Tokyo (1975) 255
1007. Samii, M. (Hrsg.): Peripheral Nerve Lesions. Springer, Berlin (1990)
1008. Sander, J.E., F.R. Sharp: Lumbosacral plexus neuritis. Neurology (Minneap.) 31 (1981) 470–473
1009. Sanders, J.E., F.R. Sharp: Lumbosacral plexus neuritis. Neurol. 31 (1981) 470
1010. Sarbandi, H.S., U. Pruss-Kaddatz, R. Dohman: Der abdominale Intercostalnervenschmerz. Ein Beitrag zur Differentialdiagnose des akuten Abdominalschmerzes. Chirurg 60 (1985) 886–890 Lit. Müller-Vahl
1011. Sartor, K. (Hrsg.): Neuroradiologie. Thieme, Stuttgart (1996)
1012. Saunders, K.C., D.L. Louis, S.I. Weingarden et al.: Effect of tourniquet time on postoperative quadriceps function. Clin. Orthop. 143 (1979) 194–199
1013. Schabet, M., M. Bamberg, J. Dichgans: Diagnose und Therapie der Meningeosis neoplastica. Nervenarzt 63 (1992) 317–327
1014. Schärli, A.F., G. Ayer: Meralgia paraesthetica im Kindesalter. Jeans-Krankheit. Kinderarzt 15 (1984) 9–12
1015. Schaller, E., P. Mailänder, M. Becker et al.: Nervenregeneration im autologen und allogenen Transplantat des Nervus ischiadicus der Ratte mit und ohne Immunosuppression durch Cyclosporin A. Handchirurgie 20 (1988) 7–10
1015a. Scheithauer, B.W., J.M. Woodruff, R.E. Erlandson: (1997) Tumors of the Peripheral Nerves. Armed Forces Institute of Pathology: Washington
1016. Scherer, S.S.: Molecular specializations at nodes and paranodes in peripheral nerve. Microscopy Research and Technique 34 (1996) 452–461
1017. Scheube, B.: Die Beriberi-Krankheit. Jena (1894)
1018. Schiff, D., B.P. O'Neill, V.J. Suman: Spinal epidural metastasis as the initial manifestation of malignancy: clinical features and diagnostic approach. Neurology 49 (1997) 452–456
1019. Schiffter, R.: Neurologie des vegetativen Systems. Springer, Berlin (1985)
1020. Schliack, H.: Ninhydrin-Schweisstest nach Moberg. Dtsch. med. Wschr. 101 (1976) 1336
1021. Schliack, H.: Die lepröse Neuritis. Dtsch. Ärztebl. 89 (1992) 3742–3746
1022. Schliack, H., R. Schiffter: Neurophysiologie und Pathophysiologie der Schweisssekretion. In: Marchionini, A.: Handbuch der Haut- und Geschlechtskrankheiten. Ergänzungswerk. Springer, Berlin (1979)
1023. Schliack, H., J.-P. Malin: Läsionen des Nervus hypoglossus. Akt. Neurol. 10 (1983) 24–28
1024. Schmidt, A., H. Nolte: Subdurale und epidurale Hämatome nach rückenmarksnahen Anästhesien. Eine Literaturübersicht. Anästhesist 41 (1992) 276–284
1025. Schmidt, D., J.-P. Malin: Erkrankungen der Hirnnerven. Thieme, Stuttgart 2. Aufl. 1995
1026. Schmidt, U., A. Tempka, M. Nerlich: Das Kompartmentsyndrom am Unterarm. Unfallchirurg 94 (1991) 236–239
1027. Schmitt, H.P., W. Bersch, H.P. Feustel: Acute abdominal rhabdomyolosis after body building exercise. Is there a „rectus abdominis syndrome"? Muscle Nerve 6 (1983) 228–232
1028. Schmutzhard, E., W. Poewe, F. Gerstenbrand: Neurologische Symptomatik bei 79 Lepra-Patienten in Tanzania. Nervenarzt 55 (1984) 637–639
1029. u. 1030. Schoenecker, P.L., H.O. Coletto, J.A. Herring et al.: Cauda equina syndrome after in situ arthrodesis for severe spondylolisthesis at the lumbosacral junction. J. Bone Joint Surg. 72 (1990) 369–377
1031. Schöter, I., K.H. Holbach: Zur Angiomatose peripherer Nerven. Nervenarzt 49 (1978)112–115
1032. Schrader, H., D. Obelieniene, G. Bovim et al.: Natural evolution of late whiplash syndrome outside the medicolegal context. Lancet 347 (1996) 1207–1211
1033. Schröder, J.M.: Überzählige Schwannzellen bei der Remyelinisation regenerierter und segmental demyelinisierter Axone im peripheren Nerven. Verh. Dtsch. Ges. Pathol. 52 (1968) 222–227.
1034. Schröder, J.M.: Altered ratio between axon diameter and myelin sheath thickness in regenerated nerve fibers. Brain Res. 45 (1972) 49–65
1035. Schröder, J.M.: Degeneration und Regeneration nach Plexus-brachialis-Verletzungen. In: Hase, U., H.J. Reulen (Hrsg.): Läsionen des Plexus brachialis. De Gruyter, Berlin (1985) 65–70
1036. Schröder, J.M.: Veränderungen bei Verletzungen peripherer Nerven, Heilungsvorgänge und Neurombildung. In: Bundesärztekammer (Hrsg.): Fortschritt und Fortbildung in der Medizin, Bd. 18. Deutscher Ärzte-Verlag, Köln (1994)197–202.
1037. Schröder, J.M.: Changing ratio between myelin thickness and axon caliber in developing human facial nerves. Eur. Arch. Otorhinolaryngology (Suppl) (1994) 16–17

1038. Schröder, J.M.: Fine structure of degeneration and regeneration of peripheral nerve fibers. Eur. Arch. Otorhinolaryngology (Suppl) (1994) 49–50
1039. Schröder, J.M.: Pathologie des peripheren Nervensystems. In: Peiffer, J., J.M. Schröder (Hrsg.): Neuropathologie. Springer, Berlin (1995) 347–402
1040. Schröder, J.M. (Guest Ed.): Introduction. Structure of the node and paranode of peripheral nerves. Micr. Res. Techn. 34 (1996) 397–398
1041. Schröder, J.M.: Developmental and pathological changes at the node and paranode in human sural nerves. Micr. Res. Techn. 34 (1996) 422–435
1042. Schröder, J.M., J. Bohl, U. von Bardeleben: Changes of the ratio between myelin thickness and axon diameter in human developing sural, femoral, ulnar, facial, and trochlear nerves. Acta Neuropathol. 76 (1988) 471–483
1043. Schröder, J.M., R. May, J. Weis: Perineurial cells are the first to traverse gaps of peripheral nerves in silicone tubes. Clin. Neurol. Neurosurg. 95 (Suppl.) (1993) 78–83
1044. Schröder, J.M., K.E. Seiffert: Die Feinstruktur der neuromatösen Neurotisation von Nerventransplantaten. Vich. Arch. Abt. B Zellpath. 5 (1970) 219–235
1045. Schröder, J.M., K.E. Seiffert: Untersuchungen zur homologen Nerventransplantation. Morphologische Ergebnisse. Zbl. Neurochir. 53 (1972) 103–118
1046. Schröter, C., H.J. Braune, G. Huffmann: Die sogenannte Rübenzieherlähmung – eine heute seltene Differentialdiagnose. Fortschr. Neurol. Psychiat. 58 (1990) 351–353
1047. Schütz, G., J.M. Schröder: Number and size of epineurial blood vessels in normal and diseased human sural nerves. Cell. Tiss. Res. (in print)
1048. Schüwer, U., K. Roosen: Komplikationen bei lumbalen Bandscheibenoperationen. Neurochirurgia 31 (1988) 192–195
1049. Schulack, D.J., T.F. Bear, J.L. Summers: Transient impotence from positioning on the fracture table. J. Trauma 20 (1980) 420–421
1050. Schuller, D.E., Ch.E. Platz, Ch.J. Krause: Spinal accessory lymph nodes: A prospective study of metastatic involvement. Laryngoscope (St. Louis) 88 (1978) 439–450
1051. Schwab, M.: Human neuroblastoma: amplification of the N-myc oncogene and loss of a putative cancer-preventing gene on chromosome 1p. In: Wiestler, O.D., U. Schlegel, J. Schramm (Eds): Molecular Neuro-oncology and its Impact on the Clinical Management of Brain Tumors. Springer, Berlin (1994) 8–16
1052. Schwartz, J.T., R.J. Brumback, R. Lakatos et al.: Acute compartment syndrome in the thigh. A spectrum of injury. J. Bone Joint. Surg. (Am) 71 (1989) 392–400
1053. Schwarz, A., F. Keller, S. Seyfert, W. Pöll et al.: Das Karpaltunnelsyndrom, eine Spätkomplikation bei chronischer Hämodialyse. Dtsch. med. Wschr. 109 (1984) 285–289
1054. Schwarz, B., O. Schmitt, H. Mittelmeier: Ergebnisse der Ulnarisverlagerung bei Epicondylitis ulnaris. Beitr. Orthop. Traum. 32 (1985) 445–450
1055. Scott, J.J.A.: The functional recovery of muscle proprioceptors after peripheral nerve lesions. J. Periph. Nerv. Sys. 1 (1996) 19–27
1056. Scott, T.F.: Neurosarcoidoses: progress and clinical aspects. Neurology 43 (1993) 8–12
1057. Seddon, H.J.: Three types of nerve injury. Brain 66 (1943) 237–288
1058. Seddon, H.J.: The use of autogenous grafts for the repair of large gaps in peripheral nerves. Br. J. Surg. 35 (1947) 151
1059. Seddon, H.J.: Surgical Disorders of the Peripheral Nerves. 2nd ed… Livingstone, Edinburgh (1975)
1060. Seddon, H.J.: Surgical Disorders of the peripheral nerves. 2nd ed. Churchill Livingstone, Edinburgh, London (1975)
1061. Sedel, L.: The surgical management of nerve lesions in the lower limbs – clinical evaluation, surgical technique and results. Int. Orthop. 9 (1985) 159–170
1062. Sedel, L., Y. Abols: Lésions iatrogènes du nerf spinal. Nouv. Presse méd. 12 (1983) 1711–1713
1063. Seeligmüller: Ischias. In: Eulenburg, A.: Realenzyklopädie der gesamten Heilkunde. 3. Aufl. Bd. XII. Urban & Schwarzenberg, Wien (1897)
1064. Segal, R., U. Machiraju, M. Larkins: Tortuous peripheral arteries: a cause of focal neuropathy – Case report. J. Neurosurg. 76 (1992) 701–704
1065. Segmüller, H.E., S.P. Alfred, G. Zilio et al.: Cutaneous nerve lesions of the shoulder and arm after arthroscopic shoulder surgery. J. Shoulder Elbow Surg. 4 (1995) 254–258
1066. Seiler, N., J.M. Schröder: Beziehungen zwischen Polyaminen und Nucleinsäuren. II. Biochemische und feinstrukturelle Untersuchungen am peripheren Nerven während der Wallerschen Degeneration. Brain Res. 22 (1970) 81–103
1067. Seletz, E.: Surgery of Peripheral Nerves. Thomas, Springfield Ill (1951)
1068. Selmar, P., T. Skov, B. Guldhammer-Skov: Familial hypoplasia of the thenar eminence: a report of three cases. J. Neurol. Neurosurg. Psychiat. 49 (1986) 105–106
1069. Semmes, J., S. Weinstein, L. Ghent et al.: Somatosensory Changes After Penetrating Brain Wounds in Man. Harvard University Press, Cambridge, Mass. (1960)
1070. Seppälä, M.T., M.J.J. Haltia, R.J. Sankila et al.: Long-term outcome after removal of spinal schwannoma: a clinicopathological study of 187 cases. J. Neurosurg. 83 (1995) 621–626
1071. Seror, P.: L'orthèse nocturne: un nouveau traitement des compressions du nerf cubital au coude: 30 cas. Rev. Neurol. 150 (1994) 721–727
1072. Seror, P., C. Albert, G. Saragy: Syndrome du canal carpien grave pendant la grossesse. Presse Méd. 22 (1993) 687

1073. Serra, G., I. Aiello, G. Rosati et al.: Posterior interosseous nerve palsy. Report of three unusual cases. Ital. J. neurol. Sci. 5 (1984) 85–87
1074. Serratrice, G., J. Pouget: L'aplasie de l'éminence thénar: une forme partielle et terminale de dysplasie du rayon radial: six observations. Presse méd. 15 (1986) 193–196
1075. Serratrice, G., J.F. Pellissier: Plexopathies brachiales familiales d'origine tomaculaire. Rev. Neurol. 143 (1987) 841–843
1076. Serratrice, G., J.F. Pellissier, J.F. Marinai et al.: Un cas de sciatique avec hypertrophie du mollet. Rev. Neurol. 145 (1989) 474–477
1077. Serratrice, G., D. Baudoin, J. Pouget et al.: Formes typiques et atypiques de névralgie amyotrophiante de l'épaule: 86 cas. Rev. Neurol. 148 (1992) 47–50
1078. Serratrice, G., J.P. Azulay, J. Serratrice: Palmaris brevis spasm syndrome. J. Neurol. Neurosurg. Psychiatry 59 (1995) 182–184
1079. Sethi, G., W.A. Reed: Diaphragmatic malfunction in neonates and infants. Diagnosis and treatment. J. thorac. cardiovasc. Surg. 62 (1971) 138–143
1080. Seyfert, S., F. Boegner, B. Hamm et al.: The value of magnetic resonance imaging in carpal tunnel syndrome. J. Neurol. 242 (1994) 41–46
1081. Shafik, A.: Pudendus-Kanal-Syndrom. Beschreibung eines neuen Syndroms und seine Behandlung. Bericht über sieben Fälle. Coloproctology 13 (1991) 102–109
1082. Shahani, B.T., J.J. Halperin, P. Boulu et al.: Sympathetic skin response – a method of assessing unmyelinated axon dysfunction in peripheral neuropathies. J. Neurol. Neurosurg. Psychiatry 47 (1984) 536–542
1083. Shapiro, S.: Cauda equina syndrome secondary to lumbar disc herniation. Neurosurgery 32 (1993) 743–747
1084. Sharf, M., P. Shvartzman, E. Farkash et al.: Thoracic lateral cutaneous nerve entrapment syndrome without previous lower abdominal surgery. J. Famil. Pract. 30 (1990) 211–212
1085. Sherren, J.: Injuries of Nerves and Their Treatment. Wood, New York (1907)
1086. Shields, R.W., K.E. Root, A.J. Wilbourn: Compartment syndromes and compression neuropathies in coma. Neurology 36 (1986) 1370–1374
1087. Shillito, J.: Pediatric lumbar disc surgery: 20 patients under 15 years of age. Surg. Neurol. 46 (1996) 14–18
1088. Shupeck, M. B.M. Onofrio: An anterior approach for decompression of the suprascapular nerve. J. Neurosurg. 73 (1990) 53–56
1089. Shyu, W.C., J.C. Lin, M.K. Chang et al.: Compressive radial nerve palsy induced by military shooting training: clinical and electrophysiological study. J. Neurol. Neurosurg. Psych. 56 (1993) 890–893
1090. Sieb, J.P., H. Mattle, M. Pirovino: Neurofibrosarkome bei Neurofibromatose. Dtsch. med. Wschr. 114 (1989) 431–434
1091. Sierra, A., J. Prat, J. Bas et al.: Blood lymphocytes are sensitized to brachial plexus nerves in patients with neuralgic amyotrophy. Acta Neurol Scand 95 (1991) 183–186
1092. Sihvonen, T., A. Herno, L. Paljärvi et al.: Local denervation atrophy of paraspinal muscles in postoperative failed back syndrome. Spine 18 (1993) 575–581
1093. Siironen, J., E. Vuorio, M. Sandberg et al.: Expression of type I and III collagen and laminin ß1 after rat sciatic nerve crush injury. J. Peripheral Nerv. Sys. 3 (1996) 209–221
1094. Silvers, H.R., P.J. Lewis, H.L. Asch: Decompressive lumbar laminectomy for spinal stenosis. J. Neurosurg. 78 (1993) 695–701
1095. Simpson, D.M., M. Tagliati M: Neurologic manifestations of HIV infection. Ann. Intern. Med. 121 (1994) 769–785
1096. Sinow, J.D., B.L. Cunningham: Postmastectomy brachial plexus injury exacerbated by tissue expansion. Ann. Plast. Surg. 27 (1991) 368–370
1097. Sjövall, H.: Chirurgie der Poliomyelitis. Walter de Gruyter, Berlin (1951)
1098. Sladky, J.T., R.L. Tschoepe; J.H. Greenberg et al.: Peripheral neuropathy after chronic endoneurial ischemia. Ann. Neurol. 29 (1991) 272–278
1099. Slooff, A.C.J.: Obstetric brachial plexus lesions and their neurosurgical treatment. Clin. Neurol. Neurosurg. 95 (1993) 73–77
1100. Smellie, W.J., I.W. Nelson, J.R. Eckersley et al.: Idiopathic infarction of the psoas with lumbar plexus involvement. J. Bone Joint Surg. Brit. 74 (1992) 468–469
1101. So, Y., R.K. Olney: Acute lumbosacral polyradiculopathy in acquired immunodefiency syndrome: experience in 23 patients. Ann. Neurol. 35 (1994) 53–58
1102. Söderberg, T.A.: Bilateral chronic compartment syndrome in the forearm and hand. J. Bone Joint. Surg. 78 (1996) 780–782
1103. Solanki, G.A.: Spinal arachnoiditis. In: Palmer, J.D. (Ed.): Neurosurgery 96. Manual of neurosurgery. Churchill Livingstone, New York (1996) 786–774
1104. Soler, J.J., M. Perpina, A. Alfaro: Hemidiaphragmatic paralysis caused by cervical herpes zoster. Respiration 63 (1996) 403–406
1105. Sollmann, W.P., M.R. Gaab, B. Panning: Lumbales epidurales Hämatom und spinaler Abszeß nach Periduralanaesthesie. Regional Anästh. 10 (1987) 121–124
1106. Sommer, C., A. Ferbert: Schädigung des N. cutaneus femoris lateralis nach transfemoraler Angiographie – (2 Fälle). Nervenarzt 63 (1992) 633–635
1107. Sorensen, P.S., S.E. Borgesen, B. Rasmussen et al.: Metastatic epidural spinal cord compression. Re-

sults of treatment and survival. Cancer 65 (1990) 1502–1508
1108. Spence, E.K., E.F. Rosato: The slipping rib syndrome. Arch. Surg. 118 (1983) 1330–1332
1109. Spencer, P.S., H.J. Weinberg, C.S. Raine et al.: The perineurial window – a new model of focal demyelination and myelination. Brain Res. 96 (1975) 323–329
1110. u. 1111. Spiess, H.: Schädigung am peripheren Nervensystem durch ionisierende Strahlen. In: Schriftenreihe Neurologie. Neurol. Series, Bd 10. Springer, New York (1972)
1112. Spinner, M.: The arcade of Frohse: its relationship to posterior interosseus nerve paralysis. J. Bone Joint Surg. 50B (1968) 809–812
1113. Spinner, M.: Injuries to the major branches of peripheral nerves of the forearm. 2nd ed. WB Saunders, Philadelphia (1978)
1114. Spitzer, W.O., Mary Louise Skovron, L.R. Salmi: Scientific Monograph of the Quebec Task Force on Whiplash-Associated Disorders: Redefining ‚Whiplash' and its Managment. Ed. Coordinator: Cassidy, J.D. Spine 20/85 (1995) 1–72
1115. Sponseller, P., W. Engber: Double-entrapment radial tunnel syndrome. J. Hand Surg. 8 (1983) 420
1116. Spurling, R.G., B. Woodhall: Surgery in World War II. Neurosurgery 2. Off. of the Surg. Gen. Dept. of the Army Washington (1959)
1117. Stankovic, N., O. Johansson, C. Hildebrand: Regeneration of putative sensory and sympathetic cutaneous nerve endings in the rat foot after sciatic nerve injury. J. Peripheral Nerv. Sys. 3 (1996) 199–207
1118. Steere, A.C.: Lyme disease. N. Engl. J. Med. 321 (1989) 586–596
1119. Stein, H.: Lymphomatisches System. In: Blümcke, S. (Hrsg.): Pathologie. Walter de Gruyter, Berlin (1995) 959–1007
1120. Steindler, A.: Reconstruction work on hand and forearm. N.Y. Med. J. 108 (1918) 117
1121. Steiner, H.H., M.S. Von Haken, H.G. Steiner-Milz: Entrapment neuropathy at the cubital tunnel: Simple decompression is the method of choice. Acta Neurochir. 138/3 (1996) 308–313
1122. Stevens, J.C., S. Sun, C.M. Beard et al.: Carpal tunnel syndrome in Rochester, Minnesota, 1961 to 1980. Neurology 38 (1988) 134–138
1123. Stewart, J.D.: Diabetic truncal neuropathy: topography of the sensory deficit. Ann. Neurol. 25 (1989) 233–238
1124. Stewart, J.D.: Focal peripheral neuropathies. 2nd ed. Raven Press, New York (1993)
1125. Stiles, H.J., M.F. Forrester-Brown: Treatment of Injuries of Peripheral Spinal Nerves. Henry Frowde and Hodder and Stoughton, London (1922) 180
1126. Stöhr, M.: Lagerungsbedingte Ischiadicus- und Glutaeus-Paresen. Fortschr. Neurol. Psychiat. 44 (1976) 706–708
1127. Stöhr, M.: Traumatic and postoperative lesions of the lumbosacral plexus. Arch. Neurol. 35 (1978) 757–760
1128. Stöhr, M.: Iatrogene Nervenläsionen. Injektion, Operation, Lagerung, Strahlentherapie. Thieme, Stuttgart (1980)
1129. Stöhr, M.: Special types of spontaneous electrical activity in radiogenic nerve injuries. Muscle and Nerve 5 (1982) 78–83
1130. Stöhr, M.: Nerve injuries after conduction block. In: Mumenthaler, M. (Ed.): Treatment of chronic pain. Harwood Chur (1990) 120–126
1131. Stöhr, M.: Spritzenlähmungen. Eur. J. Pain 3 (1992) 94–98
1132. u. 1133. Stöhr, M.: Claudicatio intermittens infolge belastungsabhängiger Ischämie des Beinplexus. Akt. Neurol. 22 (1995) 104–106
1134. Stöhr, M.: Iatrogene Nervenläsionen. 2. Aufl. Thieme, Stuttgart (1996)
1135. Stöhr, M., F. Schumm, H.L. Bauer et al.: Nervenläsionen beim totalen Hüftgelenkersatz und anderen Operationen am Hüftgelenk. Dtsch. med. Wschr. 100 (1975) 1368–1375
1136. Stöhr, M., K. Mayer, F. Petruch: Armplexusparesen nach Stellatumblockade und Plexusanästhesie. Dtsch. med. Wschr. 103 (1978) 68–70
1137. Stöhr, M., J. Dichgans, D. Dörstelmann: Ischaemic neuropathy of the lumbosacral plexus following intragluteal injection. J. Neurol. Neurosurg. Psychiat. 43 (1980) 489–494
1138. Stöhr, M., B. Riffel, U.W. Buettner: Somatosensible evozierte Potentiale in der Diagnostik von Armplexusläsionen. EEG-EMG 12 (1981) 195–197
1139. Stöhr, M., M. Bluthardt: Atlas der klinischen Elektromyographie und Neurographie. Kohlhammer, Stuttgart 3. Aufl. (1993)
1140. Stöhr, M., B. Riffel: Nerven- und Nervenwurzelläsionen (Praktische Neurologie, Bd. 7). Ed. Medizin, Weinheim (1988)
1141. Stöhr, M., M. Bluthardt: Atlas der Klinischen Elektromyographie und Neurographie. 3. Aufl. Kohlhammer, Stuttgart (1993)
1142. Stöhr, M., J. Dichgans, U.W. Buettner et al.: Evozierte Potentiale. 3. Aufl. Springer, Berlin (1996)
1143. Stolke, D., B.U. Seidel, H. Schliack: Das Syndrom der Loge de Guyon oder die Ulnarisparese am Handgelenk unter Bevorzugung des Ramus profundus. Akt. Neurol. 7 (1980) 161–165
1144. Stolke, D., V. Seifert: Carpaltunnelsyndrom bei Dialysepatienten. Nervenarzt 56 (1985) 331–333
1145. Stone, D.A., R. Laureno: Handcuff neuropathies. Neurology 41 (1991) 145–147
1146. Stovner, L.J.: The nosologic status of the whiplash syndrome: a critical review based on a methodological approach. Spine 21 (1996) 2735–2746
1147. Strange, F.G.St.C.: An operation for nerve pedicle grafting. Preliminary communication. Br. J. Surg. 34 (1947) 423

1148. Straube, A., C.S. Padovan: Herpes zoster: Verlauf, Komplikationen und Therapie. Nervenarzt 67 (1996) 623–629
1149. Strauch, B., D. Roland, M. Ferder et al.: Interposition vein conduit for axonal regeneration: Experimental validation of the clinical model. Vortrag 11th Meeting Sunderland Society, Vail, USA, 6.–9. Sept. 1997
1150. Strauch, B., A. Lang, M. Ferder et al.: The ten test: use of analogue scale for sensibility testing. Vortrag 11th Meeting Sunderland Society, Vail. USA, 6.-9-Sept. 1997
1151. Streib, E.W.: Distal ulnar neuropathy as a cause of finger tremor: a case report. Neurology 40 (1990) 153–154
1152. Streib, E.: Upper arm radial nerve palsy after muscular effort: Report of three cases. Neurology 42 (1992) 1632–1634
1153. Strömberg, T., L.B. Dahlin, G. Lundborg: Hand problems in 100 vibration-exposed symptomatic male workers. J. Hand Surg. (Br.) 21 (1996) 315–319
1154. Stroemquist, B., B. Joensson, M. Annertz et al.: Cauda equina syndrome caused by migrating fat graft after lumbal spinal decompression. A case report demonstrated with magnetic resonance imaging. Spine 16 (1991) 100–101
1155. Strong, W.E.: Epidural abscess associated with epidural catheterization: a rare event? Report of two cases with markedly delayed presentation. Anesthesiology 74 (1991) 943–446
1156. Strupp, M., H. Berger, E. Kaiser: Neurogene Claudicatio intermittens des N. femoralis durch Verschluß der A. iliaca communis. Nervenarzt 64 (1993) 673–676
1157. Stryker, J.A., K. Sommerville, R. Perez et al.: Sacral plexus injury after radiotherapy for carcinoma of cervix. Cancer 66 (1990) 1488–1492
1158. Sturzenegger, M., M. Rutz: Die beidseitige Radialisparese. Diagnostische und differentialdiagnostische Aspekte. Schweiz. med. Wschr. 120 (1990) 1325–1334
1159. Sturzenegger, M., M. Rutz: Die Radialisparesen, Ursachen, Lokalisation und Diagnostik. Nervenarzt 62 (1991) 722–729
1160. Sturzenegger, M., A. Stratmann, P. Wyss: Mononeuritis multiplex als Erstmanifestation einer systemischen Granulomatose. Nervenarzt 64 (1993) 250–257
1161. Sturzenegger, M., B.P. Radanov, G. Di Stefano: The effect of accident mechanisms and initial findings on the long-term course of whiplash injury. J. Neurol. 242 (1995) 443–449
1162. Suarez, G.A., C. Giannini, E.P. Bosch et al.: Immune brachial plexus neuropathy: Suggestive evidence for an inflammatory-immune pathogenesis. Neurology 46 (1996) 559–561
1163. Suchenwirth, R.M.A.: Befund und Befinden als Kriterien der neurologischen Begutachtung. In: Suchenwirth, R.M.A., G. Ritter, B. Widder (Hrsg.): Neurologische Begutachtung bei inadäquaten Befunden. Gustav Fischer, Ulm (1977) 1–6
1164. Suchenwirth, R.M.A.: Häufig verkannt: Meralgia paraesthetica (Roth-Bernhardt). Internist. Prax. 32 (1992) 315–320
1165. Sudou, K., K. Tashiro: Segmental hyperhidrosis in syringomyelia with Chiari malformation. J. Neurol. 240 (1993) 75–78
1166. Sunderland, S.: The internal anatomy of nerve trunks in relation to the neural lesions of leprosy – observations on pathology, symptomatology and treatment. Brain 96 (1973) 865–888
1167. Sunderland, S.: The intraneural topography of the radial, median and ulnar nerve. Brain 68 (1945) 243
1168. Sunderland, S.: A classification of peripheral nerve injuries producing loss of function. Brain 74 (1951) 491
1169. Sunderland, S.: Nerve and Nerve Injuries. Baltimore, Williams & Wilkins (1968)
1170. Sunderland, S.: Nerves and Nerve Injuries. 2nd ed. Churchill, Livingstone, Edinburgh (1978)
1171. Sunderland, S.: Nerve Injuries and their Repair. A Critical Appraisal, 2nd ed. Livingstone, London (1990)
1172. Sunderland, S., L.J. Ray: The intraneural topography of the sciatic nerve and its popliteal division. Brain 71 (1948) 242
1173. Sunderland, S., R. Marshall, W.E. Swaney: The intraneural topography of the circumflex, musculocutaneous and obturator nerves. Brain 92 (1959) 116–120
1174. Suranyi, Leslie: Median nerve compression by Struthers ligament. J. Neurol. Neurosurg. Psychiat. 46 (1983) 1047–1049
1175. Swaiman, K.F.: Pediatric neurology. 2nd ed. Mosby, St. Louis (1994)
1176. Swanson, A.J.G.: The incidence of prepatellar neuropathy following medial meniscectomy. Clin. Orthop. 181 (1983) 151–153
1177. Swash, M.: Diagnosis of brachial root and plexus lesions. J. Neurol. 233 (1986) 131–135
1178. Swash, M.: The neurogenic hypothesis of stress incontinence. In: Neurobiology of incontinence. Ciba Foundation Symposium 151. John Wiley & Sons, Chichester (1990)
1179. Swift, T.R., F. T. Nichols: The droopy shoulder syndrome. Neurology (Minneap.) 34 (1984) 212–215
1180. Swigett, R., L.K. Ruby: Median nerve compression neuropathy by the lacertus fibrosus: report of three cases. J. Hand Surg. 11A (1986) 700–703
1181. Tada, K., Y. Tsuyuguchi, H. Kawai: Birth palsy: natural recovery course and combined root avulsion. J. pediat. Orthop. 4 (1984) 279–284
1182. Tan, K.L.: Brachial palsy. J. Obstet. Gynec. Brit. Cwlth 80 (1973) 60–62
1183. Tanabu, S., Y. Yamauchi, M. Fukushima: Hypoplasia of the trochlea of the humerus as a cause of ulnar-nerve palsy. J. Bone Jt Surg. 67-A (1985) 151–154

1184. Tanaka, K., Q.L. Zhang, H. deF. Webster: Myelinated fiber regeneration after sciatic nerve crush: morphometric observations in young adult and aging mice and the effects of macrophage suppression and conditioning lesions. Exp. Neurol. 118 (1992) 1-9
1185. Taskinen, H.S., M. Röyttä: The dynamics of macrophage recruitment after nerve transection. Acta Neuropathol. 93 (1997) 252-259
1186. Tassin, J.L.: Paralysies obstétricales du plexus brachial, évolutions spontanée, résultats des interventions réparatrice précoces. Thèse pour le doctorat en médecine, diplome d' ètat. Université de Paris VII (1983)
1187. Tatter, S.B., G.R. Cosgrove: Hemorrhage into a lumbar synovial cyst causing an acute cauda equina syndrome. J. Neurosurg. 81 (1994) 449-452
1188. Taylor, G.I., F.J. Ham: The free vascularized nerve graft. Plst. Reconstr. Surg. 57 (1976) 413-426
1189. Taylor, W.: The hand-arm vibration syndrome – diagnosis, assessment and objective tests: a review. J. Roy. Soc. Med. 86 (1993) 101-103
1190. Teichner, M.: Aufklärung über mögliche Lagerungsschäden. Dtsch. med. Wschr. 111 (1986) 273-274
1191. Tempka. A,, U. Schmidt: Das Kompartmentsyndrom der Hand. Diagnose, Therapie, Ergebnisse und Verlauf. Unfallchirurg 94 (1991) 240-243
1192. Temple, W.J., A.S. Ketchan AS: Preservation of the intercostobrachial nerve during axillary dissection for breast cancer. Am. J. Surg. 150 (1985) 585-588
1193. Teneff, S.: Die Verpflanzung des Nervenstumpfes innerhalb des Muskelfleisches zur Verhütung eines Amputationsneuroms. Z. Orthop. (Beilageheft) 93 (1960) 417-420
1194. Tenny, J.R., R.C. Lewis: Digital nerve-grafting for traumatic defects. J. Bone J. Surg. 66 (1984) 1375-1379
1195. Terhaag, D., R.A. Frowein: Traumatic disc prolapses. Neurosurg. Rev. 12 Suppl. 1 (1989) 588-594
1196. Terzis, J.K., K.L. Smith: The peripheral nerve: structure, function and reconstruction. Raven Press, New York (1990)
1197. Terzis, J.K., K.L. Smith: The peripheral nerve: structure, function and reconstruction. Arch. Neurol. 48 (1991) 1114
1198. Thier, P., J. Dichgans, E.H. Grote: Die zervikale spondylotische Myelopathie. Akt. Neurol. 19 (1992) 119-131
1199. Thomas, D.G.T., N.D. Kitchen: Long term follow up of dorsal root zone lesions in brachial plexus avulsion. J. Neurol. Neurosurg. Psych. 57 (1994) 737-738
1200. Thomas, P.K., B. Holdorff: Neuropathy due to physical agents. In: Dyck, P.J., P.K. Thomas, E.H. Lambert et al.: Peripheral Neuropathy, 2nd ed., vol. II. Saunders, Philadelphia (1984) 1479-1511
1201. Thomas, P.K., C.-H. Berthold, J. Ochoa: Nerve trunks and spinal roots, In: Dyck, P.J., P.K. Thomas (eds): Peripheral Neuropathy. 3rd ed., Vol. 1, Chapter 3: Microscopic Anatomy of the Peripheral Nervous System. Saunders, Philadelphia (1993) 28-91
1202. Thomas, P.K., B. Holdorff: Neuropathy due to physical agents. In: Dyck, P.J., P.K. Thomas, J.W. Griffin et al. (Eds): Peripheral neuropathy. 3rd ed. Saunders, Philadelphia (1993) 990-1013
1203. Thomas, P.K., I.E.C. Ormerod: Hereditary neuralgic amyotrophy associated with a relapsing multifocal sensory neuropathy. J. Neurol. Neurosurg. Psych. 56 (1993) 107-109
1204. Thomas, T., D. Michel, P. Solvet et al.: Kystes périneuraux sacrés. Rapport de l'imagerie par résonance magnétique. Rev. Neurol. 148 (1992) 296-298
1205. Thomas, W., B. Tillmann: Engapassyndrome des Nervus radialis im Ellenbogenbereich im Rahmen der Epikondylitis humeri radialis – klinische und anatomische Untersuchungen. Z. Orthop. 118 (1980) 41-46
1206. Thomson, A.J.G.: Idiopathic lumbosacral plexus neuropathy in two children. Develop. Med. Child Neurol. 35 (1993) 258-261
1207. Thyagarajan D., T. Cascino, G. Harms: Magnetic resonance imaging in brachial plexopathy of cancer. Neurology 45 (1995) 421-427
1208. Tillmann, B.: Zur Morphologie der Nervenengpass-Syndrome. Z. Orthop. 122 (1984) 408-412
1208a. Tinel J.: Le signe du „fourmillement" dans les lésions des nerfs périphériques. Presse méd. 23 (1915) 385
1209. Tison, F., P. Boulan: An unusual sciatic neuropathy. J. Neurol. Neurosurg. Psych. 59 (1995) 16
1210. Travell, J., D. Simons: Myofascial Pain and Dysfunction. Williams and Wilkins, London 1983
1211. Treitel, L.: Arch. Psychol. Bd. 29, Seite 633 (1897) zitiert durch Merzenich, M.M.: Some observation on the encoding of somesthetic stimuli by receptor populations in the hairy skin of primates. Doctoral Dissertation, Baltimore, Johns Hospkins Univ. Physiol. (1968) 145-179
1212. Triggs, W.J., M.S. Young, T. Eskin et al.: Treatment of idiopathic lumbosacral plexopathy with intravenous immunoglobulin. Muscle Nerve 20 (1997) 244-246
1213. Trousseau, A.: Medicinische Klinik des Hôtel Dieu in Paris. Bd. II. Stabel, Würzburg (1868) 332
1214. Tsairis, P.: Brachial plexus neuropathies. In: Dyck, P.J., P.K. Thomas, F.H. Lambert: Peripheral Neuropathy. Saunders, Philadelphia (1975)
1215. Tsairis, P., P.J. Dyck, D.W. Mulder: Natural history of brachial plexus neuropathy. Arch. Neurol. (Chic.) 27 (1972) 109-117
1216. Tsang, W.Y.W., J.K.C. Chan, L.T.C. Chow et al.: Perineurioma: an uncommon soft tissue neoplasma distinct from localized hypertrophic neuropathy and neurofibroma. Am. J. Surg. Pathol. 16 (1992) 756-763

1217. Tscherne, T. Pohlemann (Hrsg.): Unfallchirurgie. T. Tscherne: Becken – Azetabulum. Springer, Berlin (1998)
1218. Tsuyama, N.R., T. Sagakuchi, T. Har et al.: Reconstructive surgery in brachial plexus injuries. Proc. 11th Ann. Meeting Jap. Soc. of the Hand, Hiroshima (1968) 39
1219. Tubiana, R.: Anatomic and physiological basis for the surgical treatment of paralysis of the hand. J. Bone Jt. Surg. 51A (1969) 643–660
1220. Tubiana, R.: Traitement palliatif des paralysies des muscles intrinsèques du pouce à l'aide des transferts tendineux. Ann. de Chir. 25 (1971) 971–979
1221. Tullous, M.W., H.E. Skerhut, J.M. Story et al.: Cauda equina syndrome of long-standing ankylosing spondylitis. Case report and review of the literature. J. Neurosurg. 73 (1990) 441–447
1222. Tung, A.S., R. Tenicela, J. Giovannitti: Rectus abdominis nerve entrapment syndrome. JAMA 240 (1978) 738–739
1223. Turkof, E., M. El-Dahrawi, S. Shawki Kamal: Intraoperative transcutaneous electrical stimulation of the cervical and lumbar spinal roots to localize the site and proximal extent of peripheral nerves affected by leprosy: a new approach to avoid incoplete surgery. Int. Symp. Plastic Surg., Jerusalem, 9–13 Juni 1996
1224. Turkof, E., S. Tambwekar, K. Mansukhani et al.: Intraoperative electroneurodiagnostics to detect a second granuloma in the cubital area of median nerves affected by leprosy: a new approach to prevent incomplete surgery. Int. J. Leprosy 63/3 (1995) 409–416
1225. Turkof, E., S. Tambwekar, K. Mansukhani et al.: Intraoperative spinal root stimulation to detect most proximal site of leprous ulnar neuritis. Lancet 343 (1994) 1604–05
1226. Turkof, E., B. Richard, E. Knolle et al.: Die mikrochirurgische, interfaszikuläre Neurolyse des leprösen n. facialis kann den Temporalistransfer ersetzen: eine Pilotstudie aus der Lepramission in Nepal. Abstractband 35. Jahrestagung der Oesterr. Ges. f. Plastische u. Rekonstr. Chir. Innsbruck 2.–4. Okt. 1997
1227. Turner, J.W.A., M.J. Parsonage: Acute brachial radiculitis. Brit. med. J. (1944/II) 592–594
1228. Tyrell, P.J., M.D. Feher, M.N. Rossor: Sciatic nerve damage due to toilet seat entrapment: another Saturday night palsy. J. Neurol. Neurosurg. Psychiat. 52 (1989) 1113–1114
1229. Tyrrell, P.N.M., A.M. Davies, N. Evans: Neurological disturbances in ankylosing spondylitis. Ann. Rheum. Dis. 53 (1994) 714–717
1230. Tyson, J., S. Malcolm, P.K. Thomas et al.: Deletions of chromosom 17p11.2 in multifocal neuropathies. Ann. Neurol. 39 (1996) 180–186
1231. Uhlschmid, G., L. Clodius: Eine neue Anwendung des frei transplantierten Omentums. Behandlung des Strahlenspätschadens des Armplexus mit frei transplantiertem Netz und Neurolyse. Chirurg 48 (1978) 714–718
1232. Uhlschmid, G., L. Clodius, K. Hess et al.: Die Behandlung der schmerzhaften infraklavikulären Armplexusparese nach Axillaausträumung und Röntgentherapie. Helv. chir. Acta 51 (1984) 763–768
1233. Uldry, P.A., A.J. Steck, F. Regli: Manifestations neurologiques des infections à Borrelia burgdorferi. Schweiz. med. Wschr. 116 (1986) 135–142
1234. Ulmer, J.L., A.D. Elster, L.E. Ginsberg et al.: Klippel-Feil syndrome: CT and MR of acquired and congenital abnormalities of cervical spine and cord. J. Comput. Assist. Tomogr. 17 (1993) 215–224
1235. Ulrich, H.: Pathology of tumors of cranial nerves, spinal nerve roots, and peripheral nerves. In: Dyck, P.J., P.K. Thomas (eds): Peripheral Neuropathy. 3rd ed., Vol. 2, Chapter 91. Saunders, Philadelphia (1993) 1641–1672
1236. Ungley, C.C., G.D. Channell, R.L. Richards: The immersion foot syndrome. Brit. J. Surg. 33 (1945) 17–31
1237. Upton, A.R.M., A.J. McComas: The double crush in nerve entrapment syndromes. Lancet (1973/II) 359–362
1238. Vajjajiva, A.: Infectious neuropathies. In: Assat, J.P., C. Liniger: Peripheral neuropathies 1988. What is significantly new? Liviana Press, Padua (1989) 433–446
1239. van Alfen, N., B.G.M. van Engelen: Lumbosacral plexus neuropathy: case report and review of the literature. Clin. Neurol.Neurosurg. 99 (1997) 138–141
1240. Van Beek, A.: Making up a gap in a major nerve defect. Vortrag 5.Jahrstg. Am.Soc. of Reconstructive Microsurgery, Seattle, Washington, 11.–12. Sept. 1989
1241. Van Beek, A., H.E. Kleinert: Practical neurorrhaphy. Orthop. Clin. North. Amer. 8 (1977) 377–386
1242. Van Droogenbroeck, J.B., A. Carayon: Résultats du traitement de 126 porteurs de névrites du nerf tibial postérieur, 52 récentes et 74 avec ulcères plantaires. Acta leprologica III/2 (1985) 163–167
1243. Van Es, H.W., L.H. Van den Berg, H. Franssen et al.: Magnetic resonance imaging of the brachial plexus in patients with multifocal motor neuropathy. Neurology 48 (1997) 1218–1224
1244. van Rynberk, G.: Versuch einer Segmentalanatomie. Ergebns. Anat. Entwickl.-Gesch. 18 (1908) 353–800
1245. Venna, N., M. Bielawski, E.M. Spatz: Sciatic nerve entrapment in a child. J. Neurosurg. 75 (1991) 652–654
1246. Veraguth, O.: Die klinische Untersuchung Nervenkranker. Bermann, Wiesbaden (1911)
1247. Veraguth, O.: Die Erkrankungen der peripheren Nerven. In: Mohr, L., R. Staehelin: Handbuch der inneren Medizin. 2. Aufl., Bd. V/1. Springer, Berlin (1925) 837

1248. Verhagen, W.IM., A.A.W.M. Gabreels-Festen, P.J.M. van Wensen et al: Hereditary neuropathy with liability to pressure palsies: a clinical, electroneurophysiological and morphological study. J. Neurol. Sci. 116 (1993) 176-184

1249. Verma, A., W.G. Bradley: High-dose intravenous immunoglobulin therapy in chronic progressive lumbosacral plexopathy. Neurol. 44 (1994) 248-250

1250. Vial, C., P. Petiot, D. Latombe et al.: Paralysie des muscles larges de l'abdomen due a une maladie de Lyme. Rev. Neurol. 149 (1993) 810-812

1251. Viterbo, F.: Two end-to-side neurorrhaphies and nerve graft with removal of the epineural sheath: experimental study in rats. Brit. J. Plast. Surg. 47 (1994) 75-80

1252. Vogel, C.M., R. Albin, J.W. Albers. Lotus footdrop: sciatic neuropathy in the thigh. Neurology 41 (1991) 605-606

1253. Vogel, P.: Kopfschmerzen mit okzipitalem Schwerpunkt: Zervikal-Syndrom – Spannungskopfschmerz – „Okzipital-Neuralgie". Akt. Neurol. 14 (1987) 176-178

1254. von Deimling, A., W. Krone, A.G. Menon: Neurofibromatosis type 1: pathology, clinical features and molecular genetics. Brain Pathol. 5 (1995) 153-162

1255. Von Frey, M.: Untersuchungen über die Sinnesfunktionen der menschlichen Haut. Abh. Sächs. Ges. (Akad.) Wiss. 40 (1896) 175-266

1256. Von Hochstetter, A.H.C.: Die intramuskuläre Injektion: ihre Schäden und deren Vermeidung. Schweiz. Aerztezeitung 78 (1997) 1642

1257. Von Korff, N., J. Ornel, F.J. Keefe et al.: Grading the severity of pain. Pain 30 (1992) 133-149

1258. von Mitzlaff, H.-C., S. Liechti-Gallati, K.M. Rösler et al.: Die Quadrizepsmyopathie als Dystrophinassoziierte Myopathie. Schweiz. Med. Wschr. 123 (1993) 1865-1869

1259. Von Prince, K., B. Butler: Measuring sensory function of the hand in peripheral nerve injuries. Am J. Occup. Ther. 21 (1967) 385-396

1260. von Volkmann, R.: Die ischämischen Muskellähmungen und Kontrakturen. Zentralbl. Chir. 8 (1881) 801-803

1261. Vriesendorp, F.J., G.S. Dmytrenco, T. Dieterich et al.: Anti-peripheral nerve myelin antibodies and terminal activation products of complement in serum of patients with acute brachial plexus neuropathy. Arch. Neurol.50 (1993) 1301-1303

1262. Vuorinen, V., J. Siironen, M. Röyttä: Axonal regeneration into chronically denervated distal stump. 1. Electron microscope studies. Acta Neuropathol. 89 (1995) 209-218

1263. Wadia, N.H., D.K. Dastur: Spinal meningitides with radiculo-myelopathy. Part 1. Clinical and radiological features. J. Neurol. Sci. 8 (1969) 239-260

1264. Wagner, S., M. Forsting, W. Hacke: Spontaneous resolution of a large spinal hematoma: case report. Neurosurgery 38 (1996) 816-818

1265. Walker, F.: Cubital tunnel syndrome. Neurology 44 (1994) 1767

1266. Wall, E.J., J.B. Massie, M.K. Kwan et al.: Experimental stretch neuropathy. Changes in nerve conduction under tension. J. Bone Joint. Surg. (Br.) 74 (1992) 126-129

1267. Walz, F.: Biomechanische Aspekte der HWS-Verletzungen. Orthopäde 23 (1994) 262-267

1268. Warder, D.E., W.J. Oakes: Tethered cord syndrome: The low-lying and normally positioned conus. Neurosurgery 34 (1994) 597-600

1269. Watanabe, N., T. Ogura, K. Kimori et al.: Epidural hematoma of the lumbar spine, simulating extruded lumbar disc herniation: clinical, discographic, and enhanced magnetic resonance imaging features. Spine 22 (1997) 105-109

1270. Watson,C.J., M. Schenkman: Physical therapy management of isolated serratus anterior muscle paralysis. Phys. Ther. 75/3 (1995) 194-202

1271. Weber, E.: Über den Tastsinn. Arch. Anat. Physiol. Wissen. Med. (Müller's Arch.) 1 (1835) 152-159

1272. Weber, H.: The natural history of disc herniation and the influence of intervention. Spine 19 (1994) 2234-2238

1273. Weber, K., H.W. Pfister, C.D. Reimers: Clinical features of Lyme borreliosis: clinical overview. In: Weber, K., W. Burgdorfer (Eds): Aspects of Lyme borreliosis. Springer, Berlin (1993) 93-104

1274. Weber, R.A., M.R. Warner, Ch.N. Verheyden et al.: Functional evaluation of gaps vs abutment repair of peripheral nerves in the rat. J. Reconstr. Microsurg. 19 (1996) 159-163

1275. Webster, H. deF.: Development of peripheral nerve fibers. In: Dyck, P.J., P.K. Thomas (eds): Peripheral Neuropathy. 3rd ed., Vol. 1, Chapter 15 Saunders, Philadelphia (1993) 243-266

1276. Webster, H. de F., Jacqueline T. Favilla: Development of peripheral nerve fibers. In Dyck, P.J., P.K. Thomas, E.H. Lambert, R. Bunge: Peripheral Neuropathy, 2nd ed. Saunders, Philadelphia 1984 (pp. 329-359)

1277. Weglage, J., G. Kurlemann: Neuralgic amyotrophia of the shoulder as differential diagnosis in scapula alata syndrome. Klin.Padiatr. 207/5 (1995) 309-310

1278. Weinstein, S.L.: Deformities of the spine. In: Weinstein, J.N., B.L. Rydevik, V.K.H. Sonntag (Eds): Essentials of the spine. Raven Press, New York (1995) 195-230

1279. Weis, J., J.M. Schröder: Differential effects of nerve, muscle, and fat tissue on regenerating nerve fibers in vivo. Muscle Nerve 12 (1989 a) 723-734

1280. Weis, J., J.M. Schröder: The influence of fat tissue on neuroma formation. J. Neurosurg. 71 (1989 b) 588-593

1281. Weis, J., M.E. Alexianu, G. Heide et al.: Renaut bodies contain elastic fiber components. J. Neuropathol. Exp. Neurol. 52 (1993) 444-451

1282. Weissman, M.N., R. Lange, C. Kelleyet al.: Intraspinal epidural sarcoidosis: case report. Neurosurgery 30 (1996) 179-181

1283. Weller, M., H. Wilhelm, N. Sommer et al.: Tonic pupil, areflexia and segmental anhidrosis: two additonal cases of Ross syndrome and review of the literature. J. Neurol. 239 (1992) 131–234
1284. Wells, J., J. Templeton: Femoral neuropathy associated with anticoagulant therapy. Clin. Orthop. 124 (1977) 155–160
1285. Werner, C.O., P. Ohlin, D. Elmquist: Pressures recorded in ulnar neuropathy. Acta orthop. scand. 56 (1985) 404–406
1286. Wiesel, S.E., N. Tsourmas, H. Feffer et al.: A study of computer-assisted tomography I. The incidence of positive CAT scans in an asymptomatic group of patients. Spine 9 (1984) 549–551
1287. Wilbourn, A.J., A.J. Furlan, W. Hulley, W. Ruschhaupt: Ischemic monomelic neuropathy. Neurology (Minneap.) 33 (1983) 447–451
1288. Wilbourn, A.J., R.W. Gilliatt RW: Double-crush-syndrome. A critical analysis. Neurology 49 (1997) 21–29
1289. Wilbourne, A.J.: Thoracic outlet syndromes: A plea for conservatism. Neurosurg. Clin. of North America 2 (1991) 235–245
1290. Wilhelm, A., F. Wilhelm: Das Thoracic Outlet Syndrom und seine Bedeutung für die Handchirurgie. Handchirurgie 17 (1985) 173–187
1291. Willey, R.F., R.J.M. Corall, E.B. French: Noninvasive method for the measurement of anterior tibial compartment pressure. Lancet 1982/I, 595–596
1292. Williams, H.B.: Peripheral nerve injuries in children. In: Kernham, D.A., H.G. Thomas, B.S. Bauer (Hrsg.): Symposium on Pediatric Surgery, St. Louis. Mosby, St. Louis (1982) 266
1293. Williams, P.H., K.P. Trzil: Management of meralgia paraesthetica. J. Neurosurg. 74 (1991) 76–80
1294. Willison, R.G.: Analysis of electrical activity in healthy and dystrophic muscle in man. J. Neurol. Neurosurg. Psychiat. 32 (1964) 386–394
1295. Wiltse, L.L., P.H. Newman, I. Macnab: Classification of spondylolysis and spondylolisthesis. Clin. Orthop. 117 (1976) 23–29
1296. Wiltse, L.L., R.D. Guyer, C.W. Spencer et al.: Alar transverse process impingement of the L5 spinal nerve: The far-out syndrome. Spine 9 (1984) 31–41
1297. Windebank, A.J.: Neuronal growth factors in the peripheral nervous system. In: Dyck, P.J., P.K. Thomas (eds): Peripheral Neuropathy. 3rd ed., Vol. 1, Chapter 23. Saunders, Philadelphia (1993) 377–388
1298. Windebank, A.J.: Inherited recurrent focal neuropathies. In: Dyck, P.J., P.K. Thomas, J.W. Griffin et al. (Eds): Peripheral neuropathy. 3rd ed. Saunders, Philadelphia (1993) 1137–1148
1299. Winkelmann, R.K.: Nerve Endings in Normal and Pathologic Skin. Thomas, Springfield (1960)
1300. Wintsch, K., P. Helaly: Free flap of gliding tissue. J. Reconstr. Microsurg. 2 (1986) 143–150
1301. Wise, B.G., L. Cardozo: Urinary Incontinence. In: Rushton, D.N. (ed.): Handbook of Neuro-Urology. Mercel Dekker, New York (1994)
1302. Witt, Th.N., D. Oberländer: Angeborene beidseitige Hypoplasie der Thenarmuskulatur. Nervenarzt 52 (1981) 484–487
1303. Witt, T.N., L. Mayr-Pfister: Radikuläre Syndrome. In: Brandt, T., J. Dichgans, H.C. Diener (Hrsg.): Therapie und Verlauf neurologischer Erkrankungen, 2. Aufl. Kohlhammer, Stuttgart (1993) 1053–1069
1304. Wlotzke, U., W. Stolz W, U. Hohenleutner et al.: Interdisziplinäre Aspekte der Notalgia paraesthetica. Dtsch. Med. Wochenschr. 119 (1994) 1307–1311
1305. Wöber, G., F. Böck: Lumbale Nervenwurzelanomalien bei Ischialgie. Nervenarzt 42 (1971) 552–555
1306. Wolfe, G.I., S.L. Aletta, J.W. Teener et al.: Site of autonomic dysfunction in a patient with Ross'syndrome and postganglionic Horner's syndrome. Neurology 45 (1995) 2094–2096
1307. Wolff, H.J., G. Schäcke, B. Mayer: Zur Epidemiologie der Ulnarisparese bei Hohlglasschleifern. Retrospektive Untersuchung. Zbl. Arbeitsmed. 36 (1986) 226–236
1308. Wong, W.D., D.A. Rothenberger: Surgical approaches to anal incontinence. In: Neurobiology of incontinence. Ciba Foundation Symposium 151. John Wiley & Sons, Chichester (1990)
1309. Wood, K.B., J.M. Blair, D.M. Aepple et al.: The natural history of asymptomatic thoracic disc herniations. Spine 22 (1997) 525–530
1310. Wood, R.J., M.H. Adson, A.L. Van Beek et al.: Controlled expansion of peripheral nerves. Comparison of nerve grafting and nerve expansion – repair for canine sciatic nerve defects. J. of Trauma 31 (1991) 686–690
1311. Wouda, E.J., J.A.L. Vanneste: Leg pain associated with subgluteal lipoma. Neurology 43 (1993) 2149
1312. Wray, C., S. Easom, J. Hoskinson: Coccydynia. Aetiology and treatment. J. Bone Joint Surg. (Br) 73 (1991) 335–338
1313. Wright, J.T.: Slipping-rib syndrome. Lancet 2 (1980) 632–633
1314. Wu, K., R. Jordan, C. Eckert: Lipoma, a cause of paralysis of deep radial (posterior interosseous) nerve: Report of a case and review of the literature. Surgery 75 (1974) 790–795
1315. Wurmthaler, C., H.U. Gerbershagen, G. Dietz et al.: Chronifizierung und psychologische Merkmale. Die Beziehung zwischen Chronifizierungsstadien bei Schmerz und psychophysischem Befinden, Behinderung und familiären Merkmalen. Z. Gesundh. Psychol. IV (1996) 113–136
1316. Wytrzes, L., H.G. Markley, M. Fisher et al.: Brachial neuropathy after brachial artery antecubital vein shunts for chronic hemodialysis. Neurology 37 (1987) 1398–1400

1317. Xu, D., M. Pollock: Experimental nerve thermal injury. Brain 117 (1994) 375–384
1318. Yablon, I.G., M. Palumbo, E. Spatz: Nerve root recovery in complete injuries of the cervical spine. Spine 16 Suppl. 10 (1991) 518–521
1319. Yamamoto, S., A. Nagano, Y. Mikami, et al.: Contrast-enhanced M.R.I. in traumatic brachial plexus injury. Vortrag 6th Ann. Meeting Am. Soc. f. Periperhal Nerve (ASPN), 30.Mai–1.Juni 1996, St. Louis, USA
1320. Yamanaka, M., F. Don Parsa: Compression neuropathy from muscle fibrosis induced by repeated meperidine injections. Plast. Reconstr. Surg. 75 (1985) 582–585
1321. Yeoman, P.M., H.J. Seddon: Brachial plexus injuries: treatment of the flail arm. J. Bone Jt. Surg. 43B (1961) 493–500
1322. Yip, K.M.H., L.K. Hung, N. Maffulli et al.: Brachial plexus injury in association with fracture-dislocation of the shoulder. Bull.Hosp.Jt.Dis. 55/2 (1996) 92–94
1323. Yuen, E.C., R.K. Olney, Y.T. So: Sciatic neuropathy: clinical and prognostic features in 73 patients. Neurology 44 (1994) 1669–1674
1324. Yuen, E.C., R.B. Layzer, S.R. Weitz et al.: Neurologic complications of lumbar epidural anesthesia and analgesia. Neurology 45 (1995) 1795–1801
1325. Zachary, R.B.: Results of nerve suture. In: Seddon, H.J.: Peripheral Nerve Injuries. Her Majesty's Stationary Office (1954) 354–388
1326. Zancolli, E.A.: Claw hand caused by paralysis of intrinsic muscles. J. Bone Jt. Surg. 39A (1957) 1076
1327. Zancolli, E.A.: Tendon transfers after ischemic contracture of the forearm. Am.J.Surg. 109 (1965) 356–360
1328. Zancolli, E.: Supination contracture. Proc. 21 Ann. Meeting Am. Soc. for Surgery of the Hand. (1966)
1329. Zancolli, E.: Paralytic supination contracture of the forearm. J. Bone Jt. Surg. 49A (1967) 1275
1330. Zancolli, E.A.: Structural and Dynamic Basis of Hand Surgery. 2nd ed. Lippincott, Philadelphia (1979) 229–262
1331. Zancolli, E., H. Mitre: Latissimus dorsi transfer to restore elbow flexion. J. Bone Jt. Surg. 55-A (1973) 1265–1275
1332. Zbinden, R., J. Stech, W. Bürgi et al.: Nachweis der intrathekalen Antikörperbildung gegen Borrelia burgdorderi bei Lyme-Neuroborreliose. Schweiz. Med. Wschr. 123 (1993) 2293–2298
1333. Zeidman, S.M., E.J. Rossitch, B.S. Nashold Jr.: Dorsal root entry zone lesions in the treatment of pain related to radiation-induced brachial plexopathy. J. Spinal Disorders 6 (1993) 44–47
1334. Zeidman, S.M., T.B. Ducker: Rheumatoid arthritis. Neuroanatomy, compression and grading of deficits. Spine 20 (1994) 2259–2266
1335. Zeléna, J., G. Zacharová: Reinnervation of cat Pacinian corpuscles after nerve crush. Acta Neuropathol. 93 (1997) 285–293
1336. Zeman, W., H. Shidia: Post-therapeutic radiation injuries of the nervous system. Reflections on their prevention. J. Neurol. 212 (1976) 107–115
1337. Zimmermann, G.A., M.D.Weingarten, M.H. Lavyne: Symptomatic lumbar epidural varices. J. Neurosurg. 80 (1994) 914–918
1338. Zimmermann, J.E., F. Afshar, W. Friedman: Posterior compartment syndrome of the thigh with a sciatic palsy. J. Neurosurg. 46 (1977) 369–372
1339. Zipkin, M., W.W. Backus, B. Scott et al.: False aneurysm of the axillary artery following brachial plexus block. J. Clin. Anest. 3 (1991) 143–145
1340. Zochodne, D.W., M. Theriault, K.A. Sharkey et al.: Peptides and neuromas: calcitonin gene-related peptide, substance P, and mast cells in a mechanosensitive human sural neuroma. Muscle Nerve 20 (1997) 875–880
1341. Zrubecky, G.: Die Hand, das Tastorgan des Menschen. Z. Orthop. 93 (1960) 1–5
1342. Zuber, M., A. Louvel, C. Cormier et al.: Myosite proliférante avec compression du nerf sciatique. Presse méd. 18 (1989) 1321–1324
1343. Zufferey, P.: M. Dapairon, A. Essinger: Syndrome hypothénarien du marteau: étiologie peu connue de phénomène de Raynaud secondaire. Schweiz. med. Wschr. 122 (1992) 33–37
1344. Zumkeller, M., H.G. Höllerhage, H. Dietz: Ein Fall von „Tethered-Cord"-Syndrom ohne Aszensionsstörung des Rückenmarks. Akt. Neurol. 18 (1991) 181–184
1345. Quality Standards Subcommittee of the American Academy of Neurology: Practice parameter for carpal tunnel syndrome (Summary statement). Neurology 43 (1993) 2406–2409
1346. Jahrestagung der Österr. Gesellschaft für Plastische, Ästhetische und Rekonstruktive Chirurgie, Innsbruck-Igls, 2.–4. Oktober 1997

10. Sachregister

Die **fettgedruckten** Zahlen verweisen auf den Haupteintrag

A

A. iliaca interna Stenose (Abb.) **390**
Abszeß, spinaler epiduraler **189**
– – – (Abb.) **189**
– – Caudakompression (Abb.) **189**
Achillodynie **444**
Adduktorenkanal **402**
Adie-Syndrom **469**, **474**
– – Schweißsekretion (Abb.) **475**
Adson-Manöver (Abb.) **242**
Aktionspotential **31**
– intrazelluläres (Abb.) **32**
– Natriumleitfähigkeit (Abb.) **32**
Akzelerationstrauma, Halswirbelsäule **177**
Alcock-Kanal **453**, **480**
Alföldi-Nagelbettzeichen (Abb.) **70**
Algodystrophie **74**
Allodynie **73**
Amputation **135**
Amputationsneurom **69**
Amyotrophie
– diabetische **387**
– radiogene **386**
Anaesthesia dolorosa **73**
Analgesie **73**
Anästhesie **73**
Aortendissektion, Plexus-lumbosacralis-Läsion **389**
Arachnoidalzyste **185**
– sakrale Magnetresonanzuntersuchung (Abb.) **95**
Arachnoiditis constrictiva **192**
Arachnopathien **192**
Arm s. obere Extremität
Armplexus s. Plexus brachialis
– – cervico-brachialis
Arthrodesen **135**
Arthrogryposis multiplex congenita **259**
Atrophie gruppierte **34**
Auflesetest Moberg **61**
Ausfälle, motorische Quantifizierung **46**
Ausfälle s.a. Lähmungen
– – – Paresen
Autotransplantat **129**
Axonotmesis **27**, **121**

B

Bandscheibenerkrankungen **161**
– Diagnostik **162**
– zervikale **163**
Bandscheibenvorfall s.a. Diskushernie
– lumbaler **168**
– – CT (Abb.) **170**
– – Haltung (Abb.) **169**
– – lateraler (Abb.) **171**
– – Nervenwurzeln (Abb.) **168**
– – Therapie **170**
– – thorakaler **167**
– – (Abb.) **168**
Bauchhautreflex **370**
– (Abb.) **50**
Bauchwand, Parese, diabetische **372**
– – Neuroborreliose (Abb.) **370**
– – traumatische (Abb.) **371**
Bauchwandmuskulatur, Funktionsprüfung (Abb.) **395**
– Parese (Abb.) **394**
Beckenarterien Verschluß **392**
Beckenfraktur (Abb.) **180**
Beckenorgane, Neuroanatomie **476**
– – (Abb.) **477**
Bein, Hautäste (Abb.) **454f**
Beinplexus s. Plexus lumbosacralis
Berührungsempfindung **57**
Beschleunigungsverletzung, Halswirbelsäule **177**
Blase, Funktion **476**
– – Physiologie **478**
– – Störungen **479**
– – – Therapie **482**
Blitzschlag **115**
Borrelia burgdorferi **188**
Borreliose **109**, **188**
Brachialgia parästhetica nocturna **327**
Brustwirbelsäule, Trauma **173**
Buchstabentest, Porter **61**
Büngner-Bänder **19**
Burning-feet-Syndrom **458**

C

C1/C3-Syndrom **148**
C2/C3-Syndrom (Abb.) **148**
C3/C4-Syndrom (Abb.) **149**
C4-Syndrom **148**, **160**
C5-Syndrom **149**,**160**
– – (Abb.) **149**
C6-Syndrom **149**,**160**
– – (Abb.) **150**
C7-Syndrom **150**,**160**
C7-Syndrom (Abb.) **150f**
– – isoliertes **215**
C8-Syndrom **151**,**160**
– – (Abb.) **152**
Canalis obturatorius **414**
Cauda equina, Claudicatio intermittens **173**
– – Ependymom (Abb.) **184**
– – Kompression Abszeß epiduraler (Abb.) **189**
– – Läsionen **157**
– – Strahlenschädigung **196**
– – Syndrom Morbus Bechterew **191**
– – Tumoren **183**
Chemonucleolyse **172**
Chromatolyse **19**
Churg-Strauss-Syndrom **113**
Claudicatio intermittens, Cauda equina Myelo-CT (Abb.) **174**
– – neurogene **173**
– – Plexus-lumbosacralis-Ischämie **389**
Colles fracture **323**
complex regional pain syndrome **74**
Computertomographie **95**
Conjoined nerve roots **194**
Costochondritis **374**
CRPS s. complex regional pain syndrome **74**

D

Darmfunktion, Störungen, Therapie **482**
Deafferenzierungsschmerz **75**
Defäkation, Physiologie **478**
– Störungen, Therapie **482**
Degeneration, retrograde **18**
– Waller- **17**
Déjerine-Klumpke-Lähmung **211**
Denervation, Elektrodiagnostik (Abb.) **88**
Densfraktur **177**

Dermatom 5
Dermoid 183
Diabetes, Radikulopathien **387**
Diastematomyelie CT (Abb.) **194**
Diskushernien 161
– Epidemiologie **161**
– thorakale **371**
– s.a Bandscheibenvorfall u. Bandscheibenerkrankung
Double-Arthrodese, Lambrinudi 452
Double-Crush-Syndrom 101
Druckläsionen, hereditäre 118
Druckparese lokalisierte Elektrodiagnostik 90
Duchenne-Erb-Parese 210
– Hinken **418**
– – (Abb.) **418**
Dupuytren-Kontraktur 367
Dysästhesien 54, 73 f
Dysautonomie 472
Dysostosis cleidocranialis **239**

E

Effort-Thrombose 258
Eigenreflexe (Abb.) **50**
Einheit, motorische **33**
– – (Abb.) **35**
– – Potential 86
– – – Dauer (Tab.) **79**
Einzelfaserelektromyographie 87
Elektrodiagnostik 2
Elektromagnetische Wellen **116**
Elektromyogramm (Abb.) **78**
– Normalbefunde **77**
– Potentiale (Abb.) **78**
Elektroneurographie 89
Elektrotherapie **119**
Elektrotrauma **115**
Ellenbogen, Arthrose (Abb.) **349**
Elsberg-Syndrom 392
Embolia cutis medicamentosa 389, 432
End-zu-Seit-Koaptation 132
Endometriose N. ischiadicus 430
Endoneurium 7
Endoneurolyse 132
Endplatte, motorische **34**
– – (Abb.) **36**
Endplattenpotential 34
Endplattenrauschen 34
Endplattenzone, elektrische Aktivität (Abb.) **77**
Engpaß-Syndrome **100 f**
Ependymom, Cauda-Syndrom (Abb.) **184**
Epicondylitis radialis 306
Epidermoid 183
Epineurium 7
Erektion, Störungen 479 f
Erregung, Fortleitung 32
– – (Abb.) **33**
Erregungsleitung, Geschwindigkeit Normalwerte (Tab.) **81**

– Messung (Abb.) **80**
– motorische **79**
Ersatzoperationen, Prinzipielles **135**
Erythromelalgie 458

F

F-Welle 83
Facettensyndrom 199
Fallhand (Abb.) **300**
– zentrale (Abb.) **310**
Fehlregeneration **45**
Fesselungslähmung 323
Fibrose retroperitoneale 386
Fibularis-Parese, vertebrale (Abb.) **158**
Filae radiculariae 141
Fingernerven, Läsionen **352**
Flaschenzeichen (Abb.) **316**
– schematisch (Abb.) **321**
Foramen intervertebrale 142
Fossa ischiorectalis 453
– Störungen **47**
Froment-Zeichen (Abb.) **343**
Frozen shoulder 257
Fuß, Anhydrose (Abb.) **474**
Fußrücken Hautäste Läsion 446

G

Ganglien 29
Ganglioneurome 30
Ganglionneuroblastome 30
Glomustumor 258, 458
Gnosie taktile 60
Granularzelltumoren 29
Granulomatosen 113
Grenzstrang, sympathischer (Abb.) **466**
– – lumbaler 378
Griffe cubitale 339
Grünholz-Fraktur 322
Guillain-Barré-Elektrodiagnostik 89

H

H-Potential 83
Haare, Trophik 66
Haartest 57
Halsrippe MR-Untersuchung (Abb.) **94**
Halswirbelsäule, CT (Abb.) **165**
– Akzelerationstrauma **177**
– Distorsionsverletzung **177**
– Luxationsfraktur (Abb.) **178**
– Schleudertrauma **177**
– Trauma **174**
Haltungsanomalien, reflektorische 358
Hämangiome 29 f
Hämatom, retroperitoneales 384

– – CT (Abb.) **409**
Hammerzehenstellung, Tibialis-anterior-Syndrom (Abb.) **459**
Hand, Anhydrose (Abb.) **473**
– blinde 69
– Kraft **47**
Handwurzel, volare, Anatomie (Abb.) **338**
Haut, Trophik 65
– vegetative Innervation **38**
Hautfaltentest O'Rain 61
Hautnerven, obere Extremitäten, Kompressionssnydrome **358**
– untere Extremitäten (Abb.) **454f**
Hautwiderstand, galvanischer 471
Head-Zonen **373**
Hernia obturatoria 414
Hernie 374
Heroin, Plexus-lumbosacralis-Läsion 387
– Plexusneuropathie **251**
Herpes zoster 186
Herzoperation, Plexus-brachialis-Läsion (Abb.) **225**
Hexenschuß **169**
HInterwurzel 141
HIV-Infektion **113**
– – Polyradikulopathie **190**
Hoffmann-Tinel-Zeichen **67**
Holmes-Adie-Syndrom 474
Horner-Syndrom 218, **472**
Howship-Romberg-Phänomen **414**
Hüftbeuger, Funktionsprüfung (Abb.) **405**
Hüfte, Innenrotatoren, Funktionsprüfung (Abb.) **419**
Hydrangioma cutis 469
Hypalgesie 73
Hypästhesie 54, 73
Hyperabduktionssnydrom **246**
– (Abb.) **246**
– Test (Abb.) **242**
Hyperalgesie 73
Hyperästhesie 73
Hyperhydrose, Sympathektomie (Abb.) **476**
– Syringomyelie 474
– Therapie 475
Hyperneurotisation 21
Hyperpathie 73, 432

I

Ileosakralgelenkssyndrom 199
Ilioinguinalis-Syndrom 394,**396**
Impression basiläre **192**
Incisura scapulae, Kompressionssyndrom 274
Injektion, intramuskuläre (Abb.) **434**
– Schäden N. ischiadicus **431**
– – s.a. Spritzenlähmungen

Innenrotatoren, Hüfte, Funktionsprüfung (Abb.) **419**
Innervation, segmentale (Abb.) **144**
Interkostalneuralgie, Plasmozytom (Abb.) **184**
Interosseus-anterior-Syndrom **323**
intrinsic-plus-Position 368
Iod-Stärke-Test **470**
Ionentheorie **31**
Ionisierende Strahlen **116**
Ischämie, Nervenläsion **106**
Ischialgia postica 4
Ischialgie 4
Ischias 4
Ischiokrurale Muskeln Funktionsprüfung (Abb.) **426**
ISG-Syndrom **199**
Isotransplantat 129

J

Jeans-Krankheit 394
Juxtafacetten-Syndrom 186

K

Kalkaneussporn 458
Kamptodaktylie 367
Karpaltunnel (Abb.) **314**
Karpaltunnelsyndrom **325**
– familiäres 326
– Operationsbefund (Abb.) **330**
– Daumenballenatrophie (Abb.) **317**
– Differentialdiagnose 330
– elektrophysiologische Diagnostik 328
– Therapie 329
Kausalgie 24, 73 f, **75**, 432
Keglerdaumen 331
Kiloh-Nevin-Syndrom **323**
Klippel-Feil-Syndrom **193**
Kniebeuger, Funktionsprüfung (Abb.) **426**
Kniestrecker, Funktionsprüfung (Abb.) **406**
Kokzygodynie **199**
Kompartmentsyndrome **107**
– chronische **107** 464
– Glutealmuskeln **459**
– laterales **459**
– M. rectus abdominis 374
– Oberschenkel **459**
– tiefes hinteres **459**
– Unterschenkelloge oberflächliche **459**
– Vorderarmstrecker 310
– 3-Kompartments-Syndrom **464**
– (Tab.) **107**
– untere Extremitäten **458**
– – – (Tab.) **457**

Kompressionssyndrom, Incisura scapulae 274
Kompressionssyndrome, Hautnerven obere Extremitäten **358**
– Plexus brachialis **237**
Kontinuitätsneurom (Abb.) **126**
Kontrakturen, ischämische 367
Kontrakturen ischämische Hand 368
Kontrakturen myostatische 367
Kopplung, elektromechanische **4**, 36
Korotkoff-Geräusch 464
Kostoklavikulärer Raum **237**
Kostoklavikuläres Syndrom **244**
– – (Abb.) **245**
– – – Arteriogramm (Abb.) **247**
Krallenhand 339
– (Abb.) **339**
Krallenstellung Zehen (Abb.) **439**
Krückenlähmung 302

L

L3-Syndrom **153**,160
– – (Abb.) **154**
L4-Syndrom **154**,160
L5-Syndrom **154**.160
L5-Syndrom (Abb.) **155**
L5/S1-Syndrom (Abb.) **155**
Lähmung, faszikuläre 215
– funktionelle **44**
– motorische **41**
– myasthenische **43**
– myogene **43**
– nukleäre **41**
– Plexus **42**
– psychogene **44**
– Quantifizierung **46**
– radikuläre **41f**
– zentrale **41**
Lasègue-Zeichen 169, 174
– – gekreuztes 169
– – umgekehrtes 169, 399 f
– – – (Abb.) **170**
Latenzzeit, motorische Normalwerte (Tab.) **82**
Leiomyome 30
Leistenhernie 374
Leitungsgeschwindigkeit, sensible **82**
Lendenwirbelfraktur (Abb.) **180**
Lepra **109**
– Hautflecken (Abb.) **110**
– Therapie chirurgische 111
Ligamentum inguinale 398
Lipom 29 f, 183
Loge de Guyon 340
– – – Syndrom **352**
Lumbago akute **169**
Lumbalwirbelsäule, Trauma **179**
Luxation atlantoaxiale 191
Luxationsfraktur, Halswirbelsäule CT (Abb.) **178**
Lyme-Erkrankung 188

M

M. s. Musculus
M-Potential 83
Mackenzie-Punkte 374
Magnetresonanztomographie 97
Markfaser (Abb.) **10**
– Anatomie **9**
Markscheiden, Zerfall, segmentaler **15**
Masseninnervation **45**
– (Abb.) **45**
– Gesicht (Abb.) **46**
Mastdarm, Funktion Störungen **476, 479**
Melanome 30
Meningeale Zyste 185
Meningeosis neoplastica **184**, 388
– – (Abb.) **185**
Meningitis tuberkulöse 190
Meningoradikulitis Borreliose **188**
Meralgia paraesthetica **399**
– – (Abb.) **398**
Merkel-Zelle 54
Metamerie **144**,369
– larvierte 5
– vegetative Innervation (Abb.) **467**
– – Neurom (Abb.) **441**
Mikrodisketomie, arthroskopische 172
Millesi, Punktesystem 64
Minortest **470**
Mitbewegungen, pathologische **45**
Mononeuropathie, idiopathische progressive 457
Morbus Bechterew **191**
– Hansen **109**
– Recklinghausen 182
– Sudeck **74**
Morton Metatarsalgie **441**
– – Neurom (Abb.) **441**
Motorische Einheit 33
– – (Abb.) **35**
– – Potential 86
– – – (Tab.) **79**
– Endplatte (Abb.) **36**
MR-Neurographie 98
MRT 97
Münztest Seddon 61
Musculi interossei dorsales Funktionsprüfung (Abb.) **342**
– rhomboidei Funktionsprüfung (Abb.) **270**
Musculus abductor pollicis brevis Funktionsprüfung (Abb.) **320**
– – – longus Funktionsprüfung (Abb.) **301**
– adductor magnus Funktionsprüfung (Abb.) **415**
– biceps brachii Funktionsprüfung (Abb.) **294**
– brachioradialis Funktionsprüfung (Abb.) **301**

Musculus deltoideus Funktionsprüfung (Abb.) **289**
- extensor carpi radialis Funktionsprüfung (Abb.) **301**
- - digitorum comunis Funktionsprüfung (Abb.) **301**
- - - longus Funktionsprüfung (Abb.) **447**
- - - - - (Abb.) **447**
- - pollicis longus Funktionsprüfung (Abb.) **301**
- flexor carpi radialis Funktionsprüfung (Abb.) 319
- - - ulnaris Funktionsprüfung (Abb.) **342**
- - digitorum profundus Funktionsprüfung (Abb.) **320, 342**
- - - superficialis Funktionsprüfung (Abb.) **320**
- - pollicis longus Funktionsprüfung (Abb.) **320**
- gastrocnemius Funktionsprüfung (Abb.) **442**
- glutaeus-Parese (Abb.) **156**
- - maximus Funktionsprüfung (Abb.) **421**
- - - Parese (Abb.) **420**
- - medius Funktionsprüfung (Abb.) **418**
- gracilis-Syndrom 416
- infraspinatus Funktionsprüfung (Abb.) **273**
- latissimus dorsi Funktionsprüfung (Abb.) **283**
- palmaris brevis (Abb.) **341**
- pectoralis Agenesie (Abb.) **286**
- - major Aplasie 259
- - - Funktionsprüfung (Abb.) **285**
- peronaeus brevis Funktionsprüfung (Abb.) **447**
- - longus Funktionsprüfung (Abb.) **447**
- pronator teres Funktionsprüfung (Abb.) 319
- quadriceps femoris Funktionsprüfung (Abb.) **406**
- rectus abdominis Kompartmentsyndrom **374**
- - - Ruptur **374**
- - - Syndrom 372
- sartorius Funktionsprüfung (Abb.) **405**
- semitendinosus Funktionsprüfung (Abb.) **426**
- serratus anterior Funktionsprüfung (Abb.) **280**
- - - Parese (Abb.) **279f**
- sternocleidomastoideus Funktionsprüfung (Abb.) **262**
- subscapularis Funktionsprüfung (Abb.) **277**
- supraspinatus Funktionsprüfung (Abb.) **273**
- tibialis anterior Funktionsprüfung (Abb.) **447**

- - posterior Funktionsprüfung (Abb.) **442**
- trapezius 262
- - Funktionsprüfung (Abb.) **263**
- triceps brachii Funktionsprüfung (Abb.) **301**
- vastus medialis Kontraktur fibröse 457
Muskel, Funktionsprüfung **46**
Muskelatrophie 65
Muskeldehnungsreflexe (Abb.) **50**
- Störungen **47**
Muskelhypertrophie 65
Muskelkontraktion **34**
Muskeln Agenesie untere Extremitäten 457
Muskelprüfung (Tab.) **48**
Muskelrheumatismus 197
Myalgic spots 198
Myelinisierung **9**
Myelopathie Zervikalspondylose **165**
Myofasziale Syndrome 197
Myogelose 198
Myopathien **43**
myostatische Kontrakturen 367
Myotom **5**
Myxome 29

N

N. accessorius Anatomie **261**
- - - (Abb.) 261
- - Läsion Synopsis (Tab.) **266**
- - Parese 262
- - - (Abb.) **263, 265**
- axillaris Anatomie **287**
- - - (Abb.) **287**
- - Läsion Synopsis (Tab.) **289**
- - Parese **288**
- - - (Abb.) **288**
- calcaneus inferior Neuropathie 440
- cutaneus antebrachii dorsalis 358
- - - lateralis 358
- - - medialis 358
- - brachii lateralis 355
- - - medialis 355
- - dorsalis intermedius Läsion 446
- - femoris lateralis Anatomie 397
- - - - - (Abb.) **398**
- - - - Läsion Synopsis (Tab.) **399**
- - - - Sensibilität (Abb.) **398**
- - - posterior **456**
- digitalis dorsalis, Läsion **307**
- dorsalis scapulae, Anatomie 270
- - - - (Abb.) **270**
- - - Läsion Synopsis (Tab.) **271f**
- - - Parese **270**
- facialis, Masseninnervation (Abb.) **46**

- femoralis, Anatomie **402**
- - - (Abb.) **404**
- - Astfolge (Tab.) **403**
- - Läsion diabetische 387
- - - Hämatom 408
- - - operativ **407**
- - - Synopsis (Tab.) **406**
- - Parese **403**
- - - (Abb.) **405**
- - - Differentialdiagnose 410
- - - Spritzenlähmung 406
- fibularis, Anatomie (Abb.) **445**
- - Astfolge (Tab.) **425**
- - communis Anatomie **444**
- - - Läsion operative **450**
- - - - Serumneuritis 451
- - - - Synopsis (Tab.) **427**
- - - - traumatische **450**
- - - Parese **446**
- - - - Druckschädigung 449
- - - - Hockstellung 449
- - profundus Anatomie **446**
- - superficialis Anatomie **444**
- genitofemoralis, Anatomie **396**
- - - (Abb.) **396**
- - Läsion Synopsis (Tab.) **397**
- - Parese **397**
- glutaeus inferior, Anatomie **420**
- - - - (Abb.) **417**
- - - Läsion (Abb.) **420**
- - - - Synopsis (Tab.) **421**
- - - Parese **420**
- - superior, Anatomie **416**
- - - Läsion Synopsis (Tab.) **419**
- - - Parese **416**
- iliohypogastricus, Anatomie 393
- - - (Abb.) **393**
- - Läsion Synopsis (Tab.) 394
- - Paresen 393
- ilioinguinalis, Anatomie 395
- - - (Abb.) **393**
- - Läsion Synopsis (Tab.) 394
- - Parese 395
- intercostobrachialis 369
- - - (Abb.) **372**
- - Läsion 372
- interosseus anterior, Läsion 318
- - - - (Abb.) **319**
- - - - Operationsbefund (Abb.) **324**
- - posterior, Läsion **307**
- ischiadicus Anatomie **422**
- - - (Abb.) **423**
- - Astfolge (Tab.) **425**
- - Gefäßversorgung 424
- - Injektionsschäden 431
- - Läsion, Druckeinwirkung 429
- - - Endometriose 430
- - - Geburtsverletzung 431
- - - Hämatome 428
- - - operative 426
- - - Sarkom (Abb.) **430**
- - - Synopsis (Tab.) **427**
- - - Tumoren 428
- - - Ursachen **426**

– – – vaskulär 428
– – Neurinom, MRT (Abb.) **429**
– – Parese **424**
– – – Therapie **435**
– – Regeneration (Abb.) **23**
– – Spritzenlähmung **431**
– medianus, Anatomie **311**
– – – (Abb.) **311f**
– – – Hand (Abb.) **314**
– – Astfolge (Tab.) **315**
– – Drucklähmung 320
– – Läsion Synopsis (Tab.) **321**
– – Parese, Flaschenzeichen (Abb.) **316**
– – – Hand (Abb.) **317**
– – – Differentialdiagnose 334
– – – irreversible Ersatzoperationen 333
– musculocutaneus, Anatomie **291**
– – – (Abb.) **292**
– – Astfolge (Tab.) **293**
– – Läsion Synopsis (Tab.) **295**
– – Parese **293**
– – – (Abb.) **293**
– obturatorius, Anatomie **412**
– – – (Abb.) **413**
– – Läsion, Synopsis (Tab.) **416**
– – Parese **414**
– peronaeus s. N. fibularis
– phrenicus, Anatomie **267**
– – Läsion Synopsis (Tab.) **268**
– – Parese **269**
– – – (Abb.) **268**
N. pudendus **453, 480**
– radialis Anatomie **296**
– – – (Abb.) **297**
– – Astfolge (Tab.) **299**
– – Druckparese 303
– – Läsion, Frakturen 303
– – – Synopsis (Tab.) **302**
– – – operative 303
– – Parese **299**
– – – (Abb.) **300**
– – – Axilla 299
– – – beidseitige 308
– – – Ersatzoperationen 309
– – – Faustschlußtest (Abb.) **300**
– – – Oberarm 299
– – – Vorderarm 299
– – R. superficialis, Läsion 306
– saphenus, Läsion **411**
– – Läsion (Abb.) **411**
– – – Varizenoperation 411
– spinalis 141
– subclavius **355**
– subcostalis 368 f
– subscapularis, Anatomie **276**
– – – (Abb.) **277**
– – Läsion Synopsis (Tab.) **278**
– suprascapularis, Anatomie **272**
– – – (Abb.) **272**
– – Kompression, Ganglion (Abb.) **276**
– – Läsion, Synopsis (Tab.) **274**
– – Parese **272, 277**

– – – (Abb.) **273**
– suralis **456**
– thoracalis R. cutanei mediales, Neuropathie 372
– – Läsion, Synopsis (Tab.) **286**
– – lateralis Anatomie **284**
– – – – (Abb.) **285**
– – medialis Anatomie **284**
– – – – (Abb.) **285**
– thoracicus longus, Anatomie **278**
– – – – (Abb.) **278**
– – – Läsion, Synopsis (Tab.) **281**
– – – Parese **278**
– thoracodorsalis, Anatomie **282**
– – – (Abb.) **283**
– – Läsion, Synopsis (Tab.) **284**
– – Parese **283**
– tibialis, Anatomie **436**
– – – (Abb.) **437**
– – Astfolge (Tab.) **425**
– – Läsion, Synopsis (Tab.) **427**
– – – Therapie **443**
– – Parese **438**
– – – distale (Abb.) **439**
– ulnaris Anatomie **335**
– – Läsion, Ellenbogen 344
– – – – Druckläsion 346
– – – Hand (Abb.) **340**
– – – Handgelenk 352
– – – – Synopsis (Tab.) 344
– – – Luxation (Abb.) **347**
– – – Mechanismus (Abb.) **348**
– – – Symptome (Tab.) **348**
– – – Untersuchungstechnik (Abb.) **347**
– – Parese **339**
– – – (Abb.) **339**
– – – Differentialdiagnose 354
– – – Häufigkeit 343
– – – Therapie **353**
– – – Aetiologien (Tab.) **345**
– – Pseudoneurom (Abb.) **350**
– – R.-profundus-Läsion (Abb.) **341**
– – Spätparese, Operationsbefund (Abb.) **350**
– – sulcus, Mikrotraumatisierung (Abb.) **351**
Nagel, Alföldi-Zeichen (Abb.) 70
– Trophik 66
Narbenneurom 24
Nasenstüberbewegung (Abb.) **342**
Nerv, peripherer (Abb.) **8**
– – Anatomie **7**
– – Chirurgie **125**
– – Degeneration (Abb.) **18**
– – Druck (Abb.) **100**
– – Druckläsion 99
– – elektromagnetische Wellen **116**
– – Elektrophysiologie (Tab.) **92**
– – Elektrotrauma **115**
– – End-zu-End-Naht (Abb.) **127**
– – Entwicklung **4**

– – Erregungsleitung, sensible 38
– – Faseraustausch (Abb.) **14**
– – Frostschaden **114**
– – Funktion **31**
– – Gefäßversorgung **13**
– – Geschichte **1**
– – Hämatom **105**
– – Herpesviren **113**
– – HIV-Infektion **113**
– – Injektion **103**
– – Ischämie 105
– – Kompression (Abb.) **100**
– – Läsionen, entzündliche **108**
– – Läsionen, Befunde, unerklärliche 71
– – – Einteilung (Tab.) **121**
– – – Elektrodiagnostik **85**
– – – erregerbedingt **108**
– – – genetisch **116**
– – – Hilfsuntersuchungen **94**
– – – irreversible **134**
– – – Leitungsanästhesie 105
– – – operative Behandlung **120**
– – – Pathogenese **99**
– – – Pseudoaneurysma **105**
– – – Regenerationszeichen **66**
– – – Schmerzen **66**
– – – Therapie **119**
– – Punktionsschaden **103**
– – Regeneration, abnorme **69**
– – Schaden, Abkühlung **114**
– – – immunologischer **114**
– – Schußverletzung **102**
– – Sekundärversorgung **123**
– – Strahlenschädigung **116**
– – Topographie, innere **14**
– – Tumoren **29**
– – Tumoren, maligne **29**
– – – (Tab.) **29**
– – Untersuchung **39**
– – Zugwirkung **102**
Nervenaktionspotential **82**
Nervenfaser, Anatomie **9**
– Kaliberspektrum **12**
– marklose **12**
– regenerierende, Morphometrie (Abb.) **22**
– Struktur **13**
– vegetative **6**
Nervenläsion, Ischämie **106**
– Lokalisation, Elektrodiagnostik 87
– Regeneration, Histologie **18**
– traumatische Einteilung **26**
– – (Tab.) **16**
Nervenschädigung s. Nervenläsion
Nervenscheiden Tumoren **29**
Nervensystem, Läsionen, Befunde (Tab.) **40**
– Läsionsorte (Abb.) **39**
– sympathisches Teste **470**
– vegetatives Anatomie **465**
Nerventransplantate **129**
Nervenwurzeln, Läsionen, iatrogene **194**

Nervenwurzeln, Läsionen, Invaliditätsgrade **485**
– – – (Tab.) **488**
Nervi erigentes 376
– glutaei, Injektionslähmung **421**
– – Spritzenlähmung **421**
– intercostales 368
– intercostobrachiales **355**
– splanchnici pelvici 376
Neuralgie 73
neuralgische Amyotrophie, Plexus lumbalis 410
– Schulteramyotrophie **249**
– – (Abb.) **250**
Neurapraxie **26, 121**
Neurinom, Sonographie (Abb.) **98**
– Wurzel (Abb.) **181**
– – MRI (Abb.) **182**
Neuritis 73
– aszendierende 3
– hereditäre Armplexus **251**
– nodosa migrans 3
– traumatische 3
Neuroblastome 30
Neuroborreliose **109**
– Bauchwandparese (Abb.) **370**
Neurofibrom Magnetresonanzuntersuchung (Abb.) **96**
Neurofibromatose von Recklinghausen **30**
Neurofibrome 29
– plexiforme 29
Neurolyse 132
Neurom, Behandlung **73**
– schmerzhaftes **72**
Neurombildung **24**
– (Abb.) **25**
Neuropathia patellae **412**
Neuropathie 73
– diabetische proximale 387
– hereditäre Neigung zu Druckläsionen 118
– hypertrophische 30
– multifokale demyelinisierende 260
– tomakulöse 118, 449
– trunkale diabetische **372**
Neurotisation (Tab.) **132**
Neurotmesis **26, 121**
Nicolau-Syndrom 105, **389**, 422, 432
– – (Abb.) **433**
Ninhydrin-Test 62, **470**
– – (Abb.) **471 f**
Normästhesie **54**
Notalgia paraesthetica **373**
Nucleotomie percutane **172**

O

obere Extremitäten, Motorik radikulär (Tab.) **214**
– – Muskeln, Innervation (Tab.) **212**
– – periphere Nerven, Läsionen kombinierte 359
– – – – – Differentialdiagnose **366**
– – – – – – Synopsis (Tab.) **360f**
– – – – sensible (Abb.) 356 f
– – Schmerzsyndrome **366**
Oberschenkelabduktoren, Funktionsprüfung (Abb.) **418**
Oberschenkeladduktoren, Funktionsprüfung (Abb.) **415**
Obturatoriusneuralgie **414**
Organe, innerer Segmentbezug (Tab.) **373**

P

Pallästhesie 60
Pancoast-Tumor **247**, 372
– – (Abb.) **248**
– – CT (Abb.) **248**
– – Schweißsekretion Störung 469
Pandysautonomie, akute 472
Paraganglome 30
paralysie des amants 320
– – ivrognes 303
– du paquetage 239
Parästhesie 54, 73 f
Parkbanklähmung 303
Periarthropathia coxae 458
Periarthropathia humeroscapularis 257
Perineuralzyste 185
Perineurium 7
Perineurome 29
Periphere Nerven, Gutachten 485
– – obere Extremitäten kombinierte Läsionen 359
– – – – – Invaliditätsgrade (Tab.) **486**
– – untere Extremitäten Läsionen Differentialdiagnose **456**
– – – – Invaliditätsgrade (Tab.) **487**
– – Invaliditätsgrade **485**
– – Läsionen obere Extremitäten Synopsis (Tab.) 360f
– – – untere Extremitäten (Tab.) **460ff**
Peronaeusschuh 451
Phalen-Test 328
Phantomglied 218
Phantomschmerz 24,**76**
Phantomsensationen **75**
Phäochromozytome 30
Piloerektoren 62
Piriformis-Syndrom **431**
Plasmozytom, Brustwirbel (Abb.) **184**
Plexus brachialis, Anatomie **206**
– – – (Abb.) **207**
– – C7-Lähmung isolierte **215**
– – Drucklähmungen **239**
– – Kompressionssyndrome **237**
– – Läsion, komplette (Abb.) **225**
– – – Schmerzen **76**
– – – Therapie **226**
– – – traumatische Neurotisationsergebnisse (Tab.) **253**
– – – – Ätiologie **221**
– – – – (Tab.) **222**
– – – geburtstraumatische **232**
– – – geschlossene 223
– – – Herzoperation (Abb.) **225**
– – – Pathogenese (Tab.) **222**
– – – Prognose 224
– – – Schweregrad 221
– – – traumatische **221**
– – – Typen **210**
– – Neuritis 249
– – – parainfektiöse **250**
– – Neuropathie, Heroin **251**
– – Parese, Differentialdiagnose **257**
– – – iatrogen **254**
– – – Lagerung **255**
– – – obere **210**
– – – – (Abb.) **211**
– – – radiogene **251**
– – – Spritzschaden **256**
– – – traumatische Topik (Tab.) **214**
– – – untere **211**
– – – – (Abb.) **215**
– – – schematisch (Abb.) 208
– – – topographische Beziehungen 209
– – Variationen 208
– cervicalis (Abb.) **205**
– – Anatomie **204**
– cervico-brachialis, Anatomie **203**
– – – Läsionen 203
– ischiadicus **375**
– lumbalis 375
Plexus-lumbalis-Läsionen **378**
– – – Differentialdiagnose **379**
– – – Ischämie 433
– – neuralgische Amyotrophie 410
– lumbosacralis, Anatomie **375**
– – – (Abb.) **376**
– – Differentialdiagnose **392**
– – Druckschaden 390
– – Läsionen **378**
– – – Aneurysma **384**
– – – Blutungen **384**
– – – entzündliche 386
– – – Gravidität **384**
– – – Heroin 387
– – – iatrogene **382**
– – – Injektionsschäden 388
– – – ischämische 389
– – – – (Abb.) **383**
– – – strahlenbedingt **385**
– – – Tumoren **383**
– – – Therapie **391**
– – – traumatische **381**
– – – Ursachen 380
– – Parese (Abb.) **379**
– pudendus 377

– sacralis 376
– – Läsionen **378**
Polyneuritis 3
Polyneuropathien **43**
– Elektrodiagnostik 90
Polyradikuloneuropathie, HIV-Infektion 190
Polyradikulopathie, Elektrodiagnostik 89
– Magnetresonanzuntersuchung (Abb.) **97**
Postproktektomiesyndrom 196, 378
Potential, evoziertes 83
– somatosensorisches evoziertes (Abb.) **84**
Poupart-Ligament 398
Pronation, schmerzhafte 258
Pronator-teres-Syndrom **322**
Pseudo-Spondylolisthesis **176**
Pseudoaneurysma **105**
Pseudoneurom N. ulnaris (Abb.) **350**
Pseudoparesen, psychogene **44**
Pseudoradikuläre Syndrome **197**
– – (Abb.) **201**
Psoashämatom **384**
– CT (Abb.) **409**
– Röntgenbild (Abb.) **408**
Punktesystem Millesi 64

Q

Quadrantensyndrom oberes 472
Querfortsatz-Fraktur (Abb.) **371**

R

Radfahrerlähmung 330
Radialisparese s. N. radialis
Radikulogramm, lumbales (Abb.) **171**
Radikulomyelopathie, zervikale (Abb.) **166**
– spondylotische zervikale **165**
Radikulopathien, diabetische 387
Ramus communicans albus 141
– – griseus 141
Rami communicantes grisei 6
– dorsales Neuropathie 373
Ranvier-Schnürring **10**, 12
Raynaud-Phänomen 368
referred pain 373
Reflexdystrophie, sympathische **74**
Reflexe Segmente **47**
– – (Tab.) **52**
Reflexpotential 83
Reflexstörungen **47**
Refraktärperiode 32
Regeneration, Geschwindigkeit 20
Regenerationsneurom 69
Regenerationszeichen, Nervenläsionen **66**

Reinnervation, Elektrodiagnostik 87
Reizschwellenuntersuchung **56**
Renault-Körper 30
Restless-legs-Syndrom 458
Reticulum sarkoplasmatisches 37
Rezeptoren, sensible **37**
Rhabdomyolyse 387
Rippe, 10. bewegliche **374**
Romberg-Howship 2
Röntgenbestrahlung, Plexus-brachialis-Parese **251**
– – lumbosacralis Läsion **385**
Rotatorenhaube 259
Rotatorenmanschette 259
Rübenzieher-Neuritis 391
Rückenmark, Wirbelkörper (Abb.) **142**
Rucksacklähmung **239**
Ruffini-Körperchen 55
Rumpfmuskulatur, Innervation (Abb.) **145**
Rumpfnerven, Anatomie **368**

S

S1-Syndrom **156**, 160
– – (Abb.) **156**
– – Glutaeus-Parese (Abb.) **156**
Sacro-iliac-strain 199
Sakrumfraktur **180, 381**
– (Abb.) **381**
Saphenusneuropathie **412**
Sarkoidose 192
Saturday night palsy 303
Scapula alata 278
Schlaflähmung 303
Schleudertrauma, Halswirbelsäule **177**
Schmerz, neurogener 73
– neuropathischer 73
– pseudoradikulärer 374
– sympathikusunabhängiger 75
– sympathikusunterhaltener 75
– zentraler 73
Schmerzanalyse, Begriffe (Tab.) **73**
Schmerzempfindung 56
Schmerzschwelle 73
Schmerzsyndrome, irritative **74**
– Nerv peripherer **66**
– nicht radikuläre **197**
– obere Extremität **257**
– untere Extremitäten **392,** 458
– Vorgehen chirurgisches **136**
Schmerztoleranz 73
Schmidt-Lantermann-Einkerbungen **10**
Schneidersitz 405
Schulteramyotrophie, neuralgische **249**
Schulterbereich, Engpässe (Abb.) **246**
– Kompressionssyndrome **237**
Schultergelenk, Dysplasie, angeborene 259

Schulterknarren 260
Schultersteife 257
Schutzsensibilität 60, 64
Schwann-Zelle (Abb.) **11**
Schwannome 29
Schweißdrüseninnervation, Anatomie (Abb.) **465**
Schweißsekretion Störungen **468**
– – Pancoast-Tumor 469
– – periphere 468
– – zentrale 468
– Sympathektomie (Abb.) **476**
– Syringomyelie 474
– Test (Abb.) **469**
– – Chinizarinmethode **470**
– Untersuchung **94**
Schweißteste **470**
Schwerpunktneuropathie, diabetische thorakoabdominale 388
Schwurhand (Abb.) **316**
Seddon-Münztest 61
– – Einteilung **26**
Segment **6**
Segmentbezug, innere Organe (Tab.) **373**
Sehnenläsionen 366
Sehnenrupturen **43**
Sensibilität **37**
– Anamnese **55**
– Haut (Abb.) 57 ff
Sensibilitätsqualitäten **54**
Sensibilitätsstörung **51**
– dissoziierte 62
– Quantifizierung **63**
– radikuläre (Abb.) **63**
Serratusparese (Abb.) **279f**
– Ersatzoperation (Abb.) **282**
Serumneuritis N. fibularis 451
Sexualfunktion, Störungen **476, 478**
– – Therapie 482
– Physiologie **478**
shin splint 464
Siebenmann-Syndrom (Abb.) **265**
signe de Jeanne 340
– – – (Abb.) **339f**
– de la chiquenaude (Abb.) **342**
– – – trompette 71
Sinus-tarsi-Syndrom 444
Skalenuslücke **237**
– (Abb.) **238**
Skapula, Schaukelstellung (Abb.) **263**
Skapulaknarren 260
Skapuläre Elevation (Abb.) **144**
Skinache syndrome 200
Sklerotom 5
Sliding-filament-Theorie 34
Slipping rib syndrome 374
snapping scapula 260
Sonographie **94**
Spatium-quadrilaterale-Syndrom 290
Spiegel-Hernie 374
– – – (Abb.) **174**
Spinalnervenwurzeln (Abb.) **141**

Spinalnervenwurzeln, Anatomie **141**
– Läsionen Klinik **141**
Spinalstenose, lumbale **173**
Spondylitis, ankylosierende **191**
Spondylodisziitis (Abb.) **195**
Spondylolisthesis **175**, 392
– degenerative **176**
– – (Abb.) **177**
– isthmische 173
– Röntgenbild (Abb.) **176**
Spondylolyse **175**
– Röntgenbild (Abb.) **173**
Spondylose, zervikale **164**
Spontanaktivität 77
Spritzenlähmung **103**
– N. ischiadicus **431**
– Nn. glutaei **421**
– (Tab.) **104**
Strahlenschädigung, Nerv, peripherer **116**
Streckersehnen, Halteapparat 44
Strömchentheorie 33
Stumpfschmerz 76
Sudeck-Atrophie **74**
Sunderland-Einteilung **26**
Supinatorsyndrom **304**
– (Abb.) **305f**
– Operationsbefund (Abb.) **307**
Supinatortunnelsyndrom **304**
Sympathektomie 472
Sympathikus-Grenzstrang (Abb.) **466**
– – lumbaler 378
Symphysenschmerz 199
Synästhesien 69
Syndrome, myofaciale 197
– pseudoradikuläre **197**
– – (Abb.) **201**
Synkinesien 70
– (Abb.) **45**
Syringomyelie, Schweißsekretion 474

T

Tarlov-Zyste 185
Tarsaltunnelsyndrom
– hinteres **438**
– proximales 439
– vorderes **446**
Temperaturempfindung 57
Tendomyalgie 197
Tendomyose 197
Tendonosen 198
Tendoperiostose 198
Tennisellenbogen 306
Teratom 183
Tethered-cord-Syndrom **193**
– – – (Abb.) **193**
Therapie, Nerven, periphere **119**
– – – chirurgische **120**
Thermoregulation 467
Thoracic-outlet-Syndrom **240**
Thoraxapertur Kompressionssyndrome Tests (Abb.) **242**

– obere Kompressionssyndrome **237**
Tibialis-anterior-Syndrom **458**
– – – (Abb.) **459**
– – – Anatomie (Abb.) **458**
– posterior-Reflex 155
– – – (Abb.) **155**
Tibialisloge, Anatomie (Abb.) **458**
Tietze-Syndrom **374**
tight junctions 7
Tinel-Hoffmann-Zeichen **67**
Tomaculous neuropathy 118
TOS **240**
Tourniquet-Läsion 101
Transplantate, Durchblutung 130
Trendelenburg-Hinken (Abb.) **418**
Trendelenburg-Zeichen **418**
Triggerpunkte 197 f
Tritontumoren 29
Trommlerlähmung 44
Trophik Störungen **65**
Truncus-sympathicus-Anatomie (Abb.) **466**
Tumoren, spinale, primäre **181**

U

Überleitung, neuromuskuläre **34**
untere Extremitäten, Hautäste (Abb.) **454f**
– – periphere Nerven, Läsionen, Differentialdiagnose **456**
– – Schmerzsyndrome **392, 456**

V

Varizenoperation N. saphenus Läsion 411
Vasa nervorum 7
Vasomotorik 66
Vater-Pacini-Körperchen 54
vegetative Innervation, Metamerie (Abb.) **467**
vegetatives Nervensystem, Erkrankungen **465**
Vibrationsschaden **103**
Vibrationssinn 60 f
Volkmann-Kontraktur 310, 322, 367
– – inverse 367
Von-Recklinghausen-Neurofibromatose 30
Von-Neck-Syndrom 416
Vorderhornprozeß, Elektrodiagnostik 89
Wadenmuskulatur, Funktionsprüfung (Abb.) **442**
Waller-Degeneration **17**
Wärmezentrum, Hypothalamus 465
Watschelgang 418
Wegener-Granulomatose 113
Whiplash injury s. Halswirbelsäule Distorsionsverletzung
Willküraktivität 77

Willkürinnervation, maximale Aktivitätsmuster 85
Wirbelsäule, Anomalien, kongenitale **192**
Wurzel, Regeneration (Abb.) **21**
Wurzelausrisse, zervikale **215**
– – MRT (Abb.) **219**
– – Myelographie (Abb.) **219**
– – (Tab.) **217**
Wurzelläsionen, Klinik **161**
– operative 195
– rheumatologische **191**
– Stoffwechselerkrankungen **191**
– Ursache (Tab.) **161**
– vaskuläre **190**
Wurzeln, lumbale Verwachsungen (Abb.) **171**
– zervikale (Tab.) **146**
Wurzelneurinom (Abb.) **181**
Wurzelsyndrome C1-C3 **148**
– C4 148
– Borreliose **188**
– Charakteristika allgemeine **147**
– – spezifische **148**
– Infektionen **186**
– lumbale **153**
– lumbosakrale (Abb.) **157**
– mehrwurzelige lumbale **157**
– monoradikuläre (Abb.) **147**
– sakrale **153**
– Sarkoidose 192
– Schmerzprojektionen (Abb.) **53**
– Synopsis (Tab.) **160**
– thorakale **152**
– Tumoren 180
– zervikale **148**
– – mehrwurzelige **152**
Wurzeltumoren, Metastasen **184**
– multiple 182

X

Xenotransplantat 129

Z

Zehen, Krallenstellung (Abb.) **439**
– Nerven Läsion 441
Zehenbeuger, Funktionsprüfung (Abb.) **442**
Zehn-Test 61
Zervikalspondylose, Myelopathie **165**
Zervikalsyndrom 167
Zonulae occludentes 7
Zoster 186
– (Abb.) **187**
– symptomatischer 372
Zweipunktdiskrimination 37, 60, 64
Zwerchfellparese (Abb.) **268**
Zwischenwirbelloch 143
Zysten 29
– arachnoidale 185
– meningeale 185